ATUALIDADES EM
NEFROLOGIA
— 15 —

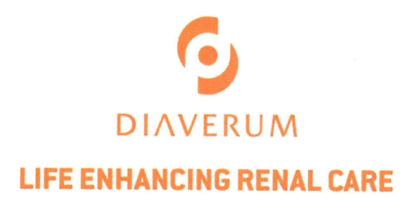

ATUALIDADES EM NEFROLOGIA 15

Coordenadores
Jenner Cruz
Helga Maria Mazzarolo Cruz
Gianna Mastroianni Kirsztajn
Rodrigo Bueno de Oliveira
Rui Toledo Barros

Comissão Editorial
Jenner Cruz
Osvaldo Merege Vieira Neto
Francisco Veríssimo Veronese
Maria Ermecilia Almeida Melo
Mariana Fontes Turano
Maurilo Leite Junior
Nathalia da Fonseca Pestana

Sarvier, 1ª edição, 2018

Revisão
Maria Ofélia da Costa

Impressão/Acabamento
Parque Gráfico da FTD Educação

Direitos Reservados
Nenhuma parte pode ser duplicada ou
reproduzida sem expressa autorização do Editor

sarvier

Sarvier Editora de Livros Médicos Ltda.
Rua dos Chanés 320 – Indianópolis
04087-031 – São Paulo – Brasil
Telefone (11) 5093-6966
sarvier@sarvier.com.br
www.sarvier.com.br

Dados Internacionais de Catalogação na Publicação (CIP)
(Câmara Brasileira do Livro, SP, Brasil)

Atualidades em nefrologia 15 / coordenadores
Jenner Cruz... [et al.]. -- São Paulo : SARVIER,
2018.

Outros coordenadores: Helga Maria Mazzarolo
Cruz, Gianna Mastroianni Kirsztajn, Rodrigo
Bueno de Oliveira, Rui Toledo Barros

Vários colaboradores.
Bibliografia.
ISBN 978-85-7378-261-5

1. Nefrologia 2. Rins – Doenças I. Cruz, Jenner.
II. Cruz, Helga Maria Mazzarolo. III. Kirsztajn,
Gianna Mastroianni. IV. Oliveira, Rodrigo Bueno
de. V. Barros, Rui Toledo.

	CDD-616.61
18-19749	NLM-WJ-300

Índices para catálogo sistemático:

1. Doenças renais : Medicina   616.61
2. Nefrologia : Medicina   616.61
3. Rins : Doenças : Medicina   616.61
4. Nefrologia : Medicina   WJ-300

Iolanda Rodrigues Biode – Bibliotecária – CRB-8/10014

4.032.872-19

ATUALIDADES EM

NEFROLOGIA

— 15 —

Coordenadores

JENNER CRUZ
HELGA MARIA MAZZAROLO CRUZ
GIANNA MASTROIANNI KIRSZTAJN
RODRIGO BUENO DE OLIVEIRA
RUI TOLEDO BARROS

Comissão Editorial

Jenner Cruz
Osvaldo Merege Vieira Neto
Francisco Veríssimo Veronese
Maria Ermecilia Almeida Melo
Mariana Fontes Turano
Maurilo Leite Junior
Nathalia da Fonseca Pestana

◆

sarvier

COLABORADORES

◆

Adalberto Alves Martins Neto – Doutorando no Laboratório de Oncologia Experimental do Centro de Investigação Translacional em Oncologia (CTO), ICESP – Instituto do Câncer do Estado de São Paulo "Octávio Frias de Oliveira".

Adelson M. Rodrigues – Doutor em Ciências da Saúde pela Disciplina de Nefrologia da Universidade Federal de São Paulo (UNIFESP). Laboratório de Óxido Nítrico e Estresse Oxidativo.

Adriano Souza Lima Neto – Unidade de DMO-DRC do Hospital das Clínicas da Faculdade de Ribeirão Preto – USP.

Ana Carla Novaes Sobral Bentes – Nutricionista. Graduada pela Universidade Federal da Bahia – UFBA. Mestre em Saúde Coletiva pela Universidade de Fortaleza – UNIFOR.

Ana Flavia de Souza Moura – Médica Nefrologista. Residência em Clínica Médica pelo HSA, em Nefrologia pela UERJ e título de especialista pela SBN/AMB. Coordenadora Médica da Unidade de Salvador do Grupo CSB.

Andréa Emilia Marques Stinghen – Doutora em Ciências da Saúde, área de concentração Nefrologia, PUC-PR. Pós-Doutorado pela *Université de Picardie Jules Verne*, frança. Professora Associada do Departamento de Patologia Básica da Universidade Federal do Paraná. Orientadora de Mestrado e Doutorado no Programa de Pós-Graduação em Microbiologia, Parasitologia e Patologia, Linha de Pesquisa Mecanismos Celulares e Moleculares da Toxicidade Urêmica da Universidade Federal do Paraná. Membro do *Brazilian Universe Toxin Work Group* (BRUTOX).

Andre Kataguiri – Médico Residente de Nefrologia da Faculdade de Medicina do ABC.

Ane Karoline Medina Néri – Médica. Residência Médica em Cardiologia pelo Hospital de Messejana Dr. Carlos Alberto Studart Gomes. Mestre em Saúde Coletiva pela Universidade de Fortaleza – UNIFOR. Preceptora da Residência de Clínica Médica, Residência de Cardiologia e do Internato Médico do Hospital Universitário Walter Cantídio – HUWC da Universidade Federal do Ceará – UFC. Preceptora do Internato Médico da Universidade de Fortaleza – UNIFOR.

Carolina Nunes de Oliveira – Médica Nefrologista. Graduada pela Faculdade de Medicina do ABC. Professora Voluntária da Disciplina de Nefrologia da Faculdade de Medicina do ABC. Preceptora de Nefrologia do Programa de Residência Médica, de Clínica Médica, do Hospital Municipal Dr. Carmino Caricchio.

Cícero de Oliveira Santos Neto – Nefrologista titulado pela Sociedade Brasileira de Nefrologia. Residência de Nefrologia pela Universidade Federal de São Paulo da UNIFESP/EPM. Mestrando em Nefrologia – Glomerulonefrites da UNIFESP/EPM. Preceptor da Residência de Nefrologia da Casa de Saúde Santa Marcelina (São Paulo).

Cinthia Esbrile Moraes Carbonara – Médica Nefrologista pela Universidade de São Paulo, São Paulo, Brazil. Responsável pelo Setor de Diálise e pelo Serviço de Agudos do Hospital Augusto de Oliveira Camargo, Indaiatuba, Brasil. Mestranda em Clínica Médica na Faculdade de Ciências Médicas da Universidade Estadual de Campinas (UNICAMP), Campinas, Brasil.

Claudia Maria de Andrade Equi – Médica do Serviço de Hepatologia do Hospital Universitário Clementino Fraga Filho (HUCFF/UFRJ). Médica Pesquisadora do Laboratório de Metabolismo Macromolecular Firmino Torres de Castro do Instituto de Biofísica Carlos Chagas Filho/UFRJ. Doutora e Mestre em Clínica Médica pela Universidade Federal do Rio de Janeiro. Integrante do Ambulatório Rim-Fígado do HUCFF.

Clévia dos Santos Passos – Mestre e Doutora em Nefrologia pela Universidade Federal do Estado de São Paulo (UNIFESP). Pós-Doutorado em Cardiopneumologia no Instituto de Cardiologia da Faculdade de Medicina da Universidade de São Paulo (InCor/FMUSP). Colaboradora em atividades do Centro Multidisciplinar de Pesquisa em Obesidade e Doenças Associadas (OCRC/UNICAMP).

Daniel de Sousa Sobral – Aluno do Curso de Medicina da Universidade de Fortaleza – UNIFOR. Presidente da Liga de Homeostase da UNIFOR. Bolsista de Iniciação Científica da Diretoria de Pesquisa, Desenvolvimento e Inovação da UNIFOR.

Daniel Rinaldi dos Santos – Professor Adjunto da Disciplina de Nefrologia da Faculdade de Medicina do ABC.

Denise Maria do Nascimento Costa – Mestre em Ciências da Saúde pela Universidade Federal de Pernambuco (UFPE). Médica Nefrologista, Preceptora da Residência Médica de Nefrologia do Hospital das Clínicas da Universidade Federal de Pernambuco (UFPE) e do Instituto de Medicina Integral Prof. Fernando Figueira (IMIP).

Diego Henrique Alves de Carvalho – Fisiologista do Exercício – Centro de Estudos de Fisiologia do Exercício e Treinamento – CEFIT (SP). Especialista em Avaliação Física e Prescrição de Treinamento para Preventivos e Cardiopatas do Instituto de Cardiologia da Faculdade de Medicina da Universidade de São Paulo (INCOR/FMUSP).

Edison Régio de Moraes Souza – Professor Adjunto de Nefrologia da Universidade do Estado do Rio de Janeiro. Professor do Curso de Pós-Graduação de Enfermagem em Nefrologia da Universidade Estácio de Sá.

Elisa Mieko Suemitsu Higa – Professora Titular da Disciplina de Nefrologia do Departamento de Medicina da Universidade Federal de São Paulo (UNIFESP). Laboratório de Óxido Nítrico e Estresse Oxidativo.

Elizabeth De Francesco Daher – Doutora em Nefrologia pela Universidade de São Paulo. Professora Associada da Disciplina de Nefrologia do Departamento de Medicina Clínica da Faculdade de Medicina da Universidade Federal do Ceará. Chefe do Serviço de Nefrologia do Hospital Universitário Walter Cantídio da UFC.

Orientadora da Liga de Nefrologia da UFC. Professora da Pós-Graduação em Ciências Médicas da UFC. Bolsista de Produtividade em Pesquisa do CNPq – Nível 2.

Fellype de Carvalho Barreto – Professor e Médico do Serviço de Nefrologia do Departamento de Clínica Médica da Universidade Federal do Paraná. Estágio Pós-Doutorado na Université de Picardie Jules Verne, França. Doutor e Mestre em Nefrologia pela Universidade Federal de São Paulo. Residência em Nefrologia pela UNICAMP. Graduação em Medicina pela Universidade do Ceará.

Fernanda Fernandes Terra – Graduação em Ciências Biomédicas pela Universidade de São Paulo. Mestranda pelo Programa de Imunologia do Programa de Pós-Graduação em Imunologia do Instituto de Ciências Biomédicas (ICB/USP).

Gabriel Teixeira Montezuma Sales – Médico Nefrologista. Preceptor da Residência de Nefrologia da Universidade Federal do Estado de São Paulo (UNIFESP) e Mestrando da Disciplina de Nefrologia da UNIFESP.

Gabriela Sevignani – Residente do Serviço de Nefrologia do Departamento de Clínica Médica da Universidade Federal do Paraná. Graduação em Medicina pela Universidade Federal do Paraná.

Gdayllon Cavalcante Meneses – Mestre e Doutorando em Farmacologia pelo Departamento de Fisiologia e Farmacologia da Faculdade de Medicina da Universidade Federal do Ceará.

Geraldo Bezerra da Silva Junior – Médico. Especialista em Nefrologia pela Sociedade Brasileira de Nefrologia. Mestre e Doutor em Ciências Médicas pela Faculdade de Medicina da Universidade Federal do Ceará – UFC. Pós-Doutorado em Saúde Coletiva pela Universidade Federal da Bahia – UFBA. Professor Adjunto da Graduação em Medicina e dos Programas de Pós-Graduação em Saúde Coletiva e Ciências Médicas da Universidade de Fortaleza – UNIFOR.

Gianna Mastroianni Kirsztajn – Médica Nefrologista e Professora Adjunta Livre-Docente do Departamento de Medicina (Nefrologia) da Universidade Federal de São Paulo (UNIFESP). Coordenadora do Setor de Glomerulopatias da UNIFESP.

Grace Tamara Moscoso-Solorzano – Médica Nefrologista. Professora e Pesquisadora da Facultade de Medicina da Universidad de Especialidades Espiritu Santo. "Subdirectora de Especialidades Clinicas", Hospital Dr. Abel Gilbert Ponton, Equador.

Gustavo Ferreira da Mata – Médico Nefrologista. Mestre em Ciências (Nefrologia) pela Universidade Federal de São Paulo (UNIFESP).

Helga Maria Mazzarolo Cruz – Livre-Docente de Clínica Médica pela Faculdade de Medicina da Universidade de São Paulo (FMUSP). Professora Associada da Disciplina de Nefrologia da FMUSP, Aposentada. Membro Emérito da Academia de Medicina de São Paulo.

Henrique Luiz Carrascossi – Médico Especialista em Nefrologia pela Sociedade Brasileira de Nefrologia. Médico Assistente responsável pelo Programa de Diálise Peritoneal da Clínica Nefrolubi em Araraquara, SP. Assistente do Serviço de Nefrologia de Matão, SP.

Hugo Abensur – Professor Livre-Docente da Disciplina de Nefrologia da Faculdade de Medicina da Universidade de São Paulo (FMUSP). Nefrologista do Corpo Clínico do Hospital da Beneficiência Portuguesa em São Paulo, SP.

Jacqueline Costa Teixeira Caramori – Professora Adjunta da Disciplina de Nefrologia do Departamento de Clínica Médica da Faculdade de Medicina de Botucatu da Universidade Estadual Paulista "Julio de Mesquita Filho" (FMB/UNESP). Responsável pelo Ambulatório de Distúrbio Mineral Ósseo na Doença Renal Crônica do Hospital das Clínicas (FMB/UNESP).

Jenner Cruz – Livre-Docente e Professor Titular de Nefrologia, Aposentado, do Curso de Medicina da Universidade de Mogi das Cruzes. Membro Emérito da Academia de Medicina de São Paulo. Médico Nefrologista da Casa do Renal Crônico do Instituto de Nefrologia de Mogi das Cruzes.

José Andrade Moura Neto – Médico. Residência em Nefrologia e em Transplante Renal pela Universidade Estadual do Rio de Janeiro. Especialista em Nefrologia pela Associação Médica Brasileira e Sociedade Brasileira de Nefrologia (AMB/SBN). Mestre em Administração pela EBAPE/FGV. MBA Executivo em Saúde pela Fundação Getúlio Vargas do Rio de Janeiro (FGV/RJ). Membro do Programa de Jovens Lideranças Médicas da Academia Nacional de Medicina. Diretor Médico do Grupo CBS.

José Hermógenes Rocco Suassuna – Especialista em Medicina Intensiva pela Associação de Medicina Intensiva Brasileira e em Nefrologia pela Sociedade Brasileira de Nefrologia. Mestre em Medicina (Nefrologia) pela Universidade do Estado do Rio de Janeiro (UERJ). Doutor em Ciências (Microbiologia e Imunologia) pela Universidade Federal do Rio de Janeiro (UFRJ). Coordenador do Serviço de Nefrologia do Americas Medical City. Professor Titular de Nefrologia da Faculdade de Ciências Médicas da UERJ.

Julia Castanheira Lauar – Médica Residente de Nefrologia do Hospital do Servidor Público Estadual de São Paulo.

Laio Ladislau Lopes Lima – Médico pela Universidade Federal do Ceará (UFC). Ex-Bolsista de Iniciação em Pesquisa (PIBIC – CNPq). Ex-Monitor de Nefrologia. Ex-Membro da Liga de Prevenção de Doença Renal.

Leandro Junior Lucca – Unidade de DMO-DRC do Hospital das Clínicas da Faculdade de Ribeirão Preto – USP.

Lucila Maria Valente – Doutorado em Nefrologia pela UNIFESP. Professora Adjunta da Disciplina de Nefrologia (Departamento de Medicina Clínica) da Universidade Federal de Pernambuco (UFPE). Médica Coordenadora do Serviço de Nefrologia do Hospital das Clínicas da UFPE.

Luis Cuadrado Martin – Professor Adjunto de Nefrologia da Faculdade de Medicina de Botucatu, UNESP. Mestre, Doutor e Livre-Docente pela Faculdade de Medicina de Botucatu, UNESP.

Luiz Paulo José Marques – Professor Titular de Clínica Médica/Nefrologia da Escola de Medicina e Cirurgia da Universidade Federal do Estado do Rio de Janeiro (UNIRIO). Doutor em Medicina pela Universidade Federal do Rio de Janeiro (UFRJ). *Assistant Étranger de la Faculté de Médicine Necker – Enfants Malades de l'Université René Descartes-Paris V.*

Luiza Pinto Simões – Especialista em Nefrologia pela Sociedade Brasileira de Nefrologia, formada pela Faculdade de Medicina do ABC. Pós-Graduada em Cuidados Paliativos no Hospital Sírio Libanês.

Lygia Lussim – Médica Nefrologista pela Universidade Estadual de Campinas (UNICAMP), Campinas, Brasil.

Marcela Tatiana Watanabe – Nutricionista. Mestre e Doutoranda pelo Programa de Pós-Graduação em Fisiopatologia e Clínica Médica da Faculdade de Medicina de Botucatu da Universidade Estadual Paulista (FMB/UNIFESP).

Marcella Soares Laferreira – Mestranda em Nefrologia pela Universidade Federal de São Paulo (UNIFESP). Preceptora de Nefrologia do Hospital Santa Marcelina – SP.

Maria Clara Piraciaba – Médica Nefrologista. Doutoranda do Programa de Nefrologia da Faculdade de Medicina da Universidade de São Paulo.

Maria Cristina Ribeiro de Castro – Doutora em Nefrologia pela FMUSP. Ex-Fellow do Hôpital Necker-Enfants Malades. Médica do Serviço de Transplante Renal do Hospital das Clínicas da FMUSP. Médica do Núcleo de Transplante Renal do Hospital Samaritano de São Paulo.

Mariana Clementoni Costa Borges Ribeiro – Nutricionista, Mestre e Doutoranda pelo Programa de Pós-Graduação em Fisiopatologia em Clínica Médica pela Universidade Estadual Paulista "Julio de Mesquita Filho", Faculdade de Medicina de Botucatu, Campus Botucatu. Docente do Curso de Nutrição da Faculdade Eduvale de Avaré, Avaré – SP.

Marila Gaste Martinez – Bacharel em Biologia pela Faculdade de Ciências de Bauru, UNESP. Mestre e Doutora pela Faculdade de Medicina de Botucatu, UNESP.

Mary Carla Estevez Diz – Mestre em Nefrologia pela Escola Paulista de Medicina da Universidade Federal do Estado de São Paulo (UNIFESP-EPM). Coordenadora do Serviço de Nefrologia do Hospital do Servidor Público Municipal de São Paulo.

Michelle Tiveron Passos Riguetti – Farmacêutica. Pós-Doutoranda pela Universidade Federal de São Paulo (UNIFESP), Setor de Glomerulopatias, Laboratório de Nefrites. Mestre e Doutora em Ciências da Saúde pela UNIFESP.

Miguel Ernandes Neto – Pós-Graduando da Faculdade de Medicina de Botucatu (UNESP). Nefrologista do Corpo Clínico do Hospital da Beneficiência Portuguesa de São Paulo, SP. Nefrologista do Grupo Fresenius.

Nathalia da Fonseca Pestana – Médica do Serviço de Nefrologia do Hospital Universitário Clementino Fraga Filho (HUCFF/UFRJ). Mestranda em Clínica Médica pela Universidade Federal do Rio de Janeiro. Integrante do Ambulatório Rim-Fígado HUCFF.

Niels Olsen Saraiva Câmara – Professor Titular da Universidade de São Paulo, Instituto de Ciências Biomédicas, Departamento de Imunologia.

Nordeval Cavalcante Araújo – Médico Nefrologista do Hospital Pedro Ernesto da Universidade do Estado do Rio de Janeiro. Doutor em Ciências pelo Curso de Pós-Graduação em Fisiopatologia Clínica e Experimental. Universidade do Estado do Rio de Janeiro (RJ).

Paulo José Basso – Graduação em Farmácia-Bioquímica pela Faculdade de Ciências Farmacêuticas de Ribeirão Preto, Universidade de São Paulo (FCFRP/USP). Mestre pelo Programa de Imunologia Básica e Aplicada da Faculdade de Medicina de Ribeirão Preto (FMRP/USP). Doutorando do Departamento de Imunologia do Instituto de Ciências Biomédicas (ICB/USP).

Paulo Ricardo Criado – Dermatologista do Hospital das Clínicas da Faculdade de Medicina da Universidade de São Paulo (HC-FMUSP). Livre-Docente em Dermatologia pela FMUSP. Coordenador do Departamento de Medicina Interna da Sociedade Brasileira de Dermatologia (SBD) no biênio 2017-2018.

Paulo Roberto Alcalde – Administrador. Mestre em Ciências da Saúde pela Universidade Federal de São Paulo (UNIFESP).

Regiane Stafim da Cunha – Mestre em Microbiologia, Parasitologia e Patologia, Área de Concentração Patologia, Linha Mecanismos Celulares e Moleculares de Toxicidade Urêmica da Universidade Federal do Paraná. Doutoranda no Programa de Pós-Graduação em Microbiologia, Parasitologia e Patologia, Área de concentração Patologia, do Departamento de Patologia Básica da Universidade Federal do Paraná.

Regina Rocco – Professora Adjunta de Obstetrícia da Escola de Medicina e Cirurgia da Universidade Federal do Estado do Rio de Janeiro (UNIRIO). Mestre em Ginecologia e Obstetrícia pela Universidade Federal de Minas Gerais (UFMG).

Rejane de Paula Bernardes – Diretora Médica da Clínica Nefrokids Ltda.

Rodrigo Braz Santos – Médico Residente do Serviço de Nefrologia do Hospital do Servidor Público Municipal de São Paulo (HSPM).

Rodrigo Bueno de Oliveira – Professor de Medicina do Departamento de Clínica Médica (Nefrologia) da Faculdade de Ciências Médicas da Universidade Estadual de Campinas (UNICAMP), Campinas, Brasil. Médico Especialista em Clínica Médica pela Irmandade da Santa Casa de Misericórdia de São Paulo e em Nefrologia pela Universidade de São Paulo (USP), São Paulo, Brasil. Doutor em Ciências pela USP. Pós-Doutorado na Université da Picardie Jules Verne, Amiens, França.

Ronaldo Roberto Bérgamo – Professor Titular da Disciplina de Nefrologia da Faculdade de Medicina do ABC.

Rosilene Motta Elias – Médica Assistente da Unidade de Diálise do Hospital das Clínicas da Faculdade de Medicina da Universidade de São Paulo. Doutora e Livre-Docente pela Faculdade de Medicina da Universidade de São Paulo. Pós-Doutorado em Sono e Diálise Domiciliar pela Universidade de Toronto, Canadá.

Sabrina Bonvino Polycarpo – Médica Especialista em Nefrologia pela Sociedade Brasileira de Nefrologia. Mestranda do Programa de Pós-Graduação da Disciplina de Nefrologia da Escola Paulista de Medicina (UNIFESP-EPM).

Sérgio Luiz Arruda Parente Filho – Acadêmico de Medicina da Universidade Federal do Ceará (UFC). Ex-Bolsista do Programa Institucional de Bolsas de Iniciação Científica (PIBIC). Ex-Monitor da Disciplina de Nefrologia e Ex-Membro da Liga de Nefrologia da Universidade Federal do Ceará.

Silvana Kesrouani – Especialista em Nefrologia pela Sociedade Brasileira de Nefrologia. MBA em Gestão pela

Universidade Federal de São Paulo (UNIFESP). Médica Gestora da Qualidade dos Institutos em Nefrologia de Mogi das Cruzes e de Suzano.

Silvia Marçal Botelho – Médica Nefrologista pela Faculdade de Medicina de Botucatu da Universidade de São Paulo (FMB/UNESP). Mestre em Medicina Tropical pelo Instituto de Patologia Tropical e Saúde Pública do Instituto de Patologia Tropical da Universidade Federal de Goiás (UFG). Doutora do Programa de Pós-Graduação em Ciências da Saúde da UFG. Coordenadora da Equipe Nevrovita de Transplante Renal da Santa Casa de Misericórdia de Goiânia. Professora da Disciplina de Nefrologia do Curso de Medicina da Pontifícia Universidade Católica de Goiás (PUC-GO).

Simone Geraldini – Nutricionista pelas Faculdades Integradas de Santo André (FEFISA). Mestre e Doutoranda em Ciências pelo Programa de Pós-Graduação em Medicina (Nefrologia) da Universidade Federal de São Paulo (UNIFESP).

Tamires Teixeira – Médica Nefrologista. Mestranda da Disciplina de Nefrologia da Universidade Federal de São Paulo (UNIFESP).

Thaís Alquezar Facca – Ginecologista e Obstetra. Doutora e Mestre em Ciências pela Universidade Federal de São Paulo (UNIFESP) pelo Departamento de Obstetrícia no Setor de Hipertensão Arterial e Nefropatias na Gestação da UNIFESP.

Thiago dos Santos Rosa – Doutorado em Medicina Translacional (UNIFESP). Pós-Doutorado em Educação Física (UCB). Docente na Universidade Católica de Brasília (UCB).

Tiago Emanuel Mendes Costa – Médico Residente de Nefrologia do Hospital do Servidor Público Estadual de São Paulo.

Viviana Rugolo de Oliveira e Silva – Fisioterapeuta do Hospital das Clínicas da Faculdade de Medicina de Botucatu, UNESP. Mestre e Doutora pela Faculdade de Medicina de Botucatu, UNESP.

PREFÁCIO

◆

Neste ano de 2018 comemoramos o décimo quinto "Atualidades em Nefrologia" e 30 anos da iniciativa pioneira, capitaneada pelo casal Prof Dr Jenner Cruz e Professora Doutora Helga Maria Mazzarolo Cruz.

Nestes 30 anos muitos colaboraram e muitos puderam publicar seus trabalhos, teses, pesquisas e dividir seus conhecimentos com os colegas nefrologistas e de outras áreas.

É um livro que representa uma *start up* para a iniciação científica, para divulgação do que se realiza nos bancos universitários e também na iniciativa privada. É democrático, includente e rigoroso na sua revisão e editoração.

Doutora Helga foi a primeira mulher Livre-Docente em Clínica Médica da Universidade de São Paulo. Sua formação humanística sempre foi notável. Dr Jenner foi Docente da FMUSP e Professora Titular de Nefrologia da Universidade de Mogi das Cruzes.

Os pais das Atualidades se mantêm atuais ao longo dos anos deixando um legado de otimismo, amor pela vida e pelo trabalho e paixão pela Nefrologia. Sua trajetória é um marco e o Atualidades um prêmio para todos aqueles que estudam e se encantam com a Nefrologia.

Como atual Presidente da Sociedade de Nefrologia tenho a honra de escrever este prefácio de uma obra admirada pelos mais experientes e que representa uma oportunidade para os nefrologistas mais jovens darem seus primeiros passos.

Obrigada ao querido casal de professores pelo "Atualidades em Nefrologia 15" e a todos aqueles que contribuíram e contribuem para sua perenidade.

Boa leitura.

Carmen Tzanno Branco Martins
Presidente da Sociedade Brasileira de Nefrologia

APRESENTAÇÃO

◆

A série Atualidades em Nefrologia foi criada quando eu era coordenador do Departamento de Nefrologia Clínica da Sociedade Brasileira de Nefrologia em 1987. Nunca recebemos pagamento por este trabalho, nem a Sociedade recebeu. Ela recebia apenas poucos livros para sua biblioteca e diretoria, bem como todos os autores e coautores recebem, incluindo, agora, um livro cada, e os coordenadores, dois cada.

Como o primeiro livro saiu em 1988, com Atualidades em Nefrologia 15 estamos completando 30 anos de atividade, uma vitória.

Na página inicial, desde o primeiro livro, vem o nome dos sete membros do Departamento de Nefrologia Clínica. Há muito tempo, eles, embora denominados de Comissão Editorial, não interferem na escolha dos temas nem em sua correção. Este livro tem que estar pronto, de dois em dois anos, nos Congressos Brasileiros de Nefrologia e, infelizmente, para tanto é necessário muito trabalho e pouca discussão.

Quem contar descobrirá que está faltando um livro de 1988 até 2018. Foi durante o Governo do Presidente Fernando Collor de Mello, quando os recursos financeiros bancários ficaram bloqueados e a Editora Sarvier não teve recursos para produzir o livro.

Felizmente continuamos com ótimos colaboradores: a Professora Doutora Gianna Mastroianni Kirsztajn e o Professor Doutor Rodrigo Bueno de Oliveira. Sem eles eu não teria coragem de continuar nesta empreitada.

Continuamos com a corajosa equipe da SARVIER, que vem editando os volumes de Atualidades em Nefrologia desde o início, geralmente com pouco ou nenhum lucro, atualmente capitaneada pelo Sr. Fernando Silva Xavier Junior, mantendo D. Maria Ofélia da Costa como nossa revisora, desde o primeiro livro.

Este livro, como os anteriores, tem capítulos muito instrutivos, que abordam questões nefrológicas relevantes, desde as ciências básicas até temas clínicos importantes e, por vezes, pouco discutidos em outras obras. Dele participaram professores de diversas universidades do Brasil e também colegas mais voltados para a prática clínica, que apresentam atualizações dos temas e a importância de seus serviços em cada capítulo.

Vou destacar os dois primeiros capítulos. Iniciaremos com: **Cento e vinte anos**, porque muitos médicos ainda não sabem a importância da hipertensão arterial em nossa longevidade.

Desde 1904 e de 1939, sabíamos que o sal era a principal causa da hipertensão arterial essencial, que dietas pobres em sal deveriam ser utilizadas no tratamento da hipertensão e que a pressão arterial ideal deveria estar entre 90/60 e 120/80mmHg.

Porém, baseados em dados, inicialmente empíricos, grande número de médicos, de várias partes do mundo, inclusive do Brasil, tentavam nos impingir os valores de 140/90mmHg como os limites entre hipertensão e normotensão.

Em 16 de novembro de 2017, numa quinta-feira, em uma reunião da *American Heart Association*, com a aprovação e o comparecimento de 11 instituições atuantes na área, concluíram que a pressão arterial normal é aquela inferior a 120/80mmHg e hipertensão arterial estágio 2 é aquela ≥ 140/90mmHg.

Por que é importante manter a pressão abaixo de 120/80mmHg, transformando um paciente hipertenso em um paciente hipotenso?

Porque quando a pressão se eleva, acima de 115/75mmHg, ela provoca uma série de microlacerações nas artérias que são tamponadas com colesterol, quer esteja normal (40% dos casos), quer esteja elevado (60% dos casos), produzindo as famosas placas de ateroma. Acrescente-se que essa elevação da pressão também libera citocinas pró-inflamatórias com o mesmo efeito deletério.

Os portadores de hipotensão arterial, naturais ou fabricados com hipotensores, chegam facilmente aos 90 anos de idade, sem hipertensão sistólica dominante, lúcidos e sem placas de ateroma, com suas danosas consequências.

Em seguida temos o capítulo 2, com a sempre esperada publicação do Professor Edison da Creatinina: **Você sabia? Dez anos de publicações no SBN em 38 edições com 275 curiosidades na Nefrologia e na Medicina.**

Os editores esperam que o conteúdo do volume 15, da série Atualidades em Nefrologia, seja de grande utilidade para todos, permitindo que entrem em contato com novas tendências na Nefrologia e/ou que apreciem os esforços dos autores para reunir informações atualizadas sobre temas diversos e importantes associados à experiência de seus serviços.

Jenner Cruz

Em nome dos coeditores da série Atualidades em Nefrologia

Helga Maria Mazzarolo Cruz
Gianna Mastroianni Kirsztajn
Rodrigo Bueno de Oliveira
Rui Toledo Barros

CONTEÚDO

◆

SEÇÃO 1

TEMAS GERAIS EM NEFROLOGIA

1. CENTO E VINTE ANOS 3
   Jenner Cruz
   Helga Maria Mazzarolo Cruz

2. VOCÊ SABIA? DEZ ANOS DE
   PUBLICAÇÕES NO SBN INFORMA
   EM 38 EDIÇÕES COM 275
   CURIOSIDADES NA NEFROLOGIA
   E NA MEDICINA 18
   Edison Souza
   José Andrade Moura Neto

3. NEFROLOGIA INTERVENCIONISTA
   PELO PRÓPRIO NEFROLOGISTA......... 43
   Henrique Luiz Carrascossi

SEÇÃO 2

FISIOLOGIA RENAL

4. TRANSPORTADORES DE TOXINAS
   URÊMICAS: MOCINHOS OU
   VILÕES?.. 51
   Regiane Stafim da Cunha
   Andréa Emilia Marques Stinghen

5. ENVELHECIMENTO, ESTILO
   DE VIDA E ALTERAÇÕES
   RENAIS: REPERCUSSÕES SOBRE
   O COMPRIMENTO DOS
   TELÔMEROS.. 60
   Diego Henrique Alves de Carvalho
   Clévia dos Santos Passos

6. *PHALARIS CANARIENSIS* (ALPISTE)
   E METABOLISMO DO TRIPTOFANO:
   PERSPECTIVAS SOBRE O EIXO
   CARDIORRENAL..................................... 68
   Clévia dos Santos Passos
   Thiago dos Santos Rosa

7. IMPACTO DO RECEPTOR P2X7 E
   DA PROTEÍNA DO KLOTHO NA
   PROGRESSÃO DA NEFROPATIA
   DIABÉTICA... 78
   Adelson M. Rodrigues
   Elisa Mieko Suemitsu Higa

8. RADIAÇÃO SOLAR E DOENÇA
   RENAL.. 83
   Paulo Ricardo Criado
   Ronaldo Roberto Bérgamo

SEÇÃO 3

GLOMERULOPATIAS

9. ABORDAGEM GENÉTICA DAS
   ALTERAÇÕES
   DO SISTEMA COMPLEMENTO
   NA SÍNDROME HEMOLÍTICO-
   -URÊMICA 97
   Rodrigo Braz Santos
   Mary Carla Estevez Diz

10. MUTAÇÃO DO GENE CD2AP
    EM PACIENTES COM
    GLOMERULOSCLEROSE
    SEGMENTAR E FOCAL.......................... 106
    Michelle Tiveron Passos Riguetti
    Gianna Mastroianni Kirsztajn

11. PAPEL DA VIA DAS LECTINAS E DA IgG4 NA GLOMERULOPATIA MEMBRANOSA.. 109
Denise Maria do Nascimento Costa
Lucila Maria Valente

12. GLOMERULOPATIAS NODULARES..... 116
Grace Tamara Moscoso-Solorzano
Gianna Mastroianni Kirsztajn

13. DIAGNÓSTICO DIFERENCIAL EM NEFRITE GRANULOMATOSA........ 119
Tamires Teixeira
Gianna Mastroianni Kirsztajn

14. A CLASSIFICAÇÃO DE NEFRITE LÚPICA PRECISA SER REVISTA? SÉRIE DE CASOS E REVISÃO DA LITERATURA... 122
Andre Kataguiri
Daniel Rinaldi dos Santos

15. GLOMERULONEFRITES SECUNDÁRIAS À INFECÇÃO PELO VÍRUS DA HEPATITE C......................... 131
Cícero de Oliveira Santos Neto
Gianna Mastroianni Kirsztajn

SEÇÃO 4

TUBULOPATIAS

16. TUBULOPATIAS HEREDITÁRIAS HIPOCALÊMICAS................................... 137
Jenner Cruz
Silvana Kesrouani

SEÇÃO 5

NEFROLOGIA NA GRAVIDEZ

17. INFECÇÃO URINÁRIA NA GESTAÇÃO... 145
Thaís Alquezar Facca
Gianna Mastroianni Kirsztajn

18. OBESIDADE NA GESTAÇÃO................. 148
Thaís Alquezar Facca
Gianna Mastroianni Kirsztajn

19. HIPERTENSÃO NA GRAVIDEZ E RISCO FUTURO DE DOENÇA RENAL CRÔNICA E CARDIOVASCULAR.......... 152
Thaís Alquezar Facca
Gianna Mastroianni Kirsztajn

20. SÍNDROME *HELLP*: MANEJO CLÍNICO E COMPLICAÇÕES............... 157
Thaís Alquezar Facca
Gianna Mastroianni Kirsztajn

21. GRAVIDEZ NAS PACIENTES COM DOENÇA RENAL CRÔNICA EM TRATAMENTO COM HEMODIÁLISE...
Luiz Paulo José Marques
Regina Rocco

22. GESTAÇÃO EM NEFRITE LÚPICA 169
Tamires Teixeira
Gianna Mastroianni Kirsztajn

SEÇÃO 6

NUTRIÇÃO EM NEFROLOGIA

23. ATENÇÃO AO FOSFATO NOS ALIMENTOS – SEMÁFORO NUTRICIONAL COMO INSTRUMENTO EDUCACIONAL 175
Marcela Tatiana Watanabe
Jacqueline Costa Teixeira Caramori

24. INGESTÃO DE PROTEÍNAS E FUNÇÃO RENAL EM INDIVÍDUOS DE RISCO PARA DOENÇA RENAL....... 184
Simone Geraldini
Gianna Mastroianni Kirsztajn

SEÇÃO 7

CIÊNCIAS BÁSICAS EM NEFROLOGIA

25. IMUNOMETABOLISMO: NOVAS PERSPECTIVAS PARA O TRATAMENTO DE DOENÇAS RENAIS 191
Paulo José Basso
Niels Olsen Saraiva Câmara

26. OBESIDADE, MICROBIOTA E DOENÇAS RENAIS................................ 200
Fernanda Fernandes Terra
Niels Olsen Saraiva Câmara

SEÇÃO 8

MÉTODOS DIAGNÓSTICOS

27. PAPEL DA ULTRASSONOGRAFIA RENAL COM CONTRASTE (MICROBOLHAS) EM UNIDADE DE NEFROLOGIA: AVALIAÇÃO DA EXPERIÊNCIA DOS TRÊS PRIMEIROS ANOS... 215
Ana Flavia de S. Moura
Nordeval Araújo

28. ULTRASSONOGRAFIA *POINT OF CARE* APLICADA À NEFROLOGIA........ 226
Lygia Lussim
Rodrigo Bueno de Oliveira

29. NOVOS BIOMARCADORES DE NEFROPATIA DIABÉTICA 231
Ane Karoline Medina Néri
Geraldo Bezerra da Silva Junior

30. NOVOS BIOMARCADORES DE LESÃO RENAL NO HIV.................... 240
Geraldo Bezerra da Silva Junior
Daniel de Sousa Sobral

31. NOVOS BIOMARCADORES RENAIS NA LEISHMANIOSE VISCERAL 251
Gdayllon Cavalcante Meneses
Elizabeth De Francesco Daher

SEÇÃO 9
NEFROLOGIA CLÍNICA

32. NEFRITE LÚPICA PROLIFERATIVA – HORA DE INDIVIDUALIZAR A TERAPIA DE INDUÇÃO 263
Gabriel Teixeira Montezuma Sales
Gianna Mastroianni Kirsztajn

33. INFLUÊNCIA DO EXERCÍCIO FÍSICO SOBRE PARÂMETROS DE ESTRUTURA E FUNÇÃO CARDIOVASCULAR NA DOENÇA RENAL CRÔNICA 272
Viviana Rugolo de Oliveira e Silva
Luis Cuadrado Martin

34. O IMPACTO DO TRATAMENTO QUIMIOTERÁPICO SOBRE AS DOENÇAS RENAIS: IMPLICAÇÕES E RECOMENDAÇÕES........................... 278
Adalberto Alves Martins Neto
Niels Olsen Saraiva Câmara

35. DOENÇA RENAL ASSOCIADA AO USO DE ANABOLIZANTES E SUPLEMENTOS VITAMÍNICOS 285
Laio Ladislau Lopes Lima
Elizabeth De Francesco Daher

36. ENVOLVIMENTO RENAL NAS NEOPLASIAS MIELOPROLIFERATIVAS 292
Marcella Soares Laferreira
Gianna Mastroianni Kirsztajn

37. FIBROSE RETROPERITONEAL IDIOPÁTICA................................ 295
Tiago Emanuel Mendes Costa
Julia Castanheira Lauar

38. EVIDÊNCIAS DISPONÍVEIS PARA O USO DE ANTIMALÁRICOS EM NEFRITE LÚPICA 300
Sabrina Bonvino Polycarpo
Gianna Mastroianni Kirsztajn

39. DISLIPIDEMIA EM PACIENTES COM SÍNDROME NEFRÓTICA 304
Gustavo Ferreira da Mata
Gianna Mastroianni Kirsztajn

40. O RIM NA HEMOGLOBINÚRIA PAROXÍSTICA NOTURNA 315
Sérgio Luiz Arruda Parente Filho
Elizabeth De Francesco Daher

41. DOENÇAS RARAS HEREDITÁRIAS EM NEFROLOGIA 322
Fellype de Carvalho Barreto
Gabriela Sevignani

42. FEBRE CHIKUNGUNYA E ALTERAÇÕES RENAIS: ASSOCIAÇÃO OU COINCIDÊNCIA? 332
Denise Maria do Nascimento Costa
Lucila Maria Valente

SEÇÃO 10
DOENÇA RENAL CRÔNICA

43. GASTOS COM DOENÇA RENAL CRÔNICA NO BRASIL.......................... 339
Paulo Roberto Alcalde
Gianna Mastroianni Kirsztajn

44. CONTEXTO ATUAL DA ANOREXIA NA DOENÇA RENAL CRÔNICA EM DIÁLISE.. 343
Mariana Clementoni Costa Borges Ribeiro
Jacqueline Costa Teixeira Caramori

45. EMBOLIZAÇÃO, ALCOOLIZAÇÃO E PARATIREOIDECTOMIA CIRÚRGICA PARA O CONTROLE DO HIPERPARATIREOIDISMO SECUNDÁRIO À DOENÇA RENAL CRÔNICA 352
Adriano Souza Lima Neto
Leandro Junior Lucca

46. OBESIDADE NA DOENÇA RENAL CRÔNICA: NOVA TENDÊNCIA NOS PACIENTES EM TRATAMENTO CONSERVADOR 360

Ana Carla Novaes Sobral Bentes
Geraldo Bezerra da Silva Junior

47. DOENÇA RENAL CRÔNICA E HEPATITE C. DO DIAGNÓSTICO AOS NOVOS TRATAMENTOS. ABORDAGEM INTEGRADA: NEFROLOGIA E HEPATOLOGIA. EXPERIÊNCIAS DE UM HOSPITAL UNIVERSITÁRIO 366

Nathalia da Fonseca Pestana
Claudia Maria de Andrade Equi

48. TOXICIDADE PELO ALUMÍNIO EM PACIENTES COM DOENÇA RENAL CRÔNICA AINDA É UM PROBLEMA?... 376

Cinthia Esbrile Moraes Carbonara
Rodrigo Bueno de Oliveira

49. CUIDADOS PALIATIVOS EM NEFROLOGIA 384

Luiza Pinto Simões
Carolina Nunes de Oliveira

50. INGESTÃO DE SÓDIO E SELETIVIDADE DA PROTEINÚRIA NA DOENÇA RENAL CRÔNICA NÃO DIALÍTICA..... 393

Marila Gaste Martinez
Luis Cuadrado Martin

51. USO DE DIETA COM MUITO BAIXO TEOR DE PROTEÍNAS SUPLEMENTADA COM CETOANÁLOGOS NA DOENÇA RENAL CRÔNICA AVANÇADA 402

Miguel Ernandes Neto
Hugo Abensur

SEÇÃO 11

MÉTODOS DIALÍTICOS

52. ATUALIDADES EM DIÁLISE PERITONEAL 411

Maria Clara Piraciaba
Rosilene Motta Elias

SEÇÃO 12

TRANSPLANTE RENAL

53. TRANSPLANTE RENAL COM DOADORES ABO INCOMPATÍVEIS – EXPERIÊNCIA DE UM CENTRO BRASILEIRO 419

Maria Cristina Ribeiro de Castro

54. TRANSPLANTE RENAL E ARBOVIROSES NO BRASIL: UM DESAFIO EMERGENTE 425

José Andrade Moura Neto
José Hermógenes Rocco Suassuna

55. INFECÇÃO DO TRATO URINÁRIO RECORRENTE NO PÓS-TRANSPLANTE RENAL 433

Silvia Marçal Botelho

SEÇÃO 13

NEFROLOGIA PEDIÁTRICA

56. DISFUNÇÃO DO TRATO URINÁRIO E REFLUXO VESICOURETERAL EM LACTENTES 445

Rejane de Paula Bernardes

ÍNDICE REMISSIVO 457

SEÇÃO 1

Temas Gerais em Nefrologia

◆

1

CENTO E VINTE ANOS

Jenner Cruz
Helga Maria Mazzarolo Cruz

◆

INTRODUÇÃO

Segundo a Bíblia, a longevidade da espécie humana vai até os cento e vinte anos de idade, porém, atualmente, alguns consideram a idade de 130 anos como o limite da plausibilidade, de acordo com o relato de 23 casos não confirmados[1].

Graças ao desenvolvimento espetacular da Terra, em todos os campos, a longevidade também está crescendo. Em 1950, o Brasil tinha 2 milhões de pessoas com mais de 60 anos de idade[2]. Em 2012, quase 30 mil brasileiros já haviam passado os 100 anos de idade[3]. Em 2025, seremos uma das seis maiores populações de idosos no Mundo[2].

AS CEM PESSOAS MAIS VELHAS DO MUNDO

No quadro 1.1 citamos a lista das 100 pessoas mais idosas, cuja longevidade foi comprovada em documento.

Dessas 100 pessoas, 94 são do sexo feminino e apenas 6 do sexo masculino, e das 94, sete mulheres ainda estavam vivas quando o estudo foi feito em 2012, casos 9, 16, 21, 34, 39, 81 e 95. Dos 100 citados, 45 haviam nascido ou moravam nos Estados Unidos quando faleceram; apenas uma era brasileira, caso 46, e 65 eram da raça branca, 22 da raça amarela e 13 da raça negra. Apresentamos esta relação sabendo que ela deve ter falhas. Por exemplo, não acreditamos que apenas pessoas de raça amarela de naturalidade japonesa reuniriam condições de participar desta lista.

Sem documentação de longevidade, citaremos quatro casos de maior sobrevida: Li Ching-Yuen na China, que faleceu com 256 anos de idade, de 1677 a 1933[4]; e três que ainda estavam vivos quando foram citados: James Olofintuyi, da Nigéria, com 171 anos, Dhagabo Ebba, da Etiópia, com 163, e Mbah Gotho, de Java, de 1870 a 2015, com 145 anos[4].

LISTA DE PAÍSES POR ESPERANÇA MÉDIA DE VIDA AO NASCER

A expectativa média de vida, de ambos os sexos, ao nascer era de 66,57 anos no mundo, em 2009[1].

A Organização Mundial da Saúde fez, em 2012, uma lista abrangente, compreendendo 193 países, da qual mostraremos apenas os dez primeiros, além de Chile, Portugal, Estados Unidos, Brasil e Argentina[1] (Quadro 1.2).

Por essa e outras listas que consultamos, o Japão é o lugar do mundo com maior longevidade média de seus habitantes, a Andorra seria a campeã da Europa e, dos grandes países europeus, a Itália é a melhor. O Chile é o campeão das Américas. Portugal é melhor que os Estados Unidos, e o Brasil melhor que a Argentina. A longevidade está crescendo no Brasil e a diferença em relação aos Estados Unidos é pequena, visto a grande diferença entre o sistema de saúde e saneamento básico desses dois países.

DESCOBERTA DOS HIPOTENSORES

Muito se fala dos motivos de essa longevidade estar crescendo tanto. Um deles seria a cura de várias enfermidades, o tratamento da água e o grande desenvolvimento do mundo em todos os setores. Porém, antigamente,

Quadro 1.1 – Lista das pessoas mais velhas do mundo.

Nº	Nome	Sexo	Idade	Cor	País
01	JC	F	122 anos, 164 dias	B	França
02	SK	F	119 anos, 97 dias	B	Estados Unidos
03	LH	F	117 anos, 238 dias	N	Estados Unidos
04	M-LM	F	117 anos, 230 dias	B	Canadá
05	EM	F	117 anos, 117 dias	B	Itália
06	VB	F	117 anos, 105 dias	N	Jamaica
07	MO	F	117 anos, 27 dias	A	Japão
08	MC	F	116 anos, 347 dias	B	Equador
09	NT	F	116 anos, 323 dias	A	Japão
10	SMJ	F	116 anos, 311 dias	N	Estados Unidos
11	GW	F	116 anos, 276 dias	N	Estados Unidos
12	TI	F	116 anos, 175 dias	A	Japão
13	EB	F	116 anos, 118 dias	N	Estado Unidos
14	BC	F	116 anos, 100 dias	B	Estados Unidos
15	JK	M	116 anos, 54 dias	A	Japão
16	CM	F	116 anos, 52 dias	B	Japão
17	JT	F	116 anos, 25 dias	N	Estados Unidos
18	MB	F	115 anos, 319 dias	N	Estados Unidos
19	DM	F	115 anos, 257 dias	B	Estados Unidos/Itália
20	CM	M	115 anos, 252 dias	B	Dinamarca/Estados Unidos
21	AMVR	F	115 anos, 237 dias	B	Espanha
22	CH	F	115 anos, 228 dias	B	Grã-Bretanha
23	EP	F	115 anos, 220 dias	B	Estados Unidos
24	MAR	F	115 anos, 203 dias	B	Canadá
25	HK	F	115 anos, 196 dias	A	Japão
26	MS	F	115 anos, 192 dias	B	Estados Unidos
27	BM	F	115 anos, 163 dias	B	Estados Unidos
28	GB	F	115 anos, 158 dias	N	Estados Unidos
29	EMT	M	115 anos, 156 dias	B	Porto Rico
30	BW	F	115 anos, 153 dias	B	Estados Unidos
31	JWB	F	115 anos, 124 dias	B	Canadá
32	MJ	F	115 anos, 114 dias	B	Portugal
33	SG	F	115 anos, 108 dias	B	Estados Unidos
34	M-JG	F	115 anos, 90 dias	B	Itália
35	AH	F	115 anos, 79 dias	B	Estados Unidos
36	MA-S	F	115 anos, 62 dias	B	Países Baixos
37	MF-L	F	115 anos, 56 dias	B	Estados Unidos
38	MB	F	115 anos, 42 dias	B	França
39	GP-F	F	115 anos, 24 dias	B	Itália
40	KO	F	115 anos, 19 dias	A	Japão
41	AGR	F	115 anos, 14 dias	B	Porto Rico
42	CH	F	115 anos, 12 dias	A	Japão

Nº	Nome	Sexo	Idade	Cor	País
43	AJ	F	115 anos, 8 dias	B	Grã-Bretanha
44	EM	F	114 anos, 360 dias	B	Grã-Bretanha
45	KC	F	114 anos, 357 dias	A	Japão
46	MG	F	114 anos, 347 dias	B	Brasil
47	MB	F	114 anos, 342 dias	B	Estados Unidos
48	MJR	F	114 anos, 294 dias	B	Canadá/Estados Unidos
49	GS	F	114 anos, 290 dias	B	Estados Unidos
50	KI	F	114 anos, 276 dias	A	Japão
51	EB	F	114 anos, 274 dias	N	França
52	MCM-L	F	114 anos, 274 dias	B	Portugal
53	RTI-J	F	114 anos, 272 dias	B	Porto Rico
54	YH	F	114 anos, 271 dias	A	Japão
55	EB	F	114 anos, 261 dias	B	França
56	VP	F	114 anos, 252 dias	B	Itália
57	NM	F	114 anos, 246 dias	B	Estados Unidos
58	HO	F	114 anos, 236 dias	A	Japão
59	BC	F	114 anos, 235 dias	B	Estados Unidos
60	EL	F	114 anos, 233 dias	B	Estados Unidos
61	MB	M	114 anos, 222 dias	B	Estados Unidos
62	YM	F	114 anos, 221 dias	A	Japão
63	MAC	F	114 anos, 220 dias	B	Espanha
64	CL	F	114 anos, 218 dias	N	Estados Unidos
65	UK	F	114 anos, 218 dias	A	Japão
66	MD	F	114 anos, 216 dias	B	Estados Unidos
67	AEW	F	114 anos, 208 dias	B	Grã-Bretanha
68	WB	M	114 anos, 205 dias	B	Estados Unidos
69	ES	F	114 anos, 195 dias	B	Estados Unidos
70	GC	F	114 anos, 194 dias	B	Grã-Bretanha/Estados Unidos
71	MT	F	114 anos, 192 dias	A	Japão
72	TM	F	114 anos, 191 dias	A	Japão
73	YC	M	114 anos, 189 dias	A	Japão
74	KN	F	114 anos, 188 dias	A	Japão
75	LV	F	114 anos, 183 dias	B	França
76	WK	F	114 anos, 183 dias	B	Estados Unidos
77	AD	F	114 anos, 183 dias	B	Cabo Verde/Estados Unidos
78	MK	F	114 anos, 182 dias	A	Japão
79	CL	F	114 anos, 180 dias	B	França
80	CB	F	114 anos, 180 dias	B	Alemanha/Estados Unidos
81	KT	F	114 anos, 172 dias	A	Japão
82	AP	F	114 anos, 172 dias	B	França
83	EMG	F	114 anos, 171 dias	B	Estados Unidos
84	DV	F	114 anos, 152 dias	B	México/Estados Unidos

(Continua)

Quadro 1.1 – Lista das pessoas mais velhas do mundo. *(Continuação).*

Nº	Nome	Sexo	Idade	Cor	País
85	TY	F	114 anos, 151 dias	A	Japão
86	IF	F	114 anos, 150 dias	B	Estados Unidos
87	CC	F	114 anos, 148 dias	B	Austrália
88	OPT	F	114 anos, 140 dias	B	Estados Unidos
89	AH	F	114 anos, 118 dias	B	Estados Unidos
90	EVJ	F	114 anos, 117 dias	B	Estados Unidos
91	MR	F	114 anos, 117 dias	N	Estados Unidos
92	BC	F	114 anos, 108 dias	N	Estados Unidos
93	OM	F	114 anos, 107 dias	B	Estados Unidos
94	CS	F	114 anos, 105 dias	A	Japão
95	MGRN	F	114 anos, 95 dias	B	Itália
96	AT	F	114 anos, 94 dias	A	Japão
97	FK	F	114 anos, 93 dias	B	Estados Unidos
98	ES	F	114 anos, 93 dias	B	Estados Unidos
99	LJA	F	114 anos, 92 dias	B	Grã-Bretanha
100	MAB	F	114 anos, 92 dias	B	Estados Unidos

F = feminino; M = masculino; B = branca; N = negra; A = amarela. Adaptado de Wikipedia[1].

Quadro 1.2 – Lista parcial de países, por expectativa geral de vida.

Número de ordem	País	Expectativa geral de vida (em anos)
01	Japão	85,9
02	Andorra	84,2
03	Singapura	84
04	Hong Kong	83,8
05	San Marino	83,5
06	Islândia	83.3
07	Itália	83,1
08	Suécia	83
09	Austrália	83
10	Suíça	82,8
22	Chile	81,2
33	Portugal	80
36	Estados Unidos	79,8
58	Brasil	76,2
61	Argentina	76

comia-se melhor, tinha-se muito mais atividade física e menor obesidade. No Brasil, Oswaldo Cruz e outros haviam erradicado o *Aedes aegypti* no início do século XX[5] e não havia febre amarela, dengue, zika e chikungunya. Penso que a grande causa do grande aumento de nossa longevidade foi a descoberta dos hipotensores.

Coube a Freis[6,7] demonstrar que o tratamento da pressão arterial poderia diminuir lesões nos vasos, no coração, no cérebro e nos rins. Edward Freis[8] foi, na qualidade de médico participante da Guerra da Coreia, quem deu a primeira ideia que iniciou o tratamento farmacológico da hipertensão arterial, no mundo ocidental, ao descobrir que a pentaquina, droga utilizava contra a malária, que afetava os militares americanos, também era capaz de diminuir a pressão arterial de soldados hipertensos. Os laboratórios farmacêuticos, alertados por sua observação, descobriram que na Índia havia uma planta, utilizada pela medicina primitiva indiana e por médicos indianos ou ingleses, que lá residiam, que, além de outras finalidades, era considerada boa hipotensora: a *Rauwolfia serpentina*, que recebeu esse nome em homenagem ao Dr. Leonhard Rauwolf de Augsburg, um botânico do século XVI[9]. Dessa planta foram extraídos primeiro um extrato total da raiz e após 17 alcaloides, três dos quais hipotensores, sendo a reserpina o alcaloide mais potente[9,10].

Por essa sua brilhante e engenhosa contribuição e posterior ensaio com todos os hipotensores até então descobertos[6,7], na qualidade de médico chefe do *Veterans Administration Cooperative Study Group on Antihypertensive Agents*, o Dr. Freis receberia, 25 anos após, o título de "pai do moderno tratamento hipotensor": o *1971 Albert Lasker Basic Medical Research Award*[11].

DESCOBERTA DO PAPEL DO SAL

Desde 1904, Ambard e Beaujard demonstraram que o sal é a principal causa da hipertensão arterial[12] e que dietas pobres em sal deveriam ser utilizadas no tratamento da hipertensão arterial.

Em 1939, Robinson e Brucer[13], após estudarem 11.383 indivíduos considerados normais, definiram pressão arterial normal como aquela dentro dos limites de 90/60 a 120/80mmHg. Confirmando esse achado, Fishberg escreveria em 1954[14] que indivíduos com pressão arterial de 120/80mmHg seriam os mais normais.

Desde 1939 já sabíamos tudo: o sal é a causa da hipertensão arterial e a pressão arterial normal deveria estar entre 90/60 e 120/80mmHg.

PRESSÃO ARTERIAL 140/90mmHg

Em 1948, Perera[15] escreveria que o limite de 140/90mmHg entre hipertensão e normotensão fora proposto em 1920 e consolidado na década de 1930. Confirmando essa teoria, que até então não se baseara em nenhum trabalho científico, Master et al[16], em 1950, em trabalho estatístico, tido como muito moderno para sua época, examinando 74.000 civis que trabalhavam em 16 fábricas das forças aéreas dos Estados Unidos, separaram, tabularam e analisaram 7.984 mulheres e 7.722 homens, com idades entre 16 e 64 anos, concluindo que a pressão arterial normal se situava entre os limites de 140-150 e 90-95mmHg. Notaram também que a pressão arterial ia se elevando, em ambos os sexos, mais em mulheres do que em homens, à medida que os indivíduos envelheciam, até o limite de 64 anos, segundo seus estudos. Nesse trabalho não informaram quantos indivíduos pesquisados, de ambos os sexos, tinham sempre pressão arterial inferior a 120/80mmHg.

Em 1958[17], a Organização Mundial da Saúde (*World Health Organization*) definiu hipertensão arterial como uma única medida da pressão arterial, em posição sentada ou em repouso, superior a 160/95mmHg. Pressão arterial normal seria aquela inferior a 140/90mmHg, sem especificar a idade. Em 1962[18], em um novo relatório, considerou que esses resultados, obtidos em indivíduos com idade inferior a 30 anos, deveriam ser encarados como suspeitos.

Nas décadas de 1950 e 1960 frequentávamos as reuniões médicas noturnas da Associação Paulista de Medicina, em sua sede na Av. Brigadeiro Luiz Antônio, em São Paulo, onde, comandados pelo Prof. Dr. Emílio Mattar, apresentávamos nossos trabalhos sobre o tratamento da hipertensão arterial com os primeiros hipotensores, realmente ativos, realizados pelo Grupo de Doenças Renais Clínicas e Hipertensão Arterial, da 1ª Clínica Médica do Hospital das Clínicas da Faculdade de Medicina da Universidade de São Paulo. Nessas reuniões, vários professores ilustres de outras clínicas e da Escola Paulista de Medicina compareciam e traziam também seus estudos. Naquela época todos admitiam o limite de 140/90mmHg como o limiar entre hipertensão e normotensão, mas nós já havíamos observado que os portadores de hipotensão essencial podiam chegar aos 90 anos de idade sem hipertensão sistólica e que pacientes idosos também podiam e deviam ser tratados, o que acarretava discussões acirradas.

Stevo Julius[19] defendia, desde antes de 1977, uma classificação de hipertensão arterial, para pessoas adultas, onde ressaltava o fato, geralmente admitido por vários autores, que a pressão arterial aumentava com a idade: **Normotensão**, idade entre 17 e 40 anos, pressão arterial menor de 140/90mmHg; idade entre 41 e 60 anos, pressão arterial menor de 150/90mmHg; idade superior a 60 anos, pressão arterial inferior a 160/90mmHg. **Hipertensão**, idade entre 17 a 60 anos, pressão arterial superior a 160/100mmHg, e pressão arterial acima de 175/100mmHg após os 60 anos de idade.

OS *JOINTS*

Vários clínicos especialistas em tratamento de hipertensão arterial, que não estavam satisfeitos com essas ideias, resolveram se reunir periodicamente nos Estados Unidos, a partir de 1976, para estabelecer as bases do melhor tratamento dessa enfermidade. Assim foi criado o *National High Blood Pressure Education Program* com os famosos *Joints* (*Joint National Committee on Prevention, Detection, Evaluation, and Treatments of High Blood Pressure*)[20-26].

SÉTIMO *JOINT*, O PRINCIPAL

Em 2003 foi criado *The Seventh Report*[27], assinado por 76 médicos, representando 46 Academias, Sociedades, Universidades ou Centros de Estudo, chefiados pelo Professor Aram V. Chobanian, da Universidade de Boston. Penso que com esse documento eles não só aprovaram os conceitos anteriores descritos em 1904[12] e 1939[13], como foram além: afirmando que a relação entre hipertensão arterial e eventos cardiovasculares era contínua, consistente e independente de outros riscos. Quanto mais alta a pressão arterial, maior é o risco de ataque cardíaco, insuficiência cardíaca, acidente vascular cerebral e doença renal crônica.

Citaremos suas mensagens-chave:

Em indivíduos com mais de 50 anos de idade, a pressão arterial sistólica acima de 140mmHg é causa de risco cardíaco mais importante que a pressão sanguínea diastólica.

O risco de doença cardiovascular começa com a pressão 115/75mmHg, dobrando a cada aumento de 20/10mmHg; indivíduos que são normotensos aos 55 anos de idade não desenvolverão hipertensão arterial em 90% dos casos.

Indivíduos com pressão arterial sistólica 120/139mmHg ou com pressão arterial diastólica 80/89mmHg devem ser considerados pré-hipertensos e requererem modificações em seu estilo de vida para prevenir doenças cardiovasculares.

Diuréticos tiazídicos devem ser usados no tratamento hipotensor, na maior parte dos portadores de hipertensão não complicada, sozinhos ou combinados com outros hipotensores. Em certas condições de alto risco, anti-hipertensivos de outras classes devem ser utilizados desde o início (inibidores da enzima conversora da angiotensina, bloqueadores dos receptores de angiotensina, betabloqueadores, bloqueadores dos canais de cálcio).

Muitos pacientes com hipertensão devem requerer dois ou mais hipotensores para a meta de pressão arterial inferior a 140/90mmHg ou inferior a 130/80mmHg se tiverem diabetes ou doença renal crônica.

Se a pressão estiver 20/10mmHg acima da pressão-alvo, deve-se iniciar o tratamento com dois hipotensores, sendo um deles um diurético tiazídico.

Os clínicos devem conseguir controlar a hipertensão somente se os pacientes estiverem motivados. A motivação aumenta quando os pacientes têm experiências positivas e confiam em seu médico. Identificação afetiva e confiança entre as partes são motivadores fundamentais.

Ao apresentar essas diretrizes, o comitê reconhece que a atuação responsável dos médicos é fundamental.

Guideline das sociedades europeias de hipertensão e de cardiologia

Em 2013, a European Society of Hypertension e a European Society of Cardiology, provavelmente em resposta ao 7º Joint, em amplo relatório de 60 páginas[28], fizeram outra classificação dos valores normais da pressão arterial (Quadro 1.3).

Quadro 1.3 – Valores normais da pressão arterial.

Pressão arterial ótima	< 120/80mmHg
Pressão arterial normal	120-129/80-84mmHg
Pressão arterial normal alta	130-139/85-89mmHg
Hipertensão arterial grau 1	140-159/90-99mmHg
Hipertensão arterial grau 2	159-179/100-109mmHg
Hipertensão arterial grau 3	>180/110mmHg
Hipertensão sistólica isolada	≥ 140/≤ 90mmHg

Essas sociedades europeias continuavam alertando do perigo de abaixar demais a pressão arterial.

OITAVO JOINT

Em 2014, Paul A. James e Suzanne Oparil e mais 14 especialistas editaram o Eight Joint National Committee (JCN 8)[29], para fazerem, entre outras, as seguintes recomendações:

1. pacientes com idade ≥ 60 anos devem iniciar o tratamento medicamentoso quando a pressão arterial for ≥ 150/90mmHg;
2. pacientes com idade < 60 anos devem fazê-lo quando a pressão arterial for ≥ 140/90mmHg;
3. pacientes com pressão arterial > 18 anos, mas com doença renal crônica ou diabetes, devem fazê-lo quando a pressão arterial for ≥ 140/90mmHg.

Portanto, eles continuavam a achar que o limite para o tratamento da pressão arterial deveria continuar a ser 140/90mmHg, mesmo sabendo que esse limite fora instituído de modo empírico e, o pior, fiquei sabendo que a Drª Suzanne Oparil, da Universidade do Alabama, que foi do Comitê Executivo de JCN 7, tem 77 anos de idade e é portadora de hipotensão essencial, ou seja, é resistente à ingestão de sal e por isso sabe que deverá ter uma velhice sadia, certamente sem formar placas de ateroma, sem coronariopatias, sem acidentes vasculares cerebrais e outras vasculopatias importantes[30]. Não vou descrever todas as recomendações desse trabalho, nem as Diretrizes Brasileiras[31] que também aprovaram esse conceito. O motivo pelo qual muitos insistem em começar tão tardiamente o tratamento da hipertensão arterial está baseado em inquéritos feitos em grande número de pacientes misturando pacientes com inúmeras placas de ateroma com outros sem ou quase sem e nos escritos do Dr. Ronald Victor que indicam que: dados epidemiológicos continuam mostrando relação positiva entre o risco de morte por doença arterial coronariana e acidente vascular cerebral com pressão arterial em níveis tão baixos quanto 115/75mmHg[32].

Alguns autores, há alguns anos, informavam que a diminuição da pressão arterial, por medicamentos, acarretaria redução da incidência de coronariopatias somente, até que a pressão diastólica atingisse 65mmHg. Caindo a níveis mais baixos, essa ocorrência se elevaria progressivamente, descrevendo um J, criando o que chamaram de curva J[33,34]. Pelo mesmo motivo outros criaram a curva U[35], com conclusão idêntica. Pela nossa experiência, isso só ocorre quando o paciente que iremos tratar já apresenta sinais e sintomas de ateroarteriosclerose, hipertensão sistólica e placas de ateroma na aorta e grandes vasos, visíveis em uma simples radiografia de tórax. Nesses casos, começo com um diurético e um bloqueador da angiotensina II, por muito tempo, sem tentar normalizar a pressão diastólica e geralmente constatando que a hipertensão sistólica ficou permanente. Muitos médicos recebem, em geral, pacientes com doença vascular adiantada, na qual a curva J ou U é uma realidade.

Guideline sobre o manuseio da hipertensão arterial e dos cuidados da saúde em países da língua portuguesa, novembro de 2017

Nesse estudo, foi instituída a orientação a ser seguida pelos países que utilizam a língua portuguesa, sendo o

Brasil o maior representante, uma vez que sua população é quase igual a quatro vezes a população dos demais[36].

No quadro 1.4 apresentamos a classificação de hipertensão arterial a ser adotada para adultos com mais de 18 anos de idade.

Os indivíduos seriam considerados hipertensos após os níveis de 140/90mmHg.

Quadro 1.4 – Classificação da hipertensão arterial para adultos com mais de18 anos de idade.

Pressão arterial	Sistólica (mmHg)	Diastólica (mmHg)
Normal	< 120	< 80
Pré-hipertensão	120-139	81-89
Hipertensão grau I	140-159	90-99
Hipertensão grau II	160-179	100-109
Hipertensão grau III	≥ 180	≥ 110

ÚLTIMAS DERETRIZES DE HIPERTENSÃO ARTERIAL. ATUALIZAÇÃO DO 7º *JOINT* DE 2003

Em 16 de novembro de 2017, foi realizada uma reunião muito importante, em uma quinta-feira, durante as Sessões Científficas da *American Heart Association* (AHA), publicada simultaneamente no *Journal of the American College of Cardiology*[37,38] e no jornal da *AHA Hypertension*, com o fim de oferecer uma diretriz abrangente para diagnóstico, prevenção, avaliação, tratamento e estratégias importantes para melhorar as taxas de controle durante o tratamento da hipertensão arterial[37,38]. O Presidente dessa conferência, denominada *Hypertension Practice Guidelines*, foi o Prof. Paul Whelton, da *Tulane University Schoolof Public Health and Tropical Medicine*, em Nova Orleans.

No quadro 1.5 apresentamos a classificação de hipertensão arterial apresentada em 2017.

A definição de pressão arterial normal continuou a mesma. A classificação de pré-hipertensão foi eliminada. Acima de 120/80mmHg a pressão já deve ser considerada elevada. **Consideraram a pressão arterial ≥ 140/90mmHg como o segundo estágio da hipertensão**

Quadro 1.5 –Classificação da hipertensão arterial de 2017 da *American Heart Association*.

Pressão arterial	Sistólica (mmHg)	Diastólica (mmHg)
Normal	< 120	< 80
Elevada	120-129	< 80
Hipertensão estágio 1	130-139	80-89
Hipertensão estágio 2	≥ 140	≥ 90

arterial. As críticas continuaram. A porcentagem de prevalência de hipertensão arterial na população aumentaria de 31,9 a 45,6% e o número de hipertensos no mundo cresceria 72,2 para 103,3 milhões. A Sociedade Brasileira de Hipertensão se posicionou imediatamente contrária à nova diretriz, que diminuiu o ponto de corte para dar início ao tratamento[39]. Parece que essa sociedade prefere diminuir os gastos do governo a aumentar, consideravelmente, a saúde dos pacientes, impedindo sua morte prematura e evitável.

NOSSO PENSAMENTO

Todo aumento da pressão arterial deve ser tratado desde o início. Não devemos criar falsas justificativas: hipertensão do avental branco, o paciente não dormiu bem durante a noite, comeu muito, está estressado e muitas outras. Nosso objetivo é deixar a pressão arterial sempre abaixo de 120/80mmHg qualquer hora do dia.

HIPERTENSÃO E HIPOTENSÃO ARTERIAIS

Ao examinarmos a pressão arterial de um grupo de indivíduos, com cerca de 25 anos de idade, poderemos dividi-los em três grupos. No primeiro grupo, pequeno, os pacientes têm pressão arterial de 90/60mmHg, assintomática, são os hipotensos. Em algumas horas do dia, a pressão poderá até estar abaixo de 90/60mmHg, mas sempre sem os sintomas de hipotensão postural. O segundo grupo, bem maior, terá pressão arterial de 120/80mmHg, também assintomáticos, são os normotensos. Finalmente o terceiro grupo, talvez o menor deles, terá pressão arterial acima de 140/90mmHg, são os hipertensos, provavelmente por hipertensão secundária, que não nos interessam neste capítulo.

Os hipotensos são resistentes ao sal, podem ingerir comida salgada e sua pressão não se eleva.

Coube ao professor inglês H.E. de Wardener, durante o VIII Congresso Internacional de Nefrologia, em Atenas, na Grécia, em 1981[40-45], explicar o motivo de o sódio poder gerar pressão alta, debaixo de uma salva de palmas de toda a plateia, em pé. Os pacientes sensíveis ao sal, que são a maior parte da população, quando ingerem comida salgada, ou seja, com sódio, lentamente vão ficando com excesso de sódio no líquido extracelular, um aumento de até 1 a 3mmol/L. Nesse momento, o sódio começa a tentar penetrar nos tecidos e nos vasos, mas os mecanismos de defesa vascular tentam impedir essa entrada, trocando o sódio pelo cálcio (2Na/Ca). Quando o cálcio entra na parede muscular dos vasos, como um vasoconstrictor que é, aumenta a resistência vascular periférica produzindo vasoconstrição, ou seja, hipertensão arterial. Esse é um motivo pelo qual os bloqueadores de canais de cálcio (primeiro a nifedipina era o bloqueador mais utilizado, e agora é a anlodipina) são bons hipotensores. Na realidade, o real motivo pelo qual a ingestão de sódio em pacientes sensíveis a esse elemento ficam hipertensos ainda é motivo de discussão, mas Villareal[46], em sua tese de doutorado, no México, demonstrou que a quantidade de cálcio na parede muscular das artérias é maior nos hipertensos que nos normotensos.

MEDIDA DA PRESSÃO ARTERIAL

Quando aferimos a pressão arterial temos dois números. O primeiro é a pressão sistólica, ela reflete a força do ventrículo esquerdo para mandar o sangue ao organismo, através dos vasos. O segundo é a pressão diastólica, que reflete a resistência vascular periférica ao sangue circulante, que constitui a verdadeira pressão arterial. À medida que envelhecemos a aorta e os grandes vasos vão ficando esclerosados, e o coração precisa fazer mais força para enviar o sangue para o corpo, provocando o que denominamos hipertensão sistólica. Quando há aumento da pressão sistólica, em desacordo com o nível da pressão diastólica, chamamos hipertensão arterial sistólica isolada ou dominante, que reflete o mau estado dos grandes vasos. Os hipotensores que citaremos neste capítulo agem apenas na pressão diastólica. Se os vasos estão bons, a pressão sistólica acompanha a pressão diastólica em sua descida determinada pelos hipotensores. Nesse caso dizemos que a pressão arterial está compensada[47].

TRATAMENTO DA HIPERTENSÃO ARTERIAL

Tratando portadores de doença renal crônica avançada, pré-dialítica, constatamos que a hipertensão arterial era a maior vilã entre suas causas, pois todas elas, nefropatia diabética, glomerulopatias, rins policísticos e outras, cursavam com hipertensão arterial e, se tratássemos rigorosamente a hipertensão desses doentes, mantendo-a sempre que possível, até 115/75mmHg, transformando-os em hipotensos essenciais, sua nefropatia estacionava ou regredia, principalmente se a causa dessa enfermidade fosse a hipertensão arterial. Antes da descoberta dos hipotensores, a partir de 1950, quase somente os hipotensos essenciais viviam mais de 90 anos, hoje temos até obesos mórbidos, diabéticos, vivendo mais de 90 anos e lúcidos, desde que normotensos.

Para tratarmos a hipertensão, temos de usar no mínimo duas medidas. Primeira, usar um diurético tiazídico para não precisarmos abolir o sal da dieta. Eles eliminam o sal que ingerimos pela urina. Os dois que uso são a hidroclorotiazida, que o governo distribui pelos seus postos e pelas farmácias populares, e a clortalidona. A hidroclorotiazida age por 6 a 8 horas[48]. Se for administrada pela manhã não age no sal do jantar e da ceia noturna. É preciso usá-la duas vezes ao dia. Já a clortalidona age por até 48 horas[49], por isso, em doses menores,

uma vez ao dia, tem efeito protetor maior. Segunda medida, usar sempre um bloqueador da angiotensina II. Temos dois: os terminados em pril: captopril, enalapril, ramipril etc. e os terminados em sartana: losartana, valsartana, candesartana etc. Parece que os primeiros são mais potentes, mas podem produzir tosse, e os segundos geralmente são mais bem tolerados. Do mesmo modo que o 7º *Joint*[27], usamos, além desses dois medicamentos, apenas os bloqueadores dos canais de cálcio, os betabloqueadores e os vasodilatadores, nessa ordem. Os bloqueadores dos canais de cálcio são ótimos hipotensores, porém podem produzir edema de membros inferiores com vermelhidão, parecendo uma celulite, que obriga sua interrupção[50]. Os betabloqueadores devem ser indicados sempre que houver taquicardia, porém sem deixar que a frequência cardíaca fique inferior a 60. Os vasodilatadores agem aumentando o leito vascular. Para atingirem essa meta ativam o sistema nervoso simpático, retêm água, podem produzir edema e se acompanham de taquicardia. Logo se descobriu que a hidralazina ou hidrazinoftalazina, o primeiro hipotensor vasodilatador, lançado em 1950[51], perdia a potência após certo tempo de uso. Uma associação de hidralazina, hidroclorotiazida e reserpina, lançada no Brasil com o nome de Adelfan Esidrex®, na dose de 1 a 6 comprimidos por dia, era um excelente hipotensor, ativo em quase 90% dos casos, mas deixou de ser comercializado, talvez devido ao seu baixo custo e à grande campanha internacional contra o uso da reserpina, por ser uma droga depressiva. Fiz este parágrafo porque comumente recebemos pacientes tomando hidralazina, sem um diurético e um betabloqueador, o que julgamos prejudicial ao paciente.

DEVEMOS ABOLIR O SAL DA DIETA?

Por que não devemos comer totalmente sem sal? O sódio é muito importante para os animais e também para o homem. Quando os índios ianomâmis foram estudados em 1975, no Norte do Brasil, na divisa com a Venezuela, por Oliver *et al*[52], esses autores verificaram que, por eles comerem totalmente sem sal, excretavam, pela urina, menos de 1mEq de sódio por dia. Nenhum era hipertenso, nem tinham doenças decorrentes de hipertensão arterial, porém morriam cedo, ao redor de 70 anos de idade. Por quê? As dosagens de renina e de aldosterona estavam em níveis altíssimos, nunca vistos. A angiotensina II não fora dosada, porque seu método de dosagem ainda não estava disponível, mas deveria estar também muito alta, provocando ateroarteriosclerose generalizada e morte prematura.

POR QUE A PRESSÃO ALTA DESTRÓI O SISTEMA VASCULAR DO PACIENTE?

Como a hipertensão arterial destrói nosso sistema vascular provocando mortes prematuras e evitáveis? Conhecemos dois mecanismos. Toda vez que nossa pressão arterial fica acima de um dado número, que defendemos ser de 115/75mmHg, vários "veneninhos", denominados citocinas pró-inflamatórias, são ativados, comandados no caso da hipertensão provavelmente pelo fator de crescimento transformador-beta (TGF-β)[53]. No diabetes, ocorre fenômeno idêntico toda vez que a glicemia fica maior de 126mg/dL, só que dessa vez a citocina chefe deve ser o fator nuclear-kappaB (NF-κB)[54]. Essas citocinas diferentes talvez sejam um dos motivos de essas doenças renais crônicas serem também diferentes. A da hipertensão tem pouca ou nenhuma anemia e se acompanha de proteinúria ausente, ou discreta e tardia, e a do diabetes com anemia precoce e intensa e síndrome nefrótica.

O segundo mecanismo decorre dos níveis da pressão arterial enviados pelo coração para a aorta e seus ramos.

Nossas casas têm água encanada. A pressão da água da rua costuma ser muito alta, de modo que na entrada da casa, no hidrômetro, há uma válvula que permite reduzir essa pressão. Se a água entrasse livremente, com toda sua força, em pouco tempo o encanamento da casa começaria a romper.

Do mesmo modo, quando a pressão sanguínea está elevada, pode produzir leves lacerações nos vasos, como coronárias, carótidas e aorta. O organismo corrige essas lesões com colesterol, produzindo as famosas placas de ateroma, principais responsáveis pelo infarto do miocárdio, acidente vascular cerebral e outras obstruções vasculares importantes. Isso ocorre mesmo quando os lípides estão normais no plasma, mas esse fenômeno é mais intenso quanto mais grave for a dislipidemia. As gorduras, em geral LDL-colesterol, costumam se localizar abaixo do endotélio ou entre as fibras musculares lisas dos grandes vasos, onde costumam se calcificar, sendo facilmente visíveis à radiografia simples, principalmente na crossa da aorta, aorta torácica ou aorta abdominal. As calcificações da aorta ocorrem nos hipertensos, nos grandes dislipidêmicos e também podem ocorrer na fibrose vascular senil. No fim deste capítulo, na primeira novidade, informamos da possibilidade de haver uma "via da fibrose"[55], ou seja, a fibrose senil poderia ser retardada se descobríssemos os caminhos que ela percorre para agir. Os hipotensos genéticos ou fabricados por hipotensores raramente têm esse modo de morrer, porque não costumam formar placas de ateroma.

BASTA TRATAR A HIPERTENSÃO ARTERIAL?

Não. Todo médico, principalmente um nefrologista, tem a obrigação de ser um bom clínico geral. Eu costumo tratar todas as doenças que encontro, sendo as mais comuns o diabetes, a dislipidemia, a obesidade, o alcoolismo, o fumo, o abuso de drogas ilícitas, a dieta, a falta de atividade física, a hiperuricemia, o hipotireoidismo, a osteopenia e osteoporose e as doenças da próstata. Os problemas ginecológicos encaminho a um ginecologista e costumo aceitar renovar as receitas de antidepressivos ou soníferos receitados por outros colegas. Vamos falar um pouco de algumas delas.

DIABETES MELLITUS TIPO 2

Acreditamos que, em breve, com novos métodos de eliminação gradual da insulina os níveis de glicemia poderão ser facilmente normalizados em todos os pacientes. No momento esse tratamento já existe, mas é muito caro, sendo acessível a poucos felizardos. No momento, no início, o melhor medicamento é a metformina, uma biguanida, na dose de 1.500 a 3.000mg/dia, dividida em três vezes, durante o café, o almoço e o jantar. A metformina muito raramente produz hipoglicemia, ao contrário da insulina e das sulfonilureias. Infelizmente esse remédio costuma produzir grande intolerância gástrica e muitos pacientes preferem desistir dessa medicação e começarem a usar a insulina. Costuma-se diminuir a dose da metformina quando o *clearance* de creatinina atinge 45mL/min e suspendê-la quando cai a 30mL/min[56], pelo risco de acidose láctica, uma complicação grave, de difícil tratamento. Porém a acidose láctica é mais rara do que anunciam e a metformina, sob vigilância, pode ser usada em níveis mais baixos de função renal. Não vou descrever todo o tratamento do diabetes, pois em muitos pacientes sou obrigado a delegar essa atividade para um endocrinologista.

Outra dificuldade decorre do fato que o diabético necessita ser muito cuidadoso com seu estilo de vida, alimentação, atividade física, obesidade etc., o que poucos obedecem.

DISLIPIDEMIA

Infelizmente, as sociedades brasileira e internacionais de cardiologia e similares continuam ensinando errado como tratar as dislipidemias.

O jornal Estado de São Paulo publicou em 12 de agosto de 2017[57]:

Numa mensagem dedicada aos cardiologistas brasileiros a Sociedade Brasileira de Cardiologia informa que decidiram reduzir os valores do colesterol total e frações a serem seguidos pelos seus membros: colesterol total 190mg/dL, HDL-colesterol 40mg/dL e LDL-colesterol 50mg/dL. Com esses valores a fração VLDL-colesterol seria 100mg/dL e os valores dos triglicérides, obtidos por cálculo, seriam 500mg/dL!

Na verdade há uma doença hereditária denominada hipercolesterolemia familiar, onde seus membros podem apresentar colesterol total de até 1.000mg/dL ou mais, que costumam morrer cedo, em geral de infarto agudo do miocárdio, fulminante, até antes dos 10 anos de idade[58]. Como toda doença hereditária, nem todos descendentes apresentam quadro clínico tão drástico, havendo hipercolesterolemias de diferentes graus. Segundo o artigo do Estado de São Paulo[57], 70% do colesterol é produzido no corpo, provavelmente por herança, e 30% depende da alimentação. Algumas doenças nefrológicas, como a síndrome nefrótica, o *diabetes mellitus* e o lúpus, costumam se acompanhar de dislipidemias importantes, que agravam o quadro hereditário.

No teste de tolerância oral à glicose, para o diagnóstico de *diabetes mellitus*, indicado quando a glicemia de jejum for superior a 110mg/dL e inferior a 126mg/dL, em indivíduos com 45 anos de idade ou mais, notamos que pacientes não diabéticos podem ingerir açúcar que sua glicemia aumenta apenas até 30% dos valores iniciais e rapidamente retornam ao normal[59]. Acreditamos que, do mesmo modo, há indivíduos que são resistentes aos alimentos gordurosos, podem ingerir toucinho, bacon, torresmo e coscorão, diariamente, e seus níveis de colesterol e de triglicérides devem aumentar pouco e logo retornarem ao normal. Muitos desses, mas nem todos, são hipotensos essenciais.

A última edição do livro *Goldman's-Cecil Medicine*, de 2016[60], foi mais rigorosa que as anteriores, demonstrando a tendência internacional de combater a dislipidemia, diminuindo seus níveis considerados recomendáveis, porém, mesmo assim, existem discrepâncias, principalmente em relação à fração HDL-colesterol:

- Colesterol total – recomendado < 200mg/dL
  - Risco moderado 200 a 239mg/mL
  - Alto risco > 239mg/mL
- HDL-colesterol – recomendado para homens > 29mg/mL
  - Para mulheres > 35mg/mL
- LDL-colesterol – recomendado < 100mg/mL
  - Baixo risco 100-129mg/mL
  - Risco moderado 130-159mg/mL
  - Alto risco 160mg/mL

Apesar da grande campanha contra o colesterol, ele não é o real criminoso das doenças cardíacas. Nunca se esqueçam de que o colesterol não é um fator de risco primário para doença cardiovascular. O fígado produz 2.000mg de colesterol por dia. Produziria se fosse um veneno? Ele é muito necessário para muitas funções do corpo. Pessoas com colesterol baixo, menor que 180mg/dL, têm três vezes a incidência de acidentes vasculares cerebrais da população geral e pessoas com colesterol baixo, inferior a 200mg/dL, sofrem perto de 40% de todos os ataques cardíacos[61-62]. As placas de ateroma podem formar-se com níveis normais de colesterol, bastando haver uma lesão vascular prévia.

Quanto à fração HDL-colesterol eu sigo os ensinamentos do Dr. William Castelli. Ele foi o terceiro diretor do famoso estudo de Framingham, criado pela Universidade de Harvard em 1948, sendo nomeado Diretor em 1979. Ele criou o conceito do colesterol bom (a fração HDL) e do colesterol ruim (a fração LDL)[63]. Para ele, o colesterol bom seria capaz de inibir a ação do colesterol ruim até 3,4 vezes. Costumo seguir essa regra, mas arredondei esse número para 3. Seriam consideradas sem dislipidemia pessoas com HDL-colesterol 30mg/dL e fração LDL-colesterol até 90mg/dL. Podem existir exceções. Muitos pacientes, especialmente do sexo feminino, podem ter HDL-colesterol de 70 a mais de 100mg/dL. Nesses casos seria aceitável um LDL-colesterol de 210 a 300mg/dL? Penso que não, pois o colesterol total poderia ficar acima de 300 a 400mg/dL!

A fração HDL-colesterol abaixo de 29mg/mL pode significar uma síndrome, decorrente de defeito genético da enzima lectina-colesterol-aciltransferase (LCAT), responsável pela síntese dos ésteres de colesterol. Os portadores dessa síndrome podem ter doença precoce das artérias coronárias e espessamento e opacidade da córnea, sem impedir a visão. Têm córnea esbranquiçada, donde o nome comum de síndrome do olho de peixe[58].

OBESIDADE, ALCOOLISMO, FUMO E ABUSO DE DROGAS

Segundo o estudo Framingham, a relação entre o grau de obesidade e a incidência de doença cardiovascular de diferentes tipos, em homens, independe da idade, dos níveis de colesterol, da pressão arterial sistólica, do fumo, da hipertrofia ventricular esquerda e da intolerância à glicose. Em mulheres, independe da coronariopatia, do acidente vascular cerebral, da insuficiência cardíaca e da morte por coronariopatia ou acidente vascular cerebral[64].

O alcoolismo é talvez a forma mais usada para descrever os pacientes que apresentam problemas com o álcool. Ele é um problema genético, psicossocial e de fatores de meio ambiente, que não discutiremos[65].

O fumo deve ser a forma mais previsível de morbidade e mortalidade do mundo ocidental[66]. Também não entraremos em detalhes.

O uso e o abuso de substâncias que podem causar dependência é uma síndrome clínica complexa, bem caracterizada na 5ª edição do *American Psychiatric Association's Diagnostic and Statistical Manual of Mental Disorders*[67].

DIETA E ATIVIDADE FÍSICA

Muitos pacientes necessitam fazer uma grande mudança em seu estilo de vida e reduzir seu peso corporal. Acredita-se que uma redução mínima de 7%, combinada com dieta pobre em gordura, hipocalórica e atividade física discreta, de 150 minutos por semana, seriam suficientes para um bom resultado[64]. Grande redução do peso corporal deve ser o maior prognosticador em portadores de *diabetes mellitus* tipo 2. Cada 1 quilograma de peso perdido é capaz de reduzir o risco diabético em 16%[64]. Na prática, o que vemos é um grupo de pacientes irresponsáveis de um lado e outro grupo de pacientes zelosos demais do outro.

O 7º *Joint*[27] advoga o uso da dieta DASH (*Dietary Approaches to Stop Hypertension*), indicada em hipertensos, mas também em diabéticos, em dislipidêmicos e em idosos[68], rica em frutas, hortaliças, fibras, minerais e laticínios, com baixos teores de gordura. Em geral, na maior parte de meus pacientes, não advogo dietas muito restritivas e pessoalmente não faço nenhuma dieta.

HIPERURICEMIA

Como ocorre com outras doenças genéticas que vimos, existem pacientes que têm elevação discreta do ácido úrico, elevação moderada ou grande, ocasionando então uma doença denominada gota. Antes dos remédios atuais, os gotosos morriam cedo, em geral bem antes dos 70 anos de idade.

O ácido úrico é o produto final das purinas nos homens. Os homens, os hominídeos e alguns animais, como os cães dálmatas, perderam a habilidade de produzir a uricase há cerca de 18 milhões de anos, o que determinou a possibilidade do acúmulo do ácido úrico no corpo. Os uratos são produzidos pela conversão da hipoxantina (muito solúvel) em xantina (menos solúvel), que, por sua vez, é transformada em ácido úrico (muito insolúvel) por meio da enzima xantino oxidase[69].

Gota ou doença de depósito de cristais de urato é uma síndrome clínica caracterizada por hiperuricemia e ataques recorrentes, sintomáticos, de artrite inflamatória aguda, causada por acúmulo de cristais de urato, formando depósitos tofáceos de urato monossódico e/ou urolitíase por ácido úrico, que podem preceder o aparecimento de artrites ou ocorrer durante o curso de gota ou de nefropatia[70]. Esses depósitos tofáceos têm predileção por articulações frias, especialmente a do grande artelho, que fica inchado, vermelho, muito doloroso, constituindo a podagra, que fecha o diagnóstico.

Graças à descoberta do alopurinol, por Hitchings, em 1963[71], uma enzima capaz de inibir a xantino oxidase, o tratamento da hiperuricemia mudou radicalmente. Vamos ficar, neste capítulo, apenas em alguns pontos que julgo importantes.

Quando o ácido úrico de um paciente está normal, nem alto, nem baixo, como entre 3 e 5mg/dL, não há necessidade de se ficar repetindo esse exame, mesmo que ele esteja fazendo dietas ricas em purinas ou tomando medicamentos capazes de elevar a uricemia, como os diuréticos. Seu ácido úrico permanecerá dentro dos limites da normalidade até que o ritmo de filtração glomerular fique abaixo de 30%[72]. Bom conselho, um bom médico não pede exame do qual já sabe o resultado.

Quando descobri que tinha hiperuricemia discreta, sempre abaixo de 10mg/dL, resolvi tratá-la, principalmente porque tinha pacientes com gota, com grande deterioração clínica. Tinha medo de usar o alopurinol porque soubera que os médicos americanos tinham receio de usá-lo abaixo de 10mg/dL[73].

Aconselhado por um reumatologista comecei a usar uricosúricos, no caso benzobromarona, 100mg/dia, que seriam muito utilizados na Europa, que normalizaram a minha uricemia. A benzobromarona não é receitada nos Estados Unidos[73]. Péssimo conselho, muito lentamente minha creatinina começou a subir, até 1,7mg/dL. Nessa época um colega contou que utilizava sempre alopurinol, em pacientes pós-transplante renal, sem nenhum efeito colateral. Tomando alopurinol, a creatinina normalizou-se em 3 meses e o ácido úrico continuou normal. Concluí que o ácido úrico deveria estar sendo depositado no parênquima renal, provocando diminuição do ritmo de filtração glomerular[73]. Outro conselho, não usem uricosúricos isoladamente, apenas junto com alopurinol em grandes hiperuricemias sintomáticas, com depósitos tofáceos, se for necessário.

HIPOTIREOIDISMO PRIMÁRIO

O hipotireoidismo primário, também conhecido como mixedema, quando grave, é uma doença causada por deficiência do hormônio da tireoide, decorrente de uma disfunção intrínseca da glândula tireoide, com ruptura das frações T_3 e T_4[74]. O hipotireoidismo primário é caracterizado pelo nível elevado do hormônio estimulador da glândula tireoide (TSH), acima de 10μU/mL ou 10mU/L, juntamente com T_4 livre abaixo do valor de referência: 0,8 a 2,7ng/dL. No Brasil, como o iodo é adicionado ao sal alimentar, não temos hipotireoidismo alimentar, como ainda em outros países. O TSH normal está entre 0,4 e 4,2μU/mL ou 0,4 e 4,2μm/L.

TSH entre 4,2 e 10μU/mL constitui o que chamamos de hipotireoidismo subclínico, com as frações T_3 e T_4 normais, que eu trato com levotiroxina, geralmente entre 25 e 100mcg/dia, até normalizar o TSH entre 2 e 3μU/mL. Nesses casos, as frações T_3 e T_4 são normais e não precisam nem devem ser dosadas. A principal causa dessa doença é imunológica, denominada de doença de Hashimoto e, como as demais doenças imunológicas, é mais comum em mulheres do que em homens, com incidência não determinada, mas crescente em nosso meio. O hipotireoidismo subclínico deve ser tratado, caso contrário pode se transformar em mixedema. No Brasil temos grande proliferação de hipotireoidismo subclínico, por esse motivo o pedido da dosagem do TSH é muito importante em todos os pacientes, de ambos os sexos.

OSTEOPENIA E OSTEOPOROSE

Muitos fatores contribuem para o risco de fraturas ósseas, como hereditariedade, idade avançada, falta de atividade física, alimentação deficiente, menopausa, medicamentos (principalmente os glicocorticoides), estágios 3 e 4 da doença renal crônica, devido ao aparecimento do hiperparatireoidismo secundário, hipertireoidismo, e outros.

Por meio de um exame denominado densitometria óssea, podemos determinar dois tipos de diminuição da densidade mineral óssea: osteopenia e osteoporose. Osteoporose é um distúrbio do esqueleto caracterizado por diminuição da resistência óssea e maior risco de fraturas, sendo definido, por aquele exame, por densidade mineral óssea (ou índice T) < 2,5DP, em relação ao valor considerado normal da população. Osteopenia é definida, por densidade mineral óssea (BDM em inglês), como um índice T entre –1,0 e –2,5DP. O osso normal tem densidade mineral óssea > –1,0DP[75].

Todo paciente deve fazer de rotina a dosagem da vitamina D (25(OH)D) em qualquer idade. Muitos jovens sadios apresentam deficiência de vitamina D e todos, jovens e idosos, devem fazer o exame de densitometria óssea. A Secretaria de Saúde do Município de Mogi das Cruzes, para fornecer cálcio e vitamina D aos pacientes, quer que os médicos refaçam a densitometria de 6 em 6 meses. A correção da osteopenia ou da osteoporose óssea é um fenômeno lento, que costuma durar mais de um ano. Repetição da densitometria anualmente já deve ser mais que suficiente. Quando o exame detecta que o paciente está entrando em osteopenia ou já está em osteoporose, temos de tomar medidas para corrigir. Ver os remédios que está usando, sua atividade física, sua ingestão de cálcio e a dosagem da vitamina D. A dosagem normal da vitamina D é acima de 30ng/mL e sua toxicidade acima de 100ng/mL. Aconselha-se usar 400 a 800UI de colecalciferol e 1.000mg de cálcio[75]. Prefiro usar alimentos ricos em cálcio como leite, queijos e derivados e vitamina D em gotas dissolvidas no leite da manhã, até a vitamina ficar ente 30 e 50ng/mL. Outros medicamentos que uso, algumas vezes, é estrógeno, 0,625mg para mulheres após a menopausa, e alendronato de sódio (biofosfonato), 70mg/semana, de preferência para mulheres pós-menopausa. Weber[75] aconselha usar o alendronato com pausa de 2 semanas, a cada dois meses.

Completando, para os que não sabem ou se esqueceram, a pró-vitamina D ou colecalciferol é fabricada, geralmente na pele, sob a ação dos raios ultravioleta sobre o colesterol. Para tornar-se ativo, o colecalciferol necessita receber mais duas hidroxilas, a primeira no fígado e a segunda nos rins, transformando-se em 1,25-di-hidroxicolecalciferol ou calcitriol. O colecalciferol ou gotas de vitamina D são inativos em pacientes com doença renal crônica avançada. Esses, em hemodiálise ou não, recebem do governo, se necessário, comprimidos de 0,25µg de calcitriol para o tratamento.

PRÓSTATA

Vamos nos ater apenas à hipertrofia benigna da próstata e ao câncer da próstata que investigamos em todos pacientes com mais de 40 anos de idade.

Hipertrofia benigna da próstata

A glândula próstata é dividida em quatro zonas: periférica, central, transicional e estroma. A hipertrofia benigna da próstata é uma enfermidade que costuma ocasionar sintomas no trato urinário inferior, provocando impacto significativo na qualidade de vida. Seus principais sinto-

mas são: dificuldade para urinar, jato urinário mais fino e diminuído, demora em iniciar e terminar a micção, esvaziamento incompleto da bexiga, vontade urgente de urinar e noctúria. Seu diagnóstico etiológico é definido pela proliferação de células epiteliais e da musculatura lisa na zona prostática transicional. Ela se desenvolve em 50% dos homens após os 50 anos de idade e metade desses já apresentam sintomas urinários. Essa prevalência aumenta linearmente até os 80 anos[76]. Essa dificuldade para urinar reflete-se na bexiga que sofre uma série de transformações denominadas de bexiga de esforço, constatadas pela ultrassonografia da próstata e da bexiga. Esses sintomas urinários nem sempre são proporcionais ao aumento da próstata.

O tratamento visa melhorar os sintomas e a qualidade de vida. Os medicamentos por via oral diminuem o tamanho da glândula e são efetivos por algum tempo, sendo necessário, muitas vezes, ser seguidos por tratamento cirúrgico.

Tratamento medicamentoso

1. **Antagonistas α-adrenérgicos,** considerados os melhores por Kaplan[76]: **doxazosina**, dose 1 a 8mg/dia, de acordo com nossa experiência, 4mg/dia diminui a próstata e traz bons resultados, e **tamsulosina**, dose 0,4mg/dia. Ambos podem produzir hipotensão postural e não devem ser usados perto de cirurgia de catarata.
2. **Inibidores da 5 α-redutase, finasterina,** dose1 a 5mg, pode produzir disfunção erétil.
3. **Fragmentos anticolinérgicos, oxibutinina** que realmente é um antiespasmódico urinário, 5mg/dia, pode produzir retenção urinária.
4. Existem associações desses medicamentos que podem ser utilizadas quando o tratamento unitário for insuficiente.

Tratamento cirúrgico

Antigamente a desobstrução uretral era realizada por sondas de calibre progressivo. Era um tratamento muito doloroso, que produzia muitas uretrites porque as sondas não eram descartáveis.

Existe grande variedade de cirurgias pouco invasivas para abrir o canal uretral. Kaplan considera a eletrocirurgia o melhor tratamento endoscópico. A ressecção transuretral da próstata seria outra alternativa[76]. Com o climatério ou andropausa, muitas vezes só após os 80 anos de idade, com a diminuição da testosterona para níveis subnormais, os sintomas diminuem muito.

Câncer da próstata

O câncer da próstata é tumor maligno, não cutâneo, mais comum em homens nos Estados Unidos, com 32.000 mortes por ano[77]. Seu diagnóstico de certeza é feito pelo exame de sangue antígeno específico da próstata (PSA). Infelizmente, vários especialistas continuam insistindo no exame do toque retal, em geral muito desagradável, que não faz o diagnóstico antes do PSA, talvez pela dificuldade de um bom exame retal.

Antígeno específico da próstata (PSA)

Esse exame deve ser feito em todos os homens a partir dos 40 anos de idade, pois o câncer é assintomático em 60% dos casos. Ele se torna mais importante se já houver um caso na família. Divide-se em PSA total e livre. PSA total > 2,5ng/mL entre 40 e 49 anos, PSA total > 3,5 entre 50 e 59 anos, PSA total > 4,5 entre 60 e 69 anos etc. são suspeitos, mas o diagnóstico de certeza é feito pela relação entre o PSA livre e o PSA total. O normal é acima de 25%. Abaixo de 25% é suspeito, se o laboratório é de confiança. Quando está abaixo de 25%, o exame deve ser repetido, três meses após, para confirmar o diagnóstico. Abaixo de 18% deve-se operar imediatamente, antes que as metástases apareçam. O motivo da redução progressiva dessa relação é porque o tumor não produz PSA livre e, como a glândula continua crescendo, a relação continua diminuindo. Várias pessoas de renome mundial, como em 2017 o grande ator Roger Moore, de 89 anos de idade, estão morrendo desse tumor, e o Imperador do Japão, Akihito, de 83 anos de idade, estava pretendendo abdicar em 2017, por estar recebendo tratamento para câncer da próstata. Provavelmente ambos não fizeram seguimento pelo exame do PSA, tão facilmente realizável e preciso.

A importância do exame de sangue do PSA, no diagnóstico dos cânceres de próstata, ainda é contestada nos Estados Unidos contra a maior parte dos Serviços de Urologia europeus[77].

Biópsia transretal

Quando o exame do PSA ou o toque retal alertarem da existência de um câncer, deve-se indicar biópsia transretal, orientada por ultrassonografia. O exame histológico pode confirmar a presença do carcinoma e seu estágio[77].

Conduta

Quando os exames demonstrarem que o tumor ainda não tem metástases, sou favorável à prostatectomia radical, como ocorreu no meu caso. A cura total é facilmente comprovada com um PSA pós-cirurgia < 0,006ng/mL. Se a queda do PSA não for tão drástica, provavelmente já existem metástases. A segunda atitude é a radioterapia, com 30 a 50% de recorrência. Como o carcinoma é de evolução geralmente lenta, o paciente é idoso, tem outras enfermidades e a prostatectomia radical pode produzir insuficiência urinária em menos de 10% dos casos e impotência em 10 a 50% dos casos, muitos cirurgiões contraindicam a operação radical, o que acho um grande erro. A morte por carcinoma metastático da próstata é dolorosa, com péssima qualidade de vida e muito sofrimento e suas diferentes formas de tratamentos são caras e demoradas.

NOVIDADES

Não vou falar dos novos hipotensores que estão surgindo, mas de duas notícias recentes:

1ª) Dose baixa de hidralazina foi capaz, em experiência realizada em ratos, de impedir que a fibrose tubulointersticial desencadeada por lesão renal aguda evoluísse para doença renal crônica. A via renina-angiotensina-aldosterona já está consagrada. Seria possível que houvesse, no corpo humano, uma via semelhante capaz de reverter o início de fibrose tubulointerstical[77]?

2ª) α-Klotho é muito expressado nos rins, sendo cindido e liberado para a circulação sanguínea. A doença renal crônica é em grande parte um estágio de deficiência de α-Klotho, que exerce múltiplos efeitos sistêmicos sobre numerosos órgãos, incluindo o sistema cardiovascular. Nessa experiência os autores exploraram os efeitos de α-Klotho na prevenção e tratamento da progressão de lesão renal aguda para doença renal crônica e doença cardiovascular[78]. Provavelmente, α-Klotho ainda vai se tornar um futuro grande medicamento. Entre seus efeitos benéficos estaria também a remodelação óssea[79].

CONCLUSÕES

No início do tratamento de um hipertenso essencial, devemos medicá-lo de forma a manter sua pressão arterial sempre abaixo de 120/80mmHg. Para isso geralmente bastam um a quatro medicamentos, na seguinte ordem: um diurético, de preferência a clortalidona, um bloqueador da angiotensina II, um bloqueador dos canais de cálcio e um betabloqueador.

Os hipotensos vivem mais, com melhor qualidade de vida, sem hipertensão sistólica isolada ou dominante, sem placas de ateroma, sem infarto do miocárdio, sem acidente vascular cerebral, sem proteinúria, com evolução para doença renal crônica muito mais lenta do que aquela prevista pela *Modification of Diet in Renal Disease* (MDRD)[80] e com menor perda da lucidez. Para vivermos 120 anos ou mais, como mostramos no início deste trabalho, temos de ser hipotensos, naturais ou fabricados. Quando normalizamos a pressão arterial aumentamos muito a longevidade. As novidades demonstram que a medicina continua descobrindo meios de, em futuro pouco distante, ultrapassarmos folgadamente essa barreira dos 120 anos.

REFERÊNCIAS BIBLIOGRÁFICAS

1. https://pt.wikipedia.org/wiki/Lista _das_pessoas_mais_velhas_do_ mundo
2. https://agencia.fapesp.br/brasil
3. https://www.google.com.br/
4. https://curiosamente.diariodepernambuco.com.br/
5. https://www.oglobo.globo.com.br/sociedade.historia

6. Freis ED, and the Veterans Administration Cooperative Study on Antihypertensive Agents. Effects of treatment on morbidity in hypertension. Results in patients with diastolic blood pressure averaging 115 through 129 mmHg. *J Am Med Assoc* 1967; **202**: 1028-1034.

7. Freis ED, and the Veterans Administration Cooperative Study on Antihypertensive Agents. Effects of treatment on morbidity in hypertension. Results in patients with diastolic blood pressure averaging 90 through 114 mm Hg. *J Am Med Assoc* 1970; **213**: 1143-1152.

8. Freis ED, Wilkins RW. Effect of pentaquine in patients with hypertension. *Proc Soc Exp Biol Med* 1947; **64**: 455-458.

9. Weiner N. Drugs that inhibit adrenergic nerves and block adrenergic receptors. Reserpine. In Gilman AG, Goodman LS, Gilman A (eds). *Goodman and Gilman's The Pharmacologic Basis of Terapeutics*, 6th ed. Macmillan Publishing: New York, 1980, pp 202-204.

10. Bein HJ. The pharmacology of Rauwolfia. *Pharmacol Rev* 1956; **8**: 435-483.

11. Lasker Awards. Citations. *J Am Med Assoc* 1971; **218**: 1008.

12. de Wardener HE. (Sodium and hypertension). *Arch Mal Coeur Vaiss* 1996; **89**: 9-15.

13. Robinson SC, Brucer M. Range of normal blood pressure a statistical and clinical study of 11,383 persons. *Arch Intern Med* 1939; **64**: 409-470.

14. Fishberg A (ed). *Hypertension and Nephritis*, 5th ed. Febinger: Philadelphia, 1954, pp 252-275.

15. Perera GA. Diagnosis and natural histoty of hypertensive vascular disease. *Am J Med* 1948; **4**: 416-422.

16. Master AM, Dublin LI, Marks HH. The normal blood pressure range and its clinical implications. *J Am Med Assoc* 1950; **143**: 1464-1470.

17. World Health Organization. *Tech Rep* 168, World Health Organization: Genève, 1958.

18. World Health Organization. *Tech Rep* 231, World Health Organization: Genève, 1962.

19. Julius S. Classification of hypertension. In Genest J, Koiw E, Kuchel D (eds). *Hypertension*. McGraw-Hill: New York, 1977, pp 9-12.

20. National high blood pressure education program results. *Public Health Rep* 1976; **91**: 275.

21. Hypertension prevalence and the status of awareness, treatment, and control in the United States. Final report of the Subcommittee on Definition and Prevalence of the 1984 Joint National Committee. *Hypertension* 1985; **7(3 Pt 1)**: 457-468.

22. The 1988 report of the Joint National Committee on Detection, Evaluation, and Treatment of High Blood Pressure. *Arch Intern Med* 1988; **148**: 1023-1038.

23. National High Blood Pressure Education Program Working Group report on ambulatory blood pressure monitoring. *Arch Intern Med* 1989; **150**: 2270-2280.

24. National High Blood Pressure Education Program Working Group report on primary prevention of hypertension. *Arch Intern Med* 1993; **153**: 186-208.

25. National High Blood Pressure Education Program. The sixth report of the Joint National Committee on Prevention, Detection, Evaluation and Treatment of High Blood Pressure. *Arch Intern Med* 1997; **157**: 2413-2446.

26. Frohlich ED. The sixth report of the Joint National Committee: an appropriate celebration of the 25th anniversary of the National High Blood Pressure Education Program. *Hypertension* 1997; **30**: 1305-1306.

27. The Seventh Report of the Joint National Committee on Prevention, Detection, Evaluation and Treatment of High Blood Pressure. The JCN 7. Report. *J Am Med Assoc* 2003; **289**: 2560-2572.

28. Mancia G, Fagard R, Narkiewicz K *et al.* 2013 ESH/ESC guidelines for the management of arterial hypertension: the Task Force for the Management of Arterial Hypertension of the European Society of Hypertension (ESH) and the European Society of Cardiology (ESC). *Eur Heart J* 2013; **34**: 2159-2219.

29. 2014 Evidence-Based Guideline for the Management of High Blood Pressure in Adults. Report from the Panel Members Apponited to the Eight Joint National Committee (JNC 8). *JAMA* 2014; **311**: 507-520.

30. Jaret P. 15 coisas que você precisa saber sobre pressão arterial. *Seleções* 2017; **75**: 38-43.

31. Malachias MVB, Souza WKSB, Plavnik FL *et al.* Diretrizes Brasileiras de Hipertensão Arterial. *Arq Bras Cardiol* 2016; **107 (3Supl 3)**: 1-83.

32. Victor RG. Arterial hypertension. In Goldman L, Schaffer AI (eds). *Goldman-Cecil Medicine*, 25th ed. Elsevier-Saunders: Philadelphia, 2016, vol 1, pp 381-397.

33. Flack JM, Woolley A, Esunge P, Grimm RH. A rational approach to hypertension treatment in the older patient. *Geriatrics* 1992; 47: 24-28, 33-38.

34. Cruz J. Hipertensão arterial essencial. Em Cruz J, Cruz HMM, Praxedes JN (eds). Nefrologia, 2nd ed. Sarvier: São Paulo, 2006, pp 509-533.

35. Stidley CA, HUT WC, Tentori F *et al.* Changing relationship of blood pressure with mortality over time among hemodialysis patients. *J Am Soc Nephrol* 2006; **17**: 513-520.

36. Oliveira GMM, Mendes M, Malachias MVB *et al.* 2017 Guidelines for Arterial Hypertension Management in Primary Health Care in Portuguese Language Countries. *Arq Bras Cardiol* 2017; **109**: 389-396.

37. Reboussin DM, Allen NB, Griswold ME *et al.* Systematic review for the 2017 ACC/AHA/AAPA/ABC/ACPM/AGS/APhA/ASH/ Guideline for the Prevention, Detection, Evaluation, and Management of High Blood Pressure in Adults: a report of the American College of Cardiology/American Heart Association Task Force on Clinical Practice Guidelines. *J Am Coll Cardiol* 2017 (epub ahead of print).

38. Vaduganathan M, Pareek M, Qamar *et al.* Baseline Blood Pressure, the 2017 ACC/AHA High Blood Pressure Guidelines, and Long-Term Cardiovascular Risk in SPRINT. *Am J Med* 2018 (epub ahead of print).

39. Entrevista Frida Plavinik. Os recém-formados saem das escolas com pouco conhecimento sobre hipertensão arterial. *J Cremesp* 2018; **355**: 7.

40. The justaglomerular apparatus and the tubuloglomerular feedback mechanism: morphology, biochemistry, and function. Proceedings of the satellite symposium of the VIII International Congresso de Nephrology, Athens, 1981. *Kidney Int Suppl* 1982; **12**: S1-S224.

41. de Wardener HE, MacGregor GA. The natriuretic hormone and essential hypertension. *Lancet* 1982; **1**: 1450-1454.

42. de Wardener HE, MacGregor GA. The relation of a circulating sodium transport inhibitor (the natriuretic hormone) to hypertension. *Medicine* 1983; **62**: 310-326.

43. de Wardener HE. The primary role of the kidney and salt intake in the actiology of essential hypertension: Part I. *Clin Sci* 1990; **79**: 193-200.

44. de Wardener HE. The prymary role of the kidney and salt intake in the actiology of essential hypertension: Part II. *Clin Sci* 1990; **79**: 289-297.

45. de Wardener HE, He FJ, MacGregor GA. Plasma sodium and hypertension. *Kidney Int* 2004; **66**: 2454-2466.

46. Villarreal H. (Effect of angiotensin on the renal transport of sodium in arterial hypertension). *Arch Inst Cardiol Mex* 1977; **47**: 365-372.

47. Cruz J. Hipertensão essencial. In Cruz J, Praxedes JN, Cruz, HMM. *Nefrologia*, 2a ed. Sarvier: São Paulo, 2006, pp 509-533.

48. Beermann B, Groschinsky-Grind M, Rosen A. Absorption, metabolism, and excretion of hydrochlorothiazide. *Clin Pharmacol Ther* 1976; **19**: 531-537.

49. Fleuren HLJ, Verwey-van Wissen C, Rossum JM. Dose-dependent urinary excretion of chlothalidone. *Clin Pharmacol Ther* 1979; **25**: 806-812.

50. Bridgman JE. Erythematous oedema of the legs due to nifedipine. *Br Med J* 1978; **1(6112)**: 578.

51. Freis ED, Rose JC, Higgins TF *et al*. The hemodynamic effects of hypotensive drugs in man: IV. Hydrazinophthalazine. *Circulation* 1953; **8**: 199-204.

52. Oliver WJ, Cohen EL, Neel JV. Blood pressure, sodium intake, and sodium related hormones in the Yanomamo Indians, a "no-salt" culture. *Circulation* 1975; **52**: 146-151.

53. Mehta T, Buzkova P, Kizer JR *et al*. Higher plasma transformig growth factor (TGF)-β is associated with kidney disease in older community dwelling adults. *BMC Nephrol* 2017; **18**: 98.

54. Song Y, Zhang F, Ying C *et al*. Inhibition of NF-κB activity by aminoguanidine alleviates neuroinflammation induced by hypertension. *Metab Brain Dis* 2017; **32**: 1627-1637.

55. Crandall J, Shamoon H. Diabetes mellitus. In Goldman L, Schafer AI (eds). *Goldman-Cecil Medicine*, 25ᵗʰ ed. Elsevier-Saunders: Philadelphia, 2016, vol 2, pp 1527-1548.

56. Cardiologistas brasileiros estabelecem valores mais rígidos de colesterol ruim. *O Estado de São Paulo* 2017; **138**: A13.

57. Semenkovich CT. Disorders of lipid metabolism. In Goldman L, Schafer AI (eds). *Goldman-Cecil Medicine*, 25ᵗʰ ed. Elsevier-Saunders: Philadelphia, 2016, vol 2, pp 1389-1392.

58. Report of the Expert Committee on the Diagnosis and Classification of Diabetes Mellitus. *Diabetes Care* 2002; **25**: S5-S20.

59. Elin RJ. References intervals and laboratory values. In Goldman L, Schafer AL (eds). *Goldman's-Cecil Medicine*, 25ᵗʰ ed. Elsevier-Saunders: Philadelphia, 2016, vol 2, pp 2712-2722.

60. Castelli WP, Anderson K, Wilson PWF, Levy D. Lipids and risk of coronary heart disease The Framingham Study. *Previous Article* 1992; **2**: 23-28.

61. Mahmood SS, Levy D, Vasan RS, Wang TJ. The Framingham Heart Study and the Epidemiology of Cardiovascular Diseases: a historical perspective. *Lancet* 2014; **383(9921)**: 999-1006.

62. Castelli WP, Doyle JT, Gotdon T *et al*. HDL cholesterol and other lipids in coronary heart disease. The cooperative lipoprotein phenotyping study. *Cilculation* 1977; **55**: 767-772.

63. Hubert HB, Feinleib M, McNamara PM, Castelli WP. Obesidade is an independent risk factor for cardiovascular disease: a 26-year follow-up of participants in the Framingham Heart Study. *Circulation* 1983; **67**: 968-977.

64. O'Connor PG. Alcohol use disorders. In Goldman L, Schafer AI (eds). *Goldman-Cecil Medicine*, 25ᵗʰ ed. Elsevier-Saunders: Philadelphia, 2016, vol 1, pp 149-156.

65. Geoge TP. Nicotine and tobacco. In Goldman L. Schafer AI (eds). *Goldman-Cecil Medicine*, 25ᵗʰ ed. Elsevier-Saunders: Philadelphia, 2016, vol 1, pp 145-149.

66. Weiss RD. Drugs of abuse. In Goldman L, Schafer AI (eds). *Goldman-Cecil Medicine*, 25ᵗʰ ed. Elsevier-Saunders: Philadelphia, 2016, vol 1, pp 156-162.

67. Sacks FM, Svetkey LP, Vollmer WM *et al*. Effects on blood pressure of reduced dietary sodium and the Dietary Approaches to Stop Hypertension (DASH) diet. DASH-Sodium Collaborative Research Group. *N Engl J Med* 2001; **344**: 3-10.

68. Edwards NL. Crystal deposition diseases. In Goldman L, Schafer AI (eds). *Goldman-Cecil Medicine*, 25ᵗʰ ed. Elsevier-Saunders: Philadelphia, 2016, vol 2, pp 1811-1816.

69. Becker MA. Hyperuricemia and gout. In Scriver CR, Beauder AL, Valle D *et al* (eds). *The Metabolic Basis of Inherited Disease*, 8ᵗʰ ed. McGraw-Hill: New York, 2001, vol 2, pp 2513-2535.

70. Elion GB, Callahan S, Rundless RW, Hitchings GH. Relationship between metabolic fates and antitumor activities of this purines. *Cancer Res* 1963: **23**: 1207-1217.

71. Berliner RW, Hilton JG, Yu TE, Kennedy TJ. The renal mechanism for urate excretion in man. *J Clin Invest* 1950; **20**: 396-401.

72. Cruz J, Cruz HMM. Uso de uricosúricos em hiperuricemia leve. Considerações a respeito de um caso clínico. In Cruz J, Cruz HMM, Barros RT (eds). *Atualidades em Nefrologia 9*, Sarvier: São Paulo, 2006, pp 129-134.

73. Kim M, Ladenson PW. Thyroid. In Goldman L, Schafer AI (eds). *Goldman-Cecil Medicine*, 25ᵗʰ ed. Elsevier-Saunders: Philadelphia, 2016, vol 2, pp 1500-1514.

74. Weber TJ, Osteoporosis. In Goldman L, Schafer AI (eds). *Goldman-Cecil Medicine*, 25ᵗʰ ed. Elsevier-Saunders: Philadelphia, 2016, vol 2, pp 1637-1645.

75. Kaplan AS. Benign prostatic hyperplasia and prostatitis. In Goldman L. Schafer AI (eds). *Goldman-Cecil Medicine*, 25ᵗʰ ed. Elsevier-Saunders: Philadelphia, 2016, vol 1, pp 827-833.

76. Small EJ. Prostate cancer. In Goldman L, Schafer AI (eds). *Goldman-Cecil Medicine*, 25ᵗʰ ed. Elsevier-Saunders: Philadelphia, 2016, vol 1, pp 1367-1373.

77. Tampe B, Steinle U, Carsten JL *et al*. Low-dose hydralazine prevents fibrosis in a murine model of acute kidney injury-to-chronic kidney disease progression. *Kidney Int* 2017; **91**: 157-176.

78. Hu MC, Shi M, Gillings N *et al*. Recombinant α-Klotho may be prophylactic and therapeutic for acute to chronic kidney disease progression and uremic cardiomyopathy. *Kidney Int* 2017; **91**: 1104-1114.

79. Komaba H, Kaludjerovic J, Hu DZ *et al*. Klotho expression in osteocytes regulates bone metabolism and controls bone formation. *Kidney Int* 2017; **92**: 599-611.

80. Klahr S, Levey AS, Beck GJ *et al*. The effects of dietary protein restriction and blood pressure control on the progression of chronic renal disease. Modification of Diet in Renal Disease Study Group. *N Engl J Med* 1994; **330**: 877-884.

2

VOCÊ SABIA?

DEZ ANOS DE PUBLICAÇÕES NO SBN INFORMA EM 38 EDIÇÕES COM 275 CURIOSIDADES NA NEFROLOGIA E NA MEDICINA

Edison Souza
José Andrade Moura Neto

◆

Em 2006, o então presidente da Sociedade Brasileira de Nefrologia (SBN), Dr. Pedro Gordan, após perceber que eu estava definitivamente convencido de que deveríamos popularizar o exame da dosagem da creatinina, convidou-me para selecionar 10 artigos científicos por mês, para serem publicados na página da nossa Sociedade. "Você terá total liberdade para escolher os artigos que achar convenientes. Inclusive sobre a creatinina", assegurou-me.

Decidi agrupá-los em temas específicos e, ao longo de cinco anos, coletamos 360 artigos em 36 edições, que ainda podem ser acessadas no portal "Acontece científico". Nos anos seguintes, por sugestão da Dra. Gianna Mastroianni Kirsztajn e do Dr. Jorge Reis Almeida, comecei a assinar a coluna com o nome "Edison da Creatinina". Na gestão do Dr. Jocemir Lugon, o então vice-presidente da SBN, Dr. Natalino Salgado, conhecedor da minha paixão pela história da Medicina e da Nefrologia, propôs que eu coletasse de 20 a 30 fatos interessantes da nossa especialidade, que seriam publicados no SBN Informa, com o título *Você Sabia?* Assim, começamos essa seção em dezembro de 2007, na edição de número 71, com 25 curiosidades especificamente nefrológicas.

Diante da fantástica dimensão da nossa especialidade, estendemos nossa busca por fatos interessantes da Medicina de maneira geral, na medida do possível, em conexão com a Nefrologia. Nas gestões seguintes, do Dr. Emmanuel Burdmann, do Dr. Daniel Rinaldi e agora da Dra. Carmen Tzanno, sempre consultava a diretoria sobre o interesse na edição da coluna.

Na comemoração do 30º aniversário do lançamento do "Atualidades em Nefrologia", decidimos agrupar todas as publicações do *Você Sabia* das 38 edições, perfazendo um total de 275 curiosidades e, com a aquiescência dos editores, aqui as apresentamos para a comunidade nefrológica. Contamos com a inestimável parceria do Dr. José Andrade Moura Neto, que não só organizou a publicação, mas também buscou na literatura as referências bibliográficas de 101 informações. Muitas referências foram citadas no texto original e, assim, não foram repetidas ao final. Mantivemos a grafia original de todos os 275 itens, de maneira sequencial, de dezembro de 2007 a junho de 2017.

Finalizo com um agradecimento especial a todos que me apoiaram nessa jornada, com a convicção de que a creatinina continua sendo a nossa "rainha" por ainda ser a melhor marcadora da disfunção renal. Seguiremos nessa interessante e prazerosa estrada de disseminação do conhecimento. "O que é importante para todos não deve ser guardado em segredo".

Você Sabia? Número 1 – Ano 15, Nº 71 do SBN informa – Dezembro de 2007

1. Que a palavra Nefrologia foi colocada pela primeira vez em 1840 no *Dunglison's American Dictionary*, mas coube ao Prof. Hamburger introduzi-la na Medicina em 1959 mudando o nome de *La Société de Pathologie Rénale* para *Société de Néphrologie*[1].

2. Que o termo "Uremia" foi cunhado por Pierre Adolphe Piorry, médico francês[2], em 1840, caracterizando-o como derramamento de urina no sangue[3,4] e que em 1954 o Professor Luiz Venere Décourt, Prof. Titular de Clínica Cardiológica e Prof. Catedrático de Clínica Médica do Depto. de Clínica da Faculdade de Medicina da USP, decidiu fundar a Unidade de Doenças Renais da 2ª clínica médica da USP chamando para chefiá-la o Dr. José de Barros Magaldi, cardiologista interessado em hipertensão arterial, então trabalhando na 3ª Clínica Médica.

3. Que nossa sociedade foi fundada em 2 de agosto de 1960 no anfiteatro da 2ª Clínica Médica da USP, estando presente o Prof. Hamburger[5].

4. Que entre os 116 médicos (cardiologistas, urologistas, clínicos e a partir deste momento futuros nefrologistas) que assinaram a ata de fundação estavam o Dr. Luiz Décourt, Dr. José Barros Magaldi, Israel Nussenzveig, Horácio Ajzen, Oswaldo Ramos, Jenner Cruz, Helga Cruz, Tito Ribeiro de Almeida Cruz, Emil Sabbaga, Geraldo de Campos Freire, Gilberto Meneses de Góis (SP), Jayme Landmann, José Augusto Aguiar, Edison Martins Garcia, Renato Kovack, René Laclete, Yuseff Bedran, Rômulo Macambira, Ângelo Failace, Luiz Carlos Leal, Américo Piquet Carneiro, Mario Luis Catão (RJ), Alberto Paolucci (MG), César Costa (RS), João Absalão da SilvaFilho (PE), Alberto Gentile (PB), Heonir Rocha (BA) e Robero Claussi (PR)[6].

5. Que na década de 1950 utilizaram-se para transplantes rins de condenados guilhotinados na prisão Lê Santé em Paris – França[7].

6. Que entre vários ganhadores de Prêmios Nobel relacionados à Nefrologia e Transplante, tais como Landsteiner, Carrel, Dausset e Murray, estava Peter Medawar que nasceu em Petrópolis, Rio de Janeiro[8].

7. Que os primórdios das atuais fitinhas (*dipstick*) usadas para detectar substâncias na urina começaram a ser usadas há quase 100 anos[9,10].

8. Que 4 rins tipo tambor rotatório vieram para o Brasil (SP e RJ) dos EEUU e França na década de 1950 e um deles ainda se encontra em perfeito estado no Rio de Janeiro[11].

9. Que o primeiro transplante utilizando-se doador vivo saudável (mãe) foi feito na França em função da nefrectomia de rim único após acidente[12].

10. Que os ratinhos com glomérulos superficiais que foram fundamentais para a realização de *clearances* de um só néfron foram descobertos no laboratório do Dr. Thurau em Munich[13].

11. Que antes da descoberta da heparina a anticoagulação era feita com hirudiana retirada da cabeça de sanguessugas.

12. Que na Idade Média a observação da urina realizada por charlatões era chamada de uroscopia e se prestava a várias adivinhações.

13. Que os primeiros transplantes de animais para seres humanos foram realizados por Jaboulay na França anastomosando rins de porco e cabra nos vasos cubitais de 2 mulheres com IRA por intoxicação por mercúrio[14].

14. Que a drenagem do ducto torácico foi usada como método imunossupressor nos primórdios da transplantação em humanos[15].

15. Que a primeira hemodiálise no Brasil foi realizada pelo Dr. Tito Ribeiro de Almeida no HC da USP em 19 de junho de 1949[16].

16. Que o primeiro transplante entre gêmeos idênticos foi realizado sem *crossmatch* ou tipagem HLA, sendo precedido por uma só diálise no receptor e um pequeno transplante de pele entre o doador e seu irmão[17].

17. Que o conceito de diálise foi criado por Thomas Graham (1805-1869), químico escocês, em experimentos que mostraram a diferença da passagem de substâncias, coloides ou cristaloides, por membranas semipermeáveis[18,19].

18. Que se atribui ao alemão George Ganter, em 1923, a primeira diálise peritoneal em seres humanos[20].

19. Que os primeiros *shunts* arteriovenosos foram criados por Belding Scribner e por Wayne Quinton em Seattle em 1960[21].

20. Que Cimino e Brescia tiveram a original ideia da criação da fístula arteriovenosa observando os volumosos vasos da perna de um rapaz com FAV congênita internado no Mount Sinai de N. York em 1965[22].

21. Que o Brasil é o 4º país em número de pacientes em diálise, ficando atrás apenas dos EEUU, Japão e Alemanha.

22. Que o Brasil é um dos 4 países que faz mais transplantes renais no mundo[23].

23. Que em 1983 no Kuwait foi usado um rim de um diabético com nefropatia em paciente não diabético, tendo havido reversão das lesões no rim doado[24].

24. Que o primeiro transplante de rim em dominó utilizou um rim de um paciente transplantado que foi vítima de acidente automobilístico em 1987 na Arábia Saudita.

25. Que a ureia foi dosada pela primeira vez por Wolher em 1828[25] e que Richard Bright já a utilizava como marcadora de doença renal em 1834[26].

Você Sabia? Número 2 – Ano 15, Nº 72 do SBN informa – Abril de 2008

26. Que a creatinina foi dosada pela primeira vez por Max Jaffe[27], na Alemanha, em 1886[28].

27. Que Richard Bright, em 1836, utilizava uma vela com que esquentava uma colher com urina para detectar a presença de proteinúria.

28. Que os rins originais retirados dos pacientes do Dr. Bright, que morreram em uremia, podem ser vistos no Museu do Guy's Hospital em Londres[29,30].

29. Que antes do advento do ultrassom, em pacientes com grave disfunção renal, era utilizada a urografia excretora com altas doses de iodo em *dripping*, para visualização das sombras renais.

30. Que a primeira utilização de cortisona nas glomerulopatias foi feita em 1950.

31. Que Edward Calvin Kendall (1886-1972) isolou a cortisona, antes conhecida como composto E, do córtex da suprarrenal sob a forma cristalina (1936) e a empregou com sucesso, pela primeira vez, no tratamento da artrite reumatoide (1948-1949)[31].

32. Que você, jovem Nefrologista, pode tentar obter uma bolsa no exterior via Sociedade Internacional de Nefrologia pelo *site*http://www.nature.com/isn/society/programs/full/isn_051027_4.html.

33. Que o nome do vírus BK polioma foi dado em função das iniciais do primeiro paciente diagnosticado como portador do vírus (conforme publicação no *The Lancet*, em 1971)[32].

34. Que o mesângio glomerular foi descrito por Zimmerman em 1929[33], mas a comunidade científica só aceitou este fato com o advento da microscopia eletrônica em 1950[34].

35. Que o nome do nosso livro, "ATUALIDADES EM NEFROLOGIA", editado pela primeira vez em 1988, foi dado pela Dra. Almerinda Vieira Fernandes Ribeiro Alves com a participação dos outros editores: Jenner Cruz, Elias David Neto, Roberto Magalhães, Roberto Serpa, Natalino Salgado Filho e José Praxedes.

36. Que o Dia Mundial do Rim, criado em 2006, pela *International Society of Nephrology* (ISN) e pela *International Federation of Kidney Foundations* (IFKF), é comemorado em todo o mundo, não em um dia fixo, mas em toda segunda quinta-feira de março.

37. Que já foram descritos casos de falsas proteinúrias quando mães colocaram albumina na urina de seus filhos, em casos de *Munchausen by proxy*[35].

38. Que até 1985 o único tratamento para a anemia da doença renal crônica avançada era as múltiplas transfusões de sangue.

39. Que vários pacientes HIV positivos já foram transplantados e que suas sobrevidas se assemelham às dos indivíduos HIV negativos.

40. Que a falta de doadores de órgãos no Japão levou este país a utilizar rins de doadores vivos nefrectomizados por câncer ou glomerulopatias, criando uma modalidade que denominaram *Restored Kidneys*[36].

41. Que o estágio mais precoce da prevenção da doença renal é garantir uma boa nutrição materna durante a gestação para assegurar um bom desenvolvimento dos rins de seus filhos.

42. Que alguns países europeus, como a Dinamarca, conseguiram há muitos anos a diminuição da mielomeningocele quando adicionaram ácido fólico na farinha de trigo.

43. Que ainda 90% dos nossos pacientes chegam para a primeira diálise sem acesso vascular ou peritoneal e desconhecendo por completo suas condições de renais crônicos.

44. Que, nos últimos anos, tem havido crescente procura pela residência em Nefrologia em vários hospitais do Brasil.

45. Que no *site* do *World Kidney Day* podemos ver as atuações das Sociedades de Nefrologia de todo o mundo em prol da prevenção e do diagnóstico precoce das nefropatias. *Kidney disease: common, harmful and treatable. Why not Preventable too?*

46. Que a primeira sede da nossa Sociedade se localizava na Rua Leandro Dupret 487 – Vila Clementino – SP.

47. Que o Website da Sociedade Brasileira de Nefrologia atingiu, em fevereiro, a significativa marca de 1 milhão de acessos.

48. Que o nosso livro "Atualidade em Nefrologia" em 9 edições, desde a primeira, em 1988, tem, no total, 413 capítulos, com 875 autores listados.

49. Que o Jornal Brasileiro de Nefrologia, que está prestes a ser indexado, foi criado pelo Dr. Jose Augusto Aguiar em 1979[37].

Você Sabia? Número 3 – Ano 15, Nº 73 do SBN informa – Junho de 2008

50. Que a fórmula de Cockcroft e Gault foi criada, como trabalho de conclusão, pelo atual pneumologista Donald Cockcroft,quando ele fazia um rodízio em seu terceiro ano de residência (1973), com orientação do Nefrologista Henry Gault no Royal Victoria Hospital de Montreal, Canadá[38].

51. Que Willem Kolff, criador do rim artificial, nunca patenteou seu invento. Ele está vivo e trabalhou muitos anos como diretor científico do programa de órgãos artificiais da Fundação da Cleveland Clinic, onde inventou o coração artificial.

52. Que Ronald Herrick, doador do primeiro transplante entre gêmeos idênticos (Boston 1954) ainda está vivo e saudável. É um advogado aposentado no estado de Maine nos Estados Unidos.

53. Que pacientes renais crônicos em diálise também podem ser doadores de órgãos e tecidos, já tendo havido descrições de doações de fígado e córneas.

54. Que, apesar de todo esforço da SBN, vários laboratórios de análises clínicas ainda não se convenceram da importância de liberar o resultado da creatinina com o valor do *clearance* calculado pelas fórmulas aceitas internacionalmente.

55. Que o uso da urina de 24 horas para cálculo da proteinúria pode ser reservado para casos eventuais, sendo muito bem estimado pela razão proteína/ creatinina.

56. Que a doença de Fabry foi primeiro descrita independentemente em 1898 por 2 dermatologistas: Johannes Fabry (1860-1930) alemão e pelo inglês William Anderson (1842-1930)[39,40].

57. Que rins em ferradura, achados em um doador cadáver, podem ser usados em bloco ou eventualmente divididos e implantados com sucesso em 2 receptores[41].

58. Que a maioria dos pacientes nos Estados Unidos entra em hemodiálise por meio de um *shunt* vascular interno e que isto ocasionou um movimento denominado *FISTULA FIRST* que tenta modificar esta realidade[42].

59. Que a medicina alternativa é utilizada por grande número dos nossos pacientes e que notadamente a fitoterapia deve ser rotineiramente avaliada em função de perigosos efeitos colaterais de substâncias como o Ginkgo biloba (distúrbios da coagulação) e ervas chinesas causadoras de nefropatias agudas e crônicas.

60. Que alguns brasileiros, como Gerhard Malnic, Roberto Zatz e Ângelo de Mattos, já escreveram capítulos no famoso livro do Dr. Harry Brenner: *The Kidney*.

61. Que o carioca Maurício Rocha e Silva, em 1948, foi o descobridor da bradicinina e que seu discípulo Sergio Henrique Ferreira (USP), em 1965, descobriu o captopril presente no veneno da jararaca[43,44].

Você Sabia? Número 4 – Ano 15, Nº 74 do SBN informa – Setembro de 2008

62. Que o primeiro transplante renal do Brasil foi realizado em 16/4/64, no Hospital dos Servidores do Estado do Rio de Janeiro. Um rapaz de 16 anos portador de pielonefrite crônica recebeu um rim de uma criança de 9 meses portadora de hidrocefalia – o chamado *free kidney*[45].

63. Que a Portaria GM/MS nº 1.752, de 23 de setembro de 2005, determinou a constituição de Comissão Intra-Hospitalar de Doação de Órgãos e Tecidos para Transplante em todos os hospitais públicos, privados e filantrópicos com mais de 80 leitos.

64. Que os estudos de Framingham identificaram, desde 1984, a importância da proteinúria como marcador de dano vascular generalizado. Veja abaixo a frase final do artigo publicado pelo *Am Heart J 1984 Nov; 108(5): 1347-1352*: *The prognostic significance of proteinuria: the Framingham study "Proteinuria in the ambulatory general population is not a benign condition and carries a serious prognosis. It appears to reflect widespread vascular damage".*

65. Que a primeira biópsia renal de aspiração realizada em posição sentada foi feita pelos dinamarqueses Claus Brun e Poul Iversen em 1951[46]. Kark e Muerhrcke, em 1954, conseguiram tecido renal mais adequado usando a agulha de Vim-Silverman[47].

66. Que até o final da década de 1970, quando os inibidores da enzima de conversão começaram a ser utilizados, não era incomum a realização de nefrectomia bilateral para o tratamento de hipertensão arterial de difícil controle (maligna).

67. Que muitos pacientes submetidos a transplante renal de outros órgãos diferentes do rim, como coração e fígado, após anos do uso de imunossupressores nefrotóxicos, têm desenvolvido doença renal crônica e estão entrando em terapia renal substitutiva.

68. Que Carl Friedrich Wilhelm Ludwig (1816-1895), Médico e Fisiologista, descreveu pela 1ª vez o mecanismo de filtração glomerular[48,49].

69. Que o número absoluto de hemácias na urina eliminadas normalmente em 24 horas pode variar de 1 milhão até 10 milhões em 1 litro de urina.

70. Que o *cranberry* tem sido usado com sucesso no tratamento de infecções urinárias resistentes aos antibióticos usuais[50].

71. Que no último dia 2 de agosto de 2008 nossa Sociedade comemorou 48 anos de existência. A festa do cinquentenário será no próximo Congresso Brasileiro de Nefrologia em Vitória 2010.

72. Que em estudo que analisou biópsias ósseas realizadas em diversas regiões do Brasil, de 1985 a 2001, pesquisadores brasileiros demonstraram que, embora a prevalência de intoxicação alumínica venha diminuindo (1985-1990: 61,3%; 1991-1996: 38,7%; 1997-2001: 42,5%), ela ainda permanece elevada e de origem ainda incompletamente conhecida[51].

Você Sabia? Número 5 – Ano 15, Nº 75 do SBN informa – Dezembro de 2008

73. Que, na década de 1960, no início dos procedimentos hemodialíticos, em Seattle, nos EUA, havia uma comissão, composta de um clérigo e de membros da comunidade, que, após a avaliação do Nefrologista, decidia quem viveria hemodialisando e quem morreria em uremia[52,53].

74. Que em alguns hospitais da Inglaterra existem chipes nos prontuários eletrônicos para lembrar aos médicos a presença de cateteres duplo J, colocados no passado, no trato urinário dos pacientes.

75. Que os decretos brasileiros que tratam da doação de órgãos ainda não priorizam as crianças para receber rins de crianças. A mudança é iminente em função da competente atuação do Dr. Abrahão Salomão Filho à frente do SNT.

76. Que têm sido descritos casos de *diabetes mellitus* após litotripsia extracorpórea[54].

77. Que existem diversos relatos da presença de achados de tumores renais em doadores de rim, no momento da cirurgia, tanto de vivos como de cadáveres.

78. Que a cafeína é contraindicada nos pacientes com doença renal policística autossômica dominante[55].

79. Que a ureia oral tem sido proposta para o tratamento da síndrome da secreção inapropriada do hormônio antidiurético. *J Pediatr 2006 Jan; 148(1): 128-131.*

80. Que a síndrome de Alport foi descrita pela primeira vez pelo inglês Cecil A. Alport em 1927, quando esse passou a relacionar quadros de nefrite crônica hereditária com hipoacusia[56]. Sohar (1954) observou alterações visuais acompanhando a síndrome e, em 1959, Nieth descreveu o lenticone anterior[57].

81. Que as estatísticas apresentadas pelo censo da SBN em 2008 correspondem a respostas de menos de 50% do total das clínicas de diálise brasileiras.

82. Que alguns rins policísticos de cadáveres já foram utilizados em transplante[58-60].

83. Que Thomas Sydenham (1624-1689), chamado do Hipócrates inglês e pai da medicina inglesa, escreveu: *A man is as old as his arteries*[61].

Você Sabia? Número 6 – Ano 16, Nº 76 do SBN informa – Março de 2009

84. Que William Bowman (1816-1892) foi um oftalmologista inglês, agraciado com o título de Sir, e que lecionou Anatomia no King's College, em Londres. Descreveu, além da cápsula do glomérulo, as glândulas serosas da mucosa olfatória e a lâmina limitante anterior da córnea (membrana de Bowman)[62,63].

85. Que, em 1916, Jay Mac Lean, um estudante 2º ano de medicina da Johns Hopkins University, quando tentava extrair substâncias pró-coagulantes de diversos tecidos, descobriu uma com poderosa atividade anticoagulante. Em 1922, Howell descobriu que essa substância era um mucopolissacarídeo hidrossolúvel abundante no fígado, e lhe deu o nome de heparina. Hoje a heparina comercial é obtida a partir de intestinos e pulmões de bovinos e suínos[64,65].

86. Que, apesar de gêmeos univitelinos possuírem a mesma constituição genética, há grande discussão sobre o uso de imunossupressores quando se fazem transplantes renais entre gêmeos. Boa revisão na *Transplantation 86(11): 1572-1577.*

87. Que, até este momento, quatro transplantes de face foram realizados no mundo. Em ordem cronológica: França: mordida de cão de estimação; China: ataque de urso; França: deformidade por doença genética; USA: acidente de carro.

88. Que, pela primeira vez no mundo (África do Sul – Cape Town Groote Schuur Hospital, outubro de 2008, Dr. Elmi Muller), foram usados para transplante de rim2 órgãos de um doador cadáver HIV positivo em 2 receptores soropositivos[66].

89. Que movimentos dos membros que ocorrem em pacientes após a constatação da morte encefálica são chamados de sinal de *Lazarus*. Essa particularidade, se desconhecida, pode prejudicar o andamento da doação de órgãos[67].

90. Que o 4º *World Kidney Day será* comemorado no dia 12 de março de 2009.

91. Que aparelhos que usam química seca, como, por exemplo, o Reflotron, com apenas uma gota de sangue, são usados para medir a creatinina sanguínea. Em 1986, foram levados por cosmonautas russos em suas viagens espaciais e a Marinha Brasileira também os utilizou em expedições fluviais pela Amazônia.

92. Que, proposto experimentalmente em 1969, o transplante de fígado com doador vivo foi realizado pela primeira vez pelo brasileiro Silvano Raia, em 1988, no Hospital das Clínicas da Universidade de São Paulo (USP)[68].

93. Que os australianos Douglas F. Birch e Kenneth F. Fairley do Royal Melborne Hospital publicaram na revista *The Lancet*, em 1979, o clássico artigo sobre o dismorfismo eritrocitário[69].

94. Que Friedrich Gustav Jakob Henle (09/07/1809-13/05/1885) foi um médico alemão que estudava anatomia e patologia e a ele se deve a descrição da alça dos túbulos renais[70].

Você Sabia? Número 7 – Ano 16, Nº 77 do SBN informa – Julho de 2009

95. Que a palavra glomérulo se originou da palavra latina *glomerulus*, que significa pequena bola de fios.

96. Que, trabalhando em Harvard, o sul-africano Morris J. Karnowsky e Richard Rodewald, com base na ME, foram os primeiros a propor, há 35 anos, um modelo estrutural do diafragma de fenda do glomérulo. *J Cell Biology 60: 423-133; 1974.*

97. Que, na síndrome nefrótica congênita, todas as crianças que antigamente morriam antes do 6º mês passaram a sobreviver com base em nefrectomia bilateral, suporte nutricional, diálise peritoneal e transplante renal, após atingirem peso adequado.

98. Que Kestila *et al*, em 1994, identificaram o gene responsável pela síndrome nefrótica tipo finlandês? Ele recebeu a denominação de NPHS1, está localizado no cromossomo 19q13 e é o responsável pela produção de nefrina[71].

99. Que o gene expresso exclusivamente no podócito, tanto no rim fetal como no adulto, foi denominado NPHS2? Ele é responsável pela codificação da podocina.

100. Que Albert Ludwig Neisser (Schweidnitz, 1855; Breslau, 1916) foi um médico e bacteriólogo alemão que identificou o bacilo da gonorreia[72]?

101. Que Alex Carrel nasceu em Lyon recebendo o nome de Marie Joseph August Carrel? Foi para os EEUU em 1905, tendo recebido o Nobel de Medicina em

1916 por seus trabalhos com suturas vasculares em transplantes experimentais. Em 1929, com a colaboração do aviador Charles Lindenbergh, desenvolveu um aparelho destinado à preservação de órgãos[73].

102. Que Oswaldo Cruz (1872-1917) ingressou na Faculdade de Medicina aos 15 anos? Antes de concluir o curso publicou 2 artigos científicos na revista Brasil Médico. Morreu de insuficiência renal, aos 44 anos, em Petrópolis[74].

103. Que na década de 1950 cirurgias cardíacas em crianças utilizaram a circulação sanguínea cruzada com o pai dos pequenos pacientes?

104. Que George E. Schreiner e Leonard B. Berman foram os pais do número mágico de 3,5g de proteinúria para síndrome nefrótica? No artigo *Clinical and histologic spectrum of the nephrotic syndrome. Am J Med 1958 Feb; 24(2): 249-267* consideraram que o diagnóstico de síndrome nefrótica só seria possível se houvesse uma proteinúria de 3,5g/24h/1,73m².

105. Que 2 jogadores de basquete da NBA desenvolveram insuficiência renal avançada e foram submetidos a transplante renal? Sam Elliot do San Antonio Spurs voltou a jogar em abril de 2000, apenas 6 meses após a cirurgia. Alonzo Mourning do Miami Heat, que participou do *dream team*, aos 30 anos, em exame de rotina, descobriu ser portador de doença renal. Em dezembro de 2003 recebeu um rim, retornou à NBA e conquistou o título em 2006. Hoje trabalha na NKF fazendo palestras.

Você Sabia? Número 8 – Ano 16, Nº 78 do SBN informa – Outubro/Novembro de 2009

106. Que Lucas, em 1883, foi o primeiro a descrever a associação entre a doença renal crônica e a doença óssea[75] e que o termo osteodistrofia renal foi criado por Liu SH e

Chu HI, chineses, em 1943[76].

107. Que a conhecida síndrome de Churg-Strauss foi descrita pelo patologista Jacob Churg nascido em Dolhinow (1910-2005, antes Rússia, hoje Polônia) e pela também patologista Dra. Lotte Strauss nascida em Nuremberg (1913-1985), considerada uma das fundadoras da patologia pediátrica? Os 2 trabalharam no Mount Sinai Hospital de N. York e se naturalizaram americanos.

108. Que a urinoterapia é uma terapia alternativa que busca a harmonia do corpo, da mente e do espírito por meio da ingestão de urina. A prática remonta aos primórdios da história dos países orientais, tendo se difundido também em culturas dos países do ocidente. Os japoneses e indianos já conhecem a prática da urinoterapia há milênios, sendo que os primeiros a utilizam inclusive como cosmético, rejuvenescendo a pele com a aplicação de urina.

109. Que na década de 1970 a hemodiálise foi proposta como tratamento da esquizofrenia. O artigo publicado no *N Engl J Med 1983 Mar 24;308(12): 669-675* terminou com a afirmação: *These results provide important experimental evidence of the lack of therapheutic efficacy of hemodialysis in schizophrenia*.

110. Que Paul Kimmelstiel (1900-1970) nasceu na Alemanha, imigrou para os EUA e se tornou professor de patologia em Boston. Clifford Wilson (1906-1997) era inglês e embora clínico, em função de uma bolsa da fundação Rockfeller, ficou no laboratório de Kimmelstiel nos anos 1930. Lá publicaram o clássico trabalho: *Kimmestiel P, Wilson C. – Intercapillary lesions in the glomeruli of kidney. Am J Pathol 1936; 12: 83-97*.

111. Que o primeiro a reconhecer e interpretar que a proteinúria estava relacionada à doença renal foi o italiano nascido em Nápoles Domenico Cotugno (1736-1822). Sua biografia foi revista por *Schena FP. Domenico Cotugno and his interest in proteinuria. Am J Nephrol 1994; 14: 325-329*.

112. Que, em 1950, Igor Tamm (1923-1995) e Fank Lappin Horsfall (1906-1971), ambos virologistas, isolaram uma proteína urinária com alto conteúdo de açúcar. Eles a consideraram uma mucoproteína e descreveram que havia reação com alguns tipos de vírus. Adultos normais eliminavam 50mg por dia. Hoje, essa proteína é conhecida pelo nome de seus descobridores; proteína de Tamm-Horsfall[77].

113. Que o artigo publicado por *Coresh J et al. Prevalence of chronic kidney disease and decreased kidney function in the US adult population. Third National Health and Nutrition Examination Survey. Am J Kidney Dis 2003; 41: 1-12* mostra que apenas 1 em cada 20 indivíduos com doença renal crônica será admitido em programa de diálise ou transplante, porque a maioria terá falecido de doença cardiovascular antes de atingir os estágios avançados da doença.

114. Que os argentinos já receberam cinco Prêmios Nobel – dois da Paz, um de Química e dois de Medicina? O último dado em 1984 a César Milstein (1927-2002), que, em 1975, junto com o alemão Georges Köhler (1946-1995), introduziu a técnica para produzir *in vitro* anticorpos monoclonais.

115. Que o primeiro transplante renal da América Latina foi realizado na Argentina, em 1957, no Instituto de Investigações Médicas de Buenos Aires sob a direção do professor Alfredo Lanari?

116. Que o primeiro transplante isolado de pâncreas do mundo foi realizado em 25 de maio de 1968, no Hospital Silvestre no Rio de Janeiro, pelo professor Edson Teixeira? O paciente era um homem de 28 anos, diabético tipo 1 com alterações vasculares incipientes, moderada retinopatia e sem nefropatia[78].

Você Sabia? Número 9 – Ano 17, Nº 80 do SBN informa – Março/Abril de 2010

117. Que em 1928, o americano Moses Swick, trabalhando na Alemanha, ao experimentar um novo antibiótico iodado, seletivo para o aparelho urinário,

o Uro-Selectan,descobriu que sua excreção renal permitia visualizar aos raios X a totalidade do aparelho urinário, descrevendo dessa forma o primeiro contraste radiológico que foi a base da urografia excretora?

118. Que Willhem Kolff, o pai do rim artificial, em 1943, após dialisar 17 pacientes, com apenas 1 sobrevivente escreveu: "Em casos com uremia crônica irreversível NÃO existe indicação para tratamento com o rim artificial; entretanto a diálise pode ajudar um paciente com agravamento temporário a atravessar o período crítico".

119. Que em 2002 nosso conhecido colega Medina deu a ideia para que o transplante de órgãos fosse enredo da Escola de Samba Mocidade Independente de Padre Miguel do Rio de Janeiro? O enredo foi intitulado "Para sempre no seu coração". Ficamos classificados em 5º lugar, desfilamos entre as campeãs e, naquela ocasião, o índice de doações teve grande aumento.

120. Que NOTES significa *Natural Orifice Transluminal Endoscopic Surgery*? Os primeiros relatos utilizaram a via transgástrica em animais e foram publicados pelo Dr. Tony Kalloo, do Johns Hopkins, Baltimore, em 2004. Colecistectomias transvaginais foram realizadas pela 1ª vez no mundo, em 2007, pela equipe do Dr. Ricardo Zarron, da Universidade de Teresopolis FESO, Rio de Janeiro. Nefrectomia transvaginal foi recentemente descrita por Kaouk *et al* na revista *Urology 74 (1): 5-8*.

121. Que mulheres que tiveram pré-eclâmpsia em suas gestações têm risco maior de desenvolver doença renal no futuro? Este trabalho pode ser visto no NEJM de 21 de agosto de 2008 e foi feito por pesquisadores Noruegueses cruzando os dados do Registro Médico de nascimento de mais de 500.000 mulheres com o registro médico de doença renal daquele país[79].

122. Que Antonio Carini (Sondrio, 1872, Milão, 1950) foi um médico, bacteriologista e professor italiano? Por mais de 40 anos, trabalhou em São Paulo, atuando na área de saúde pública. Em1906, aos 34 anos, foi convidado para dirigir o Instituto Pasteur de São Paulo, cargo que exerceu até 1914. Em 1947, aos 78 anos, voltou à Itália onde morreu três anos depois. Carini foi responsável pela descoberta do parasita *Pneumocystis carinii*. Em 1999, a variante humana do *Pneumocystis carinii* passou a ser chamada *Pneumocystis jirovecii*, em meio a alguma controvérsia, de modo que a antiga denominação, *Pneumocystis carinii*, ainda é comumente utilizada.

123. Que a osteodistrofia renal em pacientes diabéticos é caracterizada por grau menor de hiperparatireoidismo e alta prevalência de doença óssea de baixo *turnover* em relação aos pacientes não diabéticos com doença renal? *Kumeda Y, Inaba M, Ishimura*

E. Clin Calcium 2003 Mar; 13(3): 299-309. Artigo em japonês.

124. Que a primeira descrição compatível com a GESF é atribuída ao patologista alemão Karl Theodor Fahr em 1925. Em 1957, o patologista Americano, Arnold Rich, verificou a associação daquela alteração morfológica com a síndrome nefrótica em necropsias de pacientes cujas principais causas de morte haviam sido infecção ou uremia. *Bull Johns Hopkins Hospital 100: 173186, 1957.*

125. Que até aproximadamente 1970 o teste de gravidez era realizado em sapos? Por incrível que pareça, antigamente o teste de gravidez era realizado nos laboratórios utilizando-se sapos em uma técnica chamada reação de Galli Mainini. A urina da mulher supostamente grávida era colhida e após tratamento era injetada em sapos machos do gênero *Bufo*. Após algumas horas a urina do sapo era colhida da cloaca do animal e analisada em microscópio para observação de possíveis espermatozoides. O hormônio gonadotrofina coriônica presente na urina de mulheres grávidas estimula a produção de espermatozoides no sapo e caso a observação da urina do sapo em microscópio apresentasse espermatozoides o resultado era considerado positivo.

126. Que a síndrome de Goodpasture foi descrita em 1919 pelo patologista americano Ernest William Goodpasture[80]? (1886, Tennessee; 1960, Nashville). Ele mostrou a associação de glomerulonefrite crescêntica e hemorragia pulmonar. Não se sabe se o caso descrito tinha doença do anticorpo antimembrana basal. Em 1964, foi reconhecido o padrão linear de imunofluorescência como consequência de depósitos de anticorpo antimembrana basal sobre um antígeno específico dessa estrutura glomerular, o antígeno de Goodpasture (antígeno relacionado à porção não colágena – NC1 do colágeno IV), encontrado nas membranas basais dos glomérulos, alvéolos pulmonares e também nas membranas basais de outros órgãos: olhos, orelhas, cérebro, glândulas adrenais, pituitárias e tireoide[81,82].

127. Que pacientes submetidos à cirurgia bariátrica têm maior possibilidade de desenvolver litíase renal. *J Urol 2009; 181(6): 2573-2577. Effect of gastric bypass surgery on kidney stone disease.Matlaga R. Department of Urology, Johns Hopkins University School of Medicine, Baltimore, Maryland 21287, USA.*

Você Sabia? Número 10 – Ano 17, Nº 81 do SBN informa – Junho/Julho de 2010

128. Que a bactéria *Escherichia coli* foi descoberta em 1885 pelo bacteriologista alemão Theodor Escherich (Ansbach, 1857, Viena 1911)? Ele foi um pediatra germano- austríaco e professor das Universidades de Munique, Graz e Viena[83].

129. Que a introdução da injeção por via intravenosa no Homem e sua posterior aplicação terapêutica devem-se fundamentalmente a médicos alemães, como Johann Daniel Major (1634-1693), que chamou a atenção sobre o método em seu livro *Chirurgia Infusoria de 1664*, e a Johann Sigismund Elsholtz (1623-1688), que em seu livro *Clysmatica Nova* de 1667 relatou experimento em cadáveres e em seres vivos?

130. Que uma transfusão sanguínea foi descrita no século XV pelo escritor italiano Stefano Infessura? O relato, de 1492, informava que o Papa Inocêncio VIII estava em coma. Foi então infundido o sangue de três meninos no pontífice agonizante (por via oral, uma vez que o conceito de circulação e os métodos de acesso intravenoso ainda não existiam na época) por sugestão de um médico. Os meninos tinham 10 anos de idade e a eles foi prometido um ducado para cada um. Entretanto, o Papa e os meninos morreram. Alguns autores não dão crédito ao relato de Infessura, acusando-o de antipapismo.

131. Que, à semelhança das 5 fases da doença renal crônica, já foi proposta a classificação destas mesmas fases em pacientes transplantados com perda progressiva da função renal? *Mariat C, Alamartine E, Afiani A et al. Predicting glomerular filtration rate in kidney transplantation: Are the K/DOQI guidelines applicable? Am J Transplant 2005; 5: 2698-2703.*

132. Que James Cimino (de nome original Giacomo Cimino) nasceu em N. York em 1928? Ele, juntamente com Michael Brescia, foi um dos pioneiros da criação da FAV e morreu em sua casa em N. York em fevereiro de 2010. Confiram em: *Simple venipuncture for hemodialysis. CIMINO JE, BRESCIA MJ. N Engl J Med 1962 Sep 20; 267: 608-609* e em *Chronic hemodialysis using venipuncture and a surgically created arteriovenous fistula. Brescia MJ, Cimino JE, Appel K, Hurwich BJ. N Engl J Med 1966 Nov.*

133. Que Henry Bence Jones foi um médico e químico Inglês (*Thorington Hall 1813, Oxford 1873*) e que existiu uma polêmica sobre o hífen do seu nome? Às vezes era escrito com hífen, outras sem. Por essa razão muitos pensam se tratar de 2 pessoas, uma chamada Bence e outra chamada Jones[84].

134. Que apesar de habitualmente ser colocado o hífen, Henoch e Schoenlein são 2 pesquisadores que independentemente descreveram esta doença? Eduard Heinrich Henoch (1820, Berlim, 1910, Dresden) foi um médico alemão que deu aulas na Universidade de Berlim. Johann Lukas Schönlein (1793, Bamberg, 1864, Bamberg) foi um professor de medicina alemão. Schönlein descreveu a *purpura rheumatica* (*Schönlein's disease*), uma púrpura alérgica conhecida hoje como púrpura de Henoch-Schönlein.

135. Que a tripulação da Estação Espacial Internacional bebeu em maio de 2009 pela primeira vez água conseguida por meio da reciclagem do suor e urina dos astronautas? O sistema de reciclagem já se encontra na nave desde novembro do ano passado, tendo sido trazido a bordo pelo ônibus espacial Endeavor. Os fluidos corporais dos astronautas, e também os dos ratos de laboratório que se encontram na nave, são movidos para um tanque, onde são fervidos e o vapor resultante recolhido.

136. Que o médico-cirurgião Russo Serge Voronoff (1866-1951) realizou no Hospital Evangélico, em 1928, no Rio de Janeiro, dezenas de transplantes de testículos de macacos em homens, para rejuvenescer os receptores idosos. Na época, foi composta uma marchinha de carnaval pelo compositor Lamartine Babo sobre o assunto, e que foi sucesso no carnaval de 1929: Toda gente agora pode/Ser bem forte, ser um taco/Ser bem ágil como um bode/E ter alma de macaco/A velhice na cidade/ canta em coro a nova estrofe/Já se sente a mocidade/ Que lhe trouxe *Voronoff*.

137. Que o primeiro transplante cardíaco humano foi realizado por James Hardy *et al*, em 1964, quando transplantaram o coração de um macaco em um paciente com choque cardiogênico grave, porém sem sucesso. O coração do chimpanzé pulsou, mas devido ao menor volume do coração do macaco, o paciente foi a óbito por falência cardíaca. *Hardy JD, Kurrus FD, Chavez CM, Neely WA, Eraslan S, Turner MD, et al. Heart transplantation in man. Developmental studies and report of a case. JAMA 1964; 188: 1132-1140.*

138. Que o termo mieloma múltiplo foi introduzido pelo médico russo Von Rustizky em 1873? Ele trabalhou no laboratório de Von Recklinghausen. Durante uma necropsia, achou 8 tumores separados na medula óssea que designou "múltiplos mielomas". Ele não mencionou a albuminúria (proteína de Bence Jones) e na Rússia o termo doença de Rustizky é frequentemente usado no lugar de mieloma múltiplo.

Você Sabia? Número 11 – Ano 17, Nº 82 do SBN informa – Março/Abril de 2010

139. Que, até o início do século XX, a Botânica era uma disciplina importante do curso médico, porquanto grande parte dos medicamentos até então utilizados provinha de plantas e consistia de extratos de vegetais preparados artesanalmente, muitas vezes pelo próprio médico?

140. Que o termo glomerulonefrite foi usado pela 1ª vez em 1868 pelo alemão Georg Albrecht Klebs, definido como uma forma de nefrite intersticial com envolvimento do tecido intersticial do glomérulo?

141. Que *dropsy* (hidropsia) foi o termo usado para descrever anasarca, independentemente das suas causas, durante os séculos XVII e XVIII?

142. Que o termo "nefrose" foi introduzido por Muller, um patologista alemão, na tentativa de diferenciar os rins nefríticos, que eram inflamados e exsudativos, das doenças não inflamatórias, que eram parenquimatosas e faziam o rim parecer gorduroso[85,86]?

143. Que em 1887 um olho de coelho foi transplantado em um paciente e, em 1896, a uretra de uma ovelha foi usada na reparação de uretra humana? (ref.: "Transplante de Órgãos" de Garcia V, Abudd-Filho M, Neumann J e Medina JO).

144. Que a Sociedade Internacional de Transplantes de mãos e tecido compostos relatou no último Congresso da Sociedade Internacional de Transplantes, realizado no mês de agosto de 2010 em Vancouver, que já houve 150 transplantes compostos, sendo 59 de mãos uni ou bilateralmente e de 12 tecidos faciais?

145. Que a primeira biópsia renal percutânea foi realizada, em 1934, por Ball em Londres, usando técnica aspirativa? Posteriormente, em 1950, trabalhos como os de Perez-Ara e de Iversen e Brun deram início ao estudo sistemático de patologias renais a partir de aspirações de tecido renal com agulha.

146. Que na anemia falciforme o aumento do *clearance* de creatinina deve-se principalmente ao hiperfluxo renal e maior secreção de creatinina pelos túbulos proximais, atingindo níveis em torno de 160mL/min?

147. Que análogos sintéticos da hirudina (retirada da cabeça de sanguessugas e usada como anticoagulante nos primórdios da hemodiálise), tais como a Bivalirudina, estão sendo utilizados como alternativa em pacientes que apresentam complicações com o uso da heparina.

148. Que a agenesia renal foi reconhecida como um defeito de desenvolvimento fetal por Wolfstrigel em 1671? Em 1946, a patologista americana Edith Potter (1901-1993) descreveu uma série de 20 casos com agenesia renal bilateral acompanhada de orelhas em duende, prega epicantal proeminente, hipertelorismo, nariz largo e achatado e queixo retraído. Estas características são conhecidas como "fácies de Potter".

149. Que 4 rins artificiais de tambor rotatório tipo *Kolff-Brigham* foram trazidos de Boston para o Brasil na década de 1950. Dois ficaram em São Paulo, um deles na USP e 2 foram para o Rio de Janeiro: um para a UERJ e o outro para o HSE[11]. Recentemente, o nefrologista Marcos Hoett, intermediado pelo Urologista/Acadêmico Sergio Aguinaga, fez oficialmente a doação do único remanescente para a Academia Nacional de Medicina localizada no Rio de Janeiro e lá poderá ser visto por todos os médicos, enfermeiros, estudantes de medicina, mas principalmente por nós, nefrologistas do Brasil.

Você Sabia? Número 12 – Ano 17, Nº 83 do SBN informa – Dezembro de 2010

150. Que um dos primeiros trabalhos, de importância mundial, que mostraram a nefrotoxicidade pela ciclosporina foi realizado pelo nosso colega Elvino Barros e colaboradores, em 1986, quando trabalhava no laboratório do professor Nestor Schor em SP. *Glomerular hemodynamics and hormonal participation on cyclosporine nephrotoxicity. Barros EJ, Boim MA, Ajzen H, Ramos OL, Schor N. Kidney Int 1987 Jul; 32(1): 19-25.*

151. Que, em 16 de outubro de 1846, nos Estados Unidos, a anestesiologia teve marco inicial com William Thomas Green Morton, realizando uma anestesia baseada em éter no paciente Edward Gilbert Abbott para que o cirurgião John Collins Warren excisasse um tumor que lhe tomava a glândula submaxilar e uma parte da língua. A sala onde ocorreu este fato virou museu e está conservada de maneira original e aberta à visitação pública no *Massachusetts General Hospital* em Boston[87].

152. Que em 1847 Roberto Haddock Lobo e Domingos de Azevedo Marinho realizaram a primeira anestesia baseada em éter que se tem relato no Brasil. Em 1927, o Prof. Leonidio Ribeiro fez uso do óxido nitroso. O ciclopropano foi utilizado pela primeira vez em 1936 por Álvaro de Araújo Aquino Sales. Em 1948 foi fundada a Sociedade Brasileira de Anestesiologia.

153. Que a primeira descrição de células com características epiteliais dispostas sobre a superfície capilar ocorreu em 1845 e foi feita por Joseph Von Gerlach (1820-1896). Wilhelm Von Mollendorf (1887-1944)[88], em 1927, descreveu essas células como um arranjo de prolongamentos protoplasmáticos aderidos à membrana basal[89].

154. Que a ratificação dos achados de von Mollendorf foi feita por Dalton em 1951, já com o uso do microscópio eletrônico. Surgiram então a denominação de podócitos para as células epiteliais e de pedicelos para os prolongamentos podálicos por Hall em 1953 e a descrição das fendas de filtração por Yamada em 1955.

155. Que na era do Renascimento o principal problema renal era a litíase, o que gerou várias teorias sobre a formação dos cálculos? Malpighi acreditava que eram formados nos túbulos e causavam lesão renal progressiva, enquanto John Hunter (1728-1793) sugeria que o processo era semelhante ao da calcificação da casca de ovo e Morgani atribuía a formação dos cálculos à redução do volume urinário.

156. Que na crise esclerodérmica o tratamento envolve inibidor de ECA. Essa, talvez, seja a única indicação formal de usar captopril em relação aos outros IECAs, porque alguns acham que, à semelhança da penicilamina, o grupamento sulfidrila pode ser responsável por parte do efeito benéfico. A crise esclerodérmica se comporta, na prática, como uma estenose bilateral da artéria renal, com intensa diminuição do fluxo plasmático renal. *Steen VD, Costantino JP, Shapiro AP, Medsger TA Jr. Outcome of renal crisis in systemic sclerosis: relation to availability of angiotensin converting enzyme (ACE) inhibitors. Ann Intern Med 1990; Sep 1; 113(5): 352-357.*

157. Que a primeira descrição compatível com glomerulosclerose segmentar e focal é atribuída a Theodor Fahr em 1925. Em 1957, Arnold Rich verificou a associação daquela alteração morfológica em necropsias de crianças que foram a óbito na evolução de quadro nefrótico, 45% delas em uremia.

158. Que o termo crescente glomerular define um aspecto anatômico semelhante a uma lua na fase crescente que corresponde à presença de pelo menos 2 camadas celulares ocupando a região extracapilar glomerular? A primeira descrição é atribuída a Langhans em 1879.

159. Que o ácido nicotínico é uma das mais antigas drogas hipolipemiantes. Grandes doses 2 a 8g/dia por via oral divididas em 3 ou 4 tomadas diminuem a trigliceridemia e a fração VLDL e mais tardiamente a fração LDL.

160. Que o termo depuração renal (*clearance*) foi introduzido em estudos com a ureia e não com a creatinina, em 1921, por Van Slyke *et al* e que qualquer substância excretada pelos rins tem um valor de depuração, podendo ser calculada pela fórmula clássica (U × V/P) de Moller, McIntosh e Van Slyke, formulada em 1929. *Studies of urea excretion J Clin Invest 6: 427, 1929.*

Você Sabia? Número 13 – Ano 18, Nº 85 do SBN informa – Março/Abril 2011

161. Que, em 1894, a primeira tentativa de realização de um transplante de pâncreas foi de uma ovelha para um menino, que sofria de cetoacidose diabética? *Williams, PW. Notes on diabetes treated with extract and by grafts of sheep's pancreas. Br Med J 1894; 2: 1303-1304.*

162. Que o primeiro transplante de pâncreas e rim foi feito por Kelly e Lilehei em Minnesota (EUA), em 1965? O primeiro transplante de pâncreas isolado foi feito em 1968, no Rio de Janeiro, pelo cirurgião Edson Teixeira, sem nenhuma imunossupressão.

163. Que o termo poliarterite nodosa foi utilizado pela primeira vez em 1866 por Kussmaul e Meier? Eles descreveram e publicaram um caso de uma doença sistêmica fatal em paciente do sexo masculino, de 27 anos, que apresentava febre, dor abdominal, fraqueza muscular, neuropatia periférica e envolvimento renal[90].

164. Que o aquecimento global tem sido implicado como causa adicional do aumento de litíase renal nos Estados Unidos? *Brikowski TH, Lotan Y, Pearle MS. Climate-related increase in the prevalence of urolithiasis in the United States.Proc Natl Acad Sci USA 2008; 105: 9841-9846.*

165. Que em novembro de 1904 a cidade do Rio de Janeiro viveu o que a imprensa da época chamou de "a mais terrível das revoltas populares da República"? A decisão do jovem médico sanitarista Oswaldo Cruz, que morreu de insuficiência renal aos 44 anos, de livrar a cidade da varíola, por meio da campanha em massa de vacinação, foi o estopim para que cerca de 3mil pessoas tombassem bondes, arrancassem trilhos e destruíssem o calçamento das ruas.

166. Que a hipofosfatemia é uma complicação comum que atinge cerca de 90% dos transplantados renais? Riella FV publica *no Am J Kiney Dis Fev 2011.*

167. Que o nefrologista Israel Nussenzveig instituiu, em 1955, a coleta de fragmentos renais através de microlombotomias? Em novembro de 1957, Decio de Oliveira Penna realizou a primeira biópsia renal percutânea na Disciplina de Nefrologia da USP-SP. Ele continuou biopsiando por mais de 40 anos até sua aposentadoria, totalizando mais de 10 mil procedimentos.

168. Que a eletroforese de proteínas foi introduzida por Teselius em 1937? Quando empregou meio fluido separou as proteínas séricas em quatro principais frações: albumina, alfa, beta e gamaglobulinas[91].

169. Que são descritos vários casos de ageusia após o uso de captopril e de losartan? *Reversible ageusia induced by losartan: a case report. Ohkoshi N, Shoji S. Eur J Neurol 2002 May; 9(3): 315. Reversible ageusia associated with losartan. Schlienger RG, Saxer M, Haefeli WE. Lancet 1996 Feb 17; 347(8999): 471-472. Taste loss associated with captopril treatment. McNeil JJ, Anderson A, Christophidis N, Jarrott B, Louis WJ. Br Med J 1979 Dec 15; 2(6204): 1555-1556.*

170. Que a lista dos produtos danosos à camada de ozônio inclui os óxidos nítricos e nitrosos expelidos pelos exaustores dos veículos e o CO_2 produzido pela queima de combustíveis fósseis, como o carvão e o petróleo? Em termos de efeitos destrutivos sobre a camada de ozônio, nada se compara ao grupo de gases chamado clorofluorcarbonos, os CFCs. Uma única molécula de CFC pode destruir 100 mil moléculas de ozônio. Os CFCs (usados como propelentes em aerossóis, como isolantes em equipamentos de refrigeração) contribuem também para

o aquecimento do planeta, conhecido como efeito estufa. Apesar de a camada de ozônio absorver a maior parte da radiação ultravioleta, uma pequena porção atinge a superfície da Terra. É essa radiação que acaba provocando o câncer de pele, que mata milhares de pessoas por ano em todo o mundo.

171. Que o fator de impacto (FI) reflete o número médio de citações de artigos científicos publicados em determinado periódico? É empregado frequentemente para avaliar a importância de um periódico em sua área: quanto maior o FI, maior a importância da publicação.

172. O FI foi criado por Eugene Garfield, o fundador do *Institute for Scientific Information (ISI)*, hoje parte da *Thomson Reuters Corporation*? Desde 1972 os FI são calculados anualmente para os periódicos indexados ao ISI e depois publicados no *Journal of Citation Reports (JCR)*, também da *Thomson Reuters*.

Você Sabia? Número 14 – Ano 18, Nº 86 do SBN informa – Maio/Junho 2011

173. Que estamos irradiando pacientes desnecessariamente, inclusive crianças? A frase foi dita pelo diretor científico do Colégio Brasileiro de Radiologia (CBR) e da Clínica de Diagnóstico por Imagem (CDPI), radiologista Romeu Cortês Domingues. Isso ocorre porque as clínicas estão abusando de exames radiológicos, principalmente tomografias. A preferência por esse tipo de exame é explicada pelo baixo valor pago pelos raios Xe pelo ultrassom. As clínicas recebem de R$ 15 a R$ 45 por esses exames. Já os pacientes alegam que pagam caro às seguradoras e querem o melhor. Além da remuneração baixa, faltam máquinas e pessoal qualificado para operá-las.

174. Que eritrócitos particularmente alongados e em forma de foice foram assinalados pela primeira vez pelo cardiologista James Herrick, em 1910, no sangue de um homem de 20 anos, anêmico, de raça negra, com dispneia, palpitações, cadiomegalia, sopro sistólico e pulso cheio? As manifestações clínicas da doença já eram conhecidas séculos antes na África Ocidental. No Brasil, a primeira referência de um paciente com anemia falciforme foi feita por Castro em 1933.

175. Que Ronald Lee Herrick, o homem que doou um rim no primeiro transplante de órgão bem-sucedido no mundo, morreu em 27 de dezembro de2010, aos 79 anos, em Maine, Estados Unidos? A saúde de Herrick se deteriorou depois de uma cirurgia cardíaca realizada em outubro. Em dezembro de 1954, ele doou um rim ao seu irmão gêmeo, Richard, que viveu durante8 anos. O cirurgião responsável pelo transplante, Joseph Murray, ganhou o Prêmio Nobel de Medicina/Fisiologia em 1990.

176. Que alguns trabalhos observaram que 1,5% a 2% de todos os diagnósticos de câncer nos EUA foram devidos a exames de tomografia, principalmente para diagnóstico e acompanhamento de urolitíase? *Brenner DJ, Hall EJ. Computed tomography – an increasing source of radiation exposure. N Engl J Med 2007 29 nov, 357(22); 2277-2284.* Outro trabalho mostrou que20% dos pacientes com urolitíase apresentavam exposição à radiação de 50mSv, o que já é considerado risco para o desenvolvimento de câncer. *Ferrandino P et al. Oral presentation, ISU 2008.*

177. Que esse assunto será, sem dúvida, um dos temas discutidos no próximo Congresso Internacional de Urolitíase, que acontece em Ouro Preto em 2012, sob a presidência do colega José Augusto Meneses, que nos forneceu a informação acima?

Você Sabia? Número 15 – Ano 18, Nº 8 do SBN informa – Julho/Agosto/Setembro 2011

178. Que atualmente as medidas propostas para diminuir a progressão da doença renal e da doença cardiovascular incluem: vitamina D_3, alopurinol, atorvastatina, IECA ouBRA e/ou aldactone e, se o paciente for coronariopata, AAS? Além disso, também são propostos o uso de bicarbonato, restrição de pouquelantes. Questiona-se se o paciente sobreviverá à nossa fúria terapêutica.

179. Que o bardoxolone é uma nova droga que já está em fase três de pesquisa clínica com propriedades antioxidantes e seria indicada para diminuir a progressão da doença renal em diabéticos? *Pergola PE, Krauth M, Huff JW, Ferguson DA, Ruiz S, Meyer CJ, Warnock DG. Effect of bardoxolone methyl on kidney function in patients with T2D and stage 3b-4 CKD. Am J Nephrol 2011; 33(5): 469-476.*

180. Que pela 3ª vez (2006, 2009 e 2011) foram apresentados os *highlights* do Congresso Americano de Nefrologia durante o IX Congresso Mineiro de Nefrologia, realizado em Ouro Preto?

181. Que nesse último ASN foi apresentado um trabalho sobre a droga FG 4592, estimulador oral da eritropoiese que estabiliza o HIF *(hypoxia inducible fator)* e mimetiza a resposta natural à hipóxia?

182. Que outras drogas apresentadas como novidade foram o atrasentam, para diminuir a albuminúria de diabéticos, o eculizumab, como tratamento da síndrome hemolítico-urêmica, e Acth gel (ACTHAR), para o tratamento da síndrome nefrótica?

Você Sabia? Número 16 – Ano 18, Nº 88 do SBN informa – Novembro/Dezembro 2011

183. Que na Inglaterra, na Escócia e no País de Gales, por causa do impacto das mudanças climáticas, publica-se sobre a nefrologia verde? Com a escassez dos recursos utilizados no tratamento dos pacientes

renais, a pesquisa quer realizar um tratamento sustentável, com o uso de novas fontes de energia, medidas quanto ao transporte de doentes e do *staff*, utilização da água e consumo e obtenção de recursos.

184. Que um programa sobre nefrologia verde pode ser encontrado na internet (http://sustainablehealthca-re.org.uk/green-nephrology-programme)? O *site* debate o que ocorrerá em 15 anos, quando haverá racionamento de carbono e o sistema de saúde inglês será afetado. É preciso racionalizar o transporte dos pacientes que fazem diálise, o uso (e o reuso) da água, a reciclagem do lixo, o cuidado com frascos e embalagens de medicamentos, o descarte do lixo e linhas de diálise.

185. Que recentes trabalhos mostram que poluentes ambientais específicos, como o ozônio, estão associados com o aumento da doença coronariana em pacientes transplantados renais?

186. Que a escala de Ramsay avalia o grau de sedação em pacientes internados em ambientes de terapia intensiva? Michael A. E. Ramsay efetuou estudo de sedação em pacientes de terapia intensiva com escala de valores de 0 a 6. Nascido em Dublin, na Irlanda, e formado em Medicina na Universidade de Londres, ele é Chefe do Departamento da Disciplina de Anestesiologia e Dor da Universidade de Baylor em Dallas, Texas (EUA) desde 1989.

187. Que a pirfenidona, droga antifibrótica, continua sendo considerada promissora para retardar a progressão da nefropatia diabética? Trabalhos interessantes também têm sido feitos mostrando suas propriedades no tratamento da fibrose pulmonar idiopática.

Fontes:

The green nephrology survey of sustainability in renal units in England, Scotland and Wales. J Ren Care 2010 Sep; 36(3): 153-160.

Air pollution and coronary risk in kidney transplant recipients. *Am J Kidney Dis 2011 Oct; 58(4): 608-616.*

J Am Soc Nephrol 2011 Jun; 22(6): 1144-1151. Pirfenidone: in idiopathic pulmonary fibrosis. Drugs 2011 Sep 10;71(13): 1721-1732.

Você Sabia? Número 17 – Ano 89, Nº 89 do SBN informa – Novembro/Dezembro 2011

188. Que, segundo a OMS, a expressão "doenças negligenciadas" designa um grupo de doenças tropicais endêmicas que atingem especialmente as populações pobres da África, da Ásia e da América Latina e que, juntas, causam entre 500 mil e 1 milhão de óbitos/ano? No Brasil, são exemplos: dengue, doença de Chagas, tuberculose, esporotricose, esquistossomose, febre amarela, malária, hanseníase, leptospirose, leishmaniose, paracoccidioides e riquetsiose. Essas enfermidades não recebem a devida atenção das indústrias farmacêutica e biotecnológica, responsáveis pela produção de vacinas, medicamentos e *kits* de diagnósticos.

189. Que, segundo Carlos Medicis Morel, médico e pesquisador da Fiocruz, as populações sofrem com "falhas" de ciência (medicamentos inexistentes em razão do conhecimento técnico/científico insuficiente, como vacinas contra malária e Aids), de mercado (medicamentos caros, inacessíveis) e de sistemas e serviços de saúde (remédios baratos ou gratuitos que não chegam aos pacientes)? As medidas preventivas e o tratamento para algumas dessas doenças são conhecidos, mas estão indisponíveis nas áreas atingidas. No caso da esquistossomose, por exemplo, o custo e de apenas US$ 0,20 por criança/ano. A Aids, a tuberculose e a malária geralmente recebem mais recursos, inclusive para pesquisa, do que as doenças negligenciadas, mas essas podem tornar a Aids e a tuberculose mais letais.

190. Que a primeira descrição do método laparoscópico se deu em 1901, durante o XXIII Congresso de Ciências Naturais de Hamburgo, na Alemanha, quando Keeling relatou a utilização de um cistoscópio de Nitze para a visualização da cavidade abdominal previamente insuflada com ar em um cão vivo? Ele denominou o procedimento de celioscopia.

Você Sabia? Número 18 – Ano 19, Nº 90 do SBN informa – Abril/Maio/Junho 2012

191. Que em 25 de novembro de 2011 foi realizado, pela primeira vez no Brasil, no Hospital Angelina Caron, em Curitiba (PR), um transplante de fígado com dois doadores vivos? John Edward Nicoluzzi, chefe do Serviço de Transplante do hospital, explica que o sucesso dos transplantes de fígado utilizando órgãos de cadáveres ampliou a demanda. Com dois doadores, aumenta a chance de se alcançar o volume mínimo para a cirurgia (1% do peso corporal do receptor) sem chegar ao limite em relação ao doador (70% do órgão). A cirurgia é complexa, pois as duas peças precisam se unir em uma só antes de ser transplantadas.

192. Que a doença renal cística adquirida (DRCA) é definida como o surgimento de mais de quatro cistos, bilateralmente, nos rins primitivos de pacientes com doença renal crônica avançada submetidos a tratamento dialítico por longo tempo, cuja doença renal primária não era doença cística? A incidência de DRCA em pacientes submetidos à hemodiálise tem sido descrita variando de 22 a 79,3%, chegando até 92%. A DRCA pode, eventualmente, trazer como complicação cistos hemorrágicos, hemorragia retroperitoneal e carcinoma renal, que aumentam a morbidade e a mortalidade dessa doença.

193. Que na Clínica Mayo – em Rochester, nos EUA – é feita, rotineiramente, antes do transplante, ligadura ureteral dos pacientes com glomerulosclerose segmentar focal (GESF), com volumosas proteinúrias? A nefrectomia química com naproxeno também é usada nos pacientes com amiloidose e os inibidores da calcineurina também são utilizados para reduzir a proteinúria na preparação para o transplante.

194. Que no Hospital da Northwestern University, em Chicago, EUA, pela primeira vez na história dos transplantes, um rim doado pela irmã viva da paciente foi nefrectomizado 14 dias depois da cirurgia, pois apresentava importante recorrência da doença original, a GESF? Até aí sem novidades. Mas o inusitado foi o fato de terem implantado esse mesmo rim em um paciente de 66 anos, portador de *diabetes mellitus* tipo 2, que aguardava na fila de doadores falecidos. Oito meses depois da cirurgia, ele está com *clearance* de 90mL/min e sem proteinúria[92].

195. Que o inseto transmissor do *Trypanosoma cruzi*, causador da doença de Chagas, recebeu no Brasil, em linguagem popular sertaneja, vários nomes, de acordo com a região geográfica? O mais comum, nas Regiões Sudeste e Centro-Oeste, é o de barbeiro, onde a doença de Chagas passou a ser conhecida popularmente corno "a doença do barbeiro". O próprio Chagas usou a expressão em uma de suas publicações. Duas interpretações são encontradas na literatura médica. A primeira, mais difundida, e a de que o triatomíneo suga o sangue das pessoas, principalmente na face, por ficar descoberta e mais acessível ao ataque. Estabelece-se, assim, uma relação de face com barba e, portanto, com a profissão de barbeiro. A segunda interpretação é a de que, sendo o triatomíneo inseto hematófago, ao sugar o sangue de suas vítimas à noite, enquanto dormem, realiza verdadeiras sangrias, ações praticadas nos primórdios da medicina em nosso país.

Você Sabia? Número 19 – Ano 19, Nº 91 do SBN informa – Setembro 2012

196. Que a luva cirúrgica foi criada no século XIX com base na constatação de que os desinfetantes irritavam a pele? William S. Halsted (1852-1922)[93] solicitou a confecção de luvas de borracha, após verificar que as mãos da chefe da divisão de enfermagem cirúrgica e sua futura esposa, Miss Caroline Hampton, ficavam irritadas com os desinfetantes químicos[94].

197. Que em 1897 Mikulicz utilizou pela primeira vez a máscara em cirurgia? Pean (1830-1898) criou instrumentos cirúrgicos a fim de evitar a introdução dos dedos na cavidade abdominal, entre outros motivos. Cirurgiões rasparam barba e bigode e começaram a evitar diálogos desnecessários nas salas cirúrgicas, que passaram a ser preparadas fisicamente com vidros, antissépticos e rígidas normas e rotinas, iniciando-se a era da prevenção das infecções[95].

198. Que em julho de 2012 foi realizado no Brasil, Maringá (PR), o primeiro transplante de ovário do Brasil? Na cirurgia, uma parte do tecido do ovário da nutricionista E. G. de Morais, 29, foi transplantado em sua irmã gêmea, a turismóloga M.G. de Morais. Outra parte do tecido será preservada para o caso de um novo transplante ser necessário. Se o órgão não for rejeitado, a receptora poderá engravidar. Segundo o cirurgião e pesquisador em reprodução humana, Carlos Gilberto Almodin, da Universidade Federal de São Paulo, que conduziu o procedimento, é necessário aguardar até seis meses para saber se haverá rejeição.

199. Que o Ministério da Saúde e o Facebook lançaram, em julho de 2012, uma opção, dentro do perfil dos usuários, para incentivar a doação de órgãos? O objetivo é agregar e cadastrar possíveis doadores, entre os mais de 40 milhões de usuários no Brasil. No final de abril, a rede social disponibilizou a nova ferramenta nos Estados Unidos, na Grã-Bretanha e em vários outros países que vêm aumentando significativamente o número de registros.

200. Para ativar a funcionalidade, é preciso realizar os seguintes passos:
    1. Faça login na sua conta do Facebook e navegue para sua Linha do Tempo.
    2. Clique em "Evento Cotidiano" na parte superior da sua Linha do tempo.
    3. Selecione Saúde e bem-estar.
    4. Selecione Doador de órgãos.
    5. Selecione seu público e clique em Salvar.

201. Que o único transplante de rim HLA idêntico, mas ABO incompatível, descrito no Brasil, foi realizado em 1982 pela equipe do Dr. Altair Jacob Mocelin, no Hospital Evangélico de Londrina? Em 2003, 21 anos depois, o mesmo grupo publicou no Jornal Brasileiro de Transplantes, volume 6, página 121, a evolução satisfatória do procedimento, 20 anos depois. A paciente foi submetida a duas sessões de plasmaférese e, apesar de dois episódios de rejeição que foram revertidos com pulsos de esteroide e o desenvolvimento de diabetes insulinodependente, ela estava viva e em bom estado geral.

202. Que a urina pode ter diferentes odores? O cheiro pode ser doce ou frutado, no caso de diabetes; de amônia, se há retenção urinária ou infecção bacteriana; fecal, na hipótese de infecção por *E. coli*; e de enxofre em doenças do trato geniturinário, se houver supuração. Hawkinsinúria pode provocar odor de piscina, e tirosinemia, de rato. A ingestão de aspargos dá à urina um odor específico. Vários antibióticos, como as penicilinas e as cefalosporinas, também dão à urina odores diferentes do habitual[96,97].

Você Sabia? Número 20 – Ano 19, Nº 92 do SBN informa – Outubro/Novembro/Dezembro 2012

203. Que a esplenectomia continua sendo usada como parte do tratamento da rejeição aguda em transplantes renais, com anticorpos previamente formados? *Transplantation. 2012 Aug 15; 94(3): 255-262. Cell population in spleens during antibody-mediated rejection: pathologic and clinical findings. Tzvetanov I, et al. Division of Transplantation, Department of Surgery, University of Illinois at Chicago, IL 60612, USA.*

204. Que o professor Jayme Landmann, ex-presidente da Sociedade Brasileira de Nefrologia, utilizou o rim artificial chamado de Kolff-Brigham, em 1959, no Hospital dos Servidores do Estado do Rio de Janeiro, para tratar intoxicação por barbitúricos? *Landmann J, Ribeiro RM, Bedran Y, Vianna T, Gentile A. Treatment of acute barbiturate poisoning: dialysis by artificial kidney. Med Cir Farm 1959 Apr; 21(276): 121-132.*

205. Que a espondilodiscite e o abscesso paravertebral têm sido relatados como complicação infecciosa tardia, depois do uso de cateter para hemodiálise? O diagnóstico é dificultado por desconhecimento e retardo na avaliação tomográfica. As lesões passam a dar sintomas locais semanas após bacteriemia aguda. Há dezenas de relatos inseridos no Pubmed. *Faria B et al. Discitis ou spondylodiscitis and Hemodialysis. Spondylodiscitis in hemodialysis patients: a case series. Clin Nephrol 2011 Nov; 76(5): 380-387.*

206. Que a nefropatia obstrutiva e a lesão renal têm sido descritas depois do uso humano inadequado da quetamina – potente anestésico para animais? *Obstructive nephropathy and kidney injury associated with ketamine abuse. Nicholas M. Selby, Oxford Journals Medicine Clinical Kidney JournalVolume 1, Issue 5p. 310-312 Department of Renal Medicine, Department of Interventional Radiology, Derby City Hospital, Derby, UK: nick.selby@nhs.net).*

207. Que existem relatos isolados de sucesso de reversão parcial da proteinúria nefrótica, em casos de GESF, com o uso de galactose por via oral? A explicação para sua ação benéfica é a afinidade da galactose pelo fator de permeabilidade e a consequente diminuição da sua atividade. *Nephrol Dial Transplant 2009 Sep; 24(9): 2938-2940. FSGS permeability factor-associated nephrotic syndrome: remission after oral galactose therapy. De Smet E, Rioux JP, Ammann H, Déziel C, Quérin S. Hôpital du Sacré-Coeur and Université de Montréal, QC, Canada.*

Você Sabia? Número 21 – Ano 20, Nº 93 do SBN informa – Janeiro/Fevereiro/Março 2013

208. Que pela primeira vez será realizada no Brasil a reunião sobre a padronização internacional da nomenclatura e diagnóstico histológico de rejeição do enxerto renal? A *12ᵗʰ Banff Conference on Allograft Pathology* acontece entre os dias 17 e 23 de agosto de 2013, em Comandatuba, na Bahia. *Kidney Int 1993 Aug; 44(2): 411-422. International standardization of criteria for the histologic diagnosis of renal allograft rejection: the Banff working classification of kidney transplant pathology. Solez K, Halloran PF et al.*

209. Que o lamentável incêndio ocorrido em Santa Maria, no Rio Grande do Sul, trouxe ao Brasil alguns especialistas com experiência em um tipo de tratamento para doenças pulmonares graves – o ECMO *(extracorporeal membrane oxygenation)* – indicado também como ponte para pacientes que aguardam o transplante pulmonar? Existem relatos sobre sua utilização em alguns hospitais de São Paulo e Rio de Janeiro. *Efficacy of extracorporeal membrane oxygenation as a bridge to lung transplantation. J Thorac Cardiovasc Surg 2013 Jan 16 Toyoda Y et al.*

210. Que, em 1980, o urologista francês Paul Mitrofanoff teve a ideia de usar o apêndice intestinal para criar uma passagem entre a pele e a bexiga, dando conforto principalmente aos meninos portadores de bexiga neurogênica que têm dificuldade de autocateterização? Essa técnica vem sendo usada em meninos e meninas, inclusive em casos de transplante de rim. *Chir Pediatr 1980; 21(4): 297-305. Trans-appendicular continent cystostomy in the management of the neurogenic bladder. Mitrofanoff P.*

Você Sabia? Número 22 – Ano 20, Nº 94 do SBN informa – Abril/Maio/Junho 2013

211. Que a vitamina D foi descoberta por McCollum e Davis em 1913 e seu uso na profilaxia e no tratamento do raquitismo foi um marco importante na história da medicina? A primeira síntese dessa vitamina ocorreu em 1969, e sua forma ativa, o calcitriol, foi isolada e identificada em 1971 por Holick *et al. Atualidades em Nefrologia 10 cap 45 p 318 – Itamar Vieira, Vanda Jorgette e Itamar de Oliveira.*

212. Que em casos de hematúria, quando a densidade urinária for inferior a 1.006, devido à lise de eritrócitos, o exame microscópico de urina pode ser negativo, e a tira reagente, positiva? Em alguns casos, a presença de ácido ascórbico na urina leva a testes falso-negativos para hematúria. Mas com as tiras reagentes, que têm uma área para a detecção de ácido ascórbico, pode-se suspeitar de tal situação. *Glomerulopatias por Kirsztjan GM, p 7.*

213. Que a hanseníase é uma doença multissistêmica granulomatosa progressiva crônica, causada pelo *Mycobacterium leprae,* que foi observado pela primeira vez em tecidos de pacientes com essa doença pelo médico norueguês Armauer Hansen, em 1873? Os primeiros relatos de envolvimento renal na

hanseníase foram feitos por Hansen e Looft em 1894 quando descreveram pacientes com nefrite. *Atualidades em Nefrologia 10 cap. 19, p. 127 – Maria Goretti Polito e Gianna M. Kirsztajn.*

Você Sabia? Número 23 – Ano 20, N° 95 do SBN informa – Julho/Agosto/Setembro 2013

214. Que a neurotoxicidade induzida por carambola em pacientes urêmicos tem sido relatada com frequência em pacientes submetidos a tratamento dialítico? Um número crescente de pacientes urêmicos em tratamento conservador também tem sido acometido pelo mesmo problema – alguns evoluindo para óbito. Esses dados foram publicados por Neto MM *et al* no *Jornal Brasileiro de Nefrologia; 2004; 26(4): 228-232.* Intoxicação por carambola (*Averrhoa carambola*) em quatro pacientes renais crônicos pré-dialíticos e revisão de literatura. O tema foi abordado em recentes publicações com relatos de quadros neurológicos graves e também de óbitos. *Intensive Care Med 2009; 1459-1463 e Rev Bras Ter Intensiva 2010; 22(4): 395-398.*

215. Que a fibrose sistêmica nefrogênica, induzida pelo gadolíneo, foi identificada pela primeira vez em 2006, por nefrologistas dinamarqueses, em pacientes com doença renal crônica submetidos à ressonância magnética? A partir daí, milhares de casos têm sido descritos em todo o mundo, levando ao estabelecimento de condutas e protocolos quando existe a necessidade imperiosa do uso desse contraste paramagnético. *Gadolinium induced nephrogenic systemic fibrosis: the rise and fall of an iatrogenic disease. Clin Kidney J 2012 Feb; 5(1): 82-88. Bennett CL et al.*

Você Sabia? Número 24 – Ano 20, N° 96 do SBN informa – Outubro/Novembro/Dezembro 2013

216. Que Ronald Lee Herrick, o homem que doou um rim no primeiro transplante de órgão bem-sucedido no mundo, morreu em dezembro de 2010, aos 79 anos, em Maine, nos Estados Unidos? A sua saúde se deteriorou depois de uma cirurgia cardíaca realizada em outubro do mesmo ano. Em dezembro de 1954, Herrick doou um rim ao seu irmão gêmeo, Richard, que viveu por oito anos. O cirurgião responsável pelo transplante, Joseph Murray, ganhou um Prêmio Nobel de Medicina/Fisiologia em 1990.

217. Que a elastografia tem sido usada como método não invasivo para avaliar fibrose hepática? Um trabalho publicado em maio de 2013 avalia esse método em 164 casos de transplante de rim. O resultado mostra que ainda é um método em evolução. Mas, futuramente, pode ser mais uma arma para avaliar o transplante de rim[98].

218. Que a doença de Moyamoya foi descrita pela primeira vez no Japão, na década de 1960, e tem sido encontrada em indivíduos dos Estados Unidos, Europa, Austrália e África? O nome significa "nuvem de fumaça" em japonês, devido ao aspecto dos múltiplos vasos colaterais na angiografia cerebral – critério usado neste caso para confirmar o diagnóstico[99].

Você Sabia? Número 25 – Ano 21, N° 97 do SBN informa – Janeiro/Fevereiro/Março 2014

219. Que o relato de um caso notável, publicado no *British Medical Journal*, em 1894, 27 anos antes da descoberta da insulina, descreve a tentativa de Watson-Williams e Harsant de tratar um menino que estava morrendo de cetoacidose com implantes subcutâneos de pâncreas de um carneiro? Eles notaram melhora temporária na glicosúria antes de o menino rejeitar o xenotransplante e morrer três dias depois. Em 1916, Pybus realizou estudos clínicos semelhantes em Newcastle, Inglaterra, usando implantes subcutâneos de fragmentos de pâncreas de cadáveres humanos.

220. Que entre as causas de doença renal avançada, com rins de tamanho normal ou aumentado, estão: nefropatia diabética, amiloidose renal, nefropatia obstrutiva crônica, rins policísticos, nefropatia falciforme e esclerodermia?

221. Que no Congresso Americano de Nefrologia de 2013, em Atlanta, brasileiros de Santa Catarina (Viviane da Silva e colaboradores) apresentaram um trabalho sobre o uso de fitas reagentes para ureia na saliva para fazer o diagnóstico de lesão renal aguda?

222. Que nesse mesmo congresso, o Dr. Andrew Bomback apresentou palestra sobre o papel dos refrigerantes açucarados como fatores importantes na progressão da doença renal?

Você Sabia? Número 26 – Ano 21, N° 98 do SBN informa – Abril/Maio/Junho 2014

223. Que o primeiro transplante de rim feito no Brasil completou 50 anos no último dia 16 de abril? Ele aconteceu no Hospital dos Servidores do Estado do Rio de Janeiro, quando um rapaz de 16 anos recebeu o rim de uma criança portadora de hidrocefalia. O procedimento foi realizado pelos cirurgiões Alberto Gentile e Pedro Abdalla e pelos clínicos Jayme Landmann e Roberto Chabo.

224. Que há alguns anos especialistas vêm tentando realizar o tratamento da hipertensão arterial resistente com ablação da atividade simpática dos nervos renais, por intermédio de cateteres especializados introduzidos nas artérias renais? Os resultados têm sido altamente conflitantes, principalmente pela falta de grupos de controle. Um artigo publicado

recentemente traz a seguinte conclusão: *This blinded trial did not show a significant reduction of systolic blood pressure in patients with resistant hypertension 6 months after renal-artery denervation as compared with a sham control (NEJM Med 2014; 370: 1393-404. A Controlled Trial of Renal Denervation for Resistant Hypertension.*

225. Que em algumas situações os médicos utilizam o *crossmatch* virtual para escolher o receptor no transplante de órgãos? Trata-se de uma técnica de predição em que, conhecendo as especificidades de anticorpos anti-HLA presentes no soro do receptor, verificam-se os antígenos HLA do doador, antecipando assim uma possível incompatibilidade *in vitro*.

226. Que o caso de um homem que doou o rim para a esposa e o recebeu de volta devido à rejeição na receptora e à insuficiência renal aguda no doador foi discutido pelo grupo Nephrol, moderado pelo Dr. Kim Solez, que existe há mais de dez anos na internet? Alguns participantes do grupo não acreditaram na história e a trataram como mais um caso de *hoax* – boatos ou farsas que circulam pela internet.

Você Sabia? Número 27 – Ano 21, Nº 99 do SBN informa – Julho/Agosto/Setembro 2014

227. Que o acesso transvenoso percutâneo hepático para hemodiálise tem sido usado como alternativa para pacientes com insuficiência renal quando esgotadas as opções tradicionais? O trabalho é realizado pelo Dr. Joaquim Maurício da Motta Leal Filho e colaboradores, no Serviço de Radiologia Intervencionista da Universidade de São Paulo (USP). *J Vasc Bras 2010; 9(3): 131-136. Acesso venoso trans-hepático percutâneo para hemodiálise: uma alternativa para pacientes portadores de insuficiência renal crônica.*

228. Que há mais de 11 anos uma empresa brasileira, com sede em Bertioga (SP), investe em uma técnica usando a osmose reversa para transformar a água do mar em água potável? Em março de 2012, a empresa colocou seu produto no mercado brasileiro como água potável produzida a partir da água do mar purificada e adicionada de sais. O processo de purificação se inicia com a captação da água em alto mar, mais de 20km da costa, área com menor presença de materiais em suspensão, como areia, e a 30 metros ou mais de profundidade.

229. Que o manual prático editado pelo grupo de transplante renal do Hospital do Rim cita a metformina como o hipoglicemiante ideal após o transplante, não só pela sua eficácia hipoglicêmica, mas também pela atenuação da síndrome metabólica, pelo custo-efetividade, pela perda de peso e pelo potencial antineoplásico? Entretanto, não há consenso sobre sua segurança em pacientes transplantados com a função renal diminuída nem com o nível de TFG abaixo do qual ela estaria proscrita por conta do risco de acidose láctica.

230. Que o urologista Thekke Kishore e colaboradores publicaram no *Journal of Endourology*, de 27 de novembro de 2013 vol. 277, p 1361-1365, um artigo sobre a extração transvaginal de rins para transplante? Os dados foram comparados com 30 doadoras que tiveram os rins extraídos por via transabdominal e concluem que o procedimento pode ser recomendado em doadoras em período pré-menopausa com BMI < 30.

Você Sabia? Número 28 – Ano 21, Nº 100 do SBN informa – Outubro/Novembro/Dezembro 2014

231. Que o uso de talidomida para minimizar o prurido dos pacientes em hemodiálise foi descoberto pelo nefrologista Jocemir Ronaldo Lugon, Professor Titular de Nefrologia da Universidade Federal Fluminense e Ex-presidente da Sociedade Brasileira de Nefrologia? Ele observou que os pacientes com hanseníase em hemodiálise apresentavam melhora do prurido ao fazer uso de talidomida. *Nephron 1994; 67(3): 270-273. Thalidomide for the treatment of uremic pruritus: a crossover randomized double-blind trial.*

232. Que a Declaração de Alma-Ata, elaborada durante a Conferência Internacional sobre Cuidados Primários de Saúde na República do Cazaquistão (ex-república socialista soviética), entre os dias 6 e 12 de setembro de 1978, conclamou os governos a promover a saúde dos povos de todo o mundo[100]?

233. Que o nefrologista José Medina Pestana, do Hospital do Rim, transplantou dois rins de doadores falecidos que tinham creatinina de 13,1mg/dL? Após um mês, os pacientes estavam com funções renais praticamente normais e receberam alta em boas condições. *JBN 2010; 32: 133-7. Transpondo limites com doadores falecidos: transplantes bem-sucedidos com rins de doador com creatinina sérica igual a 13,1mg/dL.*

Você Sabia? Número 29 – Ano 22, Nº 101 do SBN informa – Janeiro/Fevereiro/Março 2015

234. Você sabia que TED (acrônimo para *Technology, Entertainment, Design* – Tecnologia, Entretenimento, Design) é uma fundação americana que promove conferências destinadas à divulgação de ideias? Fundada em 1984, segundo a própria organização, ela divulga "ideias que merecem ser disseminadas". Suas apresentações se limitam a 16 minutos, com vídeos, com pessoas famosas em seus meios e que são amplamente divulgados na internet. Recomendo duas palestras de interesse especial para nós, nefrologistas, e para os médicos em geral.

– No link http://tinyurl.com/qduclb5, o médico indiano Verghese fala da necessidade da mudança atual da relação médico-paciente.

– No link http://tinyurl.com/pzyr55b, o cirurgião Atala nos brinda com as últimas conquistas da Medicina Regenerativa.

235. Você sabia que a Escala ou Índice de Apgar é um teste desenvolvido pela anestesista americana Dra. Virginia Apgar (Westfield, 1909 – Nova York, 1974), para avaliar as condições dos recém-nascidos? O teste consiste na avaliação de cinco sinais objetivos da criança no primeiro, no quinto e no décimo minuto após o nascimento, atribuindo a cada um deles uma pontuação de 0 a 2. Os sinais avaliados são: frequência cardíaca, respiração e tônus muscular. A médica foi uma líder em vários campos da Anestesiologia e, efetivamente, a responsável pela criação do que viria a ser a Neonatologia. O índice de Apgar reduziu drasticamente a mortalidade infantil em todo o mundo.

236. Você sabia que os vírus BK e JC, respectivamente Balker and Kurdy e John Cunningham, são assim chamados porque remetem às iniciais dos primeiros pacientes nos quais esses vírus foram identificados? O primeiro relato do BK vírus feito em paciente com estenose ureteral distal foi publicado por *Gardner SD, Field AM, Coleman DV et al. New human papovavirus (BK) isolated from urine after renal transplantation. Lancet 1971; 1: 1253-1257*. No caso do JC vírus, JC são as iniciais do paciente com linfoma não Hodgkin por vários anos. Caso descrito em: http://tinyurl.com/n3hatpb.

237. Você sabia que a expressão "ouvido de tuberculoso" é usada para definir uma pessoa que escuta coisas demais, que tem um ouvido muito apurado? "Mas a doença não aumenta a capacidade auditiva", explica a Dra. Eliana Dias Matos, pneumologista e coordenadora da Comissão de Tuberculose da Sociedade Brasileira de Pneumologia e Tisiologia. Pelo contrário, em alguns casos raros, como a otite tuberculosa ou a meningite tuberculosa, a doença pode reduzir a audição do paciente. A expressão vem de antes da década de 1940, quando começaram a ser desenvolvidos os tratamentos para a tuberculose. Sendo a doença infectocontagiosa, para a qual antigamente não havia tratamento eficaz, as pessoas eram segregadas tanto em casa como em sanatórios. A Dra. Eliana diz que há duas explicações para a expressão. A primeira se deve ao fato de o doente, no passado, ser forçado à segregação, ao silêncio. "Com isso, ele ficava mais atento a ruídos que quebrassem o isolamento". Outra explicação é oriunda do preconceito. Quando a pessoa descobria a doença, ficava ligada no que a comunidade ou a própria família comentava sobre o prognóstico da enfermidade.

238. Você sabia que a primeira descrição do implante de cateter de Tenckhoff, pela técnica de Seldinger, para a realização de CAPD (diálise peritoneal ambulatorial contínua), foi feita por Anthony Zappacosta e colaboradores em 1991 e publicada no *Trans Am Soc Artif Organs (Vol XXXVII, 13-15)*?

Você Sabia? Número 30 – Ano 22, Nº 102 do SBN informa – Abril/Maio/Junho 2015

239. Você sabia que a causa da hematúria em maratonistas está relacionada a traumas repetidos da bexiga sobre estruturas adjacentes? Esses estudos tiveram início na década de 1970, mas um artigo completo pode ser lido no *Br J Urol 1987 Feb; 59(2): 133-136* de autoria de Reid RI e colaboradores (http://www.ncbi.nlm.nih.gov/pubmed/3828707).

240. Você sabia que lesões que mimificam glomerulosclerose nodular da microangiopatia trombótica podem ser encontradas em fumantes crônicos de cigarro? *Nodular glomerulosclerosis: renal lesions in chronic smokers mimic chronic thrombotic microangiopathy and hypertensive lesions. Am J Kidney Dis. 2007 Apr; 49(4): 552-559. Liang KV, Greene EL, Oei LS, Lewin M, Lager D, Sethi S.*

241. Você sabia que existe uma corrente que sugere que a ingestão de água diminuiria a progressão da doença renal? Não há dúvida dos benefícios da água para minimizar a formação de cálculos renais e manter um estado adequado de hidratação, mas, como fator importante da progressão da doença, ainda é motivo de discussão. Leia os dois artigos abaixo e tire suas conclusões:

– *BMJ 2011; 343: d4280 – Waterlogged? Margaret McCartney examines the facts behind the claims that we all need to drink more water – Margaret McCartney general practitioner, Glasgow.*

– *Impact of fluid intake in the prevention of urinary system diseases: a brief review. Yair Lotana, Michel Daudonb, Franck Bruye, Glenn Talaskag, Giovanni Strippolic, Richard J. Johnsond, and Ivan Tacke – www.co-nephrolhypertens.com. Volume 22 _ Supplement 1 _ May 2013.*

242. Você sabia que a heparina foi descoberta primeiramente por Gaio McLean e William Henry Howell? McLean era uma estudante de Medicina do segundo ano, na Universidade Johns Hopkins, que ajudava Howell na investigação de preparações do pró-coagulante. McLean isolou um anticoagulante solúvel na gordura no tecido canino do fígado em 1916. Em 1918, Howell chamou a heparina de anticoagulante, com base na palavra grega *hepar* (fígado). Os resultados de McLean influenciaram provavelmente o trabalho de Howell e de sua equipe, que conduziu eventualmente ao polissacarídeo que estava sendo descoberto. Nos anos 1930, diversos pesquisadores começaram a explorar a heparina

e, em 1935, Erik Jorpes, do Karolinska Institutet, publicou seu relatório da estrutura da molécula, tornando possível a manufatura do primeiro produto da heparina, liberado em 1936, para o uso intravenoso pela empresa sueca Vitrum AB. Os Laboratórios de Investigação Médica de Connaught refinaram, então, a produção de heparina para dar uma versão segura, não tóxica, que poderia ser administrada na solução salina. Em maio de 1935, as primeiras experimentações humanas de heparina foram conduzidas e a heparina de Connaught foi confirmada como um anticoagulante sanguíneo seguro, disponível e eficaz[64,65].

243. Você sabia que medicamentos contendo sulfa, especialmente quando usados em doses elevadas, podem causar nefropatia induzida por cristais quando fatores de risco, como depleção de volume, doença renal subjacente e urina ácida, estão presentes? A injúria renal aguda (IRA) geralmente se desenvolve no prazo de sete dias de tratamento e é frequentemente associada com oligúria. Medicamentos contendo sulfa causam IRA por meio da deposição intratubular e do comprometimento do sangue do fluxo venoso de congestionamento intersticial e hemorragia. Inflamação intersticial associada pode também contribuir para a lesão tubular. O tratamento consiste na reposição do líquido intravenoso, alcalinização da urina e hemodiálise quando indicada. Nefropatia induzida por cristal de sulfa é muitas vezes reversível e deve ser considerada em qualquer paciente que desenvolve IRA, temporalmente exposto ao agente agressor. O diagnóstico pode ser feito por uma simples microscopia de urina. *Barry R. Gorlitsky1 and Mark A. Perazella1 1 Nephrology, Yale University, New Haven, Connecticut, USA. Correspondence: Barry R. Gorlitsky, Nephrology, Yale University, New Haven, Connecticut, USA. E-mail: Barry.gorlitsky@yale.edu – Kidney International 2015; 87: 865.*

Você Sabia? Número 31 Edição Comemorativa – Ano 22, Nº 103 do SBN informa – Julho/Agosto/Setembro 2015

Nessa edição, por sugestão dos editores do SBN, informa as primeiras 25 curiosidades que foram repetidas, motivo pelo qual não as transcreveremos aqui.

Você Sabia? Número 32 – Ano 22, Nº 104 do SBN informa – Outubro/Novembro/Dezembro 2015

244. Você sabia que no último congresso americano de nefrologia foi apresentado um trabalho sobre a criação de fístulas arteriovenosas para hemodiálise por via percutânea? Foram utilizados dois cateteres imantados, um colocado na artéria ulnar e outro na veia ulnar e por meio de propriedades eletromagnéticas eles ligaram esses 2 vasos. O artigo *Percuta-*

neous creation of an arteriovenous fistula for hemodialysis access de Rajan DK, Ebner A, Desai SB, Rios JM e Cohn WE, pode ser visto no *J Vasc Interv Radiol 2015 Apr; 26(4): 484-490*. Existe um *link* facilmente obtido via Google onde existe um conjunto de *slides* que explicam a técnica com detalhes. Entre com as palavras: endo AVF device.

245. Você sabia que "A Síndrome de Nutcracker", também conhecida como "Síndrome de Quebra-Nozes", é definida como a compressão da veia renal esquerda pela artéria mesentérica superior? Tem esse nome porque parece que a artéria esmaga a veia renal como um quebrador de nozes. Essa compressão ocasiona congestão sanguínea na veia renal esquerda e consequentemente vários sintomas, sendo o principal a dor pélvica e a hematúria. A cistoscopia seletiva do orifício ureteral esquerdo demonstrando hematúria, na ausência de qualquer outra doença detectável, deve levantar a suspeita. Existem vários tratamentos que devem ser avaliados caso a caso que vão desde o tratamento cirúrgico aberto, como o autotransplante renal, ou a transposição da veia renal, até trabalhos mais recentes que têm demonstrado a possibilidade do uso de técnicas endovasculares com uso de *stents*.

246. Você sabia que Barry James Marshall (Kalgoorlie, 30 de setembro de 1951), médico gastroenterologista australiano e professor de Microbiologia Clínica, na Universidade da Austrália Ocidental, foi agraciado com o Nobel de Fisiologia ou Medicina de 2005, pelo estudo da prova da bactéria *Helicobacter pylori* como causa da úlcera péptica, contrapondo-se à doutrina tradicional, segundo a qual a causa da úlcera seria o estresse, comida picante e ácida?

A teoria da *H. pylori* era considerada absurda pela comunidade científica, que não acreditava na possibilidade de viverem bactérias no ambiente ácido do estômago. Barry Marshall, para provar sua teoria, bebeu um tubo de ensaio contendo bactérias, desenvolveu úlcera gástrica e foi curado por antibióticos[101].

247. Você sabia que os primeiros relatos na literatura médica, do que hoje é chamado de apneia obstrutiva do sono, datam de 1965, quando foi independentemente descrita por pesquisadores franceses e alemães? Entretanto, o quadro clínico dessa condição já era reconhecido há bastante tempo como um traço pessoal, sem uma compreensão do processo patológico. O termo síndrome de Pickwick, que é algumas vezes usado para a síndrome, foi cunhado pelo famoso médico no início do século XX, William Osler, que deve ter sido um leitor de Charles Dickens. A descrição de Joe, "o garoto gordo" no romance de Dickens *The Pickwick Papers*, é uma figura clínica acurada de um adulto com síndrome da apneia obstrutiva do sono.

248. Você sabia que a primeira descrição dos relaxantes musculares data do século XVI, quando os exploradores europeus encontraram nativos da Amazônia na América do Sul, usando setas envenenadas que provocavam a morte por paralisia muscular? Este veneno, conhecido hoje como Curare, liderou os primeiros estudos em farmacologia. Seu princípio ativo, a tubocurarina, assim como muitos dos seus derivados sintéticos, desempenhou um papel importante nas experiências científicas que determinaram a função da acetilcolina na transmissão neuromuscular. A partir de 1943 os bloqueadores neuromuculares foram admitidos como relaxantes musculares na anestesia e cirurgia. A *Food and Drug Administration (FDA)* aprovou o uso do carisoprodol em 1959, a metaxalona em agosto de 1962 e a ciclobenzaprina em agosto de 1977.

Você Sabia? Número 33 – Ano 23, Nº 105 do SBN informa – Janeiro/Fevereiro/Março 2015

249. Você sabia que o *World Kidney Day* foi uma iniciativa proposta em conjunto pela *International Society of Nephrology* (ISN) e pela *International Federation of Kidney Foundations* (IFKF), incentivando trabalhos já existentes, como acontecia no Brasil (Campanha PREVINA-SE – 2003), e dando origem a programas de prevenção em todo o mundo?

250. Nas 11 edições anteriores, diversos *slogans* na língua inglesa foram adaptados para o português, mas em nenhum deles a palavra CREATININA foi citada. Assim como a SBN acreditou e estampou nas camisetas a importância da dosagem da CREATININA para a identificação precoce da doença renal, propusemos recentemente às criadoras do evento que no 12º WKD o *slogan* contenha o nome da nossa, ainda, melhor marcadora.

251. Abraçando a ideia da camiseta da SBN, o *slogan* poderia ser: *I love my kidneys. Do you know your creatinine?*

Você Sabia? Número 34 – Ano 23, Nº 106 do SBN informa – Abril/Maio/Junho 2016

252. Você sabia que a primeira descrição de transplante experimental em ratos foi feita pelo laboratório da Dra. Irene Noronha, da USP, no último Congresso Paulista de Nefrologia, realizado em Atibaia em 2015? O autor do trabalho e das cirurgias foi o Dr. Rafael Pepineli, tendo como título "Análise do efeito do potencial papel imunomodulador da infusão de células-tronco mesenquimais de tecido adiposo, no modelo experimental de transplante (Tx) renal em rato". O Tx renal foi realizado de forma ortotópica em ratos Fisher e Lewis, distribuídos em três grupos (n = 5 em cada grupo): ISO (Tx isogênico, Lewis a Lewis); ALO (Tx alogênico, Fisher a Lewis); e ALO + CTmTA (grupo ALO tratado com 1×106 CTmTA, via subcapsular). Não conheço na literatura nacional outro trabalho que tenha realizado a cirurgia de transplante renal em ratos e esse feito abre uma grande perspectiva para a pesquisa em transplantes em laboratórios brasileiros.

253. Você sabia que o transplante de útero pode ser uma opção para mulheres que desejam engravidar, mas que não possuem útero ou que não possuem um útero saudável, impossibilitando a gravidez? Nessa cirurgia, os médicos retiram o útero doente, mantendo os ovários, e colocam o útero saudável de outra mulher no local, sem que este esteja ligado aos ovários. Esse "novo" útero pode ser retirado de uma mulher da família com o mesmo tipo de sangue ou ser doado por outra mulher compatível, sendo que também está em estudo a hipótese de utilizar úteros doados após o falecimento. Além do útero, a receptora também deverá ficar com uma parte da vagina da outra mulher, para facilitar o procedimento, e deverá tomar medicamentos para evitar a rejeição do novo útero. Após um ano de espera, para saber se o útero não foi rejeitado pelo organismo, a mulher poderá engravidar por meio da fertilização *in vitro*. Para que esse método aconteça, antes do transplante de útero, os médicos retiram óvulos maduros da mulher para que, depois de serem fertilizados em laboratório, esses possam ser colocados dentro do útero transplantado, permitindo a gravidez. O parto deverá ser realizado por cesariana. O transplante de útero é sempre temporário, permanecendo apenas o tempo suficiente para uma ou duas gestações, para evitar que a mulher tenha que tomar os medicamentos imunossupressores por toda a vida. Onze tentativas já foram relatadas na literatura e a primeira gestação com sucesso foi descrita na publicação *Lancet 2015 Feb 14; 385(9968): 607-616.*

254. Você sabia que a escala de coma de Glasgow foi publicada oficialmente em 1974 por Graham Teasdale e Bryan J. Jennett, professores de Neurologia na *University of Glasgow*, na revista *Lancet*, como uma forma de se avaliar a profundidade e a duração clínica de inconsciência e coma? Em 1970, o *National Institutes of Health, Public Health Service e US Department of Health and Human Services* financiaram duas pesquisas internacionais paralelas. Enquanto uma estudou o estado de coma de pacientes com traumatismos cranianos severos, a segunda focalizou o prognóstico médico do coma. Os pesquisadores desses estudos desenvolveram então o "Índice de Coma", que posteriormente se transformou na escala de coma de Glasgow, à medida que os dados estatísticos aplicados afinaram o sistema de pontuação, tendo então o número 1 como a pontuação mínima. Depois, uma escala ordinal foi aplicada para os outros graus de abertura ocular e respostas verbal e motora.

255. Você sabia que em 1990, com iniciativa do Departamento de Energia dos Estados Unidos da América, foi iniciado o Projeto Genoma Humano? Com um financiamento inicial de 50 bilhões de dólares e duração prevista de 15 anos, o Projeto Genoma teve como objetivos criar mapas físicos de alta resolução, sequenciar todo o DNA do genoma humano, criar e depositar as informações obtidas em um banco de dados e aperfeiçoar as técnicas moleculares, de modo a melhorar a qualidade do estudo. O mapa físico foi concluído em 1995 junto com novas técnicas que permitiram a automatização das técnicas de DNA *(Genetics – a conceptual approach)*, tornando o sequenciamento do DNA em larga escala possível. Os resultados obtidos pelo Projeto Genoma Humano foram a criação de testes para predisposição às doenças de início tardio como Parkinson e câncer de pulmão, a criação de teste de diagnóstico conclusivo como craniossinostoses e fibrose cística, e permitiu investigação em questões evolutivas por meio do conhecimento de regiões que são altamente conservadas em todas ou diversas espécies. Espera-se, também, que sirva para a localização de genes ainda não identificados e a criação de terapias moleculares, análises proteômicas e manipulação genética.

Você Sabia? Número 35 – Ano 23, Nº 107 do SBN informa – Julho/Agosto/Setembro 2016

256. Você sabia que, com a falta de órgãos para transplante, os centros começaram a aceitar cada vez mais rins de doadores falecidos com insuficiência renal (com creatininas que variam de 2mg/dL) e de pacientes em hemodiálise? O trabalho capitaneado por Heilman, na Clínica Mayo, foi estimulante e mostrou que os Tx realizados com esses órgãos foram seguros e tiveram excelentes evoluções. *Am J transplant 2015 Aug; 15(8): 2143-2151. Transplanting kidneys from deceased donors with Severe Acute Kidney Injury. Heilman RL, Smith ML, DR, Reddy KS e colaboradores.*

257. Você sabia que o conceito de cuidados intensivos começou em 1952, a partir da devastadora epidemia de poliomielite em Copenhagen, que resultou em centenas de vítimas que sofreram de insuficiência respiratória e bulbar? Mais de 300 pacientes necessitaram de ventilação artificial durante várias semanas. Ela foi fornecida por 1.000 estudantes de Medicina e de Odontologia que foram empregados para ventilar os pulmões desses pacientes por meio de traqueostomia. Em 1953, Bjorn Ibsen, o anestesista, que tinha sugerido que a ventilação de pressão positiva deveria ser o tratamento de escolha durante a epidemia, criou a primeira unidade de cuidados intensivos (UCI) na Europa, reunindo médicos e fisiologistas para gerenciar pacientes doentes. Muitos consideram que ele seja o "pai" da especialidade dos cuidados intensivos.

258. Você sabia que até há alguns anos pacotes de água e comida eram levados regularmente pelos astronautas em suas longas viagens? Hoje, eles dispõem de um equipamento capaz de renovar 93% da urina de cada um. Eles dizem, inclusive, que o líquido que bebem é bem mais limpo do que muitas das garrafas de água que bebemos aqui na Terra. O sistema destilador é composto por centrífugas que purificam toda a água e a devolvem em saquinhos prontos para beber. Isso faz da Estação Espacial Internacional um ambiente praticamente autossuficiente, o que é absolutamente necessário quando se está longe da Terra. O astronauta canadense Chris Hadfield mandou uma série de vídeos do espaço, mostrando o dia a dia de um habitante de uma nave espacial. Vale a pena conferir na internet.

259. Você sabia que a manobra de Heimlich é o melhor método pré-hospitalar de desobstrução das vias aéreas superiores por corpo estranho? Essa manobra foi descrita pela primeira vez pelo médico americano Henry Heimlich, em 1974, e induz tosse artificial, que deve expelir o objeto da traqueia da vítima. Resumidamente, uma pessoa fazendo a manobra utiliza as mãos para fazer pressão sobre o final do músculo diafragma. Isso comprimirá os pulmões e fará pressão sobre qualquer objeto estranho na traqueia esquerda. A pessoa ao aplicar a manobra deverá posicionar-se atrás da vítima, fechar o punho e posicioná-lo com o polegar para dentro, entre a cicatriz umbilical e o osso esterno. Com a outra mão, deverá segurar seu punho e puxar ambas as mãos em sua direção, com rápido empurrão para dentro e para cima a partir dos cotovelos. Deve-se comprimir a parte superior do abdômen contra a base dos pulmões para expulsar o ar que ainda resta e forçar a eliminação do bloqueio. É essencial repetir a manobra de cinco a oito vezes. Cada empurrão deve ser vigoroso o suficiente para deslocar o bloqueio. Caso a vítima fique inconsciente, o método deve ser interrompido e deve ser iniciada a reanimação cardiorrespiratória. A manobra de Heimlich não se aplica da mesma maneira para grávidas.

260. Você sabia que, apesar de o berço da Medicina ter sido na Grécia, na era moderna da Medicina, um dos poucos médicos oriundos daquele país tem a importância de Geórgios Papanicolaou (1883-1962), considerado o pai da Citopatologia? O teste de Papanicolaou, que leva seu nome, é um exame ginecológico de citologia cervical realizado como prevenção ao câncer de colo do útero. O exame deve ser realizado em todas as mulheres com vida sexual ativa ou não, pelo menos uma vez ao

ano. Após três exames anuais consecutivos normais, o teste de Papanicolaou pode ser realizado com menor frequência, podendo ser, em mulheres de baixo risco, até a cada três anos, de acordo com a análise do médico. Mulheres com pelo menos um fator de risco para câncer de colo uterino devem continuar se submetendo ao exame anual, que consiste basicamente na coleta de material do colo uterino com uma espátula especial, sendo tal material colocado em uma lâmina e analisado posteriormente por um citopatologista (que pode ser um biomédico, farmacêutico ou médico) no microscópio. É citológico, examina a morfologia das células da mucosa do colo do útero e analisa alterações nas células cervicais, chamadas de displasia cervical. A displasia que se desenvolve deve-se a uma infecção causada pelo vírus que se designa papilomavírus humano (HPV). Esse vírus altera de tal forma as células que se podem formar tumores benignos ou mesmo malignos. Atualmente, uma vacina já é oferecida nos consultórios particulares, na maior parte da América Latina, EUA e Europa.

Você Sabia? Número 36 – Ano 23, Nº 108 do SBN informa – Outubro/Novembro/Dezembro 2016

261. Você sabia que a experiência inicial no tratamento da uremia pela diálise peritoneal ocorreu em 1923 por meio de Ganter, ao instilar na cavidade peritoneal 1,5L de uma solução salina para o manejo de um paciente com insuficiência renal aguda. Foi, no entanto, apenas em 1962 que Boen e cols. em Seattle relataram a tentativa de uso da diálise peritoneal no manejo da doença renal crônica. Em 1976, Popovich e cols. submeteram à *American Society for Artificial and Internal Organs* um resumo da "diálise peritoneal equilibrada", denominação modificada em 1978 para "diálise peritoneal ambulatorial contínua" ou DPCA (CAPD do inglês *Continuous Ambulatory Peritoneal Dialysis*). Inicialmente, aplicou-se a técnica nos Estados Unidos utilizando-se frascos de vidro, mas foi Oreopoulos e cols., em 1978, que através da disponibilidade da solução de diálise em bolsas plásticas no Canadá tornou a técnica mais fácil e com menor incidência de peritonites.

262. Você sabia que, no Brasil, a confecção de um protocolo para início de um programa de CAPD ocorreu em 1979 e o primeiro paciente foi colocado no programa em 1980 por Riella e colaboradores, sendo a experiência preliminar relatada em 1981, depois em 1982 e, em 1987, a experiência de 5 anos? Saiba mais:
   – Riella MC, Loewen J, Emed LS. Diálise peritoneal ambulatorial contínua (CAPD): Experiência preliminar. (Resumo) IV Congresso Brasileiro de Diálise Peritoneal e I Congresso Latino Americano de Transplantes, São Paulo, 1981.

   – Riella MC, Loewen J, Emed LS. Diálise peritoneal ambulatorial contínua (CAPD): Experiência preliminar. J Bras Nefrol 1982; 4: 45-529.
   – Riella MC, Marcos E, Cato J et al. Diálise peritoneal ambulatorial contínua (CAPD): Experiência de 5 anos. Rev Assoc Med Bras 1987; 33: 15-20.

263. Você sabia que a primeira hemodiálise humana na história da medicina foi realizada por Georg Haas em 1924, na cidade de Giessen, Alemanha? O procedimento durou apenas 15 minutos, e a hirudina, oriunda da cabeça de sanguessugas, serviu como o anticoagulante. Haas foi capaz de desenvolver um dialisador que consistia de tubos de colódio em forma de U imersos num banho de dialisato colocado em um cilindro de vidro. Ele realizou vários procedimentos de hemodiálise, em pacientes urêmicos, entre 1924 e 1928, e relatou pela primeira vez os resultados clínicos obtidos. Em 1928, Haas introduzia a heparina para o procedimento de diálise. Devido à falta de apoio por parte da comunidade médica, Haas foi forçado a descontinuar seu trabalho promissor. Sua pesquisa é um verdadeiro clássico no campo da purificação do sangue.

264. Você sabia que os pacientes transplantados de órgãos disputam olimpíadas especiais, só para pessoas transplantadas? A Olimpíada dos Transplantados é organizada pelo *World Transplant Games Federation*, uma federação internacional filiada ao COI (Comitê Olímpico Tradicional) e equivale aos jogos Olímpicos tradicionais. Acontece de dois em dois anos desde 1978, quando o primeiro evento aconteceu no Reino Unido, em Portsmouth. O próximo será em 2017, em Málaga, na Espanha. Para participar, a pessoa tem de ser transplantada e só vale transplante de órgãos. Transplantes de córnea e medula ficam de fora por não ter a mesma perda de rendimento. As categorias esportivas são as mesmas da olimpíada tradicional, com exceção de esportes de contato. "A ideia é difundir a prática esportiva, que é muito benéfica para o transplantado, e difundir também a doação de órgãos. Tirar esse estigma que o transplantado é uma aberração. Nós só somos diferentes porque fomos premiados com uma segunda chance de vida", diz Paulo Amazonas, 55 anos de idade, nadador. A possibilidade de participar da competição ajudou a mudar a vida do maratonista Tetsuo Sesoko, 49 anos de idade, "Quando conheci o Paulo eu mal andava, foi uma motivação. Ainda não voltei a correr, mas ando todos os dias e no ano que vem vou correr na França", diz Sesoko. Desde 1994, na França, também ocorrem as olimpíadas de inverno.
   Mensagem: DOSE SUA CREATININA e seja apenas um expectador das olimpíadas de transplantados.

265. Você sabia que o primeiro escândalo a fazer barulho em uma olimpíada pode ser atribuído ao marato-

nista americano Fred Lorz, que foi banido para sempre dos jogos por pegar uma carona de automóvel para ganhar a prova, em St. Louis, 1904? De lá para cá, entre alguns casos de *doping*, veio à tona no ano passado a história de que médicos da antiga Alemanha Oriental dopavam secretamente suas atletas entre as décadas de 1970 e 1980. Era prática também dos médicos da ex-Alemanha Oriental estimular a gravidez das atletas como ajuda para melhorar o rendimento físico. A gravidez provoca um *doping* natural, porque aumenta a taxa de hemoglobina, o que implica o aumento da capacidade aeróbica do atleta. O ideal era engravidar até dois meses antes das competições. Depois da prova, as atletas alemãs adeptas ao "*doping* da gravidez" faziam aborto. A campeã Olga Korbut, ginasta soviética que ganhou três medalhas de ouro em Munique, 1972, revelou também no ano passado que ela e várias outras atletas soviéticas foram tratadas como "escravas sexuais" por seus treinadores, fato que deve estar em uma autobiografia que Olga Korbut pretende lançar em breve.

Você Sabia? Número 37 – Ano 24, Nº 109 do SBN informa – Janeiro/Fevereiro/Março 2017

266. Você sabia que o 1º transplante (Tx) de pênis no mundo foi realizado em setembro/2006, em um hospital militar em Guangzhou, na China? O paciente, de 44 anos de idade, perdera seu pênis em um acidente. O doador foi um jovem de 22 anos, que teve morte encefálica. Embora bem-sucedido, o paciente e a esposa sofreram um trauma psicológico como resultado do processo, e o membro foi retirado após 15 dias. (*A preliminary report of penile transplantation. Hu W et al, Eur Urol 2006 Oct; 50(4): 851-853).* Posteriormente, em 2014, o 1º Tx de pênis bem-sucedido, a longo prazo, foi realizado em um paciente de 21 anos, na Universidade de Stellenbosch, na África do Sul. O paciente tinha perdido o membro em um procedimento de circuncisão, aos 18 anos. Em março de 2015, foi relatado que o paciente tinha recuperado as funções do órgão, como micção, ereção, ejaculação e orgasmo e, seis meses depois, foi anunciado que o paciente seria pai. As circuncisões são realizadas com frequência em algumas partes da África do Sul por amadores não certificados, de maneira insalubre, e assim o país tem uma das maiores necessidades de transplantes de pênis no mundo.

267. Você sabia que existe uma razão para que os médicos, no centro cirúrgico, usem roupas verdes ou azuis, em vez de brancas? A "tradição" do branco veio da percepção no passado de que muitas doenças eram ocasionadas pela falta de assepsia e, por essa razão, a partir do final do século XIX, o uso de roupas brancas e limpas virou norma em hospitais.

A "roda das cores" demonstra como as cores se relacionam entre si. Nela, as cores azul e verde estão no extremo oposto do vermelho, cor do sangue humano. Cores opostas produzem uma ilusão de óptica conhecida por "fantasmas de cores complementares". Durante a cirurgia, os profissionais olham fixamente para o vermelho do sangue. Caso as roupas e paredes fossem brancas, seria um verdadeiro festival de "fantasmas" azuis-esverdeados para todos os lados. Certamente, essa ilusão de óptica prejudicaria muito a visão dos médicos, atrapalhando inclusive a concentração. Segundo um artigo de 1998 do *Today's Surgical Nurse*, a ideia dos jalecos coloridos foi difundida no começo do século XX e, a partir daí, as roupas azuis ou verdes passaram a ser utilizadas nas salas de cirurgia. A intenção era fazer com que esses "fantasmas" se fundissem com a cor do tecido e fossem neutralizados.

268. Você sabia que o tratamento da insuficiência renal aguda em animais (cães, gatos e cavalos) é feito com hemodiálise e diálise peritoneal em algumas clínicas de diálise veterinária, em vários países do mundo e em vários Estados do Brasil? Em comunicação pessoal, nosso colega Alvimar Delgado relatou um salvamento de um cão dálmata, de um conhecido jornalista do Rio de Janeiro, após uma semana de diálise peritoneal, nos idos dos anos 1980. A DRC avançada se limita ao tratamento clínico e no máximo de três a quatro sessões de diálise nessas mesmas clínicas. O Prof. Dr. Julio Cesar Cambraia Veado, de BH, que, desde 2005, realiza palestras sobre "Renoproteção" em Medicina Veterinária, é referência no assunto. Em 2011, com um grupo de colegas nefrologistas veterinários, foi criado o Colégio Brasileiro de Nefrologia e Urologia Veterinárias. Neste ano, em março (8, 9 e 10) realizaram em BH o 1º Congresso Internacional de Nefrologia e Urologia Veterinárias do qual participou nossa prestigiada colega Vanda Jorgetti, que falou sobre Kloto e NGF-23. Além disso, no dia 9 de março, eles lançaram o que chamaram de "março amarelo", campanha no estilo "Previna-se", da SBN.

269. Você sabia que, nos Estados Unidos e na Austrália, ocorrem Tx de rins em animais (cães, gatos e até de um tigre), com DRC avançada, e que os doadores geralmente são animais de rua abandonados? O dono do animal que recebeu o órgão deverá adotar o abandonado que foi o doador. (*Update on the Current Status of Kidney Tx for CKD in Animals. Aronson LR. Vet Clin North Am Small Anim Pract. 2016 Nov; 46(6): 1193-1218.)* Aqui no Brasil há relatos isolados na internet de um médico e professor de veterinária, Ney Luis Pippi (Universidade Federal de Santa Maria – RS), que, em 1970, para o cumprimento da sua dissertação de mestrado, realizou um Tx entre cães com sucesso. Posterior-

mente, um de seus orientados, Guilherme Savassi, de BH, realizou, com sucesso cirúrgico, diversos procedimentos de Tx experimental em cães. Hoje, o Prof. André Lacerda da UENF, em Campos/RJ, também tem trabalhado nessa área, com resultados promissores.

270. Você sabia que as equipes de ginecologia e de Tx hepático do HC da USP realizaram, em outubro de 2016, o 1º Tx de útero de doadora falecida da América Latina e o 3º no mundo? O Dr. Edmund C. Baracat, Diretor da Divisão de Ginecologia do HC, frisa que esse é um projeto experimental, aprovado pela CONEP, e ainda não está aberto à população geral. Outros transplantes similares foram realizados na Suécia com doadoras vivas (mães), outros em Cleveland (EUA) e na Turquia. Em Cleveland, o útero teve de ser retirado logo após a cirurgia, enquanto na Turquia a paciente sofreu um aborto espontâneo.

Você Sabia? Número 38 – Ano 24, Nº 110 do SBN informa – Abril/Maio/Junho 2017

271. Você sabia que Charles Stent foi um dentista inglês que, há mais de um século, idealizou um material dentário para moldagem? Em 1964, os americanos Dotter e Judkins descreveram uma angioplastia usando um cateter dilatador em circulação periférica, antevendo sua aplicação em circulação coronária. Dotter, em 1969, propôs o implante de uma prótese endovascular para a sustentação da parede do vaso, após a intervenção. Por semelhança ao material dentário, esta prótese recebeu o nome de *stent* e, posteriormente, o material plástico foi substituído por aço inoxidável.

272. Você sabia que, em 1930, o argentino C. Ruiz mostrou a atividade hipoglicemiante de compostos sulfamídicos (*R S Arg Bio 6: 134, 1930*)? Em 1944, o francês Loubatières, durante a Segunda Guerra, constatou que pacientes tratados por febre tifoide com sulfonamídico morriam após hipoglicemia prolongada. Assim, em 1955, foi lançada a primeira sulfonilureia, a carbutamida, logo seguida da tolbutamida e da clorpropamida. Depois veio a 2ª geração de sulfonilureias, a glibenclamida, a gliclazida, a glipirida e a gliquidona e, por último, a 3ª geração, a glimepirida.

273. Você sabia que, apesar de o 1º Tx de córnea ter sido realizado no Brasil em 1938, em Porto Alegre, o de rim com doador vivo no RJ, em 1964, o de rim de doador falecido em Ribeirão Preto, em 1967, de pâncreas no RJ, em 1968, de fígado no HC de SP, em 1968, e o de coração por Zerbini, em 1968, no HC de SP, só após todas essas cirurgias surgiu a Lei nº 5.479, de 10/8/68, que iniciou a regulamentação dessa atividade em nosso país? Com apenas dois artigos, sua ementa era: "Dispõe sobre a retirada e transplante de tecidos, órgãos e partes de cadáver para finalidade terapêutica e científica e dá outras providências".

274. Você sabia que a maioria das *charges* mostrando o lado jocoso da diálise, que vemos em aulas e congressos, foi feita por Peter Quaife, do famoso conjunto de *rock* inglês da década de 1960, chamado *The Kinks*? Foi para o Canadá em 1981 para trabalhar com desenhos gráficos e, em 1998, ao desenvolver IR dialítica começou a desenhar uma série de *cartoons* mostrando o lado cômico da vida do renal e do tratamento com a hemodiálise. Em 2004, a NKF editou em livro com seus desenhos; *The lighter side of dialysis*, à venda no *site* da NKF.

275. Você sabia que, apesar de a creatinina ter sido dosada pela 1ª vez por Max Jaffe, em 1886[28], continua sendo o melhor marcador da disfunção renal? Apesar das críticas por pouca sensibilidade, é aceita como o melhor indicador da saúde renal nas revistas de alto impacto, nos congressos internacionais, teses de mestrado e doutorado e nos projetos que solicitam verba para pesquisa no Brasil e no mundo. É incluída nas fórmulas para cálculo da TFG desde 1975, como Cockcroft e Gault[38], MDRD e CKD-EPI, e Schwartz para crianças. Possibilitou também as classificações de DRC e IRA. É base para avaliação inicial e tratamento de pacientes nefropatas e para o diagnóstico das rejeições e acompanhamento dos pacientes transplantados, além de ser um bom parâmetro para se aceitar ou não um rim de doador falecido. É usada para o cálculo das doses de medicamentos e parâmetro de prevenção de toxicidade por contrastes radiológicos. Há anos se busca um marcador melhor, porém a Cistatina C, NGAL, IL-18 e Kim 1 ainda não fazem parte do dia a dia da avaliação dos nefropatas. Assim, ao finalizarmos este trabalho, não temos dúvida em afirmar que a CREATININA continua sendo o melhor marcador da disfunção renal e deveria fazer parte do *slogan* das campanhas para prevenção da doença renal como do *World Kidney Day*.
Creatinina: um marcador de 131 anos, mas ainda considerado moderno, para avaliação da disfunção renal.

Agradecimento: à Marilena Souza, pela revisão do português e da gramática durante todos esses anos da coluna "Você Sabia".

REFERÊNCIAS BIBLIOGRÁFICAS

1. Robinson RR, Richet G. A Forty Year History 1960-2000. *Kidney Int* Suppl 2001; **59**: S1-S98. Disponível em https://doi.org/10.1046/j. 1523-1755.2001.059suppl.79001.x. Acessado em 13 de julho de 2017.

2. Sakula A. Pierre Adolphe Piorry (1794-1879): pioneer of percussion and pleximetry. *Thorax* 1979; **34**: 575-581.

3. Richet G. Early history of uremia. *Kidney Int* 1988; **33**: 1013-1015.

4. Piorry PA, l'Heritier D (eds). *Traite des Aleterations du Sang. Burry & JB* Bailiere: Paris, 1840.

5. Sociedade Brasileira de Nefrologia. Disponível em https://sbn.org.br/institucional/apresentacao/. Acessado em 14 de julho de 2017.

6. Nussenzveig I. Primórdios da Nefrologia em São Paulo e da Sociedade Brasileira de Nefrologia. In Mion Jr D, Romão Jr JE (eds). História da Nefrologia Brasileira. Casa Editora Ventura: São Paulo, 1996.

7. Starzl TE. The French Heritage in Clinical Kidney Transplantation. *Transplantation reviews (Orlando, Fla)* 1993; **7**: 65-71.

8. Younes-Ibrahim M. Homenagem da Nefrologia Brasileira a Peter Brian Medawar. *J Bras Nefrol* 2015; **37**: 7-8.

9. Voswinckel P. A marvel of colors and ingredients. The story of urine test strips. *Kidney Int* 1994; **46**: S3-S7.

10. Cameron JS, Neil GH. Oliver and Feigl: two forgotten fathers of stick testing of urine for albumin. *J Nephrol* 2013; **26**: S77-S81.

11. Lugon JR, de Matos JPS, Warrack EA. Hemodiálise. Em Riella MC (ed). *Princípios de Nefrologia e Distúrbios Hidroeletrolíticos*, 5ª ed. Guanabara Koogan: Rio de Janeiro, 2010, pp 980-981.

12. Michon L, Hamburger J, Oeconomos N *et al*. Une tentative de transplantation rénale chez l'homme: Aspects médicaux et biologiques. *Presse Méd* 1953; **61**: 1419-1423.

13. Hoster M, Thurau K. Micropuncture studies on the filtration rate of single superficial and juxtamedullary glomeruli in the rat kidney. *Pflügers Arch* 1968; **301**: 162.

14. Jaboulay M. Greffe du reins au pli du conde par soudures arterielles et veineuses (Kidney grafts in the antecubital fossa by arterial and venous anastomosis). *Lyon Medical* 1906; **107**: 575.

15. Starzl TE, Koep LJ, Weil R III *et al*. Thoracic duct drainage in organ transplantation: will it permit better immunosuppression. *Transplant Proc* 1979; **11**: 276-284.

16. Romão Jr JE, Mion Jr D. Primórdios da hemodiálise no Brasil. *J Bras Nefrol* 1994; **16**: 192-194.

17. Merrill JP, Murray JE, Harrison JH, Guild WR. Successful homotransplantations of the human kidney between identical twins. *JAMA* 1956; **160**: 277-282.

18. Graham T. The Bakerian lecture: Osmotic force. *Phil Trans R Soc Lond* 1854; **144**: 177-228. Disponível em http://rstl.royalsocietypublishing.org/content/144/177.full.pdf+html. Acessado em 14 de julho de 2017.

19. Graham T. Liquid diffusion applied to analysis. *Phil Trans Roy Soc Lond* 1861; **151**: 183-224.

20. Ganter G. Ueber die Beseitigung giftiger Stoffe aus dem Blute durch Dialyse. *Munch t, 1ed Wchnschr* 1923; **70**: 1478-1480.

21. Quinton W, Dillard D, Scribner BH. Cannulation of blood vessels for prolonged hemodialysis. *Trans Am Soc Artif Intern Organs* 1960; **6**: 104-113.

22. Brescia MJ, Cimino JE, Appel JK *et al*. Chronic hemodialysis using venapuncture and a surgically created arteriovenous fistula. *N Engl J Med* 1966; **75**: 1089-1096.

23. Medeiros D. Visão epidemiológica do transplante renal no Brasil e no mundo. In Pestana JOM, Freita TVS, Silva Jr HT (eds). *Transplante Renal: Manual Prático*, 1ª ed. Livraria Balieiro: São Paulo, 2014, pp 16-20.

24. Abouna GM, Al-Adnani MS, Kremer GD *et al*. Reversal of diabetic nephropathy in human cadaveric kidneys after transplantation into non-diabetic recipients. *Lancet* 1983; **2**: 1274-1276.

25. Wöhler F. Über künstliche Bildung des Harnstoffs. *Ann Phys Chem* 1828; **12**: 253-256.

26. Osman AA. *Original Papers of Richard Bright on Renal Disease*. London, Oxford University Press, 1937.

27. Max Jaffé (1841-1911). *Nature* 1941; **148**: 110. DOI:10.1038/148110d0.

28. Jaffe M. Ueber den Niederschlag welchen Pikrinsäure in normalen Harn erzeugt und über eine neue reaction des Kreatinins. *Z Physiol Chem* 1886; **10**: 391-400.

29. Peitzman S. Bright's disease and Bright's generation – toward exact medicine at Guy's hospital. *Bull Hist Med* 1981; **55**: 307-321.

30. Fine LG. Pathological specimens of the kidney examined by Richard Bright. *Kidney Int* 1986; **29**: 778-783.

31. Argen RG. Early history of arthritis. In Argen RG (ed). Arthritis what is it? Decades of diagnosis and management with an exciting future, 1ª ed. Universe: New York, 2004, pp 19-20.

32. Gardner, SD, Field, AM, Coleman, DV, Hulme, B. New human papovavirus (BK) isolated from urine after transplantation. *Lancet* 1971; **1**: 1253-1257.

33. Zimmerman KW. Über den Bau des Glomerulus der menschlichen Niere. *Z Mikrosk Anat Forsch* 1929; **18**: 520-552.

34. Pinto LMO. Revisão/Atualização em Nefrologia Clínica: Células mesangiaise matriz mesangial: sua interação mediando o processo decronificação da lesão glomerular. *J Bras Nefrol* 1998; **20**: 178-185.

35. Ulinski T, Lhopital C, Cloppet H *et al*. Munchausen syndrome by proxy with massive proteinúria and gastrointestinal hemorrhage. *Pediatr Nephrol* 2004; **19**: 798-800.

36. Ogawa Y, Kobayashi T, Shiroma S *et al*. Restored kidney transplant using kidneys affected by small tumors: Outcomes and Lessons Learned: 500. *Transplantation* 2012; **94(10S)**: 239.

37. Bastos MG. Editorial. *J Bras Nefrol* 2012; **34(4)**: 316-316. Disponível em http://www.scielo.br/pdf/jbn/v34n4/v34n4a01.pdf. Acessado em 14 de julho de 2017.

38. Cockcroft DW, Gault MH. Prediction of creatinine clearance from serum creatinine. *Nephron* 1976; **16**: 31-41.

39. Fabry J. Ein Beitrag zur Kenntnis der purpura haemorrhagica nodularis (Purpura papulosa haemorrhagica Hebrae). *Arch Dermatol Syph* 1898; **43**: 187-200.

40. Anderson W. A case of "angeiokeratoma". *Br J Dermatol* 1898; **10**: 113-117.

41. Stroosma OB, Scheltinga MR, Stubenitsky BM, Kootstra G. Horseshoe kidney transplantation: an overview. *Clin Transplant* 2000; **14**: 515-519.

42. Lok CE. Fistula first initiative: advantages and pitfalls. *Clin J Am Soc Nephrol* 2007; **2**: 1043-1053.

43. Rocha e Silva M, Beraldo WT, Andrade SO. A new fator (bradykinin) released from plasma globulin by snake venom and trypsin. *Procedures of the First International Congress of Biochemistry* 1949; p 119.

44. Ferreira SH, Rocha, Silva M. Potentiation of bradykinin and eledoisin by BPF (Bradykinin Potentiating Factor) from Bothrops jararaca venom. *Experientia* 1965; **21**: 347-349.

45. Noronha IL, Schor N, Coelho SN et al. Nephrology, dialysis and transplantation in Brazil. *Nephrol Dial Transplant* 1997; **12**: 2234-2243.

46. Iversen P, Brun C. Aspiration biopsy of the kidney. *J Am Soc Nephrol* 1997; **8**: 1778-1787.

47. Kark RM, Muehrcke, Pirani CL. Biopsy of kidney in prone position. *Lancet* 1954; **1**: 1047-1049.

48. Ludwig CFW. Beitraege zur Lehre vom Mechanismus der Harnsekretion. Marburg: N.G. Elwert, 1843.

49. Arendshorst WJ, Gottschalk CW. Glomerular ultrafiltration dynamics: historical perspective. *Am J Physiol* 1985; **248 (2 Pt 2)**: F163-F174.

50. Jepson RG, Mihaljevic L, Craig J. Cranberries for treating urinary tract infections. *Cochrane Database Syst Rev* 2000. CD001322.

51. Araujo SM, Ambrosoni P, Lobao RR *et al*. The renal osteodystrophy pattern in Brazil and Uruguay: an overview. *Kidney Int Suppl* 2003; **85**: S54-S56.

52. Blagg CR. The early history of dialysis for chronic renal failure in the United States: a view from seattle. *Am J Kidney Dis* 2007; **49**: 482-496.

53. Alexander S. They decide who lives, who dies: medical miracle puts moral burden on small committee. *Life* 1962; **53**:102-125.

54. Krambeck AE, Gettman MT, Rohlinger AL *et al.* Diabetes mellitus and hypertension associated with shock wave lithotripsy of renal and proximal ureteral stones at 19 years of follow-up. *J Urol* 2006; **175**: 1742-1747.

55. Vendramini LC, Nishiura JL, Baxmann AC, Heilberg IP. Caffeine intake by patients with autosomal dominant polycystic kidney disease. *Braz J Med Biol Res* 2012; **45**: 834-840.

56. Alport AC. Hereditary familial congenital haemorrhagic nephritis. *Br Med J* 1927; **1**: 504-506.

57. Arnott EJ, Crawfurd MD, Toghill PJ. Anterior lenticonus and Alport's syndrome. *Br J Ophthalmol* 1966; **50**: 390-403.

58. Siegal B. The polycystic kidney donor. *Transplantation* 1992; **54**: 1131.

59. Mancini G, Camparini L, Salvadori M. Transplant of a polycystic kidney because of organ shortage. *Transplant Proc* 1990; **22**: 376.

60. Spee EK, Orlowski JP, Schorr WJ *et al.* Successful use of polycystic cadáver donor kidney. *Transplant Proc* 1990; **22**: 374-475.

61. Fischer WJ. Thomas Sydenham, the english Hippocrates (1624-1689). *Can Med Assoc J* 1913; **3**: 931-946.

62. Fine LG. William Bowman's description of the glomerulus. *Am J Nephrol* 1985; **5**: 437-440.

63. Eknoyan G. Sir William Bowman: His contributions to physiology and nephrology. *Kidney Int* 1996; **50**: 2120-2128.

64. Howell WH. Heparin, an anticoagulant. *Am J Physiol* 1922; **63**: 434-435.

65. Wardrop D, Keeling D. The story of the discovery of heparin and warfarin. *Br J Haematol* 2008; **141**: 757-763.

66. Muller E, Kahn D, Mendelson M. Renal transplantation between HIV-positive donors and recipients. *N Engl J Med* 2010; **362**: 2336-2337.

67. Adhiyaman V, Adhiyaman S, Sundaram R. The Lazarus phenomenon. *J R Soc Med.* 2007; **100**: 552-557.

68. Raia S, Nery JR, Mies S. Liver transplantation from live donors. *Lancet* 1 989; **2(8661)**: 497.

69. Birch D, Fairley K. Hematúria: glomerular or nonglomerular? *Lancet* 1979; **2**: 845-846.

70. Newell FW. Friedrich Gustav Jacob Henle (1809-1885). *Am J Ophthalmol* 1985; **99**: 360-361.

71. Kestila M, Mannikko M, Holmberg C *et al.* Congenital nephrotic syndrome of the Finnish type maps to the long arm of chromosome 19. *Am J Hum Genet* 1994; **54**: 757-764.

72. Oriel JD. Eminent venereologists. 1. Albert Neisser. *Genitourin Med* 1989; **65**: 229-234.

73. Witkowsky JA. Alexis Carrel and the mysticism of tissue culture. *Med Hist* 1979; **23**: 279-296.

74. Britto N. Oswaldo Cruz: a construção de um mito na ciência brasileira. Editora FIOCRUZ: Rio de Janeiro, 1995, pp 70-130.

75. Lucas RC. On a form of late rickets associated with albuminuria, rickets of adolescents. *Lancet* 1883; **1**: 993-994.

76. Liu SH, Chu HI. Studies on calcium and phosphorus metabolism with special reference to pathogenesis and effect of dihydrotachysterol (A.T. 10) and iron. *Medicine* 1943; **22**: 103-161.

77. Hoyer JR, Seiler MW. Pathophysiology of Tamm-Horsfallprotein. *Kidney Int* 1979; **16**: 279-289.

78. Teixeira E, Monteiro G, De Cenzo M *et al.* Transplantation of the isolated pancreas: report on the first human case. *Bull Soc Int Chir* 1970; **29**: 337-344.

79. Vikese BE, Irgens LM, Leivstad T, Skjaerven R, Iversen BM. Pre-eclampsia and the risk of end-stage renal disease. *N Engl J Med.* 2008; **359**: 800-809.

80. Goodpasture EW, Burnett FL. The pathology of pneumonia accompanying influenza. *US Naval Med Bull* 1919; **13**: 177-197.

81. Stanton MC, Tange JD. Goodpasture's syndrome (pulmonary haemorrhage associated with glomerulonephritis). *Aust N Z J Med* 1958; **7**: 132-144.

82. Scheer RL, Grossman MA. Immune aspects of the glomerulonephritis associated with pulmonary haemorrhage. *Ann Intern Med* 1964; **60**: 1009-1021.

83. Flamm H. The Austrian pediatrician Theodor Escherich as bacteriologist and social hygienist: The 100th anniversary of his death on February 15th, 1911. *Wien Klin Wochenschr* 2011; **123**: 157-171.

84. Stone MJ. Henry Bence Jones and his protein. *J Med Biogr* 1998; **6(1)**: 53-57.

85. Müller F. Morbus Brightii. *Verh Dtsch Ges Path* 1905; **9**: 64-99.

86. Cattran DC. Historical aspects of proteinuria. *Adv Chronic Kidney Dis* 2011; **18**: 224-232.

87. Adams AK. Tarnished Idol: William Thomas Green Morton and the Introduction of Surgical Anesthesia. *J R Soc Med* 2002; **95(5)**: 266-267.

88. Gerlach J. Beiträge zur Strukturlehre der Niere. *Arch Anat Physiol Wiss Med* 1845; **378**: 401-427.

89. Möllendorff WV. Über Deckzellen und Bindegewebe in Glomerulus der menschlichen Niere. *Z Zellforsch* 1930; **11**: 16-49.

90. Kussmaul A, Maier K. Über eine bischer nicht beschreibene eigenthümliche Arterienerkrankung (Periarteritis nodosa), die mit Morbus Brightii und rapid fortschreitender allgemeiner Muskellähmung einhergeht. *Dtsch Arch Klin Med* 1866; **1**: 484.

91. Tiselius A. Eletrophoretic analysis of normal and immune sera. *Biochem J* 1937; **31**: 1464-1477.

92. Gallon L, Leventhal J, Skaro A et al. Resolution of recurrent focal segmental glomerulosclerosis after retransplantation. *N Engl J Med* 2012; **366**: 1648-1649.

93. MacCallum WG. William Stewart Halsted: Surgeon. Baltimore: Johns Hopkins University Press; 1930.

94. Lathan SR. Caroline Hampton Halsted: the first to use rubber gloves in the operating room. Proceedings. *Bayl Univ Med Cent* 2010; **23**: 389-392.

95. Mikulicz J. Das Operieren in strerilisierten Zwirnhandschuhen und mit Mundbinde. *Centralblatt fur Chirurgie* 1897; **26**: 714.

96. Pelchat ML, Bykowski C, Duke FF, Reed DR. Excretion and perception of a characteristic odor in urine after asparagus ingestion: a Psychophysical and Genetic Study. *Chem Senses* 2011; **36**: 9-17.

97. Midthun SJ, Paur R, Lindseth G. Urinary tract infections. Does the smell really tell? *J Gerontol Nurs* 2004; **30(6)**: 4-9.

98. Sommerer C, Scharf M, Seitz C *et al.* Assessment of renal allograft fibrosis by transient elastography. *Transpl Int* 2013; **26**: 545-551.

99. Suzuki J, Takaku A. Cerebrovascular "moyamoya" disease. Disease showing abnormal net-like vessels in base of brain. *Arch Neurol* 1969; **20**: 288-299.

100. International Conference on Primary Health Care Declaration of Alma-Ata. *WHO Chron* 1978; **32(11)**: 428-430.

101. Marshall B, Adams PC. Helicobacter pylori: A Nobel pursuit? *Can J Gastroenterol* 2008; **22(11)**: 895-896.

3

NEFROLOGIA INTERVENCIONISTA PELO PRÓPRIO NEFROLOGISTA

Henrique Luiz Carrascossi

◆

AVANÇO DO NEFROLOGISTA INTERVENCIONISTA

Em 1949, no Hospital das Clínicas de São Paulo, por Tito Ribeiro de Almeida, iniciou-se a história da hemodiálise ("rim artificial") no Brasil para tratar uma paciente de 27 anos de idade portadora de insuficiência renal, a nefrologia nunca mais foi a mesma[1]. O desenvolvimento da nefrologia com aumento exponencial do número de pacientes tratados é evidente. O número de pacientes tratados passou de 500, em 1976, para 9 mil, em 1986, cresceu para 32 mil, em 1996, chegando aos 95 mil, em 2008, e a mais de 110 mil, em 2016[2].

Com o avanço da tecnologia e muitas vezes a necessidade de procedimentos específicos relacionados à especialidade, o nefrologista vem, talvez por necessidade, buscando um atendimento mais completo aos pacientes com doenças renais. Nos últimos anos, o número de nefrologistas com tendências intervencionistas vem aumentando, e cada vez mais procedimentos como biópsias renais percutâneas, implantes de cateteres venosos de curta e longa permanência, implantes de cateteres para diálise peritoneal (Tenckhoff) e fístulas arteriovenosas vêm sendo feitos ou acompanhados por nefrologistas.

BIÓPSIA RENAL PERCUTÂNEA

A primeira biópsia renal percutânea foi realizada em 1951 por Iversen e Brun[3]. Desde então, tem evoluído bastante, tanto na técnica como no equipamento utilizado. No início, a biópsia era guiada por urografia excretora prévia e apenas em 40% dos casos se tinha amostra representativa, além de muitas complicações. Com a chegada da ultrassonografia no final da década de 1980, associada ao desenvolvimento de agulhas acopladas a um disparador automático (biópsia guiada por ultrassonografia *in-loco, point of care ultrasonography*), aumentamos a segurança e reduzimos as complicações do procedimento[4,5]. A biópsia é um exame indispensável para o diagnóstico, prognóstico e tratamento das doenças renais, especialmente as glomerulares[6,7].

A realização da biópsia renal percutânea pode ser feita tranquilamente pelo nefrologista, de preferência com conhecimento e treinamento em ultrassonografia, o que torna o procedimento muito mais seguro. A ultrassonografia não expõe o paciente à radiação nem usa contraste, tem baixo custo, além de poder ser realizada em ambulatório ou à beira do leito hospitalar. Nossa experiência com a biópsia renal percutânea em rins nativos constituiu-se em procedimento de baixo risco, semelhante ao da literatura. Atualmente, com o aprimoramento desse método propedêutico, utilizando-se agulhas automáticas mais finas e guiadas por ultrassom, tem-se obtido número maior de glomérulos e redução na gravidade e frequência das complicações, embora não seja ainda um procedimento sem risco[8].

Antes de realizar o exame é rotina a solicitação de exames para avaliação de coagulação. A técnica usada é com o posicionamento do paciente em decúbito dorsal e por meio da ultrassonografia o rim é localizado, sendo avaliados posicionamento de cistos renais se presentes, profundidade dos rins e melhor localização para o posicionamento e introdução da agulha para a retirada dos fragmentos. Realizamos anestesia local com lidocaína a

2% e utilizamos uma agulha de punção lombar para anestesiar a cápsula renal. Após, são coletados os fragmentos com a agulha automática. Tudo guiado pelo ultrassom. Após o procedimento mantemos o paciente em repouso e observação por 12 horas. Isso é controverso na literatura, sendo que o tempo ideal seria até 24 horas, visto que mais de 90% das complicações acontecem nesse tempo[9].

Portanto, deve-se adotar um critério rígido na seleção dos pacientes, observando-se as alterações clínicas e laboratoriais, a fim de se evitar complicações mais sérias.

IMPLANTES DE CATETERES VENOSOS DE CURTA E LONGA PERMANÊNCIA

O acesso vascular para a realização da hemodiálise historicamente sempre foi um fator determinante e que com certeza é um dos pontos que traz mais complicações e intercorrências nos pacientes.

Em 1952, Seldinger[10] revolucionou a inserção intravascular de cateteres por meio de um fio-guia flexível introduzido por punção, sendo até hoje a base nos procedimentos de implante de cateteres para hemodiálise. No mesmo ano, um cirurgião francês, Robert Aubaniac[11], criou o acesso venoso por punção da veia subclávia e jugular interna, o que permitia a infusão de maiores volumes de fluidos rapidamente em combatentes em campo de batalha com choque hipovolêmico.

Na década de 1980, iniciou-se o uso de cateteres de duplo lúmen para a realização de hemodiálise, com certeza foi uma grande revolução na nefrologia, saímos dos temidos *shunts* e cateteres monolúmen e evoluímos para os cateteres de duplo lúmen de curta permanência e em seguida os tuneilizados de longa permanência. Logicamente o acesso ideal à hemodiálise é a fístula arteriovenosa, mas com certeza os cateteres, principalmente os de longa permanência, são uma opção necessária.

O implante desses cateteres deve ser realizado preferencialmente pelo próprio nefrologista, visto que na maioria das vezes são procedimentos emergenciais, que requerem treinamento específico juntamente com acurácia que somente a prática repetitiva do procedimento irá proporcionar, visto a grande dificuldade de acesso venoso em muitos pacientes dialíticos. Em nosso serviço todos os cateteres são implantados pelos nefrologistas com resultados ótimos e com mínimas intercorrências, sendo a mais comum sangramentos pelo óstio de cateteres tuneilizados que conseguimos conter com curativos mais compressivos.

A técnica de acesso depende do vaso selecionado. A veia preferencial com menor incidência de estenoses é a jugular interna direita, mas podemos utilizar também as subclávias e femorais, sendo sua abordagem descrita na figura 3.1[12-15]. A utilização de ultrassonografia torna possível a avaliação da veia escolhida para punção, permitindo que uma trombose assintomática seja diagnos-

ticada antes do início da operação. Esse recurso permite também a punção guiada por ultrassom, reduzindo riscos de acidentes, como punção arterial e pneumotórax (Figura 3.2)[15-17].

Em nosso serviço, de janeiro a junho de 2017, tivemos 110 cateteres de duplo lúmen de curta e 20 cateteres de longa permanência implantados por nefrologistas com sucesso.

FÍSTULAS ARTERIOVENOSAS

Na década de 1960, Brescia e Cimino[18] revolucionaram a hemodiálise com o desenvolvimento das fístulas arteriovenosas (FAVs) utilizadas até hoje. As fístulas distais nos membros superiores são a primeira opção, como a radiocefálica, deixando sempre as veias proximais para a necessidade de um novo acesso futuro[19]. Além disso, o uso de cateteres como acesso à hemodiálise está associado à maior morbidade e mortalidade em relação ao uso de FAV[20-23]. Dados mostram que um único episódio de bacteriemia relacionado a cateter está associado com o aumento na mortalidade até nos próximos 3 anos pós-infecção[24].

A avaliação do sistema venoso e arterial antes da confecção da FAV com ultrassonografia com *Doppler* possibilita observar flebites, estenoses e oclusões e aumenta os índices de sucesso, além de diminuir a manipulação do local malsucedida[25]. Também nessa avaliação são feitas as medidas de diâmetros internos das artérias e veias. Os valores satisfatórios do diâmetro interno das veias são: nos punhos > 2mm e no cotovelo e braço > 3mm; e as artérias com diâmetro interno > 1,5mm[26,27].

Os pacientes renais crônicos são em sua maioria grandes vasculopatas por suas próprias doenças de base e em conjunto com o maior tempo de utilização das FAVs as complicações também aumentam, entre elas as estenoses e tromboses que nos últimos anos vêm sendo muito estudadas.

As estenoses de FAV podem ser tratadas por angioplastia percutânea com balão ou cirurgia. Existe uma taxa de sucesso relatada em até 83% nas angioplastias com balão[28] e em alguns casos podendo ser usado também *stent*[29,30]. Como há grande dificuldade de acesso a esses procedimentos custeados pelo Sistema Único de Saúde (SUS), em nosso serviço conseguimos fazer o diagnóstico, mas dificilmente conseguimos a liberação dos procedimentos endovasculares, tendo que ser a abordagem cirúrgica na maioria das vezes.

As tromboses de FAVs devem ser sempre abordadas de urgência na tentativa de salvar o acesso. As principais causas são hipotensões, estenoses prévias que causam baixo fluxo, compressão excessiva em curativos oclusivos e hematomas compressivos. A abordagem que indicamos é a trombectomia com cateter de Fogarty, já os procedimentos percutâneos temos o mesmo problema de falta de acesso pelo SUS.

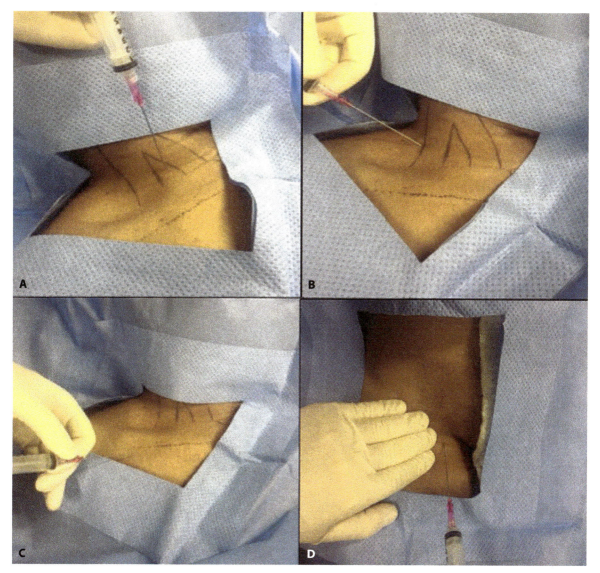

Figura 3.1 – Técnicas de punção das veias profundas mais frequentemente utilizadas para inserção de cateteres venosos. **A)** Punção anterior da veia jugular interna (VJI). Entrada entre os ventres do músculo esternocleidomastóideo, com agulha inclinada a 45° em direção ao mamilo ipsilateral. **B)** Punção posterior da VJI. Agulha introduzida em direção medial, abaixo do ramo clavicular do músculo esternocleidomastóideo. **C)** Punção infraclavicular da veia subclávia com entrada entre os terços médio e lateral da clavícula. **D)** Punção da veia femoral realizada medialmente ao local onde é palpado o pulso arterial femoral.

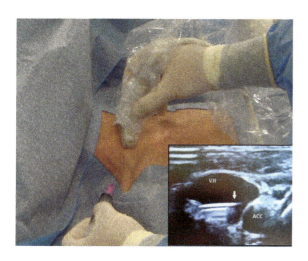

Figura 3.2 – Punção por via posterior da veia jugular interna direita com o auxílio do ultrassom. No detalhe, imagem ultrassonográfica da punção mostrando a extremidade da agulha (seta) no interior da veia. VJI = veia jugular interna; ACC = artéria carótida comum.

Realmente, para a realização de FAVs há necessidade de treinamento cirúrgico, visto que as complicações podem ser mais graves e em muitas vezes só podendo ser resolvidas por um cirurgião vascular. Logicamente o nefrologista bem treinado pode estar apto à realização do procedimento e, talvez mais importante do que isso, é a capacitação do nefrologista em saber diagnosticar precocemente problemas no acesso e conseguir evitar complicações com possíveis intervenções precoces, em muitas vezes fazendo uma fistulografia ou uma simples ultrassonografia com *Doppler* que com certeza temos um acesso muito mais facilitado.

IMPLANTES DE CATETERES PARA DIÁLISE PERITONEAL (TENCKHOFF)

Desde 1968, quando Henry Tenckhoff[31,32] criou o cateter com dois *cuffs*[33] tuneilizado, a diálise peritoneal avançou em seu tratamento. Várias são as técnicas para sua inserção, a técnica cirúrgica aberta, por trocarte e a por Seldinger.

Muitos centros sofrem ainda com a questão do implante do cateter e isso limita muito a indicação da modalidade e a consequente progressão da terapia no Brasil. Sabemos que as clínicas de hemodiálise estão superlotadas e com certeza a modalidade peritoneal é uma ótima opção. A técnica cirúrgica é geralmente a técnica utilizada pelos médicos cirurgiões que implantam os cateteres em alguns centros. O grande problema enfrentado é a disponibilidade do profissional cirurgião para fazer o procedimento rapidamente, visto que na maioria das vezes o paciente necessita iniciar a terapia dialítica rapidamente e em muitas vezes com a demora para a implantação do cateter o paciente acaba iniciando em hemodiálise, sendo muito raro após isso a migração de terapia.

A técnica por trocarte é ainda utilizada, mas hoje a técnica e a disponibilidade de *kits* de cateteres Tenckhoff por Seldinger (Figura 3.3) facilitaram e tornaram muito mais seguro o implante por essa técnica pelo próprio nefrologista[34]. Sabe-se que nos centros onde o nefrologista implanta os cateteres há aumento em torno de 30% no número de pacientes em diálise peritoneal em relação aos centros onde os implantes são feitos por cirurgiões[35,36]. Em nosso centro de diálise peritoneal em Araraquara, interior de São Paulo, todos os implantes são realizados pela técnica de Seldinger (Figuras 3.4 a 3.7) pelo nefrologista responsável, acompanhado pela enfermeira nefrologista, com resultados muito bons, com taxas de infecções e translocação próximas a zero. No período de janeiro de 2010 a junho de 2017 (90 meses) foram implantados 154 cateteres de Tenckhoff, todos pelo mesmo nefrologista, acompanhado da enfermeira responsável pela diálise peritoneal. Foram 120 implantes por técnica de Seldinger, 24 implantes por técnica cirúrgica aberta, 10 por trocarte. A taxa de migração do cateter com necessidade de nova invervenção

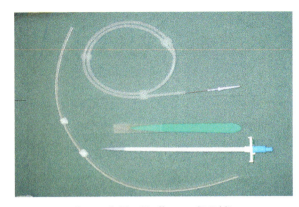

Figura 3.3 – Cateter de Tenckhoff com o *kit* Seldinger.

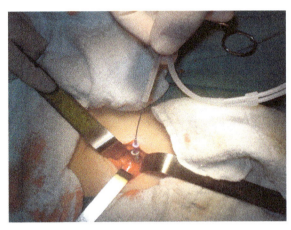

Figura 3.4 – Após punção da cavidade e infusão de SF a 0,9% 1.000mL na cavidade abdominal, passamos o fio-guia.

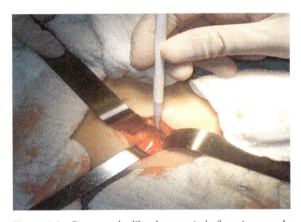

Figura 3.5 – Passagem do dilatador através do fio-guia entrando na cavidade abdominal.

foi menor que 1%, taxa de infecção menor que 1% e não houve nenhuma complicação no pós-operatório tanto imediato como tardio.

Preparamos todos os pacientes no pré-operatório com o uso de laxantes e orientação de boa limpeza do abdome no pré-operatório imediato. Usamos cefalospo-

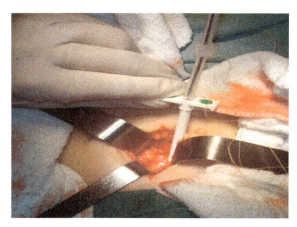

Figura 3.6 – Passagem do cateter de Tenckhoff pelo dilatador, devendo ser posicionado dentro da cavidade abdominal por meio do guia metálico.

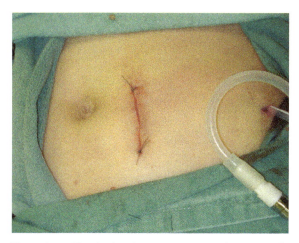

Figura 3.7 – Cicatriz cirúrgica pós-sutura e tuneilização no subcutâneo com orifício de saída do cateter e conexões.

rinas de primeira geração como antibioticoterapia profilática no ato cirúrgico e a maioria dos pacientes são apenas submetidos a sedação e anestesia local, a depender das condições clínicas do paciente.

CONCLUSÕES

O uso adequado de ferramentas como a ultrassonografia aumenta muito a acurácia e a segurança de todos os procedimentos citados. Seu uso deve ser cada vez mais estimulado em nefrologia, visto que em várias especialidades a ultrassonografia já é muito mais utilizada.

Em nefrologia fica evidente que é necessário que os médicos nefrologistas sejam mais bem treinados para a realização dos procedimentos que falamos neste capítulo. Os programas de residência médica em nefrologia devem incluir grades de treinamento com essa visão. Apesar de o nefrologista ser um clínico com alto nível de complexidade, faz-se necessário essa visão intervencionista também, para qualificar e se adequar cada vez mais às necessidades dos pacientes renais crônicos, podendo monitorar melhor a volemia dos pacientes, realizar procedimentos invasivos com maior segurança e exatidão, visto que os pacientes nefropatas são de alta complexidade e qualquer complicação pode ser fatal.

REFERÊNCIAS BIBLIOGRÁFICAS

1. Romão Junior JE, Mion Junior, R. Ponto de vista histórico: primordios da hemodialise no Brasil: o rim artificial brasileiro. *J Bras Nefrol* 1994; **16**: 192-194.
2. Sociedade Brasileira de Nefrologia, Censo 2016, disponível em www.sbn.org.br.
3. Iversen P, Brun C. Aspiration biopsy of the kidney. 1951. *J Am Soc Nephrol* 1997; **8**: 1778-1787.
4. Nass K, O'Neill WC. Bedside renal biopsy: ultrasound guidance by the nephrologist. *Am J Kidney Dis* 1999; **34**: 955-959.
5. Korbert SM. Percutaneous renal biopsy. *Semin Nephrol* 2002; **22**: 254-257.
6. Fraser IR, Fairley KF. Renal biopsy as an outpatient procedure. *Am J Kidney Dis* 1995; **25**: 876-878.
7. Whittier WL, Korbet SM. Renal biopsy update. *Curr Opin Nephrol Hypertens* 2004; **13**: 661-665.
8. Maya ID, Maddela P, Barker J, Allon M. Percutaneous renal biopsy: comparison of blind and real-time ultrasound-guided technique. *Semin Dial* 2007; **20**: 355-358.
9. Whittier WL, Korbet SM. Renal biopsy: update. *Curr Opin Nephrol Hypertens* 2004; **13**: 661-665.
10. Seldinger SI. Catheter replacement of the needle in percutaneous arteriography; a new technique. *Acta Radiol* 1953; **39**: 368-376.
11. Aubaniac R. L'injection intraveineuse sous-claviculaire: advantages et technique. *Presse Med* 1952; **60**(68): 1456.
12. Powell S, Belfield J. Complex central venous catheter insertion for hemodialysis. *J Vasc Access* 2014; **15**(Supl 7): S136-S139.
13. Denny DF Jr. Venous access salvage techniques. *Tech Vasc Interv Radiol* 2011; **14**: 225-32.
14. Yazbek G, Zerati AE, Malavolta LC *et al*. Endovascular techniques for placement of long-term chemotherapy catheters. *Rev Hosp Clin Fac Med Sao Paulo* 2003; **58**: 215-218.
15. Beathard GA, Arnold P, Jackson J, Litchfield T. Aggressive treatment of early fistula failure. *Kidney Int* 2003; **64**: 1487-1494.
16. Cavanna L, Civardi G, Vallisa D et al. Ultrasound-guided central venous catheterization in cancer patients improves the success rate of cannulation and reduces mechanical complications: a prospective observational study of 1,978 consecutive catheterizations. *World J Surg Oncol* 2010; **8**: 91.
17. Peris A, Zagli G, Bonizzoli M *et al*. Implantation of 3951 long-term central venous catheters: performances, risk analysis, and patient comfort after ultrasound-guidance introduction. *Anesth Analg* 2010; **111**: 1194-1201.
18. Brescia MJ, Cimino JE, Appel K, Hurwich BJ. Chronic hemodialysis using venipuncture and a surgically created arteriovenous fistula. *N Engl J Med* 1966; **275**: 1089-1092.
19. Srivastava A, Sharma S. Hemodialysis vascular access options after failed Brescia-Cimino arteriovenous fistula. *Indian J Urol* 2011; **27**: 163-168.
20. Tordoir JH, Rooyens P, Dammers R *et al*. Prospective evaluation of failure modes in autogenous radiocephalic wrist access for haemodialysis. *Nephrol Dial Transplant* 2003; **18**: 378-383.
21. Schild AF, Prieta J, Glenn M *et al*. Maturation and failure rates in a large series of arteriovenous dialysis access fistulas. *Vasc Endovascular Surg* 2004; **38**: 449-453.
22. Clark TW, Cohan RA, Kwau A *et al*. Salvage of nonmaturing native fistulas by using angioplasty. *Radiology* 2007; **242**: 286-292.

23. Dember LM, Beck GJ, Allon M *et al*. Effect of clopidogrel on early failure of arteriovenous fistulas for hemodialysis: a randomized controlled trial. *JAMA* 2008; **299**: 2164-2171.

24. Parker TF 3rd, Glassock RJ, Steinman TI. Conclusions, consensus, and directions for the future. *Clin J Am Soc Nephrol* 2009; **4(Suppl 1)**: S139-S144.

25. Robbin ML, Gallichio MH *et al*. US Vascular mapping before hemodialysis access placement. Radiology 2000; **217**: 83-88.

26. Malovrh M. Strategy for the maximal use of native arteriovenous fistulae for hemodialysis. *Sci World J* 2006; **14**: 808-815.

27. Parmar J, Aslam M, Standfield N. Pre-operative radial arterial diameter predicts early failure os arteriovenous fistula (AVF) for haemodialysis. *Eur J Vasc Endovasc Surg* 2007; **33**: 113-115.

28. Nassar GM, Nguyen B, Rhee E, Achkar K. Endovascular treatment of the "Failing to Mature" arteriovenous fistula. *Clin J Am Soc Nephrol* 2006; **1**: 275-280.

29. Chan MR, Bedi S, Sanchez RJ *et al*. Stent placement versus angioplasty improves patency of arteriovenous grafts and blood flow of arteriovenous fistulae. *Clin J Am Soc Nephrol* 2008; **3**: 699-705.

30. Hatakeyama S, Toikawa T, Okamoto A *et al*. Efficacy of SMART Stent Placement for Salvage Angioplasty in Hemodialysis Patients with Recurrent Vascular Access Stenosis. *Int J Nephrol* 2011; **2011**: 464735.

31. Tenkhoff H, Schechter H. A bacteriologically safe peritoneal access device. *Trans Am Soc Artif Intern Organs* 1968; **16**: 176-186.

32. Striker GE, Tenckhoff H. A transcutaneous prosthesis for prolonged access to peritoneal cavity. *Surgery* 1971; **69**: 70-74.

33. McDonald Jr HP, Gerber N, Mishra D *et al*. Subcutaneous Dacron and Teflon cloth adjuncts for silastic arteriovenous shunts and peritoneal dialysis catheters. *Trans Am Soc Artif Intern Organs* 1968; **16**: 176-186.

34. Mather ER, Stevens J, Murphy C, Brown EA. Comparison of two methods os Tenckhoff catheter insertion. *Nephron* 1988; **48**: 87-88.

35. Asif A, Pflederer TA, Vieira CF *et al*. Does catheter insertion by nephrologists improve peritoneal dialysis utilization? A multicenter analysis. *Semin Dial* 2005; **18**: 157-160.

36. Wilkie M, Wild J. Peritoneal dialysis access results from a UK survey. *Perit Dial Int* 2009; **29**: 355-357.

SEÇÃO 2

Fisiologia Renal

◆

4

TRANSPORTADORES DE TOXINAS URÊMICAS: MOCINHOS OU VILÕES?

Regiane Stafim da Cunha
Andréa Emilia Marques Stinghen

◆

INTRODUÇÃO

A doença renal crônica (DRC) é caracterizada pela perda progressiva da capacidade funcional dos rins que leva ao acúmulo de compostos urêmicos no organismo, muitos dos quais são toxinas que interagem com diversos tecidos e órgãos via transportadores de membrana. Esse estado clínico é conhecido como uremia e se encontra associado ao desenvolvimento de diversas comorbidades, inclusive doenças cardiovasculares (DCV), que correspondem à principal causa de morte em pacientes com DRC. A uremia não é eficientemente corrigida pelas terapias substitutivas da função renal, tais como a hemodiálise e a diálise peritoneal, apesar do avanço tecnológico nessa área[1]. Portanto, a toxicidade urêmica permanece um desafio para a comunidade científica para se obter tratamentos mais eficazes para prevenir o desenvolvimento de comorbidades e melhorar a sobrevida dos pacientes com DRC.

As toxinas urêmicas correspondem a um conjunto heterogêneo de compostos, abrangendo desde solutos inorgânicos até peptídeos. Atualmente, já foram identificadas cerca de 150 toxinas urêmicas que são classificadas em três grupos, de acordo com suas propriedades físico-químicas e capacidade de remoção por terapias dialíticas[2,3]. O primeiro grupo é composto por moléculas solúveis com até 500 dáltons e de fácil remoção por diálise, tais como a ureia, a creatinina e as guanidinas. O segundo grupo corresponde aos compostos maiores que 500 dáltons, cuja remoção requer diálise especial com poros

que permitam a transposição dessas moléculas. São representantes desse grupo a leptina e o hormônio da paratireoide (PTH). Já o terceiro grupo inclui os compostos ligados a proteínas que, em razão disso, possuem baixa capacidade de remoção por diálise. Esse é o caso do indoxil sulfato e do *p*-cresil sulfato que apresentam, respectivamente, redução de apenas 32% e 29% na concentração sérica após sessão de hemodiálise[1]. Dessa forma, nos últimos anos diversos estudos investigaram os mecanismos celulares e moleculares das toxinas urêmicas, sendo identificada uma variedade de proteínas de transporte de membrana que fazem o influxo e o efluxo dessas toxinas nas células.

Os transportadores de membrana participam da depuração renal de diversas toxinas urêmicas, com um papel importante na secreção tubular. As células do túbulo renal apresentam transportadores na membrana basolateral que fazem a captação de substratos da corrente sanguínea, enquanto na membrana luminal se encontram os transportadores responsáveis pela reabsorção e pelo efluxo de compostos urêmicos para excreção pela urina. Essa distribuição diferencial dos transportadores possibilita o movimento transcelular dos solutos urêmicos[4,5]. Entre os transportadores identificados que participam do transporte mediado de toxinas urêmicas, encontram-se as proteínas das superfamílias gênicas *Solute Carrier* (SLC) e ATP-*binding cassette* (ABC) (Figura 4.1).

Além da expressão nos rins, esses transportadores podem ser expressos em outros tipos celulares, possibilitando a entrada de toxinas urêmicas em diferentes tecidos

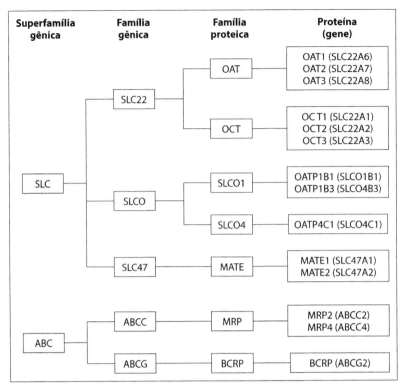

Figura 4.1 – Classificação dos transportadores de membrana da superfamília gênica SLC e ABC envolvidos no transporte de toxinas urêmicas. Adaptado de Nigam[6].

(Figura 4.2). Isso explica, em parte, os efeitos da toxicidade urêmica observados nos diversos sistemas biológicos do paciente com DRC. O endotélio, por exemplo, expressa transportadores de toxinas urêmicas e, sob condições de uremia, tem suas funções normais comprometidas[7]. De fato, estudos clínicos demonstraram que a disfunção endotelial está associada à perda da função renal nos pacientes com DRC[8,9]. Não só isso, mas também as condições fisiopatológicas podem levar a alterações nos níveis de expressão dos transportadores, influenciando os efeitos biológicos das toxinas urêmicas[10].

Considerando a importância dos transportadores no influxo e efluxo celular de toxinas urêmicas, os transportadores podem ser potenciais alvos terapêuticos no tratamento da DRC, a fim de minimizar as manifestações da uremia e melhorar o quadro clínico do paciente. Diante disso, este capítulo tem como objetivo elucidar o envolvimento dos transportadores nos mecanismos celulares e moleculares dessas toxinas para correlacioná-los aos eventos fisiopatológicos da DRC.

TRANSPORTADORES DE ÂNIONS ORGÂNICOS (OATS)

Os OATs formam uma família de proteínas de superfície celular que realizam o transporte mediado de diversos substratos, inclusive metabólitos, do organismo e xenobióticos. Estruturalmente, são compostos por 540 a 560 aminoácidos organizados em 12 domínios transmembrânicos α-hélice com ambas as terminações NH_2 e COOH no citoplasma. Apresentam múltiplas glicolisações na alça extracelular que são importantes para o endereçamento do transportador à membrana e para o reconhecimento do substrato[11,12]. Atualmente, as isoformas de OATs encontradas em tecidos humanos são OAT1-7, OAT10 e URAT1.

Os OATs são transportadores poliespecíficos, ou seja, são capazes de transportar uma variedade de substratos de acordo com suas propriedades físico-químicas e moleculares. Isso inclui não apenas ânions orgânicos de baixo peso molecular pelos quais são conhecidos, mas também outros tipos de moléculas como o cátion cimetidina[13,14]. Dessa forma, ao menos dez toxinas urêmicas já foram identificadas como substratos de OATs. São elas: p-cresil sulfato, indoxil sulfato, xantina, ácido quinurênico, ácido indolacético, ácido hipúrico, ácido p-hidroxi-hipúrico, ácido úrico, ácido 3-carboxi-4-metil-5-propil-2-furanopropanoico (CMPF) e trimetilamina-N-óxido (TMAO)[4,15-20].

O OAT1 (SLC22A6) e o OAT3 (SLC22A8) são as principais isoformas estudadas que estão envolvidas no transporte mediado de toxinas urêmicas, inclusive as toxinas ligadas a proteínas p-cresil sulfato, indoxil sulfato, ácido hipúrico e ácido quinurênico[4,17-19]. Ambos os transportadores realizam o transporte do tipo antiporte, no qual ocorre a captação dos substratos do meio extracelular que

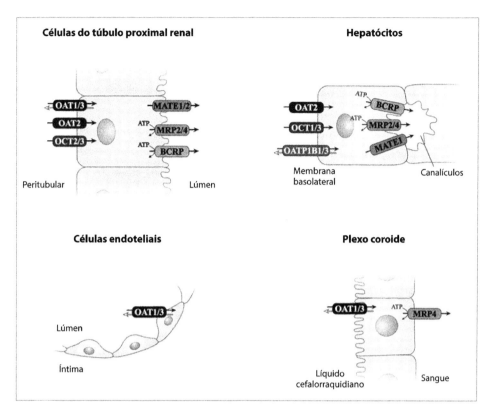

Figura 4.2 – Distribuição tecidual dos transportadores das famílias SLC e ABC. Fonte: Os autores.

são trocados por dicarboxilatos intracelulares. O OAT1 e o OAT3 são encontrados principalmente na membrana basolateral das células dos túbulos proximais dos rins, mas também são expressos no endotélio, no epitélio não pigmentado do corpo ciliar dos olhos, no plexo coroide, no músculo esquelético e no tecido ósseo[7,21-27].

Estudos *in vivo* demonstraram que tanto o OAT1 como o OAT3 possuem papel importante na excreção. Ambos exercem funções próximas com sobreposição de substratos. No entanto, a ausência de um deles não é totalmente compensada pela atividade do outro[19,28]. Isso pode ser observado em modelos animais deficientes de OAT1 e OAT3, nos quais é possível identificar o acúmulo de solutos urêmicos a partir de dados obtidos por análises de metabolômica. Dessa forma, camundongos deficientes de OAT1 apresentaram aumento nos níveis plasmáticos das toxinas *p*-cresil sulfato, indoxil sulfato e quinurenina, ao passo que camundongos deficientes de OAT3 acumularam *p*-cresil sulfato, indoxil sulfato, quinurenina, CMPF, ácido úrico e creatinina[19,29]. Além disso, recentemente foi demonstrado *in vivo* que o OAT1 tem maior participação na captação de quinurenina e xantina, enquanto o OAT3 está mais envolvido na captação de indoxil sulfato, CMPF e TMAO. Já o *p*-cresil sulfato é captado de forma equivalente por ambos os transportadores[19].

O OAT1 e o OAT3 também podem interagir e participar da depuração renal de diversas drogas utilizadas em tratamentos clínicos[30]. Entre elas, citam-se os agentes uricosúricos (probenecida), os antibióticos β-lactâmicos (benzilpenicilina), os antivirais (aciclovir, adefovir), os anti-inflamatórios não esteroides (ibuprofeno), entre outros[14,31,32]. Essa interação pode levar a alterações na atividade do transportador, principalmente por inibição competitiva, como é o caso do probenecida e da benzilpenicilina. De fato, estudos demonstraram que o probenecida inibe a internalização celular do *p*-cresil sulfato e do indoxil sulfato[7,17]. Por outro lado, alguns compostos inibem de forma não competitiva. O telmisartan, por exemplo, altera de modo reversível a conformação do OAT1, impedindo-o de realizar a translocação de substratos[31].

Estudos *in vitro* demonstraram que o bloqueio seletivo do OAT1 e do OAT3 por meio de inibidores atenua os efeitos biológicos das toxinas urêmicas, tais como a produção de espécies reativas de oxigênio (EROs) e de moléculas inflamatórias. Nas células do túbulo proximal, por exemplo, foi demonstrado que o *p*-cresil sulfato em concentrações urêmicas induziu a produção de EROs via NADPH oxidase[33]. Já o CMPF nessas células contribuiu para a formação de EROs, principalmente o ânion superóxido ($O_2^{\bullet-}$), assim como aumentou a expressão da molécula inflamatória fator de crescimento transformador-beta-1 (TGF-β1)[15]. Em ambos os casos, os efeitos das toxinas foram revertidos com probenecida[15,33]. Portanto, esses dados demonstram que as células renais, apesar de tão importantes para a excreção de toxinas urêmicas via OATs, são suscetíveis ao dano celular diante de concentrações elevadas dessas toxinas, tais como as encontradas nos pacientes com DRC.

Os OATs também estão envolvidos com os efeitos da toxicidade urêmica sobre o sistema cardiovascular. Tanto as células endoteliais como as de músculo liso que compõem o vaso expressam OATs[7,23,34,35]. Além disso, foi demonstrado in vitro que a expressão de OAT1 pelas células endoteliais é aumentada após exposição ao p--cresil sulfato por 24 horas, porém nos tratamentos acrescidos de probenecida não é observada alteração de expressão[7]. O p-cresil sulfato, especificamente, foi capaz de induzir a produção de EROs e a expressão da proteína quimiotática de monócitos-1 (MCP-1) por células endoteliais[36]. Observou-se também a disfunção das células musculares lisas que passaram a expressar proteínas de osteoblastos[35]. Entretanto, esses eventos nas células vasculares não ocorrem na presença de inibidores de OATs[35,36]. O indoxil sulfato, por sua vez, aumentou a expressão da molécula de adesão E-selectina que, consequentemente, elevou o número de interações entre o endotélio e leucócitos, efeitos que foram revertidos com probenecida[23]. A produção de moléculas inflamatórias bem como o estresse oxidativo resultante da exposição às toxinas urêmicas estão envolvidos fortemente com a patogênese de DCV, tais como a aterosclerose e a calcificação vascular. Recentemente, foi demonstrado que a atorvastatina atenua os efeitos aterogênicos induzidos pelo p-cresil sulfato em camundongos deficientes de apoE e com nefrectomia 5/6[37]. Isso pode estar relacionado, em parte, com o fato de a atorvastatina ser um composto capaz de inibir a atividade do OAT3[38].

Outros efeitos tóxicos incluem a disfunção de células ósseas e a atrofia do músculo esquelético. Sobre isso, experimentos in vitro demonstraram que o indoxil sulfato inibiu a diferenciação e a atividade funcional de osteoclastos e osteoblastos, efeitos que foram revertidos com probenecida[26,27]. Estudos também demonstraram que o indoxil sulfato contribuiu para a atrofia do músculo esquelético, conhecida como sarcopenia e comumente encontrada em pacientes com DRC. Nesse caso, o indoxil sulfato induziu as células do músculo esquelético a aumentar a expressão de miostatina e atrogina-1, proteínas correlacionadas com a atrofia muscular. Além disso, a toxina aumentou a produção de EROs e a expressão de fator de necrose tumoral-alfa (TNF-α), interleucina-6 (IL-6) e TGF-β1[39]. Tais efeitos foram restabelecidos com inibidores de OATs[27,39]. Esses dados em conjunto, portanto, corroboram o envolvimento dos OATs na entrada dessas toxinas na célula.

A expressão do OAT1 e do OAT3 pode ser modulada sob condições fisiopatológicas. Na DRC, especificamente, a expressão de OAT1 e OAT3 foi reduzida em células renais de ratos com nefrectomia 5/6 e também em ratos tratados com o agente nefrotóxico gentamicina[10,40,41]. De forma similar, a expressão de OAT3 diminuiu na barreira hematoencefálica de ratos com nefrectomia 5/6[42]. Nesse mesmo modelo animal, entretanto, a expressão dos OATs aumentou nos túbulos renais com a administração por via oral de indoxil sulfato[43].

Outras isoformas de OATs podem estar envolvidas no transporte de toxinas urêmicas, porém há poucos estudos sobre o assunto. É o caso do OAT2 (SLC22A7), encontrado expresso no fígado e na membrana basolateral das células dos túbulos renais[44]. Na literatura, estudos demonstraram que o OAT2 participa da excreção tubular da creatinina, toxina que também é excretada por filtração glomerular[45,46]. Além disso, o mecanismo de transporte do OAT2 não é baseado na troca de dicarboxilatos intracelulares, diferentemente do OAT1 e do OAT3[47].

TRANSPORTADORES DE CÁTIONS ORGÂNICOS (OCTS)

Os OCTs constituem uma família de transportadores composta pelas isoformas OCT1-3. São formados por 12 domínios transmembrânicos α-hélice, com 540 a 560 aminoácidos, terminações NH_2 e COOH no citoplasma e múltiplos sítios de glicolisação e fosforilação. O mecanismo de transporte é por difusão facilitada do tipo uniporte, no qual é utilizado o gradiente eletroquímico da membrana como força motriz para a translocação de substratos. Os OCTs são transportadores poliespecíficos, tendo principalmente como substrato os compostos catiônicos, embora também sejam capazes de carrear outros tipos de moléculas[48].

Os OCTs, de forma geral, foram pouco estudados sobre sua capacidade de transportar toxinas urêmicas e os efeitos biológicos resultantes desse processo na DRC. Apesar disso, foi demonstrado in vitro que o OCT1 (SLC22A1), transportador expresso principalmente no fígado, pode estar envolvido no transporte das toxinas guanidina succinato (GSA) e metilguanidina[49]. Já no plexo coroide, o OCT3 (SCL22A3) participa, ao menos em parte, da remoção da creatinina do líquido cefalorraquidiano[50]. O OCT3 também é encontrado na placenta, nos rins, no fígado, no coração, no músculo esquelético e no sistema nervoso central[44,51].

O OCT2 (SLC22A2), por sua vez, é responsável pela depuração renal de diversos compostos endógenos e xenobióticos, inclusive drogas de importância clínica, como é o caso da metformina utilizada no tratamento do diabetes[48]. O transportador é encontrado expresso na membrana basolateral nas células do túbulo proximal renal[25]. No entanto, sob as condições fisiopatológicas da DRC, a expressão de OCT2 nos túbulos renais foi reduzida em modelos animais[52]. Esse transportador é conhecido por realizar o transporte de guanidinas, tais como a creatinina, a GSA e a metilguanidina[49]. Além disso, foi demonstrado recentemente que o OCT2 é capaz de interagir com as toxinas urêmicas homocisteína, indoxil--β-D-glucoronidato, malondialdeído, dimetilamina e trimetilamina[53].

POLIPEPTÍDEOS TRANSPORTADORES DE ÂNIONS ORGÂNICOS (OATPS)

Os OATPs correspondem a uma família de transportadores de membrana capazes de carrear principalmente ânions orgânicos anfipáticos, mas também podem carrear substratos neutros ou com carga positiva. Ao contrário dos OATs, os OATPs podem transportar compostos maiores, com peso molecular acima de 300 dáltons, tais como os hormônios esteroides e os ácidos biliares. O mecanismo de transporte, entretanto, ainda não foi totalmente esclarecido, embora estudos sugerem que seja do tipo antiporte[54].

Os OATPs pertencem à família gênica *Organic Solute Carrier* (SLCO), antigamente conhecida como SLC21. São constituídos por 650 a 700 aminoácidos dispostos em 12 domínios transmembrânicos com as terminações NH_2 e COOH no meio citoplasmático[55]. Apresentam também sítios de modificações pós-traducionais que regulam o funcionamento do transportador. Nos humanos, já foram identificadas 11 isoformas de OATPs, localizados principalmente no fígado, no intestino e nos rins[56].

A isoforma OATP4C1 (SLCO4C1) é um dos poucos OATPs expressos nos rins humanos. Esse transportador é encontrado na membrana basolateral das células do túbulo proximal e é conhecido por transportar os hormônios tireoidianos e a digoxina. Em condições fisiopatológicas, foi verificado que a expressão de OATP4C1 é reduzida em ratos com insuficiência renal[57]. No entanto, a expressão induzida do OATP4C1 nos rins de ratos nefrectomizados reduziu os níveis plasmáticos das toxinas urêmicas dimetilarginina assimétrica (ADMA), GSA e transaconitato[58]. Essas toxinas em concentrações urêmicas são associadas a diversos efeitos negativos ao paciente. A ADMA, por exemplo, é capaz de inibir a atividade da enzima óxido nítrico sintase e induzir a disfunção endotelial. Além disso, estudos clínicos demonstraram que essa toxina está associada ao desenvolvimento de DCV e à mortalidade em pacientes com DRC[59,60].

Análises *in vivo* demonstraram que ratos nefrectomizados com expressão induzida de OATP4C1 obtiveram redução da pressão arterial, da hipertrofia cardíaca e da infiltração de macrófagos nos rins se comparados com ratos apenas nefrectomizados[58]. Portanto, esses dados indicam melhora no quadro de hipertensão e de inflamação renal, possivelmente em razão da redução da toxicidade urêmica.

As toxinas urêmicas podem modular a atividade de OATPs expressos no fígado, transportadores importantes no processo de metabolização de diversos compostos. O OATP1B1 (SLCO1B1) e o OATP1B3 (SLCO1B3), por exemplo, tiveram sua expressão gênica reduzida nos hepatócitos expostos ao plasma urêmico. Além disso, as toxinas urêmicas indoxil sulfato, CMPF, ácido hipúrico e ácido indolacético inibiram a atividade de ambos os transportadores em hepatócitos. Consequentemente, observou-se que essas toxinas ocasionaram redução da captação pelo OATP1B1 do SN-38, metabólito ativo do irinotecano, fármaco utilizado em tratamentos de neoplasias[61]. Isso explica, em parte, o acúmulo de SN-38 em pacientes com insuficiência renal, uma vez que a principal via de eliminação desse composto é pelo fígado[62]. Dessa forma, as toxinas urêmicas podem afetar também a farmacocinética de drogas metabolizadas pelo fígado, o que ressalta a importância de considerar as possíveis interações das toxinas urêmicas na prática clínica[63,64].

TRANSPORTADORES DE EFLUXO CELULAR

Transportadores de membrana podem mediar o efluxo celular de diversos compostos endógenos e xenobióticos, inclusive de toxinas urêmicas[65,66]. Esses transportadores possuem distribuição tecidual ampla, com múltiplas formas de regulação e sobreposição de substratos, além de interagirem com uma variedade de drogas utilizadas em tratamentos clínicos[44]. Entretanto, poucos estudos investigaram esse processo e seu impacto na toxicidade urêmica.

Os principais transportadores estudados responsáveis pelo efluxo celular de toxinas urêmicas pertencem à superfamília gênica ABC, cuja principal característica é o transporte dependente de ATP. Entre eles, citam-se a proteína de resistência ao câncer de mama (BCRP) e as proteínas de resistência a múltiplas drogas 2 e 4 (MRP2 e MRP4), que assim foram nomeadas por serem primeiramente correlacionadas à resistência de células neoplásicas aos tratamentos com agentes quimioterápicos[65,66].

Estruturalmente, o BCRP (ABCG2) apresenta cerca de 655 aminoácidos que formam um domínio de ligação a nucleotídeos na face intracelular, no qual ocorre a hidrólise do ATP, seguido de um domínio de expansão de membrana composto por seis α-hélices transmembrânicas[67]. Além disso, o BCRP forma homodímeros na membrana celular para ser funcional[68]. Esse transportador é encontrado principalmente na placenta, nos rins, no fígado, no intestino, entre outros[44,69].

O MRP4 (ABCC4), por sua vez, é composto por 1.325 aminoácidos distribuídos em dois domínios de ligação a nucleotídeos no citoplasma e outros dois domínios de expansão de membrana, cada um com seis segmentos transmembrânicos[70]. Já o MRP2 (ABCC2) é semelhante ao MRP4, porém apresenta três domínios de expansão de membrana. Dados da literatura ainda demonstraram que a atividade dos MRPs é influenciada por polimorfismos[71]. Tanto o MRP2 quanto o MRP4 apresentam numerosos substratos que compreendem xenobióticos e metabólitos do organismo, tais como as prostaglandinas[72]. Ambos os transportadores são encontrados expressos no fígado, no intestino, no endotélio, no plexo coroide e nos rins, os quais são importantes para a excreção de solutos urêmicos[44,73-76]. É o caso do p-amino-hipurato, composto que entra na célula via OAT1 e OAT3 na membrana basolateral e sai por meio do MRP4 na membrana luminal das células do túbulo proximal renal[77].

Estudos *in vitro* avaliaram o transporte de toxinas urêmicas pelo BCRP, MRP2 e MRP4 em células renais. De fato, foi demonstrado que o BCRP é capaz de transportar as toxinas *p*-cresil sulfato e *p*-cresil glucoronidato. Consequentemente, a inibição da atividade de BCRP aumentou os níveis intracelulares de *p*-cresil sulfato mas não de *p*-cresil glucoronidato, possivelmente por este ser substrato de outros transportadores de efluxo celular[66]. Outro estudo ainda verificou que a inibição de BCRP e de MRP4 potencializou a redução da viabilidade de células expostas ao indoxil sulfato e ao ácido quinurênico[5]. Além disso, demonstrou-se que a atividade do BCRP e do MRP4 foi inibida pelas toxinas indoxil sulfato, ácido hipúrico e ácido quinurênico, enquanto apenas o MRP4 teve sua atividade inibida pelo ácido indolacético[65].

Estudos utilizando modelo animal também investigaram a atividade de transportadores de efluxo de toxinas urêmicas. Sob esse aspecto, camundongos deficientes de BCRP ou MRP4 apresentaram aumento nos níveis plasmáticos da toxina ácido quinurênico. Não só isso, mas também foi observado que a hiperuricemia influencia a atividade desses transportadores e, assim, contribui para a retenção do ácido quinurênico[78]. Em conjunto, esses dados indicam a importância dos transportadores de efluxo celular de toxinas urêmicas.

Outra família de transportadores importantes para o efluxo celular são as proteínas de extrusão de multidrogas e toxinas (MATE) que pertencem à família gênica SLC47. Essas proteínas têm mecanismo de transporte do tipo antiporte, no qual é utilizado o gradiente de H^+ para a translocação de substratos[79]. O MATE1 (SLC47A1) e o MATE2-K (SLC47A2) são encontrados expressos na membrana luminal das células do túbulo renal, nas quais são considerados importantes para a depuração renal de diversos compostos endógenos e xenobióticos. De fato, estudos demonstraram que os MATEs participam da secreção tubular da creatinina e de guanidinas[80,81]. Entretanto, sua capacidade de carrear toxinas urêmicas é ainda pouco conhecida. Além dos rins, o MATE1 é encontrado expresso no fígado, no músculo esquelético, entre outros[81].

CONSIDERAÇÕES FINAIS

Os transportadores de membrana fazem parte do movimento celular de muitas toxinas urêmicas, possibilitando sua internalização ou sua saída (Figura 4.3). Os efeitos tóxicos ou benéficos viabilizados por esses transportadores dependem de aspectos biológicos que definem ou afetam seu funcionamento. Entre eles, citam-se a ativi-

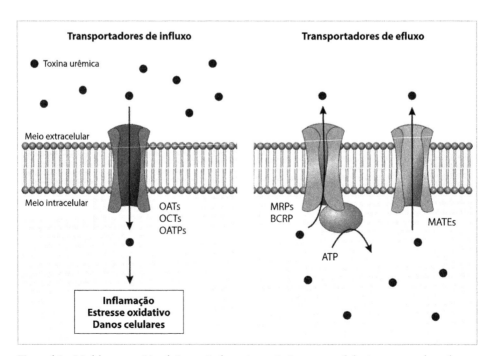

Figura 4.3 – Modelo esquemático da interação das toxinas urêmicas com a célula via transportadores de membrana. Transportadores de influxo: OATs, OCTs e OATPs da família SLC; transportadores de efluxo: BCRP e MRPs da família ABC e MATEs da família SLC. Fonte: Os autores.

dade de influxo ou de efluxo, a localização celular do transportador, a presença de indutores ou repressores, os polimorfismos, as condições fisiopatológicas, entre outros. Na DRC, portanto, as células são expostas à uremia, o que pode levar ao estresse oxidativo, à inflamação e ao dano celular nos tecidos que expressam esses transportadores. Diante disso, estudos devem ser conduzidos para o melhor entendimento dos mecanismos das toxinas urêmicas considerando a participação dos transportadores na captação ou eliminação dessas toxinas. Como os transportadores também são capazes de interagir com drogas, é necessário considerar potenciais interações farmacológicas, inclusive na prática clínica. Por fim, os transportadores podem ser alvos de intervenções terapêuticas para atenuar os efeitos da toxicidade urêmica e, dessa forma, melhorar a sobrevida do paciente com DRC.

REFERÊNCIAS BIBLIOGRÁFICAS

1. Itoh Y, Ezawa A, Kikuchi K *et al*. Protein-bound uremic toxins in hemodialysis patients measured by liquid chromatography/tandem mass spectrometry and their effects on endothelial ROS production. *Anal Bioanal Chem* 2012; **403**: 1841-1850.
2. EUTOX. European Uremic Toxin Work Group. 2016. http://eutoxdb.odeesoft.com/index.php (accessed August 2016).
3. Vanholder R, Van Laecke S, Glorieux G. What is new in uremic toxicity? *Pediatr Nephrol* 2008; **23**: 1211-1221.
4. Deguchi T, Kusuhara H, Takadate A *et al*. Characterization of uremic toxin transport by organic anion transporters in the kidney. *Kidney Int* 2004; **65**: 162-174.
5. Jansen J, Fedecostante M, Wilmer MJ *et al*. Bioengineered kidney tubules efficiently excrete uremic toxins. *Sci Rep* 2016; **6**: 26715.
6. Nigam SK. What do drug transporters really do? *Nat Rev Drug Discov* 2014; **14**: 29-44.
7. Favretto G, Souza M, Gregório C *et al*. Role of organic anion transporters in the uptake of protein-bound uremic toxins by human endothelial cells and monocyte chemoattractant protein-1 expression. *J Vasc Res* 2017; **54**: 170-179.
8. Chen J, Hamm LL, Mohler ER *et al*. Interrelationship of multiple endothelial dysfunction biomarkers with chronic kidney disease. *PLoS One* 2015; **10**: e0132047.
9. Ioannou K, Stel VS, Dounousi E *et al*. Inflammation, endothelial dysfunction and increased left ventricular mass in chronic kidney disease (CKD) patients: A longitudinal study. *PLoS One* 2015; **10**: 1-14.
10. Naud J, Michaud J, Beauchemin S *et al*. Effects of chronic renal failure on kidney drug transporters and cytochrome P450 in rats. *Drug Metab Dispos* 2011; **39**: 1363-1369.
11. Zhou F, Xu W, Hong M *et al*. The role of N-linked glycosylation in protein folding, membrane targeting, and substrate binding of human organic anion transporter hOAT4. *Mol Pharmacol* 2005; **67**: 868-876.
12. Tanaka K, Xu W, Zhou F, You G. Role of glycosylation in the organic anion transporter OAT1. *J Biol Chem* 2004; **279**: 14961-14966.
13. Ahn SY, Eraly SA, Tsigelny I, Nigam SK. Interaction of organic cations with organic anion transporters. *J Biol Chem* 2009; **284**: 31422-31430.
14. Liu HC, Goldenberg A, Chen Y *et al*. Molecular properties of drugs interacting with SLC22 transporters OAT1, OAT3, OCT1, and OCT2: a machine-learning approach. *J Pharmacol Exp Ther* 2016; **359**: 215-229.

15. Miyamoto Y, Iwao Y, Mera K *et al*. A uremic toxin, 3-carboxy-4-methyl-5-propyl-2-furanpropionate induces cell damage to proximal tubular cells via the generation of a radical intermediate. *Biochem Pharmacol* 2012; **84**: 1207-1214.
16. Deguchi T, Ohtsuki S, Otagiri M *et al*. Major role of organic anion transporter 3 in the transport of indoxyl sulfate in the kidney. *Kidney Int* 2002; **61**: 1760-1768.
17. Miyamoto Y, Watanabe H, Noguchi T *et al*. Organic anion transporters play an important role in the uptake of p-cresyl sulfate, a uremic toxin, in the kidney. *Nephrol Dial Transplant* 2011; **26**: 2498-2502.
18. Uwai Y, Honjo H, Iwamoto K. Interaction and transport of kynurenic acid via human organic anion transporters hOAT1 and hOAT3. *Pharmacol Res* 2012; **65**: 254-260.
19. Wu W, Bush KT, Nigam SK. Key role for the organic anion transporters, OAT1 and OAT3, in the in vivo handling of uremic toxins and solutes. *Sci Rep* 2017; **7**: 4939.
20. Motojima M, Hosokawa A, Yamato H *et al*. Uraemic toxins induce proximal tubular injury via organic anion transporter 1-mediated uptake. *Br J Pharmacol* 2002; **135**: 555-563.
21. Takeda M, Noshiro R, Onozato ML *et al*. Evidence for a role of human organic anion transporters in the muscular side effects of HMG-CoA reductase inhibitors. *Eur J Pharmacol* 2004; **483**: 133-138.
22. Lee J, Shahidullah M, Hotchkiss A *et al*. A renal-like organic anion transport system in the ciliary epithelium of the bovine and human eye. *Mol Pharm* 2015; **87**: 697-705.
23. Ito S, Osaka M, Higuchi Y *et al*. Indoxyl sulfate induces leukocyte-endothelial interactions through up-regulation of E-selectin. *J Biol Chem* 2010; **285**: 38869-38875.
24. Nagle MA, Wu W, Eraly SA, Nigam SK. Organic anion transport pathways in antiviral handling in choroid plexus in Oat1 (Slc22a6) and Oat3 (Slc22a8) deficient tissue. *Neurosci Lett* 2013; **534**: 133-138.
25. Motohashi H, Nakao Y, Masuda S *et al*. Precise comparison of protein localization among OCT, OAT, and MATE in human kidney. *J Pharmacol Sci* 2013; **102**: 3302-3308.
26. Kim Y-H, Kwak K-A, Gil H-W *et al*. Indoxyl sulfate promotes apoptosis in cultured osteoblast cells. *BMC Pharmacol Toxicol* 2013; **14**: 60.
27. Mozar A, Louvet L, Godin C *et al*. Indoxyl sulphate inhibits osteoclast differentiation and function. *Nephrol Dial Transplant.* 2012; **27**: 2176-2181.
28. Vallon V, Rieg T, Ahn SY *et al*. Overlapping in vitro and in vivo specificities of the organic anion transporters OAT1 and OAT3 for loop and thiazide diuretics. *Am J Physiol Renal Physiol* 2008; **294**: F867-F873.
29. Wikoff WR, Nagle MA, Kouznetsova VL *et al*. Untargeted metabolomics identifies enterobiome metabolites and putative uremic toxins as substrates of organic anion transporter 1 (Oat1). *J Proteome Res* 2011; **10**: 2842-2851.
30. Tsuruya Y, Kato K, Sano Y *et al*. Investigation of endogenous compounds applicable to drug-drug interaction studies involving the renal organic anion transporters, OAT1 and OAT3, in humans. *Drug Metab Dispos* 2016; **44**: 1925-1933.
31. Hotchkiss AG, Gao T, Khan U *et al*. Organic anion transporter 1 is inhibited by multiple mechanisms and shows a transport mode independent of exchange. *Drug Metab Dispos* 2015; **43**: 1847-1854.
32. Maeda K, Tian Y, Fujita T *et al*. Inhibitory effects of p-aminohippurate and probenecid on the renal clearance of adefovir and benzylpenicillin as probe drugs for organic anion transporter (OAT) 1 and OAT3 in humans. *Eur J Pharm Sci* 2014; **59**: 94-103.
33. Watanabe H, Miyamoto Y, Honda D *et al*. p-Cresyl sulfate causes renal tubular cell damage by inducing oxidative stress by activation of NADPH oxidase. *Kidney Int* 2013; **83**: 582-592.

34. Yamamoto H, Tsuruoka S, Ioka T *et al.* Indoxyl sulfate stimulates proliferation of rat vascular smooth muscle cells. *Kidney Int* 2006; **69**: 1780-1785.

35. Muteliefu G, Enomoto A, Jiang P *et al.* Indoxyl sulfate promotes proliferation of human aortic smooth muscle cells by inducing oxidative stress. *J Ren Nutr* 2009; **19**: 29-32.

36. Watanabe H, Miyamoto Y, Enoki Y *et al.* p-Cresyl sulfate, a uremic toxin, causes vascular endothelial and smooth muscle cell damages by inducing oxidative stress. *Pharmacol Res Perspect* 2014; **3**: 1-12.

37. Han H, Chen Y, Zhu J *et al.* Atorvastatin attenuates p-cresyl sulfate induced atherogenesis and plaque instability in ApoE knockout mice. *Mol Med Rep* 2016; **14**: 3122-3128.

38. Windass AS, Lowes S, Wang Y, Brown CD. The contribution of organic anion transporters OAT1 and OAT3 to the renal uptake of rosuvastatin. *J Pharmacol Exp Ther* 2007; **322**: 1221-1227.

39. Enoki Y, Watanabe H, Arake R *et al.* Indoxyl sulfate potentiates skeletal muscle atrophy by inducing the oxidative stress-mediated expression of myostatin and atrogin-1. *Sci Rep* 2016; **6**: 32084.

40. Torres AM, Laughlin MM, Muller A *et al.* Altered renal elimination of organic anions in rats with chronic renal failure. *Biochim Biophys Acta* 2005; **1740**: 29-37.

41. Bae WK, Lee JU, Park JW *et al.* Decreased expression of Na+/K+-ATPase, NHE3, NBC1, AQP1 and OAT in gentamicin-induced nephropathy. *Korean J Physiol Pharmacol* 2008; **12**: 331-336.

42. Naud J, Laurin L-P, Michaud J *et al.* Effects of chronic renal failure on brain drug transporters in rats. *Drug Metab Dispos* 2012; **40**: 39-46.

43. Enomoto A, Takeda M, Tojo A *et al.* Role of organic anion transporters in the tubular transport of indoxyl sulfate and the induction of its nephrotoxicity. *J Am Soc Nephrol* 2002; **13**: 1711-1720.

44. Nishimura M, Naito S. Tissue-specific mRNA expression profiles of human ATP-binding cassette and solute carrier transporter superfamilies. *Drug Metab Pharmacokinet* 2005; **20**: 452-477.

45. Lepist E-I, Zhang X, Hao J *et al.* Contribution of the organic anion transporter OAT2 to the renal active tubular secretion of creatinine and mechanism for serum creatinine elevations caused by cobicistat. *Kidney Int* 2014; **86**: 350-357.

46. Shen H, Liu T, Morse BL *et al.* Characterization of organic anion transporter 2 (SLC22A7): a highly efficient transporter for creatinine and species-dependent renal tubular expression. *Drug Metab Dispos* 2015; **43**: 984-993.

47. Henjakovic M, Hagos Y, Krick W *et al.* The human organic anion transporter 2 (OAT2) is distinct from OAT1 and OAT3 with respect to transport function. *Am J Physiol Renal Physiol* 2015; **309**: F843-F851.

48. Liu HC, Goldenberg A, Chen Y *et al.* Analysis of molecular properties of drugs interacting with SLC22 transporters OAT1, OAT3, OCT1, and OCT2: a machine-learning approach. *J Pharmacol Exp Ther* 2016; **359**: 215-229.

49. Kimura N, Masuda S, Katsura T, Inui K-I. Transport of guanidine compounds by human organic cation transporters, hOCT1 and hOCT2. *Biochem Pharmacol* 2009; **77**: 1429-1436.

50. Tachikawa M, Kasai Y, Takahashi M *et al.* The blood-cerebrospinal fluid barrier is a major pathway of cerebral creatinine clearance: Involvement of transporter-mediated process. *J Neurochem* 2008; **107**: 432-442.

51. Ahmadimoghaddam D, Zemankova L, Nachtigal P *et al.* Organic cation transporter 3 (OCT3/SLC22A3) and multidrug and toxin extrusion 1 (MATE1/SLC47A1) transporter in the placenta and fetal tissues: expression profile and fetus protective role at different stages of gestation. *Biol Reprod* 2013; **88**: 55.

52. Ji L, Masuda S, Saito H, Inui K-I. Down-regulation of rat organic cation transporter rOCT2 by 5/6 nephrectomy. *Kidney Int* 2002; **62**: 514-524.

53. Wun K, Cheung K, Hsueh C *et al.* The effect of uremic solutes on the organic cation transporter 2, OCT2. *J Pharm Sci* 2017; **106**: 2551-2557.

54. Leuthold S, Hagenbuch B, Mohebbi N *et al.* Mechanisms of pH-gradient driven transport mediated by organic anion polypeptide transporters. *AJP Cell Physiol* 2008; **296**: C570-C582.

55. Wang P, Hata S, Xiao Y *et al.* Topological assessment of Oatp1a1: a 12-transmembrane domain integral membrane protein with three N-linked carbohydrate chains. *Am J Physiol Gastrointest Liver Physiol* 2008; **294**: G1052-C1059.

56. Köck K, Koenen A, Giese B *et al.* Rapid modulation of the organic anion transporting polypeptide 2B1 (OATP2B1, SLCO2B1) function by protein kinase C-mediated internalization. *J Biol Chem* 2010; **285**: 11336-11347.

57. Mikkaichi T, Suzuki T, Onogawa T *et al.* Isolation and characterization of a digoxin transporter and its rat homologue expressed in the kidney. *Proc Natl Acad Sci* 2004; **101**: 3569-3574.

58. Toyohara T, Suzuki T, Morimoto R *et al.* SLCO4C1 Transporter eliminates uremic toxins and attenuates hypertension and renal inflammation. *J Am Soc Nephrol* 2009; **20**: 2546-2455.

59. El-Mesallamy HO, Abdel Hamid SG, Gad MZ. Oxidative stress and asymmetric dimethylarginine are associated with cardiovascular complications in hemodialysis patients: Improvements by L-arginine intake. *Kidney Blood Press Res* 2008; **31**: 189-195.

60. Young JM, Terrin N, Wang X *et al.* Asymmetric dimethylarginine and mortality in stages 3 to 4 chronic kidney disease. *Clin J Am Soc Nephrol* 2009; **4**: 1115-1520.

61. Fujita KI, Sugiura T, Okumura H *et al.* Direct inhibition and down-regulation by uremic plasma components of hepatic uptake transporter for sn-38, an active metabolite of irinotecan, in humans. *Pharm Res* 2014; **31**: 204-215.

62. Fujita K, Masuo Y, Okumura H *et al.* Increased plasma concentrations of unbound SN-38, the active metabolite of irinotecan, in cancer patients with severe renal failure. *Pharm Res* 2016; **33**: 269-282.

63. Tsujimoto M, Kinoshita Y, Hirata S *et al.* Effects of uremic serum and uremic toxins on hepatic uptake of digoxin. *Ther Drug Monit* 2008; **30**: 576-582.

64. Reyes M, Benet LZ. Effects of uremic toxins on transport and metabolism of different biopharmaceutics drug disposition classification system xenobiotics. *J Pharm Sci* 2011; **100**: 3831-3842.

65. Mutsaers HAM, van den Heuvel LP, Ringens LHJ *et al.* Uremic toxins inhibit transport by breast cancer resistance protein and multidrug resistance protein 4 at clinically relevant concentrations. *PLoS One* 2011; **6**: e18438.

66. Mutsaers HAM, Caetano-Pinto P, Seegers AEM *et al.* Proximal tubular efflux transporters involved in renal excretion of p-cresyl sulfate and p-cresyl glucuronide: Implications for chronic kidney disease pathophysiology. *Toxicol In Vitro* 2015; **29**: 1868-1877.

67. Wang H, Lee E-W, Cai X *et al.* Membrane topology of the human breast cancer resistance protein (BCRP/ABCG2) determined by epitope insertion and immunofluorescence. *Biochemistry* 2008; **47**: 13778-13787.

68. Mao Q, Unadkat JD. Role of the breast cancer resistance protein (ABCG2) in drug transport. *The AAPS Journal* 2005; **7**: 118-133.

69. Huls M, Brown CDA, Windass AS *et al.* The breast cancer resistance protein transporter ABCG2 is expressed in the human kidney proximal tubule apical membrane. *Kidney Int* 2008; **73**: 220-225.

70. Sauna ZE, Nandigama K, Ambudkar S V. Multidrug resistance protein 4 (ABCC4)-mediated ATP hydrolysis: Effect of transport substrates and characterization of the post-hydrolysis transition state. *J Biol Chem* 2004; **279**: 48855-48864.

71. Banerjee M, Marensi V, Conseil G *et al.* Polymorphic variants of MRP4/ABCC4 differentially modulate the transport of methylated arsenic metabolites and physiological organic anions. *Biochem Pharmacol* 2016; **120**: 72-82.

72. Tanaka N, Yamaguchi H, Mano N. Transport of eicosapentae-noic acid-derived PGE3, PGF3α, and TXB3 by ABCC4. *PLoS One* 2014; **9**: e109270.

73. Ming X, Thakker DR. Role of basolateral efflux transporter MRP4 in the intestinal absorption of the antiviral drug adefovir dipivoxil. *Biochem Pharmacol* 2010; **79**: 455-462.

74. Nies AT, Jedlitschky G, König J *et al.* Expression and immunolocalization of the multidrug resistance proteins, MRP1-MRP6 (ABCC1-ABCC6), in human brain. *Neuroscience* 2004; **129**: 349-360.

75. Gradhand U, Lang T, Schaeffeler E *et al.* Variability in human hepatic MRP4 expression: influence of cholestasis and genotype. *Pharmacogenomics J* 2008; **8**: 42-52.

76. Berggren S, Gall C, Wollnitz N *et al.* Gene and protein expression of P-glycoprotein, MRP1, MRP2, and CYP3A4 in the small and large human intestine. *Mol Pharm.* 2007; **4**: 252-257.

77. Smeets PHE, van Aubel RAMH, Wouterse AC *et al.* Contribution of multidrug resistance protein 2 (MRP2/ABCC2) to the renal excretion of p-aminohippurate (PAH) and identification of MRP4 (ABCC4) as a novel PAH transporter. *J Am Soc Nephrol* 2004; **15**: 2828-2835.

78. Dankers ACA, Mutsaers HAM, Dijkman HBPM *et al.* Hyperuricemia influences tryptophan metabolism via inhibition of multidrug resistance protein 4 (MRP4) and breast cancer resistance protein (BCRP). *Biochim Biophys Acta* 2013; **1832**: 1715-1722.

79. Tsuda M, Terada T, Asaka J *et al.* Oppositely directed H+ gradient functions as a driving force of rat H+/organic cation antiporter MATE1. *Am J Physiol Renal Physiol* 2007; **292**: F593-F598.

80. Tanihara Y, Masuda S, Sato T *et al.* Substrate specificity of MATE1 and MATE2-K, human multidrug and toxin extrusions/H+-organic cation antiporters. *Biochem Pharmacol* 2007; **74**: 359-371.

81. Otsuka M, Matsumoto T, Morimoto R *et al.* A human transporter protein that mediates the final excretion step for toxic organic cations. *Proc Natl Acad Sci* 2005; **102**: 17923-17928.

5

ENVELHECIMENTO, ESTILO DE VIDA E ALTERAÇÕES RENAIS: REPERCUSSÕES SOBRE O COMPRIMENTO DOS TELÔMEROS

Diego Henrique Alves de Carvalho
Clévia dos Santos Passos

◆

INTRODUÇÃO

A expectativa de vida no âmbito mundial aumentou gradativamente nas últimas décadas. Em geral, é descrito na literatura que, junto ao avanço da idade, pode estar associado ou não ao surgimento de doenças crônicas degenerativas. Nesse sentido, o envelhecimento e algumas doenças influenciam na função renal, assim, para o entendimento sobre como retardar os agravamentos patológicos pelo envelhecimento do ciclo biológico, que é inerente ao ser vivo, torna-se importante atualizar sobre a prevenção do controle do declínio funcional no contexto das funções biológicas, na saúde-doença e no âmbito do estilo de vida.

A busca por indicadores de envelhecimento biológico como alternativa à simples verificação da idade cronológica tem sido objeto de estudo há mais de três décadas. Estudos com diversas modalidades desportivas e esportivas demonstram que o indivíduo com estilo de vida ativo ou integrante de modalidades esportivas apresenta maior comprimento dos telômeros. Por outro lado, pesquisas apontam que a inflamação e algumas doenças aceleram o processo de encurtamento dos telômeros e, quando associadas ao envelhecimento, podem facilitar o surgimento ou agravamento de doenças cardiovasculares, renais e inflamatórias. Nesse contexto, revisaremos os pontos principais dos efeitos da doença renal, inflamação e do exercício físico sobre o comprimento dos telômeros no processo de envelhecimento.

TELÔMEROS

Há algum tempo, pesquisadores intensificam a busca de conhecimentos para identificar biomarcadores que possam explicar o envelhecimento humano, marcadores que sejam sensíveis tanto aos fatores genéticos quanto ao estilo de vida. Encontrar um marcador do envelhecimento que sofra influência de fatores ambientais poderá proporcionar à área médica a possibilidade de utlizá-lo clinicamente na prevenção e tratamento de algumas doenças[1-3].

Assim, pesquisas avançam e reforçam continuamente que o telômero possa ser um marcador importante no envelhecimento celular, visto que telômeros são estruturas compostas pelo complexo proteína e ácido desoxirribonucleico (DNA) situadas nas extremidades dos cromossomos[4-6]. Na primeira metade do século XX, os telômeros foram estabelecidos citogeneticamente como cromossomos funcionais e, atualmente, são caracterizados como extensões de DNA repetitivo com alta assimetria G-C[7].

Em seres humanos, as células eucarióticas possuem sequências repetitivas (TTAGGG) e encontram-se localizadas nas extremidades dos cromossomos[7] (Figura 5.1). Telômeros possuem como uma de suas funções principais serem uma estrutura protectiva para os cromossomos, mantendo a estabilidade do genoma contra a degradação que ocorre na replicação celular, e consequentemente impedir que os cromossomos diminuam de tamanho[7,8]. No entanto, seu tamanho é reduzido após duplicações celulares, iniciando o processo de senescência[3,7,8].

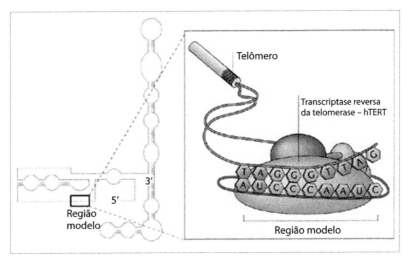

Figura 5.1 – Componentes da telomerase: subunidade catalítica da transcriptase reversa de telomerase (hTERT) e RNA da telomerase funcional (hTR), modelo para a adição de repetições teloméricas (lado esquerdo), adaptada de Shay[9].

A regressão natural e gradativa dos telômeros com o avançar da idade que ocorre a cada divisão celular é devido à incompetência da enzima telomerase[10]. Quando acontece a replicação celular, cada nova célula produzida deve receber o conteúdo genético. A sintetização de novas repetições de DNA nas células é de incumbência das proteínas que estão associadas ao telômero e da telomerase, uma enzima transcriptase reversa que auxilia no combate à redução do tamanho do telômero, ao acrescentar sequências repetitivas de DNA telomérico, e assim auxiliam na manutenção da integridade genômica[10].

Apesar dessa importante função que a telomerase possui, foi constatado que, em células humanas somáticas adultas e em mamíferos, ela possui baixa atividade em situações de normalidade fisiológica, isso explica a redução natural e gradativa no tamanho do telômero, seguido da senescência e possivelmente apoptose[10]. O momento da senescência celular depende principalmente da história replicativa das células, número de divisões celulares decorridas e não somente do tempo cronológico[11].

O interesse dos pesquisadores em investigar os telômeros começou a partir do estudo que mostrou *in vitro* sua diminuição progressiva[11]. A partir desse momento começou a ser estudado como possível biomarcador que poderia explicar o envelhecimento, porém, como parece sofrer influência de outros fatores como, por exemplo, estresse, inflamações, entre outros, esse marcador não pode ser considerado algo fixo, ou seja, deve ser considerado um marcador celular que está passível a sofrer influências[11].

Outro fator descrito que influencia na diminuição dos telômeros é a incapacidade da enzima DNA polimerase em transmitir completamente a sequência genética até as extremidades dos cromossomos, fazendo com que ocorra a redução no comprimento dos telômeros a cada replicação[12].

Toda célula tem um limite de divisões que pode sofrer, que quando alcançado as divisões cessam, processo denominado por limite de Hayflick. Quando a célula alcança o limite crítico de divisões ela se torna senescente, podendo ocorer apoptose (Figura 5.2)[12].

A possibilidade de o telômero ser um fiel reprodutor da sequência replicativa celular é atribuída a essa estrutura, uma importância significativa devido à possibilidade de se conhecer e compreender a história celular desde o nascimento até a apoptose, permitindo elaborar estratégias que possibilitem atenuar o processo de aceleração do envelhecimento celular.

Algumas evidências científicas sugerem que idosos com telômeros mais curtos aumentam entre 3 e 8 vezes o risco de morrerem em consequência das doenças cardiovasculares e infecciosas, bem como para o surgimento do câncer[14,15], pois, com a instabilidade na manutenção dos telômeros, poderá ocorrer a perda de genes supressores de câncer e gerar mutações (Figura 5.3), e a telomerase que mantém a estabilidade dos telômeros multiplicando o final dos cromossomos, a mesma função ocorre nas células do câncer, onde a atividade da telomerase é muito elevada, alguns em torno de 80%, em relação aos tecidos normais[6,15]. Os hábitos de vida não saudáveis e as doenças interferem na baixa preservação dos telômeros, assim eles têm grande influência sobre a saúde e o ritmo do envelhecimento[614].

ALTERAÇÃO NO COMPRIMENTO DO TELÔMERO NA SAÚDE E NA DOENÇA

O tamanho dos telômeros varia entre indivíduos, assim, três fatores podem influenciar nessa oscilação: a alta variação interindividual no nascimento, a variação na

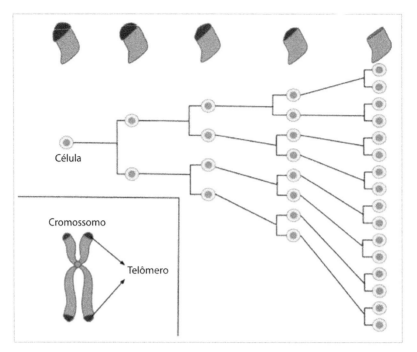

Figura 5.2 – Encurtamento do telômero (limite de Hayflick), adaptada de Wikimedia[13].

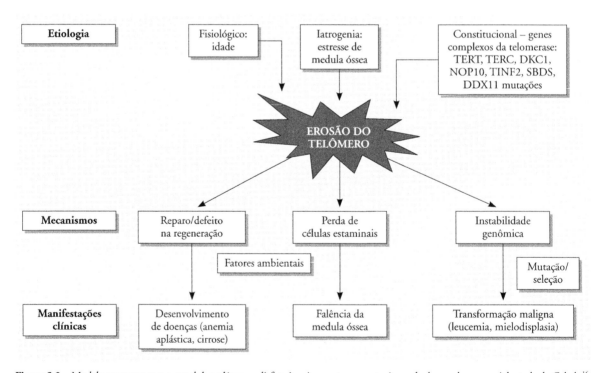

Figura 5.3 – Modelo proposto para o papel dos telômeros disfuncionais e curtos na patogênese da doença humana. Adaptada de Calado[16].

quantidade de atrito após o nascimento e as variações relacionadas às técnicas utilizadas para medir o comprimento do telômero[17].

Pesquisadores buscam compreender os possíveis mecanismos que influenciam na diminuição do tamanho dos telômeros. Uma possibilidade bem descrita é a perda natural e gradual, quando não sofrem influências externas, com o progredir da idade cronológica, como foi descrito por pesquisas *in vitro* e *in vivo* que ao decorrer do envelhecimento os telômeros diminuem[18].

Alterações nas funções e diminuições no tamanho dos telômeros, fora do padrão normal esperado, têm sido associadas a algumas doenças, como estresse oxidativo, processos inflamatórios, doença renal crônica, câncer, diabetes, obesidade, hipertensão, doenças cardiovasculares, entre outras[5].

RISCO CARDIOVASCULAR E ESTRESSE OXIDATIVO

O processo oxidativo que a célula recebe durante o processo de replicação celular pode gerar aumento na erosão dos telômeros e inflamação, o que poderá acelerar o *turnover* de leucócitos[11]. Essa erosão é um processo crítico que gera a diminuição no comprimento e até mudança na estrutura dos telômeros e, assim, induz a senescência celular[19].

Quanto à relação desse com o risco cardiovascular, é sabido que o estresse oxidativo aumenta a liberação de citocinas inflamatórias e inibe substâncias vasodilatadoras, sendo uma das causas que pode comprometer a complacência vascular, fator que cronicamente poderá gerar sobrecarga cardíaca e consequentemente aumentar os ricos de um evento cardiovascular[20].

Outro fator importante que contribui para riscos elevados de doenças cardiovasculares é a baixa atividade da enzima telomerase que junto aos telômeros com tamanhos reduzidos foram encontrados em placas ateroscleróticas e associados a placas instáveis[20].

SÍNDROME METABÓLICA E OBESIDADE

Tem-se observado que a doença renal crônica (DRC) torna-se mais comum em indivíduos com sobrepeso ou com obesidade, visto que o armazenamento excessivo de gordura local aumenta os níveis de inflamação por gerar citocinas inflamatórias e estresse oxidativo[21,22] e, assim, corroboram com o surgimento de doenças do eixo cardiorrenal[21,22]. Possivelmente, influências comportamentais e ambientais influenciem no aumento crescente do excesso de peso e DRC na população mundial.

No entanto, com o controle do excesso de massa gorda, unido a outros tratamentos para outros fatores de risco da síndrome metabólica, como pressão arterial, dislipidemia e diabetes, seja possível a eficácia em reduzir a progressão da doença renal[21,22]. Interessantemente, Iglesias *et al*, em estudo longitudinal, mostraram que o encurtamento dos telômeros e o agravamento da condição metabólica também estão associados à presença gradativa de componentes da síndrome metabólica no indivíduo[23].

A obesidade é outra condição fisiopatológica que causa a erosão dos telômeros. Estudiosos identificaram que obesos jovens (< 30 anos) tinham telômeros menores que pessoas acima dos 60 anos de idade[12]. Adicionalmente, evidências científicas mostram que existe relação inversa entre o comprimento do telômero com parâmetros que avaliam a adiposidade (índice de massa corporal, circunferência da cintura, circunferência do quadril, gordura total do corpo e volume do tecido adiposo visceral), os marcadores inflamatórios e os níveis de glicose[24,25].

Apesar de a obesidade reduzir o tamanho do telômero, intervenções nutricionais que promovem a diminuição da massa corporal gorda conseguem aumentar o tamanho do telômero[25,26], mostrando que a aderência a hábitos alimentares saudáveis pode interferir no tamanho dos telômeros de forma positiva[26].

Ademais, no contexto de observar alteração no comprimento do telômero em obesos que realizaram cirurgia bariátrica, o resultado não foi promissor entre os 12 meses iniciais de acompanhamento após a intervenção cirúrgica[24]. Segundo os autores, a intervenção provocou redução telomérica e que, possivelmente, isso estaria associado ao aumento do estado catabólico após a cirurgia, que aumenta o atrito e consequentemente o estresse oxidativo[24].

No entanto, estudo com população e intervenção semelhante observou que, após 10 anos de seguimento, houve aumento no comprimento do telômero no grupo de obesos que passaram pela intervenção bariátrica[27]. Uma das possíveis razões que explica essa evolução seria a melhora em longo prazo das características metabólicas após a perda de massa corporal gorda.

Achados recentes indicam que excesso de peso está associado às alterações da função glomerular e que a função glomerular está paralela e progressivamente aumentada por número de componentes da síndrome metabólica e grau de obesidade[28]. Além disso, o avanço da idade favorece o declínio da função renal, com diminuição do ritmo de filtração glomerular (RFG), assim a DRC é uma doença mais prevalente na população idosa[29].

DOENÇA RENAL CRÔNICA (DRC) E HIPERTENSÃO ARTERIAL

Observa-se que condições de comorbidade como hipertensão, aterosclerose e doenças cardíacas aceleram o processo de envelhecimento da função renal[29,30]. Coincidentemente, junto ao envelhecimento, ocorre a senescência glomerular com redução do comprimento dos telômeros mais precoce no córtex renal em relação à medula[31,32]. Além disso, a elevação dos níveis de ureia e a desregulação do sistema renina-angiotensina (SRA) podem resultar em aumento no estresse oxidativo e na inflamação, que em longo prazo, favorece e acelera o encurtamento dos telômeros linfocitários[4,32,33], estimulando a imunossupressão, o qual possibilita o risco de desenvolver lesão renal, glomerulosclerose e DRC[31].

Interessantemente, estudo com homens normotensos e outros hipertensos de estágio leve a moderado e nunca tratados investigou a relação entre o comprimento dos telômeros nos glóbulos brancos e aldosterona plasmática. Os resultados mostraram que os sujeitos que tinham os níveis de aldosterona plasmáticos mais elevados possuíam menor comprimento dos telômeros[34]. Foi encontrada uma diferença no comprimento dos telômeros em torno de 380 pares de base entre os grupos, essa diferença pode ser relacionada com aproximadamente

15 anos de atrito nos telômeros, o que significa que o grupo com maior nível de aldosterona e menor comprimento dos telômeros é biologicamente mais idoso que os sujeitos com menor nível de aldosterona e telômeros maiores[34].

Outro aspecto estudado nos doentes renais crônicos dependentes de hemodiálise é que existe aumento precoce das células mononucleares no sangue periférico devido ao procedimento da hemodiálise, o que, por conseguinte, ocasionaria a senescência celular. Ou seja, pacientes em hemodiálise apresentam diminuição de 40% das células mononucleares em comparação ao grupo controle saudável, no qual a redução é em torno de 5%[35]. As células que sofrem alteração no tamanho telomérico se correlacionaram positivamente com os efeitos da inflamação, com o nível elevado de proteína C-reativa e redução da expressão do gene p53 (esse preserva a integridade do genoma) nas células mononucleares em pacientes em hemodiálise[35].

Adicionalmente, DRC favorece um aumento significativo associado ao risco de AVC, visto que alguns fatores como hipercolesterolemia, hipertensão, fibrilação atrial e albuminúria são prevalentes em pacientes renais em relação à população geral[36,37]. Para cada redução no RFG de $10mL/min/1,73m^2$, existe risco linear aumentado em 7% para o risco de AVC[37].

ACIDENTE VASCULAR CEREBRAL (AVC)

No comprimento do telômero em estudo com pacientes com AVC e casos-controles saudáveis, ambos com aproximadamente 2.000 mil pacientes e média de idade de 60 anos, houve redução de 6% e 9% por década de vida, respectivamente, em cada grupo[38]. Além disso, os achados sugerem que os portadores de telômero mais curto têm risco maior de desenvolver AVC e pior prognóstico nos pacientes com envelhecimento biológico prematuro[38]. O estadiamento da DRC é um benefício para reduzir o risco cardiovascular e preservação da função renal, seja por intervenções medicamentosas ou não medicamentosas.

Em relação à redução dos telômeros e aos fatores de risco cardiovasculares, uma condição importante que tem influenciado nessa população é o estilo de vida sedentário em relação à idade.

ESTILO DE VIDA

Além do envelhecimento, existe a influência negativa do estilo de vida, como inatividade física, tabagismo, dieta não saudável, estresse, exposição à poluição e maior adiposidade corporal, sobre marcadores de danos no DNA e de envelhecimento celular, incluindo encurtamento de telômero, no sangue periférico humano[1,6,14]. Os fatores do estilo de vida têm um impacto independente da idade no nível de expressão dos biomarcadores do dano do DNA. O tabagismo e o aumento dos índices de massa corporal foram associados com níveis elevados de biomarcadores de danos ao DNA, independentemente da idade dos indivíduos[1].

Contrariamente, a prática de exercício físico foi associada à redução independente da idade na expressão de biomarcadores de danos no DNA no sangue humano[1]. Logo, esse achado fornece dados que o envelhecimento e o estilo de vida não saudável interferem diretamente para o acúmulo de danos ao DNA durante a senescência humana[1,14].

TELÔMERO E EXERCÍCIO FÍSICO

Atualmente, a prática regular de exercício físico prescrito adequadamente, com intesidade e volume controlados de forma correta, é bem descrita na literatura como forma de prevenção e reabilitação de várias doenças, como diabetes, hipertensão, doenças cardíacas, obesidade, aumento da massa óssea, atenuação da sarcopenia, combate à caquexia, melhora da função endotelial, melhora da capidade funcional, aumento da força, entre outras[39-42].

Existem estudos e metanálises que sugerem aumento da mortalidade prematura de pacientes com DRC avançada em consequência da inatividade física. A DRC favorece a redução da massa muscular magra, do funcionamento físico e da capacidade cardiorrespiratória[43,44]. No entanto, o exercício nessa população, mesmo os exercícios aeróbios mais vigorosos que foram inseridos progressivamente no decorrer dos protocolos, foi capaz de melhorar a capidade cardiorrespiratória, porém necessita de mais estudos em longo prazo sobre o risco vascular quando realizado em intensidades pesadas (> 5% do $\dot{V}O_2$ pico)[43]. Mas no geral os benefícios da prática regular do exercício físico têm sido importantes para os pacientes com doença renal crônica, pois reduz a incidência e o agravamento de comorbidades[44].

Embora não existam evidências científicas sobre a análise telomérica após intervenção com exercício físico na população com DRC, existem trabalhos que analisaram a função renal de indivíduaos que têm fatores de risco que afetam os rins, em que houve melhora na atividade da telomerase e no aumemto do telômero diante de doenças como a obesidade[12,23,25,26,45]. Assim, é possível que o exercício, ao reduzir o estresse oxidativo e favoreça o aumento das defesas antioxidantes, possa reduzir a velocidade do encurtamento prematuro dos telômeros e melhore a funcionalidade renal[32].

Independente da idade, os telômeros leucocitários (TL) são significantemente maiores em indivíduos mais ativos fisicamente, mesmo que associados a fatores de risco como IMC elevado, baixa condição econômica e tabagismo. Para tanto, os sujeitos mais ativos são considerados biologicamente 10 anos mais jovens que os poucos ativos, ou seja, um estilo de vida ativo com a prática regular de exercício pode contribuir potencialmente contra o envelhecimento precoce ao retardar a aceleração da erosão do telômero[45].

Os estudos são promissores e buscam comprovar os benefícios do exercício físico no comprimento telomerar e, consequentemente, criar estratégias de prevenção, manutenção da saúde, d antienvelhecimento biológico e formas de tratamento mais eficazes. Pesquisas avançaram e, atualmente, estão bem consolidadas na literatura através de experimentos que mostram respostas positivas do exercício físico no tamanho do telômero, principalmente exercícios de caráter predominantemente aeróbios[14,25,26].

Ainda são discutíveis a dose, o volume e a intensidade que trariam os maiores benefícios desejados aos pacientes, mas a equipe de Ludlow *et al* avaliou, entre um grupo de pessoas que praticava atividade física, o comprimento do telômero e a atividade da enzima telomerase. O resultado desse estudo revela que atividades físicas moderadas possuem efeito protetor sobre o comprimento dos telômeros[2]. No entanto, estudos com atletas têm mostrado que intensidades acima da moderada também aumentam o tamanho do telômero[7].

Não somente pessoas saudáveis ou pacientes praticantes de atividades não competitivas se beneficiam da prática regular do exercício físico. Denham *et al* encontraram associação linear entre atividade física, condição cardiorrespiratória e comprimento do telômero, comparando pessoas saudáveis ativas com atletas de resistência que treinavam há pelo menos um ano[7]. Foi observado que os atletas tinham telômeros 7% maiores e prevenção na idade biológica de 10 anos em relação ao grupo saudável ativo.

Iteressantemente, um estudo comparou o comprimento dos telômeros de atletas de esportes com diferentes predominâncias energéticas, esportes aeróbios (corrida > 1.500 metros), anaeróbios (levantamento de peso) e mistos (canoagem 200 e 1.000 metros, basquetebol e futebol) com sujeitos inativos fisicamente. Ao final do experimento houve diferença significativa no tamanho do telômero entre atletas e sujeitos inativos, porém não houve diferença no comprimento dos telômeros entre os atletas de diferentes demandas energéticas. Esse resultado corrobora com as observações anteriores, demonstrando a eficiência da atividade física praticada regularmente, no combate ao envelhecimento celular (Figura 5.4).

Tem sido demonstrado que a inflamação crônica eleva o aumento de glóbulos brancos, favorece o atrito com o telômero[47], ativando a divisão de células estaminais hematopoiéticas (CEH)[47,48], e assim aumenta o replicamento celular e, possivelmente unido ao aumento de espécies reativas de oxigênio e redução dos níveis de fetuína-A (mediador da homeostase redox), reduz o tamanho do telômero[47,49]. Além disso, a telomerase pode ser regulada negativamente com o aumento de citocinas pró-inflamatórias (fator de necrose tumoral-alfa – TNF-α, interleucina-6 – IL-6) e podem contribuir para o encurtamento do telômero. Ainda assim, outras proteínas que fazem reparo no DNA (e.g. TRF2, p16 e Ku) podem desempenhar papel importante na proteção do telômero em indivíduos de meia-idade que praticam exercício físico[50] (Figura 5.4).

Nos diversos aspectos do estilo de vida da população saudável, atleta ou portador de alguma disfunção renal, é possível visualizar nas evidências científicas a associação do encurtamento do telômero em diversas doenças crônicas. No entanto, a prática regular de exercício físico unido a outras intervenções clínicas conseguem atenuar

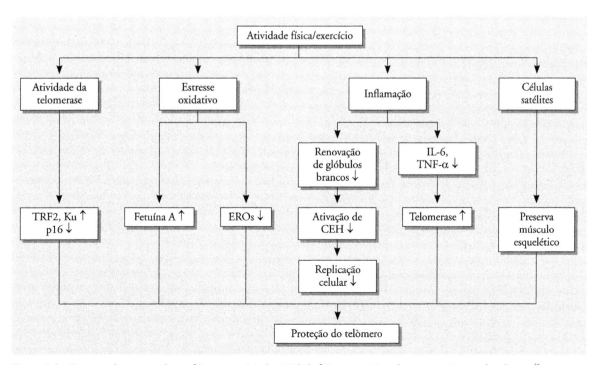

Figura 5.4 – Esquema demonstrando os efeitos potenciais da atividade física e exercício sobre o comprimento do telômero[46].

os níveis de estresse oxidativo e da inflamação crônica, propiciando melhor intensidade de atuação do sistema de defesa evitando o processo de deterioração dos telômeros.

CONSIDERAÇÕES FINAIS

Conforme indicam as evidências científicas, além do envelhecimento biológico natural, as doenças crônicas como a obesidade, as cardiovasculares e as renais, propiciam um estado inflamatório que antecipa o envelhecimento por encurtamento do telômero. No contexto atual, faltam evidências sobre o perfil dos telômeros e da atividade da telomerase em pacientes com atividade física habitual ao longo do tratamento da doença renal crônica e de esportistas longevos.

Tem-se em vista que a DRC apresenta características inflamatórias e de estresse oxidativo elevados, aliados ao encurtamento do telômero. É importante informar e propiciar aos pacientes a prática de hábitos saudáveis que incluem alimentação e exercício físico regular para ajudar a preservar o telômero, e com tudo isso associado ao tratamento medicamentoso a qualidade de vida dos pacientes aumenta. Além disso, é necessário fortalecer estratégias eficientes nos âmbitos social, político e pessoal para retardar o processo de envelhecimento celular precoce.

Agradecimento
Ao Prof. Dr. Thiago dos Santos Rosa, por colaborar na elaboração do capítulo.

REFERÊNCIAS BIBLIOGRÁFICAS

1. Song Z, von Figura G, Liu Y *et al.* Lifestyle impacts on the aging-associated expression of biomarkers of DNA damage and telomere dysfunction in human blood. *Aging Cell* 2010; **9**: 607-615.
2. Ludlow AT, Zimmerman JB, Witkowski S *et al.* Relationship between physical activity level, telomere length, and telomerase activity. *Med Sci Sports Exerc* 2008; **40**: 1764-1771.
3. Dong CK, Masutomi K, Hahn WC. Telomerase: regulation, function and transformation. *Crit Rev Oncol Hematol* 2005; **54**: 85-93.
4. Vasan RS, Demissie S, Kimura M *et al.* Association of leukocyte telomere length with circulating biomarkers of the renin-angiotensin-aldosterone system: the Framingham Heart Study. *Circulation* 2008; **117**: 1138-1144.
5. Smogorzewska A, de Lange T. Regulation of telomerase by telomeric proteins. *Annu Rev Biochem* 2004; **73**: 177-208.
6. Shay JW, Wright WE. Telomerase: a target for cancer therapeutics. *Cancer Cell* 2002; **2**: 257-265.
7. Denham J, O'Brien BJ, Prestes PR *et al.* Increased expression of telomere-regulating genes in endurance athletes with long leukocyte telomeres. *J Appl Physiol* 2016; **120**: 148-158.
8. Kim JH, Kim HK, Ko JH *et al.* The relationship between leukocyte mitochondrial DNA copy number and telomere length in community-dwelling elderly women. *PLoS One* 2013; **8**: e67227.
9. Shay JW, Wright WE. Telomerase therapeutics for cancer: challenges and new directions. *Nat Rev Drug Discov* 2006; **5**: 577-584.
10. Fuster JJ, Andrés V. Telomere biology and cardiovascular disease. *Circ Res* 2006; **99**: 1167-1180.
11. Boonekamp JJ, Bauch C, Mulder E, Verhulst S. Does oxidative stress shorten telomeres? *Biol Lett* 2017; **13**: doi 1098.

12. Lee M, Martin H, Firpo MA, Demerath EW. Inverse association between adiposity and telomere length: The Fels Longitudinal Study. *Am J Hum Biol* 2011; **23**: 100-106.
13. contributors WC. Wikimedia Commons, the free media repository: 224277019.
14. Shammas MA. Telomeres, lifestyle, cancer, and aging. *Curr Opin Clin Nutr Metab Care* 2011; **14**: 28-34.
15. Orlando C, Gelmini S, Selli C, Pazzagli M. Telomerase in urological malignancy. *J Urol* 2001; **166**: 666-673.
16. Calado RT, Young NS. Telomere maintenance and human bone marrow failure. *Blood* 2008; **111**: 4446-4455.
17. Aviv A. The epidemiology of human telomeres: faults and promises. *J Gerontol A Biol Sci Med Sci* 2008; **63**: 979-983.
18. Allsopp RC, Chang E, Kashefi-Aazam M *et al.* Telomere shortening is associated with cell division in vitro and in vivo. *Exp Cell Res* 1995; **220**: 194-200.
19. Tsirpanlis G, Chatzipanagiotou S, Boufidou F *et al.* Telomerase activity is decreased in peripheral blood mononuclear cells of hemodialysis patients. *Am J Nephrol* 2006; **26**: 91-96.
20. Yeh JK, Wang CY. Telomeres and Telomerase in Cardiovascular Diseases. *Genes (Basel)* 2016; **7**: E58.
21. Zoccali C. Overweight, obesity and metabolic alterations in chronic kidney disease. *Prilozi* 2009; **30**: 17-31.
22. Ting SM, Nair H, Ching I *et al.* Overweight, obesity and chronic kidney disease. *Nephron Clin Pract* 2009; **112**: c121-c127.
23. Iglesias MAE, Panero J, Santos PC *et al.* Metabolically healthy obese women have longer telomere length than obese women with metabolic syndrome. *PLoS One.* 2017; **12**: e0174945.
24. Formichi C, Cantara S, Ciuoli C *et al.* Weight loss associated with bariatric surgery does not restore short telomere length of severe obese patients after 1 year. *Obes Surg* 2014; **24**: 2089-2093.
25. García-Calzón S, Gea A, Razquin C *et al.* Longitudinal association of telomere length and obesity indices in an intervention study with a Mediterranean diet: the PREDIMED-NAVARRA trial. *Int J Obes (Lond)* 2014; **38**: 177-182.
26. García-Calzón S, Moleres A, Gómez-Martinez S *et al.* Association of telomere length with IL-6 levels during an obesity treatment in adolescents: interaction with the-174G/C polymorphism in the IL-6gene. *Pediatr Obes* 2017; **12**: 257-263.
27. Laimer M, Melmer A, Lamina C *et al.* Telomere length increase after weight loss induced by bariatric surgery: results from a 10 year prospective study. *Int J Obes (Lond)* 2016; **40**: 773-778.
28. Tomaszewski M, Charchar FJ, Maric C *et al.* Glomerular hyperfiltration: a new marker of metabolic risk. *Kidney Int* 2007; **71**: 816-821.
29. Bastos MG, Kirztajn GM. Chronic kidney disease: importance of early diagnosis, immediate referral and structured interdisciplinary approach to improve outcomes in patients not yet on diseases. *J Bras Nefrol* 2001; **33**: 93-108.
30. Fliser D, Franek E, Joest M *et al.* Renal function in the elderly: impact of hypertension and cardiac function. *Kidney Int* 1997; **51**: 1196-1204.
31. Yang H, Fogo AB. Cell senescence in the aging kidney. *J Am Soc Nephrol* 2010; **21**: 1436-1439.
32. Wills LP, Schnellmann RG. Telomeres and telomerase in renal health. *J Am Soc Nephrol* 2011; **22**: 39-41.
33. Luttropp K, Nordfors L, McGuinness D *et al.* Increased telomere attrition after renal transplantation-impact of antimetabolite therapy. *Transplant Direct* 2016; **2**: e116.
34. Benetos A, Gardner JP, Kimura M *et al.* Aldosterone and telomere length in white blood cells. *J Gerontol A Biol Sci Med Sci* 2005; **60**: 1593-1596.
35. Ramírez R, Carracedo J, Soriano S *et al.* Stress-induced premature senescence in mononuclear cells from patients on long-term hemodialysis. *Am J Kidney Dis* 2005; **45**: 353-359.
36. Arnold J, Sims D, Ferro CJ. Modulation of stroke risk in chronic kidney disease. *Clin Kidney J* 2016; **9**: 29-38.

37. Masson P, Webster AC, Hong M *et al*. Chronic kidney disease and the risk of stroke: a systematic review and meta-analysis. *Nephrol Dial Transplant* 2015; **30**: 1162-1169.

38. Zhang W, Chen Y, Wang Y *et al*. Short telomere length in blood leucocytes contributes to the presence of atherothrombotic stroke and haemorrhagic stroke and risk of post-stroke death. *Clin Sci (Lond)* 2013; **125**: 27-36.

39. Archer T, Badgaiyan RD, Blum K. Physical exercise interventions for drug addictive disorders. *J Reward Defic Syndr Addict Sci* 2017; **3**: 17-20.

40. Thompson PD, Franklin BA, Balady GJ *et al*. Exercise and acute cardiovascular events placing the risks into perspective: a scientific statement from the American Heart Association Council on Nutrition, Physical Activity, and Metabolism and the Council on Clinical Cardiology. *Circulation* 2007; **115**: 2358-2368.

41. Thompson PD. Exercise and physical activity in the prevention and treatment of atherosclerotic cardiovascular disease. *Arterioscler Thromb Vasc Biol* 2003; **23**: 1319-1321.

42. Gould DW, Lahart I, Carmichael AR *et al*. Cancer cachexia prevention via physical exercise: molecular mechanisms. *J Cachexia Sarcopenia Muscle* 2013; **4**: 111-124.

43. Johansen KL. Exercise and chronic kidney disease: current recommendations. *Sports Med* 2005; **35**: 485-499.

44. Kosmadakis GC, Bevington A, Smith AC *et al*. Physical exercise in patients with severe kidney disease. *Nephron Clin Pract* 2010; **115**: c7-c16.

45. Cherkas LF, Hunkin JL, Kato BS *et al*. The association between physical activity in leisure time and leukocyte telomere length. *Arch Intern Med* 2008; **168**: 154-158.

46. Arsenis NC, You T, Ogawa EF *et al*. Physical activity and telomere length: Impact of aging and potential mechanisms of action. *Oncotarget* 2017; **8**: 45008-45019.

47. Khan S, Chuturgoon AA, Naidoo DP. Telomeres and atherosclerosis. *Cardiovasc J Afr* 2012; **23**: 563-571.

48. O'Donovan A, Pantell MS, Puterman E *et al*. Cumulative inflammatory load is associated with short leukocyte telomere length in the Health, Aging and Body Composition Study. *PLoS One* 2011; **6**: e19687.

49. Maxwell F, McGlynn LM, Muir HC *et al*. Telomere attrition and decreased fetuin-A levels indicate accelerated biological aging and are implicated in the pathogenesis of colorectal cancer. *Clin Cancer Res* 2011; **17**: 5573-5581.

50. Werner C, Fürster T, Widmann T *et al*. Physical exercise prevents cellular senescence in circulating leukocytes and in the vessel wall. *Circulation* 2009; **120**: 2438-2447.

6

PHALARIS CANARIENSIS (ALPISTE) E METABOLISMO DO TRIPTOFANO: PERSPECTIVAS SOBRE O EIXO CARDIORRENAL

Clévia dos Santos Passos
Thiago dos Santos Rosa

◆

Os tratamentos farmacológicos são de extrema importância, principalmente em doenças renais e cardiovasculares. No entanto, existe um crescente número de estudos dedicados à investigação de alternativas fitoterápicas e plantas medicinais que poderão auxiliar no tratamento de doenças. O Ministério da Saúde do Brasil, bem como a Organização Mundial da Saúde nos EUA e países da União Europeia incentivam o acesso a fitoterápicos e a plantas medicinais para tratamento e prevenção de afecções crônicas, aumentando a qualidade de vida dos pacientes e minimizando o custo gerado com as comorbidades associadas. Nesse sentido, em diversas partes do mundo, o *Phalaris canarienses* ou alpiste é estudado e usado na medicina popular para controles lipêmico, glicêmico e da pressão arterial sistêmica. Evidências científicas sugerem que, em determinadas doenças, o uso regular do *P. canariensis*, uma fonte rica em triptofano, consegue modular positivamente os sistemas: imunológico, metabólico, cardiovascular e renal. Assim, este capítulo abordará síndrome cardiorrenal, função renal, marcadores inflamatórios e aspectos terapêuticos do *P. canariensis* e dos aminoácidos associados ao triptofano, tanto de forma isolada quanto combinada com outros tratamentos utilizados em algumas doenças (hipertensão, diabetes, inflamação e obesidade). Além disso, elucidará a atuação das propriedades fitoquímicas do *P. canariensis*, com mecanismos reguladores das vias metabólicas do triptofano-quinurenina e do sistema renina-angiotensina.

BREVES CONSIDERAÇÕES SOBRE SÍNDROME CARDIORRENAL (SCR)

Doenças cardiovasculares como doença arterial coronariana, insuficiência cardíaca congestiva, arritmias e morte cardíaca súbita representam as principais causas de morbidade e mortalidade em pacientes com doença renal crônica (DRC). De acordo com uma classificação bem estabelecida, a associação entre doença cardiovascular e DRC também é definida como síndrome cardiorrenal[1].

O termo conhecido como síndrome cardiorrenal inclui um amplo espectro de doenças nas quais o coração e os rins estão envolvidos, definindo uma sobreposição clínica entre a disfunção renal e a cardíaca. Uma classificação clara da síndrome cardiorrenal é importante para permitir interações corretas entre cardiologistas e nefrologistas, assim como outros profissionais da área da saúde e por fim estabelecer a melhor conduta de prevenção e tratamento. A classificação da SCR baseia-se essencialmente em dois aspectos principais, o eixo cardiorrenal e o eixo renocardíaco, com base no desenvolvimento primário da doença (de início no coração ou nos rins, respectivamente) e em sua condição aguda ou crônica no início da doença[1,2] (Quadro 6.1).

A síndrome cardiorrenal é o resultado final da ativação de várias vias fisiopatológicas levando às alterações celulares e remodelamento tecidual no coração e nos rins. A ativação do sistema renina-angiotensina (SRA), a

Quadro 6.1 – Conceito geral sobre síndrome cardiorrenal1.

Síndrome cardiorrenal (definição geral)	Distúrbio fisiopatológico do coração ou dos rins, sendo agudo ou crônico em que um órgão pode induzir a disfunção no outro órgão
Síndrome cardiorrenal do tipo I (aguda)	Piora abrupta da função cardíaca (por exemplo, choque cardiogênico agudo ou congestivo descompensado, insuficiência cardíaca aguda) levando à lesão renal aguda
Síndrome cardiorrenal do tipo II (crônica)	Anormalidades crônicas na função cardíaca (por exemplo, insuficiência cardíaca congestiva crônica) causando DRC potencialmente permanente
Síndrome cardiorrenal do tipo III (aguda)	Piora abrupta da função renal (por exemplo, isquemia renal aguda ou glomerulonefrite) causando alterações cardíacas agudas (por exemplo, insuficiência cardíaca, arritmia, isquemia)
Síndrome cardiorrenal do tipo IV (crônica)	DRC (por exemplo, doença glomerular crônica ou intersticial) contribuindo para a diminuição da função cardíaca, hipertrofia cardíaca e/ou risco aumentado de eventos cardiovasculares adversos
Síndrome cardiorrenal do tipo V (secundária)	Condição sistêmica (por exemplo, *diabetes mellitus*, sepse, anemia) causando disfunções cardíaca e renal de forma simultânea

inibição da síntese de óxido nítrico, o aumento da produção de espécies reativas de oxigênio e nitrogênio, a expansão do volume intravascular e a anemia secundária podem ser responsáveis tanto pela hipertrofia do miocárdio quanto pelo desenvolvimento de fibrose renal. De acordo com evidências clínicas, hipertensão, diabetes e síndrome metabólica são condições primárias para alterar diversas vias metabólicas, balanço redox e inflamação, que por sua vez aumentam o risco de mortalidade e eventos cardiovasculares em pacientes com DRC[3].

Dessa forma, entender os sistemas e vias que interferem no estresse oxidativo, controle metabólico e hemodinâmico são a base para a otimização e desenvolvimento de novas terapias no tratamento da síndrome cardiorrenal. Em seguida iremos expor brevemente alguns pontos-chave dos mecanismos fisiopatológicos da síndrome cardiorrenal.

BASES FISIOPATOLÓGICAS DA SÍNDROME CARDIORRENAL

A fisiopatologia da síndrome cardiorrenal envolve mecanismos hemodinâmicos e neuro-hormonais inter-relacionados, incluindo hiperatividade simpática, o sistema renina-angiotensina-aldosterona (SRAA), vários mediadores bioquímicos (óxido nítrico, prostaglandinas, endotelinas etc.) e estresse oxidativo[2,4]. Os primeiros relatos acerca da síndrome cardiorrenal a caracterizavam como uma deficiência da função renal, causada por hipoperfusão e falha na função da bomba cardíaca[4,5]. A interação bidirecional entre o coração e os rins e o impacto de inúmeros outros fatores nesta interação mostraram-se fundamentais na patogênese da síndrome cardiorrenal[2,6].

A manutenção da estabilidade hemodinâmica é estabelecida por uma estreita relação entre o controle do débito cardíaco e o tônus vascular[7]. A síndrome cardiorrenal pode ser iniciada por disfunção do ventrículo esquerdo, o que leva à diminuição do fluxo sanguíneo renal, seguido da ativação de mecanismos de retenção hídrica. Isso, posteriormente, causa a piora da capacidade de bombeamento cardíaco, resultando em um círculo vicioso e eventual dano tecidual[8]. Entretanto, as alterações hemodinâmicas são uma pequena parte da fisiopatologia complexa da síndrome cardiorrenal[6]. Vários outros mecanismos estão envolvidos e podem ser considerados a base para o tratamento dessa síndrome[6]. A fisiopatologia da síndrome cardiorrenal envolve mecanismos hemodinâmicos e neuro-humorais associados, incluindo o sistema nervoso simpático (SNS), o SRAA e a ativação de hormônios, como endotelina e vasopressina[9]. Além disso, os radicais livres produzidos são importantes mediadores das lesões oxidativas que podem levar a disfunção endotelial generalizada, inflamação e morte celular na síndrome cardiorrenal[8].

A hiperatividade simpática é um dos mecanismos compensatórios prejudiciais que ocorrem na síndrome cardiorrenal[8]. A maior atividade adrenérgica sustentada por longos períodos causa redução na densidade dos receptores β-adrenérgicos no miocárdio, especialmente nos ventrículos[10], gerando uma ação deletéria sobre a atividade simpática renal[8]. O aumento da ativação simpática no rim estimula a liberação de catecolaminas, gerando um círculo vicioso que agrava a disfunção renal e a insuficiência cardíaca[2,4,11].

Ademais, a diminuição da perfusão renal em decorrência da vasoconstrição mediada pela hiperatividade simpática estimula a secreção de renina, que, por sua vez, ativa o SRAA[4]. A maior retenção de sódio e o remodelamento ventricular conferido pela estimulação do SRAA na insuficiência cardíaca podem ser uma resposta adaptativa à alteração hemodinâmica, à maior atividade simpática e à lesão renal progressiva[2,4,8]. Uma das ações deletérias do SRAA na síndrome cardiorrenal é a ativação nicotinamida adenina dinucleotídeo fosfato (NADPH) oxidase pela angiotensina II (Ang II), resultando na formação de espécies reativas de oxigênio[2,4,8]. Ang II pode agir induzindo maior estresse oxidativo celular e aumentando a inflamação vascular[2,12,13], já a inibição da enzima conversora da angiotensina (ECA) mostra efeito benéfico na insuficiência cardíaca, reduzindo o tônus adrenérgico, melhorando a função endotelial e prevenindo a fibrose cardíaca[2,14]. Além disso, os inibidores da ECA e os bloqueadores dos receptores da angiotensina têm efeitos renoprotetores importantes em pacientes hipertensos com doença renal não diabética e indivíduos com nefropatia diabética e disfunção endotelial[2,4].

A disfunção endotelial é um dos principais fatores aterogênicos em pacientes com insuficiência cardíaca[2]. O óxido nítrico (NO), fator relaxante derivado do endotélio, regula o tônus vascular por meio de seu potente efeito vasodilatador[1,2]. Portanto, a diminuição da biodisponibilidade do NO é conhecida como fator primordial para a disfunção endotelial na insuficiência cardíaca[2]. Além disso, o desequilíbrio entre NO e espécies reativas de oxigênio (por exemplo, aumento da produção de radicais livres, baixo estado antioxidante e menor disponibilidade de NO) mostra-se capaz de induzir a hiperatividade simpática. Essa condição estimula o SRAA diretamente, danificando as células tubulares ou intersticiais do rim ou gerando vasoconstrição com inibição crônica da enzima óxido nítrico sintase endotelial[1,2].

Lembramos que tanto na DRC quanto na insuficiência cardíaca a produção de radicais livres são causa e efeito da ativação leucocitária e pró-inflamatória. A Ang II tem sido apontada como um importante mediador de reações inflamatórias e oxidativas, por exemplo, a infusão de Ang II induz o aumento da expressão do fator de necrose tumoral (TNF-α) no rim, aumentando, por sua vez, a síntese renal de interleucina (IL)-6, proteína quimioatrativa de monócitos-1 (MCP-1) e níveis elevados de NF-κB[2,4,8]. Também se demonstrou que a Ang II pode estimular a geração de ânion superóxido por meio da ativação da NADPH oxidase[15,16]. Ademais, as citocinas e os radicais livres são capazes de estimular a secreção de renina como um componente da resposta ao estresse sistêmico e à inflamação tubulointersticial, gerando efeitos sobre as respostas adaptativas da hemodinâmica glomerular e consequentemente a insuficiência renal[1,17].

Outro fator importante é que a homeostase glicêmica e o perfil lipídico são condições clínicas importantes para compreensão da síndrome cardiorrenal, pois a hiperglicemia gera a glicação das lipoproteínas de baixa densidade (LDL), desequilibrando o balanço redox e o estado inflamatório, que, por sua vez, aumenta a incidência de coronariopatias[18,19]. Quantidades elevadas de lípides e glicose plasmática aumentam os níveis de vários hormônios que induzem a resistência à ação da insulina, resultando em modificações em sua sinalização celular[20,21]. O excesso de ácidos graxos não esterificados (AGNEs) infiltra-se em diversos tecidos, promovendo um efeito lipotóxico, responsável por lesões cardíacas e renais diretas[22,23]. Seus índices elevados nos tecidos podem impedir os mecanismos de sinalização celular, conduzindo as células a uma diminuição da biogênese mitocondrial[24].

De maneira generalizada, dislipidemias, resistência à insulina e aumento na atividade do SRAA são capazes de induzir o aumento do estresse oxidativo, que por sua vez ativa a expressão de citocinas pró-inflamatórias, levando à disfunção mitocondrial[20,25], tornando o quadro de doenças cardiovasculares e renais um estado de elevado estresse oxidativo e inflamatório[25-27].

Dessa maneira, o estresse oxidativo é um grande fator contribuinte para o desenvolvimento de lesões renal e cardíaca, assim como estratégias que diminuam a geração de espécies reativas de oxigênio (EROs), aumentem a atividade antioxidante, controlem os níveis lipêmicos e glicêmicos e reduzam a atividade do SRAA poderiam ser coadjuvantes no tratamento da síndrome cardiorrenal[25-27].

A terapia atual aplicada à síndrome cardiorrenal inclui diuréticos, hormônios natriuréticos (por exemplo,. antagonistas da vasopressina), medicamentos vasodilatadores e inotrópicos. No entanto, um grande número de pacientes ainda desenvolve resistência a diversos tratamentos, além de diversos efeitos colaterais[1,2]. Além disso, com o desenvolvimento de resistência a muitas terapias convencionais, como diuréticos e inotrópicos, há um movimento crescente em relação a novas terapias[2], suscitando o interesse no uso de alternativas para o tratamento de síndrome cardiorrenal. Assim, a literatura atual fornece uma discussão detalhada sobre a ação de medicamentos tradicionais, mas também traz à luz do conhecimento os efeitos de remédios à base de plantas para o potencial tratamento das patogêneses relacionadas à síndrome cardiorrenal[2].

FITOTERÁPICOS COMO ALTERNATIVA PARA O TRATAMENTO DA SÍNDROME CARDIORRENAL

Há séculos, as plantas são uma importante fonte de material terapêutico para a manutenção da saúde com enorme diversidade e podendo atuar na melhora da qualidade da vida por meio da prevenção e tratamento de doenças[2]. Além disso, as plantas medicinais ou os fitoterápicos são fontes abundantes de moléculas biologicamente ativas que desempenham papel importante com objetivo translacional entre a medicina antiga e a moderna, atuando como uma etapa importante para a descoberta de novos ativos farmacológicos[2].

Nos últimos anos, tem havido crescente atenção ao uso terapêutico de produtos naturais de origem vegetal, aumentando principalmente a demanda por uso de produtos naturais no tratamento de doenças cardiovasculares e renais[2,28]. Assim, remédios naturais à base de plantas possuem potencial como tratamento alternativo ou terapia complementar para a síndrome cardiorrenal, sendo amplamente utilizados para fins terapêuticos em vários países[29]. A Organização Mundial da Saúde recomenda o uso de fitoterápicos como estratégia para diminuir os custos dos programas de saúde pública, incentivando pesquisas que permitam sua utilização de forma segura e eficaz[30]. O uso de fitoterápicos na prevenção e tratamento de doenças crônicas não é exatamente um campo novo na ciência, mas vem ganhando vultuosidade perante a comunidade científica, dado muitas vezes ao baixo custo, menor número de efeitos colaterais e maior aceitação popular. Dentro da vasta gama de plantas, sementes e raízes, a *Phalaris canariensis* (popularmente conhecida como semente de alpiste) é o nosso principal alvo de estudo, por se tratar de um recurso fitoterápico de baixo custo e com bioativos associados aos mecanismos de ação cárdio e renoprotetores[29,31].

PHALARIS CANARIENSIS NO TRATAMENTO DA SÍNDROME CARDIORRENAL

Phalaris canariensis, popularmente conhecida como alpiste, é um cereal originário da região mediterrânea. Além disso, é cultivada principalmente na Argentina e no Canadá. Recentemente começou a ser considerada um cereal promissor para consumo humano devido ao seu excelente valor nutricional e nutracêutico[28,32].

O alpiste é um cereal com potencial alimentar para humanos, e não foram encontradas características tóxicas para o consumo humano. O alpiste tem 19-24% de proteína, 5-9% de gordura bruta, 6-8% de fibra dietética total e 55-61% de amido, além de alto teor mineral nas sementes[28,32]. Há também vitaminas do complexo B, como tiamina, niacina e riboflavina, e o óleo é altamente insaturado, incluindo ácidos linoleicos (55%), oleicos (29%) e linolênicos (2,5%), e tem elevada capacidade antioxidante[28,32]. A semente de *P. canariensis* também contém altos níveis de proteína em comparação com outros grãos de cereais, a proporção de frações de prolaminas e glutelinas é de 78%; é rica em cisteína, triptofano e fenilalanina, mas deficiente em lisina e treonina[33,34]. É relatada a ausência de glúten no alpiste; portanto, pode ser incluído em dietas sem glúten para pessoas com doença celíaca. Além disso, nenhuma reação cruzada foi detectada entre as proteínas de alpiste e proteínas de amêndoa, avelã, mostarda, amendoim, gergelim, soja e nozes[28,32].

Os benefícios das sementes de alpiste na saúde humana têm sido amplamente divulgados em meio popular. Foram demonstrados efeitos anti-hipertensivos, antidiabéticos e anti-inflamatórios, capacidade de controle do perfil lipídico; também foram descritos como remédio para doenças renais, pancreáticas, doenças da bexiga e obesidade[28,32], além da inibição de infecções do trato urinário, arteriosclerose, gota, reumatismo, edemas, gastrite e úlcera de estômago; também há indícios de que o alpiste tenha propriedades capazes de induzir o aumento do tônus muscular e prevenir distúrbios cardiovasculares[28,32]. *P. canariensis* é comumente usada como um remédio em forma de chá pelo método de cocção ou de infusão (Figura 6.1B), porém, outra forma de consumo praticada nos últimos tempos é o uso do leite (Figura 6.1C) da semente de alpiste (Figura 6.1A), que é preparado embebendo as sementes em água durante 12 ou 24 horas, antes da moagem das sementes e retirada do extrato leitoso. Geralmente é descrito como agente nutracêutico para a saúde humana. Estudos recentes já mostraram o potencial efeito antioxidante e anti-hipertensivo das frações peptídicas da farinha de alpiste e/ou do extrato[28,32].

As prolaminas são a fração mais abundante na farinha de alpiste e no extrato leitoso. Esses peptídeos na farinha do alpiste mostraram importante ação antioxidante, além de serem potenciais inibidores da ECA, enzima de papel central na ação do SRAA. Particularmente a fração de prolaminas do extrato leitoso mostrou maior capacidade anti-hipertensiva quando comparada à farinha. Vale ressaltar que o leite de semente de alpiste é fácil, de baixo custo e rápido de obter[28].

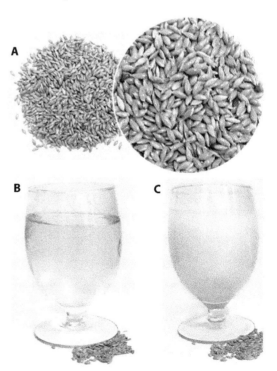

Figura 6.1 – Sementes (**A**), chá (**B**) e leite (**C**) das sementes do *Phalaris canariensis*. Fonte: Os autores (2018).

O efeito de redução da pressão arterial também pode ser atribuído ao triptofano, uma vez que as proteínas de semente de canário são ricas neste aminoácido[29]. Em estudo realizado pelo nosso grupo, a administração de triptofano em ratos geneticamente hipertensos resultou em diminuição da pressão arterial sistólica semelhante ao observado com o extrato de alpiste.

O triptofano (Trp) promove relaxamento do músculo liso por meio de um mecanismo mediado pela via da indoleamina 2,3-dioxigenase (IDO)-quinurenina (Kyn)[35]. A enzima IDO pode ser induzida por inflamação em vários tecidos, incluindo a parede da artéria[30] e, portanto, um aumento na disponibilidade do substrato IDO pode resultar em vasodilatação. Observamos anteriormente que o inibidor IDO quando, administrado agudamente, é capaz de reverter completamente a hipotensão induzida pelo extrato do alpiste em ratos geneticamente hipertensos[29,31]. Há também experiências *ex-vivo* mostrando que o efeito vasodilatador do extrato do alpiste é dependente de um endotélio intacto e, portanto, mediado por um vasodilatador derivado do endotélio, como o óxido nítrico[31]. Embora não tenhamos avaliado o papel do óxido nítrico no efeito vascular do extrato de alpiste, recentemente foi demonstrado que a quinurenina é capaz de reduzir o tônus vascular, promovendo o relaxamento do músculo liso[28].

A *P. canariensis* é utilizada popularmente no México para o tratamento de diabetes e obesidade. Recentemente foi apontado que o extrato da *P. canariensis* mostra atividade inibitória de enzimas digestivas, o que evidencia provável efeito de diminuição da absorção de carboidratos e lípides, o que pode ser benéfico para obesos e diabéticos[28,32,36,37].

Em estudo experimental conduzido com camundongos, o extrato da *P. canariensis* administrada durante 30 dias reduziu significativamente a ingestão de alimentos, peso corporal, bem como níveis no sangue de glicose, colesterol, triglicérides e estresse oxidativo, assim como aumentou o HDL-colesterol em ratos diabéticos[28,32,36,37]. Ratos alimentados com a dieta rica em gordura e tratados com o extrato de alpiste mostraram atividade inibitória no metabolismo lipídico, diminuindo o peso corporal, o peso do fígado e tecidos adiposos viscerais, assim como redução nos níveis de esteatose hepática e resistência à insulina. Tais resultados demonstram efeito antiobesidade, indicando também propriedades terapêuticas antidiabetes[28,32,36,37].

Em resumo (Figura 6.2), as sementes de alpiste apresentaram altos níveis nutracêuticos com bom impacto positivo na saúde humana. Portanto, o alpiste é um cereal promissor para consumo com fins terapêuticos e preventivos nos próximos anos.

AÇÃO DOS COMPOSTOS ATIVOS DO ALPISTE NA FUNÇÃO VASCULAR

O desequilíbrio entre fatores vasodilatadores e vasoconstritores produzidos pelo endotélio leva à disfunção endotelial[38]. Em hipertensos foi observado que os níveis plasmáticos do peptídeo endotelina-1 (ET-1) estão aumentados e isto provoca danos vasculares e inflamação[38]. Algumas doenças como *diabetes mellitus*, hipertensão arterial e obesidade são fatores que contribuem para o desenvolvimento de complicações vasculares ao alterarem a estrutura e a função endotelial, que podem levar ao surgimento de aterosclerose e glomerulosclerose. Tanto a resistência periférica quanto a inflamação afetam aspectos que contribuem para a hipertensão[39], parte disto é mediado por um desbalanço crônico do SRAA, em especial pela ação da Ang II que induz vasoconstrição[39], geração de estresse oxidativo e ativação de células imunes[38,39].

Sabidamente, a hipertensão arterial é uma doença que tem, como tratamento de primeira linha, a inibição farmacológica de algumas enzimas do eixo renina-angiotensina, no entanto, alguns estudos procuram produtos naturais que beneficiem o sistema vascular. Nesse seguimento, um dos escolhidos é o peptídeo contendo triptofano. O meio científico está empenhado em descobrir e desenvolver novos compostos com atividade biológica obtidos de plantas medicinais, bem como sua aplicação e difusão na população de muitos países, que sejam testados e utilizados de forma segura[40,41].

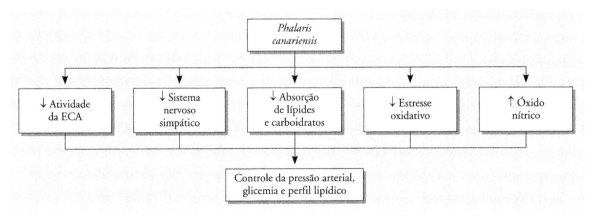

Figura 6.2 – Mecanismos conhecidos da *Phalaris canariensis* no controle de fatores de risco na síndrome cardiorrenal. Fonte: Os autores.

Pesquisas relacionadas à hipertensão arterial têm mostrado resultados promissores com o uso do alpiste ou mesmo com o triptofano[29,31,42]. O alpiste é rico em triptofano, um aminoácido essencial, sua suplementação é feita por fontes externas, a exemplo da dieta. Além de auxiliar na construção de blocos de proteínas, também se torna precursor no transporte de bioativos[43].

Em relação à função do endotélio, o cultivo de células endoteliais da veia umbilical humana (HUVEC) tratadas com alguns dipeptídeos contendo triptofano, leucina-triptofano (LT), glutâmico-triptofano (GT) e isoleucina-triptofano (IT) tem-se mostrado eficaz, em especial o último composto foi o que mais apresentou efeito inibitório sobre a ECA, seguido pelo GT[42]. No experimento *ex-vivo* em aorta de ratos SHR tratados com IT durante 14 semanas, também foi a mais efetiva na inibição da atividade da ECA, quando comparado com o placebo[42]. No entanto, todos foram efetivos ao neutralizar a ação vasoconstritora induzida pela angiotensina de forma vasodependente, assim novas moléculas associadas ao triptofano podem servir como novo adjuvante para proteger a função vascular[42].

O mesmo grupo havia mostrado que o dipeptídeo IT inibiu a expressão e a ativação da pró-metaloproteinase-2 (MMP), possivelmente por bloquear a conversão da Ang I em Ang II em células musculares lisas (*in vitro*), células endoteliais da aorta de animais normotensos (*in vitro*) e em anéis de aorta de animais normotensos (*ex-vivo*); os resultados foram semelhantes aos do captopril[44,45].

As MMP quando ativadas promovem degradação da matriz extracelular e, consequentemente, remodelamento vascular patológico que aumenta progressivamente o desenvolvimento cardiovascular, e no caso da MMP-2, esta prejudica o relaxamento vascular dependente do endotélio e pode causar hipertrofia arterial por depósito de colágeno e elastina[46]. Dessa forma, o uso experimental do peptídeo que contém o triptofano se mostrou eficaz na prevenção do remodelamento adverso dos vasos e futuramente pode ser utilizado no âmbito farmacêutico como um inibidor da ECA.

VIA METABÓLICA DO TRIPTOFANO

As duas vias biossintéticas do triptofano são: a) serotonina, uma substância química que regula a transmissão de impulsos nervosos, bem como regulação do humor; e b) a via da quinurenina, a qual é responsável por 90 a 95% do metabolismo do triptofano, iniciando pela IDO

Quadro 6.2 – Efeitos das condições do tempo de vida do triptofano, triptofano 2,3-dioxigenase (TDO), IDO e via da quinurenina no plasma e no cérebro.

Condição	Trp	Plasma	Fígado	Tecido		Cérebro	Via	Kyn
	Livre	Total	TDO	IDO	Trp	5 HT	Cérebro	Total
Gravidez	↑ H	↑ Depois ↓ H	↓ depois N	H[1]	↑	↑	↑ L	H
Neonato	↑ H	↑ H	Baixo	Baixo	↑	↑ L	↓ L	↓ L
Desnutrição:								
Clínica	↑ L	H	↑ L	↑ L	↓	↓ L	↑ L	↑ L
Pelagra	↑ L	H	↑ L	↑ L	↓ H[2]	↓ H[2]	↑ L	↑ L
Vitamina (B₆)	?	?	↑	↑ L	?	↓ L	↓ L	↓
Experimental	↑	↓	↑	?	↓	↓	?	?
Nutrição adequada:								
Proteína	↑	↑	↑	↓ L	↓	↓	?	L
Gordura	↑	↓	↓	↑	↑	↑	↑ L	↓ L
Carboidratos	↓	N	↓	?	↑	↑	?	↓ L
Suplementos vitamínicos:								
Piridoxina (B₆)	?	?	?	?	?	↑ L	?	↑ L
Nicotinamida	↑	↑ H	↓	↓ L	↑	↑	↓ L	↓ L
Ácido nicotínico	↓	N	?	?	↓	↑	?	↓ L
Exercício	↑	N	↑	↑	↑	↑	↑	↑
Envelhecimento	?	↓	?	↑	?	?	↑ L	?

H = estudos humanos; ↑ = aumenta; ↓ = diminui; N = normal; L = alterações baseadas em evidências indiretas; [1]placenta; [2]baseado na razão Trp]/[CAA]; ? = desconhecido. Fonte: Adaptada de Badawy *et al*[48].

e, em seguida, é formada por diversos metabólitos, tais como ácido quinurênico, ácido quinolínico, ácido antranílico, e finaliza na produção da nicotinamida dinucleotídeo (NAD/NADH)[47] (Figura 6.3).

Possivelmente, a biodisponibilidade do triptofano plasmático é influenciada pelo estilo de vida[48], assim, o estado de disposição e a disponibilidade do triptofano na via da quinurenina variará de acordo com as condições do estilo de vida e estado de saúde (Quadro 6.2), além disso, o fluxo do triptofano parece determinar a formação de metabólitos da cascata da via Trp-quinurenina. Outra informação importante é que o fluxo do Trp é determinado em maior proporção pela fração livre no plasma; assim, são necessários mais estudos para compreender o papel do triptofano na fisiopatologia[48], visto que a resposta está ligada a fatores fisiológicos, patológicos, nutricionais e farmacológicos, consequentemente as análises dos valores devem ser feitas de forma crítica e cautelosa na saúde e nas doenças[48].

Diversos estudos tentam entender a ação da IDO, visto que esta causa tolerância imunológica em diferentes condições fisiopatológicas pelo catabolismo no triptofano na via da quinurenina. Dessa forma, alguns autores investigaram a terapia celular para diabetes autoimune em camundongos não obesos diabéticos (NOD)[49]; utilizaram duas diferentes concentrações de fibroblastos dérmicos que expressam IDO, e foi possível reverter a progressão do *diabetes mellitus* tipo 1, possivelmente por inibir citocinas pró-inflamatórias (IL-1β e IL-17) e células T autorreativas, bem como modularam positivamente células Tregs em diferentes órgãos[49].

A redução para níveis normais de glicose no sangue nos animais tratados no estágio inicial do diabetes foi expressiva; houve redução também da infiltração de linfócitos em ilhotas e da apoptose celular e foi recuperada a funcionalidade das células betapancreáticas remanescentes em camundongos NOD; assim, concluíram que a quantidade de células injetadas e a atividade enzimática da IDO foram importantes na eficácia terapêutica para reverter a progressão do diabetes tipo 1[49].

A via Trp-Kyn é importante por regular processos biológicos, assim, a 3-hidroxiquinurenina, considerada antioxidante, tem sido relacionada com a produção de ROS durante a disfunção endotelial e apoptose mediada pela produção de Ang II[50]. No entanto, a 3-hidroxiquinurenina e o ácido 3-hidroxiantranílico[51] foram considerados antioxidantes potentes, assim a indução da IDO em doenças inflamatórias pode agir como uma defesa fisiológica, regulando a produção de espécies reativas de oxigênio (ROS)[51,52]. Ou seja, é importante mostrar que essa via metabólica deve ser observada de acordo com a situação fisiopatológica, visto que ela modula a produção dos seus metabólitos de acordo com a situação de estresse encontrada fisiologicamente.

É possível observar que a regulação da IDO1 dependerá de vários fatores, inclusive do período (tempo) de ativação metabólica da enzima[53], sendo considerada uma enzima que pode desempenhar autolimitação na respos-

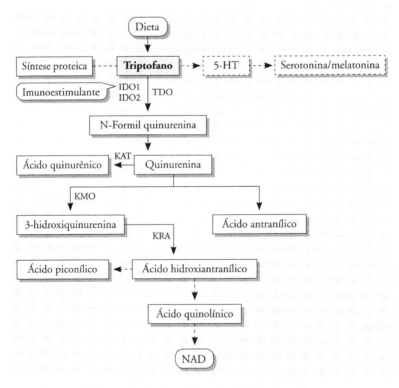

Figura 6.3 – Metabolismo do triptofano. Adaptada de Debnath *et al*[63].

ta imunológica[47,54,55]. Durante a gravidez, os níveis variam de acordo com o período gestacional[56]. Em um estudo[57], o nível de expressão de mRNA e a atividade enzimática da IDO1 em material placentário estavam elevados, enquanto os níveis plasmáticos de triptofano e de quinurenina estavam relativamente elevados durante a gestação normal, enquanto em mulheres com pré-eclâmpsia correspondiam a valores de mulheres saudáveis não grávidas[57].

Alguns metabólitos da via triptofano-quinurenina têm características diferentes, são neuroativos a exemplo dos ácidos quinolínico e quinurênico[58,59]; no caso do ácido quinurênico e da enzima quinurenina aminotransferase (KAT), os níveis na região das medulas rostral, frontal e espinal nos animais hipertensos estavam reduzidos quando comparados com normotensos[60]. Interessantemente, quando foi injetada a quinurenina na região medular retroventrolateral caudal (RVLM) em animais que tiveram bloqueio autonômico nessa região, os níveis da pressão arterial que estavam elevados foram reduzidos na mesma magnitude quando feita a inibição autonômica[61]. É provável que o desequilíbrio do ácido quinurênico e da KAT em animais hipertensos contribua com o aumento da pressão arterial[60,61]. Adicionalmente, o ácido quinurênico é considerado também um agente antioxidante[52]; como foi visto anteriormente, o SHR tem níveis reduzidos do ácido quinurênico, isto pode implicar as alterações do sistema imune dessa linhagem, a qual se assemelha com a situação clínica de hipertensos[62].

Interessantemente, animais SHR tratados diariamente com o extrato aquoso do alpiste[31], associado ou não ao treinamento físico aeróbico, obtiveram benefícios tanto na redução da PA, quanto da inflamação renal, bem como melhorou a função endotelial. Parte dessas alterações foi mediada pelo aumento da citocina anti-inflamatória, a IL-10, e da enzima IDO2, cujo papel biológico ainda precisa ser esclarecido[63,64], mas é uma isoforma da IDO predominantemente presente no rim, sendo menos ativa em alguns processos inflamatórios, quando comparada com a IDO1[64]. Enfim, quando ambos os tratamentos, treinamento físico e alpiste, foram combinados, resultaram em maiores benefícios metabólicos, cardiovasculares e renais[31].

Tem-se relatado na literatura científica a relação cíclica entre doenças cardiovasculares, inflamação e imunidade, principalmente em estado hipertensivo mais grave[62,65,66]; quando este ciclo não é interrompido, aumenta-se o risco de complicações renais e eventos cardiovasculares. Mesmo a hipertensão arterial sendo considerada uma doença inflamatória de grau menor, é sugerido que novas ferramentas terapêuticas (por exemplo, agonistas seletivos do SRAA, do PPAR) possam ser eficazes em reduzir a inflamação e as complicações cardiovasculares[67-69], pois a inflamação é considerada um mecanismo central que contribui para a progressão de doenças renais, cardíacas e vasculares, ou seja, quando associada à hipertensão, acentua-se a progressão aterosclerótica[70,71].

CONSIDERAÇÕES FINAIS

As plantas medicinais apresentam diversos compostos bioativos[40], para vários dos quais há comprovação da eficácia terapêutica por meio de ensaios pré-clínicos e clínicos. Assim, por meio de estudos científicos, conhecemos novos agentes terapêuticos com propriedades que beneficiam os sistemas cardiovasculares, imunológicos, renais e outros.

A evolução dos estudos científicos em mostrar a eficácia das plantas medicinais utilizadas na medicina popular tem favorecido o mercado mundial de fitofármacos[40,41], assim é interessante considerar a avaliação do potencial terapêutico das plantas medicinais, bem como dos seus constituintes bioativos para aproveitá-los como agentes medicinais e fontes de substâncias naturais ou sintéticas[40]. Durante a última década, o uso do *Phalaris canariensis* e a via metabólica Trp/Kyn têm sido alvos de diversos estudos. Diante de resultados benéficos de moléculas com poder antioxidante, anti-hipertensiva e anti-inflamatória, é importante considerar que o uso do alpiste, bem como os mecanismos de atuação da via metabólica do triptofano ainda merecem mais estudos na área experimental e clínica para elucidar melhor a sua eficácia terapêutica no contexto das doenças renais, cardiovasculares e metabólicas.

REFERÊNCIAS BIBLIOGRÁFICAS

1. Di Lullo L, Gorini A, Russo D *et al.* Left ventricular hypertrophy in chronic kidney disease patients: from pathophysiology to treatment. *Cardiorenal Med* 2015; **5**: 254-266.
2. Song MK, Davies NM, Roufogalis BD, Huang TH. Management of cardiorenal metabolic syndrome in diabetes mellitus: a phytotherapeutic perspective. *J Diabetes Res* 2014; **2014**: 313718.
3. Heywood JT, Fonarow GC, Costanzo MR *et al.* High prevalence of renal dysfunction and its impact on outcome in 118,465 patients hospitalized with acute decompensated heart failure: a report from the ADHERE database. *J Card Fail* 2007; **13**: 422-430.
4. Liang KV, Williams AW, Greene EL, Redfield MM. Acute decompensated heart failure and the cardiorenal syndrome. *Crit Care Med* 2008; **36**: S75-S88.
5. Ronco C, Haapio M, House AA *et al.* Cardiorenal syndrome. *J Am Coll Cardiol* 2008; **52**: 1527-1539.
6. Hatamizadeh P, Fonarow GC, Budoff MJ *et al.* Cardiorenal syndrome: pathophysiology and potential targets for clinical management. *Nat Rev Nephrol* 2013; **9**: 99-111.
7. Viswanathan G, Gilbert S. The cardiorenal syndrome: making the connection. *Int J Nephrol* 2010; **2011**: 283137.
8. Bock JS, Gottlieb SS. Cardiorenal syndrome: new perspectives. *Circulation* 2010; **121**: 2592-2600.
9. Ahmed MS, Wong CF, Pai P. Cardiorenal syndrome – a new classification and current evidence on its management. *Clin Nephrol* 2010; **74**: 245-257.
10. Bristow MR. Treatment of chronic heart failure with beta-adrenergic receptor antagonists: a convergence of receptor pharmacology and clinical cardiology. *Circ Res* 2011; **109**: 1176-1194.
11. Laederach K, Weidmann P. Plasma and urinary catecholamines as related to renal function in man. *Kidney Int* 1987; **31**: 107-111.
12. Ruiz-Ortega M, Lorenzo O, Egido J. Angiotensin III increases MCP-1 and activates NF-kappaB and AP-1 in cultured mesangial and mononuclear cells. *Kidney Int* 2000; **57**: 2285-2298.

13. Ruiz-Ortega M, Lorenzo O, Ruperez M *et al*. Angiotensin II activates nuclear transcription factor kappaB through AT(1) and AT(2) in vascular smooth muscle cells: molecular mechanisms. *Circ Res* 2000; **86**: 1266-1272.

14. Remuzzi G, Perico N, Macia M, Ruggenenti P. The role of renin-angiotensin-aldosterone system in the progression of chronic kidney disease. *Kidney Int Suppl* 2005: S57-S65.

15. Hambrecht R, Schulze PC, Gielen S, *et al*. Effects of exercise training on insulin-like growth factor-I expression in the skeletal muscle of non-cachectic patients with chronic heart failure. *Eur J Cardiovasc Prev Rehabil* 2005; **12**: 401-406.

16. Adams V, Linke A, Krankel N *et al*. Impact of regular physical activity on the NAD(P)H oxidase and angiotensin receptor system in patients with coronary artery disease. *Circulation* 2005; **111**: 555-562.

17. Sanchez-Lozada LG, Tapia E, Johnson RJ *et al*. Glomerular hemodynamic changes associated with arteriolar lesions and tubulointerstitial inflammation. *Kidney Int Suppl* 2003: S9-S14.

18. Haffner SM. Dyslipidemia management in adults with diabetes. *Diabetes Care* 2004; **27 Suppl 1**: S68-S71.

19. Kumar A, Singh V. Atherogenic dyslipidemia and diabetes mellitus: what's new in the management arena? *Vasc Health Risk Manag* 2010; **6**: 665-669.

20. Wellen KE, Hotamisligil GS. Inflammation, stress, and diabetes. *J Clin Invest* 2005; **115**: 1111-1119.

21. Corti MC, Guralnik JM, Salive ME *et al*. HDL cholesterol predicts coronary heart disease mortality in older persons. *JAMA* 1995; **274**: 539-544.

22. Cui Y, Blumenthal RS, Flaws JA *et al*. Non-high-density lipoprotein cholesterol level as a predictor of cardiovascular disease mortality. *Arch Intern Med* 2001; **161**: 1413-1419.

23. Lu W, Resnick HE, Jablonski KA *et al*. Non-HDL cholesterol as a predictor of cardiovascular disease in type 2 diabetes: the strong heart study. *Diabetes Care* 2003; **26**: 16-23.

24. Unger RH. Lipotoxic diseases. *Annu Rev Med* 2002; **53**: 319-336.

25. Houstis N, Rosen ED, Lander ES. Reactive oxygen species have a causal role in multiple forms of insulin resistance. *Nature* 2006; **440**: 944-948.

26. Tilg H, Moschen AR. Adipocytokines: mediators linking adipose tissue, inflammation and immunity. *Na Rev Immunol* 2006; **6**: 772-783.

27. Dandona P, Aljada A, Chaudhuri A *et al*. Metabolic syndrome: a comprehensive perspective based on interactions between obesity, diabetes, and inflammation. *Circulation* 2005; **111**: 1448-1454.

28. Estrada-Salas PA, Montero-Moran GM, Martinez-Cuevas PP *et al*. Characterization of antidiabetic and antihypertensive properties of canary seed (*Phalaris canariensis L.*) peptides. *J Agric Food Chem*. 2014; **62**: 427-433.

29. Passos CS, Carvalho LN, Pontes RB *et al*. Blood pressure reducing effects of *Phalaris canariensis* in normotensive and spontaneously hypertensive rats. *Can J Physiol Pharmacol* 2012; **90**: 201-208.

30. World Health Organization.WHO guidelines on safety monitoring of herbal medicines in phamacovigilance systems. Geneva: World Health Organization, 2004.

31. Passos CS, Ribeiro RS, Rosa TS *et al*. Cardiovascular and renal effects of birdseed associated with aerobic exercise in rats. *Med Sci Sports Exerc* 2016; **48**: 1925-1934.

32. Valverde ME, Orona-Tamayo D, Nieto-Rendon B, Paredes-Lopez O. antioxidant and antihypertensive potential of protein fractions from flour and milk substitutes from canary seeds (*Phalaris canariensis L.*). *Plant Foods Hum Nutr* 2017; **72**: 20-25.

33. Adrian J, Lunven P, Carnovale E. [Alpist. l. Canary-grass seed (*Phalaris canariensis L.*). An exceptional source of tryptophan. *Ann Nutr Aliment* 1969; **23**: 299-312.

34. Abdel-Aal ESM, Hucl PJ, Sosulski FW. Structural and compositional characteristics of canaryseed (*Phalaris canariensis L.*). *J Agric Food Chem* 1997; **45**: 3049-3055.

35. Wang Y, Liu H, McKenzie G *et al*. Kynurenine is an endothelium-derived relaxing factor produced during inflammation. *Nat Med* 2010; **16**: 279-285.

36. Perez GRM, Madrigales AD, Cruz VT. Inhibition by seeds of *Phalaris canariensis* extracts of key enzymes linked to obesity. *Altern Ther Health Med* 2016; **22**: 8-14.

37. Perez GRM, Madrigales AD, Horcacitas MC *et al*. Ameliorative effect of hexane extract of *Phalaris canariensis* on high fat diet-induced obese and streptozotocin-Induced diabetic mice. *Evid Based Complement Alternat Med* 2014; **2014**: 145901.

38. Javeshghani D, Barhoumi T, Idris-Khodja N *et al*. Reduced macrophage-dependent inflammation improves endothelin-1-induced vascular injury. *Hypertension* 2013; **62**: 112-117.

39. Kasal DA, Barhoumi T, Li MW *et al*. T regulatory lymphocytes prevent aldosterone-induced vascular injury. *Hypertension* 2012; **59**: 324-330.

40. Chen Z, Zheng Z, Huang J *et al*. Biosynthesis of salicylic acid in plants. *Plant Signal Behav* 2009; **4**: 493-496.

41. Henciya S, Seturaman P, James AR *et al*. Biopharmaceutical potentials of *Prosopis* spp. (Mimosaceae, Leguminosa). *J Food Drug Anal* 2017; **25**: 187-196.

42. Khedr S, Deussen A, Kopaliani I *et al*. Effects of tryptophan-containing peptides on angiotensin-converting enzyme activity and vessel tone ex vivo and in vivo. *Eur J Nutr* 2017.

43. Strasser B, Becker K, Fuchs D, Gostner JM. Kynurenine pathway metabolism and immune activation: Peripheral measurements in psychiatric and co-morbid conditions. *Neuropharmacology* 2017; **112**: 286-296.

44. Kopaliani I, Martin M, Zatschler B *et al* A. Data of the natural and pharmaceutical angiotensin-converting enzyme inhibitor isoleucine-tryptophan as a potent blocker of matrix metalloproteinase-2 expression in rat aorta. *Data Brief* 2016; **8**: 958-962.

45. Kopaliani I, Martin M, Zatschler B *et al*. Whey peptide isoleucine-tryptophan inhibits expression and activity of matrix metalloproteinase-2 in rat aorta. *Peptides* 2016; **82**: 52-59.

46. Ahmed SH, Clark LL, Pennington WR *et al*. Matrix metalloproteinases/tissue inhibitors of metalloproteinases: relationship between changes in proteolytic determinants of matrix composition and structural, functional, and clinical manifestations of hypertensive heart disease. *Circulation* 2006; **113**: 2089-2096.

47. Ball HJ, Yuasa HJ, Austin CJ *et al*. Indoleamine 2,3-dioxygenase-2; a new enzyme in the kynurenine pathway. *Int J Biochem Cell Biol* 2009; **41**: 467-471.

48. Badawy AA. Tryptophan availability for kynurenine pathway metabolism across the life span: control mechanisms and focus on aging, exercise, diet and nutritional supplements. *Neuropharmacology* 2017; **112**: 248-263.

49. Khosravi-Maharlooei M, Pakyari M, Jalili RB *et al*. Intraperitoneal injection of IDO-expressing dermal fibroblasts improves the allograft survival. *Clin Immunol* 2017; **174**: 1-9.

50. Wang Q, Zhang M, Ding Y *et al*. Activation of NAD(P)H oxidase by tryptophan-derived 3-hydroxykynurenine accelerates endothelial apoptosis and dysfunction in vivo. *Circ Res* 2014; **114**: 480-492.

51. Christen S, Peterhans E, Stocker R. Antioxidant activities of some tryptophan metabolites: possible implication for inflammatory diseases. *Proc Natl Acad Sci U S A* 1990; **87**: 2506-2510.

52. Zhuravlev AV, Zakharov GA, Shchegolev BF, Savvateeva-Popova EV. Antioxidant properties of kynurenines: density functional theory calculations. *PLoS Comput Biol* 2016; **12**: e1005213.

53. Heitger A. Regulation of expression and function of IDO in human dendritic cells. *Curr Med Chem* 2011; **18**: 2222-2233.

54. Mándi Y, Vécsei L. The kynurenine system and immunoregulation. *J Neural Transm (Vienna)* 2012; **119**: 197-209.

55. Munn DH, Mellor AL. Indoleamine 2,3 dioxygenase and metabolic control of immune responses. *Trends Immunol* 2013; **34**: 137-143.

56. Schröcksnadel H, Baier-Bitterlich G, Dapunt O *et al.* Decreased plasma tryptophan in pregnancy. *Obstet Gynecol* 1996; **88**: 47-50.

57. Kudo Y, Boyd CA, Sargent IL, Redman CW. Decreased tryptophan catabolism by placental indoleamine 2,3-dioxygenase in preeclampsia. *Am J Obstet Gynecol* 2003; **188**: 719-726.

58. Perkins MN, Stone TW. Pharmacology and regional variations of quinolinic acid-evoked excitations in the rat central nervous system. *J Pharmacol Exp Ther* 1983; **226**: 551-557.

59. Hilmas C, Pereira EF, Alkondon M *et al.* The brain metabolite kynurenic acid inhibits alpha7 nicotinic receptor activity and increases non-alpha7 nicotinic receptor expression: physiopathological implications. *J Neurosci* 2001; **21**: 7463-7473.

60. Kapoor V, Kapoor R, Chalmers J. Kynurenic acid, an endogenous glutamate antagonist, in SHR and WKY rats: possible role in central blood pressure regulation. *Clin Exp Pharmacol Physiol* 1994; **21**: 891-896.

61. Ito S, Komatsu K, Tsukamoto K, Sved AF. Excitatory amino acids in the rostral ventrolateral medulla support blood pressure in spontaneously hypertensive rats. *Hypertension* 2000; **35**: 413-417.

62. Harrison DG, Guzik TJ, Lob HE *et al.* Inflammation, immunity, and hypertension. *Hypertension* 2011; **57**: 132-140.

63. Debnath S, Velagapudi C, Redus L *et al.* Tryptophan metabolism in patients with chronic kidney disease secondary to type 2 diabetes: relationship to inflammatory markers. *Int J Tryptophan Res* 2017; **10**: 1178646917694600.

64. Sedlmayr P, Blaschitz A, Stocker R. The role of placental tryptophan catabolism. *Front Immunol* 2014; **5**: 230.

65. Wenzel U, Turner JE, Krebs C *et al.* Immune mechanisms in arterial hypertension. *J Am Soc Nephrol* 2016; **27**: 677-686.

66. Harrison DG. The immune system in hypertension. *Trans Am Clin Climatol Assoc* 2014; **125**: 130-140.

67. Savoia C, Schiffrin EL. Inflammation in hypertension. *Curr Opin Nephrol Hypertens* 2006; **1**: 152-158.

68. Savoia C, Sada L, Zezza L *et al.* Vascular inflammation and endothelial dysfunction in experimental hypertension. *Int J Hypertens* 2011; **2011**: 281240.

69. Savoia C, Battistoni A, Calvez V *et al.* Microvascular Alterations in Hypertension and Vascular Aging. *Curr Hypertens Rev* 2017; **13**: 16-23.

70. Libby P, Ridker PM, Maseri A. Inflammation and Atherosclerosis. *Circulation* 2002; **105**: 1135-1143.

71. Libby P. Current concepts of the pathogenesis of the acute coronary syndromes. *Circulation* 2001; **104**: 365-372.

7

IMPACTO DO RECEPTOR P2X7 E DA PROTEÍNA DO KLOTHO NA PROGRESSÃO DA NEFROPATIA DIABÉTICA

Adelson M. Rodrigues
Elisa Mieko Suemitsu Higa

◆

Em 1978, Geoffrey Burnstock[1] propôs os termos *P1* para receptores de adenosina e *P2* para aqueles sensíveis a variações de nucleotídeos de trifosfato de adenosina (ATP) ou de seus derivados. Em 1986, estudos de Burnstock somaram-se com os achados de Kennedy[2] e ambos propuseram uma subclassificação, surgindo assim, dentro dos receptores P2, os subtipos P2X e P2Y, os quais se diferenciam entre si pelas suas características físico-químicas.

Os P2X são trímeros de membrana tipo receptores chave-fechadura, formados por sete membros, dentre eles o $P2X_7$; este se destaca dos demais por possuir a maior extremidade citoplasmática C-terminal, extremidade que confere grande parte de suas ações biológicas, sendo composta por 240 aminoácidos em vez de 177 como nos demais receptores $P2X^3$.

O receptor $P2X_7$ quando ativado pelo ATP extracelular (eATP) promove importantes alterações na célula, como, por exemplo, o aumento da permeabilidade da membrana, proporcionando maior influxo de cátions mono e bivalentes, como o cálcio[4], desencadeando uma variedade de respostas que dependerão do tipo celular, ou seja, pode ter como consequência a transmissão de impulsos nervosos entre neurônios, contração muscular entre miócitos e até estimular processos relativos à fertilização[5]. Independentemente dessas respostas, de maneira geral, o excedente de cálcio livre no citoplasma poderá dar início à sinalização apoptótica, levando à morte celular[6]; entretanto, sua ativação prolongada causará o surgimento de diversos poros pela membrana celular que permitirão a passagem de partículas com massa molecular acima de 900Da, comprometendo a resistência da membrana e facilitando sua ruptura, culminando em morte celular por necrose[7].

Particularmente, o $P2X_7$ é expresso apenas em altas concentrações de eATP, o que geralmente ocorre em condições patológicas[8]; situações como eventos inflamatórios, lesão tecidual, agregação plaquetária e trombose foram relacionadas à elevada expressão desse receptor. Entretanto, observou-se que o $P2X_7$ pode ser encontrado em rins saudáveis, atribuindo-lhe um potencial papel fisiológico no controle renal e/ou na função vascular sistêmica[9].

Nesse contexto, evidências têm revelado o importante papel das enzimas que hidrolisam o ATP, as ectonucleotidases; estas degradam os nucleotídeos à adenosina ou derivados de ATP e estudos de Morandini *et al*[8] mostraram que essas ectonucleotidases influenciam no controle e ajuste mais sensível do $P2X_7$. Isso se faria regulando a disponibilidade do eATP. Esses pesquisadores mostraram que as doenças inflamatórias e infecciosas manteriam altos os níveis desse nucleotídeo. Assim viu-se que o $P2X_7$ estaria envolvido no estágio inicial da inflamação, bem como nas fases aguda e crônica da infecção.

A instalação dos processos inflamatórios necessita de vários mecanismos de interação entre células imunológicas, e o receptor $P2X_7$ é cada vez mais reconhecido como importante regulador de superfície celular dessas células, ou seja, ele inicia o processo inflamatório ativando o inflamassomo, que como resposta inicia a síntese de várias citocinas inflamatórias, tais como IL-1β (interleucina-1β), IL-18, TNF-α (fator de necrose tumoral-alfa) e IL-6, demonstrando, assim, que moléculas antagonistas desse receptor têm grande potencial terapêutico como agentes anti-inflamatórios[10].

A nefropatia diabética (ND) é a principal complicação do *diabetes mellitus* (DM) e vários elementos estão envolvidos na sua fisiopatologia, entre eles, podemos destacar estresse oxidativo, alterações metabólicas e hemodinâmicas, os quais são eventos que favorecem a progressão da doença. Entretanto, novos estudos têm ressaltado a importância da inflamação no desenvolvimento da nefropatia, mostrando que moléculas pró-inflamatórias, infiltração celular, quimiocinas e danos teciduais contribuem para a piora da função renal[11-13]. Dentro desse contexto, Solini *et al*[14] demonstraram que o P2X$_7$ também desempenha papel relevante no processo inflamatório da ND, confirmando que esse receptor é molécula-chave na síntese de diversas interleucinas, pela ativação do inflamassomo NLRP3.

O Laboratório de Óxido Nítrico e Estresse Oxidativo tem entre suas linhas de pesquisa o estudo da ND. Dentre um dos segmentos de estudo foi observado que no decorrer do diabetes ocorreu substancial aumento do conteúdo proteico de IL-6 (interleucina pró-inflamatória) e P2X$_7$ na progressão da doença, enquanto a IL-10 (interleucina anti-inflamatória) mostrou perfil contrário, com redução significante, acompanhando a piora da hiperglicemia.

Outra pesquisa recente desenvolvida em nosso laboratório revelou que o P2X$_7$ estava presente no córtex renal de animais euglicêmicos, mas teve sua expressão acentuada nos rins de animais diabéticos. Provavelmente isso ocorreu devido à hiperglicemia elevar os níveis de eATP, sendo já bem conhecida na literatura a liberação de nucleotídeos oriundos de lesões teciduais e do estresse oxidativo ou mesmo a exocitose de vesículas está aumentada no DM, o qual ainda proporciona a desativação das ectonucleotidases, mantendo, assim, os níveis elevados de eATP[15-17].

Estudo anterior publicado por nosso grupo[18] mostrou o quanto estava aumentada a produção do receptor P2X$_7$ nos tufos glomerulares de ratos diabéticos, mas foram nos túbulos renais que esse receptor se encontrou em maior densidade. Tal expressão do P2X$_7$ diminuía quando os animais eram submetidos ao treinamento aeróbico ou quando recebiam suplementação de antioxidantes; nesses animais que passaram por esses tratamentos foi evidenciada renoproteção.

Relatos recentes na literatura vêm confirmando este nosso achado, mostrando que o P2X$_7$, por estar aumentado significativamente no diabetes, pode ser a principal causa de danos renais encontrados nesses pacientes,

ressaltando-se, assim, a importância de controlá-lo. Portanto, principalmente naqueles pacientes que desenvolveram a ND, o P2X$_7$ torna-se potencial alvo de ações terapêuticas para melhora e controle dessa complicação[19,20].

A hiperglicemia desenvolve papel importante no desenvolvimento da nefropatia, pois desencadeia a microalbuminúria considerada durante um bom tempo como marcador inicial da doença; no entanto, hoje já se sabe que esse marcador pode não ser tão eficaz, uma vez que o ideal seria evitar a instalação da doença. Nesse sentido, observou-se que a perda de podócitos na urina (podocitúria), evento que antecede a excreção urinária de albumina, poderia representar o marcador precoce para se fazer a profilaxia da ND[21].

Os podócitos são células essenciais para a manutenção da filtração glomerular. Vonend *et al*[4] mostraram que o receptor P2X$_7$ estava significativamente expresso nos podócitos de rins diabéticos: embora esse receptor esteja presente nas células endoteliais e mesangiais, o fato de estar altamente presente nos podócitos corrobora a hipótese de ser o principal agente causador da podocitúria, na fase que antecede a ND. Assim, esse receptor está inversamente correlacionado com o ritmo de filtração glomerular, ou seja, sua expressão nos podócitos compromete a produção do filtrado ideal pelo rim[22].

Estudo realizado com pacientes diabéticos do tipo 1 mostrou que a microalbuminúria estava associada à deficiência de Klotho solúvel[23].

O Klotho é uma proteína transmembrana formada por dois domínios extracelulares, KL1 e KL2; ambos podem ser clivados dando origem à forma solúvel, presente na urina e na corrente sanguínea; ainda há o processo de *splicing* alternativo, que origina a outra forma de Klotho, denominada secretada, que vai direto para o sangue[24]. O Klotho transmembrana tem peso molecular em torno de 130kDa; peso semelhante possui a forma solúvel detentora dos dois domínios extracelulares, e ainda, quando apresentar apenas um sítio, essa proteína pode ter cerca de 65kDa; a forma secretada possui apenas um domínio e tem massa molecular ao redor de 70kDa[25].

Embora o Klotho de membrana dê origem às variedades solúveis, eles assumem funções biológicas distintas entre si, sendo que o Klotho fixado na membrana possui o papel biológico de co-receptor, tornando os receptores mais sensíveis a agonistas, ou muitas vezes atua prolongando o tempo de permanência do receptor temporário na membrana, aumentando, assim, seu efeito sobre a célula, entre outros[26].

Muitos estudos têm considerado a forma solúvel como um hormônio, adquirindo múltiplos efeitos em função da célula-alvo[27,28]. Alguns estudos vêm mostrando que o Klotho solúvel pode desempenhar ação anti-inflamatória[29], influenciar na excreção urinária de fosfatos[30], na estabilização de canal de íons, apresentar propriedades antienvelhecimento e antiapoptóticas[31], reduzir o estresse oxidativo retomando o equilíbrio redox[32,33] e ainda mostrou-se capaz de recuperar a função endotelial aumentando a produção de óxido nítrico (NO)[34].

Nossos estudos com NO e estresse oxidativo na progressão da ND tem mostrado como é importante realizar uma intervenção que reduza os níveis de agentes oxidantes e restaure as concentrações de NO, a fim de retardar as complicações diabéticas no tecido renal[35]. Dentro desse contexto, dados parciais de nossa pesquisa mostraram que o aumento do estresse oxidativo foi associado a aumento da expressão de Klotho em rins de ratos diabéticos, sugerindo que tal expressão tenha ocorrido para aumentar os níveis de Klotho de membrana, os quais se encontravam reduzidos no córtex renal (dado exposto no *World Congress Nephrology*, México, 2017). Embora mais ensaios sejam necessários para confirmar isso, podemos inferir que a redução do Klotho de membrana ocorreu devido a sua clivagem e migração para a corrente sanguínea, como resposta ao desequilíbrio redox, tendo como efeito indireto a produção de antioxidante, e como efeito direto, a inibição do ânion superóxido, via ação inibitória do Klotho sobre as NADPH oxidases[36].

Essa nossa hipótese é corroborada com o estudo de Ikushima *et al*[37], mostrando que o Klotho desempenha papel importante na proteção renal, devido à ativação de vias que otimizam o sistema antioxidante; segundo esses autores, o Klotho, ao ativar as vias da FOXOs (família de fatores de transcrição que desempenham papéis importantes na regulação da expressão de genes envolvidos no crescimento celular), desencadeia, como um dos efeitos, o aumento da expressão das superóxido dismutases, conferindo assim maior resistência aos danos oxidativos.

Na fase inicial da ND ocorrem hiperfiltração, perda de podócitos, danos na membrana basal glomerular e importante perda de proteínas do filtrado glomerular (microalbuminúria), conforme mencionado anteriormente, até atingir níveis maiores de excreção de albumina denominados de microalbuminúria. Ainda há algumas alterações patológicas características, como a hipertrofia glomerular[38,39]. Estudo de Kadoya *et al*[40] mostrou que a superexpressão de Klotho reduziu a hipertrofia renal, a lesão glomerular e a infiltração de macrófagos no modelo de diabetes em camundongos.

O gene Klotho expressa-se em diversos órgãos, mas o principal sítio de produção do seu RNA mensageiro (RNAm) se encontra ao longo dos túbulos renais[41], sugerindo que no acometimento renal ocorra redução na síntese de Klotho. Entretanto, ainda não está muito bem elucidado como se desencadeia a sinalização da expressão de Klotho, tanto no conjunto de órgãos como no tecido renal, sendo totalmente desconhecida a informação de como e quanto a ND afetaria sua expressão. Estudo de Asai *et al*[42] demonstraram que durante a fase inicial da ND a redução dos níveis de RNAm de Klotho ocorria simultaneamente com a maior excreção de cálcio, evidenciando, assim, importante papel do Klotho na modulação dos íons cálcio no organismo. Contudo, em trabalho posterior, Lee *et al*[43] relataram que haveria uma fase específica na ND em que a disponibilidade de Klotho solúvel se encontrava significativamente elevada, fase a qual ainda não haveria se pronunciado a microalbuminúria. No decorrer da doença, os níveis de excreção do Klotho se reduziriam à medida que a excreção urinária de albumina aumentava, sugerindo de tal forma que Klotho poderia ser um possível marcador precoce para a microalbuminúria na progressão da ND.

Da mesma forma que Solini *et al*[14], mencionados anteriormente, procuraram relatar a importância dos receptores purinérgicos no desenvolvimento dos mecanismos inflamatórios, outros autores abordaram a forte influência que o Klotho exerce sobre a inflamação. É de conhecimento que tanto o Klotho atua reduzindo os fatores inflamatórios, como esses últimos também contribuem para sua menor expressão[44,45].

Estudo com animais *knockout* para Klotho mostrou que essa proteína atua como modulador anti-inflamatório, controlando negativamente a síntese de proteínas inflamatórias ligadas ao NF-kB (fator nuclear kappa B), via fosforilação de Ser536 no domínio de transativação de RelA, comprometendo substancialmente a expressão de interleucinas[46]. Em nossos estudos com tecido renal, as citocinas IL-6 e IL-10 têm diferentes perfis proteicos, apresentando aumento da ação pró-inflamatória, ao passo que a proteína de Klotho transmembrana reduziu-se significativamente (dado exposto no *World Congress Nephrology*, México, 2017).

As células inflamatórias e ascitocinas desempenham papel vital no processo de ativação de fibroblastos, visto que Kanasaki *et al*[47] mostraram que a inflamação contribui decisivamente para o processo de fibrose tecidual. Células mesangiais humanas sob a ação do TGF-β produzem maior quantidade de componentes da matriz celular intersticial, incluindo fibronectina e colágenos tipos I e III. A inibição dessa via de sinalização que envolve o fator transcricional Smad (família de moléculas estruturalmente relacionadas que desempenham uma função fundamental no fator de crescimento transformador-β) mostrou ser eficaz contra o processo fibrótico na ND[48].

Estudo realizado em animais mostrou que na perda da expressão de Klotho não havia repressão do complexo Wnt/β-catenina (complexo responsável por desempenhar um papel importante nos processos de regulação, diferenciação, proliferação e morte celular), visto que em situações fisiológicas Klotho se conectaria fisicamente aos ligantes de Wnt e agiria como sequestrador dessas moléculas no rim, causando a inativação da via de sinalização fibrogênica, de modo que vários genes profibróticos como Snail1, PAI-1 e fibronectina permaneceriam desativados[49]. Li *et al*[50] mostraram o oposto, ou seja, a superexpressão de Klotho foi eficiente para reduzir a produção de matriz extracelular em células mesangiais humanas, expostas ao alto teor de glicose, sendo esse efeito parcialmente atribuído à regulação negativa do Klotho na Egr-1 (*early growth response* protein *1*), com inibição da sinalização de TGF-β1/Smad3.

Pacientes diabéticos têm mostrado no final da ND níveis reduzidos de Klotho quando comparados aos voluntários saudáveis, mas esses valores aumentavam significantemente com a instalação da doença renal crônica (DRC)[51]; ao contrário desses achados, Rotondi *et al*[52] relataram que os níveis séricos de Klotho estavam extremamente reduzidos em pacientes crônicos, em comparação aos controles.

Nessa fase em que o paciente nefropata evolui para a DRC, a ação do Klotho como um co-receptor se torna mais evidente, atuando em conjunto com o FGFR (*fibroblast growth factor receptor*) e auxiliando na excreção de fosfato. O FGF23 é um hormônio derivado de osso, atua no rim para induzir a fosfatúria e suprimir a síntese de 1,25-di-hidroxivitamina D_3; o FGF23 necessita do Klotho como co-receptor para manter a homeostase do fosfato. Os distúrbios minerais e ósseos associados à DRC podem ser uma forma de o FGF23 e o Klotho regularem o excesso de fosfato no organismo, diante dos néfrons remanescentes[53].

Muitos são os estudos que procuraram descrever a expressão de Klotho no decorrer da ND, mas poucos são aqueles que tentam elucidar as vias regulatórias dessa proteína, talvez devido a sua interação nos múltiplos sistemas de permanência dessa proteína na membrana, modulando assim os níveis séricos de Klotho solúvel; este pode estar aumentado por outros fatores, pois é conhecido na literatura que a insulina, por meio da via do PI3K (*phosphatidylinositol-3-kinase*), consegue clivar os domínios KL1 e KL2 do Klotho[54]. Ainda faltam métodos para distinguir as diferentes formas existentes de Klotho, assim como não há inibidores eficientes para bloquear a ação dessa proteína nos estudos *in vivo*.

Em resumo, acreditamos que o receptor $P2X_7$, por ter sua expressão aumentada no DM, tanto no glomérulo quanto nos túbulos, e por estar relacionado à degradação tecidual e disfunção de sistemas importantes, como o inflamossomo, deve participar na progressão das complicações do DM. Em contrapartida, o Klotho encontra-se envolvido com diversos mecanismos que melhoram a defesa antioxidante em condições de desequilíbrio redox e, ainda, reduz o fosfato plasmático. Este último teria como efeito a redução do $P2X_7$, cuja expressão está em função de altos níveis de ATP. O controle desses sistemas poderia retardar a progressão da ND.

Agradecimentos
Giovana R. Punaro, MSc., PhD.
Margaret G. Mouro, MSc.

REFERÊNCIAS BIBLIOGRÁFICAS

1. Burnstock G. A basis for distinguishing two types of purinergic receptor. In: Straub RW, Bolis CL (eds). *Cell Membrane Receptors for Drugs and Hormones: A Multidisciplinary Approach*, vol. 1. Raven Press: New York, 1978, pp 107-118.
2. Kennedy C, Burnstock G. Evidence for two types of P2-purinoceptor in longitudinal muscle of the rabbit portal vein. *Eur J Pharmacol* 1985; **111**: 49-56.
3. Ralevic V, Burnstock G. Receptors for purines and pyrimidines. *Pharmacol Rev* 1998; **50**: 413-492.
4. Vonend O, Turner CM, Chan CM *et al*. Glomerular expression of the ATP-sensitive P2X receptor in diabetic and hypertensive rat models. *Kidney Int* 2004; **66**: 157-166.
5. Brini M, Cali T, Ottolini D *et al*. Intracellular calcium homeostasis and signaling. *Met Ions Life Sci* 2013; **12**: 119-168.
6. Cockcroft S, Gomperts BD. Activation and inhibition of calcium-dependent histamine secretion by ATP ions applied to rat mast cells. *J Physiol* 1979; **296**: 229-243.
7. Vasileiou E, Montero RM, Turner CM *et al*. P2X(7) receptor at the heart of disease. *Hippokratia* 2010; **14**: 155-163.
8. Morandini AC, Savio LE, Coutinho-Silva R. The role of P2X7 receptor in infectious inflammatory diseases and the influence of ectonucleotidases. *Biomed J* 2014; **37**: 169-177.
9. Menzies RI, Unwin RJ, Dash RK *et al*. Effect of P2X4 and P2X7 receptor antagonism on the pressure diuresis relationship in rats. *Front Physiol* 2013; **4**: 305.
10. Lister MF, Sharkey J, Sawatzky DA *et al*. The role of the purinergic P2X(7)receptor in inflammation. *J Inflamm (Lond)* 2007; **4**: 5.
11. Wada J, Makino H. Inflammation and the pathogenesis of diabetic nephropathy. *Clin Sci (Lond)* 2013; **124**: 139-152.
12. Duran-Salgado MB, Rubio-Guerra AF. Diabetic nephropathy and inflammation. *World J Diabetes* 2014; **5**: 393-398.
13. Sakai N, Wada T. Revisiting inflammation in diabetic nephropathy: the role of the Nlrp3 inflammasome in glomerular resident cells. *Kidney Int* 2015; **87**: 12-14.
14. Solini A, Menini S, Rossi C *et al*. The purinergic 2X7 receptor participates in renal inflammation and injury induced by high-fat diet: possible role of NLRP3 inflammasome activation. *J Pathol* 2013; **231**: 342-353.
15. Fitz JG. Regulation of cellular ATP release. *Trans Am Clin Climatol Assoc* 2007; **118**: 199-208.
16. Solini A, Usuelli V, Fiorina P. The dark side of extracellular ATP in kidney diseases. *J Am Soc Nephrol* 2014; **26**: 1007-1016.
17. Rucker B, Abreu-Vieira G, Bischoff LB *et al*. The nucleotide hydrolysis is altered in blood serum of streptozotocin-induced diabetic rats. *Arch Physiol Biochem* 2010; **116**: 79-87.
18. Rodrigues AM, Bergamaschi CT, Fernandes MJ *et al*. P2x(7) receptor in the kidneys of diabetic rats submitted to aerobic training or to N-acetylcysteine supplementation. *PloS One* 2014; **9**: e97452.
19. Menzies RI, Booth JWR, Mullins JJ *et al*. Hyperglycemia-induced Renal P2X7 Receptor Activation Enhances Diabetes-related Injury. *EBioMedicine* 2017; **19**: 73-83.
20. Burnstock G. The therapeutic potential of purinergic signalling. *Biochem Pharmacol* 2018; **151**: 157-165.
21. Sahoo S, Mukherjee B, Patra S *et al*. Podocyturia-a new marker for diabetic nephropathy. *Int J Bioassays* 2013; **2**: 667-668.
22. Vlad A, Vlad M, Petrica L *et al*. Therapy with atorvastatin versus rosuvastatin reduces urinary podocytes, podocyte-associated molecules, and proximal tubule dysfunction biomarkers in patients with type 2 diabetes mellitus: a pilot study. *Ren Fail* 2017; **39**: 112-119.
23. Maltese G, Fountoulakis N, Siow RC *et al*. Perturbations of the anti-ageing hormone Klotho in patients with type 1 diabetes and microalbuminuria. *Diabetologia* 2017; **60**: 911-914.
24. Matsumura Y, Aizawa H, Shiraki-Iida T *et al*. Identification of the human klotho gene and its two transcripts encoding membrane and secreted klotho protein. *Biochem Biophys Res Commun* 1998; **242**: 626-630.

25. Xu Y, Sun Z. Molecular basis of Klotho: from gene to function in aging. *Endocrine Rev* 2015; **36**: 174-193.

26. Kuro-o M. Klotho. *Pflugers Arch* 2010; **459**: 333-343.

27. Hu MC, Kuro-o M, Moe OW. Renal and extrarenal actions of Klotho. *Semin Nephrol* 2013; **33**: 118-129.

28. Maltese G, Psefteli PM, Rizzo B *et al.* The anti-ageing hormone klotho induces Nrf2-mediated antioxidant defences in human aortic smooth muscle cells. *J Cell Mol Med* 2017; **21**: 621-627.

29. Buendia P, Ramirez R, Aljama P *et al.* Klotho Prevents Translocation of NFkB. *Vitam Horm* 2016; **101**: 119-150.

30. Huang CL, Moe OW. Klotho: a novel regulator of calcium and phosphorus homeostasis. *Pflugers Arch* 462: 185-193.

31. Chang Q, Hoefs S, van der Kemp AW *et al.* The beta-glucuronidase klotho hydrolyzes and activates the TRPV5 channel. *Science* 2005; **310**: 490-493.

32. Yamamoto M, Clark JD, Pastor JV *et al.* Regulation of oxidative stress by the anti-aging hormone klotho. *J Biol Chem* 2005; **280**: 38029-38034.

33. Lim SW, Jin L, Luo K *et al.* Klotho enhances FoxO3-mediated manganese superoxide dismutase expression by negatively regulating PI3K/AKT pathway during tacrolimus-induced oxidative stress. *Cell Death Dis* 2017; **8**: e2972.

34. Saito Y, Yamagishi T, Nakamura T *et al.* Klotho protein protects against endothelial dysfunction. *Biochem Biophys Res Commun* 1998; **248**: 324-329.

35. Rodrigues AM, Bergamaschi CT, Araujo RC *et al.* Effects of training and nitric oxide on diabetic nephropathy progression in type I diabetic rats. *Exp Biol Med (Maywood)* 2011; **236**: 1180-1187.

36. Wang Y, Kuro-o M, Sun Z. Klotho Gene Delivery Suppresses Nox2 Expression and Attenuates Oxidative Stress in Rat Aortic Smooth Muscle Cells via the cAMP-PKA Pathway. *Aging Cell* 2012; **11**: 410-417.

37. Ikushima M, Rakugi H, Ishikawa K *et al.* Anti-apoptotic and anti-senescence effects of Klotho on vascular endothelial cells. *Biochem Biophys Res Commun* 2006; **339**: 827-832.

38. Sasson AN, Cherney DZI. Renal hyperfiltration related to diabetes mellitus and obesity in human disease. *World J Diabetes* 2012; **3**: 1-6.

39. Li JJ, Kwak SJ, Jung DS *et al.* Podocyte biology in diabetic nephropathy. *Kidney Int Suppl* 2007; **106**: S36-S42.

40. Kadoya H, Satoh M, Haruna Y *et al.* Klotho attenuates renal hypertrophy and glomerular injury in Ins2Akita diabetic mice. *Clin Exp Nephrol* 2016; **20**: 671-678.

41. Hu MC, Shi M, Zhang J *et al.* Klotho: a novel phosphaturic substance acting as an autocrine enzyme in the renal proximal tubule. *Faseb J* 2010; **24**: 3438-3450.

42. Asai O, Nakatani K, Tanaka T *et al.* Decreased renal alpha-Klotho expression in early diabetic nephropathy in humans and mice and its possible role in urinary calcium excretion. *Kidney Int* 2012; **81**: 539-547.

43. Lee EY, Kim SS, Lee JS *et al.* Soluble alpha-klotho as a novel biomarker in the early stage of nephropathy in patients with type 2 diabetes. *PloS One* 2014; **9**: e102984.

44. Hui H, Zhai Y, Ao L *et al.* Klotho suppresses the inflammatory responses and ameliorates cardiac dysfunction in aging endotoxemic mice. *Oncotarget* 2017; **8**: 15663-15676.

45. Thurston RD, Larmonier CB, Majewski PM *et al.* Tumor necrosis factor and interferon-gamma down-regulate Klotho in mice with colitis. *Gastroenterology* 2010; **138**: 1384-1394, 1394 e1381-1382.

46. Zhao Y, Banerjee S, Dey N *et al.* Klotho depletion contributes to increased inflammation in kidney of the db/db mouse model of diabetes via RelA (serine) 536 phosphorylation. *Diabetes* 2011; **60**: 1907-1916.

47. Kanasaki K, Taduri G, Koya D. Diabetic nephropathy: the role of inflammation in fibroblast activation and kidney fibrosis. *Front Endocrinol (Lausanne)* 2013; **4**: 7.

48. Kanasaki K, Koya D, Sugimoto T *et al.* N-Acetyl-seryl-aspartyl-lysyl-proline inhibits TGF-beta-mediated plasminogen activator inhibitor-1 expression via inhibition of Smad pathway in human mesangial cells. *J Am Soc Nephrol* 2003; **14**: 863-872.

49. Zhou L, Li Y, Zhou D *et al.* Loss of Klotho contributes to kidney injury by derepression of Wnt/beta-catenin signaling. *J Am Soc Nephrol* 2013; **24**: 771-785.

50. Li Y, Hu F, Xue M *et al.* Klotho down-regulates Egr-1 by inhibiting TGF-beta1/Smad3 signaling in high glucose treated human mesangial cells. *Biochem Biophys Res Commun* 2017; **487**: 216-222.

51. Kacso IM, Bondor CI, Kacso G. Soluble serum Klotho in diabetic nephropathy: Relationship to VEGF-A. *Clin Biochem* 2012; **45**: 1415-1420.

52. Rotondi S, Pasquali M, Tartaglione L *et al.* Soluble alpha -Klotho serum levels in chronic kidney disease. *Int J Endocrinol* 2015; **2015**: 872193.

53. Kuro OM. The FGF23 and Klotho system beyond mineral metabolism. *Clin Exp Nephrol* 2017; **21**: 64-69.

54. Chen C-D, Podvin S, Gillespie E *et al.* Insulin stimulates the cleavage and release of the extracellular domain of Klotho by ADAM10 and ADAM17. *Proc Natl Acad Sci U S A* 2007; **104**: 19796-19801.

8

RADIAÇÃO SOLAR E DOENÇA RENAL

Paulo Ricardo Criado
Ronaldo Roberto Bérgamo

◆

INTRODUÇÃO

A pele é o segundo órgão em extensão nos homens e nas mulheres, atrás apenas do sistema cardiovascular. Ela representa uma interface entre o meio exterior e o interior ao nosso organismo, atuando como barreira mecânica, imune, com ações metabólicas, termorreguladoras, fotoprotetoras, depósito de nutrientes e síntese de várias substâncias vitais ao organismo. Além disso, tem função de identidade do indivíduo, pela imagem corporal, e mesmo pelos dermatóglifos, únicos a cada ser humano. Assim, além de sede de fenômenos fisiológicos, pode apresentar mais de 3.000 doenças catalogadas que a envolvem de forma única ou associada a outros sistemas orgânicos. Muitos sintomas e sinais cutâneos podem refletir inclusive doenças internas subclínicas.

A estrutura básica da pele humana é constituída pela epiderme (formada pela camada córnea, camada granulosa, camada espinhosa e camada basal), derme e tecido celular subcutâneo (hipoderme). Cada qual apresenta funções especiais e intercambiáveis, como barreira mecânica, proteção física à radiação ultravioleta e imune, termorregulação, além do armazenamento de energia, entre outras.

Neste capítulo iremos revisar o atual conhecimento sobre a radiação solar e sua correlação com fisiologia e a doença renal. Para tanto revisaremos alguns tópicos, como a formação da melanina (melanogênese) e a produção da vitamina D.

MELANOGÊNESE

Esse processo de síntese do pigmento denominado melanina ocorre nas células chamadas melanócitos, as quais são células dendríticas derivadas do neuroectoderma[1-3]. Os melanoblastos são as células precursoras dos melanócitos, são despigmentados e se originam nas células da crista neural[1]. Após o fechamento do tubo neural, eles migram para várias regiões do corpo e desenvolvem-se em melanócitos, bem como células do sistema nervoso periférico, ossos e cartilagem da cabeça, e células da coroide dos olhos[1]. Melanócitos são também encontrados em outros tecidos do corpo humano como sistema nervosos central e cardiovascular, úvea nos olhos, cóclea e mesmo no tecido adiposo[1].

Os melanoblastos que se desenvolvem em melanócitos irão se localizar predominantemente na camada basal da epiderme e nos folículos pilosos, podendo ser identificados por meio da expressão de marcadores específicos aos melanócitos, tais como tirosinase (TYR), proteína 1 relacionada à tirosinase (TYRP1), DOPA-cromo tautomerase ou proteína 2 relacionada à tirosinase (TYP2), proteína 17 pré-melanossomo (Pmel17/gp 1000), melan-A ou antígeno melanoma reconhecido por células T 1 (MART-1) e pelo fator transcriptor associado à microftalmia (MITF)[1,4].

A função primária dos melanócitos é a produção e distribuição do pigmento melanina[1,5]. Os melanócitos na pele são circundados pelos queratinócitos (um melanócito é circundado por cerca de 36 queratinócitos em média, 30 a 40 dependendo da região do corpo), aos quais ele transfere a melanina, constituindo assim a denominada unidade epidermomelânica, a qual é regulada por íntimo sistema parácrino (Figura 8.1)[5]. Assim, a melanina é a determinante primária da cor da pele, cabelos e olhos do indivíduo[5]. Além de definir um importante traço fenotípico individual humano, a melanina tem função crítica na fotoproteção, devido a sua habili-

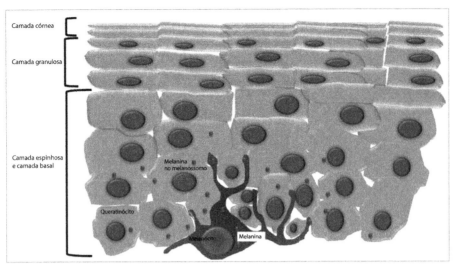

Figura 8.1 – Unidade epidermomelânica, onde os melanócitos transferem a melanina aos melanossomos nos queratinócitos.

dade em absorver a radiação ultravioleta (UVR) e a luz visível, servindo assim como uma fonte natural de proteção contra a UVR da luz solar[1,5].

Dado ao fato que os melanócitos estão presentes em uma variedade de tecidos corporais, o desencadeamento e a intensidade da pigmentação ou melanogênese podem ser influenciados por um número variado de fatores intrínsecos e extrínsecos, tais como fatores genéticos, idade, etnia, UVR e certos compostos químicos, moléculas secretadas por queratinócitos, fibroblastos, células inflamatórias e neurais ou endócrinas, sendo estes processos cruciais para a proteção e manutenção da homeostase do organismo[1]. A gravidez e o *diabetes mellitus* são condições que interferem nesse processo de melanogênese, bem como determinados medicamentos[1,5]. O sistema neuroendócrino cutâneo intermedeia a resposta aos fatores estimuladores ou inibidores da melanogênese[1].

O sistema de classificação proposto por Fitzpatrick é o método de classificação mais amplamente aceito para distinguir diferentes fenótipos de pigmentação cutânea[5]. Ele se caracteriza por seis fototipos (I-VI), os quais são graduados de acordo com a sensibilidade à formação de eritema na pele (vermelhidão) e pigmentação melânica adquirida após a exposição à UVR[5]. A classificação de Fitzpatrick é definida como: tipo I – caucasianos de pele muito clara que queimam muito facialmente e nunca bronzeiam; tipo II – caucasianos de pele muito clara que queimam facialmente e bronzeiam lentamente e com dificuldade; tipo III – caucasianos de pele levemente morena que queimam raramente e bronzeiam relativamente fácil; tipo IV – caucasianos de pele levemente escura que virtualmente nunca queimam e bronzeiam prontamente (alguns indivíduos de origem ou ancestrais mediterrâneos); tipo V – asiáticos ou Indus; tipo VI – afro-caribenhos ou negros.

A UVB é principalmente absorvida pela epiderme e algo mais que 70% dela é bloqueada pela camada córnea. Em torno de 80% da UVA alcança a junção dermoepidérmica e penetra profundamente na derme papilar, sendo que em torno de 10% atinge a hipoderme[6]. A UVR é absorvida na pele por diferentes cromóforos, tais como melanina, DNA, RNA, proteínas, lípides, água, aminoácidos aromáticos (como tirosinase e triptofano), além do ácido transurocânico etc.[6].

A absorção dos fótons da UVR por diferentes cromóforos presentes na pele determina distintas reações químicas e interações secundárias que envolvem a formação de espécies oxigênio-reativas (ROS), os quais resultam em efeitos deletérios ao organismo[7]. As pirimidinas (presentes no DNA) são de interesse particular, uma vez que diferentes modificações fotoquímicas formam dímeros de ciclobutano, produtos de hidratação, aductos e outros fotoprodutos que devem ser reparados por enzimas específicas[7].

Ressalta-se que a diversidade fenotípica da pigmentação não decorre do número dos melanócitos na pele do indivíduo, os quais são relativamente constantes em diferentes grupos étnicos, mas decorre do tamanho e número de melanossomos, quantidade e tipo de melanina, bem como sua transferência e distribuição aos queratinócitos[5]. Os melanossomos de pessoas com pele mais negra são maiores e mais numerosos, alongados, resultando em degradação lenta pelos queratinócitos e consequentemente em uma pigmentação cutânea mais visível[5].

Há dois tipos de melanina: a eumelanina (polímero insolúvel negro ou castanho-negro) e a feomelanina (polímero solúvel amarelo avermelhado formado pela conjugação de cisteína ou glutationa)[5]. A eumelanina é o principal tipo encontrado em pessoas de pele escura, pele negra, e mais eficaz no que tange à fotoproteção[5]. A feomelanina é predominante em indivíduos de cabelos ruivos e pele clara, fototipos I e II de Fitzpatrick, nos quais os carcinomas e melanomas são mais comuns[5]. Os dois tipos de melanina, os quais são sintetizadas a partir de precursores do paquinona nos mamíferos, são: a eumelanina castanho enegrecida, sintetizada a partir da L-DOPA-cromo; e a feomelanina, vermelho amarelada, cuja síntese depende da disponibilidade de compostos sulfidrílicos nos melanossomos[1]. A L-DOPA-cromo aumenta a atividade da enzima tirosinase, enquanto a L-tirosina induz a síntese de melanossomo e aumenta a atividade da tirosinase[1]. A L-tirosina serve como material precursor para a biossíntese da melanina[1]. Seu produto imediato, DOPA, estimula a síntese de melanina[1]. Também se propõe que os melanócitos possam atuar como reguladores da homeostase local e global dos sistemas melanogênicos pelo controle dos níveis de L-tirosina e produção de L-DOPA[1].

Após a exposição à UVR, a melanina pode atuar como fotossensibilizante e gerar radicais superóxidos que causam danos celulares letais, mas a melanina é importante para a homeostase cutânea e o bronzeamento torna-se indicativo de sinal de alerta de perigo[1].

A produção da melanina é iniciada e regulada por variado número de sistemas de sinalização e fatores de transcrição, os quais incluem o receptor de tirosina quinase (KIT) e seu ligante (SCF, *steam cell factor*), bem como o MITF (*microphtalmia-associated transcription factor*)[1]. O α-MSH estimula a expressão de genes que estimulam a síntese da melanina[1]. No entanto, além da via sinalizadora α-MSH-MC1R, existe a via do receptor tirosina quinase SCF-KIT que também está envolvida na pigmentação melânica e no desenvolvimento da ativação do fator de transcrição nuclear MITF, e os genes-alvo do MITF regulam a pigmentação melanocítica, por mecanismos que incluem a indução da tirosinase (TYR)[1]. Por fim, a tirosinase (TYR) determina a cor da pele e pelos/cabelos dos mamíferos, de forma que o acúmulo dessa enzima resulta em distúrbios dermatológicos como o melasma, manchas senis e dano actínico[1]. No entanto, a pigmentação cutânea e de seus anexos é complexa, pois envolve mais de 125 genes distintos[1].

Tradicionalmente, o propósito da melanogênese ou da pigmentação cutânea é compreendido como atuar na fotoproteção dos mamíferos[1]. A melanina funciona como um absorvente de amplo espectro da radiação ultravioleta (UVR), um antioxidante e *scarvenger* de radicais livres[1]. Há evidência substancial para a função mutagênica da luz UV, na patogênese do melanoma cutâneo, pela sua assinatura característica de substituição de bases nucleicas (G por T pela radiação ultravioleta A, e C por T pela radiação ultravioleta B)[1]. Tem-se sugerido que a UVR é responsável pelo fotodano agudo e crônico da pele e que seus sinais de reparo iniciam a indução de melanogênese[1].

A pele humana responde à exposição aguda à UVR com fotodano, eritema, mutação gênica, imunossupressão, síntese de vitamina D e bronzeamento, enquanto os efeitos da exposição crônica à UVR incluem mutações gênicas e imunossupressão, com resposta cutânea determinante do fotoenvelhecimento e fotocarcinogênse[1]. A UVR produz mutações características no DNA, o qual é o principal cromóforo celular, que são os dímeros de ciclobutano pirimidina (CPD)[1,5]. A melanina parece também proteger melanócitos malignos do melanoma da químio, rádio e terapia fotodinâmica[1].

Os melanócitos são células fagocíticas que exercem funções em respostas inflamatórias[1]. Respondem a eventos inflamatórios na epiderme produzindo mais ou menos melanina (hiperpigmentação e hipopigmentação, respectivamente)[1]. A citocina pró-inflamatória IL-1 aumenta os níveis de mRNA do POMC, peptídeos POMC e receptores do MSH[1]. α-MSH suprime respostas imunes após danos teciduais, prevenindo a autoimunidade, porém isto também induz dano na reparação do DNA[1].

Além do α-MSH, os melanócitos produzem outras substâncias que regulam e habilitam a inter-relação entre diferentes tipos celulares na epiderme[1]. O α-MSH e o ACTH produzido na epiderme induzem a produção de óxido nítrico nos melanócitos, e melanocortinas podem regular a liberação de citocinas, catecolaminas e serotonina dos melanócitos[1]. Há outros receptores nos melanócitos, como os muscarínicos e os α e β estrogênicos, os quais estão associados com a adenilciclase e produção do cAMP[1]. O aumento estrogênico durante a gravidez causa hiperpigmentação (melasma, hiperpigmentação areolar mamária e *Linea nigra*)[1].

Propôs-se que a melatonina atua protegendo as células contra o dano induzido pela UVR e, pelo menos parcialmente, por mecanismos independentes daqueles reparadores do DNA, ou pela sua ativação provável dos receptores nucleares de melatonina[1]. A amicacina, um antibiótico aminoglicosídeo, pode inibir de maneira concentração-dependente a biossíntese da melanina, induzindo, dependendo da concentração, perda da viabilidade dos melanócitos[1].

EFEITOS DA RADIAÇÃO SOLAR NA PELE HUMANA

O dano causado pela UVR ocorre de duas formas distintas:

1. A UVA primariamente inicia a produção intensa de espécies oxigênio-reativas (ROS, tais como radicais hidroxila, radicais superóxidos, oxigênio *singlet*e ozônio) e nitrogênio-reativas (RNS, a saber, óxido de nitrogênio, dióxido de nitrogênio, peroxinitrito aniônico), por meio da interação com os cromóforos endógenos (fotossensibilizadores), tais como as bases de ácidos nucleicos, aminoácidos aromáticos (como tiro-

sinase e triptofano), NADH, NADPH, radical heme, quinonas, flavonas, porfirias, carotenoides, 7-desidrocolesterol, eumelanina e ácido urocânico[8].

Tanto os ROS como os RNS são capazes de oxidar moléculas celulares determinando a formação de produtos oxidados, incluindo lípides hidroperóxidos e proteínas carbonil, ambas têm sido implicadas em desordens cutâneas[8]. Os ROS e RNS também induzem vários tipos de lesões oxidativas no DNA celular, tais como quebras de hélice simples, ligação cruzada de proteínas do DNA, mas especialmente bases de DNA alteradas[8]. Em decorrência do seu baixo potencial de ionização, as bases guaninas são mais suscetíveis à oxidação e a 8-hidroxiguanina (8-OH-G) é um produto oxidativo característico[8]. As lesões oxidativas do DNA são importantes no estágio de iniciação da carcinogênese[8].

2. Em oposição, a UVB é diretamente absorvida pelo DNA, particularmente pelas bases aromáticas heterocíclicas, cromóforos de alta absorção, com absorção máxima entre 260 e 280nm[8]. A absorção do UVB leva à formação de dímeros de ciclobutano pirimidina (CPD) e fotoprodutos pirimidina-(6-4)-pirimidina(6-4PP) entre bases adjacentes da mesma fita do DNA (Figura 8.2).

Os CPD são formados em quantidades três vezes maiores que os 6-4PP[8]. Os CPD também podem ser formados pela UVA[8]. As lesões causadas pela UVA podem ter maior progressão para mutagênese, em decorrência de menor resposta de proteção do DNA (expressão menor da proteína supressora tumoral p53) e assim menor eliminação de lesões do DNA[8]. Aminoácidos aromáticos (tais como tirosinase e triptofano) atuam como potentes absorvedores da UVB e podem causar alteração da função de proteínas e da sinalização celular[8].

Os ROS/RNS, bem como as lesões no DNA, podem afetar várias vias celulares e a expressão de genes[8]. Podem ocorrer alteração na síntese de prostaglandinas, expressão de citocinas inflamatórias, TNF-α (fator de necrose tumoral alfa), fator nuclear kappaB (NF-κB), metaloproteinases da matriz (MMP), genes pró e antiapoptóticos, p53 etc.[8]. Essas moléculas sinalizadoras iniciam o desenvolvimento de alterações patológicas na pele, tais como proliferação e diferenciação alterada das células epidérmicas (aumento do ciclo celular), diminuição da síntese do colágeno (especialmente o tipo I), estímulo das enzimas que degradam o colágeno, acúmulo de material elástico amorfo e perda da rede vascular normal[9].

A indução do câncer cutâneo pelo UVB solar é um processo de estágios múltiplos que envolvem três fases distintas, exemplificadas como iniciação, promoção e proliferação (Figura 8.3)[10].

As mutações no DNA celular podem ser transmitidas para a prole celular após mitoses, especialmente sob alterações nos mecanismos fotoprotetores baseados na inibição da replicação celular, indução de apoptose ou morte celular dos elementos celulares portadores de mutações[11].

A inflamação induzida pela UVR é um processo complexo que inclui uma cascata de eventos inter-relacionados[10]. A exposição ao UV aumenta o fluxo sanguíneo e ocorre infiltração na pele por células inflamatórias (neutrófilos e macrófagos)[10]. A UVR também estimula a atividade da fosfolipase e subsequente liberação de ácido araquidônico e indução da ciclo-oxigenase-2 (COX-2), ocasionando a formação de prostaglandinas (PG).

O aumento da síntese de PG e óxido nítrico (NO) intensifica a infiltração cutânea leucocitária e a peroxidação de lípides[10]. A resposta inflamatória subjacente é então potencializada pela síntese de TNF-α, ativação do NF-κB e citocinas pró-inflamatórias (interleucina – IL-1α, IL-1β,

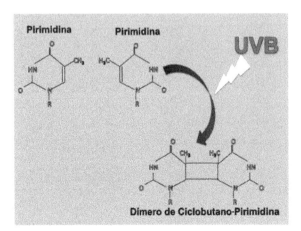

Figura 8.2 – Formação de dímeros de ciclobutano-pirimidina (CPD) pela UVB.

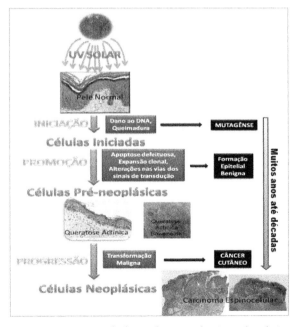

Figura 8.3 – Estágios de desenvolvimento do câncer da pele induzido pela UVB.

IL-6)[10]. O estado inflamatório pode direcionar a progressão de queratoses actínicas a carcinoma espinocelular, provavelmente em decorrência de as células inflamatórias produzirem espécimes oxigênio-reativas (ROS)[12].

O NO é produzido pela sintetase do NO (NOS) a partir da L-arginina[10]. De forma fisiológica, várias isoformas de NOS geram permanentemente baixas concentrações de NO[10]. No entanto, a radiação UV induz a NOS, por intermédio de várias citocinas, fatores de crescimento e estímulos inflamatórios, ocasionando altos níveis de NO[10].

A maioria do NO é produzida por células inflamatórias, especialmente macrófagos, embora também possam contribuir fibroblastos, queratinócitos, melanócitos, células de Langerhans e células endoteliais. Em geral, a presença de NO está associada com processos patogênicos, uma vez que o NO em grandes quantidades participa no processo de iniciação da queimadura solar e do eritema cutâneo, além do aumento da resposta inflamatória[10].

O NO atua como um mensageiro da melanogênese induzida pela UVR e contribui para a cicatrização cutânea por estimular a proliferação dos queratinócitos, a re-epitelização, e também como fator crítico à síntese do colágeno, além de regular a apoptose[10].

As células de Langerhans (CL) são as principais células apresentadoras de antígeno da pele e exercem função angular no desenvolvimento da resposta imune[10]. A exposição à UVR resulta em depleção das CL possivelmente em decorrência da sua migração da pele para os linfonodos de drenagem[10].

A apresentação antigênica pode também ser perturbada pela produção do fotoproduto denominado ácido cis-urocânico e por citocinas imunossupressoras, tais como a IL-10[10]. Tanto a UVA quanto a UVB podem suprimir o sistema imune humano[10]. Assim, a exposição à UVR suprime outras reações imunes como hipersensibilidade de contato e reações celulares tardias a vírus, bactérias e fungos.

SÍNTESE DA VITAMINA D, RADIAÇÃO SOLAR E IMPLICAÇÕES NA SAÚDE HUMANA

A vitamina D é um hormônio esteroide com ações diversas na maioria das células e tecidos humanos[13]. A forma ativa da vitamina D, a 1,25-di-hidroxivitamina D [1,25(OH)$_2$D], exerce função essencial na homeostase do cálcio e fósforo, mineralização óssea e crescimento do esqueleto[13]. Mais recentemente, as ações da vitamina D têm sido correlacionadas a câncer, doença cardiovascular, doenças autoimunes e infecções[13].

As duas principais formas de vitamina D são o colecalciferol (vitamina D$_3$) e o ergocalciferol (vitamina D$_2$), e a forma ativa, a 1,25-di-hidroxivitamina D, é resultante de duas hidroxilações que ocorrem no fígado,

no pâncreas e nas células imunes (Figura 8.4)[14]. A vitamina D$_3$ é um precursor lipofílico da principal forma circulante: 25(OH) vitamina D[14]. Durante a exposição solar (particularmente a radiação ultravioleta B), o 7-desidrocolesterol é convertido em pré-vitamina D$_3$, e então em vitamina D$_3$, em reação não enzimática na pele, que envolve o calor[13,14]. Cerca de 90% da fonte de vitamina D advém das reações de conversão pela exposição solar[15]. Em condições normais, a temperatura da pele humana é menor que a temperatura corporal central e varia entre 29°C e 35°C[13]. Sabe-se que a conversão de pré-vitamina D para vitamina D na pele humana ocorre em torno de 8 horas quando a temperatura da pele é de 25°C, e acelera para 2 horas e meia quando a temperatura da pele humana é de 37°C[13].

O excesso de radiação solar provoca degradação da pré-vitamina D$_3$ e ela é convertida em forma inativa[14]. Por meio da ligação com a proteína ligante da vitamina D, a vitamina D$_3$ é transportada na corrente sanguínea da pele ao fígado, onde é convertida em 25(OH) vitamina D, pela enzima 25-hidroxilase[14].

No entanto, para exercer suas funções biológicas, interagindo com o receptor nuclear de vitamina D, a vitamina D circulante deve ser alvo de uma segunda reação de hidroxilação, a qual ocorre nos rins, mediada pela enzima 1α-hidroxilase, originando a forma biologicamente mais ativa da vitamina D, a 1,25-di-hidroxivitamina D [1,25(OH)$_2$D][14]. Esse processo de ativação poderia ocorrer em outras células que contêm esta enzima, como nas do sistema imune ou células pancreáticas[14]. A enzima vitamina D 24-hidroxilase é envolvida no processo de inativação da 1,25(OH)$_2$D[14].

A 1,25(OH)$_2$D é a principal forma ativa e tem uma afinidade pelo receptor de vitamina D (VDR) em torno de 1.000 vezes maior do que a 25(OH) vitamina D[14]. Ambas as vitaminas são estocadas principalmente no tecido adiposo, mas também nos músculos[14]. De forma interessante, a gordura visceral tem cerca de 20% mais dessas vitaminas em relação ao tecido celular subcutâneo[14].

A 25(OH) vitamina D tem meia-vida entre 15 e 50 dias e circula no plasma em concentrações nanomolares[14]. As concentrações plasmáticas de vitamina D são aferidas com base nas concentrações da 25(OH) vitamina D e, apesar das controvérsias que envolvem seus valores ideais, geralmente se admite que concentrações de 25(OH) vitamina D entre 20 e 30g/mL definem estado de insuficiência e concentrações de 25(OH) vitamina D abaixo de 20ng/mL definem deficiência dessa vitamina[13-16].

Em 2011, o Instituto de Medicina nos EUA julgou como níveis de ingestão adequados desse nutriente para preencher as necessidades de indivíduos sadios como 600UI/dia para indivíduos entre 1 e 70 anos de idade e 800UI/dia para aqueles com idade superior a 71 anos[17].

A vitamina D parece exercer uma série de amplos efeitos reguladores sobre a imunidade inata e adaptativa[14]. A conversão da 25(OH) vitamina D para sua forma

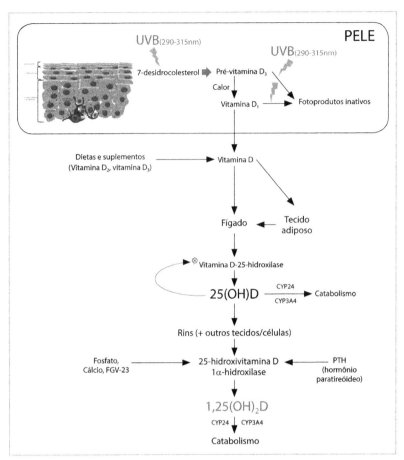

Figura 8.4 – Processo de síntese da vitamina D ativa envolvendo radiação ultravioleta B na pele, metabolismo hepático, renal e vias catabólicas.

ativa 1,25(OH)$_2$D pode ocorrer dentro de células do sistema imune que possuam a enzima 1α-hidroxilase: células dendríticas, macrófagos, células T e B[14]. Nas células dendríticas imunes, a vitamina D tem efeito em aumentar os níveis da interleucina-10 (IL-10), a qual é uma citocina anti-inflamatória e reduz a liberação de citocinas pró-inflamatórias, como o TNF-α, interferon-γ (IFN-γ) e interleucina-12 (IL-12)[14]. Assim, com o estímulo da vitamina D as células dendríticas adquirem um perfil peculiar imunorregulador, bem como de tolerância imune[14].

A imunidade inata é também alterada pelos níveis da vitamina D, de forma que seus níveis plasmáticos elevados diminuem a expressão de TLR-2 e TLR-4, enquanto a diminuição dos níveis de vitamina D em oposição está associada com a elevação da expressão dos receptores *Toll-like*[14]. Como discutido anteriormente, pela ação pró-inflamatória dos estados de deficiência da vitamina D, estudos transversais e de coorte demonstraram associação de níveis reduzidos de 25(OH) vitamina D, com estado inflamatório, intolerância à glicose, resistência à insulina, síndrome metabólica e risco maior de *diabetes mellitus* tipo 2[14].

DOENÇA RENAL, VITAMINA D E RADIAÇÃO ULTRAVIOLETA

A doença renal também altera as concentrações da vitamina D[13]. A enzima 25(OH)D-1α-hidroxilase é responsável pela produção da maior parte da 1,25(OH)$_2$D circulante dentro dos túbulos proximais dos rins[13]. Dessa forma, a doença renal pode afetar significantemente os níveis de vitamina D[13].

A doença renal crônica, definida quando anormalidades estruturais ou funcionais dos rins duram pelo menos três meses, acomete cerca de 20 milhões de pessoas nos EUA[13]. Na doença renal crônica, o *clearance* de creatinina correlaciona-se positivamente com os níveis séricos da 1,25(OH)$_2$D[13]. Com a progressão da doença, o declínio do ritmo de filtração glomerular (RFG) está associado com diminuição correspondente nos níveis de 1,25(OH)$_2$D, de forma que os níveis de 1,25(OH)$_2$D estejam geralmente indetectáveis na doença renal em estágio V[13,18].

A regulação da atividade da 25(OH)D-1α-hidroxilase ocorre por meio da síntese de enzimas induzida pelo paratormônio (PTH) e estimulação direta da atividade enzimática pelo PTH e hipofosfatemia[13]. O distúrbio da função renal secundário à doença renal crônica (DRC) resulta em retenção de fosfato[13]. Assim, a hiperfosfatemia secundária é potente inibidora da atividade da 25(OH) D-1α-hidroxilase[13]. A perda de massa funcional renal também determina um decréscimo nos níveis dessa enzima e consequente deficiência da 1,25(OH)$_2$D, o que também pode ocorrer nos casos de proteinúria nefrótica, em decorrência da perda direta pela urina da proteína[13,18].

O hiperparatireoidismo secundário (HPTs) representa uma resposta adaptativa e muito frequentemente, ao final, ruim do organismo ao controle da homeostase alterada do metabolismo do cálcio, fósforo e da vitamina D determinada pelo declínio da função renal na DRC[15]. Esses distúrbios no metabolismo dos minerais conduzem às calcificações vasculares e valvulares e estão diretamente relacionados ao aumento no risco de morbidade cardiovascular, bem como à mortalidade[15]. O HPTs geralmente se desenvolve na DRC estágio 3 com o RFG < 60mL/min/1,73m^2 e sua prevalência se eleva à medida que a função renal declina[15]. Inicialmente, esse estado é caracterizado pela normocalcemia com hipocalemia transitória intermitente, rápida normo ou hipofosfatemia, reduzida concentração de 1,25(OH)$_2$D(calcitriol), em conjunto com elevação dos níveis do fator de crescimento de fibroblastos 23 (FGF23), diminuição plasmática do Klotho solúvel e desenvolvimento de osteodistrofia renal[13]. Essas alterações dão origem ao aumento da secreção e síntese do paratormônio (PTH) e hiperplasia de células da paratireoide[15].

Em estudo conduzido por La Clair et al[19], somente 29% e 17% dos doentes com DRC estágios 3 e 4, respectivamente, tinham suficiência de vitamina D sérica (níveis de 25(OH) vitamina D acima de 30ng/mL). Em pacientes hemodialisados, 76% a 94% tinham níveis de 25(OH) vitamina D < 30ng/mL[20-24]. Também alta prevalência de deficiência de vitamina D (87%) foi observada em doentes em diálise peritoneal[25].

Entre os doentes com DRC há dados que sugerem que, apesar do bloqueio da conversão da forma inativa de vitamina D para a forma ativa em pacientes dialíticos, quer pela exposição solar[26-29], quer pela exposição à radiação ultravioleta artificial[30], a exposição a essas fontes de radiação pode ser importante preditora dos níveis da vitamina D nesse tipo de doentes.

Shapiro et al[31] estudaram a associação entre índice UV, exposição à UVR e todas as causas de mortalidade entre 47.286 pacientes dialíticos nos EUA, com admissão no estudo entre os anos de 2001 e 2006 e seguimento até 2009. O estudo concluiu que os dados sugeriram que pacientes dialíticos que residiam em regiões com elevados índices de radiação ultravioleta tinham menor taxa global de mortalidade, quando comparados àqueles que residiam em regiões de radiação ultravioleta com moderada a alta ocorrência no UV índice[31].

Krause et al[32] publicaram um estudo onde avaliaram o efeito da exposição corporal total à radiação ultravioleta em 14 pacientes hemodialisados, com média de idade de 51 anos (variação entre 41 e 57 anos de idade), durante 6 meses. Nesse estudo, os pacientes demonstraram aumento no hematócrito e necessitaram de menos eritropoietina, diminuição da produção de ácido láctico, da frequência cardíaca, pressão sistólica e diastólica com aumento no intervalo R-R[32]. A progressão da anemia renal é um problema importante no curso da DRC[32]. A disponibilidade da eritropoietina recombinante desde o final da década de 1980 foi a mudança de paradigma no tratamento dos pacientes com DRC[32]. Nível sérico de 25(OH)D > 30ng/mL tem sido referido como capaz de auxiliar a medula óssea na produção de hemácias[32].

A interação da radiação ultravioleta, latitude e hipertensão arterial é bem conhecida[32]. Krause et al[33], em 1998, demonstraram redução significativa na pressão arterial sistólica e diastólica (–6/–6mmHg) em doentes com hipertensão essencial leve, os quais alcançaram essas reduções após seriadas exposições a doses de UVB suberitematosas, 2 vezes por semana, durante 6 semanas, ao final do período do inverno. Sabe-se que a deficiência de vitamina D está associada a maior risco de hipertrofia do ventrículo esquerdo, doença coronariana e infarto do miocárdio, acidente vascular cerebral, doença vascular periférica e síndrome metabólica[33,34].

Em 2016, Krause et al[35] estudaram os efeitos da suplementação por via oral de vitamina D versus a exposição à radiação ultravioleta em 109 pacientes com doença renal em estágio terminal. A idade média dos doentes tratados com suplementação por via oral de vitamina D foi de 62 anos (variação entre 35 e 82 anos de idade), sendo que esses receberam uma dose média de 35.000 (20.000 a 60.000) UI de vitamina D$_3$ durante 18 meses. Outro grupo de 14 doentes, com idade média de 51 anos (variação entre 41 e 57 anos de vida), foi exposto de corpo todo à radiação ultravioleta B durante 6 meses. Foram obtidas biópsias da pele de 3 pacientes hemodialisados. Com a suplementação por via oral da vitamina D$_3$ houve aumento nos níveis séricos da 25(OH) D$_3$ de 60%, já a irradiação corporal pela UVB proporcionou aumento dos níveis séricos da 25(OH)D$_3$ em 400%[35]. A análise da expressão gênica demonstrou aumento do receptor de vitamina D em 0,65 vez, na 1α-hidroxilase (CYP27B1) em uma vez os valores basais e na 25-hidroxilase (CYP2R) em 1,2 vez, de forma que os autores concluíram que a radiação UVB suberitematosa em pacientes com DRC em diálise é capaz de melhorar os níveis séricos da 25(OH)D$_3$ e 1,25(OH)$_2$D$_3$ por aumentar a capacidade da pele em ativar a vitamina D[35].

Dessa forma, a doença cardiovascular é uma das comorbidades mais importantes na DRC e doença renal em estágio 5[33]. Distúrbios no metabolismo da vitamina D têm consequências negativas na saúde global devido a muitos fatores de risco[33]. Assim, a melhora do perfil da vitamina D pela exposição seriada a doses suberitematosas de radiação ultravioleta B pode reduzir o risco e aumentar a qualidade de vida em saúde nesses pacientes, com melhora da condição física e mental[33].

MALIGNIDADE CUTÂNEA E TRANSPLANTE RENAL

O câncer cutâneo representa grande desafio para os receptores de transplante renal, os quais apresentam incidência de cânceres cutâneos em torno de 100 vezes maior que a população geral, acompanhada por aumento da morbidade e mortalidade[36]. Esses tumores são relacionados ao uso prolongado de medicamentos imunossupressores, os quais alavancam as propriedades oncogênicas de outros fatores de risco, especialmente exposição solar e infecções virais[36]. São considerados fatores de risco para câncer cutâneo nesse grupo de pacientes intensidade, tipo e duração da imunossupressão, radiação ultravioleta cumulativa ao longo da vida e habitar regiões de baixas latitudes, receptores de transplante em idade mais avançada, tabagismo, gênero masculino e pacientes com baixos fototipos de Fitzpatrick[36].

Excepcionalmente, o câncer de pele pode também ser transmitido do doador ao receptor[36,37]. Em decorrência do delicado contexto clínico, onde a imunossupressão é o fator protagonista da carcinogênese, esses tumores apresentam epidemiologia e patogênese distintas, quando comparados aos da população geral[36]. Nos receptores de transplantes, o câncer cutâneo mais comum é o carcinoma espinocelular (CEC), seguido do carcinoma basocelular (CBC), de forma oposta ao que ocorre na população geral, refletindo os distintos mecanismos patogênicos no desenvolvimento desses tumores em receptores de transplantes renais[36].

Além disso, nesse cenário clínico a apresentação clínica desses tumores e suas opções terapêuticas são amplamente heterogêneas e constituem considerável desafio ao médico que presta assistência aos transplantados[36].

De forma notável, a acurácia do diagnóstico clínico de lesões cutâneas malignas suspeitas em receptores de transplantes renais é modesta, de forma que o diagnóstico histopatológico é essencial para a abordagem terapêutica e prognóstico[36].

CARCINOMA ESPINOCELULAR (CEC)

O CEC e seu precursor, a queratose actínica, surgem dos queratinócitos da epiderme, os quais são sensores de vigilância da pele, por meio da expressão de múltiplos receptores de padrões de reconhecimento[36]. Sob estresse, os queratinócitos elaboram peptídeos antimicrobianos, citocinas e quimiocinas que ativam e recrutam leucócitos da vigilância imune[36]. A UVR é a principal causa implicada na transformação oncogênica dos queratinócitos, sendo a UVB mais efetiva em induzir o câncer cutâneo, em relação à UVA[36].

Os mecanismos que protegem a pele do dano provocado pela UVR são a síntese de melanina e os mecanismos ativos de reparação do DNA[36]. A importância da exposição solar no desenvolvimento de queratoses actínicas e CEC é também evidenciada pela diferente incidência entre vários países[36]. Na população branca australiana, na qual a exposição solar é frequente, há aumento linear ao longo do tempo na incidência de câncer cutâneo, alcançando em torno de 75% aos 30 anos pós-transplante[36]. Em regiões menos ensolaradas, como na Holanda, a incidência é em torno de 40% aos 20 anos pós-transplante, o que é 250 vezes maior do que na população geral holandesa[36]. A UVB causa instabilidade genômica nos queratinócitos por inativar a proteína p53, que é importante para o reparo do DNA fotolesado.

O papilomavírus humano (HPV) parece atuar como co-carcinógeno[36]. Em pacientes com transplante, o CEC frequentemente coexiste com múltiplas verrugas virais causadas por ampla variedade de subtipos de HPV[36]. A oncoproteína E6 derivada do HPV liga-se à proteína p53 dos queratinócitos e induz sua degradação, o que bloqueia a apoptose celular[36]. Além disso, a luz solar, como discorrido anteriormente, tem efeito imunossupressor, por bloqueio da vigilância imune das células de Langerhans[36].

Além da UVR e do HPV que potencializam o risco de CEC, algumas drogas imunossupressoras, como os inibidores da calcineurina (ICN), podem promover oncogênese em um padrão independente pelo seu efeito no sistema imune[36]. Sabe-se que a via sinalizadora do fator nuclear/calcineurina de células T ativadas (NFAT) é criticamente necessária encontrar-se intacta para os mecanismos envolvidos na p53 e associados à senescência celular, que nos protegem contra o desenvolvimento do CEC[36]. Assim os ICN, por inibição da calcineurina/NAFT, aumentam o potencial de oncogênese por se contrapor aos mecanismos de senescência das células cancerígenas dependentes da p53[36]. O tacrolimo também aumenta a expressão do TGF-β (fator de crescimento transformador-beta), cuja expressão excessiva pode ser um mecanismo patogênico na progressão tumoral[36].

A azatioprina também pode ser considerada oncogênica na pele, uma vez que bloqueia a reparação dos danos do DNA, enquanto, em contraste, os inibidores do alvo mamífero da rapamicina (mTOR) podem interferir com a proliferação das células cancerosas[36]. Os inibidores da mTOR interrompem a cascata de quinases implicadas na proliferação celular e inibem a angiogênese tumoral por meio da interferência com o fator de crescimento do endotélio vascular (VEGF)[36]. Kauffamn et al[38], em 2005, em metanálise concluiu, avaliando a incidência de câncer em mais de 30.000 receptores de transplante renal de novo, que o risco relativo de câncer cutâneo e órgãos sólidos em pacientes recebendo inibidores mTOR (sirolimo e everolimo), em monoterapia ou em combinação com ICN, foi significativamente menor, em comparação aos doentes que não os receberam. Além das drogas imunossupressoras, o desenvolvimento de CEC pode também ocorrer pelo tratamento prolongado com o antifúngico voriconazol[36].

Dado o elevado risco de câncer cutâneo em pacientes com transplante renal, medidas preventivas são necessárias nesse contexto[36]. Minimizar a exposição solar e evitar o bronzeamento artificial são mandatórios para a prevenção do câncer cutâneo em transplantados[36]. O uso de filtros solares tópicos de amplo espectro para UVB e UVA é recomendado, bem como frequente autoexame da pele, além de exame dermatológico à época do transplante e estrito seguimento dermatológico[36]. O padrão-ouro de primeira linha no tratamento do CEC e CBC é a excisão cirúrgica adequada com margens ou cirurgia micrográfica de Mohs[36].

Ulrich et al[39] propuseram um protocolo de seguimento composto de pacientes transplantados, em relação ao risco de câncer cutâneo não melanoma, o qual é constituído pelas seguintes variáveis: 1. avaliação pré-transplante, para a classificação do risco, medidas de educação do paciente e diagnóstico de eventuais lesões cutâneas; e 2. seguimento de acordo com a classificação do risco, por exemplo, os pacientes com baixo risco (sem história de lesões cutâneas, fototipo alto ou sem outros fatores de risco para o câncer cutâneo não melanoma) podem ser avaliados anualmente e, caso o risco aumente, o seguimento deverá ser feito em intervalos mais curtos, podendo ser recomendado o exame físico dermatológico mensal naqueles com risco muito elevado (por exemplo, apresentação de melanoma maligno metastático)[39].

Adicionalmente, entre indivíduos transplantados, a utilização de estratégias de quimioprevenção primária ou secundária pode ser equacionada[40]. Há de se ressaltar que diversos estudos demonstram que, se comparando com a população geral, os indivíduos transplantados, em geral, têm risco 65 a 250 vezes superior de desenvolver CEC e 10 a 16 vezes superior de desenvolver CBC[40]. No que tange a melanoma maligno (MM), a evidência do risco aumentado é menos consistente, ainda assim vários estudos demonstram risco aumentado em cerca de três vezes[40].

Outras malignidades cutâneas têm sido relatadas em associação a transplantes, inclusive renais, tais como linfoma cutâneo primário, que pertence ao grupo de alterações linfoproliferativas pós-transplante (DLPT)[36]. Nesse contexto, essas alterações podem ter apresentação bimodal, com o surgimento de DLPT no primeiro anos após o transplante em crianças, enquanto nos adultos elas se desenvolvem geralmente anos depois de realizado o transplante[36]. A maioria das DLPT é de origem de linfócitos B e associada com a infecção pelo Epstein-Barr vírus (EBV)[36,43].

A utilização de acitretina, 10mg por via oral ao dia ou baixas doses de capecitabina, aparenta ser eficaz na redução da incidência de CEC e CBC nessa população de pacientes transplantados[41,42]. No entanto, a utilização de agentes para quimioprevenção do câncer cutâneo não melanoma permanece ainda não padronizada e consensual[40].

SARCOMA DE KAPOSI (SK)

É um tumor maligno multifocal que concorre para cerca de um pouco mais que 5% das malignidades em receptores de transplantes[36]. A incidência do SK é 400 a 500 vezes maior em transplantados renais, quando comparados a controles da mesma origem étnica[36,43]. O herpes-vírus humano 8 (HHV8) é regularmente encontrado em todo as variantes do SK (clássico, relacionado a AIDS, endêmico e em transplantados), em certos tipos de doença de Castelman, no linfoma efusão primário (PEL) e nas DLPT EBV-negativas[36]. Embora a infecção pelo HHV8 seja necessária para o desenvolvimento do SK, ela não é suficiente, assim, após o transplante, o HHV8 pode reativar rapidamente, de forma que o risco de SK é maior em pacientes submetidos a forte imunossupressão ou que habitam áreas endêmicas[36]. Geralmente o SK ocorre entre 12 e 30 meses após o transplante, no entanto, quanto maior a intensidade da imunossupressão, mais precocemente ocorre o desenvolvimento do SK[36]. Embora o SK possa permanecer localizado na pele, ampla disseminação com envolvimento mucocutâneo e visceral é comum em imunossuprimidos[36]. O prognóstico depende da época da diagnose e do tratamento, de forma que diagnóstico precoce e redução apropriada do tratamento imunossupressor podem obter resolução da doença e resguardar o órgão transplantado[36]. Um diagnóstico tardio, com acometimento visceral, geralmente apresenta prognóstico reservado[36]. Alguns autores têm documentado a possibilidade de completa regressão do SK em pacientes com transplante renal, os quais tiveram sua imunossupressão trocada de um ICN para um inibidor mTOR, uma vez que sirolimo e everolimo bloqueiam o efeito de proliferação endotelial mediada pelo VEGF[36].

CARCINOMA DE CÉLULAS DE MERKEL

É um tumor maligno altamente agressivo de linhagem neuroendócrina, associado em cerca de 80% dos casos ao *Polyomavirus* células de Merkel, cuja incidência é muito elevada entre pacientes que receberam transplante renal e, nesse grupo populacional, seu curso clínico é particularmente agressivo, frequentemente resultando em desfecho fatal[36].

ALTERAÇÕES PIGMENTARES NA PELE E DOENÇA RENAL

Doentes com DRC sob diálise apresentam ampla variação de alterações da cor da pele, as quais incluem palidez (8%), tonalidade amarelada (40%) e hiperpigmentação difusa (22%), particularmente nas áreas expostas ao sol[44,45]. Essas alterações da cor da pele representam um dos marcadores mais comuns de doença renal, sendo relativamente precoces no curso da nefropatia, de forma que alterações pigmentares são relatadas entre 25% e 70% da população dialítica e aumentam com a duração da doença renal[46,47]. A hiperpigmentação cutânea difusa em áreas expostas à luz frequentemente se deve ao aumento de melanina na camada basal da epiderme e derme superficial, a qual decorre de níveis elevados do beta-MSH (hormônio estimulante de melanócitos) em decorrência de sua dialisação inadequada[44,47]. A intensidade da pigmentação melânica aumenta com a duração da doença renal em estágio V[44]. Sugere-se que a hemodiafiltração (filtração difusiva e convectiva) pode contribuir para eliminar grandes solutos, tais como pigmentos urocromos (amarelados), carotenoides e o beta-MSH, com consequente redução do acúmulo de pigmentos e decréscimo na hiperpigmentação cutânea[44].

CONCLUSÃO

A pele e os olhos são órgãos particularmente suscetíveis às ações da radiação ultravioleta. Há importante correlação entre a pele e os rins, particularmente no que tange, do ponto de vista fisiológico, na manutenção da síntese da forma ativa da vitamina D, a fim de que ela produza seus efeitos benéficos nos sistemas osteoarticular, imune, cardiovascular e endócrino. A mesma radiação ultravioleta B (UVB) responsável por parte da síntese da vitamina D também é o espectro de onda que se relaciona à carcinogênese cutânea. Alguns autores encontraram benefícios cardiovasculares e na diminuição da resistência à insulina em pacientes com doença renal crônica não dialítica ou dialítica, quando estes pacientes foram expostos, duas vezes por semana, a doses suberitematosas de UVB.

No entanto, paradoxalmente, nos doentes transplantados renais a recomendação é estrita proteção de amplo espectro à radiação UVA e UVB, uma vez que a carcinogênese é amplificada pela imunossupressão determinada por drogas usadas para prevenir a rejeição do órgão, bem como pelo estado de insuficiência de vitamina D, que via de regra estes doentes apresentam em decorrência da DRC.

REFERÊNCIAS BIBLIOGRÁFICAS

1. D´Mello SAN, Finlay GJ, Baguley BC, Askarian-A ME. Signaling pathways in melanogenesis. *Int J Mol Sci* 2016; **17**: E1144.
2. Bonaventure J, Domingues MJ, Larue L. Cellular and molecular mechanisms controlling the migration of melanocytes and melanoma cells. *Pigment Cell Melanoma Res* 2013; **26**: 316-325.
3. Schadendorf D, Fisher DE, Garbe C et al. Melanoma. *Nat Rev Dis Primers* 2015; **1**: 1-20.
4. Passeron T, Coelho SG, Miyamura Y et al. Immunohistochemistry and in situ hybridization in the study of human skin melanocytes. *Exp Dermatol* 2007; **16**: 162-170.
5. Videira IFS, Moura DFL, Magina S. Mechanisms regulating melanogenesis. *An Bras Dermatol* 2013; **88**: 76-83.
6. Verschooten L, Claerhout S, Van Laethem A et al. New strategies of photoprotection. *Photochem Photobiol* 2006; **82**: 1016-1023.
7. González S, Fernández-Lorente M, Gilaberte-Calzada Y. The latest on skin photoprotection. *Clin Dermatol* 2008; **26**: 614-626.
8. Svobodova A, Vostalova J. Solar radiation induced skin damage: review of protective and preventive options. *Int F Radiat Biol* 2010; **86**: 999-1030.
9. Baumann L. Skin ageing and its treatment. *J Pathol* 2007; **211**: 241-251.
10. Afaq F. Natural agents: cellular and molecular mechanisms of photoprotection. *Arch Biochem Biophys* 2011; **508**: 144-115.
11. González S, Fernández-Lorente M, Gilaberte-Calzada Y. The latest on skin photoprotection. *Clin Dermatol* 2008; **26**: 614-626.
12. Halliday GM. Inflammation, gene mutation and photo immuno suppression in response to UVR-induced oxidative damage contributes to photo carcinogenesis. *Mutat Res* 2005; **571**: 107-120.
13. Weinstock MA. Factors influencing vitamin D status. *Acta Derm Venereol* 2011; **91**: 115-124.
14. Garbossa SG, Folli F. Vitamin D. Sub-inflammation and insulin resistance. A window on a potencial role for the interaction between bone and glucose metabolism. *Rev Endocr Metab Disord* 2017; **18**: 243-258.
15. Friedl C, Zitt E. Vitamin D prohormone in the treatment of secondary hyperparathyroidism in patients with chronic kidney disease. *Int J Nephrol Renov Dis* 2017; **10**: 109-122.
16. Hollick MF. Vitamin D. Deficiency. *N Engl J Med* 2007; **357**: 266-281.
17. Ross AC, Taylor CL, Yaktine AL, Del Valle HB (eds). Dietary reference intakes for calcium and vitamin D. In *Committee to Review Dietary Reference Intakes for Calcium and Vitamin D*. National Academies Press (USA): Washington (DC), pp 2011.
18. National Kidney Foundation. K/DOQI clinical practice guidelines for bone metabolism and disease in chronic kidney disease. *Am J Kidney Dis* 2003; **42**: S1-S201.
19. La Clair RE, Hellman RN, Karp SL et al. Prevalence of calcidiol deficiency in CKD: a cross-sectional study across latitudes in the United States. *Am J Kidney Dis* 2005; **45**: 1026-1033.
20. Del Valle E, Negri AL, Aguirre C et al. Prevalence of 25(OH) vitamin D insufficiency and deficiency in chronic kidney disease stage 5 patients on hemodialysis. *Hemodial Int* 2007; **11**: 315-321.
21. Wolf M, Shah A, Gutierrez O et al. Vitamin D levels and early mortality among incident hemodialysis patients. *Kidney Int* 2007; **72**: 1004-1013.
22. Drechsler C, Pilz S, Obermayer-Pietsch B et al. Vitamin D deficiency is associated with sudden cardiac death, combined cardiovascular events, and mortality in haemodialysis patients. *Eur Heart J* 2010; **31**: 2253-2261.
23. Drechsler C, Verduijn M, Pilz S et al. Vitamin D status and clinical outcomes in incident dialysis patients: results from the NECOSAD study. *Nephrol Dial Transpl* 2011; **26**: 1024-1032.
24. Gracia-Iguacel C, Gallar P, Qureshi AR et al. Vitamin D deficiency in dialysis patients: effect of dialysis modality and implications on outcome. *J Ren Nutr* 2010; **20**: 359-367.
25. Wang AY, Lam CW, Sanderson JE et al. Serum 25-hydroxyvitamin D status and cardiovascular outcomes in chronic peritoneal dialysis patients: a 3-y prospective cohort study. *Am J Clin Nutr* 2008; **87**: 1631-1638.
26. Petchey WG, Johnson DW, Hawley CM, Isbel NM. Predictors of vitamin D status in predialysis chronic kidney disease patients: a cross sectional analysis in a high ultraviolet climate. *J Ren Nutr* 2012; **22**: 400-408.
27. Cuppari L, Carvalho AB, Draibe SA. Vitamin D status of chronic kidney disease patients living in a sunny country. *J Ren Nutr* 2008; **18**: 408-414.
28. Del Valle E, Negri AL, Aguirre C et al. Prevalence of 25(OH) vitamin D insufficiency and deficiency in chronic kidney disease stage 5 patients on hemodialysis. *Hemodial Int* 2007; **11**: 315-321.
29. Sorensen OH, Lund B, Thode JD et al. Effect of sunlight exposure on circulating 1,25-dihydroxyvitamin D in hemodialyzed patients and of exogenous parathyroid hormone in anephric patients. *Acta Med Scand* 1986; **219**: 215-219.

30. Ala-Houhala MJ, Vahavihu K, Hasan T *et al*. Narrow-band ultraviolet B exposure increases serum vitamin D levels in haemodialysis patients. *Nephrol Dial Transplant* 2012; **27**: 2435-2440.

31. Shapiro BE, Strja E, Chen JLT *et al*. The relationship between ultraviolet light exposure and mortality in dialysis patients. *Am J Nephrol* 2014; **40**: 224-232.

32. Krause R, Stange R, Kaase H, Holick MF. UV radiation and pleiotropic effects of vitamin D in chronic kidney disease – benefits on cardiovascular comorbities and quality of life. *Anticancer Res* 2016; **36**: 1403-1408.

33. Krause R, Bühring M, Hopfenmüller W *et al*. Ultraviolet B and blood pressure. *Lancet* 1998; **352**: 709-710.

34. Herzog CA, Asinger RW, Berger AK *et al*. Cardiovascular disease in chronic kidney disease. A clinical update from Kidney Disease: Improving Global Outcomes (KDIGO). *Kidney Int* 2011; **80**: 572-586.

35. Kruase R, Roth HJ, Kaase H *et al*. Vitamin D status in chronic kidney disease – UVB irradiation is superior to oral supplementation. *Anticancer Res* 2016; **36**: 1397-1402.

36. Ponticelli C, Cucchiari D, Bencini P. Skin cancer in kidney transplant recipients. *J Nephrol* 2014; **27**: 385-394.

37. Kanitakis J, Euvrard S. Donor-derived skin cancer in a kidney transplant recipient. *Nat Rev Nephrol* 2013; **9**: 702-703.

38. Kauffman HM, Cherikh WS, Cheng Y *et al*. Maintenance immunosuppression with target-of-rapamycin inhibitors is associated with a reduced incidence of de novo malignancies. *Transplantation* 2005; **80**: 883-889.

39. Ulrich C, Jürgensen JS, Degen A *et al*. Prevention of non-melanoma skin cancer in organ transplant patients by regular use of a sunscreen: a 24 months, prospective, case-control study. *Br J Dermatol* 2009; **161**: 78-84.

40. Sanches MM, Travassos AR, Soares-de-Almeida L. [The relationship between immunodepression and the development of skin cancer]. *Acta Med Port* 2017; **30**: 69-72.

41. Chen K, Craig JC, Shumack S. Oral retinoids for the prevention of skin cancers in solid organ transplant recipients: a systematic review of randomized controlled trials. *Br J Dermatol* 2005; **152**: 518-523.

42. Hardin J, Mydlarski PR. Systemic retinoids: chemoprevention of skin cancer in transplant recipients. *Skin Therapy Lett* 2010; **15**: 1-4.

43. Pellet C, Chevret S, Frances C *et al*. Prognostic value of quantitative Kaposi sarcoma-associated herpesvirus load in post transplantation Kaposi sarcoma. *J Infect Dis* 2002; **186**: 110-113.

44. Shafiee MA, Akbarian F, Menmon KK *et al*. Dermatologic manifestations in end-stage renal disease. *Int J Kidney Dis* 2015; **9**: 339-353.

45. Amatya B, Agrawal S, Dhali T *et al*. Pattern of skin and nail changes in chronic renal failure in Nepal: a hospital-based study. *J Dermatol* 2008; **35**: 140-145.

46. Abdelbaqi-Salhab M, Shalhub S, Morgan MB. A current review of the cutaneous manifestations of renal disease. *J Cutan Pathol* 2003; **30**: 527-538.

47. Avermaete A, Altmeyer P, Bacharach-Buhles M. Skin changes in dialysis patients: a review. *Nephrol Dial Transplant* 2001; **16**: 2293-2296.

SEÇÃO 3

Glomerulopatias

9

ABORDAGEM GENÉTICA DAS ALTERAÇÕES DO SISTEMA COMPLEMENTO NA SÍNDROME HEMOLÍTICO-URÊMICA

Rodrigo Braz Santos
Mary Carla Estevez Diz

◆

INTRODUÇÃO ÀS MICROANGIOPATIAS TROMBÓTICAS – SÍNDROME HEMOLÍTICO-URÊMICA E PÚRPURA TROMBOCITOPÊNICA TROMBÓTICA

As microangiopatias trombóticas compreendem um grupo de doenças de etiologias variadas que apresentam lesões histológicas semelhantes. As lesões das microangiopatias trombóticas, nas quais anormalidades na parede vascular levam à formação de trombos na microcirculação, terminam por ocluir as arteríolas e capilares e, portanto, têm como principais alvos os órgãos com maior dependência dessa microcirculação, como cérebro, coração, rins e suprarrenais. O denominador comum dessas alterações é a anemia hemolítica microangiopática.

Aqui vamos nos ater a dois importantes cenários clínicos das microangiopatias trombóticas, que são a síndrome hemolítico-urêmica (SHU) e um breve apanhado sobre a púrpura trombocitopênica trombótica (PTT).

Costumava-se diferenciar, clinicamente, que, quando ocorriam sintomas neurológicos e febre, configurava-se um espectro extremo da doença, que é a PTT, e quando se dava a insuficiência renal, sem disfunção neurológica, caracterizava-se a SHU. Veremos adiante que, mais do que a diferença clínica manifesta, essas duas apresentações se diferenciam por aspectos etiopatogênicos da doença e, de acordo com esse fato, sua denominação está, hoje em dia, menos relacionada ao local da

ocorrência da oclusão arteriolar e mais relacionada à condição etiopatogênica da lesão. Assim, um indivíduo acometido por SHU pode ter lesões em outros órgãos que não somente o rim e, da mesma forma, um indivíduo com PTT pode ter lesões renais e não apenas neurológicas como se esperava antigamente.

A SHU é uma doença cuja incidência vem aumentando, uma vez que métodos diagnósticos vêm ê-tornado-se mais eficazes. Acontece na maioria das vezes em crianças entre o primeiro ano de vida e 10 anos de idade, sendo a incidência ainda maior em crianças com idade inferior a 5 anos. Nos Estados Unidos da América, a incidência da doença chega a 5,8 casos para cada 100.000 crianças com menos de 5 anos/ano[1].

A SHU é uma condição clínica definida pela ocorrência simultânea de anemia hemolítica microangiopática não imunológica, decorrente da fragmentação das hemácias na circulação, o que leva à elevação dos níveis séricos da desidrogenase láctica e ao surgimento de hemácias dismórficas, os esquizócitos, em esfregaços de sangue periférico. Além disso, por conta da agregação de plaquetas, observa-se trombocitopenia e, uma vez que as lesões, quando instaladas no rim, estendem-se desde as pequenas arteríolas até os capilares glomerulares, a insuficiência renal aguda se instala em graus variáveis. Atualmente a disfunção do endotélio vascular é o foco de estudo para o desenvolvimento dessa síndrome e sabe-se que variadas causas secundárias podem levar a essa disfunção[2].

A SHU, por sua vez, também é classificada de acordo com a etiopatologia, sendo usados os termos típico, quando ocorre após a infecção gastrintestinal por enterobactérias, e atípico, quando causada por quimioterápicos, neoplasias, diferentes infecções, doenças autoimunes, transplantes, entre outros.

A infecção gastrintestinal por enterobactérias, sendo a *Escherichia coli* sorotipo O157:H7 a mais conhecida e produtora de toxina Shiga (STEC – do termo *Shiga toxin-producing Escherichia coli*), então, designa a forma típica da doença, a qual chamamos apenas de SHU. A forma atípica, então denominada SHU atípica (SHUa), tem sido relacionada a distúrbios e/ou mutações em alguns genes do sistema do complemento[3].

Na forma típica da doença (SHU), além da colite/gastrenterite, hemorrágica ou não, produzida pela infecção bacteriana adquirida pela ingestão de alimentos contaminados, são comuns sintomas como anorexia, fraqueza, fadiga, icterícia secundária à hemólise, palidez cutânea, além dos sintomas relacionados ao acometimento dos órgãos-alvo, como rins, cérebro e coração. Nesses casos, sinais e sintomas associados a insuficiência renal, insuficiência cardíaca e alterações neurológicas variadas podem estar presentes. Quando estão presentes os sintomas inespecíficos relacionados à síndrome, o diagnóstico se torna mais difícil, sendo necessária a avaliação clínica por exames laboratoriais. A pesquisa de STEC nas fezes por coprocultura é um importante exame a ser realizado inicialmente, a fim de se diferenciar a SHU da SHUa. Comumente, os casos de SHU são autolimitados e apresentam melhor evolução.

De qualquer maneira, a qualquer sinal de má evolução em indivíduo com SHU e na suspeita de SHUa, os pacientes necessitarão de internação em unidade de terapia intensiva e cuidados especializados que envolvem as áreas de nefrologia, hematologia, neurologia e outras, dependendo das suas complicações. Procedimentos de prevenção ou monitoramento da insuficiência renal aguda, da anemia e de outras complicações são necessários, com correções e intervenções perante os déficits de volume intravascular e dieta para manter o balanço calórico e minimizar o catabolismo.

Os critérios diagnósticos que vêm sendo usados mais recentemente são somente a trombocitopenia e a anemia hemolítica microangiopática, sem aparente etiologia.

O diagnóstico de SHU é de exclusão de outras causas de microangiopatia trombótica, não havendo um exame diagnóstico definitivo. Assim, deve-se proceder à realização de todos os exames pertinentes para garantir avaliação de todas as variáveis, incluindo a pesquisa de doenças coexistentes e comorbidades.

Para Shen[4], o diagnóstico baseia-se na perspicácia clínica do médico, no entanto as manifestações clínicas da SHUa são compartilhadas por outras etiologias de microangiopatia trombótica. Com a descoberta laboratorial de que a atividade indetectável de ADAMTS13

define PTT, isso distinguiu a SHUa do seu principal diagnóstico diferencial. Também há que se atentar que a síndrome atípica pode ser mascarada por condições que também cursam com ativação do complemento, como lúpus eritematoso sistêmico, gravidez, hipertensão maligna e transplante de células-tronco hematopoiéticas.

A SHUa tem sido diagnosticada em pacientes com tumores, hipertensão maligna, doenças sistêmicas, glomerulopatias ou associada à gestação ou ao uso de inibidores de calcineurina que apresentavam anormalidades nas proteínas da via alternativa do complemento com mutações identificadas.

O diagnóstico diferencial entre SHU e SHUa é de grande importância. Assim, é importante ressaltar que mesmo na ausência de diarreia deve ser afastada SHU (lembrando que 10% dos casos podem não apresentar diarreia) e que microangiopatias trombóticas no trato gastrintestinal podem causar diarreia, mesmo na ausência de agentes infecciosos[5].

Em pacientes com SHU presumida, deve-se suspeitar que pudesse haver mutações em proteínas reguladoras do complemento, quando a evolução não é compatível e apresenta persistência do quadro clínico de microangiopatia trombótica[6].

A PTT constitui uma doença rara e é também caracterizada pela oclusão difusa de arteríolas e capilares da microcirculação levando à isquemia abrupta dos tecidos. Pode ser hereditária ou adquirida, e essa oclusão é causada pela agregação de microtrombos compostos basicamente de plaquetas, formados após a agregação plaquetária intravascular. Esse fenômeno resulta em anemia e sintomas que incluem fraqueza, febre, adinamia, plaquetopenia acentuada, com aparecimento de petéquias, equimoses e sintomas decorrentes da isquemia dos tecidos afetados. Dependendo do comprometimento funcional do órgão afetado, consequências variáveis vão aparecer. No cérebro, pode variar desde uma simples dor de cabeça ao coma. Nos rins, pode acarretar disfunção renal, hematúria e/ou proteinúria.

Hoje se sabe que a oclusão microvascular se dá por excesso de trombos, os quais são formados por grave deficiência de uma enzima, a ADAMTS13 (termo derivado da sigla *A Desintegrin And Metalloprotease with eight Trombo Spondin-1-like* e o número 13 porque é a 13ª enzima de uma família de 19 enzimas), uma metaloprotease plasmática clivadora do fator de von Willebrand (FvW), definida como deficiente quando sua atividade é menor que 10% do seu normal. A deficiência qualitativa ou quantitativa de ADAMTS13, resultante da mutação do gene responsável por sua síntese ou pela presença de autoanticorpos inibitórios, doenças hepáticas (a síntese da ADAMTS13 ocorre no fígado) ou por outras etiologias, resulta no acúmulo de grandes multímeros do FvW no plasma, que então deixam de ser clivados e removidos da circulação. Consequentemente, agregados de plaquetas e grandes multímeros de FvW formam os trombos vasculares, seguindo-se a hemólise e o acúmulo de plaquetas. Na impossibilidade de se confirmar a ausência ou deficiência dessa enzima, o diagnóstico de PTT permanece baseado no julgamento clínico, uma vez que as medidas de ADAMTS13 muitas vezes não estão disponíveis diariamente.

A deficiência de ADAMTS13 pode ser hereditária (síndrome de Upshaw-Shulman) ou adquirida, como resultado da inibição da atividade de ADAMTS13. A PTT congênita tem um curso crônico e a forma adquirida está associada a diversas condições, que incluem gravidez, infecções, doença autoimunes, uso de drogas (como ciclosporina, mitomicina e interferon), câncer, transplantes de órgãos sólidos ou células-tronco, medicações (como ticlopidina e clopidogrel), entre outras.

Entender os mecanismos subjacentes dos dois diferentes subtipos de SHU (SHU e SHUa), diferenciá-los dos mecanismos da PTT e de outras síndromes que podem cursar com microangiopatia trombótica, permite a adaptação do tratamento e manejo clínico adequados[2].

PATOGÊNESE DA SHU

Para Caires[7], a fisiopatologia da SHU está relacionada ao fato de que a toxina Shiga é responsável por causar uma lesão vascular renal, resultando na formação final de microtrombos que se depositam na vasculatura dos rins, devido à ligação dessa toxina a um glicopeptídeo que se encontra na superfície das células renais (o receptor Gb3 – globotriaosilceramida). Uma vez que a toxina se une ao receptor, desencadeia uma série de eventos citotóxicos que acabam por danificar as células endoteliais dos capilares glomerulares, com liberação de substâncias vasoativas e agregantes plaquetários, culminando com a formação de edema e trombos e finalmente com a coagulação intravascular dos capilares glomerulares. Dessa forma, os eritrócitos não conseguem circular livremente pelos capilares glomerulares renais e são destruídos, resultando na anemia microangiopática.

Moreira *et al*[8] afirmam que a agressão celular do endotélio vascular é caracterizada por edema, exposição do colágeno e destacamento da membrana basal glomerular, acompanhada de agregação plaquetária, início da ativação da cascata de coagulação, depósito de fibrina no lúmen capilar glomerular e, ocasionalmente, em arteríolas e pequenas artérias renais.

PATOGÊNESE DA SHUa E O SISTEMA COMPLEMENTO

Para entendermos melhor a fisiopatologia da SHUa, teceremos algumas considerações sobre o sistema complemento.

O sistema complemento está constituído por um conjunto de proteínas, tanto solúveis no plasma como expressas na membrana celular, e é ativado por diversos mecanismos. Quando ativado, seus constituintes polimoleculares interagem entre si, formando complexos com atividade proteolítica que amplificam a fagocitose e a resposta inflamatória, visando à eliminação de agentes infecciosos. As proteínas do sistema complemento correspondem a aproximadamente 5% das globulinas do soro, sendo sintetizadas prioritariamente por células do fígado e macrófagos teciduais.

Existem três vias de ativação: 1. clássica, dependente de anticorpo; 2. lectinas; e 3. alternativa, ambas independentes de anticorpo. Os nomes "clássica" e "alternativa" surgiram porque o primeiro foi descoberto e caracterizado antes, porém a via alternativa é filogeneticamente mais velha. Uma terceira via de ativação do complemento é chamada via da lectina, porque é desencadeada pela ligação da lectina ligadora da manose (MBL) plasmática aos resíduos de manose terminais que são encontrados em polissacarídeos das bactérias e não nas moléculas de mamíferos. Embora as vias de ativação do complemento difiram no modo pelos quais são iniciadas, todas elas resultam na geração de complexos enzimáticos que são capazes de clivar a proteína C3 do complemento. As vias alternativa e da lectina são mecanismos efetores da imunidade inata, enquanto a via clássica é um mecanismo da imunidade humoral. De modo geral, os componentes clivados originam dois fragmentos, um maior (b) que permanece no local de ativação e um menor (a) que segue para a fase fluida.

O evento central na ativação do complemento é a proteólise da proteína C3 para gerar produtos biologicamente ativos e a subsequente inserção covalente de um produto do C3, chamado C3b, às superfícies das células microbianas ou de um anticorpo ligado a um antígeno. A ativação do complemento consiste de passos iniciais, que resultam na proteólise do C3, que é a proteína mais abundante do complemento, e passos tardios, que induzem a formação de um complexo lítico, que tem a função de lise dos patógenos.

VIA CLÁSSICA

Os domínios CH2 (IgG1, 2 e 3) ou CH3 (IgM) dessas imunoglobulinas interagem com C1q, um hexâmero no qual estão ligadas as proteases C1r e C1s. Após a ligação do anticorpo a um antígeno multivalente, o complexo antígeno-anticorpo-C1q promove a ativação enzimática dos dímeros C1r e C1s. A protease C1s cliva as moléculas subsequentes da cascata, C4 e C2, em C4a e C4b e C2a e C2b, respectivamente. O fragmento C4b liga-se à parede de patógenos ou à membrana celular e, em seguida, o C2b, formando uma nova enzima, a C3 convertase (C4b2b). Esse complexo proteolítico cliva a molécula C3 (C3a e C3b). O C3b formado pode ligar-se ao complexo C4bC2b, formando a C5 convertase (C4bC2bC3b), clivando C5 (C5a e C5b) que atua na fase tardia do sistema (C5b-C9).

VIA DAS LECTINAS

AMBL inicia a ativação do complemento por meio da ligação à manose presente na parede de algumas bactérias (exemplo: *Escherichia coli, Candida albicans*). Essa proteína é estruturalmente semelhante ao C1q da via clássica e tem as proteases MASP1 e MASP2 acopladas à MBL, análogas ao C1r e C1s, respectivamente. Assim, a MASP2 cliva C4 (C4a e C4b) e C2 (C2a e C2b) e o restante da cascata é semelhante ao da via clássica.

VIA ALTERNATIVA

A via alternativa é ativada nas superfícies das células dos patógenos, na ausência de anticorpos. Fisiologicamente, ocorre clivagem espontânea em baixas taxas de C3 em C3a e C3b. O C3b é instável em fase fluida e pode ser hidrolisado se permanecer solúvel. Por outro lado, o C3b pode ligar-se à parede de patógenos e iniciar a ativação da via, com subsequente incorporação e clivagem do fator B (Ba e Bb) pelo fator D. O complexo formado é a C3 convertase (C3bBb) da via alternativa, o qual é estabilizado pela properdina. Esse complexo cliva C3 (C3a e C3b) promovendo elevada produção de C3b, que pode ligar-se à parede de patógenos ou ainda formar a C5 convertase (C3bBbC3b) da via alternativa, que cliva C5 (C5a e C5b).

Mesmo sendo ativadas dediferentes maneiras, as três vias levam à ativação do C3 e geração da C5 convertase, moléculas indispensáveis para a formação do complexo de ataque à membrana (MAC – *membrane attack complex).*

A formação do MAC é iniciada com o fragmento C5b ligando-se às moléculas subsequentes C6, C7 e C8. Em seguida, há o recrutamento das proteínas C9, que se polimerizam e formam o MAC, promovendo a formação de poros na membrana celular, influxo de água e íons e, finalmente, lise celular dos patógenos.

Para que o sistema do complemento exerça suas funções efetoras no sistema imunológico, é necessário que haja a interação das proteínas do complemento com seus respectivos receptores presentes em diversas células da resposta imune inata e adaptativa.

As funções efetoras do sistema do complemento podem ser:

- Opsonização e fagocitose: o C3b, o C4b e o C3b são opsoninas, ou seja, recobrem a superfície de microrganismos para que os mesmos sejam mais facilmente fagocitados. A fagocitose ocorre quando há interação do fragmento opsonizante com seu respectivo receptor nos fagócitos mononucleares e neutrófilos. Desse modo, C3b e C4b ligam-se ao receptor CR1, enquanto C3b se liga a CR3 e CR4.
- Estimulação inflamatória: os produtos de clivagem C3a e C5a atuam como anafilatoxinas, promovendo a desgranulação de mastócitos, que liberam aminas vasoativas e leucotrienos no sítio infeccioso. A interação desses produtos com seus respectivos receptores C3aR

e C5aR, presentes em células endoteliais e granulócitos, estimula a quimiotaxia de leucócitos. Em conjunto, esses eventos contribuem para o processo inflamatório com aumento da permeabilidade capilar e influxo de células (inflamação – resposta imune inata).
- Remoção de imunocomplexos: nas respostas humorais, a interação antígeno-anticorpo pode levar à formação de imunocomplexos, que precisam ser eliminados. A ligação de C3b a esses imunocomplexos facilita a remoção dos mesmos pela ligação de C3b ao CR1 expresso em hemácias. Essas migram para o fígado ou baço carregando os imunocomplexos que são eliminados pelo sistema fagocitário mononuclear.
- Citólise: a lise de organismos estranhos ou de células-alvo é mediada pelo MAC.

Após a ativação do complemento e realização de suas funções efetoras, com consequente eliminação do patógeno ou célula-alvo, é necessário que haja a regulação da ativação desses componentes. Para isso, existe nas superfícies celulares ou no plasma de mamíferos uma série de proteínas reguladoras que desempenham essa função, como o CFH, o CFI, o CD46 e o CD59.

Voltando à fisiopatologia da SHUa, a maioria dos casos de SHUa ocorre devido a mutações gênicas de fatores do complemento. Anticorpos contra proteínas do complemento também têm sido implicados na etiologia em uma menor proporção, equivalente a 6 a 10 % dos pacientes com SHUa. Ainda assim, os pacientes podem ter ao mesmo tempo mutações genéticas e anticorpos direcionados a proteínas do complemento[9].

As proteínas do complemento associadas à SHUa são componentes da via alternativa do complemento. A SHUa pode resultar de uma mutação de perda de função num gene regulador (CFH, CFI ou CD46) ou de uma mutação de ganho de função num gene efetor (CFB ou C3). O mecanismo proposto para o desenvolvimento da SHUa é um evento desencadeante, como infecção, doenças autoimunes, câncer, ou gravidez entre outros, num indivíduo suscetível com uma ou mais mutações genéticas ou anticorpos contra as proteínas do complemento, o que conduz a uma ativação contínua desinibida da via alternativa, que resulta na formação do MAC. Isso provoca danos no endotélio renal levando à ativação da cascata de coagulação e microangiopatia trombótica[10] (Figura 9.1).

Até o momento, não existe tratamento específico para a SHU, mas os doentes se beneficiam de cuidados de suporte, enquanto aqueles com a SHUa são efetivamente tratados com anticorpos anti-C5 para prevenir recidivas, tanto antes como depois do transplante renal[2].

TRATAMENTO DA SHU/SHUa

No caso de SHU em crianças, como existe alta taxa de remissão espontânea, o tratamento, em geral, baseia-se

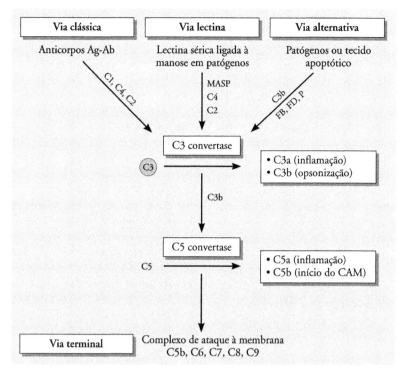

Figura 9.1 – Vias do sistema completo. Fonte: Adaptado de Rev. Assoc. Med. Bras. vol. 47 n° 1 São Paulo Jan./Mar. 2001[11].

na observação clínica, monitorização dos sintomas dependentes de órgão-alvo, monitorização ambulatorial e terapia de suporte. É importante controlar a hipertensão arterial e terapia dialítica pode ser necessária, bem como todo o manejo da insuficiência renal. Já os pacientes adultos com diagnóstico presumido de SHU, devem receber bastante atenção, pois possuem menor potencial para reversão.

As causas secundárias devem ser pesquisadas e tratamento direcionado deve ser instituído.

Em se tratando do tratamento específico para a SHUa, antes do advento de novas opções para controle da doença, como a terapia-alvo de bloqueio do complemento, a plasmaterapia era uma das poucas alternativas recomendadas[12].

Estudos de coorte mostraram que a plasmaférese pode reduzir a mortalidade em 25%[13]. O tratamento com plasmaterapia (aqui incluímos a infusão de plasma fresco congelado e/ou plasmaférese) mostrou benefícios no curto prazo na atividade hematológica da doença, embora o prognóstico do acometimento renal não tenha sido favorável em alguns estudos[14].

Por outro lado nos casos de falta ou anormalidade de proteínas reguladoras do sistema do complemento, a infusão de plasma seria suficiente, porém, na fase inicial da doença sem um diagnóstico específico, a plasmaférese foi considerada o ideal uma vez que desta forma se tem a possibilidade de remoção de anticorpos caso estejam presentes.

Infusão de plasma era recomendada quando a plasmaférese não podia ser realizada e objetivava a reposição de proteínas reguladoras alteradas da via alternativa do complemento.

Após o período inicial do tratamento com plasmaférese, a redução da ativação do sistema do complemento pode ser alcançada com a infusão concomitante de plasma, a não ser que tenha sido detectada a presença de anticorpos, quando se deveria dar sequenciamento com a plasmaférese. Diretrizes mais antigas do grupo de estudo europeu de SHU recomendavam iniciar a plasmaférese dentro de 24 horas após o diagnóstico[15].

Tecnicamente, a recomendação era trocar 1,5 volemia (60 a 75mL/kg/sessão) e repor com plasma fresco. Este grupo preconizava que a plasmaférese deveria ser feita diariamente por 7 dias, depois passar para 5 sessões por semana por 2 semanas e, então, passar para 3 sessões por semana por mais 2 semanas[16].

Para infusão de plasma, na ausência de plasmaférese, a recomendação era de iniciar com 30 a 40mL/kg e, posteriormente, 10 a 20mL/kg por dia[17].

Os melhores parâmetros para monitorização da resposta são a contagem de plaquetas, níveis de DHL e de hemoglobina, que conferem a remissão hematológica.

Níveis de haptoglobina frequentemente permanecem diminuídos após a remissão hematológica e, portanto, não são usados como parâmetros no curto prazo.

Não existe um indicador que determine o tempo de tratamento, mas recomenda-se manter o tratamento pelo menos mais 2 dias após a remissão completa. Alguns pacientes com SHUa podem tornar-se dependentes de plasmaférese. Infecções e vacinas podem desencadear novo evento de microangiopatia trombótica e a plasmaférese necessitará ser reiniciada. Outros fatores que podem engatilhar lesão endotelial devem ser controlados, como a hipercolesterolemia e a hipertensão[17].

Sabe-se que a SHUa é uma doença crônica e o tratamento com plasma (infusão de plasma ou plasmaférese) no longo prazo pode acarretar complicações e comorbidades como infecção e trombose, principalmente pela necessidade da permanência do cateter central, e aparecimento de anticorpos com as infusões repetidas de plasma[7]. Soma-se a estes fatores a dificuldade econômica e técnica da realização da plasmaférese, sobretudo em crianças pequenas. Em adição, a infusão de plasma em quantidade suficiente para repor as proteínas alteradas é difícil em pacientes hipervolêmicos.

O prognóstico no transplante renal de pacientes com SHUa é bastante reservado. Cerca de 50% dos pacientes têm recidiva da doença logo após o transplante e perdem o enxerto.

Não existe exatamente um fator que possa predizer a possibilidade de recidiva, embora o uso de inibidor de calcineurina esteja associado a maior probabilidade. Os pacientes com SHUa também são mais propensos a desenvolver rejeição aguda, o que afeta a sobrevida do enxerto[18].

ASPECTOS GENÉTICOS DAS ALTERAÇÕES DO SISTEMA COMPLEMENTO NA SÍNDROME HEMOLÍTICO-URÊMICA

Para minimizar o risco de recorrência, recomenda-se evitar tempo de isquemia prolongado e o uso de inibidores de calcineurina.

O conhecimento do defeito genético pode ajudar no prognóstico. Assim, pacientes com mutações no fator H têm recidiva de até 75% a 90%; pacientes com mutações no fator I têm recidiva de até 45% a 80%, e no caso de mutações no C3, o risco de recorrência é de 40% a 70%; enquanto pacientes com mutações no MCP têm baixo risco de recorrência.

Uma das opções no tratamento da recorrência é a plasmaférese e, se possível, plasmaférese profilática antes e após o transplante; entretanto, alguns estudiosos preconizam transplante duplo rim-fígado nos casos com alta chance de recorrência, como naqueles sabidamente portadores de mutações no fator H ou do fator I, apesar do transplante duplo fígado-rim aumentar demasiadamente a morbimortalidade[19].

Transplante renal com doador vivo só pode ser indicado na ausência da mutação do doador, lembrando que apenas 60% das mutações são atualmente conhecidas. A SHUa pode ser desencadeada em doador vivo relacionado não previamente diagnosticado, apenas pela manipulação cirúrgica, portanto a conduta mais conservadora é o transplante com doador falecido.

O acometimento endotelial causando SHUa de novo, pode ocorrer no pós-transplante renal pelo uso de imunossupressores (como os inibidores de calcineurina), infecções virais ou rejeição, mesmo na presença de suscetibilidade genética leve[20]. Embora o fator ambiental seja responsável pela maior parte dos casos de SHUa *de novo*, em cerca de 40% dos casos são detectadas anormalidades genéticas.

Para minimizar o risco causado pelos fatores ambientais, preconiza-se controle adequado da hipertensão arterial e da hipercolesterolemia, assim como o uso prudente de inibidores da calcineurina[21].

O aumento do conhecimento da patogênese da SHUa foi acompanhado pelo surgimento da droga eculizumab, um anticorpo monoclonal que se dirige contra a fração C5 do sistema do complemento, atuando como inibidor da via final do complemento, considerada padrão para o tratamento da hemoglobinúria paroxística noturna[22].

Eculizumab é um anticorpo monoclonal humanizado, registrado como droga de escolha para o tratamento de SHUa pelo FDA (*Food and Drug Administration*) e EMEA (*European Medicines Agency*). Age especificamente ligando-se ao fator C5 do complemento, bloqueando a clivagem de C5 para C5b, impedindo a formação da anafilotoxina C5a e do MAC, C5b-9. Seu uso tem sido associado a um único efeito adverso importante, que é o aumento do risco de infecção por *Neisseria*[23].

Como a depuração da *Neisseria meningitidis* é altamente dependente do MAC, pacientes tratados com eculizumab têm alto risco para infecção por esta bactéria. Portanto, estes pacientes devem receber a vacina polivalente ao menos duas semanas antes do início do tratamento e, caso a medicação seja usada antes deste período, o paciente deve receber antibioticoterapia profilática.

Como a vacina disponível em nosso meio não protege o indivíduo contra todos os sorotipos desta bactéria, está indicada a profilaxia ininterrupta para o paciente e para os familiares; os médicos devem estar atentos para esta possibilidade diagnóstica[23].

Eculizumab tem-se mostrado como uma medicação que modifica o curso da SHUa. Tem resgatado a função de rins nativos e prevenido a recorrência pós-transplante.

Estudos em série de casos do uso do eculizumab em SHUa mostram aumento de plaquetas e melhora da função renal logo após a primeira dose. Com o uso desta medicação, os pacientes não necessitaram de plasmaférese nem de diálise e a medicação foi bem tolerada[24].

Legendre e colaboradores[25] estudaram 37 pacientes (acima de 12 anos de idade) com SHUa em uso de eculizumab. Neste grupo foram incluídos 20 pacientes com doença de mais longa duração (48,3 meses, variando de 0,7 a 285,8 meses) particularmente com comprometimento renal, inclusive em diálise e, em remissão hematológica em uso de terapia com plasma. Os demais 17 pacientes apresentavam doença de mais curta duração (9,7 meses, variando de 0,3-235,9 meses) e com sinais de atividade hematológica, recebendo terapia com plasma, e de comprometimento de função renal, inclusive em diálise. A normalização dos valores hematológicos (contagem de plaquetas e níveis de lactato desidrogenase) ocorreu em 88% dos pacientes. Foram observados resultados positivos para todos os desfechos finais em doentes com ou sem mutações genéticas identificadas ou auto-anticorpos para fator H do complemento. Após a descontinuação da troca plasmática ou da infusão e início do tratamento com eculizumab, houve aumentos contínuos, dependentes do tempo, do ritmo de filtração glomerular (RFG) estimada. Em ambos os ensaios, a melhora na RFG estimada foi acompanhada por uma diminuição da proteinúria em pacientes com proteinúria basal de grau 1 ou superior. Além disso, a diálise foi descontinuada em quatro dos cinco doentes (80%) que necessitaram de diálise no momento do início do eculizumab, e estes doentes permaneceram sem diálise durante todo o tratamento com eculizumab. Em ambos os ensaios, a instituição mais precoce do eculizumab foi associada a uma melhoria significativamente maior na RFG estimada ao longo do período de tratamento.

A importância deste estudo foi em mostrar a possibilidade de recuperação de função renal inclusive em pacientes já há meses em programa de diálise, a remissão hematológica, ausência de sinais de novo episódio de microangiopatia trombótica e melhora na qualidade de vida, num seguimento de 26 a 62 semanas. Neste mesmo estudo, não houve nenhum caso de infecção por meningococos, lembrando que todos foram vacinados e receberam profilaxia com antibióticos. Os efeitos adversos relatados foram hipertensão arterial sistêmica (três casos), peritonite (um caso), esclerose venosa no local da infusão (um caso), bacteriúria assintomática (um caso) e infecção pelo vírus influenza (um caso)[25].

Recentemente, Delmas et al[26] atualizaram o estudo de Legendre[25], com seguimento de três anos, nos pacientes com SHUa de longa duração e doença renal crônica (estágios 3, 4 ou 5) e mostraram que o uso deste medicamento propiciou melhora hematológica e na função renal. Estes autores observaram um aumento na proporção de pacientes livres de novos eventos de microangiopatia trombótica: com 26 semanas de seguimento eram 16/20 (80%) pacientes, com 1 ano eram 17/20 (85%), com 2 anos 19/20 (95%) e com 3 anos 19/20 (95%); também detectaram aumento na proporção de casos com normalização hematológica: com 26 semanas eram 18/20 (90%) pacientes e esta proporção se manteve até o seguimento de 3 anos. Em relação à função renal, observaram redução na creatinina sérica $\geq 25\%$ em 15% dos pacientes após 26 semanas de tratamento, em 35% dos pacientes após 1 ano, em 55% dos casos após 2 anos e que se manteve até o terceiro ano; aumento no RFG $\geq 15\text{mL/min}/1,73\text{m}^2$ foi observado em 5% dos pacientes após 26 semanas, e a proporção de pacientes aumentou para 15% após 1 ano, 40% após 2 anos e assim se manteve com 3 anos da medicação, sendo que 60% dos pacientes apresentaram melhora na DRC de 1 ou mais estágios no terceiro ano de tratamento. Não houve caso de infecção meningocócica e nem outro efeito adverso relatado.

Recente estudo prospectivo pediátrico (22 pacientes) mostrou que o uso de eculizumab determina melhora rápida e sustentada (26 semanas de tratamento) nos parâmetros hematológicos e melhora contínua da função renal. A remissão completa da microangiopatia trombótica foi observada em 64% dos casos, normalização hematológica em 82%, aumento no RFG $\geq 15\text{mL/min}/1,73 \text{ m}^2$ ocorreu em 86% dos casos (média de $64\text{mL/min}/1,73\text{m}^2$), sendo que em 9/11 pacientes foi possível interromper o tratamento dialítico. Não houve nenhum caso de infecção meningocócica e os efeitos adversos foram semelhantes aos observados anteriormente, como hipertensão arterial sistêmica (dois pacientes), infecção das vias aéreas superiores (dois pacientes), gastrenterite viral (dois pacientes) e febre (dois pacientes). Com base nos resultados deste estudo, recomenda-se o eculizumab como primeira linha de tratamento da SHUa em pacientes pediátricos, reiterando as recomendações de estudos anteriores[27].

Choo et al[28] relataram caso de um homem de 25 anos de idade que apresentou anemia hemolítica microangiopática e lesão renal aguda. Com um nível de ADAMTS-13 normal, teste de toxina fecal negativo e história familiar forte para SHUa. Foi iniciado o eculizumab com boa resposta clínica. O teste genético subsequente revelou uma mutação heterozigótica do fator H do complemento e o eculizumab foi descontinuado após 44 meses de tratamento. Com a descontinuação da droga, houve recaída em 6 meses, com o primeiro sinal sendo a queda dos níveis de haptoglobina, sem outros marcadores de hemólise ou trombocitopenia, 5 semanas antes do desenvolvimento de lesão renal aguda. Foi reiniciado o eculizumab e até agora permanece em uso. O caso destacou o padrão incomum de recaída e as considerações para a descontinuação de eculizumab em pacientes com SHUa estável recebendo terapia de manutenção.

Testes genéticos podem ajudar a triar os pacientes com maior possibilidade de desenvolvimento da SHUa, sobretudo os pacientes já acometidos pela doença uma vez e que desenvolveram doença renal crônica dialítica e estão em programação de transplante. Hoje em dia os testes para estabelecimento de desordens genéticas relacionadas ao sistema do complemento são caros e escassos no mundo.

Localizamos um centro na Alemanha que estuda atualmente estas desordens e enviamos um caso do nosso serviço para análise da suscetibilidade genética para a SHUa (Quadro 9.1).

Quadro 9.1 – Resultados da pesquisa genética para alterações do sistema do complemento no paciente X.

Gene estudado	Resultado
ADAMTS13, C3, CD46, CFB, CFH, CFHR1, CFHR2, CFHR3, CFHR5, CFI, DGKE, PIGA e THBD (sequencial)	Sem variante patogênica
CFHR1 e CFHR3 (MLPA, análise paralela)	Grande deleção heterozigótica abrangendo os genes CFHR1 e CFHR3
CFH, CFHR2 e CFHR5 (MLPA, análise paralela)	Sem grande deleção ou duplicação

Fonte: Centogene AG.

Foram realizadas análises em vários genes que, se presentes, estão relacionadas ao desenvolvimento de SHUa. Pacientes que têm variações patogênicas, deleções ou duplicações destes genes, desenvolvem SHUa a depender da apresentação destas alterações.

Os resultados mostram que o paciente apresentou grande deleção heterozigótica abrangendo os genes CFHR1 e CFHR3.

Em indivíduos saudáveis, sem nenhuma manifestação clínica de SHU/microangiopatia trombótica, somente alterações homozigóticas podem estabelecer a predisposição genética e o diagnóstico da desordem do sistema do complemento que causa a SHUa. Porém, em pacientes que manifestaram quadro clínico de microangiopatia trombótica, a deleção heterozigótica confere susceptibilidade à SHUa[29].

Detectamos no paciente uma grande deleção heterozigótica abrangendo toda a classe de genes CFHR1 e CFHR3. Uma grande deleção abrangendo estes dois genes foi anteriormente descrita como causadora de SHUa[29]. É classificada como variante patogênica (classe 1) de acordo com as recomendações do Laboratório Centogene. Conforme descrito, o paciente está na fila de transplante na iminência de usar ou não o eculizumab.

No transplante, existem protocolos preconizando o uso do eculizumab em pacientes com SHUa. Relatos de transplante com doador vivo preconizam a realização conjunta de plasmaférese na semana anterior ao transplante, na fase de indução e após, na manutenção, com bons resultados[21].

Na literatura, em caso de doador falecido, existem relatos nos quais plasmaférese foi realizada no dia anterior e no dia seguinte do transplante renal associada ao eculizumab; embora relatos de casos mais recentes mostrem bons resultados apenas com o uso do eculizumab[30].

Nesta situação, recomenda-se fazer a primeira dose 6 horas antes do transplante e repetir no dia seguinte, mantendo uma vez por semana nas 4 semanas subsequentes e, posteriormente, a cada 15 dias, lembrando que a dose é ajustada para o peso corporal.

Nas últimas duas décadas, estudos experimentais, genéticos e clínicos ajudaram a decifrar a fisiopatologia das várias formas da SHU e, sem dúvida, aprimoraram as abordagens diagnósticas. Além disso, um tratamento baseado em um mecanismo específico foi disponibilizado para pacientes afetados pela SHUa devido a desordens do sistemado complemento.

É importante reconhecer que a SHU continua a ser uma condição baseada no diagnóstico clínico. O estudo genético pode ajudar a estabelecer diagnóstico, triar o paciente com predisposição à doença e definir o tratamento específico sobretudo no paciente que necessitará de transplante renal.

REFERÊNCIAS BIBLIOGRÁFICAS

1. Michael M, Elliot EJ, Craig JC et al. Interventions for hemolitytic uremic syndrome and thrombotic thrombocytopenic purpura: a systematic review of randomized controlled trials. *Am J Kidney Dis* 2009; **53**: 259-272.

2. Karpman D, Loos S, Tati R, Arvidsson I. Haemolytic uraemic syndrome. *J Intern Med* 2017; **281**: 123-148.

3. Canpolat N. Hemolytic uremic syndrome. *Turk Pediatr Ars* 2015; **50**: 73-82.

4. Shen YM. Clinical evaluation of thrombotic microangiopathy: identification of patients with suspected atypical hemolytic uremic syndrome. *Thromb J* 2016; **14(Suppl 1)**: 19. eCollection 2016.

5. Noris M, Caprioli J, Bresin E et al. Relative role of genetic complement abnormalities in sporadic and familial aHUS and their impact on clinical phenotype. *Clin J Am Soc Nephrol* 2010; **5**: 1844-1859.

6. Westra D, Wetzels JF, Volokhina EB et al. A new era in the diagnosis and treatment of atypical haemolytic uraemic syndrome. *Neth J Med* 2012; **70**: 121-129.

7. Caires T. *Fisiopatologia e Diagnóstico da Síndrome Hemolítico Urêmica*. Tese de Especialização em Hematologia Avançada. São José do Rio Preto/Academia de Ciência e Tecnologia de São José do Rio Preto, 2012.

8. Moreira EM, Angelo B, Juliani RB et al. Síndrome hemolíticourêmica esporádica pós-parto. *Rev Bras Hematol Hemoter* 2008; **30**: 335-338.

9. Hofer J, Janecke AR, Zimmerhackl LB et al. Complement factor H-related protein 1 deficiency and factor H antibodies in pediatric patients with atypical hemolytyc uremic syndrome. *Clin J Am Soc Nephrol* 2013; **8**: 407-415.

10. Noris M, Remuzzi G. Atypical hemolytic-uremic syndrome. *N Engl J Med* 2009; **361**: 1676-1687.

11. Iturry-Yamamoto GR, Portinho CP. Sistema complemento: ativação, regulação e deficiências congênitas e adquiridas. *Rev Assoc Med Bras* 2001; **47**: 41-51.

12. Zuber J, Le Quintrec M, Morris H et al. Targeted strategies in the prevention and management of atypical HUS recurrence after kidney transplantation. *Transplant Rev (Orlando)* 2013; **27**: 117-125.

13. Loirat C, Girma JP, Desconclois C et al. Thrombotic thrombocytopenic purpura associated with severe ADAMTS13 deficiency in children. *Pediatr Nephrol* 2009; **24**: 19-29.

14. Caprioli J, Noris M, Brioschi S et al. Genetics of HUS: the impact of MCP, CFH, and IF mutations on clinical presentation, response to treatment, and outcome. *Blood* 2006; **108**: 1267-1279.

15. Taylor CM, Machin S, Wigmore SJ, Goodship TH. Working party from the Renal Association, the British Committee for Standards in Haematology and the British Transplantation Society. Clinical practice guidelines for the management of atypical haemolytic uraemic syndrome in the United Kingdom. *Br J Haematol* 2010; **148**: 37-47.

16. Ariceta G, Arrizabalaga B, Aguirre M *et al*. Eculizumab in the treatment of atypical hemolytic uremic syndrome in infants. *Am J Kidney Dis* 2012; **59**: 707-710.

17. Zuber J, Fakhouri F, Roumenina LT *et al*. French Study Group for aHUS/C3G. Use of eculizumab for atypical haemolytic uraemic syndrome and C3 glomerulopathies. *Nat Rev Nephrol* 2012; **8**: 643-657.

18. Jokiranta TS, Zipfel PF, Fremeaux-Bacchi V *et al*. Where next with atypical hemolytic uremic syndrome? *Mol Immunol* 2007; **44**: 889-900.

19. Loirat C, Fremeaux-Bacchi V. Hemolytic uremic syndrome recurrence after renal transplantation. *Pediatr Transplant* 2008; **12**: 619-629.

20. Fremeaux-Bacchi V, Fakhouri F, Garnier A *et al*. Genetics and outcome of atypical hemolytic uremic syndrome: a nationwide French series comparing children and adults. *Clin J Am Soc Nephrol* 2013; **8**: 554-562.

21. Nester C, Stewart Z, Myers D *et al*. Pre-emptive eculizumab and plasmapheresis for renal transplant in atypical hemolytic uremic syndrome. *Clin J Am Soc Nephrol* 2011; **6**: 1488-1494.

22. Hillmen P, Muus P, Röth A *et al*. Long-term safety and efficacy of sustained eculizumab treatment in patients with paroxysmal nocturnal haemoglobinuria. *Br J Haematol* 2013; **162**: 62-73.

23. Bouts A, Monnens L, Davin JC *et al*. Insufficient protection by Neisseria meningitidis vaccination alone during eculizumab therapy. *Pediatr Nephrol* 2011; **26**: 1919-1920.

24. Ariceta G, Besbas N, Johnson S *et al*. European Paediatric Study Group for HUS. Guideline for the investigation and initial therapy of diarrhea-negative hemolytic uremic syndrome. *Pediatr Nephrol* 2009; **24**: 687-696.

25. Legendre CM, Licht C, Muus P *et al*. Terminal complement inhibitor eculizumab in atypical hemolytic-uremic syndrome. *N Engl J Med* 2013; **368**: 2169-2181.

26. Delmas Y, Loirat C, Muus P *et al*. Sustained Efficacy and Safety of Eculizumab in Patients with Atypical Hemolytic Uremic Syndrome with Long Disease Duration and Chronic Kidney Disease: 3-Year Update. Pôster no Encontro Anual da American Society of Nephrology Kidney Week 2013, 5-10 de Novembro, Atlanta, Georgia.

27. Greenbaum LA, Fila M, Tsimaratos M *et al*. Eculizumab Inhibits Thrombotic Microangiopathy and Improves Renal Function in Pediatric Patients with Atypical Hemolytic Uremic Syndrome. Pôster no Encontro Anual da American Society of Nephrology Kidney Week 2013, 5-10 de Novembro, Atlanta, Georgia.

28. Choo SZ, Brown F. Subclinical atypical haemolytic uremic syndrome relapse following discontinuation of eculizumab. *Nephrology (Carlton)* 2017; **22 (Suppl 1)**: 4-6.

29. Le Quintrec M, Zuber J, Noel LH *et al*. Anti-Factor H autoantibodies in a fifth renal transplant recipient with atypical hemolytic and uremic syndrome. *Am J Transplant* 2009; **9**: 1223-1229.

30. Román-Ortiz E, Mendizabal Oteiza S, Pinto S *et al*. Eculizumab long-term therapy for pediatric renal transplant in aHUS with CFH/CFHR1 hybrid gene. *Pediatr Nephrol* 2014; **29**: 149-153.

10

MUTAÇÃO DO GENE CD2AP EM PACIENTES COM GLOMERULOSCLEROSE SEGMENTAR E FOCAL

Michelle Tiveron Passos Riguetti
Gianna Mastroianni Kirsztajn

◆

INTRODUÇÃO

A glomerulosclerose segmentar e focal (GESF) é causa importante de síndrome nefrótica (SN) em adultos e é a glomerulopatia que mais leva à doença renal crônica estágio 5 (DRC5), sendo que aproximadamente 30 a 50% dos adultos com GESF não respondem à terapia com esteroides[1,2]. Na infância, predomina a doença de lesões mínimas como causa de SN. Apenas após má resposta inicial ao tratamento da SN com esteroide a criança (diferentemente do que ocorre com o adulto) é submetida à biópsia renal, que aponta a GESF em 63 a 73% desses pacientes[2,3].

Em casos de síndrome nefrótica esteroide resistente (SNER) na infância e GESF familiar, vêm sendo descritas diversas mutações que podem ser implicadas no desenvolvimento dessas doenças. Quando as alterações renais se manifestam até os 2 anos de idade, é possível identificar mutações em cerca de 95% dos casos. Essa porcentagem diminui para cerca de 40 a 60% quando as alterações renais se iniciam por volta dos 5 anos de idade e, em crianças mais velhas e casos esporádicos, a presença de mutações é identificada em aproximadamente 20% dos casos[2,3].

As principais proteínas que compõem a estrutura dos podócitos são nefrina, podocina, alfa-actinina 4, receptor transitório do canal de cálcio 6, formina invertida 2 e proteína associada ao CD2, codificadas, respectivamente, pelos genes *NPHS1, NPHS2, ACTN4, TRPC6, INF2* e *CD2AP* (Figura 10.1).

Alterações nas proteínas podocitárias podem levar ao desenvolvimento de GESF ou SNER por alterar a forma e/ou a estrutura dos podócitos, pois eles estão ligados à membrana basal glomerular (MBG) via integrinas e distroglicanos e são compostos por proteínas que são fundamentais para garantir sua funcionalidade. Consequentemente, alterações nessas proteínas são responsáveis pelo desenvolvimento dessas doenças[4,5].

Na figura 10.1 são observadas moléculas complexas, como nefrina, podocina e CD2AP, que formam uma junção especializada entre os podócitos e os pedicelos. Alfa-actinina 4 está ligada aos filamentos de actina. A interação entre $\alpha3\beta1$ e distroglicanos com a laminina e a fibronectina, respectivamente, ajuda na estabilização dos podócitos com a MBG. O receptor transitório do canal de cálcio 6 regula o influxo de cálcio nos podócitos[6].

O tipo de herança usualmente descrito em GESF de origem genética é autossômico, podendo ser recessivo para os genes *NPHS1, NPHS2* e *CD2AP* ou dominante para os genes *ACTN4, TRPC6* e *INF2*[4,7].

Neste capítulo, daremos especial atenção à proteína associada ao CD2, que é menos conhecida que outras, como podocina e nefrina, mas também funcionalmente muito importante.

A proteína associada ao CD2 é formada por 639 aminoácidos, codificada por 18 éxons, está localizada no cromossomo 6 e possui aproximadamente 80kDa[8,9].

É considerada um adaptador multifuncional e expressa principalmente em podócitos, na face citoplasmá-

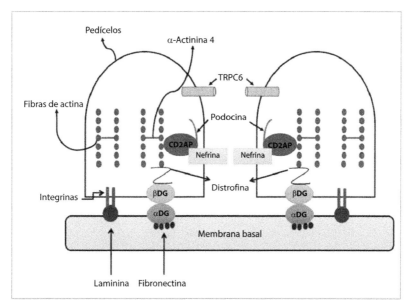

Figura 10.1 – Representação esquemática do diafragma da fenda entre podócitos.

tica do diafragma da fenda[9]. Possui importante papel na remodelação do citoesqueleto, sobrevivência celular e endocitose. Sua porção carboxiterminal interage diretamente com os filamentos do citoesqueleto de actina e sinaptopodina. No diafragma da fenda, o *CD2AP* interage com nefrina e podocina e funciona como um ligante das proteínas do diafragma da fenda ao citoesqueleto de actina dos podócitos[1,4].

Mutações no *CD2AP* podem causar GESF na adolescência ou início da idade adulta na forma autossômica recessiva, porém são consideradas mutações raras[2,10,11].

No entanto, foi demonstrado em camundongos *knockout* que mutações no gene *CD2AP* estão relacionadas à ocorrência de síndrome nefrótica congênita, já que camundongos sem esse gene apresentaram proteinúria nefrótica e morreram dias após o nascimento, evidenciando assim que o *CD2AP* possui importante função na manutenção da barreira de filtração glomerular[12]. Já em camundongos heterozigotos para o *CD2AP*, a análise histológica do rim assemelhou-se aos achados em humanos com GESF[13].

Löwik *et al* (2007)[8] descreveram um paciente afetado com síndrome nefrótica de início precoce com mutação em homozigose para o *CD2AP*, que apresentaremos em mais detalhes, a título de exemplo.

Trata-se de uma criança do sexo masculino, filho de pais consanguíneos, com nascimento prematuro devido a sofrimento fetal às 35,3 semanas por meio de cesariana. Aos 10 meses de vida foi constatada deficiência de crescimento e, ao exame clínico, foram evidenciados: palidez, aumento do fígado e da pressão arterial, sem edema. Exames laboratoriais apontaram anemia, diminuição da albumina sérica e creatinina sérica normal. A análise da urina revelou hematúria microscópica com dismorfismo eritrocitário, presença de cilindros hialinos e aumento importante da proteinúria.

Foi realizada biópsia renal que se mostrou sugestiva de glomerulosclerose do tipo colapsante. A microscopia eletrônica de dois glomérulos apontou expansão da matriz mesangial e achatamentos dos pedicelos.

Foi tratado com imunossupressão, sem resposta. Foi, então, adotada terapia antiproteinúrica com enalapril e diuréticos, observando-se remissão parcial da proteinúria. No entanto, nos anos seguintes, foi constatada deterioração progressiva da filtração glomerular, chegando a 24mL/min/1,73m² aos 2 anos e 10 meses de idade.

Aos 3 anos, após quadro infeccioso por *Salmonella enteritidis*, foi necessário iniciar diálise peritoneal. Aos 5 anos realizou transplante renal com doador falecido e não houve recorrência da proteinúria ou anemia.

A análise molecular identificou uma mutação em homozigose no éxon 18 do gene *CD2AP*. Trata-se de uma substituição na posição 1834 C > T (R612Stop), resultando em *stop codon* prematuro situado na porção carboxiterminal, produzindo uma proteína truncada e levando à redução da expressão do *CD2AP* nos linfócitos e à diminuição da ligação com a F-actina. Os pais eram heterozigotos para a mesma mutação e no exame de urina não apresentaram proteinúria.

Observações em animais favorecem a possibilidade de que a haploinsuficiência confira uma espécie de suscetibilidade ao desenvolvimento de proteinúria, o que explica a associação causal de mutações no *CD2AP* com GESF em seres humanos. Primeiramente, vale salientar que camundongos heterozigotos para o *CD2AP* desenvolvem uma seletividade alterada à carga das macromoléculas, especialmente de proteínas aniônicas, tais como a albumina, o que pode causar proteinúria de baixo nível e predispor a danos glomerulares mais graves[14]. Além disso, há ênfase crescente em considerar um papel para defeitos genéticos parciais de outros genes dos podócitos, tais como *NPHS1* e *NPHS2*, na patogênese da proteinúria.

No que se refere ao tratamento dessas glomerulopatias, a SNER associada a mutações progride mais rapidamente para DRC5 quando comparada à doença idiopática e normalmente não responde ao tratamento convencional[3]. Isso também foi observado nos pacientes atendidos em nosso serviço, já que os pacientes com GESF familiar não apresentaram, de modo geral, remissão da proteinúria ao serem tratados com esteroides e/ou imunossupressores.

Considerando a falta de resposta em pacientes com SNER na infância/GESF com história familiar positiva, a pesquisa de mutações poderia ser realizada como um recurso para planejamento terapêutico antes do início da terapia com esteroides e alguns imunossupressores.

Mesmo dispondo em nosso serviço de metodologia para pesquisa de mutações em pacientes com SNER na infância/GESF familiar, consideramos que existam indicações restritas à realização de tal pesquisa.

Atualmente, a análise de mutação é cara e genes únicos são analisados separadamente. Portanto, uma abordagem econômica requer informações sobre a prevalência de mutações causais em determinada população. Em estudo prévio realizado em nosso serviço, a pesquisa de mutações para o gene *NPHS2* em pacientes adultos com GESF sem história familiar de glomerulopatia resultou negativa em todos os casos[15].

Com a experiência que temos no atendimento desse grupo de pacientes e também levando em conta achados de outros estudos, para adultos com GESF familiar com provável herança autossômica recessiva, sugere-se que a pesquisa de mutações seja iniciada pelo gene *NPHS2*, seguido pelo gene *CD2AP*[2,16]. Nesse sentido, a detecção de mutação no gene *NPHS2* em pacientes com GESF familiar mostrou-se a mais frequente até o momento.

CONCLUSÕES

A descoberta de genes associados à patogênese da GESF em muito aumentou nosso conhecimento da biologia podocitária e nossa visão sobre tal glomerulopatia. Obviamente, esses estudos devem continuar e tornarem-se mais amplos. Isso não só permitirá a detecção de novos genes, mas também a descrição em detalhes das correlações fenótipo-genótipo em cada situação.

Embora a identificação de mutações genéticas possa ser feita com relativa facilidade, o teste genético ainda é caro e os resultados podem demorar. Portanto, a relevância da indicação de um rastreio genético para o paciente individual deve ser cuidadosamente considerada.

É possível que, com o avançar do conhecimento sobre a resposta terapêutica relacionada às diferentes mutações envolvidas nessas doenças, tais informações sirvam de suporte para decisões referentes à seleção dos recursos de tratamento em GESF ou outras glomerulopatias decorrentes de mutações genéticas.

REFERÊNCIAS BIBLIOGRÁFICAS

1. Chen YM, Liapis H. Focal segmental glomerulosclerosis: molecular genetics and targeted therapies. *BMC Nephrol* 2015; **16**: 101.
2. Rood IM, Deegens JK, Wetzels JF. Genetic causes of focal segmental glomerulosclerosis: implications for clinical practice. *Nephrol Dial Transplant* 2012; **27**: 882-890.
3. McCarthy HJ, Bierzynska A, Wherlock M *et al*. Simultaneous sequencing of 24 genes associated with steroid-resistant nephrotic syndrome. *Clin J Am Soc Nephrol* 2013; **8**: 637-648.
4. Löwik MM, Groenen PJ, Levtchenko EN *et al*. Molecular genetic analysis of podocyte genes in focal segmental glomerulosclerosis--a review. *Eur J Pediatr* 2009; **168**: 1291-1304.
5. Shankland SJ. The podocyte's response to injury: role in proteinuria and glomerulosclerosis. *Kidney Int* 2006; **69**: 2131-2147.
6. Singh L, Singh G, Dinda AK. Understanding podocytopathy and its relevance to clinical nephrology. *Indian J Nephrol* 2015; **25**: 1-7.
7. Pollak MR. Familial FSGS. *Adv Chronic Kidney Dis* 2014; **21**: 422-425.
8. Löwik MM, Groenen PJ, Pronk I *et al*. Focal segmental glomerulosclerosis in a patient homozygous for a CD2AP mutation. *Kidney Int* 2007; **72**: 1198-1203.
9. Wolf G, Stahl RA. CD2-associated protein and glomerular disease. *Lancet* 2003; **362(9397)**: 1746-1748.
10. Bullich G, Trujillano D, Santín S *et al*. Targeted next-generation sequencing in steroid-resistant nephrotic syndrome: mutations in multiple glomerular genes may influence disease severity. *Eur J Hum Genet* 2015; **23**: 1192-1199.
11. Barua M, Brown EJ, Charoonratana VT *et al*. Mutations in the INF2 gene account for a significant proportion of familial but not sporadic focal and segmental glomerulosclerosis. *Kidney Int* 2013; **83**: 316-322.
12. Shih NY, Li J, Karpitskii V *et al*. Congenital nephrotic syndrome in mice lacking CD2-associated protein. *Science* 1999; **286**: 312-315.
13. Gigante M, Pontrelli P, Montemurno E *et al*. CD2AP mutations are associated with sporadic nephrotic syndrome and focal segmental glomerulosclerosis (FSGS). *Nephrol Dial Transplant* 2009; **24**: 1858-1864.
14. Kim JM, Wu H, Green G *et al*. CD2-associated protein haploinsufficiency is linked to glomerular disease susceptibility. *Science* 2003; **300**: 1298-1300.
15. Monteiro EJ, Pereira AC, Pereira AB *et al*. NPHS2 mutations in adult patients with primary focal segmental glomerulosclerosis. *J Nephrol* 2006; **19**: 366-371.
16. Benoit G, Machuca E, Nevo F *et al*. Analysis of recessive CD2AP and ACTN4 mutations in steroid-resistant nephrotic syndrome. *Pediatr Nephrol* 2010; **25**: 445-451.

11

PAPEL DA VIA DAS LECTINAS E DA IgG4 NA GLOMERULOPATIA MEMBRANOSA

Denise Maria do Nascimento Costa
Lucila Maria Valente

♦

INTRODUÇÃO

O modelo experimental inicial da glomerulopatia membranosa (GM) idiopática foi estabelecido por Heymann em 1952 e, apesar dos avanços no seu entendimento, seus mecanismos etiopatogênicos não estão completamente elucidados. Seu surgimento está relacionado ao conjunto de três fatores: presença de autoantígenos podocitários, anticorpos do tipo IgG4 contra esses antígenos e suscetibilidade genética[1]. Entretanto, nenhum antígeno, anticorpo ou alteração genética foi capaz de explicar, isoladamente, o surgimento da doença em todos os pacientes. Assim, este capítulo propõe-se a revisar o conhecimento a respeito dos mecanismos imunológicos relacionados à lesão glomerular na GM idiopática, com ênfase no papel da via da lectinas e da IgG4. Ao final, apresentaremos a experiência do serviço.

GLOMERULOPATIA MEMBRANOSA

A GMé classificada, de acordo com sua etiologia, como idiopática ou primária, quando não há doenças subjacentes identificadas, ou secundária, quando associada a causas autoimunes, infecciosas, neoplásicas e medicamentosas[2].A forma primária corresponde a cerca de 70 a 80% dos casos da doença. Entre as formas secundárias, destaca-se o lúpus eritematoso sistêmico (LES), que é a principal etiologia de GM secundária[3,4].

Apesar de rara, com incidência mundial de 1:100.000 indivíduos por ano, a GM idiopática é responsável por cerca de 20% das causas de síndrome nefrótica no mun-do e a segunda causa de síndrome nefrótica em adultos no estado de Pernambuco[5,6]. Pode acometer indivíduos de todas as raças, sexo e idade, é mais comum em homens do que em mulheres (2:1) e apresenta pico de incidência entre os 30 e 50 anos de idade[7].

A síndrome nefrótica, presente em 60-80% dos pacientes com GM, resulta em aumento de morbimortalidade. Pacientes com essa apresentação clínica podem ter complicações cardiovasculares, eventos trombóticos arteriais e venosos (13%) e maior suscetibilidade a infecções (17%)[8,9].

A história natural dessa doença é variável e a evolução nem sempre é previsível. Cerca de 30% dos pacientes evolui com remissão espontânea, sendo a redução de 50% da proteinúria nos primeiros seis meses da doença um indicativo deste desfecho[10,11]. Outros 30% podem permanecer com proteinúria e manter a função renal estável. Porém, cerca de 30 a 40% dos casos irão evoluir para doença renal crônica terminal em 5 a 10 anos[12]. Após transplante renal, a GM idiopática pode recorrer em cerca de 40% dos pacientes e resultar em redução da sobrevida do enxerto[13].

A evolução inconstante da GM idiopática, associada à escassez de marcadores diagnósticos e prognósticos acessíveis e com alta especificidade dificultam o manejo do paciente. Até o momento, o prognóstico renal no longo prazo é mais bem estabelecido a partir da variação da proteinúria[11]. Além disso, a GM pode surgir como doença renal isolada até anos antes de manifestações sistêmicas de uma doença subjacente. Nesses casos, eventualmente os achados clínicos, laboratoriais e histopatológicos renais disponíveis podem não ser suficientes para identificar definitivamente a etiologia da doença[14,15]. Por esses motivos, a definição de quais pacientes devem receber tratamento imunossupressor e o momento em que deve ser iniciado são motivos de debate[16].

ANTÍGENOS PODOCITÁRIOS NA GM

A principal característica histopatológica da GM, espessamento difuso de membrana basal glomerular, é decorrente do depósito de complexos imunes na região podocitária e reflete o caráter autoimune da doença. A formação desses imunocomplexos pode ocorrer de duas formas principais. A primeira decorre da interação antígeno-anticorpo na circulação sistêmica, com posterior depósitosubepitelial glomerular, mecanismo principal de lesão renal na nefropatiamembranosa secundária. Na GM idiopática, a formação de imunocomplexos ocorre *in situ*, como consequência da reação de anticorpos circulantes contra antígenos podocitários, nativos ou exógenos, adquiridos principalmente durante a infância[2,17].

Os mecanismos de lesão renal na GM idiopática são estudados desde os anos 1950, a partir do modelo experimental da nefrite de Heymann. Esseautor demonstrou pela primeira vez a presença de um antígeno podocitário alvo para os anticorpos circulantes, levando à formação de imunocomplexos *in situ*[18]. Entretanto, a ausência desse antígeno em humanos, identificado como megalina, levou à busca de outros alvos podocitários. Após cerca de 50 anos, foram identificados novos antígenos em portadores de GM idiopática.

Em 2002, a endopeptidase neutra (NEP) foi identificada como antígeno alvo em recém-nascidos portadores de GM idiopática por Debiec *et al*[19]. Esses autores demonstraram que anticorpos anti-NEP, produzidos em mães sensibilizadas por outras gestações com parceiros NEP-positivos, atravessavam a placenta durante a gravidez[19]. Entretanto, além de se tratar de uma forma de apresentação rara da doença, foi verificado posteriormente que os níveis séricos desses anticorpos eram semelhantes em adultos portadores de GM idiopática comparados a indivíduos saudáveis[20]. Assim, a NEP isoladamente não foi suficiente para explicar a fisiopatogenia da doença.

Em 2009, Beck *et al*[21] localizaram o receptor transmembrana tipo 1 de fosfolipase A2 do tipo M (*PLA2R1*) nos podócitos de pacientes com GM idiopática. Essa proteína é membro da família dos receptores de manose e, até o momento, o antígeno que demonstra maior associação com a etiologia primária da GM. Apesar de estar presente em até 70% dos portadores de GM idiopática, cerca de 30% desses pacientes permanecia sem antígeno alvo identificado[21].

Posteriormente, outras proteínas foram reconhecidas como alvos podocitários. A albumina sérica catiônica bovina foi identificada como antígeno exógeno, adquirido e implantado nos glomérulos durante a infância[22].

Outros possíveis antígenos alvos identificados foram aldolase redutase, superóxido dismutase 2, alfa-enolase e trombospondina[23-25]. Para alguns autores, a GM idiopática resulta da coexistência de mais de um alvo podocitário[20].

ENVOLVIMENTO DA IgG4 NA GM

O achado em comum dos antígenos podocitários descritos até o momento é que a maioria deles é alvo de anticorpos IgG4[26]. Essa é a subclasse de IgG predominante em depósitos renais na GM idiopática, em contraste com as formas secundárias, nas quais predominam IgG1, IgG2 e IgG3[26,27]. Essa descoberta é intrigante, já que a IgG4 é a subclasse menos abundante, em geral representa menos de 5% das IgG, e é incapaz de ativar a via do complemento, principal responsável pela lesão podocitária e ocorrência de proteinúria na GM idiopática[28]. Essa imunoglobulina tem sua produção regulada pelas células Th2 e está mais comumente associada a exposições crônicas a antígenos[29]. Possui características peculiares, como a heterobivalência, resultante de uma sequência de aminoácidos mais suscetível à redução, propiciando a separação das cadeias pesadas do anticorpo e reassociação dessas cadeias com outras moléculas de IgG4. Como consequência, formam-se moléculas biespecíficas, capazes de se ligar a dois antígenos diferentes, porém funcionalmente monovalentes, já que não formam grandes imunocomplexos e, por isso, têm reduzida capacidade de ativação da via clássica do complemento[28].

Algumas hipóteses tentam explicar a participação da IgG4 na fisiopatogenia da GM idiopática. Uma delas é a de que a IgG1, encontrada em fases mais precoces da GM idiopática[30], seja a responsável pela ativação da via clássica do complemento e, em seguida, da via alternativa e/ou das lectinas[31]. Nesse caso, a IgG4 encontrada na imunofluorescência renal surgiria numa fase mais avançada da doença, refletindo reação crônica. Uma segunda hipótese está relacionada ao estudo de outras doenças autoimunes, nas quais se demonstrou natureza pró-inflamatória de IgG4 pobre em galactose terminal (IgG4-G0)[32]. Na GM idiopática, este anticorpo serviria como epítopo para a ligação da proteína lectina ligadora de manose (MBL), que possui afinidade por anticorpo pobre em açúcar terminal, ativando a via das lectinas do complemento[33].

Apesar de a participação do sistema imune na GM idiopática ser cada vez mais evidente, seu envolvimento não está completamente elucidado. Nenhum antígeno alvo identificado até o momento é capaz de explicar todos os casos da doença e, apesar das evidências do envolvimento local da IgG4 no glomérulo, estudos quanto à dosagem sérica das subclasses de IgG em GM são escassos. Entretanto, sabe-se que a presença desses imunocomplexos é capaz de ativar as vias do complemento, componente igualmente importante na fisiopatogenia da GM idiopática.

VIAS DO COMPLEMENTO
NA ETIOPATOGENIA DA GM

Desde os estudos iniciais de Heymann, é reconhecida a importância do sistema complemento para o desenvolvimento de GM idiopática. Esse autor demonstrou que o complemento era essencial para a lesão glomerular, a partir da constatação de que ratos depletados de C3 não apresentavam proteinúria. Posteriormente, estudos demonstraram a presença do complexo de ataque à membrana (C5b-9), via final do complemento, bem como de componentes das vias alternativa (C3) e clássica (C4d) em depósitos renais[34-36]. Entretanto, habitualmente não há depósito de C1q, componente inicial da via clássica, e a via alternativa é incapaz de gerar C4d sozinha. Assim, a via das lectinas, cujo principal componente é a proteína MBL, parece ser uma potencial explicação para a presença de C4d na GM idiopática, sem que haja ativação da via clássica[1].

Apesar de não ser uma proteína investigada rotineiramente em glomerulopatias, existem evidências do envolvimento da MBL na GM idiopática. Em 1999, Lhotta, Wurzner e Konig descreveram depósitos glomerulares dessa proteína em 10 de 15 portadores de GM idiopática, mas também em portadores de nefrite lúpica[37]. Os autores não encontraram diferenças nos níveis séricos de MBL entre os grupos avaliados, comparados a controles saudáveis. Posteriormente, Segawa et al[38] demonstraram depósitos mesangiais de MBL em oito de 10 pacientes com GM idiopática. Estudos posteriores foram conflitantes quanto aos resultados dos níveis séricos de MBL em pacientes com GM idiopática.Bally et al[39] demonstraram baixos níveis séricos de MBL em cinco portadores dessa glomerulopatia. Já Yang et al[40] demonstraram maiores níveis séricos de MASP-1, MASP-2 e MBL nos pacientes com anticorpos anti-*PLA2R1* do subtipo IgG4 comparados àqueles sem esses anticorpos e sugeriram que poderia ser mais uma evidência da ativação da via das lectinas.

A MBL é uma proteína de fase aguda com papel importante na imunidade inata e no reconhecimento de autoantígenos, como células apoptóticas e necróticas[41,42]. É produzida primariamente no fígado e circula sob a forma de multímeros, cujas unidades básicas são compostas por uma região N-terminal rica em cisteína, uma região de colágeno e um domínio de reconhecimento de carboidrato, com alta afinidade por moléculas com sacarídeos, como glicose, fucose, manose, N-acetil-D-glucosamina, N-acetil-manosamina, mas não galactose, presentes em diversos patógenos[43]. Esses multímeros são estruturalmente semelhantes à molécula do C1q, sendo capazes de ativar a via clássica do complemento[44].

A relação entre a GM idiopática e a MBL, entretanto, não está bem esclarecida. A partir do conhecimento de que a MBL tem atração por carboidratos ligados a IgG4-G0 e que a de galactosilação da IgG ocorre com o envelhecimento, aventa-se a possibilidade de que a produção de anticorpos IgG4-G0 contra o *PLA2R1* possa ser uma explicação para a GM idiopática. Essa hipótese explicaria também o predomínio da GM idiopática em pacientes mais idosos[1,33,45].

ALTERAÇÕES GENÉTICAS
RELACIONADAS À GM

O gatilho responsável pela formação dos imunocomplexos e ativação da via do complemento na GM idiopática é incerto, mas sabe-se que ocorre em indivíduos geneticamente suscetíveis. Alterações genéticas, como polimorfismos do HLA II, foram descritas a partir dos anos 1970 como fator de vulnerabilidade para o desenvolvimento da doença[46,47]. Em 2010, foi identificada uma variação genética no domínio lectina-*like* tipo C do *PLA2R1*, que poderia trazer alterações conformacionais em sua estrutura capaz de torná-lo um autoantígeno podocitário[48]. Em 2011, estudo multicêntrico europeu demonstrou maior suscetibilidade para GM idiopática em pacientes com polimorfismos do *PLA2R1*, especialmente quando em conjunto com o HLA-DQA1. Essa associação aumentou em cerca de 80 vezes o risco de desenvolver GM idiopática nos indivíduos acometidos, comparados a outros sem tais alterações[49]. Posteriormente, Coenen et al[50] corroboraram com estes achados, quando observaram ao menos seis variações no sequenciamento do *PLA2R1* que poderiam estar relacionadas à GM idiopática[50].

EXPERIÊNCIA DO SERVIÇO

Devido às evidências do envolvimento da via das lecitinas e de alterações genéticas na fisiopatogenia da GM idiopática, aventamos a possibilidade de que polimorfismos do gene *MBL2* estivessem associados à maior vulnerabilidade para o desenvolvimento dessa doença. A literatura acerca dessa possível relação é escassa. Enquanto a GM secundária a LES tem sido associada a variantes genéticas do MBL2, apenas Bally et al avaliaram o sequenciamento desse gene em pacientes com GM idiopática[39,51,52].

Esse gene é responsável pela produção das sequências de aminoácidos da tripla hélice de colágeno da MBL, e a presença de pontos de mutações em sua estrutura (polimorfismos de uma única base –*SNPs*) resulta na produção de proteína não funcionante[53,54]. O alelo "A" representa a região codificadora do éxon 1 do tipo selvagem, enquanto a presença de mutações nos códons 52, 54 e 57 é representada por "O". Pode haver ainda *SNPs* nas posições –550 (H/L) e –221 (X/Y) na região promotora do gene[55].

Nosso trabalho teve o objetivo de verificar a frequência de polimorfismos do gene *MBL2* em pacientes com GM comparados a indivíduos saudáveis. Também analisamos a frequência de polimorfismos do *MBL2* e as diferenças do percentual de IgG4 sérica (%IgG4 = IgG4/ IgG × 100), comparando os pacientes com GM primária (GMP) àqueles com GM secundária a LES (GMS).

O estudo foi realizado entre 2014 e 2015, nos Ambulatórios de Glomerulopatias do Hospital das Clínicas da Universidade Federal de Pernambuco (HC-UFPE) e do Instituto de Medicina Integral Prof. Fernando Figueira (IMIP). A amostra, selecionada por conveniência, incluiu pacientes maiores de 16 anos com diagnóstico histopatológico de GMP ou GMS[56]. Foram excluídos pacientes com nefrite lúpica classes III ou IV associadas e com GM secundária a outras etiologias.

Sessenta pacientes preencheram critérios de inclusão (35 com GMP e 25 com GMS). Não foi realizado o sequenciamento do gene em um paciente com GMS e a dosagem da IgG4 em quatro pacientes (três com GMP e um com GMS). Para comparação, foi utilizado um banco de amostras de sangue de 101 indivíduos doadores de sangue, que relataram a ausência de doenças autoimunes pessoais ou familiares[51].

A tabela 11.1 mostra a distribuição dos alelos e genótipos do *MBL2* nos pacientes com GM e no grupo controle (GC). A probabilidade de os pacientes com GM carrearem o alelo O do éxon 1 foi 2,54 vezes maior do que o GC (IC95% = 1,51-4,31). A probabilidade de ter o genótipo A/O foi 11,16 vezes maior no grupo com GM, comparado ao genótipo A/A (IC95% = 4,77-28,41). Não houve nenhum paciente com o genótipo O/O. As frequências de alelos e genótipos variantes da região promotora entre pacientes e controles foram similares.

Comparamos também a frequência de polimorfismo do *MBL2* entre os grupos GMP e GMS e com o GC (Tabela 11.2). Nos dois grupos de pacientes (GMP e GMS), a probabilidade de carrear o alelo O foi maior,

Tabela 11.1 – Polimorfismos do éxon 1 do *MBL2* em pacientes com glomerulopatia membranosa comparados ao grupo controle.

Polimorfismos do *MBL2*	GM (n = 59)	GC (n = 101)	P valor[1]	OR (IC 95%)
Éxon 1 A/O				
Alelos				
A	69 (58%)	158 (78%)	< 0,001	1,00 (referência)
O	49 (42%)	44 (22%)		2,54 (1,51-4,31)
Genótipos				
A/A	10 (17%)	65 (64%)	< 0,001	1,00 (referência)
A/O	49 (83%)	28 (28%)		11,16 (4,77-28,41)
O/O	0 (0%)	8 (8%)		
Promotora H/L				
Alelos				
H	27 (38%)	71 (35%)	0,775	1,0 (referência)
L	45 (62%)	131 (65%)		1,1 (0,60-1,99)
Genótipos				
HH	6 (16%)	13 (13%)		1,0 (referência)
HL	15 (42%)	45 (45%)	1,0	0,95 (0,38-2,38)
LL	15 (42%)	43 (42%)	0,767	1,31 (0,34-4,65)
Promotora Y/X				
Alelos				
Y	58 (85%)	170 (84%)	1,0	1,0 (referência)
X	10 (15%)	32 (16%)		0,91 (0,37-2,05)
Genótipos				
YY	25 (74%)	74 (73%)		1,0 (referência)
YX	8 (24%)	22 (22%)	1,0	1,07 (0,36-2,91)
XX	1 (3%)	5 (5%)		0,59 (0,012-5,69)

1-p valor para o teste do Qui-quadrado para independência.

Tabela 11.2 – Polimorfismos do éxon 1 do *MBL2* em GMP *vs.* controle, GMS *vs.*controle e GMP *vs.* GMS.

	GMP (n = 35)	GC (n = 101)	OR (95%IC)	GMS (n = 24)	GC (n = 101)	OR (95%IC)	GMP (n = 35)	GMS (n = 24)	OR (95%IC)
Alelos									
A	41 (59%)	158 (78%)	**2,53 (1,36-4,71)**	28 (58%)	158 (78%)	**2,55 (1,24-5,22)**	41 (59%)	28 (58%)	**1,01 (0,45-2,27)**
O	29 (41%)	44 (22%)		20 (42%)	44 (22%)		29 (41%)	20 (42%)	
Genótipos									
A/A	6 (17%)	65 (64%)	**10,98 (3,92-36,06)**	4 (17%)	65 (64%)	**11,34 (3,39-49,88)**	6 (17%)	4 (17%)	**1,03 (0,21-5,65)**
A/O	29 (83%)	28 (28%)		20 (83%)	28 (28%)		29 (83%)	20 (83%)	

Nota: O grupo referência nas comparações foram pacientes com alelo A e pacientes com o genótipo A.

comparados ao GC. O genótipo A/O foi mais frequente na GMP (OR = 10,98; IC95% = 3,92-36,06) e na GMS (OR = 11,34; IC95% = 3,39-49,88), em relação ao GC. Já entre os grupos GMP e GMS, as frequências dos alelos e genótipos não diferiram.

Foi possível reconstruir genótipos combinados do *MBL2* em 29 pacientes e dividir os grupos em alto produtores de MBL e indivíduos com produção deficiente. Pacientes com GM tiveram maior frequência de genótipos combinados relacionados à baixa produção de MBL (OR = 5,16, IC95% = 1,49-15,5); p = 0,0002).

Avaliamos ainda possíveis diferenças do %IgG4 sérico entre as duas etiologias da GM, por meio das dosagens séricas de IgG4 e IgG em 32 pacientes com GMP e 24 com GMS. O %IgG4 foi maior nos pacientes com GMP (5% × 3%; p = 0,016).

DISCUSSÃO

Apesar de não se conseguir estabelecer uma relação de causalidade, os resultados do nosso estudo sugerem que o polimorfismo do *MBL2*, especialmente o genótipo A/O, est*á associado ao aumento da susce*tibilidade para GM. Estudos em LES também têm demonstrado associação de nefrite, incluindo a classe V, com variantes genéticas do *MBL2,* como presença genótipo A/O (p = 0,02) e mutações especificamente no códon 54 do éxon 1 (OR = 2,3)[51,57]. Em GMP, apenas Bally *et al*[39] avaliaram o polimorfismo do *MBL2*, encontrando genótipos relacionados à baixa dosagem sérica de MBL em cinco de 78 portadores de GMP, porém não houve um grupo para comparação[39].

Uma vez que a via da MBL pode ser ativada pela IgG4, nosso estudo também avaliou o nível sérico dessa imunoglobulina e encontrou aumento do %IgG4 na GMP comparada a GMS. A despeito das evidências do envolvimento da IgG4 na patogênese da GMP, estudos quanto à dosagem sérica dessa imunoglobulina são escassos. Li *et al*[58] e Kuroki *et al*[59] também demonstraram elevação do %IgG4 em GMP, comparada a indivíduos

saudáveis e a outras glomerulopatias primárias. Já Imai *et al*[60] encontraram %IgG4 semelhantes em pacientes com nefrite lúpica (9) e GMP (21).

Diante dos achados neste estudo, uma hipótese possível é a de que o polimorfismo genético do *MBL2* leve à alteração na conformação da estrutura de tripla hélice da proteína MBL, causando seu depósito nos glomérulos. O acúmulo da proteína alterada ou de células apoptóticas, decorrentes da sua reduzida capacidade de *clearance*, poderia fazê-las passar a atuarem como autoantígenos para os anticorpos do subtipo IgG4 na GMP, causando ativação da via das lectinas. Como os polimorfismos não estiveram relacionados apenas a uma etiologia em particular, os resultados podem sugerir que a presença de *SNPs* do *MBL2* esteja associada a formação e/ou depósito de imunocomplexos preferencialmente localizados na região subepitelial podocitária. Os motivos precisam ser esclarecidos com estudos adicionais.

Uma limitação do estudo foi a amostra pequena. Entretanto, a elevada frequência de polimorfismos nessa amostra pode sugerir que há real associação. Quanto à avaliação do %IgG4, esse estudo teve maior amostra, comparado aos demais estudos realizados com os mesmos objetivos. Outra limitação pode estar relacionada à heterogeneidade dos grupos. Estudamos GMP e GMS por serem as principais causas de GM em nosso meio, mas características como idade e sexo podem não ser comparáveis entre os grupos[4,6]. Além disso, outros exames laboratoriais, como a determinação sérica e urinária da IgG e suas subclasses, níveis séricos de anti-PLA2R e de MBL, poderiam trazer dados adicionais ao estudo.

CONSIDERAÇÕES FINAIS

Muito se aprendeu a respeito da fisiopatogenia da GM idiopática, desde o modelo experimental de Heymann, que descobriu a base molecular e os conceitos do depósito de complexos imunes e lesão glomerular da doença. É notável, entretanto, que, décadas após o trabalho inicial, ainda não há um modelo fisiopatogênico capaz de explicar a doença em todos os pacientes. Assim, novas alterações genéticas, antígenos ou fatores ambientais que resultem em aumento da suscetibilidade para o desenvolvimento de GM idiopática devem ser investigados.

Agradecimentos

As autoras gostariam de agradecer a Dra. Gisele Vajgel, Dra. Maria Alina Cavalcante, Dra. Camila Lyra, Dr. Luis Sette, Dra. Paula Sandrin, Dr. Emmanuel Sarinho e Dra. Gisélia Alves pela colaboração.

REFERÊNCIAS BIBLIOGRÁFICAS

1. Salant DJ. Genetic variants in membranous nephropathy: perhaps a perfect storm rather than a straightforward conformeropathy? *J Am Soc Nephrol* 2013; **24**: 525-528.
2. Glassock RJ. The pathogenesis of idiopathic membranous nephropathy: a 50-year odyssey. *Am J Kidney Dis* 2010; **56**: 157-167.
3. Diz MCE, Scherer P, Kirsztajn GM. Clinical-epidemiological profile of primary membranous glomerulopathy in Brazilian patients (71 cases). *J Bras Nefrol* 2007; **29**: 71-79.
4. Zeng CH, Chen HM, Wang RS *et al.* Etiology and clinical characteristics of membranous nephropathy in Chinese patients. *Am J Kidney Dis* 2008; **52**: 691-698.
5. Maisonneuve P, Agodoa L, Gellert R *et al.* Distribution of primary renal diseases leading to end-stage renal failure in the United States, Europe, and Australia/New Zealand: results from an international comparative study. *Am J Kidney Dis* 2000; **35**: 157-165.
6. Costa DM, Valente LM, Gouveia PA *et al.* Comparative analysis of primary and secondary glomerulopathies in the northeast of Brazil: data from the Pernambuco Registry of Glomerulopathies – REPEG. *J Bras Nefrol* 2017; **39**: 29-35.
7. Ronco P, Debiec H. Pathophysiological advances in membranous nephropathy: time for a shift in patient's care. *Lancet* 2015; **385 (9981)**: 1983-1992.
8. Lee T, Derebail VK, Kshirsagar AV *et al.* Patients with primary membranous nephropathy are at high risk of cardiovascular events. *Kidney Int* 2016; **89**: 1111-1118.
9. van den Brand JA, van Dijk PR, Hofstra JM, Wetzels JF. Long-term outcomes inidiopathic membranous nephropathy using are strictive treatment strategy. *J Am Soc Nephrol* 2014; **25**: 150-158.
10. Polanco N, Gutiérrez E, Covarsí A *et al.* Spontaneous remission of nephrotic syndrome in idiopathic membranous nephropathy. *J Am Soc Nephrol* 2010; **21**: 697-704.
11. Kidney Disease Improving Global Outcomes (KDIGO). Glomerulonephritis Work Group. KDIGO Practice Guidelines for Glomerulonephritis. *Kidney Int Suppl* 2012; **2**: 139-274.
12. Glassock RJ. Diagnosis and natural course of membranous nephropathy. 2003; **23**: 324-332.
13. Sprangers B, Lefkowitz GI, Cohen SD *et al.* Beneficial effect of rituximab in the treatment of recurrent idiopathic membranous nephropathy after kidney transplantation. *Clin J Am Soc Nephrol* 2010; **5**: 790-797.
14. Sam R, Joshi A, James S *et al.* Lupus-like membranous nephropathy: is it lupus or not? *Clin Exp Nephrol* 2015; **19**: 395-402.
15. Murtas C, Ghiggeri GM. Membranous glomerulonephritis: histological and serological features to differentiate cancer-related and non-related forms. *J Nephrol* 2016; **29**: 469-478.
16. Hofstra JM, Fervenza FC, Wetzels JF. Treatment of idiopathic membranous nephropathy. *Nat Rev Nephrol* 2013; **9**: 443-458.

17. Ronco P, Debiec H. Pathogenesis of membranous nephropathy: recent advances and future challenges. *Nat Rev Nephrol* 2012; **8**: 203-213.
18. Heymann W, Lund HZ, Hackel DB. The nephrotic syndrome in the rats; with special reference to the progression of the glomerular lesion and to the use of nephrotoxic sera obtained from ducks. *J Lab Clin Med* 1952; **39**: 218-224.
19. Debiec H, Guigonis V, Mougenot B *et al.* Antenatal membranous glomerulonephritis due to anti-neutral endopeptidase antibodies. *N Engl J Med* 2002; **346**: 2053-2060.
20. Murtas C, Bruschi M, Candiano G *et al.* Coexistence of different circulating anti-podocyte antibodies in membranous nephropathy. *Clin J Am Soc Nephrol* 2012; **7**: 1394-1400.
21. Beck LH Jr, Bonegio RG, Lambeau G *et al.* M-type phospholipase A2 receptor as target antigen in idiopathic membranous nephropathy. *N Engl J Med* 2009; **361**: 11-21.
22. Debiec H, Lefeu F, Kemper MJ *et al.* Early childhood membranous nephropathy due to cationic bovine serum albumin. *N Engl J Med* 2011; **364**: 2101-2110.
23. Prunotto M, Carnevali ML, Candiano G *et al.* Autoimmunity in membranous nephropathy targets aldose reductase and SOD2. *J Am Soc Nephrol* 2010; **21**: 507-519.
24. Bruschi M, Carnevali ML, Murtas C *et al.* Direct characterization of target podocyte antigens and auto-antibodies in human membranous glomerulonephritis: alfa-enolase and borderline antigens. *J Proteomics* 2011; **74**: 2008-2017.
25. Tomas NM, Beck LH Jr, Meyer-Schwesinger C *et al.* Thrombospondin type-1 domain-containing 7A in idiopathic membranous nephropathy. *N Engl J Med* 2014; **371**: 2277-2287.
26. Stone JH. IgG4: a tantalizing link between causes of membranous glomerulonephritis and systemic disease. *Kidney Int* 2013; **83**: 348-350.
27. Segawa Y, Hisano S, Matsushita M *et al.* IgG subclasses and complement pathway in segmental and global membranous nephropathy. *Pediatr Nephrol* 2010; **5**: 1091-1099.
28. Aalberse RC, Schuurman J. IgG4 breaking the rules. *Immunology* 2002; **105**: 9-19.
29. Nirula A, Glaser SM, Kalled SL, Taylor FR. What is IgG4? A review of the biology of a unique immunoglobulin subtype. *Curr Opin Rheumatol* 2011; **23**: 119-124.
30. Huang CC, Lehman A, Albawardi A *et al.* IgG subclass staining in renal biopsies with membranous glomerulonephritis indicates subclass switch during disease progression. *Mod Pathol* 2013; **26**: 799-805.
31. Thurman JM, Holers VM. The central role of the alternative complement pathway in human disease. *J Immunol* 2006; **176**: 1305-1310.
32. Maverakis E, Kim K, Shimoda M *et al.* Glycans in the immune system and the altered glycan theory of autoimmunity: acritical review. *J Autoimmun* 2015; **57**: 1-13.
33. Malhotra R, Wormald MR, Rudd PM *et al.* Glycosylation changes of IgG associated with rheumatoid arthritis can activate complement via the mannose-binding protein. *Nat Med* 1995; **1**: 237-243.
34. Cunningham PN, Quigg RJ. Contrast in groles of complement activation and its regulation in membranous nephropathy. *J Am Soc Nephrol* 2005; **16**: 1214-1222.
35. Espinosa-Hernández M, Ortega-Salas R, López-Andreu M *et al.* C4d as a diagnostic tool in membranous nephropathy. *Nefrologia* 2012; **32**: 295-299.
36. Val-Bernal JF, Garijo MF, Val D *et al.* C4d immunohistochemical staining is a sensitive method to confirm immunereactant deposition in formalin-fixed paraffin-embedded tissue in membranous glomerulonephritis. *Histol Histopathol* 2011; **26**: 1391-1397.
37. Lhotta K, Würzner R, König P. Glomerular deposition of mannose-binding lectin in human glomerulonephritis. *Nephrol Dial Transplant* 1999; **14**: 881-886.

38. Segawa Y, Hisano S, Matsushita M *et al*. IgG subclasses and complement pathway in segmental and global membranous nephropathy. *Pediatr Nephrol* 2010; **25**: 1091-1099.

39. Bally S, Debiec H, Ponard D *et al*. Phospholipase A2 receptor-related membranous nephropathy and mannan-binding lectin deficiency. *J Am Soc Nephrol* 2016; **27**: 3539-3544.

40. Yang Y, Wang C, Jin L *et al*. IgG4 anti-phospholipase A2 receptor might activate lectin and alternative complement pathway meanwhile inidiopathic membranous nephropathy: an inspiration from a cross-sectional study. *Immunol Res* 2016; **64**: 919-930.

41. Bouwman LH, Roep BO, Roos A. Mannose-binding lectin: clinical implications for infection, transplantation, and autoimmunity. *Hum Immunol* 2006; **67**: 247-256.

42. Nauta AJ, Raaschou-Jensen N, Roos A *et al*. Mannose-binding lectin engagement with late apoptotic and necrotic cells. *Eur J Immunol* 2003; **33**: 2853-2863.

43. Turner MW. The role of mannose-binding lectin in health and disease. *Mol Immunol* 2003; **40**: 423-429.

44. Worthley DL, Bardy PG, Mullighan CG. Mannose-binding lectin: biology and clinical implications. *Intern Med J* 2005; **35**: 548-555.

45. Puci M, Knezevi A, Vidic J *et al*. High throughput isolation and glycosylation analysis of IgG-variability and heritability of the IgG glycome in three isolated human populations. *Mol Cell Proteomics* 201; **10**: M111.010090.

46. Klouda PT, Manos J, Acheson EJ *et al*. Strong association between idiopathic membranous nephropathy and HLA-DRW3. *Lancet* 1979; **2(8146)**: 770-771.

47. Vaughan RW, Demaine AG, Welsh KI. ADQA1 alleleis strongly associated with idiopathic membranous nephropathy. *Tissue Antigens* 1989; **34**: 261-269.

48. Liu YH, Chen CH, Chen SY *et al*. Association of phospholipase A2 receptor 1 polymorphisms with idiopathic membranous nephropathy in Chinese patients in Taiwan. *J Biomed Sci* 2010; **17**: 81.

49. Stanescu HC, Arcos-Burgos M, Medlar A *et al*. Risk HLA-DQA1 and PLA(2)R1 alleles in idiopathic membranous nephropathy. *N Engl J Med* 2011; **364**: 616-626.

50. Coenen MJH, Hofstra JM, Debiec H *et al*. Phospholipase A2 receptor (PLA2R1) sequence variants in idiopathic membranous nephropathy. *J Am Soc Nephrol* 2013; **24**: 677-683.

51. Sandrin-Garcia P, Brandão LA, Coelho AV *et al*. Mannose binding lectin gene (MBL2) functional polymorphisms are associated with systemic lupus erythematosus in southern Brazilians. *Hum Immunol* 2011; **72**: 516-521.

52. Tanha N, Troelsen L, From Hermansen ML *et al*. MBL2 gene variants coding formannose-binding lectin deficiency are associated with increased risk of nephritis in Danish patients with systemic lupus erythematosus. *Lupus* 2014; **23**: 1105-1111.

53. Lu J, Teh C, Kishore U, Reid KB. Collectins and ficolins: sugar pattern recognition molecules of the mammalian innate immune system. *Biochim Biophys Acta* 2002; **1572**: 387-400.

54. Petersen SV, Thiel S, Jensenius JC. The mannan-binding lectin pathway of complement activation: biology and disease association. *Mol Immunol* 2001; **38**: 133-149.

55. Minchinton RM, Dean MM, Clark TR *et al*. Analysis of the relationship between mannose-binding lectin (MBL) genotype, MBL levels and function in an Australian blood donor population. *Scand J Immunol* 2002; **56**: 630-641.

56. Petri M, Orbai AM, Alarcón GS *et al*. Derivation and validation of the Systemic Lupus International Collaborating Clinics classification criteria for systemic lupus erythematosus. *Arthritis Rheum* 2012; **64**: 2677-2686.

57. Villarreal J, Crosdale D, Ollier W *et al*. Mannose binding lectin and Fc aRIIa (CD32) polymorphismin Spanish systemic lupus erythematosus patients. *Rheumatology (Oxford)* 2001; **40**: 1009-1012.

58. Li J, Qu Z, Zhang YM *et al*. Clinical significance of detection of plasma and urine IgG4 in idiopathic membranous nephropathy. *Beijing Da Xue Xue Bao* 2010; **42**: 671-674.

59. Kuroki A, Shibata T, Honda H *et al*. Glomerular and serum IgG subclasses in diffuse proliferative lupus nephritis, membranous lupus nephritis, and idiopathic membranous nephropathy. *Intern Med* 2002; **41**: 936-942.

60. Imai H, Hamai K, Komatsuda A *et al*. IgG subclasses in patients with membranoproliferative glomerulonephritis, membranous nephropathy, and lupus nephritis, *Kidney Int* 1997; **51**: 270-276.

12

GLOMERULOPATIAS NODULARES

Grace Tamara Moscoso-Solorzano

Gianna Mastroianni Kirsztajn

◆

INTRODUÇÃO

As denominações "glomerulopatia nodular" ou "esclerose mesangial nodular" dizem respeito a certas características histológicas que podem ser vistas no longo prazo, as quais levam a glomerulosclerose focal ou global, atrofia tubular, fibrose intersticial e esclerose vascular.

A esclerose mesangial nodular é um padrão histológico que tem sido descrito em um número considerável de condições clínicas no rim nativo. A causa mais comum de esclerose mesangial nodular é o *diabetes mellitus* (DM), condição que é classicamente associada com os nódulos de Kimmelstiel-Wilson e denominada glomerulosclerose nodular diabética[1].

As doenças renais secundárias a paraproteinemias, incluindo amiloidose e doença de depósitos de imunoglobulinas monoclonais, podem ter uma aparência nodular. Essas podem ser reconhecidas por análise por meio da microscopia de imunofluorescência, que mostram evidências de depósitos imunes monoclonais[2]. Doenças associadas com hipóxia crônica também têm sido relacionadas com glomerulosclerose nodular[3]. A esclerose nodular sem nenhuma causa identificável, por sua vez, é usualmente referida como "glomerulosclerose nodular idiopática".

O tabagismo, a obesidade e a hipertensão arterial têm sido relacionados ao desenvolvimento da glomerulosclerose dita "idiopática"[2-4]. O tabagismo vem sendo implicado como fator de risco no desenvolvimento de doença renal progressiva em pacientes com DM e hipertensão arterial, mas ainda não se sabe a contribuição do tabagismo isoladamente. Wu *et al* mostraram que em tabagistas crônicos sem história de hipertensão e DM as lesões vasculares poderiam ser atribuídas a tabagismo, obesidade ou sobrepeso[3]. As lesões causadas pelo tabagismo podem estar relacionadas à glomerulosclerose segmentar e focal secundária. Além disso, podem ser encontradas expansão mesangial e lesão endotelial na microscopia eletrônica[3,4]. Alguns estudos relacionam o tabagismo ao desenvolvimento de albuminúria na ausência de outras comorbidades e fatores associados à presença da albuminúria[2-5].

GLOMERULOPATIAS NODULARES NO TRANSPLANTE RENAL

O significado clínico da esclerose mesangial nodular nas biópsias de enxerto renal ainda não está bem definido. Dados sobre a ocorrência dessa entidade em receptores renais são escassos[4]. Vale lembrar que algumas doenças glomerulares no transplante renal podem imitar a esclerose mesangial nodular.

No transplante renal o diagnóstico diferencial da glomerulosclerose nodular diabética inclui glomerulopatia crônica do transplante em etapas avançadas, glomerulonefrite membranoproliferativa (GNMP) idiopática ou secundária, glomerulosclerose segmentar e focal (especialmente a colapsante), amiloidose renal, doença de depósitos densos[5-13]. Em outras palavras, entidades clínico-histológicas distintas que em alguns casos compartilham um padrão histológico similar.

EXPERIÊNCIA DOS GRUPOS DE GLOMERULOPATIAS E TRANSPLANTE RENAL

Nossa equipe revisou retrospectivamente 2.550 biópsias renais de pacientes transplantados renais que foram realizados na Universidade Federal de São Paulo durante os anos 2000 a 2009, com acompanhamento de pelo menos seis meses através de testes de função do enxerto renal. Excluímos biópsias de pacientes com: transplante renal prévio ou transplante multiorgânico; alto risco imunológico no momento do transplante, definido como um painel reativo de anticorpos (PRA) maior que 60%; infecção prévia ou recente por poliomavírus e/ou tumor; presença de síndrome hemolítico-urêmica e microangiopatias; e glomerulopatia membranosa. Depois de aplicar esses critérios de seleção, 61 pacientes foram distribuídos em quatro grupos: grupo com glomerulopatia crônica do transplante (n = 15), grupo com glomerulosclerose segmentar e focal (n = 7), grupo com glomerulonefrite membranoproliferativa (GNMP) (n = 9) e um quarto grupo com fibrose intersticial/atrofia tubular (IF/TA, estágios 1-2 de Banff, 2009)[8] (n = 30). As biópsias selecionadas com IF/TA não tinham nenhum grau de lesão glomerular.

Foram avaliados o uso de bloqueio do sistema renina-angiotensina, antigenemia para citomegalovírus, grau de IF/TA, perda do enxerto renal, proteinúria de 24 horas aos 18 e 24 meses pós-transplante, média do tempo do enxerto renal no momento da biópsia, parâmetros esses que foram estatisticamente diferentes entre os grupos (p ≤ 0,05).

Pacientes com glomerulosclerose segmentar e focal (19 ± 9 meses pós-transplante) e GNMP (33 ± 8 meses pós-transplante) tiveram maior progressão de disfunção renal e menor sobrevida do enxerto em comparação com os pacientes com glomerulopatia crônica do transplante e IF/TA (p = 0,001).

Em nosso estudo essas entidades corresponderam a lesões glomerulares avançadas que tinham em comum a presença de diferentes níveis de proteinúria. Alterações histológicas foram observadas em diferentes momentos no transplante, dependendo das entidades. Independentemente da patogênese diferente dessas doenças, todas elas apresentaram um marcado aumento da matriz mesangial. A maioria dos glomérulos mostrou acúmulo de material hialino, proliferação endocapilar intensa e acentuação lobular glomerular.

Glomerulopatia crônica do transplante e GNMP podem ter um padrão histológico similar à microscopia óptica, como descrito em casos associados à infecção pelo vírus da hepatite C (HCV)[14-17]. Cosio *et al* sugeriram que existe associação entre o HCV e a glomerulopatia crônica do transplante[18]. O HCV está associado como agente causal da GNMP *de novo* ou recorrente no enxerto renal[18]. À microscopia óptica a glomerulopatia crônica do transplante pode lembrar a GNMP, particularmente se está acompanhada de glomerulite ativa. Não encontramos casos de GNMP associada ao HCV.

Em nosso estudo, a presença de lesão glomerular foi associada com níveis elevados de proteinúria, o que está de acordo com outros estudos que têm demonstrado esse tipo de lesão associada à ocorrência de proteinúria depois do transplante renal[11,19-25].

Yakupoglu *et al* descreveram que a doença glomerular, incluindo glomerulopatias *de novo*, recorrentes ou não definidas, foi encontrada em 66% das biópsias de pacientes transplantados renais com proteinúria ≥ 3g/24h, e mesmo com níveis menores de proteinúria[21,22]. A associação entre lesão do enxerto renal e nível de proteinúria tem sido observada em alguns estudos[9,18,20], mas não em todos[14].

Em estudo previamente realizado por nós, a presença de lesão glomerular foi um fator de risco para perda do enxerto renal independentemente da ocorrência de IF/TA[22]. Mostramos agora que pacientes com lesão glomerular têm menor sobrevida do enxerto quando comparados com os que só têm IF/TA. Esse achado está de acordo com estudos prévios, em que IF é o indicador mais consistente de piores desfechos na doença renal em geral, mas a lesão glomerular aumenta o risco de perda do enxerto renal[5,20,26].

Também é bem conhecido que o bloqueio do sistema renina-angiotensina retarda a progressão de glomerulosclerose e de fibrose intersticial nas doenças glomerulares proteinúricas[27-30]. Os autores mostraram previamente que em glomerulopatias pós-transplante o bloqueio do sistema renina-angiotensina é eficiente para reduzir os níveis de proteinúria e retardar a progressão da perda de função renal[22,23,28,29].

Considerando todos esses dados o diagnóstico precoce da proteinúria e de sua causa podem ter consequências relevantes sobre a seleção do tratamento no transplante renal.

Pudemos observar aqui que padrões histológicos similares, como, por exemplo, o aspecto morfológico sob microscopia óptica de glomerulopatia nodular no enxerto renal pode ter diferentes etiopatogenias. Em nosso estudo, essas entidades corresponderam a lesões glomerulares avançadas que tinham em comum a excreção urinária de proteínas em diferentes níveis, o que sugere que a biópsia renal deve ser indicada em presença de proteinúria, ainda na ausência de disfunção do enxerto renal. Disfunção essa que seria detectada no dia a dia por níveis séricos elevados de creatinina, para estabelecer o diagnóstico da lesão glomerular em tempo oportuno.

CONCLUSÕES

A esclerose mesangial nodular é um padrão histológico descrito com certa frequência em rins nativos e menos comumente no transplante renal, mas merece atenção nas duas situações. Não obstante, diante da presença de proteinúria em níveis crescentes, ainda sem redução do ritmo de filtração glomerular, seja nos rins nativos, seja no enxerto renal, a indicação de biópsia renal é importante para permitir o diagnóstico e possivelmente um tratamento adequado, que possa contribuir para a diminuição do ritmo de progressão da doença renal.

Agradecimentos

As autoras agradecem às equipes dos Setores de Glomerulopatias, Patologia Renal e Transplante Renal da Universidade Federal de São Paulo (UNIFESP) – Escola Paulista de Medicina que colaboraram na realização de estudos descritos neste capítulo. Rendem homenagem (em memória) ao Prof. Dr. Marcello Fabiano de Franco por seu importante papel na Patologia Renal no Brasil, entre inúmeras outras contribuições à Medicina.

REFERÊNCIAS BIBLIOGRÁFICAS

1. Kimmelstiel P, Wilson C. Intercapillary lesions in the glomeruli of the kidney. *Am J Pathol* 1936; **12**: 83-105.
2. Li W, Verani RR. Idiopathic nodular glomerulosclerosis: a clinicopathologic study of 15 cases. *Hum Pathol* 2008; **39**: 1771-1776.
3. Wu J, Yu S, Tejwani V *et al*. Idiopathic nodular glomerulosclerosis in Chinese patients: a clinicopathologic study of 20 cases. *Clin Exp Nephrol* 2014; **18**: 865-875.
4. Ots M, Kulla A, Luman M *et al*. Non diabetic nodular glomerulosclerosis recurring in a renal graft. *Nephrol Dial Transplant* 2000; **15**: 2053-2056.
5. Bohle A, Wehrmann M, Bogenschütz O *et al*. The long-term prognosis of the primary glomerulonephritides. A morphological and clinical analysis of 1747 cases. *Pathol Res Pract* 1992; **188**: 908-924.
6. Lorenz E, Sethi S, Leung N *et al*. Recurrent membranoproliferative glomerulonephritis after kidney transplantation. *Kidney Int* 2010; **77**: 721-728.
7. Davidson JA, Wilkinson A. New onset Diabetes after transplantation 2003 International Consensus Guidelines: an endocrinologist's view. *Diab Care* 2004; **27**: 805-812.
8. Sis B, Mengel M, Haas M *et al*. Banff '09 meeting report: antibody mediated graft deterioration and implementation of Banff working groups. *Am J Transplant* 2010; **10**: 464-471.
9. Solez K, Colvin RB, Racusen LC *et al*. Banff '05 meeting report: differential diagnosis of chronic allograft injury and elimination of chronic allograft nephropathy ("CAN"). *Am J Transplant* 2007; **7**: 518-526.
10. Moroni G, Casati C, Quanglini S *et al*. Membranoproliferative glomerulonephritis type I in renal transplantation patients: a single-center study of a cohort of 68 renal transplants followed up for 11 years. *Transplantation* 2011; **91**: 1233-1239.
11. Shamseddin MK and Knoll GA. Posttransplantation proteinuria: an approach to diagnosis and management. *Clin J Am Soc Nephrol* 2011; **6**: 1786-1793.
12. Rivera M, Marcén R, Mampaso F *et al*. Nodular glomerulosclerosis after renal transplantation without diabetes mellitus. *Nephrol Dial Transplant* 1997; **12**: 219-220.
13. Alsaad KO, Herzenberg AM. Distinguishing diabetic nephropathy from other causes of glomerulosclerosis: an update. *J Clin Pathol* 2007; **60**:18-26.
14. Haas M. Transplant glomerulopathy: it's not always about chronic rejection. *Kidney Int* 2011; **80**: 801-803.
15. John R, Konvalinka A, Tobar A *et al*. Determinants of long term graft outcome in transplant glomerulopathy. *Transplantation* 2010; **90**: 757-764.
16. Baid-Agrawal S, Farris AB 3rd, Pascual M *et al*. Overlapping pathways to transplant glomerulopathy: chronic humoral rejection, hepatitis C infection and thrombotic microangiopathy. *Kidney Int* 2011; **80**: 879-885.
17. Cosio FG, Gloor JM, Sethi S, Stegall MD. Transplant glomerulopathy. *Am J Transplant* 2008; **8**: 492-496.
18. Cruzado JM, Carrera M, Torras J, Grinyó JM. Hepatitis C virus infections and *de novo* glomerular lesions in renal allografts. *Am J Transplant* 2001; **1**: 171-178.
19. Remuzzi G, Benigni A, Remuzzi A. Mechanisms of progression and regression of renal lesions of chronic nephropathies and diabetes. *J Clin Invest* 2006; **116**: 288-296.
20. Amer H, Fidler ME, Myslak M *et al*. Proteinuria after kidney transplantation, relationship to allograft histology and survival. *Am J Transplant* 2007; **7**: 2748-2756.
21. Yakupoglu U, Baranowska-Daca E, Rosen D *et al*. Post-transplant nephrotic syndrome: A comprehensive clinicopathologic study. *Kidney Int* 2004; **65**: 2360-2370.
22. Moscoso-Solorzano G, Câmara NO, Franco MF *et al*. Glomerular damage as a predictor of renal allograft loss. *Braz J Med Biol Res* 2010; **43**: 557-564.
23. Requião-Moura lR, Moscoso-Solorzano GT, Franco MF *et al*. Prognostic factors associated with poor graft outcomes in renal recipients with post-transplant glomerulonephritis. *Clin Transplant* 2007; **21**: 363-370.
24. Hariharan S, Kasiske B, Matas A *et al*. Surrogate markers for long term renal allograft survival. *Am J Transplant* 2004; **4**: 1179-1183.
25. Nankivell BJ, Borrows RJ, Fung CL *et al*. The natural history of chronic allograft nephropathy. *N Engl J Med* 2003; **349**: 2326-2333.
26. Sis B, Jhangri GS, Bunnag S *et al*. Endothelial gene expression in kidney transplants with alloantibody indicates antibody-mediated damage despite lack of C4d staining. *Am J Transplant* 2009; **9**: 2312-2323.
27. Schieppati A, Remuzzi G. The future of renoprotection: Frustration and promises. *Kidney Int* 2003; **64**: 1947-1955.
28. Requiao-Moura LR, Mastroianni-Kirsztajn G, Moscoso-Solorzano GT *et al*. Impact of therapeutic changes on renal graft survival with posttransplant glomerulonephritis. *Transplant Proc* 2007; **39**: 453-456.
29. Moscoso-Solorzano GT, Mastroianni-Kirsztajn G, Ozaki KS *et al*. Synergestic effect of mycophenolate mofetil and angiotensin-converting enzyme inhibitor in patients with chronic allograft nephropathy. *Braz J Med Biol Res* 2009; **42**: 445-452.

13

DIAGNÓSTICO DIFERENCIAL EM NEFRITE GRANULOMATOSA

Tamires Teixeira
Gianna Mastroianni Kirsztajn

◆

INTRODUÇÃO

Nefrite intersticial aguda (NIA) é uma importante causa de lesão renal aguda, caracterizada por infiltrado inflamatório no parênquima e alteração da função renal. A maioria dos casos ocorre devido ao uso de medicações, principalmente de antibióticos[1].

A nefrite intersticial granulomatosa (NIG) geralmente se apresenta como um componente da NIA ou em associação com doenças granulomatosas específicas, como a sarcoidose[2]. Trata-se de um diagnóstico histológico raro, presente em 0,5 a 0,9% das biópsias de rins nativos e em 0,6% daquelas de rins transplantados[3].

Pode ocorrer em qualquer idade, mas a média observada nos casos já relatados fica entre a quinta e sexta décadas de vida[4]. As manifestações clínicas e laboratoriais variam de acordo com a doença de base.

Em cerca de 10% dos casos, a etiologia permanecerá desconhecida apesar de se fazer investigação clínica adequada[2]. No estudo indiano de Naidu *et al* foram analisadas 2.798 biópsias renais, encontrando-se em 0,5% (14 biópsias) o diagnóstico de NIG. As manifestações clínicas foram diversas e não evidenciavam causa da lesão renal. A principal etiologia foi tuberculose[5].

O estudo dos Estados Unidos de Bijol *et al* analisou 9.779 biópsias, encontrando NIG em 0,5% dos casos. A principal causa foi NIG induzida por drogas, seguida de sarcoidose[2].

O mecanismo patogênico responsável pela NIG é pouco compreendido, mas o predomínio de células mononucleares nos infiltrados, a presença de granulomas e a ausência de depósitos de imunoglobulinas favorecem o mecanismo mediado por células T[6].

Por ser uma entidade pouco comum, NIG não costuma ser o diagnóstico esperado nos estudos histopatológicos. Se sua etiologia não for clara, deve-se proceder à realização de detalhada história clínica, incluindo uso de medicações, sinais e sintomas de tuberculose ou de sarcoidose, viagens recentes, história ocupacional e risco de que o paciente esteja imunocomprometido[7].

MEDICAMENTOS

Os medicamentos representam a principal causa de NIA, sendo responsáveis por 70 a 75% dos casos[1]. Quando suspeita, deve-se proceder à identificação e à suspensão da medicação, o que na prática clínica muitas vezes é difícil.

Muitas medicações são capazes de causar NIG, como antibióticos (amoxicilina, claritromicina, vancomicina), diuréticos (hidroclorotiazida, amilorida), anticonvulsivantes (carbamazepina) e bifosfonatos (alendronato)[8].

Alopurinol está relacionado à NIA e já foi relatado como etiologia de NIG, podendo causar também hepatite granulomatosa[9].

Omeprazol pode causar NIG associada à lesão renal aguda com necessidade de terapia renal substitutiva[8].

O uso de anti-inflamatórios não esteroides, importante causa de lesão renal aguda, também pode levar à NIG e ter diferentes manifestações clínicas como proteinúria e vasculite[10].

INFECÇÕES

Quando é relacionada à infecção, a NIG apresenta predomínio de neutrófilos em relação aos outros tipos celulares, embora haja quantidade considerável de células T, células B e macrófagos[6].

Diferentes agentes infecciosos já foram descritos, como *Mycobacterium,* fungos (*Histoplasma, Coccidioides*), bactérias (*Brucella, Chlamydia*), espiroquetas e parasitas (*Leishmania, Toxoplasma*)[1].

Micobactérias e fungos são os principais agentes entre as causas infecciosas. Infecção fúngica ocorre principalmente em imunocomprometidos, mas também há relatos em imunocompetentes[6].

Mycobacterium tuberculosis é o principal agente etiológico na NIG de origem infecciosa, principalmente em países indianos e africanos, o que reflete a maior incidência da doença nessas populações[4].

Tuberculose geniturinária corresponde a 27% dos casos extrapulmonares da doença. O diagnóstico de NIG por tuberculose isoladamente sem outras manifestações da doença é limitado a relatos de casos, sendo a insuficiência renal crônica sua apresentação mais comum[11].

No rim, a principal região de colonização da micobactéria é a medula, onde há formação dos granulomas com necrose caseosa e destruição tecidual[12].

A infecção pode disseminar-se para ureteres e bexiga, causando lesões granulomatosas associadas à fibrose. Esse processo é lento, podendo durar anos, e gera áreas de estenose e fibrose características da doença[12].

Nos casos em que infecção é a etiologia da NIG, o tratamento consiste em terapia antimicrobiana específica, enquanto o papel da corticoterapia não está bem estabelecido[7].

SARCOIDOSE

Sarcoidose é uma doença inflamatória crônica de etiologia desconhecida caracterizada por granulomas não caseosos, sendo suas principais manifestações as pulmonares e cutâneas[13].

O comprometimento renal na sarcoidose é, na maioria das vezes, devido a alterações no metabolismo do cálcio e da vitamina D (hipercalciúria, nefrolitíase). Contudo, há evidências de NIG em 7-27% desses pacientes em series *post-mortem*[4].

A maioria dos pacientes com NIG relacionada à sarcoidose apresenta manifestações extrarrenais associadas, principalmente pulmonares, mas há casos relatados de doença limitada ao rim[14].

O tratamento da sarcoidose renal não é completamente estabelecido, mas a maioria dos autores concorda que a NIG requer tratamento com corticoide. Doses entre 0,5 e 1mg/kg/dia de prednisona são usadas e costuma haver boa resposta, embora recidivas sejam comuns[7].

Em nosso serviço, no Ambulatório de Glomerulopatias, acompanhamos raros pacientes com NIG, sendo um deles desde 2016 (relato aprovado para publicação no *Braz J Nephrol*, 2017), com diagnóstico de NIG (Figura 13.1) relacionada à sarcoidose em paciente do sexo masculino de 65 anos de idade, com manifestação pulmonar e alterações no metabolismo do cálcio, incluindo nefrolitíase. O quadro se apresentou como lesão renal aguda e, após medidas clínicas e corticoterapia (prednisona 1mg/kg/dia durante quatro semanas), a função renal se estabilizou.

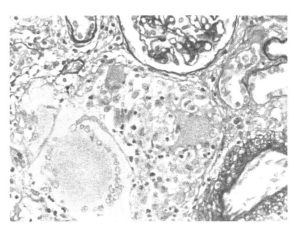

Figura 13.1 – Fragmento de biópsia renal (PAS) que apresenta células epitelioides circunferenciais, formando granuloma não caseoso (relato aprovado para publicação no *Braz J Nephrol*, 2017).

Ressalta-se ainda que, nesse caso, o diagnóstico de sarcoidose foi estabelecido após instalação de lesão renal aguda de causa indeterminada associada à hipercalcemia, o que ilustra a necessidade de buscar ativamente causas secundárias de NIG quando o clínico ou o nefrologista se depara com tal dado anatomopatológico.

OUTRAS CAUSAS

NIG pode ser encontrada em glomerulonefrite com poliangeíte. Os pacientes costumam apresentar sintomas pulmonares, insuficiência renal, hematúria microscópica e proteinúria subnefrótica nesses casos[4].

Vale lembrar que na doença de Crohn pode haver comprometimento renal como litíase e fístula urinária e, menos comumente, ocorrem manifestações glomerulares e intersticiais, como a NIG[15].

Uveíte com nefrite tubulointersticial é causa rara de NIG, mais comum em adolescentes do sexo feminino, e está relacionada à artrite reumatoide, assim como ao uso de antibióticos e de anti-inflamatórios não esteroides[4].

CONCLUSÃO

A NIG é causa rara de lesão renal e pode ter diversas etiologias, como doenças infecciosas, inflamatórias, autoimunes e uso de medicações. Contudo, sua análise histopatológica não identifica características específicas de nenhuma doença.

Diante desse diagnóstico, caso o paciente não tenha doença sistêmica estabelecida, é necessário realizar história clínica detalhada a fim de encontrar o fator causal.

O tratamento dessa entidade ainda não foi bem documentado, porém as experiências de diferentes serviços e relatos de casos mostram que a corticoterapia pode ter boa resposta, melhorando o prognóstico renal.

REFERÊNCIAS BIBLIOGRÁFICAS

1. Praga M, Appel GP. Clinical manifestations and diagnosis of acute interstitial nephritis. UpToDate. Acesso em 18 de setembro de 2017.
2. Bijol V, Mendez GP, Nosé V, Rennke HG. Granulomatous interstitial nephritis: a clinicopathologic study of 46 cases from a single institution. *Int J Surg Pathol* 2006; **14**: 57-63.
3. Joss N, Morris S, Young B, Geddes C. Granulomatous interstitial nephritis. *Clin J Am Soc Nephrol* 2007; **2**: 222-230.
4. Shah S, Carter-Monroe N, Atta MG. Granulomatous interstitial nephritis. *Clin Kidney J* 2015; **8**: 516-523.
5. Naidu GD, Ram R, Swarnalatha G *et al.* Granulomatous interstitial nephritis: our experience of 14 patients. *Indian J Nephrol* 2013; **6**: 415-418.
6. Chung S, Park CW, Chung HW *et al.* Acute renal failure presenting as a granulomatous interstitial nephritis due to cryptococcal infection. *Kidney Int* 2009; **76**: 453-458.
7. Aleckovic-Halilovic M, Nel D, Woywodt A. Granulomatous interstitial nephritis: a chameleon in a globalized world. *Clin Kidney J* 2015; **5**: 511-515.
8. Nadri Q, Althaf MM. Granulomatous tubulointerstitial nephritis secondary to omeprazole. BMJ Case Rep 2014; 2014.
9. Magner P, Sweet J, Bear RA. Granulomatous interstitial nephritis associated with allopurinol therapy. *CMAJ* 1986; **135**: 496-497.
10. Jung JH, Kang KP, Kim W *et al.* Nonsteroidal antiinflammatory drug induced acute granulomatous interstitial nephritis. *BMC Res Notes* 2015; **8**: 1-4.
11. Kaul A, Sharma RK, Krishnasamy J *et al.* Rapidly progressive renal failure—a rare presentation of granulomatous interstitial nephritis due to tuberculosis—case report and review of literature. *NDT* 2011; **4**: 383-385.
12. Daher EF, Junior GBS, Barros EJG. Renal tuberculosis in the modern era. *Am J Trop Med Hyg* 2013; **88**: 54-64.
13. Robson MG, Banerjee D, Hopster D *et al.* Seven cases of granulomatous interstitium in the absence of extrarenal sarcoid. *Nephrol Dial Transplant* 2003; **18**: 280-284.
14. Sharmeen S, Kalkan E, Yi C *et al.* Granulomatous interstitial nephritis presenting as hypercalcemia and nephrolithiasis. *Case Rep Nephrol* 2016; **2016**: 4186086.
15. Sjoerd AMEG, Timmermans Maarten HL, Christiaans Myrurgia A *et al.* Granulomatous interstitial nephritis and Crohn's disease. *Clin Kidney J* 2016; **9**: 556-559.

14

A CLASSIFICAÇÃO DE NEFRITE LÚPICA PRECISA SER REVISTA? SÉRIE DE CASOS E REVISÃO DA LITERATURA

Andre Kataguiri
Daniel Rinaldi dos Santos

◆

INTRODUÇÃO

A classificação da nefrite lúpica baseia-se em seis classes, porém existem achados histológicos que não se encaixam em nenhuma das descrições. Neste capítulo visamos descrever três casos vivenciados em nosso serviço, onde pacientes sabidamente lúpicos apresentaram biópsias renais com nenhuma das classes da nefrite lúpica, bem como fazer uma revisão da literatura sobre o tema.

CASO 1

M.C.S., sexo masculino, 31 anos, pardo. Paciente internado no Hospital de Clínicas de São Bernardo do Campo (HC-SBC) em outubro de 2016 devido a quadro de edema generalizado com início a 11 meses de caráter progressivo, acompanhado de artralgia em punhos, joelhos e ombros bilateralmente. Fez uso abusivo de anti-inflamatórios não esteroides (AINEs) e analgésicos. Paciente refere também que apresentou diminuição do volume urinário e presença de espuma na urina. Apresentou em julho de 2016 quadro de trombose venosa profunda (TVP) em membro superior direito, sendo iniciado tratamento de anticoagulação com varfarina. Antecedente pessoal de etilismo e uso de cocaína inalatória, sendo transferido para a enfermaria de nefrologia do Hospital de Ensino Padre Anchieta (HEPA), para investigação.

Exames laboratoriais.

EAS		Valor de referência
pH	5,0	5,5-7,0
Densidade	1.005	1.005-1.035
Proteínas	+++	Ausentes
Hemoglobina	++	Ausentes
Leucócitos	54.000/mL	< 10.000/mL
Eritrócitos	252.000/mL	< 10.000/mL
Urocultura	Negativa	Negativa
Proteinúria de 24 horas	8.100mg/24 horas Volume: 3.000mL	< 150mg/24 horas

Laboratoriais		Valor de referência
Hemoglobina	9,8g/dL	12,0-15,5g/dL
Hematócrito	29,40%	35-45%
Leucócitos totais	6.900	4.000-11.000
Plaquetas	407.000/mm^3	140.000-400.000/mm^3
Ureia	91mg/dL	10-50mg/dL
Creatinina	2,0mg/dL	0,8-1,3mg/dL
Sódio	142mmol/L	135-145mmol/L
Potássio	5,4mmol/L	3,5-5,1mmol/L
Colesterol total	180mg/dL	< 200mg/dL

Laboratoriais		Valor de referência
Triglicérides	90mg/dL	< 150mg/dL
Proteínas totais	5,4g/dL	6,0-8,5g/dL
Albumina sérica	2,9g/dL	3,5-4,8g/dL
Fator reumatoide	Negativo	Negativo
Dosagem de C3 sérico	75mg/dL	79-152mg/dL
Dosagem de C4 sérico	7mg/dL	9-36mg/dL
Fator antinúcleo (FAN)	1/1280 Padrão nuclear pontilhado fino	Negativo

Ultrassonografia de rins e vias urinárias apresentou ecotextura parenquimatosa difusamente aumentada bilateralmente com atenuação da diferenciação corticomedular (rins não medidos).

Iniciada prednisona 1mg/kg com melhora significativa do quadro de edema e realizada biópsia renal em 20 de dezembro de 2016.

ANÁLISE DE MICROSCOPIA ÓPTICA

Os cortes revelaram 24 glomérulos, 4 globalmente esclerosados, 4 com aéreas segmentares de esclerose dos capilares com sinéquias à cápsula de Bowman. Os túbulos exibiram áreas irregulares de atrofia circundadas por fibrose intersticial moderada e infiltrados linfocitário. Ramos arteriais com hiperplasia fibrosa discreta da íntima.

IMUNOFLUORESCÊNCIA DIRETA

Os cortes revelaram ausência de depósitos de imunoglobulinas, frações do complemento ou fibrinogênio.

BIÓPSIA

- Esclerose glomerular global (4/24) e segmentar com sinéquias (4/24).
- Atrofia tubular multifocal com fibrose intersticial moderada.
- Nefrite tubulointersticial focal.
- Hiperplasia fibrosa discreta da íntima arterial.

Atualmente, o paciente faz seguimento no ambulatório de nefrologia da Faculdade de Medicina do ABC (FMABC). Em agosto de 2017, passou em consulta recebendo micofenolato de sódio e prednisona, apresentou os seguintes exames: ureia 27mg/dL, creatinina 0,9mg/dL e proteinúria de 24 horas com 100mg/24 horas.

CASO 2

A.L.P., sexo feminino, 40 anos de idade, parda. Paciente lúpica encaminhada do ambulatório de reumatologia quando iniciou quadro nefrótico em 2003, quando realizou biópsia renal. Na época, apresentava os seguintes exames: EAS com hemácias 6.000/campo, leucócitos 52.000/campo, FAN positivo (1/1.280) com padrão pontilhado grosso, anti-DNA e anti-Sm não reagentes, sorologias para HIV, hepatites B e C negativas, dosagem de complemento sérico dentro da normalidade (3 coletas), colesterol total: 592mg/dL, triglicérides: 580mg/dL, albumina: 2,4g/dL. Paciente foi tratada com corticoide durante 6 meses, tendo boa resposta terapêutica (proteinúria < 300mg/24 horas).

Evolução: em agosto de 2005, apresentou quadro de edema generalizado, hematúria e piora da função renal, quando apresentava os seguintes exames:

EAS		Valor de referência
pH	5,0	5,5-7,0
Densidade	1.005	1.005-1.035
Proteínas	+++	Ausentes
Hemoglobina	+++	Ausentes
Leucócitos	150.000/mL	< 10.000/mL
Eritrócitos	80.000/mL	< 10.000/mL
Urocultura	Negativa	Negativa
Proteinúria de 24 horas	11.000mg/ 24 horas Volume: 2.100mL	< 150mg/24 horas

Laboratoriais		Valor de referência
Hemoglobina	12g/dL	12,0-15,5g/dL
Leucócitos totais	6.500	4.000-11.000
Plaquetas	549.000/mm^3	140.000-400.000/mm^3
Ureia	200mg/dL	10-50mg/dL
Creatinina	2,6mg/dL	0,8-1,3mg/dL
Sódio	142mmol/L	135-145mmol/L
Potássio	5,3mmol/L	3,5-5,1mmol/L
Dosagem de C3 sérico	65mg/dL	79-152mg/dL
Dosagem de C4 sérico	10mg/dL	9-36mg/dL
Dosagem de CH50	35U/CAE	65-265U/CAE
Fator antinúcleo (FAN)	1/320 Padrão nuclear pontilhado grosso	Negativo

Iniciada corticoterapia e pulso com ciclofosfamida (2 doses), com melhora do edema e da creatinina (0,9mg/dL), sendo optado pela manutenção com micofenolatomofetil. Paciente apresentou a última atividade do LES em 2014, um quadro de pleurite, sem acometimento renal, sendo medicada com corticoide e azatioprina.

ANÁLISE DE MICROSCOPIA ÓPTICA

Os cortes histológicos revelam rim apresentando 37 glomérulos com celularidade conservada, alças capilares regulares e sem alterações. Em dois glomérulos identificam-se áreas de colapso segmentar das alças capilares, com sinéquias à cápsula de Bowman, circundadas por podócitos hipertróficos. Os túbulos exibem pequenos focos de atrofia, circundada por fibrose intersticial discreta. Vasos arteriais dentro dos limites da normalidade.

IMUNOFLUORESCÊNCIA DIRETA

Os cortes revelaram traços de IgM e C3d em glomérulos.

BIÓPSIA

– Glomerulosclerose segmentar e focal (2/37).
– Atrofia tubuslar focal com fibrose intersticial discreta.

Atualmente em uso de prednisona 5mg em dias alternados, azatioprina 50mg, hidroxicloroquina 400mg e enalapril 20mg. Seus exames de controle são: creatinina 1mg/dL, EAS sem alterações, FAN negativo e valores de complemento normais.

CASO 3

N.N.S., sexo feminino, 26 anos de idade, parda. Em meados de agosto de 2011, apresentou quadro de edema generalizado associado a febre não aferida e dispneia. Internada para investigação sendo diagnosticada com endocardite bacteriana, evoluindo com piora da função renal. Apresentava os seguintes exames à entrada.

EAS		Valor de referência
pH	6,0	5,5-7,0
Densidade	1.010	1.005-1.035
Proteínas	+++	Ausentes
Hemoglobina	++	Ausentes
Leucócitos	97.000/mL	< 10.000/mL
Eritrócitos	19.000/mL	< 10.000/mL
Urocultura	Negativa	Negativa
Proteinúria de 24 horas	2.000mg/24 horas	< 150mg/24 horas
	Volume: 1.600mL	

Laboratoriais		Valor de referência
Ureia	46mg/dL	10-50mg/dL
Creatinina	0,9mg/dL	0,8-1,3mg/dL
Colesterol total	185mg/dL	< 200mg/dL
Triglicérides	349mg/dL	< 150mg/dL
Albumina sérica	2,5g/dL	3,5-4,8g/dL

No dia 26 de agosto de 2011, a paciente apresentou quadro de piora da função renal com a seguinte evolução laboratorial:

Laboratoriais		Valor de referência
Ureia	57mg/dL	10-50mg/dL
Creatinina	2,6mg/dL	0,8-1,3mg/dL
Dosagem de C3 sérico	12,5mg/dL	79-152mg/dL
Dosagem de C4 sérico	5mg/dL	9-36mg/dL
Dosagem de CH50	32U/CAE	65-265U/CAE
Anticorpo anti-DNA	Negativo	Negativo
Anticorpo anti-Sm	Positivo	Negativo
Fator antinúcleo (FAN)	1/640 Padrão nuclear pontilhado fino	Negativo

Apresentou sorologias para HIV, hepatites B e C negativas e hemoculturas negativas. Realizada biópsia renal (início de setembro de 2011) e optado por introduzir antibioticoterapia de amplo espectro e posteriormente corticoide (por via intravenosa inicialmente, depois por via oral para a manutenção e desmame), evoluindo sem febre e com recuperação da função renal, recebendo alta hospitalar com prednisona 1mg/kg.

Retornou para seguimento no ambulatório de nefrologia da FMABC em setembro de 2011 com os seguintes exames:

Laboratoriais		Valor de referência
Ureia	43mg/dL	10-50mg/dL
Creatinina	0,9mg/dL	0,8-1,3mg/dL
Dosagem de C3 sérico	35,5mg/dL	79-152mg/dL
Dosagem de C4 sérico	6mg/dL	9-36mg/dL

Na época, optado por manter terapia com corticoide e retornos mensais até o início de desmame.

Evolução: várias complicações em 2012, 2013 e 2014, sendo elas duas internações por tamponamento cardíaco, uma internação por H1N1 quando necessitou de assistência ventilatória, traqueostomia e terapia renal substitutiva (TRS) nos três episódios, com evolução favorável, recebendo alta hospitalar sem necessidade de manter a diálise ambulatorial. A paciente também possui duas internações posteriores por encefalopatia hipertensiva e púrpura trombocitopênica idiopática.

Atualmente em uso de: prednisona, azatioprina, hidroxicloroquina, anlodipina, enalapril, atenolol, hidroclorotiazida, oxcarbamazepina, sertralina, levotiroxina, atorvastatina e omeprazol.

Últimos exames de maio de 2017: EAS sem alterações, proteinúria de 160mg/24 horas, creatinina sérica de 1,8mg/dL, FAN 1/640 e dosagem de complemento normal.

ANÁLISE DE MICROSCOPIA ÓPTICA

Os cortes histológicos revelam fragmentos de parênquima renal cortical apresentando 11 glomérulos, 1 globalmente esclerosado, 4 com áreas segmentares de esclerose do tufo capilar e sinéquias à cápsula de Bowman. Os túbulos exibem pequenos focos de atrofia, ao lado de fibrose intersticial discreta. Vasos arteriais de pequeno calibre sem anormalidades histológicas significativas.

IMUNOFLUORESCÊNCIA DIRETA

Os cortes revelaram ausência de depósitos de imunoglobulinas, frações do complemento ou fibrinogênio.

BIÓPSIA

– Glomerulosclerose global (1/11) e segmentar com sinéquias (4/11).
– Atrofia tubular focal com fibrose intersticial discreta.

REVISÃO

Lúpus eritematoso sistêmico (LES) é uma doença crônica que acomete múltiplos sistemas. Uma de suas apresentações é a nefrite lúpica (NL), a qual é o principal preditor de morbimortalidade. O acometimento renal do LES é muito comum e possui repercussões muito sérias para o paciente. Consiste de uma glomerulonefrite mediada por imunocomplexos.

Praticamente um terço da população adulta com LES apresenta NL à abertura do quadro, os outros dois terços irão apresentar complicações renais durante o curso do LES em suas vidas[1].

Os fatores de risco envolvidos no desenvolvimento da NL são jovens, *status* econômico baixo, maior duração da doença, histórico familiar para LES, hipertensão arterial sistêmica (HAS) e maior número de critérios diagnósticos de LES presentes à abertura do quadro[2].

Como dito anteriormente, a NL é mediada por imunocomplexos (IC), por meio do depósito do complexo antígeno-anticorpo no glomérulo, levando a uma resposta inflamatória, caracterizando a doença. Esse depósito de IC depende do tamanho, carga, especificidade, avidez, capacidade de remoção e condições hemodinâmicas locais. Sabe-se também que o sistema complemento é responsável pelo *clearance* desses imunocomplexos do glomérulo, porém no LES o sistema complemento é ativado e acaba contribuindo para a resposta inflamatória local. Além dos mecanismos do depósito de IC e ativação do complemento, no interstício renal, células B e T podem estar associadas à formação de centros germinativos que sofrem expansão clonal e hipermutação somática, sugerindo produção de autoanti-corpos intrarrenais contra antígenos renais específicos, o que acaba contribuindo para a inflamação intersticial na NL[2].

A doença se caracteriza por períodos de atividade (*flares*) e de remissão (quiescência). Para a avaliação, existem alguns escores que determinam se a doença está ou não em atividade, por exemplo o *Systemic Lupus Erythoumatosus Disease Activity Index* 2000 (SLEDAI-2K), que consiste em 24 itens que avaliam 9 sistemas/órgãos e são pontuados de zero a 105. De maneira prática, o SLEDAI-2K determina que se houver melhora em 6 pontos ou uma piora de 8 pontos o paciente tem alguma repercussão significativa[3].

O diagnóstico de LES nem sempre é evidente. Muitas variações na apresentação clínica da doença podem dificultá-lo. Existe o critério da Sociedade Americana de Reumatologia, desenvolvido em 1982[4] e revisado em 1997[5]. Sabe-se que o critério de 1982 foi validado, diferentemente da revisão de 1997[6,7]. Em 2012, o *Systemic Lupus Collaborating Clinics* (SLICC) revisou e validou os critérios da Sociedade Americana, considerando os avanços de 15 anos da medicina desde a última revisão em 1997, chegando a um total de 18 critérios que foram divididos em dois grupos: imunológicos e "clínicos". Segundo o estudo de Petri *et al*[8], o diagnóstico de LES é confirmado quando o paciente possui 4 critérios listados no quadro 14.1, sendo obrigatoriamente pelo menos 1 critério imunológico; ou quando o paciente possui uma biópsia renal compatível com nefrite lúpica e FAN ou anticorpo anti-DNA positivo.

Os sinais clínicos de acometimento renal do LES são: hematúria, presença de cilindros, proteinúria maior que 500mg em 24 horas ou piora da função renal. Para confirmação, a biópsia renal se faz necessária. Os motivos que justificam a realização do procedimento são, principalmente, para confirmar o diagnóstico de NL, definir o padrão histológico da lesão, avaliar se a doença está ou não em atividade, fornecer informações quanto ao prognóstico e guiar/avaliar o tratamento.

Existem algumas diretrizes desenvolvidas para o manejo do paciente com NL. São elas: o *Guideline do American College of Rheumatology* (ACR), o *Guideline do Kidney Disease Improving Global Outcomes* (KDIGO) e o *Guideline do Joint European League Against Rheumatism/ European Renal Association – European Dialysis and Transplant Association* (EULAR/ERA – EDTA)[9-11].

Todos os *guidelines* se baseiam na classificação de 2003 da *International Society of Nephrology/Renal Pathology Society* (ISN/RPS) – quadro 14.2[12]. A discussão em questão é que a classificação da ISN/RPS leva em consideração apenas o tipo histológico da lesão e não a patogênese.

Vimos em nossa série de casos que nenhum deles tinha achados histológicos que se enquadravam na classificação proposta por Weening *et al*[13], desse modo colocamos em questão a necessidade de uma revisão da classificação de 2003 da ISN/RPS, devido às novas descobertas em relação aos processos fisiopatológicos envolvidos na NL e aos avanços das técnicas de avaliações histopatológicas das biópsias renais com novas definições

Quadro 14.1 – Critérios de classificação do SLICC (2012). Adaptado de Petri *et al*[8].

Critérios clínicos	
Lúpus cutâneo agudo	Representado clinicamente, principalmente pelo *rash* malar em "asa de borboleta" e pela fotossensibilidade
Lúpus cutâneo crônico	Lúpus discoide (lesão cutânea que costuma deixar cicatrizes, incluindo alopecia irreversível)
Alopecia (não fibrótica)	Alopecia não discoide, reversível com o controle da atividade da doença
Úlceras orais ou nasais	As úlceras mucosas no LES são indolores
Doença articular	Artralgia ou artrite não erosiva
Serosite	A pleurite e a pericardite são manifestações comuns no LES
Nefrite	Representada pelos achados: proteinúria > 500mg/dia **ou** encontro de cilindros hemáticos no EAS
Manifestações neurológicas	Convulsão, psicose, confusão mental, neurite periférica, outras
Anemia hemolítica	Mas atenção: o encontro de anemia de doença crônica é comum no doente lúpico. Entretanto, apenas a anemia hemolítica é critério diagnóstico
Leucopenia ou linfopenia	Leucócitos < 4.000/mL **ou** linfócitos < 1.000/mL
Plaquetopenia	Plaquetas < 100.000/mL
Critérios imunológicos	
FAN	Positividade para a pesquisa do FAN (fator antinuclear), positivo em mais de 98% dos casos
Anti-DNA dupla hélice (anti-DNAds)	Boa especificidade para o LES, presente em 75% dos casos
Anti-Sm	Autoanticorpo de maior especificidade, mas presente em apenas 30% dos casos
Anticorpos antifosfolípide	Presente em 50% dos pacientes lúpicos
Hipocomplementemia	C3 baixo, C4 baixo ou CH50 baixo
Coombs direto positivo	Teste de Coombs direto positivo

dos processos relacionados à instalação e à evolução do acometimento renal do LES. Segue breve revisão da literatura sobre o assunto.

Hertig *et al*[14] questionam se a associação entre pacientes com síndrome nefrótica e biópsia renal com lesões mínimas ou proliferação mesangial moderada, classes I e II da classificação da Organização Mundial da Saúde (OMS), respectivamente, e LES com lesões mínimas ou glomerulosclerose segmentar e focal (GESF) é pertinente ou apenas aleatória. Para avaliar, os autores fizeram um estudo retrospectivo com 11 pacientes, sabidamente lúpicos, que apresentaram síndrome nefrótica idiopática para determinar se a associação tinha ou não relevância. Todos os 11 pacientes do estudo preenchiam os critérios de LES e possuíam biópsia renal apresentando ou lesões mínimas ou GESF, sendo 4 pacientes com lesões mínimas e 7 tinham biópsia compatível de GESF. Desses pacientes, todos foram avaliados quanto ao momento do diagnóstico da síndrome nefrótica e seu estado de saúde

em relação ao LES e foram divididos em 3 grupos; os autores viram que 9 dos 11 pacientes apresentaram o quadro nefrótico concomitante ao *flare* do LES: no grupo 1, 6 pacientes tinham um intervalo considerado simultâneo ou pouco depois do início do LES; no grupo 2, 3 pacientes possuíam diagnóstico de LES há mais de um ano e apresentaram sinais clínicos ou laboratoriais de atividade do LES meses antes da instalação do quadro nefrótico; no grupo 3, 2 pacientes tinham diagnóstico de LES por mais de 3 anos e não apresentaram atividade do LES no início do quadro nefrótico. Dos pacientes dos grupos 1 e 3, todos tiveram remissão da síndrome nefrótica, já no grupo 2, 2 pacientes remitiram a doença e 1 paciente progrediu para doença renal em estágio final em 3 anos. Os autores discutem que, dos 11 pacientes avaliados, 9 deles tiveram alguma relação temporal entre o aparecimento da síndrome nefrótica e o início da atividade do LES, demonstrando que a doença de base pode ter influenciado a instalação da síndrome nefrótica. Segundo os autores, os resultados desse estudo são muito parecidos com os que Perakis et al[15], que, em 1998, encontraram, levando Hertig et al a acreditar que o LES tem papel importante no aparecimento da síndrome nefrótica idiopática. Os autores concluem que a combinação LES com síndrome nefrótica é muito mais comum do que o esperado e descartam que as doenças ocorram ao acaso no mesmo paciente, reforçando o papel do LES como um fator precipitante[15].

Kraft et al[16] estudaram uma série de pacientes com LES e proteinúria para determinar se o valor de proteinúria estava associado com o processo de apagamento das células epiteliais dos podócitos na ausência de depósitos imunes na periferia do glomérulo. Foram estudados pacientes com LES ou suspeita da doença e biópsias renais com diagnóstico histológico normal, ou glomerulonefrite mesangial proliferativa ou GESF.

Pacientes que possuíam biópsias renais com proliferação endocapilar ou necrose à microscopia óptica ou depósitos eletrodensos na membrana basal à microscopia eletrônica foram excluídos. Também saíram do estudo aqueles pacientes que não preenchiam 4 dos 11 critérios diagnósticos de LES da Sociedade Americana de Reumatologia e aqueles cuja proteinúria era relacionada ao uso de anti-inflamatórios não esteroides. No total, os autores estudaram 18 biópsias, sendo 8 com valores de proteinúria nefrótica e 10 não nefrótica. Daquelas com valores nefróticos de proteinúria, 7 apresentaram pelo menos 80% do processo de apagamento dos podócitos, enquanto nenhuma biópsia do grupo de proteinúria com valor não nefrótico apresentou mais que 20% do processo de apagamento podocitário. O estudo de Kraft et al[16] descreve um subconjunto de pacientes lúpicos que apresentam proteinúria nefrótica sem evidências de depósitos de imunocomplexos ou proliferação endocapilar. Dube et al, em 2002, reportaram 7 casos de pacientes lúpicos que apresentaram síndrome nefrótica e achado de processo de apagamento podocitário à biópsia renal[17], reforçando os achados de outros estudos publicados de casos de pacientes com LES e biópsia renal compatível com lesões mínimas[18-20]. Os autores do estudo citam que tanto Dube et al[17] quanto Hertig et al[14] tiveram sucesso no tratamento desses pacientes com LES e podocitopatia, assim como Kraft et al[16] também obtiveram êxito no tratamento de seus pacientes. Os autores do estudo concluem dizendo que existe relação forte entre proteinúria nefrótica e glomerulopatia de lesões mínimas em pacientes lúpicos e que esses achados devem sugerir a avaliação da presença da "podocitopatia lúpica" à biópsia renal desses pacientes, como também podem ser responsáveis pela apresentação de síndrome nefrótica em paciente com LES independente da presença de lesões glomerulares periféricas de depósito de imunocomplexos e proliferação celular.

O estudo de Salvatore et al[21] apresenta uma análise de glomerulopatia colapsante (GC) em pacientes com LES. Eles descrevem a GC como um padrão de lesão glomerular de curso clínico rápido, associada à proteinúria maciça, que vem ganhando reconhecimento. A descrição patológica da GC é colapso segmentar ou focal do tufo capilar do glomérulo com enrugamento e retração das paredes do capilar sobrepostas por proliferação celular epitelial no espaço de Bowman, sendo frequentemente acompanhada de lesão tubulointersticial[22-24]. Existe a forma primária de GC, porém a doença pode ser secundária a infecções virais (HIV, citomegalovírus, parvovírus B19 e hepatite C), drogas (pamidronato e interferons) e doenças autoimunes (LES)[25,26]. Salvatore et al relataram que vários estudos já reportaram a GC associada a doenças autoimunes[14,16,27-34]. Os autores, em seu estudo, avaliaram 19 pacientes com GC, sendo 16 com diagnóstico de LES e 3 com lúpus-like. Entre os principais resultados ilustrados pelo estudo de Salvatore et al destacam-se que 95% dos pacientes apresentaram proteinúria nefrótica, sorologias positivas para LES, e 63% deles, dosagem de complemento sérico normal. GC segmentar e focal foi vista entre 11 e 77% dos glomérulos, 35% dos pacientes apresentavam atrofia tubular e fibrose intersticial. Depósitos mesangiais mínimos foram notados em 63% dos casos e 82% dos pacientes apresentavam extenso processo de apagamento dos podócitos. O seguimento foi entre 2 e 36 meses, sendo que dos 19 pacientes apenas 13 tiveram follow-up adequado. Daqueles que obtiveram dados do seguimento, 54% deles evoluíram para doença renal em estágio final após 21 meses da data da biópsia renal, 1 paciente retornou à função renal normal depois do tratamento e 5 pacientes apresentaram ao final do estudo creatinina entre 1,2 e 3,6mg/dL e valores de proteinúria entre 0,37 e 4,0g/24 horas. Visto que o LES é mais prevalente em mulheres afro-descendentes[34], Salvatore et al sugerem alta associação entre GC e afro-descendentes[21,23,24] e concluem que possa existir relação entre GC e LES, questionando a casualidade entre o aparecimento das duas doenças no mesmo paciente. Essa relação entre GC e LES não está muito bem estabelecida pela literatura, porém os autores querem chamar atenção da comunidade médica para esta nova condição renal no LES que talvez necessite de uma abordagem terapêutica diferente daquelas já estabelecidas[21].

Yu et al, em 2017, publicaram estudo levantando a questão da necessidade de redefinir a classificação da ISN/RPA de 2003, uma vez que esta, apesar de amplamente aceita, não leva em consideração o processo fisiopatológico da lesão renal. Os autores citam que apenas 50-70% dos pacientes com nefrite lúpica tratados vão evoluir com remissão do quadro e 10-20% acabarão em doença renal em estágio final[10,11,37]. Apesar dos inúmeros clinical trials com as terapias imunomoduladoras, nenhuma se demonstrou superior aos tratamentos convencionais da NL[37-39]. Os autores suspeitam que essa falha pode ser atribuída à escolha incorreta dos desfechos, mas também, parcialmente, a heterogeneidade e complexidade da doença. Estudo que corrobora a hipótese de Yu et al[36] é o de Banchereau et al, que conseguiu estratificar 158 crianças com LES pela resposta molecular apresentada de acordo com o tratamento e o subtipo patológico da doença de cada uma delas[40]. Yu et al sugerem que o tratamento da NL deve considerar o processo fisiopatológico, além da classificação histológica para melhores resultados, e propõem mudanças na classificação da ISN/RPS.

1. Definir limites de corte para nefrite segmentar e nefrite global difusa. Ele coloca que vários estudos já tentaram definir diferenças estatisticamente significativas entre as duas nefrites, porém todos sem sucesso[41]. No entanto, ele ressalta que as diferenças fisiopatológicas entre elas, na segmentar há predomínio de necrose fibrinoide glomerular e na global difusa prevaleceu um comportamento de glomerulonefrite mediada por imunocomplexos, podem ser determinantes para a escolha do melhor tratamento para o paciente.

2. NL crescêntica: considerando um estudo chinês, pacientes com presença de crescentes em suas biópsias tiveram pior prognóstico do que os pacientes sem crescentes[42]. Em 2009, Yu et al viram que biópsias com NL classe IV-G com crescentes tinham nível maior de inflamação e fibrose intersticial e necrose, além disso, apresentavam níveis menores de IgG, IgM, C3, C1q e fibrina à imunofluorescência, demonstrando semelhança entre a NL classe IV-G com as vasculites ANCA mediada. Esses dados mostram que existem processos fisiopatológicos diferentes em uma mesma subclasse de NL e levam os autores a acreditar na necessidade de uma separação dessas subclasses para melhor abordagem[42].

3. Lesão dos podócitos: pacientes com NL, proteinúria nefrótica e apagamento dos processos podocitários, sem evidência de depósito maciço de imunocomplexos, revelam lesão dos podócitos. O termo "podocitopatia lúpica" tem sido empregado para descrever pacientes lúpicos apresentando biópsias renais com características de lesões mínimas ou GESF[14,16,43-50]. Os autores sugerem que o grau de lesão podocitária seja considerado, pois sua presença pode implicar a decisão terapêutica.

4. Lesão tubulointersticial: a classificação da ISN/RPA foca nas lesões glomerulares, porém descreve as lesões tubulointersticiais. Recentemente, crescente número de estudos vem mostrando a importância das lesões tubulointersticiais na avaliação do prognóstico da doença e, por esse motivo, os autores propõem a introdução na classificação da NL[50].

5. Lesões vasculares: apesar de a classificação da ISN/RPS dar pouca atenção às lesões vasculares, elas são bastante comuns nos pacientes com NL. As principais são:

depósitos de imunocomplexos vasculares, aterosclerose, microangiopatia trombótica, vasculopatia necrotizante não inflamatória e vasculite renal. Wu et al e Barber et al mostraram que uma avaliação mais completa das lesões vasculares na classificação da ISN/RPS apresenta melhor valor prognóstico[51,52]. Yu et al propõem que as lesões vasculares mais observadas nas biópsias renais dos pacientes com NL sejam mais bem descritas na classificação da NL[36].

Desse modo, concluímos que, apesar de a classificação da ISN/RPS ser amplamente aceita, ainda temos que reavaliá-la para melhorar a abordagem dos pacientes com NL e o prognóstico renal. Como vimos em nossa série de casos, as biópsias descritas não evidenciavam características comuns de pacientes com NL, reforçando as descrições do estudo de Yu et al[36]. Assim, acreditamos que seria válido uma reavaliação da classificação da NL, levando em consideração os aspectos discutidos nesta revisão.

Quadro 14.2 – Classificação da NL da ISN/RPS – 2003. Adaptado de Weening et al[13].

Classe	
I	Envolvimento puramente mesangial (depósitos imunes mesangiais) sem hipercelularidade
II	Envolvimento puramente mesangial (depósitos imunes mesangiais) com hipercelularidade
III	Glomerulonefrite focal (< 50% do total dos glomérulos estão acometidos), com lesões ativas ou escleróticas
IV	Glomerulonefrite focal (≥ 50% do total dos glomérulos estão acometidos), com lesões ativas ou escleróticas
	IV-S (segmentar) IV-G (global)
V	Glomerulonefrite membranosa
VI	Glomerulonefrite esclerosante avançada

Obs.: Combinações de classes deverão ser relatadas.

Agradecimentos

Agradecemos o Prof. Dr. Ronaldo Bergamo, Prof. Dr. Thiago Gomes Romano, Dra. Renata Colione Mazar, Dra. Shirley Gonçalves Menezes e Dr. Gabriel Figueiredo que participaram da elaboração deste capítulo como coautores.

REFRÊNCIAS BIBLIOGRÁFICAS

1. Restrepo-Escobar M, Granda-Carvajal PA, Jaimes F. Systematic review of the literature on reproducibility of the interpretation of renal biopsy in lupus nephritis. *Lupus* 2017; **26**: 1502-1512.
2. Chang A, Henderson SG, Brandt D *et al*. In situ B cell-mediated immune responses and tubulointerstitial inflammation in human lupus nephritis. *J Immunol* 2011; **186**: 1849-1860.

3. Gladman DD, Ibanez D, Urowitz MB. Systemic lupus erythematosus disease activity index 2000. *J Rheumatol* 2002; **29**: 288-291.

4. Tan EM, Cohen AS, Fries JF *et al*. The 1982 revised criteria for the classification of systemic lupus erythematosus. *Arthritis Rheum* 1982; **25**: 1271-1277.

5. Hochberg MC. Updating the American College of Rheumatology revised criteria for the classification of systemic lupus erythematosus. *Arthritis Rheum* 1997; **40**: 1725.

6. Levin RE, Weinstein A, Peterson M *et al*. A comparison of the sensitivity of the 1971 and 1982 American Rheumatism Association criteria for the classification of systemic lupus erythematosus. *Arthritis Rheum* 1984; **27**: 530-538.

7. Passas CM, Wong RL, Peterson M *et al*. A comparison of the specificity of the 1971 and 1982 American Rheumatism Association criteria for the classification of systemic lupus erythematosus. *Arthritis Rheum* 1985; **28**: 620-623.

8. Petri M, Orbai AM, Alarcon GS *et al*. Derivation and validation of the Systemic Lupus International Collaborating Clinics classification criteria for systemic lupus erythematosus. *Arthritis Rheum* 2012; **64**: 2677-2686.

9. Hahn BH, McMahon MA, Wilkinson A *et al*. American College of Rheumatology guidelines for screening, treatment, and management of lupus nephritis. *Arthritis Care Res* 2012; **64**: 797-808.

10. Bertsias GK, Tektonidou M, Amoura Z *et al*. Joint European League Against Rheumatism and European Renal Association-European Dialysis and Transplant Association (EULAR/ERA-EDTA) recommendations for the management of adult and paediatric lupus nephritis. *Ann Rheum Dis* 2012; **71**: 1771-1782.

11. Radhakrishnan J, Cattran DC. The KDIGO practice guideline on glomerulonephritis: reading between the (guide)lines--application to the individual patient. *Kidney Int* 2012; **82**: 840-856.

12. Weening JJ, D'Agati VD, Schwartz MM *et al*. The classification of glomerulonephritis in systemic lupus erythematosus revisited. *Kidney Int* 2004; **65**: 521-530.

13. Weening JJ, D'Agati VD, Schwartz MM *et al*. The classification of glomerulonephritis in systemic lupus erythematosus revisited. *J Am Soc Nephrol* 2004; **15**: 241-250.

14. Hertig A, Droz D, Lesavre P *et al*. SLE and idiopathic nephrotic syndrome: coincidence or not? *Am J Kidney Dis* 2002; **40**: 1179-1184.

15. Perakis C, Arvanitis A, Sotsiou F, Emmanouel DS. Nephrotic syndrome caused by minimal-change disease in a patient with focal proliferative SLE nephritis (WHO III) in remission. *Nephrol Dial Transplant* 1998; **13**: 467-470.

16. Kraft SW, Schwartz MM, Korbet SM, Lewis EJ. Glomerular podocytopathy in patients with systemic lupus erythematosus. *J Am Soc Nephrol* 2005; **16**: 175-179.

17. Dube GK, Markowitz GS, Radhakrishnan J *et al*. Minimal change disease in systemic lupus erythematosus. *Clin Nephrol* 2002; **57**: 120-126.

18. Hunley TE, Yared A, Fogo A, MacDonell RC Jr. Nephrotic syndrome in an adolescent: the cry of the wolf. *Am J Kidney Dis* 1998; **31**: 155-160.

19. Makino H, Haramoto T, Shikata K *et al*. Minimal-change nephrotic syndrome associated with systemic lupus erythematosus. *Am J Nephrol* 1995; **15**: 439-441.

20. Stankeviciute N, Jao W, Bakir A, Lash JP. Mesangial lupus nephritis with associated nephrotic syndrome. *J Am Soc Nephrol* 1997; **8**: 1199-1204.

21. Salvatore SP, Barisoni LM, Herzenberg AM *et al*. Collapsing glomerulopathy in 19 patients with systemic lupus erythematosus or lupus-like disease. *Clin J Am Soc Nephrol* 2012; **7**: 914-925.

22. D'Agati VD, Fogo AB, Bruijn JA, Jennette JC. Pathologic classification of focal segmental glomerulosclerosis: a working proposal. *Am J Kidney Dis* 2004; **43**: 368-382.

23. Laurinavicius A, Hurwitz S, Rennke HG. Collapsing glomerulopathy in HIV and non-HIV patients: a clinicopathological and follow-up study. *Kidney Int* 1999; **56**: 2203-2213.

24. Valeri A, Barisoni L, Appel GB *et al*. Idiopathic collapsing focal segmental glomerulosclerosis: a clinicopathologic study. *Kidney Int* 1996; **50**: 1734-1746.

25. Markowitz GS, Nasr SH, Stokes MB, D'Agati VD. Treatment with IFN-{alpha}, -{beta}, or -{gamma} is associated with collapsing focal segmental glomerulosclerosis. *Clin J Am Soc Nephrol* 2010; **5**: 607-615.

26. Albaqumi M, Soos TJ, Barisoni L, Nelson PJ. Collapsing glomerulopathy. *J Am Soc Nephrol* 2006; **17**: 2854-2863.

27. Marques LP, Pacheco GG, Rioja LS *et al*. Can systemic lupus erythematosus be the cause of collapsing glomerulopathy? *Lupus* 2005; **14**: 853-855.

28. Amoura Z, Georgin-Lavialle S, Haroche J *et al*. Collapsing glomerulopathy in systemic autoimmune disorders: a case occurring in the course of full blown systemic lupus erythematosus. *Ann Rheum Dis* 2006; **65**: 277-278.

29. Arbel O, Pizov G, Ben-Yehuda A *et al*. Hyperacute renal failure as the initial presentation of systemic lupus erythematosus. *Lupus* 2005; **14**: 331-333.

30. Avila-Casado MC, Vargas-Alarcon G, Soto ME *et al*. Familial collapsing glomerulopathy: clinical, pathological and immunogenetic features. *Kidney Int* 2003; **63**: 233-239.

31. Melo NC, Malheiros DM, Barros RT, Woronik V. Collapsing glomerulopathy associated with proliferative lupus nephritis: reversible acute kidney injury. *Lupus* 2011; **20**: 98-101.

32. Rifkin SI, Gutta H, Nair R *et al*. Collapsing glomerulopathy in a patient with mixed connective tissue disease. *Clin Nephrol* 2011; **75 Suppl 1**: 32-36.

33. Gupta R, Sharma A, Bhowmik D *et al*. Collapsing glomerulopathy occurring in HIV-negative patients with systemic lupus erythematosus: report of three cases and brief review of the literature. *Lupus* 2011; **20**: 866-870.

34. Tungekar MF, Waller S, Clothier JC. Collapsing glomerulopathy in a girl with systemic lupus erythematosus. *Pediatr Nephrol* 2011; **26**: 809-813.

35. Detwiler RK, Falk RJ, Hogan SL, Jennette JC. Collapsing glomerulopathy: a clinically and pathologically distinct variant of focal segmental glomerulosclerosis. *Kidney Int* 1994; **45**: 1416-1424.

36. Yu F, Haas M, Glassock R, Zhao MH. Redefining lupus nephritis: clinical implications of pathophysiologic subtypes. *Nat Rev Nephrol* 2017; **13**: 483-495.

37. Zavada J, Sinikka Pesickova S, Rysava R *et al*. Extended follow-up of the CYCLOFA-LUNE trial comparing two sequential induction and maintenance treatment regimens for proliferative lupus nephritis based either on cyclophosphamide or on cyclosporine A. *Lupus* 2014; **23**: 69-74.

38. Appel GB, Contreras G, Dooley MA *et al*. Mycophenolate mofetil versus cyclophosphamide for induction treatment of lupus nephritis. *J Am Soc Nephrol* 2009; **20**: 1103-1112.

39. Rovin BH, Parikh SV, Hebert LA *et al*. Lupus nephritis: induction therapy in severe lupus nephritis--should MMF be considered the drug of choice? *Clin J Am Soc Nephrol* 2013; **8**:147-153.

40. Banchereau R, Hong S, Cantarel B *et al*. Personalized Immunomonitoring uncovers molecular networks that stratify lupus patients. *Cell* 2016; **165**: 1548-1550.

41. Haring CM, Rietveld A, van den Brand JA, Berden JH. Segmental and global subclasses of class IV lupus nephritis have similar renal outcomes. *J Am Soc Nephrol* 2012; **23**: 149-154.

42. Yu YW, Liu ZR, Xie D *et al*. [Clinical significance of antineutrophil cytoplasmic antibodies in patients with lupus nephritis]. *Nan Fang Yi Ke Da Xue Xue Bao* 2006; **26**: 833-836.

43. Horino T, Takao T, Morita T *et al*. Minimal change nephrotic syndrome associated with systemic lupus erythematosus. *Nephrol Dial Transplant* 2006; **21**: 230.

44. Desai N, Cimbaluk D, Lewis EJ, Whittier WL. Proteinuria in membranous lupus nephritis: the pathology is in the podocyte. *Lupus* 2013; **22**: 461-468.

45. Shea-Simonds P, Cairns TD, Roufosse C *et al*. Lupus podocytopathy. *Rheumatology* 2009; **48**: 1616-1618.

46. Alsuwaida AO. The clinical significance of serial kidney biopsies in lupus nephritis. *Mod Rheumatol* 2014; **24**: 453-456.

47. Hill GS, Delahousse M, Nochy D *et al*. Proteinuria and tubulointerstitial lesions in lupus nephritis. *Kidney Int* 2001; **60**: 1893-1903.

48. Hill GS, Delahousse M, Nochy D *et al*. Predictive power of the second renal biopsy in lupus nephritis: significance of macrophages. *Kidney Int* 2001; **59**: 304-316.

49. Zappitelli M, Duffy CM, Bernard C, Gupta IR. Evaluation of activity, chronicity and tubulointerstitial indices for childhood lupus nephritis. *Pediatr Nephrol* 2008; **23**: 83-91.

50. Zhang X, Nagaraja HN, Nadasdy T *et al*. A composite urine biomarker reflects interstitial inflammation in lupus nephritis kidney biopsies. *KidneyInt* 2012; **81**: 401-406.

51. Wu LH, Yu F, Tan Y *et al*. Inclusion of renal vascular lesions in the 2003 ISN/RPS system for classifying lupus nephritis improves renal outcome predictions. *Kidney Int* 2013; **83**: 715-723.

52. Barber C, Herzenberg A, Aghdassi E *et al*. Evaluation of clinical outcomes and renal vascular pathology among patients with lupus. *Clin J* Am *Soc Nephrol* 2012; 7: 757-764.

15

GLOMERULONEFRITES SECUNDÁRIAS À INFECÇÃO PELO VÍRUS DA HEPATITE C

Cícero de Oliveira Santos Neto
Gianna Mastroianni Kirsztajn

◆

A Organização Mundial da Saúde (OMS) estima que a infecção pelo vírus da hepatite C (HCV) afete 130 a 170 milhões de pessoas no mundo[1], com incidência de 3-4 milhões de pessoas infectadas por ano[2]. Nos Estados Unidos, houve declínio de casos novos; eram notificados 230.000 novos casos por ano nos anos 1980, e esse número passou para menos que 20.000 novos casos por ano recentemente. Além disso, 1,6% dos pacientes com anticorpos anti-HCV positivos apresentam cronificação da doença[1].

Em relação à frequência de sorologia positiva para HCV no Brasil, os estudos são escassos e pouco precisos, englobando, no geral, áreas geográficas restritas ou populações específicas, como os doadores de sangue. Um inquérito realizado pela Sociedade Brasileira de Hepatologia revelou que, dos 1.173.406 doadores de sangue avaliados, 14.527 (1,23%) foram reativos para anticorpos anti-HCV, colocando o Brasil em uma posição intermediária de incidência de infecções por HCV[3].

Além do acometimento hepático, esse vírus pode acarretar manifestações extra-hepáticas importantes e graves, sendo o acometimento renal uma das mais frequentes consequências da infecção crônica pelo HCV[2-4]. A exata incidência de nefropatia causada pelo HCV é desconhecida, além disso um grande número de casos são subdiagnosticados, dificultando assim estabelecer a real proporção de doença renal associada a essa infecção viral. Estudo envolvendo 30 pacientes infectados por HCV submetidos à biópsia renal no ato cirúrgico do transplante hepático demonstrou, em 25 casos, a presença de glomerulonefrite mediada por imunocomplexos, sendo essa clinicamente assintomática[1]. As doenças renais classicamente associadas à infecção por HCV são a crioglobulinemia com vasculite sistêmica e a glomerulonefrite membranoproliferativa (GNMP), mas outras doenças glomerulares têm sido observadas[2].

Em relação ao processo fisiopatológico de agressão do HCV no parênquima renal, há duas formas principais de acometimento: toxicidade direta e lesão renal mediada por crioglobulinas. A citotoxicidade direta do HCV tem importante papel nas doenças renais decorrentes da infecção por esse vírus, porém o exato mecanismo de ataque às células renais ainda é desconhecido. Diversos marcadores são expressos no tecido renal como alvos para o ataque e endocitose viral, porém não foi bem estabelecido como esses eventos ocorrem no parênquima renal. Um achado importante é a presença de partículas proteicas do HCV em mesângio renal, que se associa a altos níveis de proteinúria clinicamente. Outro mecanismo proposto envolve o *feedback* positivo relacionado à presença de receptores *Toll-like* tipo 3 mesangiais (TLR-3), que foi observada em biópsias renais de pacientes com HCV e associada ao maior efeito quimiotático e inflamatório local[1]. Quanto à lesão mediada por crioglobulinas, pode-se afirmar que há produção de crioglobulinas mistas (tipos II e III) que podem conter ou não proteínas virais, decorrentes da estimulação crônica dos linfócitos B pelo vírus. Na crioglobulinemia tipo II, a IgG policlonal associa-se com imunoglobulina monoclonal (geralmente IgM) relacionada ao fator reumatoide, e a crioglobulinemia tipo III, a imunoglobulinas policlonais. Essas crioglobulinas são depositadas em mesângio e capilares glomerulares. Especialmente a cadeia *kappa* da IgM do fator reumatoide produz fibronectina na matriz mesangial, desencadeando a ativação do sistema complemento, vasculites, necrose fibrinoide e formação de crescentes[5].

Em relação à apresentação clínica, o acometimento renal por HCV pode-se manifestar como diversas doenças glomerulares, destacando-se entre elas: glomerulonefrite membranoproliferativa (GNMP), vasculite crioglobulinêmica, já citadas, e também a nefropatia membranosa[1,2,6,7].

Pacientes HCV positivos, assintomáticos, devem ser avaliados, anualmente, com pesquisa de microalbuminúria, hematúria microscópica, fator reumatoide, dosagens de crioglobulinas, fatores do complemento e aferição de pressão arterial para o manejo de hipertensão arterial sistêmica. A biópsia renal é o exame padrão-ouro para determinar o padrão de acometimento glomerular, sendo necessária em pacientes HCV positivos com persistência de proteinúria nefrótica, disfunção renal e crioglobulinemia. Dessa forma, os pacientes com diagnóstico histopatológico de GNMP e nefropatia membranosa também devem ser investigados quanto ao perfil sorológico para HCV por ser uma das causas mais comuns dessas afecções glomerulares. Em biópsias renais, pode-se ainda pesquisar partículas virais, porém não é uma prática habitual em serviços de patologia, não sendo empregada em larga escala[2].

Em estudo multicêntrico italiano, envolvendo 913 indivíduos com crioglobulinemia, observou-se que pelo menos um terço dos pacientes com crioglobulinemia mista relacionada ao HCV apresentavam envolvimento renal, e a prevalência variou de 20 a 56% em diversas séries de casos. A tríade de púrpura, astenia, artralgia está presente em 30% desses casos[5]. A vasculite crioglobulinêmica é vista em apenas 2-3% dos pacientes. A glomerulonefrite crioglobulinêmica associada ao HCV apresenta-se como síndrome nefrótica ou síndrome nefrítica aguda com deterioração da função renal em 20% e 30% dos pacientes, respectivamente. Os pacientes com glomerulonefrite crioglobulinêmica associada ao HCV evoluem com insuficiência renal aguda oligúrica em 5% dos casos. A maioria dos pacientes (80%) tem hipertensão grave. Os níveis séricos de C4 e C1q são geralmente muito baixos. Os níveis de alanina aminotransferase aumentam em 70% dos pacientes. A maioria desses pacientes apresenta fator reumatoide positivo[2]. As manifestações extrarrenais são geralmente acompanhadas de recorrência da doença renal. A doença renal geralmente mostra um curso indolente e a evolução para doença renal crônica estádio terminal com necessidade de terapia renal substitutiva é relativamente incomum (10% dos casos)[4]. A biópsia renal mostra um padrão de GNMP, com células inflamatórias infiltrando os capilares glomerulares, presença de expansão de matriz mesangial, acú-

mulo de material eosinofílico intracapilar e infiltração de monócitos com duplos contornos das membranas. Além disso, um terço desses pacientes podem ter vasculite de pequenas artérias renais. A presença de crescentes extracapilares é raramente vista. À microscopia por imunofluorescência, podem-se observar depósitos de C3, IgM e IgG na parede capilar e mesângio. Depósitos intraluminal e subendotelial podem ter um padrão fibrilar à microscopia eletrônica, provavelmente, representando os depósitos de crioglobulinas[1].

A GNMP é a glomerulonefrite mais fortemente associada com a infecção crônica pelo HCV, devendo ser investigada em pacientes com anticorpos anti-HCV positivos, proteinúria, crioglobulinemia e hipocomplementemia. A GNMP é geralmente associada com a crioglobulinemia mista. A prevalência de GNMP é maior em pacientes HCV com crioglobulinemia. O RNA do HCV pode estar presente em 80% dos casos de GNMP relacionados com crioglobulinemia, mas apenas em 25% dos casos de GNMP sem crioglobulinemia. As lesões da GNMP caracterizam-se pela proliferação endocapilar, infiltração monocítica, duplo contorno de membrana basal, depósitos intraluminais eosinofílicos positivos ao PAS, além de vasculite de pequenas e médias artérias renais. À microscopia eletrônica, os depósitos subendoteliais estão normalmente presentes e podem ter padrões tubulares, semelhantes às crioglobulinas. Em estudo de necropsia realizado em 188 pacientes com infecção por HCV, a prevalência de depósito glomerular de imunocomplexos foi encontrada em 54%, ou seja, a manifestação histopatológica da doença que foi significativamente mais frequente do que a glomerulonefrite clinicamente sintomática. Nesse estudo, GNMP foi o tipo mais comum de glomerulonefrite, com prevalência de 11%[6].

Outro padrão histológico frequentemente associado à infecção por HCV é a glomerulopatia membranosa (GNM). A apresentação clínica e os achados histológicos de GNM associada ao HCV são semelhantes aos da forma idiopática. Geralmente os níveis de complemento séricos são normais, assim como não são detectados crioglobulinas e fator reumatoide séricos. Yamabe *et al*[7], ao avaliar pacientes com GNM, encontraram 8% dos pacientes com anti-HCVpositivo ou HCV RNA positivo em comparação com menos de 1% dos pacientes com outros tipos de glomerulonefrite, excluindo-se a GNMP. Em estudo realizado em transplantados renais com infecção por HCV, 3,6% dos pacientes desenvolveram GNM após transplante de rim e HCV RNA era detectável em todos esses pacientes. Crioglobulinemia, hipocomplementemia ou fator reumatoide estavam ausentes[2].

Além dessas apresentações histológicas citadas anteriormente, há relatos de associações da infecção por HCV e glomerulonefrites, como glomerulosclerose segmentar e focal (GESF), nefropatia por IgA, glomerulonefrites fibrilar e imunotactoide e nefropatia diabética[2].

Há vários relatos sobre a associação entre HCV e GESF. Shah et al[8] descreveram o caso de um paciente com HCV associado à GESF que se apresentou com síndrome nefrótica e insuficiência renal. Após tratamento com interferon (IFN)-alfa peguilado como monoterapia, houve resposta virológica sustentada e remissão clínica da síndrome nefrótica, além DAE estabilização da função renal e remissão da doença em cinco anos. Terapias combinadas com IFN-α e ribavirina têm sido relatadas para a estabilização de GESF colapsante secundária ao HCV[9].

A associação de nefropatia por IgA com infecção por HCV também tem sido relatada. Alguns pesquisadores descreveram um caso de nefropatia por IgA relacionado ao HCV tratada com sucesso com IFN-α. Dey et al[10] também relataram um caso de nefropatia por IgA associada a HCV, em que se observou melhora clínica acentuada com terapia com IFN.

As glomerulopatias fibrilar e imunotactoide podem estar associadas a doenças sistêmicas, como doenças linfoproliferativas, adenocarcinomas, doenças do tecido conjuntivo e doenças infecciosas. Alguns casos de pacientes com HCV positivo têm sido associados às glomerulopatias fibrilar e imunotactoide. A maioria desses pacientes com glomerulopatia fibrilar apresenta hipertensão arterial sistêmica, edema, hematúria microscópica e proteinúria nefrótica. As glomerulopatias fibrilar e imunotactoide são caracterizadas por depósitos extracelulares de microfibrilas dentro do mesângio e paredes dos capilares glomerulares que não são marcadas pelo corante vermelho do Congo[1]. Além disso, a microscopia por imunofluorescência revela IgG, principalmente IgG4 e C3 nas lesões. À microscopia eletrônica, fibrilas com diâmetros de 16 a 28nm e 33 a 45nm são observadas em glomerulonefrite fibrilar e glomerulopatia imunotactoide, respectivamente[11].

Além disso, alguns pesquisadores defendem a possibilidade de associação entre a infecção pelo HCV e diabetes mellitus (DM) tipo 2. A prevalência de positividade para HCV na população de diabéticos tipo 2 varia de 1,7 a 12,1%. Mehta et al[12] relataram que os pacientes infectados por HCV com mais de 40 anos de idade tiveram três vezes maior risco para desenvolver DM tipo 2 do que as pessoas sem infecção por HCV. Alta prevalência da infecção por HCV também tem sido observada em pacientes com nefropatia diabética. Após transplante renal, infecção por HCV foi identificada como fator preditivo para DM. Gentil et al[13] observaram que os pacientes com positividade para HCV tiveram maior prevalência de DM após transplante de rim. No entanto, um estudo de coorte c 33.479 transplantados de rim incluídos em banco de dados dos EUA não mostrou associação entre HCV e nefropatia diabética como causa da doença renal terminal[14]. Por outro lado, autoanticorpos antiglutâmico descarboxilase ácida (anti-GAD) e anti-ilhotas (ICA) não se mostraram aumentados em pacientes com infecção por HCV, sugerindo que mecanismos não imunológicos foram responsáveis por DM pós-transplante. Sugere-se que sensibilidade reduzida à insulina e disfunção de células beta contribuam para a intolerância à glicose e resistência insulínica em pacientes HCV positivos. Alterações nucleares desencadeadas diretamente pelo HCV reduzem a expressão de proteínas de substrato de receptor de insulinas1 (IRS-1) e 2. Em estudo realizado por Aytug et al[15], anti-HCV resultou em aumento de 2 a 3 vezes no receptor de insulina e IRS-1 em comparação com indivíduos sem infecção HCV. No entanto, fosforilação de tirosina de IRS-1 estimulada por insulina foi 2 vezes menor em indivíduos infectados por HCV. Em pacientes com nefropatia diabética, a disfunção renal detectada pela alteração de creatinina sérica foi significativamente maior em pacientes HCV positivos, comparados com pacientes HCV negativos. Assim, o anti-HCV pode estar relacionado com a progressão da nefropatia diabética[2].

Quanto ao tratamento das glomerulonefrites relacionadas ao HCV, há duas linhas principais, a terapia antiviral específica e a terapia imunossupressora para os casos graves associados a disfunção renal, síndrome nefrótica persistente e vasculites graves[1,2,16].

Quanto à terapia antiviral, há relato de resposta sorológica sustentada com os inibidores de proteases com eficácia de 95% entre os pacientes tratados. Diversos esquemas de tratamento são utilizados para obter resposta sorológica sustentada. O IFN-α tem sido utilizado com sucesso tanto em monoterapia quanto em terapias conjugadas, de acordo com o genótipo apresentado pelo paciente[16]. Segundo Gilbert et al[1], as terapias com IFN-alfa associaram-se à recorrência da doença após ser descontinuado o uso da medicação, sendo esse um fator limitante ao uso em monoterapia. Os eventos adversos podem ser graves, como transtornos depressivos, astenia, náuseas e vômitos, além de febre baixa. Sintomas gripais podem ser observados no início do tratamento. Algumas reações adversas podem ser minimizadas pelo uso de IFN peguilado, pois esse tem liberação mais lenta. Porém, há limitações ao uso em pacientes com disfunção renal importante (depuração de creatinina < 15mL/min/1,73m^2). Habitualmente, o tratamento é realizado em 12 meses, porém esquemas mais prolongados têm apresentado respostas virológicas sustentadas mais eficazes. Alguns esquemas com efetividade maior que a monoterapia envolvem o uso de ribavirina como terapia conjugada, apresentando boa resposta em tratamento para glomerulonefrites associadas ao HCV. Seu uso também é limitado em pacientes com disfunção renal importante, devido ao acúmulo da droga e riscos de desencadear anemia hemolítica. Mas a terapia mais promissora nos últimos anos corresponde a esquemas baseados em inibidores de protease com efeito direto sobre as partículas virais (NS3/4A), por exemplo, o telaprevir e oboceprevir, que tiveram seu uso liberado recentemente em combinação com IFN ou ribavirina, apresentando resposta viral sustentada até no genótipo 1[1]. Devido ao uso recente, existem poucos estudos relacionados ao tratamento de glomerulonefrites por HCV com esses agentes antivirais e a evolução para doença renal crônica em longo prazo. Estudo de coorte retrospectiva com pacientes de um banco de dados dos EUA (2008-2015), englobando 56.448 pacientes com HCV comparados àqueles não infectados e pacientes tratados para o HCV comparados aos não tratados, mostrou risco 27% maior de pacientes infectados para doença renal crônica, porém em pacientes tratados houve diminuição de 30%[4].

Quanto à terapia imunossupressora, diversos esquemas envolvem pulsoterapias com metilprednisolona, ciclofosfamida, azatioprina e até plasmaférese para a retirada de fatores imunogênicos circulantes e crioglobulinas. Porém, resultados mais bem-sucedidos são relacionados a terapias com depleção de linfócitos B, alcançada com o uso do rituximab (anti-CD20), principalmente no tratamento da vasculite crioglobulinêmica, por reduzir níveis de produção de crioglobulinas. O risco de hepatite fulminante relacionado ao HCV em paciente com terapia imunossupressora é baixo, porém o uso de terapia imunossupressora é reservado a pacientes com quadros graves de disfunção renal, síndrome nefrótica e vasculites graves[1,2].

Em nosso serviço (Ambulatório de Glomerulopatias – EPM/UNIFESP), ao avaliar 40 pacientes com diagnóstico de hepatopatia viral em seguimento devido a alterações urinárias, 28 apresentavam sorologia positiva para HCV, sendo que desses dois tinham HCV associado a HIV; três, HCV com HBV; e dois tinham também esquistossomose associada. As idades variaram de 14 a 45 anos no momento da admissão no serviço e os exames (iniciais e finais, respectivamente) revelavam creatinina sérica 1,64 ± 0,8 e 1,91 ± 1,5mg/dL, e proteinúria de 24 horas 2,80 ± 2,6 e 1,89 ± 2,9g; 15 eram hipertensos, e seis, diabéticos. Os principais motivos que levaram ao encaminhamento ao nosso serviço foram: edema de membros inferiores (32,5%) e proteinúria (30,0%), seguida de hematúria (27,5%). Apenas 25% dos pacientes foram biopsiados, sendo o perfil histológico variável, incluindo quatro casos de GNMP, dois de nefropatia membranosa e um de glomerulosclerose segmentar e focal.

REFERENCIAS BIBLIOGRÁFICAS

1. Gilbert SJ, Weiner DE, Gibson DS *et al. Primer on Kidney Disease: National Kidney Foundation's*, 6th ed. Elsevier Saunders: Philadelphia, 2014.
2. Ozkok A, Yildiz A. Hepatitis C virus associated glomerulopathies. *World J Gastroenterol* 2014; **20**: 7544-7554.
3. Martins T, Narciso-Schiavon JL, Schiavon LL. Epidemiologia da infecção pelo vírus da hepatite C: artigo de revisão. *Rev Assoc Med Brasil* 2011; **57**: 107-112.
4. Park A, Chen C, Wang W *et al.* Chronic hepatitis C increases the risk of chronic Kidney Disease (CKD) while effective HCV treatment decreases the incidence of CKD. Hepatology. 2017 (Epub ahead of print).
5. Monti G, Galli M, Invernizzi F *et al.* Cryoglobulinaemias: a multicentre study of the early clinical and laboratory manifestations of primary and secondary disease. GISC. Italian Group for the Study of Cryoglobulinaemias. *QJM* 1995; **88**: 115-112.
6. Arase Y, Ikeda K, Murashima N *et al.* Glomerulonephritis in autopsy cases with hepatitis C virus infection. *Intern Med* 1998; **37**: 836-840.
7. Yamabe H, Johnson RJ, Gretch DR *et al.* Hepatitis C virus infection and membranoproliferative glomerulonephritis in Japan. *J Am Soc Nephrol* 1995; **6**: 220-223.
8. Shah HH, Patel C. Long-term response topeg interferon in hepatitis C virus-associated nephritic syndrome from focal segmental glomerulosclerosis. *Ren Fail* 2013; **35**: 1182-1185.
9. Sperati CJ. Stabilization of hepatitis C associated collapsing focal segmental glomerulosclerosis with interferon alpha 2a and ribavirin. *Clin Nephrol* 2013; **80**: 231-234.
10. Dey AK, Bhattacharya A, Majumdar A. Hepatitis C as a potential cause of IgA nephropathy. *Indian J Nephrol* 2013; **23**: 143-145.
11. Guerra G, Narayan G, Rennke HG, Jaber BL. Crescentic fibrillary glomerulonephritis associated with hepatitis C viral infection. *Clin Nephrol* 2003; **60**: 364-368.
12. Mehta SH, Brancati FL, Sulkowski MS *et al.* Prevalence of type 2 diabetes mellitus among persons with hepatitis C virus infection in the United States. *Hepatology* 2001; **33**: 1554.
13. Gentil MA, Luna E, Rodriguez-Algarra G *et al.* Incidence of diabetes mellitus requiring insulin treatment after renal transplantation in patients with hepatitis C. *Nephrol Dial Transplant* 2002; **17**: 887-891.
14. Batty DS, Swanson SJ, Kirk AD *et al.* Hepatitis C virus sero positivity at the time of renal transplantation in the United States: associated factors and patient survival. *Am J Transplant* 2001; **1**: 179-184.
15. Aytug S, Reich D, Sapiro LE *et al.* Impaired IRS-1/PI3-kinase signaling in patientswith HCV: a mechanism for increased prevalence of type 2 diabetes. *Hepatology* 2003; **38**: 1384-1392.
16. Philipneri M, Bastani B. Kidney disease in patients with chronic hepatitis C. *Curr Gastroenterol Rep* 2001; **3**: 79-83.

SEÇÃO 4

Tubulopatias

◆

16

TUBULOPATIAS HEREDITÁRIAS HIPOCALÊMICAS

Jenner Cruz
Silvana Kesrouani

◆

INTRODUÇÃO

A divisão do ensino de Clínica Médica, por meio de especialidades, foi introduzida na Faculdade de Medicina da Universidade de São Paulo, em 1951, pelos Professores Doutores Antonio Barros de Ulhôa Cintra, aprovado em 1949 para dirigir a 1ª Clínica Médica e Luiz Venere Décourt, aprovado em 1950 para dirigir a 2ª Clínica Médica. Em decorrência dessa resolução, couberam à 1ª Clínica Médica cinco grupos, entre os quais estava o Grupo de Moléstias Renais e Hipertensivas, que em 1958 receberia o nome de Nefrologia, composto de Prof. Dr. Emílio Mattar, Dr. Sylvio Soares de Almeida e os estudantes internos: Helga Maria Mazzarolo e Jenner Cruz[1].

O primeiro curso teórico de Moléstias Renais e Hipertensivas da Faculdade de Medicina da Universidade de São Paulo foi proferido pelos professores Dr. Emílio Mattar e Dr. Sylvio Soares de Almeida, no segundo semestre de 1952.

Quando os Drs. Helga Maria Mazzarolo, ainda solteira, e Jenner Cruz acabaram a residência, em 1955, passaram a fazer parte desse corpo docente, como Médicos Auxiliares de Ensino, pouco depois acrescidos dos Drs. Décio de Oliveira Penna e Luiz Martins de Alcântara[1].

Como tínhamos atividades didáticas, teóricas e práticas, adquirimos alguns livros[2-3]:

Nesses livros, os capítulos sobre tubulopatias eram muito pobres, discutindo apenas algumas formas de necroses tubulares agudas, com outros nomes: nefroses necrotizantes mercuriais, por tetracloreto de carbono, por sulfonamidas, obstrutivas por cristais, após trauma e/ou síndrome de esmagamento, por hemoglobinúria, colêmica e larval[2].

Em nossos livros e em outros que líamos, nenhuma palavra havia sobre as tubulopatias hereditárias.

TUBULOPATIAS HEREDITÁRIAS

Os túbulos renais têm papel fundamental na formação da urina. Suas funções podem ser resumidas em poucas linhas. A maior parte da glicose, aminoácidos, ácido úrico, fosfatos, bicarbonato e proteínas de peso molecular médio, filtrados pelos glomérulos é recuperada pelos túbulos proximais. A alça de Henle e o néfron distal reabsorvem cerca de 30% do cloreto de sódio e 50% do cálcio filtrado. O ducto coletor, sob o controle da aldosterona, ajusta a reabsorção do sódio e a secreção dos íons hidrogênio e potássio. Na parte final do tubo coletor, o hormônio antidiurético regula a reabsorção da água e a concentração da urina[4].

Com as fundações das sociedades de Nefrologia: *Società Italiana de Nefrologia*, em 1957, a primeira a adotar o nome de Nefrologia, Sociedade Brasileira de Nefrologia, em agosto de 1960, *International Society of Nephrology*, em setembro de 1960, além de outras que ainda não usavam o termo Nefrologia: *Societé de Pathologie Renale*, em 1949, *Renal Association*, em 1950, *Scandinavian Association for Kidney Research*, em 1950, a Nefrologia tomou um grande impulso que possibilitou a descoberta das tubulopatias hereditárias[1,5]. Nos Estados

Unidos, em virtude de problemas burocráticos, na fundação da *International Society of Nephrology*, em 1960, seus nefrologistas foram representados somente pela *American Society of Clinical Investigation*[1,6-7].

Doenças tubulares transmitidas geneticamente constituem um grupo de condições nas quais a reabsorção tubular de íons, solutos orgânicos e água está comprometida. Eles podem ser divididos conforme o segmento do néfron onde ocorreram[4].

Guay-Woodford[4] descreveu 23 nefropatias hereditárias atingindo diferentes partes dos túbulos, sendo 11 no túbulo proximal, uma na alça de Henle, 3 no túbulo distal e 8 no ducto coletor. A transmissão hereditária dessas tubulopatias compreendia 14 por herança autossômica recessiva, 5 por herança autossômica dominante, 2 por herança ligada ao *X*, 2 por herança quer autossômica dominante, quer autossômica recessiva e uma por herança quer ligada ao *X*, quer autossômica dominante ou autossômica recessiva. Dessas 23 nefropatias, apenas duas se manifestavam com alcalose metabólica hipocalêmica e hipoclorêmica: as síndromes de Bartter e de Gitelman (Quadro 16.1).

Quadro 16.1 – Nefropatias hereditárias segundo o segmento do néfron.

Segmento do néfron	Doença	Herança	Principais características renais
Túbulo proximal	Glicosúria renal	AR	Glicosúria isolada
	Acidose tubular renal proximal	AR	Acidose metabólica hipocalêmica e hipoclorêmica
	Deficiência de anidrase carbônica II	AR	Acidose tubular renal mista, proximal e distal
	Doença de Hartnup	AR	Aminoacidúria neutra
	Cistinúria	AR	Cálculos urinários
	Cistinose	AR	Síndrome de Fanconi renal
	Doença de Dent	Ligada ao X	Proteinúria de baixo peso molecular, cálculos urinários, nefrocalcinose
	Síndrome de Lowe	Ligada ao X	Síndrome de Fanconi renal
	Intolerância hereditária à frutose	AR	Síndrome de Fanconi renal
	Tirosinemia tipo I	AR	Síndrome de Fanconi renal
	Doença de Wilson	AR	Síndrome de Fanconi renal
Alça de Henle	Síndrome de Bartter (cinco tipos)	AR	Alcalose metabólica hipoclorêmica e hipocalêmica
Túbulo distal	Síndrome de Gitelman	AR	Alcalose metabólica hipoclorêmica e hipocalêmica
	Hipomagnesemia familial com hipercalciúria	AR	Perda renal grave de magnésio e cálcio
	Hipomagnesemia isolada	AD	Perda renal de magnésio
Túbulo coletor	Síndrome de Liddle	AD	Hipertensão arterial com renina baixa
	Hiperaldosteronismo remediável com glicocorticoide	AD	Hipertensão arterial com renina baixa
	Excesso aparente de mineralocorticoide	AR	Hipertensão arterial com renina baixa
	Pseudo-hipoaldosteronismo tipo I	AR, AD	Acidose metabólica hipocalêmica e hiponatrêmica
	Pseudo-hipoaldosteronismo tipo 2 (síndrome de Gordon)	AD	Hipertensão arterial com renina baixa e hipercalemia
	Acidose tubular renal distal	AR, AD	Acidose metabólica hipocalêmica e hiperclorêmica
	Deficiência de anidrase carbônica II	AR	Acidose tubular renal mista proximal e distal
	Diabetes insipidus nefrogênico	Ligada ao X, AD e AR	Concentração urinária deficiente

AD = autossômica dominante; AR = autossômica recessiva. Adaptado de Lisa M. Guay-Woodford[4].

SÍNDROMES DE BARTTER
E DE GITELMAN

As síndromes de Bartter[8] e de Gitelman[9,10] são um grupo de distúrbios caracterizados por redução acentuada no transporte de sódio, potássio e cloro na porção ascendente espessa da alça de Henle (síndrome de Bartter[8]) ou no túbulo contorneado distal (síndrome de Gitelman)[9,10]. Ambas dividem algumas anormalidades metabólicas, como hipocalemia, alcalose metabólica, hiperplasia do aparelho justaglomerular com hiperreninemia, hiperaldosteronismo e, algumas vezes, hipomagnesemia, sendo que as manifestações clínicas e laboratoriais nem sempre permitem diferenciá-las com segurança, principalmente entre o tipo III da síndrome de Bartter e a síndrome de Gitelman[11]. A síndrome de Bartter é semelhante aos efeitos da administração de furosemida por muito tempo[4]. Algumas diferenças entre essas síndromes estão no quadro 16.2.

Para diferenciar as duas síndromes, criou-se um teste, denominado tiazídico, que consiste da administração, ou de hidroclorotiazida oral, 50mg ou 1mg/kg de peso, ou de furosemida oral, 2mg/kg de peso, em dose única. A administração de hidroclorotiazida deve ser feita após 7 dias de *washout*, durante os quais, o tratamento com potássio e magnésio foi suspenso. Na síndrome de Gitelman, causada por um defeito no cotransportador sensível à hidroclorotiazida (NCCT), o teste mostra apenas uma alteração mínima (< 2,3%) da excreção fracional de cloro em relação à basal. Na síndrome de Bartter, com mutações no canal de cloro CIC-Kb, esta resposta neutra não ocorre, mas existe uma resposta à furosemida. Na síndrome de Bartter com mutações KCNJ1, há boa resposta com os dois diuréticos[11-13]. Este teste não é recomendado para crianças e adultos jovens com suspeita de síndrome de Bartter, em virtude do alto risco de depleção de volume[11,13]. Ainda está para ser determinados e o polimorfismo ou alterações epigenéticas seriam responsáveis pelas diferenças entre as síndromes de Bartter e/ou de Gitelman[14].

SÍNDROME DE BARTTER

A síndrome de Bartter é uma tubulopatia hereditária rara, perdedora de sal (cerca de 1,2 novo caso por 100.000 nascidos vivos, por ano)[15]. Ela foi descrita por Bartter *et al* em 1962[8], podendo ser diagnosticada no período pré-natal, nos primeiros dias de vida, na infância e até na adolescência ou em pessoas mais idosas, dependendo da gravidade do quadro clínico[16]. Na infância, quando a maior parte dos casos é diagnosticada, costuma apresentar poliúria, polidipsia, vômitos, obstipação, episódios de desidratação e atraso do crescimento, se o tratamento for instituído tardiamente. Devemos suspeitar de síndrome de Bartter no período pré-natal, quando surge poli-hidrâmnio inexplicável ou grave. Nestes casos o líquido amniótico pode ter cloro alto, níveis altos de aldosterona e níveis baixos de proteínas totais[17]. A grande hipotensão sistêmica desses pacientes é responsável pela hiperplasia do sistema renina-angiotensina-aldosterona[16,18]. A hipercalciúria e a nefrocalcinose estão invariavelmente presentes[19], bem como a pressão arterial baixa[4]. Geralmente, quanto mais precoce é o diagnóstico, maior é a gravidade do quadro clínico[16]. A síndrome de Bartter também pode-e diferenciar da síndrome de Gitelman por poder acompanhar-se de grande excreção urinária de prostaglandinas[20].

A síndrome de Bartter pode ser causada por mutações em quatro genes: O gene *SLC12A2* que codifica o cotransportador de sódio-potássio-cloro NKCC2, sensível à bumetanida; o gene *KCNJ1* que codifica o canal do íon potássio ROMK1; o gene *CLCNKB*, que codifica o canal basolateral do íon cloro, CIC-Kb; e o gene *BSND*, que codifica a bartina, que é uma subunidade reguladora necessária para que o canal de cloro atinja a membrana[4]. Essas mutações produzem, respectivamente, os tipos 1, 2, 3 e 4 da síndrome de Bartter, de transmissão autossômica recessiva. Distúrbios em qualquer um desses quatro genes rompem o transporte de sal na alça ascendente espessa de Henle, provocando efeito semelhante à administração de furosemida[4].

Mutações no gene *CASR*, que codifica o receptor CaSR, sensível ao íon cálcio extracelular, causam um fenótipo semelhante à síndrome de Bartter, denominado tipo 5, que está associado à hipercalciúria hipocalcêmica, semelhante a um hipoparatireoidismo, porém com hormônios tireóideos normais. Ela é de transmissão autossômica dominante[4].

Além dos sinais e sintomas comuns a todos os cinco tipos, já referidos, o quadro clínico deles varia. A síndrome de Bartter tipo 1 cursa com hipercalciúria, nefrocalcinose, alcalose metabólica e hipocalemia. A tipo 2 caracteriza-se por apresentar um poli-hidrâmnio durante a gestação, prematuridade, poliúria intensa e aumento das prostaglandinas. A tipo 3 se acompanha de perda significativa de sal e hipocalemia. A tipo 4 é pré-natal, associada a surdez neurossensorial e insuficiência renal precoce[4,21]. A tipo 5 se caracteriza por se acompanhar de crises de tetania.

Quadro 16.2 – Algumas diferenças entre as síndromes de Bartter e de Gitelman.

Síndrome	K	Alcalose metabólica	Cl	Na	Pressão arterial	Poliúria	Ca na urina	Mg	Tratamento
Bartter	<	+	<	=	<	+	>	=	Indometacina
Gitelman	<	+	<	=	≤	–	<	<	Mg por via oral

SÍNDROME DE GITELMAN

A síndrome de Gitelman é uma tubulopatia rara, perdedora discreta de sal, caracterizada por pressão arterial normal ou baixa, alcalose metabólica hipocalêmica com hipomagnesemia e hipocalciúria[4,22,23], apresenta também hiperreninemia e ultrassonografia renal normal[10]. Entre seus sintomas mais comuns, estão câimbras, sensação de fraqueza, sede, tonturas e palpitações[10]. Foi descrita pela primeira vez em 1966[9,10], com prevalência de 1 a 10 casos novos por 40.000 nascimentos, sendo maior na Ásia[24]. A doença é de transmissão autossômica recessiva, causada, na maior parte das vezes, por mutações do gene *SLC12A3* que codifica o cotransportador sódio-cloro (NCCT). Entretanto, em um número menor de casos, as mutações podem ocorrer no gene *CLCNKB*[4]. A síndrome costuma ser descoberta na adolescência ou na juventude, ou de modo fortuito em associação com sintomas leves e inespecíficos. A doença se acompanha de grande variabilidade fenotípica e redução significativa da qualidade de vida, podendo também estar acompanhada de manifestações mais intensas. O grande problema do estudo e seguimento de doenças raras é a falta de informações importantes sobre o diagnóstico, prognóstico e conduta[10].

CONDUTA TERAPÊUTICA

O tratamento geral das síndromes de Bartter e de Gitelman inclui a reparação contínua das perdas aquosas e de cloreto de sódio e providências para que os níveis de potássio fiquem sempre acima de 3mEq/dL. Nos tipos 1 e 2, perinatais, da síndrome de Bartter, podem-se administrar inibidores da cicloxigenase, como a indometacina, 2 a 4mg/kg/dia, dividida em 2 a 4 doses diárias[4]. A indometacina também tem sido usada em outros tipos, mas com alto risco de alterações gastrintestinais[16]. Nos tipos 3 e 5, pode-se fazer uma suplementação por via oral de magnésio, de modo a colocá-lo sempre acima de 1,2mg/dL[4,25]. Como as duas síndromes se acompanham de hiperreninemia, tem sido usado o alisquireno, inibidor da renina, com bons resultados[16,26].

AMBULATÓRIO DA CASA DO RENAL CRÔNICO

No Ambulatório da Casa do Renal Crônico, do Instituto de Nefrologia de Mogi das Cruzes, entidade filantrópica criada pelas Drs. Altair Oliveira de Lima e Silvana Kesrouani e mantida pela Drª Silvana Kesrouani, após a aposentadoria da Drª Altair, seguimos, há mais de 17 anos, portadores de doença renal crônica pré-dialíticos. Esse Instituto é um dos poucos do Brasil, classificados como ONA-3, pela Organização Nacional de Acreditação, índice máximo de classificação dessa organização federal. O Instituto de Nefrologia de Mogi das Cruzes é ONA-3 desde 2008.

Trata-se de uma atividade muito gratificante, quer para o médico, quer para seus pacientes, porque o seguimento e o tratamento adequado dos doentes renais crônicos se acompanham, quase sempre, de melhoria evidente, quer nos exames complementares, quer no estado físico e moral desses doentes. A pressão arterial é tratada, de modo que a pressão diastólica fica sempre baixa, a creatinina se reduz bastante e outros componentes da doença, como a anemia, a hiperuricemia, o hipotireoidismo e a má circulação sanguínea são tratados e controlados. A pressão sistólica, dependendo de lesão vascular prévia, nem sempre normaliza. O tratamento do diabetes, muitas vezes é mais difícil, porque depende de grande cooperação do paciente e mudança de seu estilo de vida.

Em virtude de nossos bons resultados, temos recebido encaminhamento de alguns médicos da cidade, de portadores de outras nefropatias, entre as quais duas portadoras de tubulopatias hereditárias.

DUAS PACIENTES COM TUBULOPATIAS HEREDITÁRIAS

1º caso: R.G.I., sexo feminino, branca, solteira, nascida em 04/05/1985, filha de pais não consanguíneos, sadios, sendo que a mãe tem hipertensão arterial leve. Em dezembro de 2012, teve intensa taquiarritmia, com atonia uterina, nove dias após um parto normal, em sua segunda gestação. Filho mostrou-se sadio. Na primeira gestação, tivera gêmeos, e fora submetida à cesárea. Um dos bebês teve atresia de esôfago. Os exames realizados nessa ocasião revelaram que a hipopotassemia fora a causa de sua arritmia. Após algumas tentativas, optou-se por administrar espironolactona, 50mg duas vezes ao dia e citrato de potássio 600mg a cada 8 horas. A pressão arterial era 103/75mmHg e, como de hábito, manteve-se sempre baixa em várias consultas. Peso 52,2kg. Altura 1,65m. Exames laboratoriais: creatinina 0,46 e 0,52mg/dL, ureia 24 e 24mg/dL, Na 140 e 140mEq/L (valor de referência [VR] 135 a 145), K 2,5 e 3,2mEq/L (VR 3,5 a 5,2), Cl 92 e 94mEq/L (VR 98 a 107), Mg 1,21 e 1,27mEq/L (VR 1,58 a 2,55), P 3,9 e 4,0mg/dL (VR 2,7 a 4,5), Ca 9,7 e 9,9mg/dL (VR 8,6 a 10,2), Cai 4,52 e 4,93mg/dL (VR 4,6 a 5,3), ácido úrico 3,5 e 3,2mg/dL (VR 2,4 a 5,7), Hb 13,5g/dL, Ht 37,9%, leucócitos 7.100/mm³, plaquetas 211.000/mm³, pH venoso 7,47 e 7,43, bicarbonato 32,7 e 32,9mmol/L (VR 23 a 27), 25-hidroxivitamina D 23ng/mL (insuficiência 10 a 30). Na urina de 24 horas, foi observada excreção normal de ácido úrico, Na, K, Mg e P. Citrato na urina de 24 horas 262,35mg/vol (normal superior a 320). Cálcio urinário muito baixo 3,71mg/dia (VR 100 a 320). Outros exames: urina tipo I, colesterol total e frações, triglicérides, glicemia, proteína C-reativa, velocidade de hemossedimentação, proteinúria, microalbuminúria, osmolalidade urinária, cortisol, alanina aminotransferase, aspartatoaminotransferase, creatina fosfoquinase, fosfatase alcalina, gama glutamiltransferase, PTH (paratormônio), enzimas hepáticas, TSH (hormônio estimulador da tireoide), tiroxina livre (T4L), ecocardiograma, MAPA, Holter e teste ergométrico normais. Ultrassonografia de abdome normal, *clearance* de creatinina 176mL/min/1,73m^2. Exames anormais: ACTH 15pg/mL (VR 7 a 10), renina 153,0µUI/mL (VR 2,6 a 39,9), aldosterona 3,4ng/dL (normal até 39,2). Foi encaminhada e matriculada no Ambulatório do Serviço de Nefrologia do Hospital das Clínicas da Faculdade de Medicina da Universidade de São Paulo.

2º caso: T.R.B.O., sexo feminino, branca, solteira, tomando anticoncepcional desde 2008, nascida em 23/02/1990, peso 55,5kg, altura 1,55m, IMC 23,1kg/m^2, PA 80/40mmHg (sempre baixa em todas as medidas), frequência cardíaca 66bpm, rítmica. As queixas começaram aos 14 anos de idade, por ocasião de sua menarca, com formigamentos e câimbras no corpo inteiro. Elas se repetiram durante sete vezes, com formas bem evidentes, espasmos nas mãos e nos pés, sendo em três vezes quando tinha febre. Na primeira consulta com o médico que enviou o caso, em 2016, ele constatou sinal de Trousseau positivo. Exames de laboratório: Na 134, 139 e 142mEq/L (VR 135 a 145), K 2,2, 2,4 e 3,0mmol/L (VR 3,5 a 5,2), creatinina 0,9, 1,0 e 1,1mg/dL, ureia 30 e 40mg/dL, Mg 2,1mg/dL (VR 1,6 a 2,5), Cl 101 e 102mEq/L (VR 98 a 107), Ca total 8,7mg/dL (VR 8,8 a 11), P 3,7 e 4,1mg/dL (VR 2,5 as 4,8), creatina fosfoquinase normal, TSH normal, colesterol total e frações normais, ácido úrico 5,6mg/dL (VR 2,4 a 5,7), Hb 13,3g/dL, Ht 39, 4%, leucócitos totais 25.610 e 14.900/mm^3, plaquetas 249.000 e 353.000/mm^3, proteína C-reativa 44,5mg/L (VR < 5,0), renina 18ng/mL/h (VR 0,5 a 1,9), aldosterona 96pg/mL (normal 35 a 300) (tomando espironolactona 25mg/dia), PTH (paratormônio) 46,9 e 55,7pg/mL (VR 14,0 a 72,0), calciúria de 24 horas 16,0 e 38,0mg (VR 100 a 300), potassiúria normal, proteinúria e hematúria negativas. Sintomas de hipocalcemia e sinal de Trousseau positivo ocorreram em dias distintos. ECG não apresentava alterações dignas de nota. Gasometria arterial: pH 7,54, bicarbonato 28,8mmol/L (VR 21,0 a 28,0), excesso de bases 5,7. No dia em que estava com leucocitose, apresentava também tonsilite aguda.

No momento a paciente está bem, sem nenhuma medicação e trabalhando, o que dificulta seu comparecimento à consulta médica. Aprendeu a controlar seus espasmos, mas ao verificar a pressão arterial apresenta espasmo carpopedal. Não tem sintomas noturnos.

COMENTÁRIOS

As duas pacientes têm alcalose metabólica hipocalêmica. No primeiro caso, a arritmia por hipocalemia apareceu quando a paciente tinha 27 anos de idade, e no segundo caso, os sintomas de hipocalcemia foram notados, aos 14 anos de idade, durante sua primeira menstruação. Como as duas pacientes iniciaram seus sintomas tardiamente, isso ajuda a fazer o diagnóstico. As síndromes de Bartter tipo 2 e 4 iniciam-se precocemente, estando descartadas, o mesmo podendo-se dizer da tipo 1, cujo quadro clínico é bastante diferente.

No primeiro caso, não tenho como explicar sua grande hipocalemia, que foi manifestar-se, tão intensamente, apenas em seu segundo parto, principalmente porque a partir dessa data ela passou a precisar ingerir doses altas de espironolactona e de citrato de potássio para controlar a hipocalemia. Seu quadro clínico poderia ser ou da síndrome de Bartter tipo 3 ou da síndrome de Gitelman, geralmente de difícil diagnóstico diferencial. O aparecimento dos sintomas apenas aos 27 anos de idade indica síndrome de Gitelman, em geral de aparecimento mais tardio, mas a gravidade da hipocalemia indica síndrome de Bartter. Ambas cursam com pressão arterial baixa, mais baixa na síndrome de Bartter. Como a paciente nunca referiu ter poliúria, é um ponto a favor da síndrome de Gitelman. As dosagens de magnésio foram abaixo dos valores normais e, no Hospital das Clínicas, começaram a repor o magnésio com Magnen B6®. Nunca houve necessidade de usar indometacina, e assim são dois pontos a favor de síndrome de Gitelman. A paciente tem 1,65m, compatível com a altura de seus pais, demonstrando não ter atraso de crescimento, e isso é mais um ponto a favor da síndrome de Gitelman. Finalmente, como a dosagem de cálcio urinário foi muito baixa, concluímos que a paciente tem síndrome de Gitelman, que já foi denominada de variante hipocalciúrica da síndrome de Bartter[27]. O teste tiazídico não foi realizado, principalmente porque as altas doses de reposição de potássio teriam de ser interrompidas.

A segunda paciente tem com toda certeza a síndrome de Bartter tipo 5, pelos seus sintomas contínuos decorrentes de hipocalcemia.

CONCLUSÃO

Apresentamos duas pacientes com tubulopatia hereditária hipocalêmica, que atendemos na Casa do Renal Crônico do Instituto de Nefrologia de Mogi das Cruzes. A primeira com provável síndrome de Gitelman e a segunda com síndrome de Bartter tipo 5.

Agradecimento

Agradecemos aos Drs. Odilon Negrão Neto, médico urologista e Milton Cruz Filho, médico gastroenterologista, em Mogi das Cruzes, que nos enviaram as duas pacientes para esclarecimento de suas moléstias. Agradecemos também à Drª Rosilene Motta Elias, que matriculou o primeiro caso no Ambulatório de Nefrologia do Hospital das Clínicas da Faculdade de Medicina da Universidade de São Paulo, para a continuação de seu atendimento.

REFERÊNCIAS BIBLIOGRÁFICAS

1. Cruz J, Cruz HMM, Gomes RA. Primórdios da nefrologia, reminiscências. In Cruz J, Cruz HMM, Kirsztajn GM, Barros RT (eds). *Atualidades em Nefrologia 12*. Sarvier: São Paulo, 2012, pp 3-11.

2. Fishberg AM (ed). *Hypertension and Nephritis*, 5th ed. Lea & Febiger: Philadelphia, 1954, (986p).

3. Allen A (ed). *The Kidney Medical and Surgical Diseases*. Grune & Stratton: New York, 1951, (583p).

4. Guay-Woodford LM. Hereditary nephropathies and developmental abnormalities of the urinary tract. In Goldman L, Schafer AI (eds). Goldman's Cecil Medicine, 25th. Elsevier-Saunders: Philadelphia, 2016, vol1, pp 822-827.

5. Richet G, Muller A. Le premier congrès international de néphrologie Genène-Evian, 1-3 september 1960. *Nephrologie* 2001; **22**: 175-177.

6. Robinson RR, Richet G. Crucible for the birth of an idea. The first decade: 1960-1969. *Kidney Int Suppl* 2001; **79**: S2-S18.

7. Program. Premier Congrès International de Néphrologie (*First International Congress of Nephrology*) Genève (Suisse) 1er September 1960, Evian (Haute-Savoie) France 2, 3, 4 et 8, September. ISN Archives, 1960.

8. Bartter FC, Pronove P, Gill JR Jr, MacCardle RC. Hyperplasia of the justaglomerular complex wih hyperaldosteronism and hypokalemic alkalosis. *Am J Med* 1962; **33**: 811-828.

9. Gitelman HJ, Graham JB, Welt LG. A new familial disorder characterized by hypokalemia and hypomagnesemia. *Trans Assoc Am Physicians* 1966; **79**: 221-235.

10. Blanchard A, Bockenhauer D, Polignano D *et al*. Gitelman syndrome: consensus and guidance from a kidney disease: improving global outcomes (KDIGO) controversies conference. *Kidney Int* 2017; **91**: 24-33.

11. Al Shibli A, Narchi H. Bartter and Gitelman syndromes: a spectrum of clinical manifestations caused by different mutations. *World J Methodol* 2015; **5**: 55-61.

12. Nozu K, Iijima K, Kanda K *et al*. The pharmacological characteristics of molecular-based inherited salt-losing tubulopathies. *J Clin Endocrinol Metab* 2010; **95**: E511-E518.

13. Colussi G, Bettinelli A, Tedeshi S *et al*. A thiazide test for the diagnosis of renal tubular hypokalemic disorders. *Clin Am J Soc Nephrol* 2007; **2**: 454-460.

14. Alfandary H, Landau D. Future considerations based on the information from Bartter's and Gitelman's syndromes. *Curr Opin Nephrol Hypertens* 2017; **26**: 9-13.

15. Shaer A. Inherited primary renal tubular hipokalemic alkalosis; a review of Gitelman and Bartter syndromes. *Am J Med Sci* 2001; **322**: 316-332.

16. Mendonça M, Pinheiro A, Castro I. Síndrome de Bartter, uma nova abordagem terapêutica. *Acta Med Port* 2011; **24**: 671-674.

17. Narayan R, Peres M, Kesby G. Diagnostic of antenatal Bartter syndrome. *Clin Exp Obstet Gynecol* 2016; **43**: 453-454.

18. Tomko DJ, Yeh BP, Falls WF Jr. Bartter's syndrome. Study a 52 year old man with evidence for a defect in proximal tubular sodium reabsorption and comments on therapy. *Am J Med* 1976; **61**: 111-118.

19. Peters M, Konrad M, Seyberth HW. Hereditary hypokalemic salt-losing tubular disorders. *Saudi J Kidney Dis Transpl* 2003; **14**: 386-397.

20. Hornych A, Krief C, Aumont J. Urinary prostaglandins in the Bartter and pseudo-Bartter syndrome. *Uremia Invest* 1985-1986; **9**: 203-210.

21. www.centro_de_genomas.com.br/m475/testes_geneticos/sindrome_de_bartter.

22. Bettinelli A, Metta MG, Perini A *et al*. Long-term follow-up of a patient with Gitelman's syndrome. *Pediatr Nephrol* 1993; 7: 67-68.

23. Schaer A. Inherited primary renal tubular hypokalemic alkalosis: a review of Gitelman and Bartter syndromes. *Am J Med Sci* 2001; **322**: 316-332.

24. Hsu YJ, Yang SS, Chu NF *et al*. Heterozigous mutations of the sodium chloride cotransporter in Chinese children: prevalence and association with blood pressure. *Nephrol Dial Transplant* 2009; **24**: 1170-1175.

25. Bettinelli A, Basilico E, Metta MG *et al*. Magnesium supplementation in Gitelman's syndrome. *Pediatr Nephrol* 1999; **13**: 311-314.

26. Bell D. Successful utilization of aliskiren, a direct renin inhibitor in Bartter syndrome. *South Am J* 2009; **102**: 413-415.

27. Peters N, Bettinelli A, Spicher I *et al*. Renal tubular function in children and adolescents with Gitelman's syndrome, the hypocalciuric variant of Bartter's syndrome. *Nephrol Dial Transplant* 1995; **10**: 1313-1319.

SEÇÃO 5

Nefrologia na Gravidez

17

INFECÇÃO URINÁRIA NA GESTAÇÃO

Thaís Alquezar Facca
Gianna Mastroianni Kirsztajn

◆

INTRODUÇÃO

A infecção do trato urinário (ITU) é uma das complicações clínicas mais frequentes na gestação e está associada ao risco de trabalho de parto prematuro, ruptura prematura de membranas, corioamnionite, infecção neonatal, doença renal crônica, sepse, infecção puerperal, insuficiência respiratória e até óbito. As alterações anatômicas e funcionais que surgem durante a gravidez predispõem a infecção assintomática a se tornar sintomática ou a se agravar[1].

Entre as modificações maternas relacionadas à ITU, está a dilatação pielocalicinal, principalmente à direita, devido à dextrorrotação uterina que predispõe à estase urinária. A hidronefrose geralmente regride em uma semana após o parto, mas pode permanecerpor até quatro meses. O ritmo de filtração glomerular na gestação também se altera aumentando quase 50% até o final da gestação, resultando em menores valores de ureia e creatinina séricas. Deve-se suspeitar de comprometimento renal na gestante quando a creatinina sérica estiver acima de 0,8mg/dL. Outra alteração urinária é a presença de glicosúria que aparece devido à menor reabsorção tubular de glicose, assim como há maior excreção de eletrólitos, aminoácidos e proteínas[2].

Alguns fatores de risco parecem estar associados à maior incidência de ITU na gestação, como: atividade sexual, paridade, suscetibilidade individual, baixo nível socioeconômico, extremos de idade, hemoglobinopatias, anemias, hipertensão arterial sistêmica, *diabetes mellitus*, anormalidades do trato urinário e tabagismo[3].

O diagnóstico de ITU na gestação é eminentemente clínico e a exceção seria a bacteriúria assintomática, que se baseia no achado da urocultura. Quando o quadro clínico, como febre, calafrios, dor, disúria e urgência miccional, é associado ao exame de urina I, que pode evidenciar leucocitúria ou nitrito positivo, atinge-se es-

pecificidade de cerca de 53% e sensibilidade de 80% parafim diagnóstico. Vale salientar que em sedimentoscopia bem feita também é possível evidenciar a presença de bactérias no exame de urina. Mas a urocultura é, sem dúvida, o padrão-ouro para ITU, considerada positiva quando há mais de 100.000 unidades formadoras de colônia (UFC) por mL. Diante da suspeita de ITU, seja gestante ou não, a urina I e a urocultura com antibiograma devem ser solicitadas pelo médico sempre que possível[4].

Na gravidez, a ITU é subdividida didaticamente em três categorias: bacteriúria assintomática, cistite e pielonefrite. A importância da detecção precoce e do tratamento correto da ITU em grávidas é que, se não tratadas adequadamente, quase 30% das infecções assintomáticas podem evoluir para pielonefrite[1].

BACTERIÚRIA ASSINTOMÁTICA

Definida pela presença de bacteriúria na ausência de sintomas, a bacteriúria assintomática tem incidência de 2 a 7% na gestação. O diagnóstico é feito por meio de duas uroculturas positivas com a presença de mais de 100.000UFC/mL de urina, para reduzir a possibilidade de falso-positivo com uma única amostra[5].

O rastreamento da bacteriúria assintomática no início do acompanhamento pré-natal descarta a necessidade de repetir a urocultura ao longo da gestação, pois menos de 2% terá infecção assintomática. Segundo a *US Preventive Task Force* (USPFTF 2004), o rastreio de ITU deve ser solicitado de 12 a 16 semanas de gestação[6]. De acordo com o quadro 17.1[7], há vários esquemas de tratamento da bacteriúria assintomática e parece não haver diferença entre dose única (DU) e mais de três dias de antibioticoterapia, pois para ambos a recorrência é de 30%[8]; mas, tratando-se de gestante, é preferível um esquema mais longo de sete dias[9].

Quadro 17.1 – Principais esquemas terapêuticos para bacteriúria assintomática na gestação.

Ampicilina*	2g por via oral (VO)DU ou 500mg 6/6h por 3 ou 7 dias
Cefalexina*	2g por VO DU ou 500mg 6/6h por 3 ou 7 dias
Cefuroxima**	1000 mg DU ou 250mg 8/8h por 3 ou 7 dias
Fosfomicina	3g por VO DU
Nitrofurantoína	200mg por VO DU ou 100mg 6/6h por 3 ou 7 dias (evitar no terceiro trimestre pelo risco de hiperbilirrubinemia neonatal)
Norfloxacino	400mg 12/12h por 3 ou 7 dias
Sulfametoxazol/ trimetoprima	320/1.600mg 1 vez/dia por 3 ou 7 dias (evitar no terceiro trimestre pelo risco de kernicterus no feto)

* Uso cada vez mais limitado pela elevada resistência bacteriana, exceto com antibiograma.
** Melhor opção de tratamento.

CISTITE

A cistite tem incidência de 0,3 a 1,3% e apresenta-se com quadro clínico de disúria, urgência miccional, polaciúria e dor suprapúbica, mas raramente há repercussão sistêmica. Seu diagnóstico é confirmado pela urocultura com mais de 100.000UFC/mL[1].

O tratamento é similar ao da bacteriúria assintomática e deve ser mantido por pelo menos sete dias, pode ser domiciliar e por via oral, somado à hidratação, repouso e analgésicos. O quadro 17.2[7] mostra os principais esquemas utilizados.

Quadro 17.2 – Principais esquemas terapêuticos para cistite na gestação.

Ampicilina*	500mg por VO 6/6h por 7-14 dias
Cefuroxima**	250mg 8/8h por 7-14 dias
Cefalexina*	500mg por VO 6/6h por 7-14 dias
Nitrofurantoína	100mg por VO 6/6h por 7-14 dias (evitar no terceiro trimestre pelo risco de hiperbilirrubinemia neonatal)
Norfloxacino	400mg 12/12h por 7-14 dias

* Uso cada vez mais limitado pela elevada resistência bacteriana, exceto com antibiograma.
** Melhor opção de tratamento.

PIELONEFRITE

A pielonefrite é a intercorrência clínica grave mais comum na gestação, com incidência de 1 a 2%. Caracteriza-se por ser uma ITU com acometimento sistêmico, frequentemente é acompanhada por queda do estado geral, anorexia, vômitos, dispneia, febre e dor lombar e apresenta risco elevado de sepse e óbito materno. O tratamento inicial deve ser realizado sob internação hospitalar e com antibioticoterapia empírica, preferencialmente por via intravenosa (IV), até sair o resultado da urocultura. Outras medidas de suporte devem ser realizadas, como hidratação venosa, analgésicos, antiespasmódicos, antitérmicos, controle de diurese e sinais vitais.

Entre os exames subsidiários recomendados, sugerem-se urina I, urocultura com antibiograma, hemograma completo, ureia e creatinina séricas, sendo que as dosagens séricas podem ser repetidas a cada 48 horas para o controle terapêutico; a hemocultura pode estar positiva em pequena porcentagem dos quadros, não sendo obrigatória em todos os casos; a radiografia de tórax pode ser útil na presença de dispneia, pois algumas bactérias gram-negativas liberam endotoxinas que podem acometer os alvéolos, causando edema intersticial pulmonar e consequentemente insuficiência respiratória; a ultrassonografia de rins e vias urinárias não precisa ser solicitada de rotina, mas auxilia em casos sem melhora clínica e/ou laboratorial em vigência de antibioticoterapia, para afastar outras causas, como litíase renal, abscesso renal e alterações anatômicas; a radiografia abdominal pode ser útil para elucidação da litíase renal caso o cálculo seja radiopaco. Eventualmente, pode haver necessidade de avaliação urológica[2].

No quadro 17.3[7] estão listados os principais esquemas terapêuticos para pielonefrite. A antibioticoterapia por via IV pode ser substituída pela via oral (VO) quando houver ausência de febre por mais de 24 a 48 horas, e esta deverá ser mantida durante 10 a 14 dias. A melhora do quadro costuma aparecer nas primeiras 48 horas de tratamento.

Quadro 17.3 – Principais esquemas de terapia para pielonefrite.

Ampicilina*	1g IV 6/6h	Manter por até ter pelo menos 48h sem febre, podendo ser substituído por esquema VO até completar 10-14 dias
Cefalotina	1g IV 6/6h	
Ceftriaxona**	1g IV 12/12h	
Cefuroxima**	750mg IV 8/8h	
Norfloxacino	400mg VO 12/12h	

* Uso cada vez mais limitado pela elevada resistência bacteriana, exceto com antibiograma.
** Melhor opção de tratamento.

ASPECTOS TERAPÊUTICOS NA GESTAÇÃO

O tratamento deve ser individualizado e introduzido precocemente, mesmo que empiricamente, baseando-se nos sintomas, uropatógenos mais frequentes e sensibilidade antimicrobiana, devido à demora do resultado da urocultura. Na verdade, ainda não há consenso sobre o tratamento de ITU na gestação; são inúmeros os esquemas terapêuticos e, além de tudo, nem todos os antibióticos podem ser prescritos para gestantes, devido ao risco de efeitos adversos para o feto. Entre os mais utilizados, destacam-se as cefalosporinas. O ácido nalidíxico pode ser usado na gestação, porém tem a desvantagem de causar grande resistência bacteriana; os aminoglicosídeos podem ser oto/nefrotóxicos; sulfonamidas podem causar teratogenicidade no primeiro trimestre e kernicterus no terceiro; a nitrofurantoína pode provocar anemia hemolítica, tanto na mãe quanto no feto; e as quinolonas, apesar de poucas evidências, parecem poder prejudicar o desenvolvimento da cartilagem de crescimento do feto, assim não são as drogas prescritas como primeira opção[2].

Entre os uropatógenos, a *Escherichia coli* é responsável por até 80% dos casos de ITU. Seguida de outras bactérias aeróbias gram-negativas, como *Klebsiella pneumoniae*, *Proteus mirabilis* e *Enterobacter*; e gram-positivas, como *Streptococcus agalactiae*, *Staphylococcus saprophyticus* e estafilococos coagulase-negativos. Entre outros uropatógenos menos frequentes, estão a *Gardnerella vaginalis* e o *Ureaplasma urealyticum*. Também foi descoberto que algumas cepas de *Escherichia coli* parecem ter maior virulência devido à presença de fímbrias ou *pilis* que facilitam sua ascensão até os rins[10].

Para controle de cura, a urocultura deve ser repetida após duas semanas do término do antibiótico e, dependendo do caso, repetida mensalmente durante o pré-natal até o término da gestação. Já a quimioprofilaxia deve ser iniciada em mulheres após dois ou mais episódios de ITU na gravidez atual ou um episódio de pielonefrite associada a outros fatores de risco, como transplante renal ou litíase renal. No quadro 17.4, encontram-se as drogas antimicrobianas mais utilizadas para esse fim[7]. Destaca-se que a terapia antimicrobiana para prevenção da recorrência de ITU na gestação parece ter resultados similares aos da estreita vigilância médica, e o melhor resultado é atingido quando ambas são associadas[10].

Entre as alternativas não farmacológicas existentes na prevenção de ITU na gestação, está o uso de *cranberry*, *Vaccinium macrocarpon*. Embora seu mecanismo de ação ainda não seja completamente conhecido, crescente número de evidências sugere que alguns de seus componentes, proantocianidinas ou taninos condensados, inibem a adesão de bactérias entéricas como a *Escherichia coli* ao uroepitélio[11,12]. Atualmente, no mercado, está disponível em sachê (5g), cápsulas de 200, 300, 400 e 500mg, e comprimidos mastigáveis (1,2g), sendo a dose diária variável de uma a duas vezes ao dia. Outros tratamentos alternativos adjuvantes conhecidos são a acupuntura e o uso de probióticos[10]. No entanto, ainda mais estudos são necessários para comprovar a eficácia dessas alternativas não farmacológicas na prevenção de ITU na gestação[14,15].

Quadro 17.4 – Quimioprofilaxia para ITU na gravidez.

Nitrofurantoína*	100mg VO ao deitar, até 37-38 semanas
Ampicilina	25 mg VO 1 vez/dia
Cefalexina	250mg VO 12/12h

* Opção mais utilizada.

As preferências terapêuticas na infecção urinária podem variar de acordo com o serviço que presta assistência à gestante. Por exemplo, segundo o protocolo da Maternidade Santa Joana de São Paulo, as opções na bacteriúria assintomática são cefalexina e nitrofurantoína por sete dias, nessa ordem; na cistite, cefalexina, nitrofurantoína e fosfomicina (dose única); na pielonefrite, cefalotina (quando sem tratamento prévio), ceftriaxona e cefuroxima (com tratamento prévio), totalizando dez dias de tratamento por via venosa e oral[16].

Pode-se dizer que, nos últimos anos, não houve mudanças expressivas no tratamento da ITU na gestação. O que pode realmente contribuir para um melhor desfecho nessa área é o conhecimento prévio dos fatores de risco, o acompanhamento pré-natal cuidadoso e a seleção adequada e sem maiores retardos do tratamento, seja ele preventivo ou curativo.

REFERÊNCIAS BIBLIOGRÁFICAS

1. Vazquez JC, Villar J. Treatments for symptomatic urinary tract infections during pregnancy. *Cochrane Database Syst Rev* 2003; **4**: CD002256.
2. Facca TA, Sass N. Infecção urinária. In Sass N, Oliveira LG (eds). *Obstetrícia*, Guanabara Koogan: Rio de Janeiro, 2013, pp 508-511.
3. Duarte G, Marcolin AC, Quintana SM, Cavalli RC. Infecção urinária na gravidez. *Rev Bras Ginecol Obstet* 2008; **30**: 93-100.
4. McIsaac WJ, Moineddin R, Ross S. Validation of a decision aid to assist physicians in reducing unnecessary antibiotic drug use for acute cystitis. *Arch Intern Med* 2007; **167**: 2201-2206.
5. Smaill FM, Vazquez JC. Antibiotics for asymptomatic bacteriuria in pregnancy. *Cochrane Database Syst Rev* 2015; **8**: CD000490.
6. US Preventative Services Task Force. Screening for asymptomatic bacteriuria: recommendation statement. National Guidance Clearing House 2004. http://www.guideline.gov [accessed August 2007]
7. Duarte G, Marcolin AC, Quintana SM *et al.* Infecção urinária na gravidez. *Rev Bras Ginecol Obstet* 2008; **30**: 93-100.
8. Gratacós E, Torres PJ, Vila J *et al.* Screening and treatment of asymptomatic bacteriuria in pregnancy prevent pyelonephritis. *J Infect Dis* 1994; **169**: 1390-1392.
9. Guinto VT, De Guia B, Festin MR, Dowswell T. Different antibiotic regimens for treating asymptomatic bacteriuria in pregnancy. *Cochrane Database Syst Rev* 2010; **9**: CD007855.
10. Schneeberger C, Geerlings SE, Middleton P, Crowther CA. Interventions for preventing recurrent urinary tract infection during pregnancy. *Cochrane Database Syst Rev* 2012; **11**: CD009279.
11. Moron AF, Camano L, Júnior LK (eds). *Obstetrícia*, Manole: São Paulo, 2011, pp 443-458.
12. Foo L, Lu Y, Howell AB *et al.* A-type proanthocyanidin trimmers from cranberry that inhibit adherence of uropathogenic P-fimbriated Escherichia coli. *J Nat Prod* 2000; **8:** 1225-1228.
13. Gupta K, Chou MY, Howell A *et al.* Cranberry products inhibit adherence of p-fimbriated Escherichia coli to primary cultured bladder and vaginal epithelial cells. *J Urol* 2007; **177**: 2357-2360.
14. Wing DA, Rumney PJ, Hindra S *et al.* Pilot study to evaluate compliance and tolerability of cranberry capsules in pregnancy for the prevention of asymptomatic bacteriuria. *J Altern Complement Med* 2015; **21**: 700-706.
15. Head KA. Natural approaches to prevention and treatment of infections of the lower urinary tract. *Altern Med Rev* 2008; **13**: 227-244.
16. Kondo MM, Petersen PGM, Gallo LC. *Protocolo de Condutas em Obstetrícia – Grupo Santa Joana*, Elsevier: Rio de Janeiro, 2017, pp 31-34.

18

OBESIDADE NA GESTAÇÃO

Thaís Alquezar Facca
Gianna Mastroianni Kirsztajn

◆

INTRODUÇÃO

O organismo materno sofre várias alterações metabólicas, desde o primeiro trimestre da gravidez. Na primeira metade da gestação há aumento de hormônios esteroides com inibição da lipólise, levando à hipertrofia dos adipócitos; após a vigésima semana, há elevação dos hormônios placentários, prolactina, cortisol e insulina, evidenciando-se uma fase mais anabólica[1].

A gravidez é, sem dúvida, um período que favorece o acúmulo de gordura na mulher, podendo ser fisiológico ou, se excessivo, patológico. Nesse último caso, costuma associar-se à maior morbimortalidade materna e fetal, envolvendo situações diversas, como hipertensão arterial sistêmica (HAS), diabetes, infecção, tromboembolismo, litíase biliar, hemorragia pós-parto, acidentes anestésicos, deiscência de sutura, distocias, macrossomia fetal e tocotraumatismos[2].

GANHO PONDERAL

O ganho de peso da gestante baseia-se principalmente no índice de massa corporal (IMC) pré-gestacional, no trimestre da gestação e no número de fetos (único ou gemelar)[3]. As recomendações de ganho ponderal segundo o *Institute of Medicine* (IOM) e o *National Research Council* (NRC), baseadas na classificação do IMC da *World Health Organization* (WHO), encontram-se no quadro 18.1[4,5].

Gestantes que têm ganho de peso excessivo parecem reter mais quilos após o parto, principalmente quando isso acontece antes de 20 semanas de gestação[6,7]. Essas mulheres têm mais dificuldade de eliminar o peso acumulado, sobretudo quanto maior o número de gravide-

Quadro 18.1 – Resumo das recomendações de ganho ponderal na gravidez de feto único[4,5].

Classificação pré-gestacional	IMC (kg/m²)	Média de ganho de peso total recomendado (kg)
Desnutrição	≤ 18,4	15,2
Eutrofia	18,5 a 24,9	13,7
Sobrepeso	25 a 29,9	9,2
Obesidade	≥ 30	≤ 6
Obesidade mórbida	≥ 40	Perda de 0 a 4

IMC = índice de massa corporal.

zes e menor o tempo de amamentação[8,9]. As principais candidatas à obesidade são aquelas que não retornam ao peso pré-gestacional antes da próxima gravidez[10].

No entanto, alguns fatores confundidores podem estar relacionados a esses achados, como mudança de peso devido à desaceleração metabólica do próprio processo de envelhecimento, mudanças dos hábitos de vida, como sedentarismo e dieta rica em carboidratos e gorduras, e também o adiamento da gestação pela mulher. Isso pode explicar porque em muitos países em desenvolvimento gestações consecutivas em intervalos curtos são frequentemente associadas à perda de peso e não com ao ganho[5].

OBESIDADE E DIABETES

O *diabetes mellitus* é frequentemente associado à obesidade e quando presente na gestação exige maior atenção assistencial a fim de prevenir complicações, como descompensação metabólica e malformações. Alguns autores acreditam que mulheres com diabetes e com nefropatia ou vasculopatia devem ser orientadas a não engravidar[11].

O diabetes na gestação pode ser classificado em: diabetes gestacional (diagnóstico na gestação, podendo ou não persistir após o parto) e diabetes pré-gestacional (diagnóstico prévio de *diabetes mellitus* tipo 1 ou 2).

O rastreamento do diabetes na gestação envolve, além da dosagem da glicemia, a história clínica para identificação de fatores de risco pessoais, familiares e obstétricos. Em qualquer momento da gestação, deve-se suspeitar de diabetes quando a gestação está associada ao ganho excessivo de peso.

Segundo o Ministério da Saúde[11], todas as gestantes devem realizar dosagem de glicemia de jejum (GJ) no início da gravidez. Se GJ $\leq$ 85mg/dL, o rastreamento é negativo e uma nova glicemia deverá ser realizada entre 24 e 28 semanas de gestação; se GJ $\geq$ 85mg/dL e/ou com fatores de risco associados, o rastreamento é considerado positivo, devendo ser realizada a curva glicêmica entre 24 e 28 semanas. O teste de tolerância oral à glicose 75g deve ter dosagens em jejum, em uma e duas horas, com pontos de corte $\geq$ 95, 180 e 155mg/dL, respectivamente; dois valores alterados confirmam o diagnóstico, um valor indica a repetição da curva com 34 semanas de gestação. Duas dosagens de GJ $\geq$ 126mg/dL confirmam o diagnóstico de diabetes gestacional sem necessidade da curva glicêmica.

Diante de uma confirmação diagnóstica de diabetes deve-se indicar a prática de atividade física (20 minutos/dia) e dieta, pois medicamentos para tratamento da obesidade e hipoglicemiantes orais não são recomendados durante a gestação ou amamentação. A ingestão calórica recomendada é de 30 a 35kcal/kg/dia fracionadas em cinco a seis refeições, mas para gestantes obesas ou com sobrepeso a ingestão deve ser um pouco menor, 24kcal/kg/dia[11].

O monitoramento pode ser feito por meio de glicemia capilar em jejum e pós-prandial, preferencialmente semanal. Após uma ou duas semanas de dieta, o perfil glicêmico ambulatorial (jejum, 1 hora após o café e 1 hora após o almoço) deve ser realizado. Se um valor estiver alterado, sendo jejum $\geq$ 95mg/dL ou pós-prandial $\geq$ 140mg/dL, está indicada a insulinoterapia[11].

GESTAÇÃO APÓS CIRURGIA BARIÁTRICA

A gravidez em pacientes submetidas à cirurgia bariátrica é cada vez mais frequente e exige a atenção do médico que as acompanha. As mulheres em idade reprodutiva correspondem a quase 50% dos pacientes submetidos a esse procedimento[12].

É importante salientar que as técnicas utilizadas nas cirurgias disabsortivas, restritivas ou na derivação biliopancreática podem levar a deficiências de ferro, cálcio,

tiamina e prejudicar a absorção de gorduras, vitaminas lipossolúveis (A, D, E e K) e vitamina B_{12}, aumentando o risco de parto prematuro, crescimento intrauterino restrito, osteomalacia materna, retardo mental e defeitos do tubo neural[12].

Há algumas recomendações sugeridas por diversos autores e que devem ser aplicadas a essas pacientes, embora haja necessidade de mais estudos a respeito, como evitar gravidez no primeiro ano após a cirurgia com método contraceptivo adequado, preferencialmente de barreira, devido ao aumento da fertilidade; manter acompanhamento nutricional e suplementação vitamínica no pós-operatório e durante toda a gestação; acompanhar alterações do peso durante e após a gravidez; atentar para o risco de obstrução intestinal, devido à compressão intestinal causada pelo aumento uterino nas mulheres submetidas à cirurgia com anel de contenção[13].

Segundo a Associação Brasileira para o Estudo da Obesidade e da Síndrome Metabólica (ABESO)[14], é indicado o uso de um suplemento polivitamínico diário com vitaminas e minerais em pacientes que realizaram cirurgia bariátrica com pelo menos 45mg de ferro elementar, 3.000UI de vitamina D_3, 1.200mg de cálcio elementar, 3.000UI por dia de vitamina D, além de zinco e complexo B, ácido fólico 400mcg, tiamina, e 1.000 a 15.000mcg de vitamina B_{12} por via intramuscular em intervalos de alguns meses, ou comprimidos de 5.000mcg diários por via oral.

No que diz respeito à associação da hipovitaminose D à obesidade, ela ainda não está completamente elucidada, mas alguns autores sugerem que a baixa concentração de vitamina D pode acelerar o aumento da massa gorda[15].

ADOÇANTES

O açúcar comum pode ser usado com moderação por gestantes com bom controle metabólico, mas não deve ser excluído do cálculo calórico diário. Os adoçantes artificiais usados por mulheres de diferentes faixas etárias também podem ser utilizados na gestação, mas com algumas considerações. Entre os adoçantes atualmente disponíveis no mercado, o aspartame, a sucralose e a estévia são classificados como risco B, de acordo com os critérios definidos pela *Food and Drug Administration* (*FDA*)[16].

Já a sacarina e o ciclamato devem ser evitados na gravidez, pois ainda há informações limitadas quanto ao seu potencial carcinogênico em animais (risco C). O aspartame, apesar de seguro, deve ser evitado por mulheres homozigóticas para fenilcetonúria (risco C). A estévia, derivada de uma planta nativa brasileira, não é comercializada nos Estados Unidos e, por isso, não foi oficialmente classificada pelo *FDA* como risco B. O acessulfame-K também pode ser utilizado com segurança na gestação (risco B); é encontrado em diversos produtos industrializados, como gelatina, chiclete, sucos e laticínios. Outras substâncias usadas na formulação de produtos podem ser ingeridas sem aparente risco, como manitol, sorbitol, xilitol, eritrol, lactilol, isomalte, maltilol, lactose, frutose, maltodextrina, dextrina e açúcar invertido[17].

CÍRCULO VICIOSO METABÓLICO

A obesidade, principalmente a central, está relacionada à lipotoxicidade que pode levar à disfunção endotelial, prejudicando a invasão trofoblástica, o funcionamento placentário e o crescimento fetal. Daí a importância de se monitorar a circunferência abdominal antes da concepção e após o parto, para controle do peso, reduzindo riscos de doença cardiovascular (DCV)[18]. Estudo transversal realizado em mulheres que haviam evoluído com pré-eclâmpsia encontrou, após 10 anos, valores maiores de HAS, IMC e circunferência abdominal quando elas foram comparadas àquelas com gestação normal[19].

Em estudo recente, que avaliou mulheres em longo prazo pós-parto, identificou-se que aquelas que tiveram hipertensão na gestação tinham maior incidência de obesidade central e síndrome metabólica, além de maior peso, IMC, relação cintura/altura, circunferências braquial, abdominal e do quadril, maior porcentagem de gordura, taxa metabólica e menor porcentagem de água do peso à bioimpedância[20].

Se mulheres que tiveram hipertensão gestacional têm maior risco de obesidade e gestantes obesas têm risco quase dobrado de pré-eclâmpsia, um círculo vicioso metabólico pode ser desencadeado envolvendo gestação, obesidade e HAS nessas mulheres[21].

Curiosamente, alguns autores observaram que a obesidade parece aumentar os níveis de fator de crescimento endotelial vascular (*VEGF*), e a atividade física, os de receptor solúvel tirosina quinase-1 (*sFlt-1*)[22], diferentemente do observado na pré-eclâmpsia, que cursa com níveis muito elevados de *sFlt-1*. Isso provavelmente ocorre, pois o exercício eleva o *sFlt-1* a níveis moderados, evitando o excesso de VEGF e passando a exercer um efeito benéfico[23].

A obesidade é um fator de risco bem conhecido nas DCV, mas ainda parece ser pouco associada à doença renal crônica (DRC) pela população geral. Não se conhecem totalmente os mecanismos fisiopatológicos pelos quais a obesidade pode aumentar o risco de DRC ou agravá-la. Uma das hipóteses é que a adiposidade parece exercer efeitos deletérios sobre o rim, desencadeando a liberação de substâncias como adiponectina, leptina e resistina, assim causando estresse oxidativo e ativação do sistema renina-angiotensina-aldosterona; e a outra é a coexistência de comorbidades como HAS e *diabetes mellitus*[24]. Mais uma vez, um círculo vicioso metabólico aparece, agora envolvendo obesidade, HAS e DRC.

Um dos obstáculos no tratamento da obesidade é que essa se comporta como uma espécie de dependência química, na qual há um sistema de recompensa ativado pela dopamina. Entre os componentes essenciais no combate à obesidade está a prática regular de atividade física, porém o sedentarismo ainda é frequente em muitas populações. Segundo dados apresentados pelo Panorama da Segurança Alimentar e Nutricional na América Latina e Caribe, mais da metade da população brasileira está com sobrepeso e a obesidade já atinge 20% das pessoas adultas no país[25].

Tratar a obesidade é um processo mais complexo do que simplesmente fazer dieta, há necessidade de mudança comportamental e por longo prazo, mesmo assim esse é o único fator de risco mutável e, portanto, o mais importante ponto na prevenção de um círculo vicioso metabólico que envolve o período gestacional.

Agradecimentos

Agradecemos ao Prof. Dr. Nelson Sass, Livre-Docente, Professor Associado do Departamento de Obstetrícia e Vice-reitor da Universidade Federal de São Paulo (UNIFESP), responsável pelo Setor de Hipertensão Arterial e Nefropatias na Gravidez; aos integrantes do Laboratório de Imunopatologia Renal da Disciplina de Nefrologia/UNIFESP e ao Laboratório Central do Hospital do Rim.

REFERÊNCIAS BIBLIOGRÁFICAS

1. Nakamura UM, Torloni MR, Oliveira FCF. Distúrbios da nutrição na gravidez. In Moron AF, Camano L, Kulay Jr L. *Obstetrícia*. Manole: Barueri, 2011, pp 481-498.
2. Guariento A, Mamede JAV. Obesidade. In Guariento A, Mamede JAV, Moron AF *et al* (eds). *Manual de Condutas em Obstetrícia*, 3ª ed. Hospital e Maternidade Santa Joana: São Paulo, 2007, pp 9-11.
3. Nakamura MU. Aspectos nutricionais. In Sass N, Oliveira LG (eds). Guanabara Koogan: Rio de Janeiro, 2013, pp 88-93.
4. Institute of Medicine (US) and National Research Council (US) Committee to Reexamine IOM Pregnancy Weight Guidelines. Weight gain during pregnancy: reexamining guidelines. National Academies Press (US): Washington, 2009, pp 1-868.
5. World Health Organization. Obesity: preventing and managing the global epidemic. Report of a WHO Consultation. World Health Organization. http://www.who.int/nutrition/publications/obesity/WHO_TRS_894/en/; acessado em 30 de Novembro de 2017.
6. Ohlin A, Rössner S. Maternal body weight development after pregnancy. *Int J Obes* 1990; **14**: 159-173.
7. Muscati SK, Gray-Donald K, Koski KG. Timing of weight gain during pregnancy: promoting fetal growth and minimizing maternal weight retention. *Int J Obes Relat Metab Disord* 1996; **20**: 526-532.
8. Uchiyama M. Repercussões obstétricas e perinatais pré-gestacional e do aumento excessivo de peso na gravidez. Tese de doutorado. São Paulo/UNIFESP, 1990.
9. Janney CA, Zhang D, Sowers M. Lactation and weight retention. *Am J Clin Nutr* 1997; **66**: 1116-1124.
10. Parham ES, Astrom MF, King SH. The association of pregnancy weight gain with the mother's post partum weight. *J Am Diet Assoc* 1990; **90**: 550-554.

11. Ministério da Saúde. *Gestação de alto risco: Manual técnico.* 5ª ed. Editora do Ministério da Saúde: Brasília, 2012, pp. 183-192.

12. Beard JH, Bell RL, Duffy AJ. Reproductive considerations and pregnancy after bariatric surgery: current evidence and recommendations. *Obes Surg* 2008; **18**: 1023-1027.

13. Ilias EJ. Considerações sobre gravidez após cirurgia bariátrica: evidências atuais e recomendações. *Rev Assoc Med Bras* 2008; **54**: 475-475.

14. Associação Brasileira para o Estudo sobre a Obesidade (ABESO). Diretrizes brasileiras de obesidade 2015/2016. 4ª ed. AC Farmacêutica: São Paulo, 2016, pp 163-187.

15. Elamin MB, Abu Elnour NO, Elamin KB *et al.* Vitamin D and cardiovascular outcomes: a systematic review and meta-analysis. *J Clin Endocrinol Metab* 2011; **96**: 1931-1942.

16. https://www.drugs.com/pregnancy-categories.html

17. Torloni MR, Nakamura MU, Megale A *et al.* O uso de adoçantes na gravidez: uma análise dos produtos disponíveis no Brasil. *Rev Bras Ginecol Obstet* 2007; **29**: 267-275.

18. Jarvie E, Hauguel-de-Mouzon S, Nelson SM *et al.* Lipotoxicity in obese pregnancy and its potential role in adverse pregnancy outcome and obesity in the offspring. *Clin Sci* 2010; **119**: 123-129.

19. Canti IC, Komlós M, Martins-Costa SH *et al.* Risk factors for cardiovascular disease ten years after preeclampsia. *Sao Paulo Med J* 2010; **128**: 10-13.

20. Facca TA. Síndrome hipertensiva induzida pela gravidez: risco futuro de desenvolver doenças renal crônica e cardiovascular. Tese de doutorado. São Paulo/UNIFESP, 2017.

21. Catalano PM. Obesity, insulin resistance, and pregnancy outcome. *Reproduction* 2010; **140**: 365-371.

22. Makey KL, Patterson SG, Robinson J *et al.* Increased plasma levels of soluble vascular endothelial growth factor receptor 1 (sFlt-1) in women by moderate exercise and increased plasma levels of VEGF in overweight/obese women. *Eur J Cancer Prev* 2013; **22**: 83-89.

23. Bailey AP, Shparago M, Gu JW. Exercise increases soluble vascular endothelial growth factor receptor-1 (sFlt-1) in circulation of healthy volunteers. *Med Sci Monit* 2006; **12**: 45-50.

24. Kovesdy CP, Furth SL, Zoccali C. Obesity and kidney disease: hidden consequences of the epidemic. *J Ren Care* 2017; **43**: 3-10.

25. Organización de las Naciones Unidas para la Alimentación y la Agricultura y la Organización Panamericana de la Salud.. Panorama de La Seguridad Alimentaria y Nutricional en América Latina y el Caribe. 2017; Santiago/Chile. http://www.fao.org/fileadmin/user_upload/FAO-countries/Uruguay/docs/PANORAMA_2017.pdf; acessado em 30 de Novembro de 2017.

19

HIPERTENSÃO NA GRAVIDEZ E RISCO FUTURO DE DOENÇA RENAL CRÔNICA E CARDIOVASCULAR

Thaís Alquezar Facca
Gianna Mastroianni Kirsztajn

◆

INTRODUÇÃO

A gravidez pode ser potencialmente considerada um como sendoteste de estresse para o organismo materno quando associada a algum quadro hipertensivo[1], podendo exercer sobrecargas cardiometabólica e renal[2], com possíveis efeitos deletérios em longo prazo relacionados a essas doenças crônicas. Essa relação de causa e efeito ainda não foi totalmente esclarecida, mas, provavelmente, estáa relacionada a um dano vascular que contribui para o aparecimento de doença cardiovascular (DCV) e a doença renal crônica (DRC)[3-5].

Curiosamente, todas essas enfermidades parecem ter mecanismos fisiopatológicos semelhantes, envolvendo disfunção endotelial, distúrbio metabólico e estresse oxidativo; além de também compartilharem alguns fatores de risco, como obesidade, idade avançada e *diabetes mellitus*[6]. Em vista disso, a DCV e a DRC podem ser um fator de risco para o desenvolvimento de hipertensão arterial na gravidez e vice-versa. Portanto, esse antecedente obstétrico poderia direcionar estratégias de prevenção, reduzindo a incidência global dessas doenças crônicas.

A hipertensão na gravidez é caracterizada pela elevação dos níveis pressóricos que surge no período gravídico-puerperal e pode ser dividida em outras categorias, dependendo de sua gravidade e sintomatologia. Uma das apresentações mais importantes é a pré-eclâmpsia, com incidência entre 5 e 10% entre todas as gestações, constituindo-se em uma das principais causas de morbidade e mortalidade materna no Brasil e no mundo[1].

DEFINIÇÕES

Para melhor compreensão da relação entre hipertensão na gravidez e seus efeitos em longo prazo, é importante identificar as diferentes formas clínicas das síndromes hipertensivas na gestação. De acordo com as recomendações do *National High Blood Pressure Education Program* (NHBPEP, 2000)[7], são adotados os seguintes critérios para definição dos estados hipertensivos na gestação:

- Hipertensão gestacional – hipertensão arterial isolada detectada após 20 semanas de gestação.
- Pré-eclâmpsia – hipertensão arterial (pressão arterial sistólica [PAS] ≥ 140mmHg e/ou pressão arterial diastólica [PAD] ≥ 90mmHg) instalada após a vigésima semana de gestação associada à proteinúria (≥ 300mg/24h ou ≥ 1 + em urofita reagente) e, se proteinúria ´ausente, com a presença de cefaleia, turvação visual, dor abdominal (iminência de eclâmpsia), convulsão (eclâmpsia) ou alteração de exames laboratoriais, indicando hemólise, plaquetopenia e elevação de enzimas hepáticas (síndrome *HELLP*).
- Hipertensão arterial sistêmica (HAS) – hipertensão arterial identificada antes de 20 semanas de gestação.
- Pré-eclâmpsia superposta à HAS – detecção de proteinúria após 20 semanas de gestação associada ao diagnóstico prévio de HAS.

No entanto, segundo recomendações do Colégio Americano de Obstetras e Ginecologistas (2013)[8], a coleta de urina de 24 horas não é mais uma exigência para o diagnóstico de pré-eclâmpsia, sendo suficiente apenas a análise de amostra isolada de urina com detecção de proteína e creatinina. Uma relação proteína/creatinina (RPC) ≥ 0,30 significa proteinúria positiva. Desde então, a pré-eclâmpsia grave também passou a ser diagnosticada na ausência de proteinúria, quando a creatinina sérica atinge níveis maiores que 1,1mg/dL ou dobra seu valor basal. É evidente o envolvimento renal na hipertensão induzida pela gestação (ver sua própria definição).

ETIOPATOGÊNESE

Um dos prováveis mecanismos etiopatogênicos da hipertensão que surge na gravidez é a placentação inadequada, que dificulta a perfusão uteroplacentária, com consequente hipóxia tecidual e estresse oxidativo, causando a liberação de fatores antiangiogênicos na circulação materna e uma reação inflamatória endotelial generalizada, responsável pela síndrome hipertensiva[9,10].

A disfunção endotelial ocorre devido ao desequilíbrio de sua homeostase desencadeado pela inibição de fatores pró-angiogênicos, como o fator de crescimento placentário (*PlGF*) e o fator de crescimento do endotélio vascular (*VEGF*). Tal inibição é mediada pela ação de fatores anti-angiogênicos, como a endoglina solúvel (*sEng*) e o receptor solúvel tirosina quinase-1 (*sFlt-1*), provavelmente devido à hipóxia do citotrofoblasto[11,12].

Um fator angiogênico que desempenha importante papel na filtração glomerular é o *VEGF*, pois atua como fator de proteção contra o dano estrutural dos podócitos[13,14]. Na pré-eclâmpsia, o envolvimento renal expresso por meio da presença de proteinúria, denota a podocitopatia que está relacionada diretamente com os níveis séricos de *sEng* e *sFlt-1*, indiretamente com os níveis séricos de PlGF[15,16]. A consequência dessa excreção urinária de proteínas é o desenvolvimento de glomerulosclerose, podendo resultar em DRC[17-21].

A presença de proteinúria é provavelmente a principal causa de progressão da doença renal na pré-eclâmpsia, processo semelhante ao do *diabetes mellitus*, e seu nível está associado a mau prognóstico materno e perinatal[22,23]. A relação entre a perda da interdigitação dos podócitos e o desenvolvimento da proteinúria ainda não está completamente esclarecida, no entanto, se o distúrbio não for identificado a tempo pelo médico, pode haver progressiva deterioração progressiva da barreira de filtração glomerular.

EVIDÊNCIAS

Há vários estudos avaliando a relação do passado de hipertensão na gravidez e efeitos deletérios em longo prazo[24,25]. Adams *et al* evidenciaram a persistência de HAS após a gestação em mulheres que haviam sido acometidas por pré-eclâmpsia[24]. Sibai *et al* encontraram maior frequência de HAS dez anos após o parto em mulheres com antecedentes de eclâmpsia e pré-eclâmpsia do que naquelas com gravidez normal[25].

Inflamação vascular e dislipidemia associadas também foram identificadas na pré-eclâmpsia por Catov *et al*[26], assim como a elevação dos níveis séricos de proteína C-reativa (PCR) por Kucukgoz *et al*[27]. Níveis quatro vezes maiores de PCR foram evidenciados 30 anos após o parto por Hubel *et al*, podendo estar relacionados ao risco de DCV subsequente[28].

Outro marcador estudado é o ácido úrico devido a sua relação com a disfunção endotelial[29]. A hiperuricemia é associada ao risco de DCV e DRC. Na pré-eclâmpsia, é um critério laboratorial de gravidade, relacionando-se diretamente a mau prognóstico materno-fetal e dano tecidual renal[30]. Segundo Wang *et al*, mulheres que tiveram hipertensão na gravidez parecem ter cerca de duas vezes mais risco de terem hiperuricemia pós-parto em longo prazo[31].

A pré-eclâmpsia também está relacionada a distúrbios metabólicos, como *diabetes mellitus* e síndrome metabólica. Estudo realizado por Wolf *et al* avaliou resistência insulínica e distúrbio da angiogênese um ano após o parto de mulheres com pré-eclâmpsia e detectou a persistência dos níveis elevados de glicemia e *sFlt-1*, podendo indicar que, mesmo sem manifestação clínica, a doença vascular sistêmica já poderia ter-se instalado na própria gestação[32].

Com mecanismos semelhantes, o *diabetes mellitus*, a síndrome metabólica[33] e a pré-eclâmpsia estão associados a risco aumentado de DCV e consequentemente maior mortalidade[33,34]. Esses fatos tornam ainda mais necessário o seguimento médico após o parto dessas mulheres para controle do peso, perfis lipídico e glicêmico devido ao risco aumentado de síndrome metabólica, como sugerido por Pouta *et al*[35].

Lykke *et al*, em estudo de coorte, avaliaram mulheres que pariram entre 1978 e 2007, sendo 782.287 primíparas e 536.419 secundíparas acometidas por hipertensão gestacional e pré-eclâmpsia, concluindo haver risco aumentado de *diabetes mellitus* e DCV nas mulheres que tiveram hipertensão durante a gestação[36].

Assim como os distúrbios metabólicos, a obesidade está relacionada à disfunção endotelial também na gravidez, prejudicando o funcionamento placentário[37]. Canti *et al*, em estudo transversal realizado em mulheres que tiveram pré-eclâmpsia, encontraram após dez anos valores maiores de pressão arterial diastólica, índice de massa corporal (IMC) e circunferência abdominal quando elas foram comparadas àquelas com gestação de curso normal[38]. Daí a importância de se monitorar a circunferência abdominal antes da concepção e após o parto para controle do peso, reduzindo os riscos de DCV.

Wilson *et al* realizaram estudo de coorte com 3.593 mulheres e encontraram risco aumentado de HAS e acidente vascular cerebral (AVC) nas mulheres com antecedente de pré-eclâmpsia[39]. Garovic *et al*, em estudo semelhante, avaliaram 4.782 mulheres com e sem história de síndrome hipertensiva na gestação e encontraram incidência aumentada de AVC e HAS naquelas com histórico positivo, além da instalação da doença hipertensiva precocemente (53 *versus* 60 anos de idade)[40].

Com relação à DRC, Viske *et al* estudaram 570.433 mulheres que tiveram sua primeira gestação entre 1967 e 1991 e encontraram 477 com diagnóstico de DRC avançada. Entre as que tiveram pré-eclâmpsia na primeira gestação, o risco relativo de DRC avançada foi de 4,7%, e entre as que tiveram pré-eclâmpsia em duas ou três gestações, de 15,5%[41]. Os autores concluíram que a pré-eclâmpsia é um marcador clínico de DRC em estágio avançado, principalmente quando o desfecho da gestação está associado à pré-eclâmpsia recorrente. Outro estudo de coorte, também realizado por Vikse *et al*, avaliou 570.675 mulheres, das quais 291 desenvolveram DRC avançada depois de 18,2 anos do parto, e concluiu que a pré-eclâmpsia pode aumentar o risco de DRC[42].

Um dos poucos estudos que avaliou podocitúria no puerpério foi realizado por White *et al* por meio de cultura com anticorpo antipodocina no parto e após cerca de um a dois meses. Encontraram podocitúria persistente após o parto em 30% das mulheres que haviam tido pré-eclâmpsia, mesmo sem alteração de proteinúria e fatores angiogênicos, podendo indicar lesão renal subclínica[43].

Recente estudo retrospectivo realizado por Auger *et al* analisou o risco de DCV após o parto em mulheres que tiveram pré-eclâmpsia entre 1989 e 2013, sendo 501.761 primíparas e 606.820 com pré-eclâmpsia recorrente e não recorrente com dois ou mais partos. As pacientes que tiveram pré-eclâmpsia recorrente apresentaram duas vezes mais hospitalizações por motivos cardiovasculares e mais cedo do que aquelas dos demais grupos; e também duas vezes mais risco de DCV e cerebrovascular[44].

White *et al* realizaram o primeiro estudo de coorte com confirmação de pré-eclâmpsia por revisão de prontuários em 80 mulheres sem antecedente de DCV, com parto entre 1976 e 1982, sendo 40 mulheres com história de pré-eclâmpsia e 40 com gestação normal. Avaliaram o escore de cálcio nas artérias coronárias por tomografia computadorizada e concluíram que o antecedente de pré-eclâmpsia está associado à aterosclerose após 30 anos do parto[45].

Recente estudo de coorte retrospectivo realizado por Facca *et al* fez ampla avaliação em 85 mulheres por meio de parâmetros clínicos, laboratoriais e antropométricos comparando aquelas que tiveram gestação normal com aquelas que apresentaram hipertensão na gravidez. Tal estudo foi realizado por nosso grupo e evidenciou que essas últimas apresentaram, em longo prazo, maior incidência de obesidade, síndrome metabólica, HAS com instalação mais precoce após o parto, em média dez anos mais cedo (idade de diagnóstico 35,6 *versus* 42,2 anos),

menor ritmo de filtração glomerular estimado de acordo com a fórmula do *Chronic Kidney Disease Epidemiology Collaboration* e maior diferença entre a idade real e a idade vascular estimada segundo o *Framingham Risk Score*[46].

Enfim, são muitas as repercussões que a gestação pode ter sobre o organismo materno, principalmente quando é complicada por síndrome hipertensiva. São ainda incertos os mecanismos de ação envolvidos nesse processo, assim como seus efeitos deletérios em longo prazo. Isso poderia ocorrer de maneira semelhante ao efeito da hiperglicemia que se dá apenas durante determinado período, mas pode provocar alterações celulares persistentes mesmo após sua normalização, processo chamado de "memória metabólica"[47,48].

PREVENÇÃO

Não existem até o momento medidas consistentes de prevenção primária da hipertensão na gravidez. No entanto, existem evidências de que o ácido acetilsalicílico em baixas doses (60 a 100mg/dia) reduz em 10% o risco de pré-eclâmpsia, e a ingestão de cálcio de 1 a 2g/dia otimiza a reatividade vascular; porém, esse último benefício parece ser mais consistente em populações com dieta pobre em cálcio[49]. O uso rotineiro dessas medidas poderia ser indicado nas pacientes com HAS que engravidam, pois há maior risco de sobreposição à pré-eclâmpsia[50].

Baixos níveis de vitamina D parecem estar associados a diabetes gestacional, pré-eclâmpsia, HAS e DCV, podendo essa ser utilizada durante a gravidez como medida preventiva em casos selecionados[51,52]. A suplementação de vitamina D, quando indicada, parece ter importante papel na angiogênese, reduzindo o estresse oxidativo e melhorando a disfunção endotelial, por meio do aumento dos níveis séricos de *VEGF* e redução de *sFlt-1*, como já foi demonstrado em modelos de pré-eclâmpsia em ratos[53].

Substâncias antioxidantes, como as vitaminas C e E, parecem ser úteis na prevenção primária da DCV, porém em gestantes não foi evidenciada redução do risco de pré-eclâmpsia, havendo maior associação a desfechos adversos, como ruptura das membranas. Portanto, não existe indicação atualmente para sua utilização visando à redução de riscos associados à pré-eclâmpsia[54,55].

Outras medidas, tendo em vista a qualidade de vida, também são importantes, como a prática de atividade física antes e durante a gravidez, que pode reduzir a incidência de hipertensão na gravidez, otimizando a reatividade vascular e prevenindo a obesidade[56]. Monitorar a circunferência abdominal antes da concepção e após o parto é importante parâmetro para guiar o controle do peso[37]. A manutenção da qualidade do sono também é relevante, pois a desregulação do ritmo circadiano, além de comum na gestação, pode piorar a resposta inflamatória sistêmica comprometendo o desfecho gestacional e elevando o risco de pré-eclâmpsia e de DCV futura[57].

O tabagismo já é um bem conhecido fator de risco de várias doenças crônicas. A nicotina, como já descrito anteriormente, parece promover a produção de *VEGF*, reduzindo a de *sFlt-1*[58]. Mesmo que esse mecanismo ainda seja desconhecido, poderia explicar por que o cigarro parece ser um fator "protetor" contra pré-eclâmpsia, mas, obviamente, não pode ser considerada uma medida preventiva, pois nele há muitas outras substâncias tóxicas que estão relacionadas a um impacto negativo na mãe e no feto[59].

Curiosamente, pessoas nascidas de gravidez complicada por pré-eclâmpsia têm risco aumentado de doenças metabólicas e cardiovasculares, evidenciando a continuidade de um círculo vicioso que transmite fatores de risco em âmbito transgeracional[60]. Reafirmando essa hipótese, Kvehaugen *et al* estudaram a função endotelial em conceptos de mulheres que tiveram pré-eclâmpsia e encontraram *sFtlt-1* e PCR aumentados em longo prazo após o parto[61]. Investigar a história do nascimento da mulher e do seu antecedente familiar obstétrico pode ser tão importante quanto seu próprio passado obstétrico.

Enfim, o seguimento após o parto de mulheres com antecedente de hipertensão na gravidez, principalmente pré-eclâmpsia, também pode ser uma medida preventiva para reduzir complicações em longo prazo, como DRC e DCV, ainda relacionadas à alta mortalidade, mas que podem ser preveníveis e tratáveis se diagnosticadas oportunamente.

Agradecimentos

Agradecemos ao Prof. Dr. Nelson Sass, Livre-Docente, Professor Associado do Departamento de Obstetrícia e Vice-reitor da Universidade Federal de São Paulo (UNIFESP), responsável pelo Setor de Hipertensão Arterial e Nefropatias na Gravidez; aos integrantes do Laboratório de Imunopatologia Renal da Disciplina de Nefrologia/UNIFESP e do Laboratório Central do Hospital do Rim.

REFERÊNCIAS BIBLIOGRÁFICAS

1. Moussa HN, Arian SE, Sibai BM. Management of hypertensive disorders in pregnancy. *Womens Health* 2014; **10**: 385-404.
2. Facca TA, Kirsztajn GM, AR Pereira *et al*. Renal evaluation in women with preeclampsia. *Nephron Extra* 2012; **2**: 125-132.
3. Sibai B, Dekker G, Kupferminc M. Pre-eclampsia. *Lancet* 2005; **365**: 785-799.
4. Bellamy L, Casas JP, Hingorani AD, Williams DJ. Pre-eclampsia and risk of cardiovascular disease and cancer in later life: systematic review and meta-analysis. *BMJ* 2007; **335**: 974-985.
5. Thadhani R, Solomon CG. Preeclampsia – a glimpse into the future? *N Engl J Med* 2008; **359**: 858-860.
6. Hermes W, Franx A, Pampus MG *et al*. 10-year cardiovascular event risks for women who experienced hypertensive disorders in late pregnancy: the HyRAS study. *BMC Pregnancy Childbirth* 2010; **10**: 28-32.
7. Report of the National High Blood Pressure Education Program Working Group Report on High Blood Pressure in Pregnancy. *Am J Obstet Gynecol* 2000; **183**: S1-S22.

8. Hypertension in pregnancy. Report of the American College of Obstetricians and Gynecologists' Task Force on Hypertension in Pregnancy. *Obstet Gynecol* 2013; **122**: 1122-1131.
9. Roberts JM, Taylor RN, Musci TJ *et al*. Preeclampsia: an endothelial cell disorder. *Am J Gynecol Obstet* 1989; **161**: 1200-1204.
10. Hladunewich M, Karumanchi SA, Lafayette R. Pathophysiology of the clinical manifestations of preeclampsia. *Clin J Am Soc Nephrol* 2007; **2**: 543-549.
11. Bujold E, Romero R, Chaiworapongsa T *et al*. Evidence supporting that the excess of the sVEGFR-1 concentration in maternal plasma in preeclampsia has a uterine origin. *J Matern Fetal Neonatal Med* 2005; **18**: 9-16.
12. Gu Y, Lewis DF, Wang Y. Placental productions and expressions of soluble endoglin, soluble fms-like tyrosine kinase receptor-1, and placental growth factor in normal and preeclamptic pregnancies. *J Clin Endocrinol Metab* 2008; **93**: 260-266.
13. Stillman IE, Karumanchi SA. The glomerular injury of preeclampsia. *J Am Soc Nephrol* 2007; **18**: 2281-2284.
14. Collino F, Bussolati B, Gerbaudo E *et al*. Preeclamptic sera induce nephrin shedding from podocytes through endothelin-1 release by endothelial glomerular cells. *Am J Physiol Renal Physiol* 2008; **294**: 1185-1194.
15. Garovic VD, Wagner SJ, Turner ST *et al*. Urinary podocyte excretion as a marker for preeclampsia. *Am J Obstet Gynecol* 2007; **196**: 320.e1-320.e7.
16. Garovic VD, Wagner SJ, Petrovic LM *et al*. Glomerular expression of nephrin and synaptopodin, but not podocin, is decreased in kidney sections from women with preeclampsia. *Nephrol Dial Transplant* 2007; **22**: 1136-1143.
17. Hara M, Yanagihara T, Kihara I *et al*. Apical cell membranes are shed into urine from injured podocytes: a novel phenomenon of podocyte injury. *J Am Soc Nephrol* 2005; **16**: 408-416.
18. Fisher KA, Luger A, Spargo BH, Lindheimer MD. Hypertension in pregnancy: clinical-pathological correlations and remote prognosis. *Medicine (Baltimore)* 1981; **60**: 267-276.
19. Gaber LW, Spargo BH, Lindheimer MD. Renal pathology in preeclampsia. *Baillieres Clin Obstet Gynaecol* 1994; **8**: 443-468.
20. Fisher KA, Ahuja S, Luger A *et al*. Nephrotic proteinuria with preeclampsia. *Am J Obstet Gynecol* 1997; **129**: 643-646.
21. Kincaid-Smith P. The renal lesion of preeclampsia revisited. *Am J Kidney Dis* 1991; **17**: 144-148.
22. Holt JL, Mangos GJ, Brown MA. Measuring protein excretion in pregnancy. *Nephrology (Carlton)* 2007; **12**: 425-430.
23. Coelho TM, Martins MG, Vianna E *et al*. Proteinuria in hypertensive syndrome of pregnancy: maternal and perinatal outcome. *Rev Assoc Med Bras* 2004; **50**: 207-213.
24. Adams EM, MacGillivray I. Long-term effect of preeclampsia on blood-pressure. *Lancet* 1961; **2**: 1373-1375.
25. Sibai BM, el-Nazer A, Gonzalez-Ruiz A. Severe preeclampsia-eclampsia in young primigravid women: subsequent pregnancy outcome and remote prognosis. *Am J Obstet Gynecol* 1986; **155**: 1011-1016.
26. Catov JM, Bodnar LM, Ness RB *et al*. Inflammation and dyslipidemia related to risk of spontaneous preterm birth. *Am J Epidemiol* 2007; **166**: 1312-1319.
27. Kucukgoz GU, Tuncay OF, Baris GA *et al*. An analysis of C-reactive protein, procalcitonin, and D-dimer in pre-eclamptic patients. *Am J Reprod Immunol* 2012; **68**: 331-337.
28. Hubel CA, Powers RW, Snaedal S *et al*. C-reactive protein is elevated 30 years after eclamptic pregnancy. *Hypertension* 2008; **51**: 1499-1505.
29. Khosla UM, Zharikov S, Finch JL *et al*. Hyperuricemia induces endothelial dysfunction. *Kidney Int* 2005; **67**: 1739-1742.
30. Conrad KP, Gaber LW, Lindheimer MD. Kidney in normal pregnancy and preeclampsia. In Lindheimer MD, Roberts JM, Cunningham FG. *Chesley's Hypertensive Disorders in Pregnancy*, 3rd ed. Elsevier: New York, 2009, pp 292-334.

31. Wang IK, Chen JH, Muo CH *et al.* Subsequent risk of gout for women with hypertensive disorders in pregnancy: a retrospective cohort study. *J Hypertens* 2016; **34**: 914-919.

32. Wolf M, Hubel CA, Sampson M *et al.* Preeclampsia and future cardiovascular disease: potential role of altered angiogenesis and insulin resistance. *J Clin Endocrinol Metab* 2004; **89**: 6239-6243.

33. Daskalopoulou SS, Athyros VG, Kolovoli GD *et al.* Definitions of metabolic syndrome: where are we now? *Curr Vasc Pharmacol* 2006; **4**: 185-197.

34. Irgens HU, Reisaester L, Irgens LM, Lie RT. Long term mortality of mothers and fathers after pre-eclampsia: population based cohort study. *BMJ* 2001; **323**: 1213-1217.

35. Pouta A, Hartikainen AL, Sovio U *et al.* Manifestations of metabolic syndrome after hypertensive pregnancy. *Hypertension* 2004; **43**: 825-831.

36. Lykke JA, Langhoff-Roos J, Sibai BM *et al.* Hypertensive pregnancy disorders and subsequent cardiovascular morbidity and type 2 diabetes mellitus in the mother. *Hypertension* 2009; **53**: 944-951.

37. Jarvie E, Hauguel-de-Mouzon S, Nelson SM *et al.* Lipotoxicity in obese pregnancy and its potential role in adverse pregnancy outcome and obesity in the offspring. *Clin Sci (Lond)* 2010; **119**: 123-129.

38. Canti IC, Komlós M, Martins-Costa SH *et al.* Risk factors for cardiovascular disease ten years after preeclampsia. *Sao Paulo Med J* 2010; **128**: 10-13.

39. Wilson BJ, Watson MS, Prescott GJ *et al.* Hypertensive diseases of pregnancy and risk of hypertension and stroke in later life: results from cohort study. *BMJ* 2003; **326**: 845-849.

40. Garovic VD, Bailey KR, Boerwinkle E *et al.* Hypertensioin in pregnancy as a risk factor for cardiovascular disease later in life. *J Hypertens* 2010; **28**: 826-833.

41. Viske BJ, Irgens LM, Leivestad T *et al.* Preeclampsia and the risk of end-stage renal disease. *N Engl J Med* 2008; **359**: 800-809.

42. Vikse BE, Irgens LM, Karumanchi AS *et al.* Familial factors in the association between pre-eclampsia and later ESRD. *Clin J Am Soc Nephrol* 2012; **7**: 1819-1826.

43. White WM, Garret AT, Craici IM *et al.* Persistent urinary podocyte loss following preeclampsia may reflect subclinical renal injury. *PLoS One* 2014; **9**: e92693.

44. Auger N, Fraser WD, Schnitzer M *et al.* Recurrent pre-eclampsia and subsequent cardiovascular risk. *Heart* 2017; **103**: 235-243.

45. White WM, Mielke MM, Araoz PA *et al.* A history of preeclampsia is associated with a risk for coronary artery calcification 3 decades later. *Am J Obstet Gynecol* 2016; **214**: 519.e1-519.e8.

46. Facca TA. Síndrome hipertensiva induzida pela gravidez: risco futuro de desenvolver doenças renal crônica e cardiovascular. Tese de doutorado. São Paulo/UNIFESP, 2017.

47. Engerman RL, Kern TS. Progression of incipient diabetic retinopathy during good glycemic control. *Diabetes* 1987; **36**: 808-812.

48. Diretrizes da Sociedade Brasileira de Diabetes (2015-2016)/Adolfo Milech.[et. al.]; organização José Egidio Paulo de Oliveira, Sérgio Vencio. AC Farmacêutica: São Paulo/SP, 2016, pp 118-122.

49. Askie LM, Duley L, Henderson-Smart DJ, Stewart LA. Paris Collaborative Group. Antiplatelet agents for prevention of pre-eclampsia: a meta-analysis of individual patient data. *Lancet* 2007; **369**: 1791-1798.

50. Sass N, Facca TA, Mesquita MRS. Hipertensão arterial crônica da gravidez. *In*: Moron AF, Camano L, Júnior LK. *Obstetrícia*. Manole: São Paulo/SP, 2011, pp 383-391.

51. Maeda SS, Borba VZ, Camargo MB *et al.* Recomendações da Sociedade Brasileira de Endocrinologia e Metabologia (SBEM) para o diagnóstico e tratamento da hipovitaminose D. *Arq Bras Endocrinol Metab* 2014; **58**: 411-433.

52. Bodnar LM, Catov JM, Simhan HN *et al.* Maternal vitamin D deficiency increases the risk of preeclampsia. *J Clin Endocrinol* 2007; **92**: 3517-3522.

53. Song J, Li Y, An R. Vitamin D restores angiogenic balance and decreases tumor necrosis factor-α in a rat model of pre-eclampsia. *J Obstet Gynaecol Res* 2017; **43**: 42-49.

54. Spinnato JA 2nd, Freire S, Pinto e Silva JL *et al.* Antioxidant therapy to prevent preeclampsia: a randomized trial. *Obstet Gynecol* 2007; **110**: 1311-1318.

55. Spinnato JA 2nd, Freire S, Pinto e Silva JL *et al.* Antioxidant supplementation and premature rupture of the membranes: a planned secondary analysis. *Am J Obstet Gynecol* 2008; **199**: 433.e1-433.e8.

56. Yeo S. Prenatal stretching exercises and autonomic responses: preliminary data and a model for reducing preeclampsia. *J Nurs Scholarsh* 2010; **42**: 113-121.

58. Okun ML, Roberts JM, Marsland AL, Hall M. How disturbed sleep may be a risk factor for adverse pregnancy outcomes: a hypothesis. *Obstet Gynecol Surg* 2009; **64**: 273-280.

59. Zhao H, Wu L, Wang Y *et al.* Nicotine promotes vascular endothelial growth factor secretion by human trophoblast cells under hypoxic conditions and improves the proliferation and tube formation capacity of human umbilical endothelial cells. *Reprod Biomed Online* 2017; 34: 406-413.

60. Roelands J, Jamison MG, Lyerly AD, James AH. Consequences of smoking during pregnancy on maternal health. *J Womens Health* 2009; **18**: 867-872.

61. Catalano P. Obesity, insulin resistance, and pregnancy outcome. *Reproduction* 2010; **140**: 365-371.

62. Kvehaugen AS, Dechend R, Ramstad HB *et al.* Endothelial function and circulating biomarkers are disturbed in women and children after preeclampsia. *Hypertension* 2011; **58**: 63-69.

20

SÍNDROME *HELLP*: MANEJO CLÍNICO E COMPLICAÇÕES

Thaís Alquezar Facca
Gianna Mastroianni Kirsztajn

◆

INTRODUÇÃO

A síndrome *HELLP* é um dos quadros mais graves de pré-eclâmpsia, que se associa à alta morbimortalidade materna e perinatal, de etiologia ainda não bem esclarecida, talvez imunológica, e que mais frequentemente surge no terceiro trimestre ou no puerpério imediato[1]. Tem incidência estimada de 0,2 a 0,6% entre todas as gestações e 10 a 20% entre os casos de pré-eclâmpsia grave e eclâmpsia[2].

A denominação *HELLP* é um acrônimo que engloba hemólise (*hemolysis*), elevação de enzimas hepáticas (*elevated liver enzymes*) e plaquetopenia (*low platelets*), fazendo alusão à palavra em inglês *help*[3]. A hemólise causa anemia hemolítica microangiopática em decorrência da vasoconstrição e lesão endotelial generalizada; as hemácias mudam morfologicamente para esquizócitos e equinócitos. A elevação de enzimas hepáticas ocorre devido à lesão de hepatócitos por obstrução dos sinusoides pelo depósito de fibrina. A plaquetopenia ocorre pela diminuição da vida média das plaquetas, aumentando sua agregação e destruição, liberando substâncias vasoativas e causando ainda mais vasoespasmo[3].

Entre os fatores de risco, encontram-se a multiparidade, idade materna acima de 35 anos, raça branca e antecedente de mau passado obstétrico[4]. Seu diagnóstico é essencialmente laboratorial e nem sempre a síndrome *HELLP* aparece acompanhada de sintomas. Sua detecção precoce é essencial para melhor desfecho do quadro, antecipando-se às complicações.

O quadro clínico da síndrome *HELLP* é inespecífico, mas as manifestações mais frequentes são, em ordem decrescente, proteinúria, hipertensão arterial, mal-estar geral, dor epigástrica e/ou em hipocôndrio direito, aumento excessivo do peso e/ou piora do edema, náuseas e vômitos, cefaleia, alterações visuais, principalmente escotomas e icterícia subclínica[5].

Como citado antes, o diagnóstico da síndrome *HELLP* é essencialmente laboratorial e não tem relação com a gravidade da hipertensão arterial nem com a proteinúria associadas à pré-eclâmpsia. No quadro 20.1 encontram-se os critérios diagnósticos[4].

Quadro 20.1 – Critérios diagnósticos da síndrome *HELLP*[4].

Hemólise	Esfregaço anormal do sangue periférico (esquisocitose, anisocitose, equinocitose, poiquilocitose) Bilirrubina total ≥ 1,2mg/dL Desidrogenase láctica ≥ 600UI/L
Elevação de enzimas hepáticas	Transaminases ≥ 70UI/L Desidrogenase láctica ≥ 600UI/L
Plaquetopenia	Contagem de plaquetas ≤ 100.000/mm³

Os exames laboratoriais sugeridos para triagem da síndrome *HELLP* baseiam-se na sua definição, como hemograma completo, transaminases, desidrogenase láctica, ureia e creatinina séricas, e pesquisa de proteinúria, que pode ser em exame de urina I, urofita reagente ou relação proteína/creatinina em amostra isolada de urina.

Diante da sua suspeita diagnóstica, o rastreamento deve ser feito independentemente da elevação da pressão arterial sistêmica[10]. É importante salientar que nem sempre os três critérios diagnósticos estão presentes; na presença de um ou dois deles, dá-se o nome de síndrome *HELLP* parcial ou incompleta, que costuma ser mais leve e ter menor morbidade[6,7]. A classificação da síndrome *HELLP* baseia-se na contagem de plaquetas e tem importância prognóstica (Quadro 20.2)[8].

Quadro 20.2 – Classificação da Síndrome *HELLP*[8].

Classes	Contagem de plaquetas
Classe 1	$\leq 50.000/mm^3$
Classe 2	$> 50.000/mm^3$ e $\leq 100.000/mm^3$
Classe 3	$> 100.000/mm^3$

Existem vários diagnósticos diferenciais da síndrome *HELLP* que podem cursar com alterações laboratoriais semelhantes, como púrpura trombocitopênica, lúpus eritematoso sistêmico, síndrome hemolítico-urêmica, sepse, intoxicação por drogas, choque hipovolêmico,

esteatose hepática aguda da gravidez, coagulopatia com disfibrinogenemia, colagenoses, nefropatias, hepatopatias e pancreatopatias[9].

Vale ressaltar que, devido à natureza variável de sua apresentação clínica, o diagnóstico da síndrome *HELLP* pode ser retardado em uma ou duas semanas[10].

MANEJO CLÍNICO

Apesar de a única medida definitiva ainda ser o parto, o tratamento da síndrome *HELLP* visa à rápida reversão do seu processo, na tentativa de reduzir a morbimortalidade materna e perinatal[11]. Alguns autores[12] sugerem doze passos a serem seguidos que auxiliam no seu manejo, orientando diagnóstico, avaliação fetal, controle pressórico, prevenção de convulsão, infusão de líquidos, hemoterapia, parto, cuidado neonatal e até planejamento familiar, resumidos no quadro 20.3.

O estado clínico materno pode deteriorar-se rapidamente aumentando os riscos de insuficiência renal, hepática, respiratória, cardiocirculatória e de eclâmpsia e, assim, piorar muito o prognóstico materno e fetal. Portanto, a conduta expectante, por mais de 48 horas, é controversa e só deve ser considerada nos casos de prematuridade, abaixo de 34 semanas de gestação[13]. A melhor opção de tratamento é a resolução da gestação[14].

Quadro 20.3 – Doze passos para o tratamento da síndrome *HELLP*[12].

1.	Diagnosticar	Observar sintomatologia em pacientes de risco e prosseguir à investigação
2.	Avaliar as condições maternas	Investigação clínica e laboratorial
3.	Avaliar as condições fetais	Avaliar o binômio materno-fetal e programar o parto de acordo com a gravidade do quadro materno, administração de corticoterapia (betametasona 12mg, IM, 24/24 horas – 2 doses) para acelerar a maturidade pulmonar fetal, se entre 24 e 34 semanas
4.	Controlar a pressão arterial	Controle pressórico (< 150/100mmHg) com hipotensores de ação rápida quando a pressão diastólica atingir valores $\geq$ 110mmHg: hidralazina (5mg, IV, lento, 30/30min) ou nifedipina (5mg, SL, 30/30min, máximo de 20mg)
5.	Prevenir a convulsão	Administrar sulfato de magnésio nas pacientes graves devido ao elevado risco de convulsão (4g, IV, dose de ataque; e 2g, dose de manutenção)
6.	Controlar infusão de líquidos e eletrólitos	Limitar o volume total infundido até 150mL/h, podendo intercalar solução glicofisiológica com Ringer-lactato e observar a diurese, idealmente acima de 30mL/h
7.	Realizar a hemoterapia	Manter a contagem de plaquetas acima de $50.000/mm^3$ para cesárea e de $20.000/mm^3$ para parto normal. Solicitar reserva de plaquetas e/ou de concentrado de hemácias
8.	Programar o parto	A indicação do parto é obstétrica e deve ser individualizada; se possível aguardar 24 horas após a segunda dose de corticoterapia conforme o caso
9.	Cuidado perinatal	Avaliar idade gestacional, maturidade pulmonar e viabilidade fetal
10.	Cuidado pós-parto	Observar a recuperação clínica e laboratorial após o parto, principalmente as transaminases e as plaquetas, e manter sulfato de magnésio por 24 horas
11.	Atentar para falência de múltiplos órgãos	Estar alerta para sinais e sintomas de gravidade e repercussão sistêmica
12.	Aconselhar sobre as gestações subsequentes	Orientar a paciente sobre riscos futuros e possibilidade de recorrência

IM = via intramuscular; IV = via intravenosa; SL = via sublingual.

Entre as medidas de suporte, está a hidratação venosa, a terapia antitrombótica e o controle pressórico. A plasmaférese parece ser benéfica para remover toxinas, imunocomplexos, radicais livres e reposição de fatores de inibição plaquetária, mas não é indicada de rotina e seu sucesso até o momento é limitado[15].

Outra medida que vem sendo constantemente estudada é a corticoterapia, por estar relacionada à melhor recuperação clínica e laboratorial, pois parece otimizar a adesão e produção plaquetária e também agir diretamente sobre o endotélio vascular. A melhora tem sido mais evidenciada quando são utilizadas altas doses de dexametasona (20mg/dia por 4 dias). No entanto, de acordo com uma revisão sistemática da *Cochrane Library*, não há evidências suficientes para seu uso rotineiro na síndrome *HELLP*[16]. Mais pesquisas ainda são necessárias para afirmar seu uso, pois a melhora parece ser mais importante nos casos de classe I de Martin[17]; mas, por ser rara, é difícil de ser estudada.

A recorrência da síndrome em gravidez subsequente tende a ser mais tardia e mais leve[18], porém com maior probabilidade de complicações obstétricas. A paciente deve ser alertada e devidamente informada sobre os possíveis riscos futuros. A investigação de trombofilia é recomendada naquelas mulheres que tiveram pré-eclâmpsia grave, devendo incluir a pesquisa de deficiência de proteína S, resistência à proteína C ativada, hiper-homocisteinemia e anticorpos antifosfólipides (anticoagulante lúpico e anticardiolipina)[19].

A indicação da via de parto é obstétrica, devendo-se considerar o risco materno, a idade gestacional e a vitalidade fetal. Algumas medidas de suporte devem ser tomadas, como manter os níveis de plaquetas acima do mínimo necessário de acordo com a via de parto planejada e, quando oportuno, realizar a transfusão de plaquetas ou hemácias. Indica-se iniciar a transfusão de seis a dez bolsas de plaquetas no período peri e intraoperatório quando as plaquetas estiverem abaixo de 50.000/mm³ (Quadro 20.4)[20].

A escolha da anestesia também depende da contagem de plaquetas e da estabilidade clínica; a epidural deve ser evitada nos casos com menos de 100.000 plaquetas/mm³. Já a anestesia geral é preferível quando há instabilidade hemodinâmica; porém seu uso deve ser cuidadoso, uma vez que o metabolismo do fármaco pode ser prejudicado pela disfunção hepática[21].

O acompanhamento pós-parto, principalmente nas primeiras 48 horas, é de vital importância e preferencialmente a paciente deve ser mantida em unidade de tratamento intensivo. Deve-se acompanhar a evolução clínica e laboratorial até que haja melhora da função hepática, principalmente a redução da desidrogenase láctica e a elevação da contagem de plaquetas. A disfunção hepática parece estar correlacionada à plaquetopenia e à persistência laboratorial dessa última alteração; quando permanecer por mais de 96 horas após o parto, o risco de coagulação intravascular disseminada aumenta (prolongamento dos tempos de protrombina e de tromboplastina parcial ativada, queda do fibrinogênio [< 300mg/dL], elevação dos produtos da degradação da fibrina [> 40mcg/mL] e trombocitopenia)[9].

COMPLICAÇÕES

As complicações da síndrome *HELLP* estão presentes em até um quarto dos casos e elevam a mortalidade materna até 24%, e perinatal até 60%[6,22]. A ruptura hepática, apesar de pouco frequente, é a mais grave delas, com 70% de mortalidade. As principais complicações são: coagulopatia intravascular disseminada, síndrome do desconforto respiratório do adulto, insuficiência hepática, edema agudo de pulmão, insuficiência renal, hematoma hepático subcapsular, eclâmpsia, descolamento prematuro de placenta, acidente vascular cerebral, choque e óbito; e quanto ao concepto, prematuridade extrema, asfixia perinatal e baixo peso[6].

A mortalidade materna pode chegar a 75% quando as alterações laboratoriais ultrapassam alguns valores, como desidrogenase > 1.400U/L, aspartato aminotransferase > 150U/L, alanina aminotransferase > 100U/L e ácido úrico sérico > 7,8mg/dL[12]. No entanto, a sintomatologia, como dor de cabeça, alteração visual, dor epigástrica, náuseas e vômitos, parece ser melhor preditor de desfecho materno adverso do que os parâmetros laboratoriais[23].

As repercussões neonatais são, principalmente, devidas à prematuridade. Segundo uma revisão da *Cochrane Library*, a administração materna de sulfato de magnésio anteparto parece ter ação neuroprotetora no recém-nascido, devendo ser considerado seu uso na síndrome *HELLP* não só pelo risco elevado de eclâmpsia[24]. Curiosamente, quase três décadas após a primeira descrição da síndrome *HELLP* por Weinstein[3], apesar de tantos estudos, poucas opções terapêuticas foram descobertas e ela continua sendo um desafio para a comunidade científica[25].

Agradecimentos

Agradecemos ao Prof. Dr. Nelson Sass, Livre-Docente, Professor Associado do Departamento de Obstetrícia e Vice-reitor da Universidade Federal de São Paulo (UNIFESP), responsável pelo Setor de Hipertensão Arterial e Nefropatias na Gravidez; aos integrantes do Laboratório de Imunopatologia Renal da Disciplina de Nefrologia/UNIFESP e do Laboratório Central do Hospital do Rim.

Quadro 20.4 – Nível mínimo de plaquetas no parto na síndrome *HELLP*[20].

Via de parto	Contagem de plaquetas
Cesárea	> 50.000/mm³
Parto normal	> 20.000/mm³

REFERÊNCIAS BIBLIOGRÁFICAS

1. Padden MO. HELLP syndrome: recognition and perinatal management. *Am Fam Physician* 1999; **60**: 829-836.

2. Benedetto C, Marozio L, Tancredi A *et al*. Biochemistry of HELLP syndrome. *Adv Clin Chem* 2011; **53**: 85-104.

3. Weinstein L. Syndrome of hemolysis, elevated liver enzymes and low platelet count: A severe consequence of hypertension in pregnancy. *Am J Obstet Gynecol* 1982; **142**: 159-167.

4. Sibai BM. The HELLP syndrome (hemolysis, elevated liver enzymes, and low platelets): Much ado about nothing? *Am J Obstet Gynecol* 1990; **162**: 311-316.

5. Facca TA, Sass N. Síndrome HELLP. In Sass N, Oliveira LG (eds). *Obstetrícia*, Guanabara Koogan: Rio de Janeiro, 2013, pp 363-367.

6. Sibai BM, Ramadan MK, Usta I *et al*. Maternal morbidity and mortality in 442 pregnancies with hemolysis, elevated liver enzymes, and low platelets (HELLP syndrome). *Am J Obstet Gynecol* 1993; **169**: 1000-1006.

7. Sibai BM. Diagnosis, controversies, and management of the syndrome of hemolysis, elevated liver enzymes, and low platelet count. *Obstet Gynecol* 2004; **103**: 981-991.

8. Barton JR, Sibai BM. Diagnosis and management of hemolysis, elevated liver enzymes, and low platelets syndrome. *Clin Perinatol* 2004; **31**: 807-833.

9. Haram K, Svendsen E, Abildgaard U. The HELLP syndrome: Clinical issues and management. A Review. *BMC Pregnancy Childbirth* 2009; 9: 8.

10. Schröder W, Heyl W. HELLP syndrome. Difficulties in diagnosis and therapy of a severe form of preeclampsia. *Clin Exp Obstet Gynecol* 1993; **20**: 88-94.

11. Yalcin OT, Sener T, Hassa H *et al*. Effects of postpartum corticosteroids in patients with HELLP syndrome. *Int J Gynecol Obstet* 1998; **61**: 141-148.

12. Magann EF, Martin JN Jr. Twelve steps to optimal management of HELLP syndrome. *Clin Obstet Gynecol* 1999; **42**: 532-550.

13. Faridi A, Heyl W, Rath W. Preliminary results of the International HELLP-Multicenter-Study. *Int J Gynaecol Obstet* 2000; **69**: 279-280.

14. Silva FRO, Mesquita MRS, Sass N. Síndrome HELLP. In Sass N, Camano L, Moron AF (eds). *Hipertensão Arterial e Nefropatias na Gravidez*, Guanabara Koogan: Rio de Janeiro, 2006, pp 249-265.

15. Katz L, de Amorim MM, Figueiroa JN, Pinto e Silva JL. Postpartum dexamethasone for women with hemolysis, elevated liver enzymes, and low platelets (HELLP) syndrome: a double-blind, placebo-controlled, randomized clinical trial. *Am J Obstet Gynecol* 2008; **198**: 283.e1-8.

16. Matchaba P, Moodley J. Corticosteroids for HELLP syndrome in pregnancy. *Cochrane Database Syst Rev* 2004; **1**: CD002076.

17. Fonseca JE, Méndez F, Cataño C, Arias F. Dexamethasone treatment does not improve the outcome of women with HELLP syndrome: a double-blind, placebo-controlled, randomized clinical trial. *Am J Obstet Gynecol* 2005; **193**: 1591-1598.

18. Gardeil F, Gaffney G, Morrison JJ. Severe HELLP syndrome remote from term. *Ir Med J* 2001; **94**: 54.

19. Dekker G, Robillard PY. The birth interval hypothesis-does it really indicate the end of the primipaternity hypothesis. *J Reprod Immunol* 2003; **59**: 245-251.

20. Kim HY, Sohn YS, Lim JH *et al*. Neonatal outcome after preterm delivery in HELLP syndrome. *Yonsei Med J* 2006; **47**: 393-398.

21. Sass N, Facca TA, Oliveira LG *et al*. Doença hipertensiva específica da gravidez (DHEG). In Moron AF, Camano L, Junior LK (eds.). *Obstetrícia*, Manole: Barueri, 2011, pp 951-971.

22. Vigil-de Gracia PE, Tenorio-Maroñón FR, Cejudo-Carranza E *et al*. Diferences among pre-eclampsia, HELLP syndrome and eclampsia, maternal evaluation. *Ginecol Obstet Mex* 1996; **64**: 337-382.

23. Cavkaytar S, Ugurlu EN, Karaer A *et al*. Are clinical symptoms more predictive than laboratory parameters for adverse maternal outcome in HELLP syndrome? *Acta Obstet Gynecol Scand* 2007; **86**: 648-651.

24. Doyle LW, Crowther CA, Middleton P *et al*. Magnesium sulphate for women at risk of preterm birth for neuroprotection of the fetus. *Cochrane Database Syst Rev* 2009; **1**: CD004661.

26. Dusse LM, Alpoim PN, Silva JT *et al*. Revisiting HELLP syndrome. *Clin Chim Acta* 2015; **451**: 117-120.

21

GRAVIDEZ NAS PACIENTES COM DOENÇA RENAL CRÔNICA EM TRATAMENTO COM HEMODIÁLISE

Luiz Paulo José Marques
Regina Rocco

◆

INTRODUÇÃO

A gravidez nas mulheres portadoras de doença renal crônica (DRC) estágio 5, tratadas com hemodiálise crônica (HDc), ainda é considerada evento raro e frequentemente associada a altas taxas de perda fetal. No entanto, nos últimos anos, a incidência de gravidez associada à maior taxa de natalidade nessas pacientes tem aumentado exponencialmente[1], provavelmente devido à melhora da qualidade do atendimento médico oferecido, com uso de membranas biocompatíveis, agentes estimulantes da eritropoiese e maior dose de diálise[2]. Estima-se uma prevalência dos diversos estágios de DRC em 3% das mulheres grávidas nos países de alta renda[3]. O número crescente de relatos de gravidez nas mulheres submetidas à HDc demonstra que se tornará cada vez mais comum, na prática clínica, que o nefrologista trate pacientes grávidas em diálise[1]. Portanto, torna-se necessário aumentar e disseminar o conhecimento sobre a conduta médica adequada durante a gestação, principalmente para os médicos nefrologistas e, obstetras com experiência em gravidez de alto risco, com vistas a auxiliar a equipe multiprofissional de saúde que, desse modo, poderá atuar de maneira decisiva para o sucesso da gravidez.

CONCEPÇÃO EM MULHERES COM DOENÇA RENAL CRÔNICA

A DRC é considerada *per se* um poderoso método de contracepção. A fisiologia do eixo hipotálamo-hipofisá-

rio-gonadal é afetada em vários níveis nos diferentes estágios da DRC, com a presença de alterações hormonais, como diminuição da produção de progesterona e estradiol e aumento da prolactina, que originam anormalidades menstruais e alterações significativas na morfologia uterina que podem resultar em atrofia uterina. A maioria das mulheres em diálise tem amenorreia e aquelas que continuam a menstruar tendem a ter ciclos anovulatórios[4].

Além disso, a disfunção sexual é maior em mulheres submetidas à HDc, principalmente devido à diminuição do interesse sexual secundário aos efeitos cumulativos da depressão, fadiga, imagem corporal alterada, menopausa prematura e aos efeitos colaterais das medicações[5]. A diminuição da fertilidade associada ao aumento da disfunção sexual resulta em pequena incidência de gravidez nessas pacientes e os nefrologistas muitas vezes negligenciam a necessidade de orientar as mulheres em idade fértil, em tratamento com HDc sobre os métodos anticoncepcionais.

Quando essas pacientes questionam sobre a possibilidade da gravidez, em geral, a maioria é fortemente aconselhada a não conceber antes de realizar o transplante renal.

É correto que após o transplante renal as mulheres têm maior potencial de concepção devido ao aumento da fertilidade secundário ao melhor controle da uremia, como também na obtenção de maior sucesso na gravidez devido à redução das complicações clínicas, quando comparadas com mulheres em diálise. Utilizando uma "escala de probabilidade", tem sido estimado que nas mulheres após o transplante renal a probabilidade de gravidez bem-sucedida é 10 vezes maior do que nas mulheres em diálise, e é 10 vezes menor do que nas mulheres da população geral sem DRC[6,7].

No entanto, nos lugares em que é necessário longo tempo de espera em terapia renal substitutiva (TRS) com HDc para a realização do transplante renal, observa-se redução na probabilidade de concepção para as mulheres jovens em idade fértil, com tempo de reprodução limitado devido às alterações hormonais e à menopausa prematura secundárias à DRC avançada[8]. Portanto, a gravidez antes do transplante renal, no período em que se encontra sob tratamento dialítico, pode ser a única possibilidade de realizar o desejo da maternidade.

Tem sido demonstrado que a DRC nos seus diversos estágios afeta aproximadamente 6% das mulheres em idade fértil em países de alta renda e estima-se que está presente em cerca de 3% das mulheres grávidas; nas pacientes com DRC graus 4 e 5 a gravidez pode precipitar a necessidade do início de tratamento dialítico[3]. Por outro lado, nas pacientes submetidos à HDc, a incidência de gravidez tem aumentado significativamente nas últimas décadas. Piccoli *et al* identificaram 90 gestações entre 2000 e 2008[9], e nos seis anos seguintes 464 gravidezes adicionais foram por eles relatadas, representando um aumento de aproximadamente sete vezes[1].

ABORDAGEM PRÉ-CONCEPÇÃO NO INÍCIO DO TRATAMENTO DIALÍTICO CRÔNICO

A DRC está associada à maior taxa de desfechos materno-fetais adversos quando comparada com qualquer outra enfermidade crônica preexistente, além de aumentar o risco de pré-eclâmpsia, prematuridade e morte fetal. As mulheres com DRC têm risco de complicações fetais duas vezes maior e de complicações maternas cinco vezes maior do que as mulheres sem DRC[10]. Entretanto, a maioria dessas mulheres não tem conhecimento sobre os riscos para a saúde e os resultados esperados da gravidez, o que torna imprescindível a abordagem e o aconselhamento antes da concepção, principalmente nas mulheres em HDc[11].

A taxa de concepção tem aumentado entre mulheres submetidas à HDc e é estimada em 0,33 por 100 pacientes por ano, ou de 1% a 7%, sendo que metade das gestações ocorre no primeiro ano após o início da diálise e a maioria das pacientes não planejou a gravidez nem recebeu orientação médica antes da concepção[12,13]. Assim, abordar e orientar quando iniciam o tratamento dialítico todas as mulheres em idade reprodutiva sobre os métodos de contracepção, as intercorrências médicas e resultados materno-fetais esperados individualmente em cada paciente é fundamental para evitar a gravidez não planejada e suas graves complicações clínicas[14].

Foi demonstrado em estudo com 76 mulheres em diálise que 50% delas eram sexualmente ativas e que quatro dessas mulheres engravidaram após o início do tratamento dialítico. Entretanto, apenas 36% delas usavam algum tipo de método anticoncepcional e somente 13% delas foram orientadas por seus nefrologistas sobre os métodos anticoncepcionais e possível gravidez[15]. Atualmente ainda observamos situação semelhante: menos de metade dos nefrologistas orienta as pacientes em idade fértil que iniciam tratamento dialítico sobre os métodos anticoncepcionais, a possibilidade da concepção e as consequências da gravidez, principalmente quando esta não é planejada[16].

O aconselhamento pré-concepção deve ser preferencialmente realizado pelo obstetra em conjunto com o nefrologista e é essencial enfatizar para o casal sobre a necessidade de a gravidez ser sempre planejada. Quando o casal manifesta a vontade e a decisão de ter filhos, o planejamento da gravidez oferece a oportunidade para substituir as medicações teratogênicas, controlar a pressão arterial e evitar possíveis eventos adversos, além de permitir o diagnóstico precoce[17]. Infelizmente, a gravidez na maioria das mulheres em diálise geralmente não é planejada. Quando ocorre, o casal deve receber informações precisas e detalhadas sobre os riscos e os resultados esperados, fornecidas cuidadosamente por uma equipe multidisciplinar especializada.

Tais informações visam dar à mulher subsídios necessários para tomar uma decisão autônoma sobre a interrupção ou a continuidade da gravidez nos países em que as mulheres têm o livre arbítrio para manter ou interromper a gravidez, e, noem nosso meio, ajuda para enfatizar o compromisso com a aderência ao tratamento durante a gestação.

O diagnóstico precoce da gravidez planejada é fundamental para adequar a dose da diálise e os cuidados médicos necessários para evitar ou minimizar as complicações gestacionais nas pacientes com DRC e o uso de medicações teratogênicas. No entanto, como a maioria das mulheres que recebem HDc tem amenorreia ou ciclo menstrual irregular e como a gravidez não foi planejada, elas demoram muito a perceber algum sintoma ou sinal que traga a suspeição; o diagnóstico da gravidez frequentemente é tardio, podendo resultar em graves complicações materno-fetais.

ACOMPANHAMENTO DA GRAVIDEZ NAS PACIENTES EM HEMODIÁLISE CRÔNICA

As mulheres grávidas em tratamento com HDc devem ser acompanhadas em hospitais que disponham de centro de Tratamento Intensivo adulto e neonatal, Serviço de Nefrologia e Obstetrícia, associados à presença de uma Equipe Multidisciplinar experiente e colaborativa, que inclua nefrologista, obstetra especializado em gravidez de alto risco e equipe de apoio do Serviço de Nefrologia composta por nutricionista, enfermeira, psicóloga e assistentes sociais. A realização de reuniões regulares deve ser implementada, com fácil comunicação entre os integrantes dessa equipe experiente, para revisar, adequar e iniciar as estratégias elaboradas.

Entretanto, para as mulheres que não podem fazer o acompanhamento nesses hospitais, por morarem distante, o que demanda muitas horas de deslocamento para chegar de casa ao hospital para realizar a HDc em seis dias na semana, a gravidez deve ser gerenciada pelo médico assistente em colaboração com uma dessas equipes hospitalares multiprofissionais. Além disso, é necessário que o hospital próximo de casa onde será realizado o parto possua Centro de Terapia Intensiva Neonatal, uma vez que é muito frequente entre essas mulheres o parto prematuro de urgência com o nascimento de feto com baixo peso, que pode requerer cuidados em unidade de terapia intensiva neonatal.

Apesar da oferta de cuidados materno-fetais intensivos e dos avanços na Medicina Neonatal terem propiciado aumento das gestações bem-sucedidas ao longo do tempo e contribuído para aumentar a taxa de sobrevivência neonatal de 23% em 1980 para taxas de até 70-90% nos últimos anos, a gravidez nas pacientes com DRC permanece de altíssimo risco e com alta taxa de mortalidade fetal[18].

HEMODIÁLISE DURANTE A GRAVIDEZ

Nas pacientes que necessitam realizar HD durante a gravidez, várias condutas terapêuticas devem ser revistas e ajustadas durante o período gestacional, como o aumento do tempo associado à elevação do número de sessões de HD e a diminuição da taxa de ultrafiltração (UF) durante a HD; a revisão da composição eletrolítica do dialisato ou solução de diálise; a dieta com aumento da oferta proteico-calórica e a reposição de vitaminas hidrossolúveis; o tratamento da anemia com o aumento da dose de eritropoietina e a suplementação por via intravenosa de ferro (Quadro 21.1)[19,20].

A adequação da dose de diálise associada ao uso de agentes estimulantes da eritropoiese exerce efeitos cruciais desde a concepção até o parto. A associação desses dois fatores resulta em aumento da fertilidade, possivelmente devido à minimização das alterações hormonais do eixo hipotálamo-hipofisário-gonadal relacionadas à uremia.

Durante a gravidez, o aumento do tempo de HD também desempenha papel crítico em seu sucesso, resultando em períodos gestacionais mais longos, maior peso fetal ao nascer e diminuição das complicações gestacionais maternas, como pré-eclâmpsia e polidramnia, além de resultar na necessidade de menor retirada de líquido por UF com diminuição do estresse circulatório recorrente e dos episódios de hipotensão arterial intradialítica[21,22].

Hou *et al* foram os primeiros a demonstrar aumento significativo na taxa de natalidade nas grávidas em HDc que receberam mais de 20 horas de diálise por semana durante a gestação[23]. Tem sido demonstrada uma relação significativa entre o aumento da dose de diálise e a taxa de natalidade: de 48% na dose semanal de HD ≤ 20 horas, para 75% na dose semanal de HD > 21 e ≤ 36 horas, e para 85% na dose semanal de HD ≥ 37 horas[213]. Portanto, o aumento do tempo e o número de sessões de HD é atualmente a prática padrão para as pacientes durante a gestação, levando à melhora significativa no resultado da gravidez[16].

Existem vários mecanismos potenciais descritos, em que o aumento da dose associado à elevação do número de sessões de diálise pode contribuir para melhorar o desfecho da gravidez, como melhor controle da uremia, da anemia, da pressão arterial, do peso interdialítico, com consequente redução da taxa de UF e dos episódios de hipotensão intradialítica; além de aumentar a função endotelial e diminuir a inflamação[22].

No entanto, o resultado obtido com o aumento do tempo e do número de sessões de HD parece estar diretamente relacionado com maior depuração da ureia. Historicamente, a ureia foi apontada como fator direto de morte do feto antes da disponibilidade de diálise para as gestantes, quando a ureia sérica era mantida em níveis maiores que 100mg/dL resultava em morte fetal iminente.

Tem sido descrita relação inversa entre os níveis séricos de ureia pré-diálise e o desfecho fetal, quando níveis séricos de ureia são mantidos durante a gestação abaixo menor que de 75mg/dL[24] ou de nitrogênio ureico sanguíneo (*BUN*)[25] abaixo de 48mg/dL observa-se maior taxa de natalidade, peso ao nascer e idade gestacional, com resultados fetais mais favoráveis. Nesse sentido, tem sido sugerido manter a ureia normal próxima aos valores normais durante a gravidez (entre 20-50mg/dL e 10-15mmol/L, após o dia sem HDc)[22,26].

Portanto, para aumentar o sucesso da gravidez entre as mulheres em diálise, o alvo ideal é a manutenção dos níveis séricos da ureia antes da sessão de HD materna normais durante a gestação. Entretanto, devido à necessidade da adequação dietética com o aumento da oferta de proteínas durante a gravidez nas pacientes em HDc, níveis séricos da ureia menor que 80mg/dL pré-HD após o dia em que a diálise não foi realizada podem ser considerados aceitáveis.

Dadas as características operacionais das unidades de hemodiálise, que em geral funcionam no regime de três turnos de 4 horas por dia de segunda-feira a sábado, tem sido proposto como norma o aumento do tempo de HD para 24 a 30 horas por semana, com a realização diária da sessão de HD de segunda a sábado 4 a 5 horas por sessão (Quadro 21.1), associado ao uso de dialisador de alta biocompatibilidade com menor área de filtração, para reduzir a perda de líquido durante a diálise[19] e obter melhor controle do *millieu uremic* e da volemia da paciente, propiciando menor incidência de instabilidade

Quadro 21.1 – Protocolo clínico do Hospital Universitário Gaffrée Guinle para gestantes em hemodiálise[2,19,22,24-28,30,31,36,38].

Cuidados clínicos

A) Antes da concepção
- Aconselhamento sobre os métodos de contracepção para mulheres em idade fértil no início do tratamento dialítico
- Fornecer informações precisas e detalhadas sobre os riscos materno-fetais e os resultados esperados para gravidez

B) Depois da concepção

1. Suplemento dietético, vitaminas e minerais
- Proteína 1,8g/kg e calorias 25-35kcal/kg/dia
- Suplemento de vitaminas hidrossolúveis
- Ácido fólico 1 a 5mg por dia
- Carbonato de cálcio 1,0-1,5g diariamente
- Agentes quelantes de fosfato e análogos de vitamina D, se necessário
- Suplementação por via oral de fosfato, se necessário

2. Anemia
- Administração de sacarose de ferro por via intravenosa
- Aumentar a dose da eritropoietina (dobrar ou triplicar a dose de pré-gestação)
- Manter parâmetros laboratoriais: hemoglobina a 10-12g/dL, ferritina sérica > 300µg/mL e saturação de transferrina > 30%
- Transfusão com concentrado de hemácias sempre que necessário

3. Controle de pressão arterial
- Manter a pressão arterial ≤ 140/90mmHg pré e pós-hemodiálise
- Drogas para mulheres grávidas: α-metildopa, nifedipina de ação prolongada, anlodipina, verapamil, hidralazina e labetalol

4. Prescrição de hemodiálise (HD) intensiva
- Seis sessões (de segunda-feira a sábado)/semana, com 4-5 horas/sessão
- Utilizar membranas de diálise biocompatíveis
- Heparina: a mesma dose pré-gravidez
- Fluxo sanguíneo: 200-300mL/min
- Fluxo do dialisato: 50mL/min
- Realizar exames laboratoriais quinzenais ou semanais
- Manter a ureia pré-diálise de 20-50mg/dL e < 80mg/dL pré-diálise após o intervalo de um dia sem hemodiálise

4a) Ultrafiltração (UF)
- Reavaliar e definir o peso seco semanalmente na 1ª sessão de HD da semana após o dia sem diálise
- Aumento do peso seco materno de 1-1,5kg/trimestre nos primeiros trimestres
- Aumento do peso seco materno: ± 0,5kg/semana a partir da 24ª semana de gestação
- Realizar preferencialmente a HD sem ultrafiltração (UF) para evitar instabilidade hemodinâmica e hipotensão arterial intradialítica (pressão arterial < 120/70mmHg)
- Quando a UF é necessária, deve ser feita com taxa < 6mL/kg/h
- Aumentar tempo da sessão de HD para 5 horas sempre que a taxa de UF prescrita for ≥ 2.000 mL/sessão

4b) Ajustar o dialisato ou solução de diálise:
- Níveis de potássio: 3mEq/L
- Bicarbonato: 25mEq/L
- Cálcio: 1,5mmol/L

5. Cuidados obstétricos
- Ultrassonografia para diagnosticar gravidez
- Consulta obstétrica e ultrassonografia mensal até a 24ª semana de gestação
- Ultrassonografia na 11ª e 13ª semana para medir o comprimento cervical e avaliar anomalias fetais
- Ultrassonografia com perfil biofísico morfológico e ultrassonografia com *Doppler* na 22ª semana
- Consulta obstétrica quinzenal ou semanal a partir da 24ª semana até o parto
- Ultrassonografia semanal a partir da 24ª semana até o parto para acompanhamento da função placentária, do crescimento fetal e do volume de líquido amniótico

---

hemodinâmica durante a diálise e de polidramnia, além de melhorar a nutrição materna[2]. Em igual sentido, deve ser mantida a mesma dose de heparina utilizada no período pré-concepção, uma vez que ela não atravessa a placenta, não é teratogênica e é necessária na obtenção de níveis adequados de anticoagulação sanguínea para a realização da HD[27].

Na prescrição da HD, o dialisato deve ser adequado durante a gestação para evitar desequilíbrio hidroeletro-lítico e acidobásico. Os valores-alvo dos principais parâmetros laboratoriais sugeridos para mulheres em HDc durante a gestação são semelhantes aos aconselhados para as pacientes não grávidas em diálise[2]. A dosagem de eletrólitos deve ser realizada semanalmente, se necessário, e devem ser observadas algumas alterações no preparo do dialisato:

1. Aumento dos níveis de potássio para 3 a 3,5mmol/L – para evitar hipocalemia.

2. Diminuir a concentração de bicarbonato para 25mEq/L – como a gravidez *per se* produz alcalose, a correção da acidose secundária à DRC com administração de bicarbonato durante a HD deve ser diminuída para evitar o desequilíbrio acidobásico, com a transferência excessiva de álcali para a mãe devido ao aumento do tempo da HD.

3. Adequar a concentração de cálcio para 1,5mmol/L – para suprir a necessidade materno-fetal diária.

O aumento do tempo de HD também pode ocasionar hipofosfatemia, que geralmente é corrigida pelo aumento da ingestão de fósforo na dieta, mas, quando necessário, deve ser tratada com a administração por via oral de suplementos de fosfato[2].

O aumento do tempo e do número de sessões de HD por semana pode incrementar o catabolismo materno e a equipe multiprofissional deve sempre estar atenta ao estado nutricional da paciente e oferecer dieta adequada em calorias e proteínas (proteína 18g/kg e caloria 35kcal/kg de peso corporal por dia), para suprir a necessidade diária materno-fetal, uma vez que a desnutrição é comum durante a gravidez nas pacientes com DRC e pode afetar o desenvolvimento fetal[22]. O aumento do tempo da diálise também leva ao incremento da perda de vitaminas hidrossolúveis durante a gravidez e as principais vitaminas a serem suplementadas são a C, tiamina, riboflavina, niacina e B_6[28].

A suplementação diária de 1,5 a 2,0 gramas de cálcio, associada ao cálcio de 1,5mmol/L no dialisato, é necessária para o crescimento normal do feto nas mulheres com ingestão dietética normal de cálcio de 800mg/dia[2]. Por outro lado, devemos ficar atentos quando utilizarmos doses altas de carbonato ou citrato de cálcio como quelantes de fosfato, uma vez que a ministração excessiva de cálcio durante a gravidez pode induzir hipercalcemia materna, acarretando hipocalcemia e hiperfosfatemia fetal secundária, com deterioração do desenvolvimento esquelético[29].

O hiperparatireoidismo primário aumenta a frequência de parto prematuro em 10 a 20%, entretanto, os efeitos do hiperparatireoidismo secundário à DRC no feto ainda não são totalmente conhecidos. O uso de calcitriol é indicado para o tratamento do hiperparatireoidismo e da deficiência de 1,25-OH-vitamina D, enquanto a suplementação adicional de cálcio e da 25-OH vitamina D deve sempre estar fundamentada nos resultados de dosagens séricas em exames laboratoriais. Por outro lado, a administração de hidrocloreto de sevelâmer, carbonato de lantânio, hidróxido de alumínio, cinacalcete ou paricalcitol não foi testada ou estabelecida para uso durante a gravidez e o aleitamento materno nas portadoras de DRC[29].

Outro fator importante e que exerce relação direta com o resultado da gestação nas pacientes em tratamento com HDc é a anemia[25]. As alterações fisiológicas e as exigências da gravidez podem resultar na piora da anemia secundária à DRC, uma vez que tanto a mãe quanto o feto precisam de 10 a 15mg de ferro por dia[28]. A causa do agravamento da anemia nas grávidas em HDc é multifatorial; observamos aumento de 3 a 4 litros no volume plasmático sem elevação concomitante da massa de glóbulos vermelhos, aumento da perda de hemácias secundária à HD frequente e intensiva, aumento da necessidade da produção de eritropoietina secundária à alta demanda de produção de glóbulos vermelhos para apoiar crescimento placentário e fetal[28], bem como a presença de resistência à eritropoietina, presumivelmente secundária ao aumento da produção de citocinas que acompanha uma gravidez de alto risco[30].

No tratamento da anemia administramos a suplementação por via intravenosa de sacarose de ferro para manter os níveis de ferritina maior que 300μg/mL associado à dose de 1 a 5mg de ácido fólico por dia e a dose de eritropoietina deve ser dobrada ou triplicada para manter uma quantidade adequada de glóbulos vermelhos (hemoglobina de 10-11g/dL e hematócrito de 30 a 35%)[28,31]. O aumento da dose da eritropoietina é seguro durante a gestação e não há descrição de crescimento da incidência de hipertensão arterial materna ou de efeitos teratogênicos fetais. Mesmo com esses cuidados, a transfusão de concentrado de hemácias pode ser necessária para o controle da anemia[19,28]. O controle da anemia durante a gestação também está diretamente relacionado com o resultado da gravidez, proporcionando maior taxa de natalidade, idade gestacional e peso fetal ao nascer[32].

ULTRAFILTRAÇÃO DURANTE A GRAVIDEZ

O objetivo de realizar HDc sem ultrafiltração (UF) ou com pequena retirada de líquidos (taxa de UF < 6mL/kg/hora) em todas as sessões de HD durante a gestação é admirável, porém difícil de obter, mesmo com o aumento do tempo e do número de sessões de HDc. Durante a gravidez, é necessário aumentar a oferta de proteínas e calorias na dieta, associada à suplementação de vitaminas, para evitar a desnutrição materno-fetal, o que usualmente acarreta maior ingestão de líquidos pela paciente, que resulta em maior aumento do peso entre as sessões de diálise.

O aumento de peso recomendado durante a gravidez para as mulheres que estão com o peso corporal ideal é de 11,5 a 16kg[32]. A determinação do peso seco ideal é difícil durante a gestação e o ganho de peso esperado nos primeiros trimestres é de no mínimo 1 a 1,5kg por trimestre, enquanto após a 24ª semana o aumento de peso esperado é de até 0,5kg por semana[28]. Entretanto, a ingestão excessiva de líquidos ainda é a responsável pela maior parte do ganho de peso entre as sessões de diálise. Portanto, a realização de UF durante a HDc é sempre necessária para prevenir efeitos clínicos adversos secundários da hipervolemia e diminuir a incidência de polidramnia[22].

No acompanhamento das mulheres grávidas submetidas à HD em nosso hospital, o peso seco é reavaliado e definido semanalmente na primeira sessão de diálise da semana após o dia sem HD e a taxa de UF é prescrita pelo nefrologista em cada sessão de HD, para evitar a retirada excessiva de líquidos pela UF, e o tempo de sessão de HD é sempre aumentado para 5 horas quando a prescrição de retirada de líquidos pela UF é $\geq$ 2.000mL durante a HD (Quadro 21.1), a fim de reduzir a taxa de UF e diminuir o estresse circulatório. Altas taxas de UF (> 10mL/kg/h) estão associadas ao desenvolvimento de instabilidade hemodinâmica e hipotensão arterial intradialítica, que podem levar ao aumento da morbidade e da mortalidade dos pacientes em HDc. Contudo, a taxa UF é fator de risco modificável, e o aumento do risco está relacionado à taxa UF $\geq$ 6mL/kg/h[34].

Por outro lado, tem sido demonstrado que a UF isolada ou combinada com HD leva à diminuição significativa do fluxo sanguíneo microvascular e do fornecimento tecidual de oxigênio no final da sessão de HD em diversos órgãos[35]. O fornecimento de oxigênio aos tecidos depende não apenas da saturação de oxigênio (SaO_2), mas também do teor de hemoglobina no sangue, da perfusão tecidual e da liberação de oxigênio da hemoglobina nos tecidos[36].

O estresse circulatório secundário à UF ocorre em consequência da redução rápida no volume circulante efetivo, com ou sem hipotensão arterial, e é caracterizado pela associação de diversos fatores, como redução da capacidade vascular de autorregulação, diminuição da perfusão e da liberação tecidual de oxigênio; se recorrente durante a gravidez pode resultar em lesões isquêmicas crônicas da placenta, que predispõem à prematuridade e ao baixo peso fetal. Note-se que altas taxa de UF (> 10mL/kg/h) aumentam a incidência de hipotensão arterial intradialítica, que diminui significativamente o fluxo sanguíneo placentário e pode produzir lesão isquêmica placentária aguda[37], resultando na restrição do crescimento intrauterino e no aumento da mortalidade fetal.

Marques et al[38] estudaram, com a utilização da dopplervelocimetria, um método rotineiro não invasivo utilizado em gestações de alto risco que possibilita a avaliação da função placentária e da resposta fetal, a hipóxia, os efeitos vascular materno-fetal agudo e crônico da UF durante a HD nas circulações uteroplacentárias (artérias uterinas), fetoplacentárias (artéria umbilical) e fetal (artéria cerebral média). Foram avaliados os seguintes índices do dopplervelocimétricos: índice de pulsatilidade e de resistência, obtidos pela ultrassonografia obstétrica com Doppler realizada na sala de diálise no início e no final da sessão de HD. Não foi observado nenhum efeito deletério sobre o feto com o emprego de taxa de UF $\leq$ 6mL/kg/h na maioria das sessões de HD, sendo o crescimento e o peso fetais compatíveis com a idade gestacional e o índice de resistência da artéria umbilical/artéria cerebral média fetal manteve-se sempre normal (< 1). Entretanto, não puderam afastar a possibilidade de que a realização de UF durante a gravidez possa ter contribuído para a prematuridade fetal.

O aumento do tempo e o da frequência das sessões de HD durante a gravidez promovem menor ganho de peso entre as sessões de diálise, diminuem a taxa de UF necessária para o controle da volemia e reduzem a incidência de instabilidade hemodinâmica e de episódios de hipotensão arterial intradialítica[22]. Portanto, quando prescrevemos UF em mulheres grávidas é importante lembrar que o peso seco ideal é de difícil definição e que o ideal é realizar a HD sem UF. Entretanto, como a UF durante a HD é geralmente necessária para evitar os efeitos deletérios da hipervolemia, como a hipertensão arterial que predispõe ao desenvolvimento de pré-eclâmpsia no período gestacional, e a taxa de UF segura durante a gravidez ainda não foi determinada, devemos sempre utilizar a menor taxa possível, uma vez que a taxa de UF < 6mL/kg/hora não tem mostrado causar complicações hemodinâmicas relevantes nas pacientes não grávidas em HDc[34].

A prescrição da UF deve ser individualizada e feita com cautela rotineiramente pelo nefrologista responsável por prescrever a sessão de HD. A ultrassonografia obstétrica com Doppler durante a diálise é um método simples, não invasivo e eficaz para o acompanhamento fetal e pode auxiliar na determinação da taxa de UF segura durante a gestação[38].

CUIDADOS OBSTÉTRICOS

O acompanhamento da gestação deve sempre ser feito por obstetra especializado em gravidez de alto risco, atento tanto ao bem-estar materno quanto ao fetal. As comorbidades maternas mais frequentes incluem hipertensão arterial, pré-eclâmpsia, incompetência cervical e polidramnia, enquanto as fetais incluem anormalidades congênitas, restrição de crescimento, parto prematuro, morte fetal, o que exige a necessidade de acompanhamento estrito dos parâmetros clínicos, laboratoriais e ultrassonográficos, com aumento da frequência das consultas obstétricas[39].

As consultas obstétricas devem ser mensais, a partir do momento em que a paciente expresse o desejo de engravidar, para permitir o diagnóstico precoce da gravidez. Após a concepção, deve ser mantido com a frequência mensal até a 24ª semana e, após, quinzenal ou semanalmente até o parto, associado à ultrassonografia obstétrica com Doppler semanal, realizada por ultrassonografista materno-fetal experiente, para fornecer informações detalhadas sobre a placenta, o crescimento e o desenvolvimento fetal, volume do líquido amniótico e avaliação dos índices dopplervelocimétricos nas circulações uteroplacentárias (artérias uterinas), fetoplacentária (artéria umbilical) e fetal (artéria cerebral média), que fornecem informações adicionais sobre o ambiente uterino e o bem-estar fetal[40].

O parto geralmente é programado para a 37ª semana[22,39]. O parto vaginal é o preferido e a cesariana deve ser restrita para as indicações obstétricas. No entanto, não existem evidências clínicas de aumento das complicações maternas ou fetais após 37ª semana de gestação. Portanto, sempre que possível, cabe ao médico obstetra, com o suporte da equipe multiprofissional de saúde, definir o momento e o tipo de parto a ser realizado. No entanto, observa-se que a taxa de parto por cesariana é significativamente maior nas pacientes com DRC em tratamento com HDc, devido ao aumento da necessidade de parto de emergência secundário às complicações materno-fetais[41]. As mulheres em diálise podem e devem amamentar. A amamentação oferece ao recém-nascido benefícios nutricionais, imunológicos, psicológicos e sociais, reduz o risco de desenvolver diabetes tipo 2, doenças cardiovasculares e parece estar associada ao maior ritmo de filtração glomerular e ao aumento do volume renal na idade adulta[42].

Apesar de algumas diferenças na quantidade de creatinina, ureia, sódio, cloro e fosfato, o leite materno das pacientes em HDc é semelhante ao das mães saudáveis, e essas mulheres devem ser encorajadas a amamentar e ver a maternidade como um evento saudável[43]. No entanto, alguns cuidados devem ser observados, como a quantidade dos medicamentos ingeridos pela mãe para o tratamento das enfermidades associadas à DRC que está presente no leite materno e a taxa de UF prescrita, uma vez que a retirada de grande quantidade de líquidos pela UF durante a HD reduz a produção de leite.

Apesar do acompanhamento efetivo da gravidez por uma equipe multiprofissional experiente, a prematuridade e o baixo peso ao nascer ainda são a norma. Por outro lado, tem sido claramente demonstrado que as crianças que nascem com baixo peso geralmente apresentam oligonefropatia e o baixo peso ao nascer *per se* é fator preditivo para o desenvolvimento de hipertensão arterial, doença renal crônica e alterações metabólicas como diabetes e obesidade na idade adulta, sendo também fortemente associado ao desenvolvimento de doença renal avançada durante os primeiros 14 anos de vida[44,45]. Portanto, as crianças nascidas com baixo peso devem receber acompanhamento médico periódico contínuo, semelhante ao que aprendemos a oferecer aos doadores de rim.

CONCLUSÕES

A gravidez é possível nas mulheres em HDc e sua incidência está aumentando exponencialmente em toda parte no mundo. Portanto, os nefrologistas devem incluir a orientação sobre os métodos contraceptivos e o acon-

selhamento antes da concepção na prática clínica diária, como parte do trabalho de rotina para mulheres em idade fértil no momento em que são encaminhadas para iniciar o tratamento dialítico crônico e ter o conhecimento de que o tratamento médico dessas pacientes, durante a gestação, não se restringe à mudança da dose de diálise oferecida. Por conseguinte, o aumento do tempo, do número de sessões de HD semanal e a adequação técnica da HD devem sempre estar associados ao acompanhamento da gravidez por equipe multidisciplinar experiente e colaborativa. A conjunção desses fatores é fundamental para proporcionar a obtenção de maior número de gestações bem-sucedidas e ajudar as pacientes tratadas com HD crônica a ver experiência da maternidade e do aleitamento materno como um evento saudável.

Agradecimentos

A dedicação e a generosidade da Equipe Multiprofissional de Saúde composta pelos Serviços de Obstetrícia, Nefrologia, Pediatria e da UTI Neonatal, Enfermagem, Nutrição, Psicologia e Assistência Social, que permitem ao Hospital Universitário Gaffrée Guinle da Universidade Federal do Estado do Rio de Janeiro (UNIRIO) atender pelo Sistema Único de Saúde (SUS) as pacientes grávidas em diálise crônica.

REFERÊNCIAS BIBLIOGRÁFICAS

1. Piccoli GB, Minelli F, Versino E *et al.* Pregnancy in dialysis patients in the new millennium: a systematic review and meta-regression analysis correlating dialysis schedules and pregnancy outcomes. *Nephrol Dial Transplant* 2016; **31**: 1915-1934.

2. Manisco G, Potì M, Maggiulli G *et al.* Pregnancy in end-stage renal disease patients on dialysis: how to achieve a successful delivery. *Clin Kidney J* 2015; **8**: 293-299.

3. Webster P, Lightstone L, McKay DB, Josephson MA. Pregnancy in chronic kidney disease and kidney transplantation. *Kidney Int* 2017; **91**: 1047-1056.

4. Matuszkiewicz-Rowinska J, Skórzewska K, Radowicki S *et al.* Endometrial morphology and pituitary-gonadal axis dysfunction in women of reproductive age undergoing chronic haemodialysis: a multicentre study. *Nephrol Dial Transplant* 2004; **19**: 2074-2077.

5. Strippoli GFM. Sexual Dysfunction in Women with ESRD Requiring Hemodialysis *Clin J Am Soc Nephrol* 2012; **7**: 974-981.

6. Piccoli GB, Cabiddu G, Daidone G *et al.* The children of dialysis: live-born babies from on-dialysis mothers in Italy-an epidemiological perspective comparing dialysis, kidney transplantation and the overall population. *Nephrol Dial Transplant* 2014; **29**: 1578-1586.

7. Saliem S, Patenaude V, Abenhaim HA. Pregnancy outcomes among renal transplant recipients and patients with end-stage renal disease on dialysis. *J Perinat Med* 2016; **44**: 321-327.

8. Jang C, Bell RJ, White VS *et al.* Women's health issues in haemodialysis patients. *Med J Aust* 2001; **175**: 298-301.

9. Piccoli GB, Conijn A, Consiglio V *et al.* Pregnancy in dialysis patients: is the evidence strong enough to lead us to change our counseling policy? *Clin J Am Soc Nephrol* 2010; **5**: 62-71.

10. Nevis IF, Reitsma A, Dominic A *et al.* Pregnancy outcomes in women with chronic kidney disease: A systematic review. *Clin J Am Soc Nephrol* 2011; **6**: 2587-2598.

11. Hladunewich MA. Chronic Kidney Disease and Pregnancy. *Semin Nephrol* 2017; **37**: 337-346.

12. Hladunewich M, Hercz AE, Keunen J *et al.* Pregnancy in End Stage Renal Disease. *Semin Dial* 2011; **24**: 634-639.

13. Shahir AK, Briggs N, Katsoulis J, Levidiotis V. An observational outcomes study from 1966–2008, examining pregnancy and neonatal outcomes from dialysed women using data from the ANZDATA Registry. *Nephrology* (Carlton) 2013; **18**: 276-284.

14. Hladunewich MA, Melamad N, Bramham K. Pregnancy across the spectrum of chronic kidney disease. *Kidney Int* 2016; **89**: 995-1007.

15. Holley JL, Schmidt RJ, Bender FH *et al.* Gynecologic and reproductive issues in women on dialysis. *Am J Kidney Dis* 1997; **29**: 685-690.

16. Sachdeva M, Barta B, Thakkar J *et al.* Pregnancy outcomes in women on hemodialysis: a national survey. *Clin Kidney J* 2017; **10**: 276-282.

17. Wiles KS, Bramham K, Vais A *et al.* Pre-pregnancy counselling for women with chronic kidney disease: a retrospective analysis of nine years' experience. *BMC Nephrol* 2015; **16**: 28-33.

18. Glass HC, Costarino AT, Stayer SA *et al.* Outcomes for extremely premature infants. *Anesth Analg* 2015; **120**: 1337-1351.

19. Vázquez-Rodríguez JG. Hemodialysis and pregnancy: technical aspects. *Cir* 2010; **78**: 99-102.

20. Marques LPJ, Rocco R, Marinho PRS *et al.* Pregnancy in women undergoing chronic hemodialysis. *Int J Med Sci Public Health. In press.*

21. Hladunewich MA, Hou S, Odutayo A *et al.* Intensive hemodialysis associates with improved pregnancy outcomes: A Canadian and United States cohort comparison. *J Am Soc Nephrol* 2014; **25**: 1103-1109.

22. Hladunewich MA, Schatell D. Intensive dialysis and pregnancy. *Hemodialysis Int* 2016; **20**: 339-348.

23. Hou S. Daily dialysis in pregnancy. *Hemodialysis Int* 2004; **8**: 167-171.

24. Luders C, Castro MCM, Titan SM *et al.* Obstetric outcome in pregnant women on long term dialysis: a case series. *Am J Kidney Dis* 2010; **56**: 77-85.

25. Asamiya Y, Otsubo S, Matsuda Y *et al.* The importance of low blood urea nitrogen levels in pregnant patients undergoing hemodialysis to optimize birth weight and gestational age. *Kidney Int* 2009; **75**: 1217-1222.

26. Groothoff J. Pregnancy during dialysis: still a challenge to get there, butworth the effort. *Nephrol Dial Transplant* 2015; **30**: 1053-1055.

27. Cabiddu G, Castellino S, Gernone G *et al.* Best practices on pregnancy on dialysis: the Italian Study Group on Kidney and Pregnancy. *J Nephrol* 2015; **28**: 279-288.

28. Reddy SS, Holley JL. Management of the pregnant chronic dialysis patient. *Adv Chronic Kidney Dis* 2007; **14**: 146-155.

29. Horjus C, Groot I, Telting D *et al.* Cinacalcet for hyperparathyroidism in pregnancy and puerperium. *J Pediatr Endocrinol Metab* 2009; **22**: 741-749.

30. Bagon JA, Vernaeve H, De Muylder X *et al.* Pregnancy and dialysis. *Am J Kidney Dis* 1998; **31**: 756-765.

31. Reddy SS, Holley Jl. The importance of increased dialysis and anemia management for infant survival in pregnant women on hemodialysis. *Kidney Int* 2009; **75**: 1133-1136.

32. Levy A, Fraser D, Katz M *et al.* Maternal anemia during pregnancy is an independent risk factor for low birth weight and preterm delivery. *Eur J Obstet Gynecol Reprod Biol* 2005; **122**: 182-186.

33. Sato APS, Fujimori E. Estado nutricional e ganho de peso nas gestantes. *Rev Latino-Am Enferm* 2012; **20**: 1-7.

34. Assimon MM, Wenger JB, Wang L, Flythe JE. Ultrafiltration rate and mortality in maintenance hemodialysis patients. *Am J Kidney Dis* 2016; **68**: 911-922.

35. Veenstra G, Pranskunas A, Skarupskiene I *et al.* Ultrafiltration rate is an important determinant of microcirculatory alterations during chronic renal replacement therapy. *BMC Nephrology* 2017; **18**: 71-76.

36. McIntyre CW. Recurrent circulatory stress: the dark side of dialysis. *Semin Dial* 2010, **23**: 449-451.

37. Kron S, Schneditz D, Leimbach T *et al.* Determination of the critical absolute blood volume for intradialytic morbid events. *Hemodialysis Int* 2016; **20**: 321-326.

38. Marques LPJ, Marinho PRS, Rocco R *et al.* Effect of ultrafiltration on placental-fetal blood flow in pregnancy of woman undergoing chronic hemodialysis. *Hemodialysis int. In press.*

39. Alkhunaizi A, Melamed N, Hladunewich MA. Pregnancy in advanced chronic kidney disease and end-stage renal disease. *Curr Opin Nephrol Hypertens* 2015; **24**: 252-259.

40. Oros D, Figueras F, Cruz-Martinez R *et al.* Longitudinal changes in uterine, umbilical and fetal cerebral Doppler indices in late-onset small-for-gestational age fetuses. *Ultrasound Obstet Gynecol* 2011; **37**: 191-195.

41. Kendrick J, Sharma S, Holmen J *et al.* Kidney disease and maternal and fetal outcomes in pregnancy. *Am J Kidney Dis* 2015; **66**: 55-59.

42. Miliku K, Voortman T, Bakker H *et al.* Infant breastfeeding and kidney function in school-aged children. *Am J Kidney Dis* 2015; **66**: 421-428.

43. Balzer MS, Gross MM, Lichtinghagen R *et al.* Got Milk? Breastfeeding and milk analysis of a mother on chronic hemodialysis. *Plos One* 2015; **16**: 1-12.

44. Abitbol CL, Rodriguez MM. The long-term renal and cardiovascular consequences of prematurity. *Nat. Rev. Nephrol* 2012; **8**: 265-274.

45. Vikse BE, Irgens LM, Leivestad T *et al.* Low birth weight increases risk for end-stage renal disease. *J Am Soc Nephrol* 2008; **19**: 151-157.

22

GESTAÇÃO EM NEFRITE LÚPICA

Tamires Teixeira
Gianna Mastroianni Kirsztajn

◆

INTRODUÇÃO

O lúpus eritematoso sistêmico (LES) é uma doença crônica autoimune que ocorre mais comumente em mulheres em idade fértil. Pode manifestar-se clinicamente de diferentes maneiras, e o acometimento renal confere pior prognóstico.

Na gestação, há vasodilatação renal e sistêmica, aumentando o fluxo plasmático e a filtração glomerular em cerca de 50%[1]. Ocorrem mudanças também no perfil hormonal e doenças autoimunes com resposta via linfócitos Th2, como o LES, são mais propensas a ocorrer[2].

Por outro lado, no terceiro trimestre níveis menores de estrogênio e de interleucina-6 estão associados a menores taxas de reativação da doença, provavelmente, devido à insuficiência placentária[3].

A gestação em pacientes com LES confere maiores riscos materno e fetal quando comparada com a gestação em mulheres saudáveis. O prognóstico é melhor quando a doença está inativa por pelo menos seis meses[4]. Quanto à atividade renal, glomerulonefrite ativa é associada a maiores taxas de pré-eclâmpsia, prematuridade e perda acelerada de função renal[1].

Durante muito tempo, as mulheres com LES foram desencorajadas a engravidar; mas, nas últimas décadas, os desfechos maternos e fetais têm melhorado bastante. Essa melhora resulta de múltiplos fatores, como melhor controle da doença, planejamento da gestação na fase inativa da doença e monitorização intensiva durante a gestação[5].

A atividade do LES durante a gestação é um desafio, pois é difícil distingui-la de mudanças fisiológicas do ciclo gravídico e de outras complicações, como pré-eclâmpsia. Portanto, é necessário que uma equipe multidisciplinar com especialistas, como reumatologista, obstetra, nefrologista e especialista em medicina fetal, acompanhe a paciente durante todo esse período.

AVALIAÇÃO PRÉ-NATAL

Desde o diagnóstico do LES, as mulheres devem ser questionadas sobre o desejo de ter filhos. Recomenda-se o aconselhamento em relação à melhor época para engravidar, além de orientação sobre os riscos relacionados à doença e as medicações prescritas para seu tratamento.

Deve-se esclarecer que o LES não leva à infertilidade[6], embora outros fatores possam contribuir para tal. Em pacientes com disfunção renal, há maior taxa de infertilidade, devido a alterações hormonais e disfunção sexual secundária aos efeitos colaterais das medicações, fadiga e depressão[1].

Em 2016, a *European League Against Rheumatism* (EULAR) publicou uma série de recomendações sobre reprodução, gravidez e menopausa nas mulheres com LES e ratificou que o uso de agentes alquilantes deve ser balanceado com o risco de disfunção ovariana[7].

A avaliação pré-concepcional é essencial para discutir riscos e ajustar medicações. A mulher deve ser analisada individualmente, e os seguintes aspectos devem ser considerados: história da doença passada e atual, medicações em uso, antecedentes obstétricos, urinálise e aferição da pressão arterial basal, perfil sorológico recente (anticorpos anti-DNA de dupla hélice, anti-Ro/anti-La, antifosfolípides e complemento)[3].

A presença de anticorpo antifosfolípides pode aumentar o risco obstétrico, com maior risco de natimortalidade e pré-eclâmpsia. A presença de anti-Ro/anti-La pode predispor a lúpus neonatal[1].

Comorbidades devem ser investigadas, como hipertensão arterial sistêmica, diabetes e outras formas de comprometimento renal[3]. As pacientes com evidência de nefrite lúpica devem ser aconselhadas a não engravidar até que a doença esteja controlada por pelo menos seis meses. Para aquelas que apresentam alteração da creatinina sérica, deve-se salientar o risco do declínio temporário ou definitivo da função renal[1].

Para as pacientes que não desejam engravidar, a contracepção contendo estrogênios é contraindicada de modo geral e, em particular, para aquelas com doença vascular, devendo ser usada com cuidado em hipertensas e nefropatas, devido ao risco de trombose e piora do controle pressórico. Medicações com progesterona costumam ser recomendadas, e métodos de barreira podem ser usados, mas não são recomendados como única forma de contracepção[1].

INTERCORRÊNCIAS DURANTE A GESTAÇÃO

A presença de glomerulopatia durante a gestação requer acompanhamento rigoroso e multidisciplinar, visto que pode levar a consequências, como hipertensão arterial, insuficiência renal e necessidade de diálise. O Ambulatório de Glomerulopatias da Universidade Federal de São Paulo (UNIFESP) revisou 19 casos de grávidas portadoras de glomerulonefrites, sendo três de nefrite lúpica (dois casos de classe IV). Em dez casos, houve piora de creatinina sérica na gestação (1,6 a 6,1mg/dL) e, desses, três necessitaram de tratamento dialítico após a gestação. Em quatro, houve aumento da proteinúria na gestação, sendo que dois casos se acompanharam de piora de creatinina sérica.

O manejo correto e a monitorização rigorosa da paciente com LES durante a gestação reduziram as perdas fetais nos últimos anos (de 43% na década de 1960 para 17% entre 2000 e 2003)[8].

No estudo de Saavedra *et al*, foram avaliadas 124 gestações de 120 pacientes com LES. A taxa de recidiva da doença foi de 37,9% (47 episódios), com predomínio das manifestações renais, articulares, cutâneas e hematológicas. Essas pacientes apresentaram maior frequência de pré-eclâmpsia e parto prematuro[4].

Como já citado, a pré-eclâmpsia é uma complicação frequente, ocorrendo em cerca de 13% dos casos e, se houver doença renal, a incidência pode chegar a 66%. Ocorre mais frequentemente naquelas que tiveram episódio prévio, nas portadoras de anticorpos antifosfolípides ou de diabetes[9].

Os seguintes fatores são associados ao maior risco de atividade lúpica durante a gestação: atividade nos seis meses anteriores, história de nefrite lúpica e descontinuação da medicação hidroxicloroquina[2].

Deve-se vigiar rigorosamente a presença de hipertensão arterial, proteinúria e disfunção orgânica após 20 semanas de gestação. Atividade renal na gravidez pode mimetizar pré-eclâmpsia, apresentando-se com hipertensão arterial, plaquetopenia, proteinúria e piora da função renal[2].

A nefrite lúpica pode levar à piora da proteinúria durante a gestação devido ao aumento do fluxo sanguíneo renal, que pode ser pronunciada naquelas que interrompem o uso de inibidores da enzima conversora de angiotensina ou bloqueadores de receptor de angiotensinogênio[3].

Trombocitopenia, elevação de enzimas hepáticas e ácido úrico elevado são mais proeminentes na pré-eclâmpsia do que na nefrite. Entretanto, trombocitopenia pode ocorrer em outras doenças, como síndrome hemolítico-urêmica e púrpura trombocitopênica trombótica[2].

Em mulheres com pré-eclâmpsia, não é comum haver hematúria ou cilindros urinários, queda do complemento ou aumento de anti-DNA de dupla hélice. Embora não sejam determinados na prática diária marcadores angiogênicos e antiangiogênicos para diferenciar pré-eclâmpsia de nefrite, esses testes podem vir a ser úteis no futuro[6].

Durante a gestação, a velocidade de hemossedimentação costuma estar elevada devido à maior produção hepática de fibrinogênio, não sendo considerada bom marcador para a atividade de doença nesse período[3].

O fígado também produz maiores taxas de C3 e C4 e seus níveis podem estar dentro da faixa da normalidade na gestação. Queda maior que 25% dos níveis de complemento pode estar relacionada à atividade da doença[3].

O estudo retrospectivo de Gianfreda *et al* avaliou 32 mulheres com nefrite lúpica que engravidaram e comparou com 64 pacientes que nunca engravidaram, analisando o desfecho ao longo de 10 anos. Creatinina sérica elevada e ocorrência de atividade da doença foram relacionadas ao desenvolvimento de doença renal crônica progressiva. Já a gestação em mulher com nefrite lúpica inativa não pareceu elevar o risco de atividade da doença ou piorar o prognóstico renal[5].

MEDICAÇÕES

A equipe multidisciplinar deve estar atenta às medicações utilizadas por aquelas que desejam engravidar, a fim de que sejam realizadas as modificações necessárias.

No contexto de nefrite lúpica, as medicações seguras em todos os trimestres da gestação e durante a lactação são hidroxicloroquina, azatioprina, ciclosporina e tacrolimus, segundo alguns autores[2,3,10].

Hidroxicloroquina é armazenada nos tecidos, principalmente no fígado, e possui meia-vida de oito semanas. Atravessa a placenta sem causar danos fetais e é secretada no leite materno[10]. Há indícios de melhores desfechos e menor taxa de atividade da doença com sua manutenção[2]. Alguns estudos sugerem menor ocorrência de bloqueio cardíaco congênito em mães com antiRo/anti-La positivos[2]. Aquelas que interrompem seu uso estão mais propensas à deflagração de atividade da doença, com necessidade de maior uso de corticoide antenatal[1].

Corticoide é recomendado na menor dose possível, idealmente menos que 10mg/dia[2]. Prednisona é considerada relativamente segura na gestação, com seus benefícios superando os riscos. É metabolizada pela 11-β-hidroxi-esteroide-desidrogenase tipo 2 em cortisona inativa, sendo mínima a dose que chega ao feto[1]. Dexametasona, administrada para maturação fetal, não é totalmente metabolizada, sendo o feto exposto a 30% da dose materna.

Altas doses de prednisona têm sido associadas à ruptura prematura de membrana; entretanto, a presença de atividade da doença prévia pode contribuir para a prematuridade[1].

Outras complicações relacionadas ao uso de corticoide são desenvolvimento de diabetes gestacional, ganho de peso, hipertensão arterial, osteoporose, catarata e infecção[1].

Azatioprina é relativamente segura, mas a dose não deve exceder 2mg/kg/dia[2]. Essa medicação requer conversão para 6-mercaptopurina pela inosinato-pirofosforilase, enzima que não é encontrada no fígado fetal[1].

Ciclosporina deve ser usada com cautela, caso os benefícios superem os riscos para o feto[2]. Estudos em mulheres transplantadas não evidenciaram riscos de teratogenicidade com ciclosporina ou tacrolimus. Deve-se lembrar que as concentrações dos inibidores de calcineurina frequentemente caem durante a gestação, devido ao aumento do metabolismo hepático, podendo ser necessário aumento da dose em até 25%[1].

Durante o tratamento do LES deve-se usar ciclofosfamida com cautela, pois há associação direta entre lesão ovariana e dose, duração e via de administração, sendo a via oral a que induz mais amenorreia[1]. Essa medicação é associada a malformações congênitas e fetais, devendo ser evitada nas primeiras 10 semanas, quando o feto é mais suscetível aos efeitos teratogênicos[2]. Supressão da hematopoiese e lesão neurológica podem acontecer quando usada nos últimos trimestres[1].

Micofenolato mofetil deve ser evitado, pois está relacionado a anormalidades congênitas. Até 15% dos fetos expostos ao micofenolato no primeiro trimestre desenvolvem defeitos congênitos, como micrognatia e hipertelorismo[1].

Poucos estudos avaliaram o rituximab durante a gestação. Há transferência para a placenta com depleção de células B, sendo a maior incidência a partir do segundo trimestre.

Monitorização neonatal é recomendada antes da vacinação de rotina[1].

Devido ao risco de defeitos congênitos, diante da suspeita de gestação, são suspensos os inibidores da enzima conversora de angiotensina e os bloqueadores do receptor da angiotensina. Devem ser substituídos por outros anti-hipertensivos e salientar-se a falta do efeito renoprotetor durante o pré-natal. Essas medicações podem ser usadas no pós-parto, incluindo lactação[3].

As medicações anti-hipertensivas mais comumente utilizadas são metildopa, labetalol (indisponível no Brasil), nifedipina e hidralazina. Inibidores da enzima conversora de angiotensina e bloqueadores do receptor da angiotensina são contraindicados, como já comentado[2].

Diuréticos devem ser utilizados com cuidado e nitroprussiato de sódio deve ser administrado em caso de emergências hipertensivas e por curtos períodos[2].

Hidroxicloroquina, prednisona, ciclosporina, azatioprina e tacrolimus são compatíveis com a amamentação. Metotrexato também é compatível, se usado em doses baixas e intermitentes[2]. Doença ativa no pós-parto pode requerer o uso de micofenolato ou ciclofosfamida, contraindicando a lactação[1]. Anticorpos monoclonais não são secretados no leite materno, sendo o rituximab uma alternativa viável para o tratamento de nefrite lúpica pós-parto[1].

Os anti-hipertensivos mais utilizados na lactação são metildopa, labetalol e nifedipina. Diuréticos devem evitados devido ao risco de desidratação. Inibidores do sistema renina-angiotensina são considerados ausentes no leite materno, inclusive enalapril e captopril[1].

CONCLUSÕES

Desde o início da doença, as mulheres com LES devem ser acompanhadas em relação à fertilidade e ao desejo de engravidar. Gestação segura é possível, mas devem ser salientados os riscos e a necessidade de que a doença esteja inativa por pelo menos seis meses para melhores desfechos.

Diante da gestação, é necessário acompanhamento rigoroso, principalmente naquelas com acometimento renal da doença, a fim de diagnosticar precocemente atividade renal e diferenciá-la das diversas complicações inerentes à gestação.

A equipe multiprofissional deve estar atenta às medicações em uso, de modo que se forneça maior segurança ao binômio materno-fetal, promovendo ao mesmo tempo o controle adequado da doença.

REFERÊNCIAS BIBLIOGRÁFICAS

1. Blom K, Odutayo A, Bramham K, Hladunewich MA. Pregnancy and Glomerular Disease: A Systematic Review of the Literature with Management Guidelines. *Clin J Am Soc Nephrol* 2017; **12**: 1862-1872.

2. Bermas BL, Smith NA. Pregnancy in women with systemic lupus erythematosus. UpToDate. 2017. Disponível em: http://www.uptodate.com/online. Acessado em 13/08/2017.

3. Knight CL, Nelson-Piercy C. Management of systemic lupus erythematosus during pregnancy: challenges and solutions. *Open Access Rheumatol* 2017; **9**: 37-53.

4. Saavedra MA, Sánchez A, Morales S *et al*. Primigravida is associated with flare in women with systemic lupus erythematosus. *Lupus* 2015; **24**: 180-185.

5. Gianfreda D, Quaglini S, Frontini G *et al*. Does pregnancy have any impact on long term damage accrual and on the outcome of lupus nephritis? *J Autoimmun* 2017; **84**: 46-54.

6. Lightstone L, Hladunewich MA. Lupus nephritis and pregnancy: concerns and management. *Semin Nephrol* 2017; **37**: 347-353.

7. Andreoli A, Bertsias GK, Agmon-Levin N *et al*. EULAR recommendations for women's health and the management of family planning, assisted reproduction, pregnancy and menopause in patients with systemic lupus erythematosus and/or antiphospholipid syndrome. *Ann Rheum Dis* 2016; **76**: 476-485.

8. Andreoli L, Crisafulli S, Tincani A. Pregnancy and reproductive aspects of systemic lupus erythematosus. *Curr Opin Rheumatol* 2017; **29**: 473-479.

9. Oktem O, Guzel Y, Aksoy S *et al*. Ovarian function and reproductive outcomes of female patients with systemic lupus erythematosus and the strategies to preserve their fertility. *Obstr Gynecol Surv* 2015; **70**: 196-210.

10. Bermas, BL. Use of antiinflammatory and immunosuppressive drugs in rheumatic diseases during pregnancy and lactation. UpToDate. 2017. Disponível em: < http://www.uptodate.com/online>. Acesso em: 13/08/2017.

SEÇÃO 6

Nutrição em Nefrologia

◆

23

ATENÇÃO AO FOSFATO NOS ALIMENTOS – SEMÁFORO NUTRICIONAL COMO INSTRUMENTO EDUCACIONAL

Marcela Tatiana Watanabe
Jacqueline Costa Teixeira Caramori

◆

INTRODUÇÃO

A ingestão total de fosfato depende tanto de fontes orgânicas, tais como carnes e lácteos, como fontes inorgânicas, com os aditivos alimentares[1]. Os aditivos que contêm fosfato são abundantes em alimentos processados e as estimativas de ingestão de fosfato devem considerar não só aquele contido naturalmente nos alimentos, mas também o adicionado no processamento[2].

Estudos têm mostrado que a educação nutricional focando alimentos processados é viável e eficaz para pacientes em diálise[3], enfatizando que tanto pacientes renais crônicos quanto a população geral devem escolher produtos saudáveis para o consumo e para benefícios à saúde[4]. É importante ressaltar que os rótulos nutricionais não apresentam as quantidades de fosfato dos alimentos e não existe uma exigência legal que obrigue os fabricantes a apresentarem essas quantidades nas embalagens[5].

Este capítulo ressaltará a importância e originalidade do conhecimento do conteúdo de fosfato em alimentos e apresentará uma nova ferramenta, o "semáforo nutricional para fosfato", para a educação nutricional e sugestão para melhorar a rotulagem nutricional.

FOSFATO COMO ELEMENTO, NO ORGANISMO, NA INDÚSTRIA E NO ALIMENTO

O fósforo é um elemento químico de símbolo P, não metal, multivalente, pertencente à série química do ni-

trogênio (grupo 15), de número atômico 15 e massa atômica 30,97. É sólido à temperatura ambiente e não é encontrado no estado nativo por ser muito reativo, oxidando-se espontaneamente, estando na forma de fosfato (PO_4^{3-}), que2 contém um átomo central de fósforo ligado a quatro átomos de oxigênio[6]. É um dos elementos de origem mineral mais disperso na natureza, amplamente difundido nas fontes alimentares de origem animal ou vegetal. É um nutriente que participa das diversas funções bioquímicas e fisiológicas das células; está presente na estrutura dos ossos e dentes, nas paredes celulares, na estrutura da molécula de 2,3-difosfoglicerato que se liga à hemoglobina nos glóbulos vermelhos, facilitando o fornecimento de oxigênio para os tecidos; na composição do DNA e RNA, moldando o código genético; e na produção de compostos fosforilados, contribuindo para o armazenamento temporário e a transferência de energia por meio do ATP para a sinalização intracelular, estando presente principalmente no miocárdio, cérebro e músculo esquelético, sendo indispensável para o funcionamento adequado do sistema nervoso[6-8]. Assim, como nutriente é considerado vital para o funcionamento dos sistemas biológicos. A carência de fosfato é responsável por fraturas, atrofia muscular, anemia, entre outras complicações.

A utilização comercial do fosfato mais importante é na indústria química, produzindo fertilizantes. Seus componentes são amplamente utilizados em explosivos, toxinas, motores a fricção, fogos de artifício, pesticidas, cremes dentais, detergentes e aditivos alimentares[9]. Para a indústria alimentícia, os aditivos alimentares que contêm fosfato conferem aos produtos melhor retenção de água e proteção contra rancidez oxidativa.

ENTENDENDO A FONTE DE FOSFATO EM ALIMENTOS

Devido à existência do fosfato em praticamente todos os seres vivos, ele é encontrado na maioria dos alimentos, e as principais fontes alimentares são os alimentos proteicos, incluindo carnes, peixes e produtos lácteos[10].

Nos alimentos, o fosfato apresenta-se na forma orgânica (fosfolípides e fosfoproteínas) e na forma inorgânica (aditivos)[11]. A ingestão de fosfato total depende das fontes naturais de fosfato orgânico, como produtos cárneos e lácteos, e das fontes de fosfato inorgânico, como os aditivos alimentares que estão sendo cada vez mais adicionados aos alimentos processados e bebidas[1,12,13]. Por isso, é importante orientar quanto aos tipos e fontes de fosfato para a redução da ingestão desse nutriente.

Porém, estimativas da ingestão de fosfato da dieta não consideram as quantidades de fosfato a partir de suplementos vitamínicos e minerais, água ou aditivos alimentares e, portanto, as quantidades consumidas são, sem dúvida, maiores que as relatadas. Além disso, os aditivos alimentares podem contribuir com mais de 30% do consumo de fosfato de um adulto[14]. Isso é de suma importância, pois o fosfato fornecido na forma de aditivos é mais facilmente absorvido pelo trato gastrintestinal[15]; assim, destaca-se que a fonte é tão importante quanto o conteúdo de fosfato dos alimentos[2].

ORIGEM VEGETAL E ANIMAL DO FOSFATO ORGÂNICO

O fosfato orgânico está presente em alimentos como fosfoproteínas, fosfolípides e outras fontes de fosfato, como fitato ou amido monoéster fosfato, em alimentos vegetais[10]. Normalmente, 40 a 60% do fosfato orgânico da dieta é absorvido[15], então, além do conteúdo absoluto de fosfato nos alimentos, a absorção intestinal é um ponto crucial[16]. Em geral, a absorção intestinal é menor nos alimentos de origem vegetal do que naqueles de origem animal, como carnes, peixes, lácteos[17,18].

A proteína de origem animal contém fosfato principalmente como fosfoésteres orgânicos, que são facilmente hidrolisados e absorvidos pelo sistema digestivo humano[10,19].

Alimentos vegetais que são ricos em proteína, como leguminosas, nozes, cereais e sementes, contêm fosfato principalmente da forma de fitato ou ácido fítico, que não é facilmente quebrado no intestino humano devido à falta da enzima fitase em animais não ruminantes; essa enzima seria responsável pela liberação do fosfato para absorção[20]. A biodisponibilidade do fosfato de origem vegetal pode ser em torno de 50%[21].

O cozimento pode auxiliar na diminuição do fosfato dos alimentos, pois causa desmineralização do alimento, reduzindo, além do fosfato, outros elementos como de sódio, potássio e cálcio tanto em alimentos de origem vegetal quanto animal[16]. O grau de perda mineral é proporcional à quantidade de água utilizada no cozimento, ao tamanho das porções, ao tempo de cozimento e à ausência de casca nos vegetais[22].

Em estudo analítico que avaliou a redução mineral em alimentos após cozimento, os autores observaram redução de fosfato em 51% em vegetais, 48% em leguminosas e 38% em carnes[23]; vale ressaltar que o cozimento leva à perda desprezível de nitrogênio, não prejudicando o conteúdo proteico do alimento e tornando-o com melhor razão fosfato-proteína[16]. Outros autores observaram que o cozimento da carne durante 30 minutos reduz a razão fosfato/proteína em > 50%[22]; então essa abordagem dietética poderia ajudar os pacientes a selecionar as fontes proteicas adequadas e ensinar técnicas de cozimento que permitem reduzir a carga de fosfato sem comprometer a ingestão proteica[24].

ADITIVOS ALIMENTARES CONTENDO FOSFATO – UM RISCO À SAÚDE

O fósforo inorgânico está naturalmente presente como ânions fosfato no interstício e nos fluidos intracelulares, tecido ósseo e dentes. Além dessas substâncias, em pequenas quantidades nos alimentos, uma quantidade extra de fósforo inorgânico pode ser adicionada como aditivos alimentares em grandes proporções[2], sendo polifosfatos os principais componentes de muitos conservantes em alimentos processados[25].

Os aditivos são utilizados com as funções de preservar umidade ou cor, emulsionar ingredientes, realçar sabor, estabilizar alimentos e prolongar a vida de prateleira. Porém, o fosfato contido em aditivos é, muitas vezes, ignorado como fonte desse elemento na alimentação e pode tornar o conteúdo total de fosfato muito mais elevado[26].

O fósforo inorgânico não se apresenta ligado a proteínas e são sais facilmente dissociados e absorvidos pelo trato intestinal[27], acredita-se que cerca de 90 a 100% sejam absorvíveis; enquanto o fosfato orgânico dos alimentos *in natura*, cerca de 40% a 60% seja absorvível[28]; resultando, portanto, em maior efeito dos aditivos contendo fosfato sobre a hiperfosfatemia do que quantidade equivalente de fosfato naturalmente presente nos alimentos[15].

O conteúdo de fosfato em alimentos industrialmente processados é muito mais elevado do que nos alimentos naturais, conforme foram verificados em estudo analítico descritivo realizado por essa equipe, no qual se determinou bromatologicamente quantidades de fosfato em alimentos industrializados mais consumidos por pacientes em hemodiálise crônica[29].

Fontes comuns de fósforo inorgânico incluem refrigerantes, embutidos, refeições congeladas, cereais, petiscos, queijos processados, produtos instantâneos, embalados *ultra-high temperature*[30]. Quantidades significativas de ácido fosfórico estão habitualmente presentes na maior parte dos refrigerantes à base de cola[31] e, como essas bebidas contêm pouca ou nenhuma proteína, a quantidade de fosfato é quase exclusivamente vinda de aditivos[32].

Além disso, é importante ressaltar que os rótulos nutricionais não apresentam as quantidades de fosfato dos alimentos[5] e não existe uma exigência legal que obrigue os fabricantes a apresentarem essas quantidades nas embalagens, fazendo com que as quantidades exatas de fosfato em alimentos sejam difíceis de determinar[24].

Exigências estritas para a rotulagem dos produtos alimentícios, que contenham em sua listagem os aditivos com fosfato utilizados na preparação, já vêm sendo discutidas e são necessárias para superar essa abordagem nutricional[30]. Ao comparar conteúdos de fosfato em alimentos, diversos estudos mostraram que a quantidade de fosfato total era superior nos alimentos com aditivos alimentares relatados em seus rótulos em relação àqueles que não os continham[2,29,33,34], ressaltando, então, que essa carga extra de fosfato pode ser exclusivamente oriunda de aditivos alimentares.

Consideramos a rotulagem completa e ideal para alimentos contendo fosfato aquela que trouxer o contexto do semáforo nutricional, indicando quantitativamente o conteúdo do fosfato e a presença de aditivos. Dessa forma, vermelho indica RISCO, fosfato em quantidade excessiva; amarelo indica ALERTA, moderado quantidade de fosfato, e o verde é LIVRE devido à pequena quantidade de fosfato[35], como mostra a figura 23.1. No contexto do "Semáforo Nutricional do Fosfato" pretendemos, então, tornar as informações dos rótulos mais compreensíveis e acessíveis à população, direcionando-os a realizar escolhas menos prejudiciais à saúde.

Para alcance de tais medidas o percurso é extenso, envolve órgãos de defesa do consumidor, conselhos médicos e nutricionais, entidades governamentais e apoio das indústrias alimentícias. Falta informação ao público consumidor sobre os efeitos nocivos do excesso de fosfato, apesar da pesquisa científica aprofundada e a propagação desses conhecimentos em instituições médicas, assim como aconteceu com o sal e o sódio, gorduras *trans* e colesterol nas últimas décadas[36].

Porém, as diferenciações de fosfato presentes em alimentos ainda são de difícil acesso e realização. Cupisti *et al* observaram que os alimentos com aditivos alimentares possuíam 66% maiores quantidades de fósforo inorgânico comparados aos alimentos similares sem aditivos[37].

O quadro 23.1 apresenta resumidamente os principais trabalhos científicos que determinaram fosfato em alimentos com aditivos.

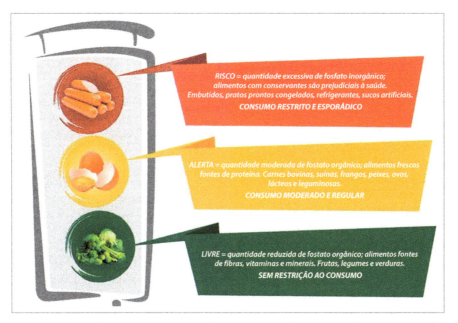

Figura 23.1 – Semáforo Nutricional do Fosfato. Os alimentos foram distribuídos em três níveis baseados no conteúdo de fosfato e sua biodisponibilidade. A cor vermelha indica **RISCO**, pois os alimentos desse nível possuem quantidades elevadas de fosfato inorgânico dos aditivos alimentares totalmente absorvido pelo trato gastrintestinal, muito prejudicial à saúde e de consumo restrito. A cor amarela indica **ALERTA**, pois os alimentos são fontes proteicas importantes, mas possuem fosfato orgânico, absorvido em torno de 40-60%. A cor verde indica **LIVRE**, pois o fosfato desses alimentos apresenta-se em pequena quantidade e será pouco absorvido, sendo de consumo livre.

Quadro 23.1 – Resumo esquemático de trabalhos científicos com determinações de fosfato (P).

Autores	Delineamento	Resultados
Watanabe *et al*, Brasil[29]	P e proteína em alimentos e bebidas industrializados (n = 30)	↑ P nos produtos com aditivos, ↑ P e razões em carnes processadas
Carrigan *et al*, EUA[38]	P e Na total em 4 cardápios (café da manhã, almoço e jantar), baixo em aditivos e com aditivos *versus* banco de dados	↑ conteúdos de P e Na nos cardápios com aditivos
Lou-Arnal *et al*, Espanha[33]	Razão P/ptn em carnes e peixes *versus* tabelas de composição de alimentos (n = 35)	↑ razões em carnes processadas
León *et al*, EUA[39]	Aditivos na rotulagem de 2.394 produtos; e conteúdo de P nos selecionados (n = 56)	44% dos produtos continham aditivos; ↑ P nos alimentos com aditivos
Cupisti *et al*, Itália[37]	N e P em presuntos cozidos com e sem aditivos, com diferenciações em fosfato inorgânico, fosfolípides e fosfoproteínas (n = 40)	66% mais PI e ↑ razões P/ptn nos produtos com aditivos
Benini *et al*, Itália[2]	N e P em produtos similares com e sem aditivos (n = 60)	↑ P total nos produtos com aditivos
Sherman e Mehta, EUA[34]	P, K e proteína em produtos cárneos (n = 36)	razão P/ptn 28% ↑ nos produtos com aditivos
Sullivan *et al*, EUA[40]	P total em produtos industrializados com frango *versus* banco de dados (n = 38)	↑ conteúdos de P do que nos bancos de dados

P = fosfato; Na = sódio; razão P/ptn = razão fosfato/proteína; K = potássio; N = nitrogênio; PI = fósforo inorgânico.

IMPLICAÇÕES DA RETENÇÃO DO FOSFATO

Atualmente pesquisas estão apontando repercussões da hiperfosfatemia e elevada ingestão dietética de fosfato na população saudável, com desfechos desfavoráveis, como mostraram Yamamoto *et al*, quando observaram associações entre maiores estimativas de ingestão de fosfato e aumento de massa ventricular esquerda em estudo populacional com 4.494 participantes não cardiopatas e não renais crônicos que foram avaliados quanto à ingestão alimentar de fosfato e massa ventricular esquerda por ressonância magnética[41]. E, no estudo Framingham, maiores concentrações séricas de fosfato foram associadas a maior risco de eventos cardiovasculares em 3.368 indivíduos sem doença renal e cardiovascular[42].

Além disso, apesar dos avanços científicos e tecnológicos na terapia renal substitutiva, ainda se observa elevada e inaceitável mortalidade em pacientes em diálise. No Brasil, em 2016, a taxa anual de mortalidade de pacientes em diálise foi de 18,2%[43].

O manejo de pacientes em diálise requer atenção especial a vários parâmetros clínicos, que envolvem a remoção de solutos, controles acidobásico e volêmico, hipertensão, anemia, nutrição. O controle da fosfatemia vem sendo cada vez mais reconhecido como importante estratégia[44], sendo a hiperfosfatemia fator de risco para doenças cardiovasculares, progressão da doença renal e mortalidade em todo o âmbito da DRC[45].

A hiperfosfatemia está envolvida na patogênese da calcificação vascular[46-48]. O fosfato em excesso se liga ao cálcio iônico e se deposita em artérias e tecidos moles[49], além de induzir alteração fenotípica da célula muscular lisa para osteoblasto, facilitando a calcificação vascular[50]. Também contribui para o desenvolvimento do hiperparatireoidismo secundário, cujas consequências extrapolam a doença óssea, agravando a doença cardíaca aterosclerótica e a anemia[49].

Concentrações séricas de fosfato representam o balanço dinâmico entre absorção dietética, excreção urinária e trocas com tecido ósseo, tecidos moles e estoques intracelulares[15], e também por mecanismos hormonais regulatórios[51]. O rim é o principal órgão atuante na homeostase da fosfatemia, e estudos recentes têm mostrado que a reabsorção de fosfato é regulada pela sincronia do eixo rim-órgãos, incluindo osso, intestino, glândula paratireoide e fígado[51].

Em estágios avançados da DRC, quando a excreção urinária de fosfato está gravemente limitada, a absorção dietética desempenha papel fundamental na gênese dos chamados distúrbios minerais e ósseos, enfatizando a importância do controle dietético de fosfato no manejo desses pacientes[28]. Assim, a prevenção e correção da hiperfosfatemia são importantes componentes do controle da DRC, esse objetivo é atingido com restrição dietética de fosfato, administração de quelantes de fosfato[15,52,53] e diálise adequada[54].

Portanto, os estudos recentes alertam para o olhar ampliado resultante das repercussões da hiperfosfatemia. Entretanto, faltam estudos que tratem das abordagens sobre o fosfato dietético relacionado à ingestão proteica, ou que busquem discutir as repercussões da restrição de fosfato na proteína dietética.

PARADIGMA NA DIETA: INGESTÃO PROTEICA E CONTROLE DE FOSFATO

As recomendações atuais enfatizam a importância do controle de fosfato na dieta, tendo como alvo principal a redução do consumo de aditivos alimentares, sendo bem estabelecido o conceito de que a redução na ingestão proteica poderia levar ao *protein-energy wasting* (PEW) e sobrevida prejudicada[55,56]. Tal preocupação é aplicável particularmente aos pacientes em hemodiálise, nos quais o PEW é comum e está entre os mais fortes preditores de risco para morbidade e mortalidade[57-59].

Existe correlação forte e positiva entre ingestão proteica e de fosfato e o desenvolvimento de hiperfosfatemia em indivíduos com DRC[60]. Colman *et al* estudaram 107 pacientes em hemodiálise pertencentes ao estudo NIED (*Nutrition and Inflammatory Evaluation of Dialysis Patients*) e mostraram forte correlação linear (r = 0,91; p < 0,001) entre conteúdo de proteína e de fosfato da dieta[61].

Shinaberger *et al* mostraram em mais de 50.000 pacientes norte-americanos que as concentrações de fosfato sérico aumentaram ligeiramente quando houve aumento no consumo de proteínas, avaliado pelo cálculo do equivalente proteico do aparecimento do nitrogênio normalizado (nPNA).

Entretanto, a sobrevida foi revertida, ou seja, a maior quantidade de proteína consumida por eles resultou em maior sobrevida, a ingestão proteica diária alcançada foi de até 1,4g/kg[55].

No entanto, na colinearidade entre fosfato e proteína deve ser considerado que o conteúdo de fosfato dos alimentos depende da presença de aditivos alimentares, do modo de preparação dos alimentos e da biodisponibilidade do fosfato, que são frequentemente ocultos em avaliações de ingestão alimentar[62].

Como incremento para controlar a ingestão de fosfato relacionada à proteína, outra ferramenta que vem sendo utilizada é a razão fosfato/proteína. Seu conceito foi proposto nas diretrizes *Kidney Disease Outcomes Quality Initiative* (KDOQI) de 2003, como um meio para auxiliar no controle do fosfato sérico por meio da ingestão dietética[63].

Entre algumas vantagens dessa razão, destacam-se:

a) ser independente do tamanho da porção do alimento;

b) destacar em conjunto fosfato e proteína;

c) destacar alimentos que possuem quantidades excessivamente altas de aditivos com fosfato e semelhantes em proteínas, permitindo a comparação entre itens alimentares; e,

d) alertar para alimentos excessivamente elevados em fosfato, como refrigerantes que contêm pouco ou nenhum conteúdo proteico[63].

Algumas limitações desse conceito residem no conteúdo indisponível de fosfato total em muitos alimentos e bebidas e na ausência de informações sobre biodisponibilidade do fosfato nos diversos alimentos[2,64].

Na Faculdade de Medicina de Botucatu (UNESP) em parceria com a Faculdade de Ciências Agronômicas (UNESP), realizamos um estudo analítico descritivo, no qual foram determinados os conteúdos de fosfato e proteína em alimentos industrializados comumente consumidos por pacientes em hemodiálise crônica. Observamos que os alimentos cárneos processados possuíam duas vezes mais fosfato por grama de proteína do que alimentos cárneos *in natura* (p < 0,0001), e os aditivos com fosfato foram observados em 70% dos alimentos estudados[29]. Anteriormente, Sherman *et al* também mensuraram conteúdos de fosfato e proteína em alimentos e encontraram a média da razão fosfato/proteína de 14,6mg/g em 19 produtos que mostravam aditivos com fosfato nos rótulos, comparados a 9mg/g nos 11 itens que não os listaram. Concluíram que produtos cárneos processados podem conter duas vezes mais fosfato e essa informação não esteve declarada nos rótulos dos alimentos[34].

Na prática clínica, a razão fosfato/proteína pode ser utilizada comparando-se os alimentos, como auxílio para melhor escolha alimentar. Ao observar as informações nutricionais de alimentos *in natura* e calcular suas razões fosfato/proteína, podemos compará-los aos alimentos industrializados e com aditivos para avaliar se possuem grandes quantidades de aditivos alimentares ou não.

Nesse contexto, podemos considerar os alimentos vegetais uma opção viável no aconselhamento dietético, pois a biodisponibilidade do fosfato dos alimentos vegetais pode ser em torno de 50%[21], portanto, pouco absorvido por humanos. Moe *et al* mostraram, em ensaio clínico randomizado *crossover* com pacientes com doença renal crônica (DRC) estágio 3, que a ingestão de fosfato de 800mg/dia a partir de fontes vegetais foi associada a menores valores de fosfatúria e menores níveis séricos de fosfato comparados à mesma quantidade de fosfato ingerida a partir de fontes animais[65].

O modo de preparo dos alimentos também pode ter impacto sobre conteúdo de fosfato, e pacientes em hemodiálise podem ser aconselhados a ferver determinados alimentos para ajudar na redução da quantidade de fosfato[24].

Algumas bebidas possuem especial relevância para pacientes com DRC, pois, além do elevado conteúdo de fosfato com alta biodisponibilidade em sua composição, não possuem quase nenhum conteúdo proteico. Savica *et al* relataram sobre bebidas, como vinhos branco e tinto, refrigerantes à base de cola e cervejas, que possuem elevado conteúdo de fosfato e forneceram evidências de fortes associações entre pacientes com elevada fosfatemia e consumo de bebidas com grandes conteúdos de fosfato, comparando-se àqueles que consumiam bebidas com baixo conteúdo de fosfato, como suco de laranja ou limão e água mineral[32].

A redução da fosfatemia em resposta a qualquer diminuição da ingestão dietética ou pelo uso de quelantes, sem alteração na prescrição dialítica, é uma boa evidência de que a ingestão dietética de fosfato é um dos principais determinantes da fosfatemia em pacientes em diálise[64]. Essa abordagem apoia-se em estudo de coorte com pacientes em hemodiálise crônica, no qual tanto maiores ingestões de fosfato quanto maiores razões fosfato/proteína dietéticos foram associados significativamente a maiores riscos de óbito[64].

A restrição da ingestão dietética de fosfato tem sido preconizada para o tratamento dos distúrbios mineral e hormonal em DRC desde 1970[66,67].

Essas recomendações foram inicialmente baseadas em modelos animais de DRC, nos quais mesmo pequenas reduções na ingestão de fosfato baixaram as concentrações de paratormônio, atenuando a hiperplasia da glândula paratireoide[67-69]. Assim, melhorando o metabolismo ósseo, a restrição dietética de fosfato tem sido associada à proteção renal.

Diante dessas evidências, avaliar de forma crítica as potenciais vantagens e os desafios da restrição dietética de fosfato é essencial para desenvolver estratégias eficazes na intervenção nutricional, que sejam sustentáveis em longo prazo[45].

A restrição tanto do fosfato "conhecido" (alimentos proteicos) como do "oculto" (aditivos alimentares) para obter melhor controle do fosfato sérico é de fundamental importância para os pacientes com DRC, mas também é benéfico para pacientes cardiopatas e para a população geral[37].

IMPORTÂNCIA DA INTERVENÇÃO DIETÉTICA NO CONTROLE DA FOSFATEMIA

Apesar de todos os potenciais problemas acima descritos, estudos têm mostrado que educação nutricional, com foco na restrição dos alimentos processados, é muito viável e eficaz em pacientes em diálise[3]. A eficácia dessa abordagem está fortemente suportada por ensaios clínicos randomizados controlados.

Sullivan *et al* avaliaram o impacto do aconselhamento dietético focado na restrição dos aditivos alimentares *versus* orientação nutricional convencional (baseada na restrição das fontes conhecidas de fosfato) sobre as concentrações séricas de fosfato em uma população em hemodiálise crônica[3]. Após três meses de intervenção, a média das concentrações séricas de fosfato diminuiu significativamente nos pacientes que receberam a intervenção, em comparação ao grupo controle, evidenciando os efeitos da ingestão dos aditivos sobre o controle da hiperfosfatemia[3].

Na Hemodiálise do Hospital das Clínicas da Faculdade de Medicina de Botucatu – UNESP, realizou-se ensaio clínico randomizado controlado com intervenção nutricional visando ao controle da fosfatemia de 100 pacientes com fosfato sérico $\geq$ 5,5mg/dL[63] em hemodiálise crônica, para testar estratégias de educação nutricional convencional e direcionada a aditivos alimentares sobre a fosfatemia. Na estratégia direcionada a aditivos alimentares, o grupo assistiu individualmente a videoaula durante as sessões de hemodiálise durante seis meses e recebeu orientações adicionais relacionadas aos aditivos alimentares, incluindo a entrega de material didático com o "Semáforo Nutricional do Fosfato". Esta videoaula está disponível no *link* https://youtu.be/aJTgLivh56Y e aborda temas como: doença renal, controle da fosfatemia, alimentos proteicos e sua importância, alimentos industrializados, aditivos alimentares, como identificá-los, exemplo de rótulo e como manter as concentrações séricas de fosfato normais. Observou-se que 56% dos pacientes do grupo que recebeu orientações mensais quanto aos aditivos alimentares, ao longo do seguimento de seis meses, apresentaram valores preconizados de fosfato sérico ($p < 0,05$)[63], mostrando que a proposta de educação nutricional foi eficiente na diminuição da ingestão de fosfato, o que se confirmou pelos exames laboratoriais de rotina.

Reddy *et al* sugerem que a combinação de iniciativas educacionais são efetivas na melhora do conhecimento sobre fosfato e quelantes entre pacientes e, consequentemente, melhoram o controle da hiperfosfatemia. Esses autores estudaram 115 pacientes com aulas sobre fosfato e quelantes, entrega de material didático e áudios explicativos e observaram redução significativa dos níveis séricos de fosfato nos pacientes hiperfosfatêmicos pré-intervenção[70].

Outra ferramenta que pode ser utilizada no aconselhamento dietético aos pacientes é a Pirâmide do Fósforo, recentemente publicada no meio científico, é uma ferramenta visual construída considerando conteúdos de fosfato, biodisponibilidades e processamentos. Ela tem como objetivo ajudar a identificar alimentos com baixa ou elevada carga de fosfato, de acordo com a distribuição em andares, para, assim, facilitar as escolhas e a memorização. A pirâmide é composta por seis andares, nos quais a base representa os alimentos com menores conteúdos de fosfato, menores razões fosfato/proteína e menores biodisponibilidades, e no topo estão os alimentos com os maiores conteúdos e, por isso, devem ser ingeridos em menor quantidade[16], como mostra a figura 23.2.

Embora o efeito do aconselhamento dietético focado seja animador, sua eficácia pode ser prejudicada pela presença de fosfato "oculto"[26]. Muitos produtos alimentícios não contêm em sua rotulagem toda a lista dos aditivos e apresentam somente o termo "melhorado/reforçado"[26,34], tornando o desafio ainda maior aos pacientes no reconhecimento dos aditivos para que possam evitar seu consumo[45].

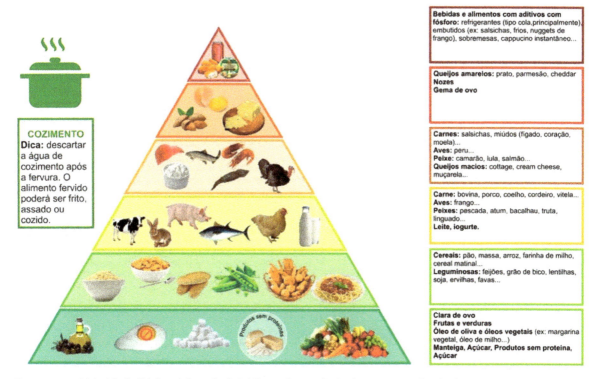

Figura 23.2 – Pirâmide do Fósforo (adaptada de D'Alessandro *et al*). Os alimentos estão distribuídos em seis andares baseando-se em seus conteúdos de fósforo, razão fósforo/proteína e biodisponibilidade do fósforo. Cada andar tem uma borda colorida (de verde a vermelho, passando por amarelo e laranja) que correspondem às frequências de consumo recomendadas, as quais são as mais elevadas na base (ingestão sem restrição) e as mais baixas no topo (evitar o quanto for possível). a) Alimentos com piores razões fósforo/proteína (> 12mg/g); b) alimentos com boas razões fósforo/proteína (< 12mg/g); c) frutas e vegetais devem ser ingeridos com precaução pelos pacientes dialíticos para evitar carga excessiva de potássio; d) gorduras devem ser limitadas em pacientes obesos/sobrepeso, para evitar ingestão calórica excessiva; e) açúcar deve ser evitado por pacientes diabéticos e obesos; f) produtos sem proteína são recomendados a pacientes não dialíticos e que necessitam de restrição proteica e elevada ingestão energética[16].

Estudos anteriores mostraram o âmbito deste problema, apresentando que variados itens alimentares possuem maior teor de fosfato real, quando determinado em laboratórios especializados, do que apresentado em suas Rotulagens ou em bancos de dados nutricionais[29,40]. Com isso, novos estudos e tecnologias são necessários para o conhecimento das formas de apresentação do fosfato, pois, embora espectrofotometria e colorimetria conduzam a estimativas relativamente precisas da quantidade total de fosfato, a mensuração dos diferentes tipos de fosfato presente em alimentos, especificamente de fosfato inorgânico, é uma tarefa difícil[71]. Poucos estudos ou outras fontes abordaram sobre a quantidade de fosfato presente nos alimentos processados[34] e bebidas[31].

Portanto, estimativas da ingestão de fosfato devem considerar não só fosfato contido nos alimentos naturalmente, mas também fosfato adicionado no processamento dos alimentos.

Ação importante para os pacientes com DRC seria conhecer os alimentos processados e verificar cuidadosamente sua composição. Indivíduos informados possuem melhores condições de realizar escolhas alimentares adequadas, resultando na diminuição das complicações associadas à hiperfosfatemia[72].

CONCLUSÕES

O capítulo apresentado reforça a importância do conhecimento sobre o conteúdo de fosfato em alimentos e oferece embasamento para a eficácia das orientações nutricionais dirigidas a pacientes com DRC, em particular os tratados por hemodiálise.

Educação nutricional focada nos aditivos alimentares pode trazer melhor controle da hiperfosfatemia de pacientes com DRC avançada. Porém, é imprescindível que os órgãos e instituições divulguem quanto aos malefícios da elevada ingestão de fosfato inorgânico para a população, seja utilizando ferramentas como o "Semáforo Nutricional do Fosfato" e a "Pirâmide do Fósforo", seja incluindo e fiscalizando as informações nutricionais dos alimentos.

Tanto indivíduos com doença renal como a população geral devem escolher produtos mais saudáveis para consumo e benefício à saúde. Porém as perspectivas mostraram que, com o crescimento populacional, existe a necessidade constante de aumento da produção de alimentos e a tendência é que o uso de fertilizantes inorgânicos ricos em fosfato aumente. No Brasil, o uso de fertilizantes na última década dobrou, de 70 para 150 quilos por hectare. Diante desse problema seria ideal o consumo de alimentos orgânicos de pequenos produtores locais, além da busca pelo cultivo próprio de legumes, frutas e verduras utilizando fertilizantes orgânicos.

Estudos epidemiológicos com grande número de indivíduos são necessários para fornecer informações em relação às associações entre ingestão de fosfato e desfechos, particularmente sobre mortalidade e morbidade cardiovasculares.

Agradecimentos

À Fundação de Pesquisa São Paulo (FAPESP) e à Coordenação de Aperfeiçoamento de Pessoal de Nível Superior (CAPES) pelo apoio financeiro. À Faculdade de Medicina de Botucatu – UNESP, em especial ao programa de pós-graduação em Fisiopatologia em Clínica Médica, e ao Serviço de Diálise do Hospital das Clínicas desta instituição, pela oportunidade e apoio.

REFERÊNCIAS BIBLIOGRÁFICAS

1. Takeda E, Sakamoto K, Yokota K *et al.* Phosphorus supply per capita from food in Japan between 1960 and 1995. *J Nutr Sci Vitaminol (Tokyo)* 2002; **48**: 102-108.

2. Benini O, D'Alessandro C, Gianfaldoni D, Cupisti A. Extraphosphate load from food additives in commonly eaten foods: a real and insidious danger for renal patients. *J Ren Nutr* 2011; **21**: 303-308.

3. Sullivan C, Sayre SS, Leon JB *et al.* Effect of food additives on hyperphosphatemia among patients with end- stage renal disease: a randomized controlled trial. *JAMA* 2009; **301**: 629-635.

4. Ritz E, Hahn K, Ketteler M *et al.* Phosphate additives in food--a health risk. *Dtsch Ärztebl Int* 2012; **109**: 49-55.

5. Uribarri J. Phosphorus additives in food and their effect in dialysis patients. *Clin J Am Soc Nephrol* 2009; **4**: 1290-1292.

6. Monteiro TH, Vannucchi H. Funções plenamente reconhecidas de nutrientes – Fósforo/ILSI Brasil [Internet]. 2010 [accessed August 2016] Available from: http://nutritotal.com.br/publicacoes/files/1638-- ILSI_fosforo.pdf

7. Berndt T, Kumar R. Novel mechanisms in the regulation of phosphorus homeostasis. *Physiol Bethesda Med* 2009; **24**: 17-25.

8. Shils ME, Shike M (eds). *Modern Nutrition in Health and Disease*, 10th ed. Lippincott Williams & Wilkins: Philadelphia, New York, 2006, 2342 p.

9. Sourkes TL. An element of thought: phosphorus and mental philosophy in the nineteenth century. *J Hist Neurosci* 1998; 7: 108-124.

10. Blumenkrantz MJ, Kopple JD, Moran JK, Coburn JW. Metabolic balance studies and dietary protein requirements in patients undergoing continuous ambulatory peritoneal dialysis. *Kidney Int* 1982; **21**: 849-861.

11. Institute of Medicine. *DRI DIETARY REFERENCE INTAKES FOR Calcium, Phosphorus, Magnesium, Vitamin D, and Fluoride.* Washington, DC – USA, 1997.

12. Chiu Y-W, Teitelbaum I, Misra M *et al.* Pill burden, adherence, hyperphosphatemia, and quality of life in maintenance dialysis patients. *Clin J Am Soc Nephrol* 2009; **4**: 1089-1096.

13. Kemi VE, Kärkkäinen MUM, Karp HJ *et al.* Increased calcium intake does not completely counteract the effects of increased phosphorus intake on bone: an acute dose-response study in healthy females. *Br J Nutr* 2008; **99**: 832-839.

14. Kayne LH, D'Argenio DZ, Meyer JH *et al.* Analysis of segmental phosphate absorption in intact rats. A compartmental analysis approach. *J Clin Invest* 1993; **91**: 915-922.

15. Uribarri J. Phosphorus homeostasis in normal health and in chronic kidney disease patients with special emphasis on dietary phosphorus intake. *Semin Dial* 2007; **20**: 295-301.

16. D'Alessandro C, Piccoli GB, Cupisti A. The "phosphorus pyramid": a visual tool for dietary phosphate management in dialysis and CKD patients. *BMC Nephrol* 2015; **16**: 9.

17. Karp H, Ekholm P, Kemi V *et al.* Differences among total and in vitro digestible phosphorus content of plant foods and beverages. *J Ren Nutr* 2012; **22**: 416-422.

18. Karp H, Ekholm P, Kemi V *et al.* Differences among total and in vitro digestible phosphorus content of meat and milk products. *J Ren Nutr* 2012; **22**: 344-349.

19. Iqbal TH, Lewis KO, Cooper BT. Phytase activity in the human and rat small intestine. *Gut* 1994; **35**:1233-1236.

20. Bohn L, Meyer AS, Rasmussen SK. Phytate: impact on environment and human nutrition. A challenge for molecular breeding. *J Zhejiang Univ Sci B* 2008; **9**: 165-191.

21. Gropper SS, Smith JL (eds). *Advanced Nutrition and Human Metabolism.* 5th ed. Cengage Learning: Australia, United States, 2008, 624 p.

22. Cupisti A, Comar F, Benini O *et al.* Effect of boiling on dietary phosphate and nitrogen intake. *J Ren Nutr* 2006; **16**: 36-40.

23. Jones WL. Demineralization of a wide variety of foods for the renal patient. *J Ren Nutr* 2001; **11**: 90-96.

24. Fouque D, Horne R, Cozzolino M, Kalantar-Zadeh K. Balancing nutrition and serum phosphorus in maintenance dialysis. *Am J Kidney Dis* 2014; **64**: 143-150.

25. Murphy-Gutekunst L, Uribarri J. Hidden phosphorus-enhanced meats: Part 3. *J Ren Nutr* 2005; **15**: e1-e4.

26. Uribarri J, Calvo MS. Hidden sources of phosphorus in the typical American diet: does it matter in nephrology? *Semin Dial* 2003; **16**: 186-188.

27. Bell RR, Draper HH, Tzeng DY *et al.* Physiological responses of human adults to foods containing phosphate additives. *J Nutr* 1977; **107**: 42-50.

28. Ramirez JA, Emmett M, White MG *et al.* The absorption of dietary phosphorus and calcium in hemodialysis patients. *Kidney Int* 1986; **30**: 753-759.

29. Watanabe MT, Araujo RM, Vogt BP *et al.* Most consumed processed foods by patients on hemodialysis: Alert for phosphate-containing additives and the phosphate-to-protein ratio. *Clin Nutr* 2016; **14**: 37-41.

30. Murphy-Gutekunst L. Hidden Phosphorus: Where Do We Go From Here? *J Ren Nutr* 2007; **17**: e31-e36.

31. Murphy-Gutekunst L. Hidden phosphorus in popular beverages. *Nephrol Nurs J* 2005; **32**: 443-445.

32. Savica V, Calò LA, Monardo P *et al.* High phosphate content beverages in dialysis patients: relevance for hyperphosphatemia and cardiovascular risk. *Nutr Metab Cardiovasc Dis* 2008; **18**: e39-e40.

33. Lou-Arnal LM, Caverni-Muñoz A, Arnaudas-Casanova L *et al.* The impact of processing meat and fish products on phosphorus intake in chronic kidney disease patients. *Nefrol Publ* 2013; **33**: 797-807.

34. Food Standards Agency. Food labels: traffic light labelling [Internet]. 2007 [accessed August 2016]. Available from: http://www.food.gov.uk/sites/default/files/multimedia/pdfs/board/fsa100307.pdf

35. Cupisti A, Benini O, Ferretti V *et al.* Novel differential measurement of natural and added phosphorus in cooked ham with or without preservatives. *J Ren Nutr* 2012; **22**: 533-540.

36. León JB, Sullivan CM, Sehgal AR. The prevalence of phosphorus-containing food additives in top-selling foods in grocery stores. *J Ren Nutr* 2013; **23**: 265-270.

37. Yamamoto KT, Robinson-Cohen C, de Oliveira MC *et al.* Dietary phosphorus is associated with greater left ventricular mass. *Kidney Int* 2013; **83**: 707-714.

38. SBN. Censo de Diálise – Sociedade Brasileira de Nefrologia 2016 [Internet]. 2016. Available from: https://sbn.org.br/categoria/censo-2016/

39. Sherman RA, Mehta O. Phosphorus and potassium content of enhanced meat and poultry products: implications for patients who receive dialysis. *Clin J Am Soc Nephrol* 2009; **4**: 1370-1373.

40. Klaus D, Hoyer J, Middeke M. Salt restriction for the prevention of cardiovascular disease. *Dtsch Ärztebl Int* 2010; **107**: 457-462.

41. Carrigan A, Klinger A, Choquette SS *et al.* Contribution of food additives to sodium and phosphorus content of diets rich in processed foods. *J Ren Nutr* 2014; **24**:13-19.

42. Sullivan CM, Leon JB, Sehgal AR. Phosphorus-containing food additives and the accuracy of nutrient databases: implications for renal patients. *J Ren Nutr* 2007; **17**: 350-354.

43. Dhingra R, Sullivan LM, Fox CS *et al.* Relations of serum phosphorus and calcium levels to the incidence of cardiovascular disease in the community. *Arch Intern Med* 2007; **167**: 879-885.

44. Waheed AA, Pedraza F, Lenz O, Isakova T. Phosphate control in end-stage renal disease: barriers and opportunities. *Nephrol Dial Transplant* 2013; **28**: 2961-2968.

45. Gutiérrez OM, Wolf M. Dietary phosphorus restriction in advanced chronic kidney disease: merits, challenges, and emerging strategies. *Semin Dial* 2010; **23**: 401-406.

46. Reynolds JT, Homel P, Cantey L *et al.* A one-year trial of in-center daily hemodialysis with an emphasis on quality of life. *Blood Purif* 2004; **22**: 320-328.

47. Nishizawa Y, Jono S, Ishimura E, Shioi A. Hyperphosphatemia and vascular calcification in end-stage renal disease. *J Ren Nutr* 2005; **15**: 178-182.

48. Mathew S, Tustison KS, Sugatani T *et al.* The mechanism of phosphorus as a cardiovascular risk factor in CKD. *J Am Soc Nephrol* 2008; **19**: 1092-1105.

49. Ribeiro S, Ramos A, Brandão A *et al.* Cardiac valve calcification in haemodialysis patients: role of calcium- phosphate metabolism. *Nephrol Dial Transplant* 1998; **13**: 2037-2040.

50. Giachelli CM. The emerging role of phosphate in vascular calcification. *Kidney Int* 2009; **75**: 890-897.

51. Tatsumi S, Miyagawa A, Kaneko I *et al.* Regulation of renal phosphate handling: inter-organ communication in health and disease. *J Bone Miner Metab* 2016; **34**: 1-10.

52. Block G, Uribarri J, Coladonato JA *et al.* How should hyperphosphatemia be managed in dialysis patients? *Semin Dial* 2002; **15**: 315-328.

53. Nolan CR, Qunibi WY. Treatment of hyperphosphatemia in patients with chronic kidney disease on maintenance hemodialysis. *Kidney Int Suppl* 2005; **95**: S13-S20.

54. Uribarri J, National Kidney Foundation. K/DOQI guidelines for bone metabolism and disease in chronic kidney disease patients: some therapeutic implications. *Semin Dial* 2004; **17**: 349-350.

55. Cooper BA, Penne EL, Bartlett LH, Pollock CA. Protein malnutrition and hypoalbuminemia as predictors of vascular events and mortality in ESRD. *Am J Kidney Dis* 2004; **43**: 61-66.

56. Boaz M, Smetana S. Regression equation predicts dietary phosphorus intake from estimate of dietary protein intake. *J Am Diet Assoc* 1996; **96**: 1268-1270.

57. National Kidney Foundation. K/DOQI clinical practice guidelines for bone metabolism and disease in chronic kidney disease. *Am J Kidney Dis* 2003; **42(4 Suppl 3)**: S1-201.

58. Shinaberger CS, Greenland S, Kopple JD *et al.* Is controlling phosphorus by decreasing dietary protein intake beneficial or harmful in persons with chronic kidney disease? *Am J Clin Nutr* 2008; **88**: 1511-1518.

59. Fung F, Sherrard DJ, Gillen DL *et al.* Increased risk for cardiovascular mortality among malnourished end-stage renal disease patients. *Am J Kidney Dis* 2002; **40**: 307-314.

60. Colman S, Bross R, Benner D *et al.* The Nutritional and Inflammatory Evaluation in Dialysis patients (NIED) study: overview of the NIED study and the role of dietitians. *J Ren Nutr* 2005; **15**: 231-243.

61. Noori N, Kalantar-Zadeh K, Kovesdy CP *et al.* Association of dietary phosphorus intake and phosphorus to protein ratio with mortality in hemodialysis patients. *Clin J Am Soc Nephrol* 2010; **5**: 683-692.

62. Fouque D, Kalantar-Zadeh K, Kopple J *et al.* A proposed nomenclature and diagnostic criteria for protein-energy wasting in acute and chronic kidney disease. *Kidney Int* 2008; **73**: 391-398.

63. Herselman M, Moosa MR, Kotze TJ *et al.* Protein-energy malnutrition as a risk factor for increased morbidity in long- term hemodialysis patients. *J Ren Nutr* 2000; **10**: 7-15.

64. St-Jules DE, Woolf K, Pompeii ML *et al.* Reexamining the phosphorus-protein dilemma: does phosphorus restriction compromise protein status? *J Ren Nutr* 2016; **26**: 136-140.

65. Moe SM, Zidehsarai MP, Chambers MA *et al.* Vegetarian compared with meat dietary protein source and phosphorus homeostasis in chronic kidney disease. *Clin J Am Soc Nephrol* 2011; **6**: 257-264.

66. Schoolwerth AC, Engle JE. Calcium and phosphorus in diet therapy of uremia. *J Am Diet Assoc* 1975; **66**: 460-464.

67. Slatopolsky E, Caglar S, Gradowska L *et al.* On the prevention of secondary hyperparathyroidism in experimental chronic renal disease using "proportional reduction" of dietary phosphorus intake. *Kidney Int* 1972; **2**: 147-151.

68. Kaye M. The effects in the rat of varying intakes of dietary calcium, phosphorus, and hydrogen ion on hyperparathyroidism due to chronic renal failure. *J Clin Invest* 1974; **53**: 256-269.

69. Karalis M, Murphy-Gutekunst L. Patient education. Enhanced foods: hidden phosphorus and sodium in foods commonly eaten. *J Ren Nutr* 2006; **16**: 79-81.

24

INGESTÃO DE PROTEÍNAS E FUNÇÃO RENAL EM INDIVÍDUOS DE RISCO PARA DOENÇA RENAL

Simone Geraldini
Gianna Mastroianni Kirsztajn

◆

INTRODUÇÃO

Atualmente, o aumento da ingestão de proteínas na dieta tem sido utilizado como estratégia para o tratamento de obesidade, diabetes e hipertensão arterial[1,2]. Também o uso de suplementação proteica tem crescido nos últimos anos por praticantes de atividade física para aumentar a massa muscular, inclusive na população idosa[3].

Entre os benefícios de uma dieta rica em proteínas, segundo alguns autores, destacam-se suas ações na redução da adiposidade e consequente perda de peso, redução da pressão arterial e melhora de marcadores de risco para doenças cardiovasculares, melhor controle glicêmico e da hemoglobina glicada no diabetes, além de favorecer o aumento de massa muscular quando associada ao exercício resistido[1-5].

Contudo, sabe-se que o diabetes e a hipertensão arterial são as duas principais causas de doença renal crônica (DRC) e que em pacientes com DRC, em tratamento conservador, a restrição proteica na dieta (0,6-0,7g/kg de peso) retarda a progressão da perda da função renal[6,7]. Além disso, nos últimos anos, a obesidade tem sido relacionada com a progressão da DRC devido à hiperfiltração[8,9].

Também é sabido que a ingestão de uma única refeição rica em proteínas aumenta agudamente o ritmo de filtração glomerular (RFG) e causa hiperfiltração re-

nal[6,10] e que indivíduos obesos consomem maior quantidade de proteínas do que indivíduos eutróficos[8].

Diante desses fatos, não se sabe ao certo se o consumo elevado de proteínas nessas populações, consideradas de risco para o desenvolvimento de DRC, seria seguro para a saúde renal, tornando importante revisitar estudos que avaliaram a composição proteica da dieta, com ênfase no aumento da quantidade de proteínas e não em sua restrição, e eventuais consequências para a função renal de indivíduos saudáveis e doentes.

INGESTÃO DE PROTEÍNAS

As dietas ricas em proteínas normalmente contêm 25% ou mais de energia de fontes alimentares proteicas[6,11].

As recomendações referentes à ingestão proteica para a população adulta saudável variam entre as sociedades de saúde, ou seja, não há consenso. Por exemplo, a ingestão de proteínas recomendada pela Organização Mundial da Saúde (OMS) é de 0,8g/kg de peso ou de 10 a 15% da energia total ingerida no dia[12], já as Diretrizes de Ingestão Dietética (DRIs) da Academia Nacional do Instituto de Medicina recomendam de 10 a 35%[13].

Em relação às diretrizes nutricionais para pacientes em condições de saúde específicas, apenas com a finalidade de exemplificar, a Associação Americana de Diabetes (ADA) recomenda de 1,0-1,5g/kg de peso na população diabética com função renal preservada[6,14,15].

ESTUDOS EXPERIMENTAIS

Estudo recente com ratos saudáveis mostrou que dieta hiperproteica durante 12 semanas alterou a morfologia renal e parâmetros urinários que indicam maior risco de doença renal[10]. Posteriormente, foi examinada também em ratos saudáveis a diferença dos efeitos de dois tipos diferentes de proteína sobre parâmetros renais e constatou-se que a proteína de origem animal (*whey protein*), quando comparada com a proteína da soja (origem vegetal), promoveu maior excreção urinária de cálcio e menor nível de citrato urinário, assim como urina mais ácida, contudo, não houve diferença na morfologia renal[16].

Outros três estudos avaliaram os efeitos de dietas ricas em proteínas em animais obesos. Arimura *et al*[17], ao compararem dietas com 12, 18 e 24% de proteínas, concluíram que a baixa ingestão proteica pode diminuir manifestações renais na obesidade via supressão de genes do sistema renina-angiotensina. Devassy *et al*[18], em seu estudo, observaram que dieta hiperproteica (35% de teor proteico) durante 8 semanas em ratos Sprague-Dawley induzidos à obesidade promoveu maior tamanho renal e maiores níveis de proteinúria quando comparada à dieta normoproteica (15% de teor protéico).

Já em estudo posterior, Devassy *et al*[11] avaliaram se os efeitos da ingestão de proteínas sobre a função renal dependem da fonte dietética e observaram que dieta hiperproteica com fontes únicas de proteínas (à base de caseína ou à base de proteína de soja), mas não dieta hiperproteica de fontes mistas (quantidades equivalentes de proteínas de clara de ovo, proteína de leite, glúten e proteína de soja), promoveu maior fibrose renal em ratos obesos *Zucker*; desse modo, concluíram que dieta rica em proteínas de fontes mistas é mais vantajosa na obesidade para a preservação da função renal.

ESTUDOS OBSERVACIONAIS

Em pacientes com diabetes tipo 1, a prevalência de hipertensão arterial é de três a quatro vezes maior do que na população sem diabetes. Além disso, a microalbuminúria está associada à pressão arterial elevada no diabetes e é marcador de nefropatia[2,19].

Para investigar a associação entre o consumo de proteínas (totais, animais e vegetais) da dieta e o risco de hipertensão arterial e microalbuminúria em pacientes diabéticos tipo 1, Altfort-van der Kuil *et al*[19] acompanharam durante sete anos 1.319 pacientes do total de 3.250 incluídos no estudo EURODIAB PCS e concluíram que a média de ingestão proteica comumente consumida pela população europeia com diabetes tipo 1 era de 102,2g/dia (17,6%) para proteína total, 70,5g/dia (12,3%) para proteínas animais e 30,5g/dia (5,2%) para proteínas vegetais, e não estava associada com a ocorrência de hipertensão arterial ou de microalbuminúria.

Berryman *et al*[4] avaliaram as associações entre a ingestão de proteínas e marcadores de risco para doença cardiovascular e função renal em 11.111 adultos saudáveis, do estudo NHANES de 2007-2010, e observaram que dietas ricas em proteínas (consumo médio de 82,3 ± 0,8g/dia) foram associadas com melhor perfil de adiposidade central, sem alteração da função renal.

Courand *et al*[7], em um seguimento de 10 anos de 1.128 pacientes hipertensos sem alterações renais, incluídos no estudo de coorte OLD-HTA Lyon, concluíram que um consumo normal a elevado de proteínas foi associado a melhor prognóstico nos pacientes jovens, com baixa ingestão de sódio e sem eventos cardíacos prévios.

Para investigar as associações entre ingestão de macronutrientes e DRC em adultos habitantes do Teerã, Yuzbashian *et al*[20] avaliaram 5.316 pacientes, 4.616 sem e 700 com doença renal, e observaram que a proteína vegetal e ácidos graxos poli-insaturados foram associados a menor risco de DRC, independente da existência de hipertensão ou diabetes, e concluíram que a proteína animal pode constituir-se em fator de risco para DRC.

Herber-Gast *et al*[21] investigaram as associações da fonte de proteína dietética com desfechos no RFG durante um seguimento de cinco anos com 3.798 participantes de 26 a 65 anos, do estudo de coorte Doetinchem. As análises desse estudo mostraram que o consumo de lácteos com baixo teor de gordura, mas não de proteínas totais ou fontes de proteínas, estava associado a menor declínio anual do RFG, particularmente em indivíduos com RFG ligeiramente diminuído.

Em estudo com 123.169 coreanos saudáveis de meia-idade, foi analisado se a hiperfiltração glomerular estava associada às fontes de proteína dietética habitual e à carga de ácido dietética e observou-se que, embora a proteína de origem animal tenha sido associada positivamente e a proteína vegetal negativamente com a hiperfiltração glomerular, essa associação foi observada apenas em mulheres e nos participantes mais jovens. Os autores sugerem neste estudo que a carga ácida da dieta, em vez da quantidade de proteínas, pode ser o melhor alvo para a intervenção dietética na prevenção de doença renal[22] ou sua progressão.

ESTUDOS CLÍNICOS

Nos últimos cinco anos, foram publicados poucos estudos clínicos de intervenção nutricional na ingestão de proteínas para avaliar o impacto da ingestão proteica na saúde renal de populações consideradas de risco para o desenvolvimento de DRC.

Para avaliar se o aumento da ingestão proteica combinada ao exercício resistido afeta negativamente a função renal de idosos, Ramel *et al*[3] randomizaram 237 idosos em três grupos de suplementação pós-treino: 1. uma bebida de proteína de *whey protein* (20g de proteína isolada do soro de leite + 20g de carboidratos); 2. uma bebida com proteínas do leite (20g de isolado de proteínas do leite + 20g de carboidratos); ou 3. uma bebida com carboidratos (40g de carboidratos). Eles verificaram que a suplementação por 12 semanas, após uma sessão de treinamento, três dias por semana, não afetou a função renal, medida por RFG.

Estudo de longo tempo de intervenção com pacientes obesos, com ou sem diabetes tipo 2, mostrou que a permanência por dois anos em uma dieta pobre em carboidratos e com alto teor proteico (22% de energia) melhorou o RFG e a relação microalbuminúria/creatinina urinária, assim como dieta mediterrânea ou dieta pobre em gordura[9].

Luger et al[23] estudaram pacientes diabéticos tipo 2 em terapia com insulina, de forma que os 44 participantes foram divididos em dois grupos, dieta-padrão (15% de proteínas e 55% de carboidratos) ou dieta rica em proteínas (30% de proteínas e 40% de carboidratos) e acompanhados durante 12 semanas. Interessantemente, após 12 semanas, a dieta rica em proteínas diminuiu significantemente o requerimento de insulina sem alterar a função renal.

Também para avaliar os efeitos de uma dieta rica em proteínas em pacientes com diabetes tipo 2, Pedersen et al[2] acompanharam durante 12 meses 76 indivíduos com sobrepeso, diabetes mellitus tipo 2 e RFG > 40mL/min/1,73m[2] e verificaram que, após um ano, a dieta rica em proteínas não alterou a função renal ou a hemoglobina glicada quando comparada com uma dieta padrão.

Já Friedman et al[8] tiveram o objetivo de investigar se a restrição proteica na dieta seria a causa da diminuição do RFG em oito pacientes obesos mórbidos submetidos à cirurgia bariátrica e mostraram que o baixo consumo de proteínas não justificou a diminuição do RFG após a cirurgia, mas sim a própria cirurgia e a diminuição da ingestão de sódio.

Teunissen-Beekman et al[1] investigaram o RFG e carga de ácido na urina em resposta a um aumento de aproximadamente 10% na ingestão energética de proteínas em indivíduos com sobrepeso com leve elevação da pressão arterial e função renal normal. Ao todo, houve 79 participantes; durante a intervenção de quatro semanas, os grupos trocaram 3 × 20g/dia de carboidratos da dieta por 3 × 20/dia de uma mistura de proteínas (20% de proteína de ervilha, 20% de proteína de soja, 30% de proteína do ovo e 30% de proteína de leite) ou por 3 × 20g/dia de maltodextrina. Como resultado, esse estudo mostrou que aumento moderado na ingestão de proteína para aproximadamente 25% de energia por dia durante quatro semanas elevou a carga de ácido sistêmica em relação à ingestão de maltodextrina, sem evidência de quaisquer efeitos sobre a função renal.

Outro estudo recente avaliou o impacto da ingestão proteica na saúde renal em doentes diabéticos tipo 2 com doença renal precoce e mostrou que um ano com dieta moderada de proteínas (110g de proteína/dia) em comparação com dieta-padrão de proteína (9g de proteínas/dia) não foi prejudicial para a função renal[24].

Em estudo realizado em nosso serviço, procuramos avaliar a contribuição de uma dieta de origem vegetal no tratamento de pacientes com doenças glomerulares proteinúricas. É preciso esclarecer que há indícios de que a proteína da soja poderia contribuir para reduzir a velocidade de progressão da doença renal, diminuindo colesterol sérico e proteinúria nesse contexto. Os pacientes foram divididos em três grupos: o Grupo Controle (n = 9) recebeu dieta com 0,8g/kg/dia de proteína animal; o Grupo de Estudo 1 (n = 9), dieta com 0,8g/kg/dia de proteína da soja; e o Grupo 2 (n = 9), dieta com 0,8g/kg/dia de proteína da soja mais fibras. O período de estudo foi de oito semanas. Durante o período basal e no final do estudo, os pacientes foram submetidos a avaliações laboratorial e antropométrica. Não foram observadas diferenças estatisticamente significantes entre os períodos pré e pós-intervenção em nenhum dos grupos estudados, nos parâmetros antropométricos ou na composição corporal entre os três grupos, nem nos níveis de proteinúria. No entanto, observou-se discreta diminuição nos níveis de triglicérides (244,8 ± 275,9 versus 200,5 ± 34,0), colesterol total (234,0 ± 59,4 versus 181,2 ± 110,3) e LDL-colesterol (136,0 ± 59,1 versus 104,1 ± 39,4) no Grupo 1, embora sem atingir significância estatística. Pode-se também dizer que, embora não tenham sido detectados efeitos benéficos com a substituição da proteína animal pela proteína da soja em relação ao objetivo de reduzir proteinúria nesse estudo de curto prazo, constatou-se que a dieta de proteína da soja não causou alterações deletérias na composição corporal, mantendo adequadamente o estado nutricional dos indivíduos[25].

CONSIDERAÇÕES FINAIS

Nos últimos anos, tem crescido o interesse dos pesquisadores em estudar a relação entre a ingestão de proteínas e o risco de desenvolvimento de DRC em grupos de risco sem alterações renais já estabelecidas.

Os estudos experimentais apresentados mostram que a alta ingestão proteica, tanto em ratos saudáveis quanto em ratos obesos, parece alterar a morfologia renal; no entanto, essas alterações poderiam estar relacionadas mais à fonte da proteína (animal ou vegetal) do que à ingestão total. Dos seis estudos observacionais analisados nos últimos cinco anos, quatro deles sugerem que o consumo habitual de proteínas nas populações estudadas não estaria associado a alterações renais; um sugere que o consumo de carne vermelha poderia constituir-se em fator de risco para DRC, enquanto outro sugere que a carga ácida da dieta, mas não a ingestão total de proteínas, estaria associada ao risco de alterações renais.

Poucos são os ensaios clínicos nessa linha de pesquisa. Pelos estudos apresentados, um pequeno aumento do teor de proteínas na dieta (dietas contendo 22 a 30% de proteínas) parece não alterar a função renal, nem os marcadores de risco, como a microalbuminúria, em grupos considerados de risco, como diabéticos, hipertensos, obesos e idosos. É importante ressaltar que, nesses ensaios, apesar de as dietas serem consideradas hiperproteicas, o aumento do teor proteico das dietas é similar ao consumo habitual de proteínas mostrado em estudos observacionais.

Diante desses dados, acredita-se que o consumo de proteínas conforme dieta habitual não afeta negativamente a função renal de indivíduos com função renal preservada, porém é importante que a fonte proteica da dieta seja mista (animal e vegetal), visto que alguns estudos apontaram que uma única fonte ou a carga ácida da dieta poderia predispor a alterações na saúde renal.

Vale salientar que não foi objetivo deste capítulo avaliar a utilidade da restrição de proteínas na dieta como estratégia de renoproteção, que é também motivo de muitos estudos e controvérsias.

REFERÊNCIAS BIBLIOGRÁFICAS

1. Teunissen-Beekman KF, Dopheide J, Geleijnse JM *et al*. Effect of increased protein intake on renal acid load and renal hemodynamic responses. *Physiol Rep* 2016; **4**: e12687.
2. Pedersen E, Jesudason DR, Clifton PM. High protein weight loss diets in obese subjects with type 2 diabetes mellitus. *Nutr Metab Cardiovasc Dis* 2014; **24**: 554-562.
3. Ramel A, Arnarson A, Geirsdottir OG *et al*. Glomerular filtration rate after a 12-wk resistance exercise program with post-exercise protein ingestion in community dwelling elderly. *Nutrition* 2013; **29**: 719-723.
4. Berryman CE, Agarwal S, Lieberman HR *et al*. Diets higher in animal and plant protein are associated with lower adiposity and do not impair kidney function in US adults. *Am J Clin Nutr* 2016; **104**: 743-749.
5. Cuenca-Sánchez M, Navas-Carrillo D, Orenes-Piñero E. Controversies surrounding high-protein diet intake: satiating effect and kidney and bone health. *Adv Nutr* 2015; **6**: 260-266.
6. Kamper AL, Strandgaard S. Long-term effects of high-protein diets on renal function. *Annu Rev Nutr* 2017; **37**: 347-369.
7. Courand PY, Lesiuk C, Milon H *et al*. Association Between Protein Intake and Mortality in Hypertensive Patients Without Chronic Kidney Disease in the OLD-HTA Cohort. *Hypertension* 2016; **67**: 1142-1149.
8. Friedman AN, Quinney SK, Inman M *et al*. Influence of dietary protein on glomerular filtration before and after bariatric surgery: a cohort study. *Am J Kidney Dis* 2014; **63**: 598-603.

9. Tirosh A, Golan R, Harman-Boehm I *et al*. Renal function following three distinct weight loss dietary strategies during 2 years of a randomized controlled trial. *Diabetes Care* 2013; **36**: 2225-2232.
10. Aparicio VA, Nebot E, García-del Moral R *et al*. High-protein diets and renal status in rats. *Nutr Hosp* 2013; **28**: 232-237.
11. Devassy JG, Wojcik JL, Ibrahim NH *et al*. Mixed compared with single-source proteins in high-protein diets affect kidney structure and function differentially in obese fa/fa Zucker rats. *Appl Physiol Nutr Metab* 2017; **42**: 135-141.
12. WHO (World Health Organ), Food Agric. Organ. Protein and amino acid requirements in human nutrition. *World Health Organ Tech Rep Ser* 2007; **935**.
13. Institute of Medicine. Dietary reference intakes for energy, carbohydrate, fiber, fat, fatty acids, cholesterol, protein and amino acids. *J Am Diet Assoc* 2002; **102**: 1621-1630.
14. Beasley JM, Wylie-Rosett J. The role of dietary proteins among persons with diabetes. *Curr Atheroscler Rep* 2013; **15**: 348.
15. Association AD. Standards of Medical Care in Diabetes-2017 Abridged for Primary Care Providers. *Clin Diabetes* 2017; **35**: 5-26.
16. Aparicio VA, Nebot E, Tassi M *et al*. Whey versus soy protein diets and renal status in rats. *J Med Food* 2014; **17**: 1011-1016.
17. Arimura E, Horiuchi M, Kawaguchi H *et al*. Low-protein diet improves blood and urinary glucose levels and renal manifestations of diabetes in C57BLKS-db/db mice. *Eur J Nutr* 2013; **52**: 813-824.
18. Devassy JG, Caligiuri SP, Mayengbam S *et al*. Dietary restriction in moderately obese rats improves body size and glucose handling without the renal and hepatic alterations observed with a high-protein diet. *Appl Physiol Nutr Metab* 2015; **40**: 334-342.
19. Altorf-van der Kuil W, Engberink MF, Ijpma I *et al*. Protein intake in relation to risk of hypertension and microalbuminuria in patients with type 1 diabetes: the EURODIAB Prospective Complications Study. *J Hypertens* 2013; **31**: 1151-1159.
20. Yuzbashian E, Asghari G, Mirmiran P *et al*. Associations of dietary macronutrients with glomerular filtration rate and kidney dysfunction: Tehran lipid and glucose study. *J Nephrol* 2015; **28**: 173-180.
21. Herber-Gast GM, Biesbroek S, Verschuren WM *et al*. Association of dietary protein and dairy intakes and change in renal function: results from the population-based longitudinal Doetinchem cohort study. *Am J Clin Nutr* 2016; **104**: 1712-1719.
22. So R, Song S, Lee JE, Yoon HJ. The Association between Renal Hyperfiltration and the Sources of Habitual Protein Intake and Dietary Acid Load in a General Population with Preserved Renal Function: The KoGES Study. *PLoS One* 2016; **11**: e0166495.
23. Luger M, Holstein B, Schindler K *et al*. Feasibility and efficacy of an isocaloric high-protein vs. standard diet on insulin requirement, body weight and metabolic parameters in patients with type 2 diabetes on insulin therapy. *Exp Clin Endocrinol Diabetes* 2013; **121**: 286-294.
24. Jesudason DR, Pedersen E, Clifton PM. Weight-loss diets in people with type 2 diabetes and renal disease: a randomized controlled trial of the effect of different dietary protein amounts. *Am J Clin Nutr* 2013; **98**: 494-501.
25. Ahmed MS, Calabria AC, Kirsztajn GM. Short-term effects of soy protein diet in patients with proteinuric glomerulopathies. *J Bras Nefrol* 2011; **33**: 150-159.

SEÇÃO 7

Ciências Básicas em Nefrologia

◆

25

IMUNOMETABOLISMO: NOVAS PERSPECTIVAS PARA O TRATAMENTO DE DOENÇAS RENAIS

Paulo José Basso
Niels Olsen Saraiva Câmara

◆

INTRODUÇÃO

A doença renal crônica (DRC) é caracterizada principalmente pela perda progressiva e irreversível dos rins através da substituição do tecido renal por tecido fibrótico. A doença pode-se instalar em decorrência de disfunções renais primárias ou ser secundária a comorbidades, como hipertensão arterial, diabetes e obesidade. A manutenção desse quadro leva à DRC em estágio terminal[1].

Embora os avanços na área médica tenham aumentado significativamente a sobrevida de pacientes com DRC, a doença ainda é um sério problema global e que gera gastos exorbitantes aos cofres públicos[1]. Entre os tratamentos disponíveis atualmente para a DRC estão a hemodiálise, a diálise peritoneal e o transplante renal, sendo este último considerado a melhor alternativa, principalmente quando associado ao uso de um esquema terapêutico imunossupressor adequado. No entanto, mesmo com o desenvolvimento de novos fármacos, os índices de disfunção crônica do enxerto ainda são altos, levando à perda do órgão transplantado em longo prazo. As lesões por isquemia e reperfusão, a infecção por patógenos oportunistas e a toxicidade devido ao uso de imunossupressores são as principais causas da perda do enxerto[2,3]. Assim, ainda existe a necessidade da elaboração de novas estratégias terapêuticas que suplantem essas limitações e diminuam, assim, tanto as lesões renais primárias como a perda do órgão transplantado.

Atualmente, um novo campo de estudo com potencial terapêutico promissor para diversas doenças tem sido explorado: o metabolismo celular. O conceito de que as células necessitam de energia para crescer, dividir-se e exercer suas funções é antigo e os processos moleculares e bioquímicos para a geração de energia são bem compreendidos, podendo ser recapitulados na figura 25.1. No entanto, é recente a noção de que as células podem modificar suas atividades metabólicas e otimizar suas funções sob determinada pressão do meio externo ou interno. Nesse sentido, o entendimento de como as células coordenam os processos metabólicos por meio de seus programas transcricionais e a identificação dos fatores que regulam suas atividades energéticas têm sido objetos de interesse dos pesquisadores na atualidade[4].

Hoje, sabe-se que o metabolismo energético regula o número, o desenvolvimento e a função de diversos tipos celulares e é diferente na ontogenia e nos estágios de maturação de cada população celular. Assim, as células utilizam vias metabólicas específicas para conseguirem executar determinada função ou para produzirem intermediários que viabilizem processos anabólicos[5].

Embora as atividades metabólicas tenham sido exploradas em diversos tipos celulares, as células do sistema imune (linfócitos T e B, células dendríticas – DCs –, monócitos, macrófagos, polimorfonucleares e células *natural kiler* – NK) têm recebido atenção especial. Durante uma resposta inflamatória, as alterações intracelu-

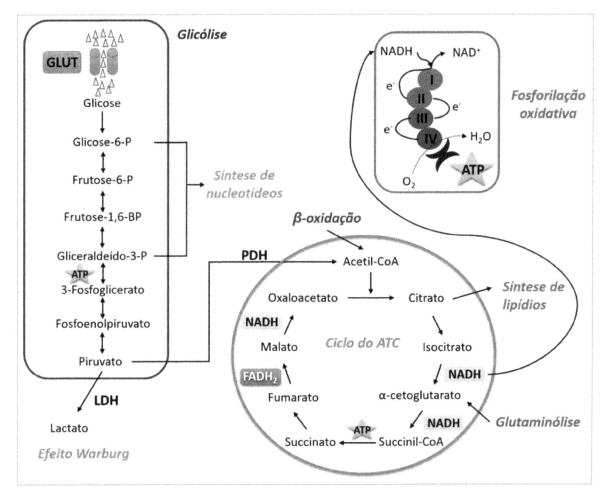

Figura 25.1 – Principais vias metabólicas. A glicólise é a via que metaboliza a molécula de glicose após ser transportada via GLUT para o citoplasma da célula. Reações sucessivas de catálise enzimática irão produzir o piruvato. Após, o piruvato pode ser convertido a lactato pela enzima LDH em um processo chamado glicólise aeróbia ou efeito Warburg. Alternativamente, o piruvato pode ser oxidado na mitocôndria pela enzima PDH no ciclo do ATC (também conhecido como ciclo de Krebs) e convertido em acetil-CoA para gerar equivalentes redutores (NADH e FADH2) que irão abastecer a fosforilação oxidativa. Cada molécula de glicose metabolizada produz 2 moléculas de ATP durante a etapa da glicólise, 2 moléculas no ciclo do ATC e 34 moléculas na fosforilação oxidativa, totalizando 38 moléculas de ATP. Além disso, durante a glicólise também são gerados precursores metabólicos para a biossíntese de nucleotídeos e aminoácidos pelas vias da pentose fosfato e da biossíntese da serina. Outros substratos podem também ser metabolizados no ciclo do ATC, como a glutamina, por meio da reação de glutaminólise, e os ácidos graxos, pela β-oxidação. O citrato pode ser exportado da mitocôndria para o citoplasma e servir como precursor da síntese lipídica. A glutamina e o oxaloacetato também podem atuar como precursores da síntese de nucleotídeos e/ou aminoácidos (não mostrados na figura). ATC = ácido tricarboxílico; ATP = trifosfato de adenosina; FADH2 = flavina adenina dinucleotídeo reduzida; GLUT = transportadores de glicose; NADH = nicotinamida adenina dinucleotídeo reduzido; LDH = lactato desidrogenase; PDH = piruvato desidrogenase.

lares que ocorrem nessas subpopulações são muito significativas, uma vez que elas precisam sair do estado de quiescência para tornarem-se ativadas, proliferar rapidamente, modular a expressão de receptores na superfície celular, migrar para o sítio inflamado e produzir substâncias que irão auxiliar no combate ao agente agressor[6,7]. Desse modo, essas células necessitam de uma atividade bioenergética altamente eficiente e que forneça a energia e os componentes fundamentais para a execução de todas as etapas da resposta inflamatória. Para isso, uma rede de proteínas nomeadas "sensores metabólicos" atua coletiva e coordenadamente para integrar diversos sinais nutricionais e ambientais (como, por exemplo, fatores de crescimento, níveis energéticos, agentes estressores, hormônios) que irão determinar o destino da célula (Figura 25.2). Os sensores metabólicos mais estudados incluem a proteína-alvo da rapamicina em mamíferos (mTOR), a proteína quinase ativada por monofosfato de adenosina (AMPK), o fator induzido por hipóxia 1 (HIF-1), o fator de transcrição Myc e os receptores ativados por proliferadores de peroxissomo (PPARs).

Como citado anteriormente, o entendimento dos processos metabólicos e dos principais fatores que determinam o destino das células é particularmente útil,

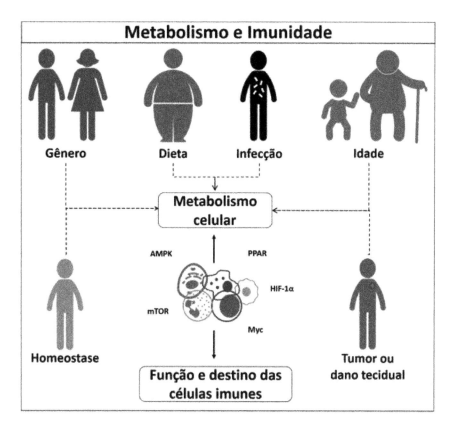

Figura 25.2 – **Associação do metabolismo sistêmico, metabolismo celular e imunidade.** Ao longo da vida, os organismos são expostos a uma variedade de fatores que influenciam seu metabolismo sistêmico e que impactam direta e indiretamente o metabolismo celular. Além da biodisponibilidade de nutrientes, todas as células precisam estar aptas para utilizá-los e determinar para quais vias metabólicas direcioná-los. São os sensores metabólicos (mTOR, AMPK, HIF-1α, Myc e PPARs) que auxiliam nesse direcionamento. De modo geral, o metabolismo regula o desenvolvimento e a função de diversas populações celulares. Embora diversos tipos celulares tenham sido estudados, as células do sistema imune têm sido especialmente exploradas pelo fato de serem populações altamente dinâmicas do ponto de vista funcional. O modo como o metabolismo celular se relaciona com a imunidade está apenas no início das investigações, mas propicia um novo alvo para o desenvolvimento de novas terapias no futuro. Adaptado de Buck, 2017. AMPK = proteína quinase ativada por monofosfato de adenosina; HIF-1α = fator induzido por hipóxia 1α; mTOR = proteína-alvo da rapamicina em mamíferos; PPAR = receptores ativados por proliferadores de peroxissomo.

porque oferece um novo tipo de abordagem terapêutica e já tem sido explorado em diversas doenças, inclusive câncer[8]. Além disso, reações inflamatórias exacerbadas ou deficientes estão relacionadas a diversas doenças renais e podem servir, portanto, como alvos secundários para o tratamento dessas enfermidades.

SENSORES METABÓLICOS E SUA AÇÃO NOS RINS

mTOR

A proteína mTOR é uma serina/treonina quinase e é elemento comum de uma rede de sinalizações que controlam o metabolismo, coordenando e integrando sinais de múltiplas vias, tais como as da insulina, fatores de crescimento, energia, estresse e mitógenos. Esse sensor metabólico desempenha papel essencial no controle da síntese de proteínas, lípides e nucleotídeos, assim como no crescimento e na proliferação celular[9].

A proteína mTOR se apresenta em dois grandes complexos chamados mTORC1 e mTORC2, que possuem diferentes funções e distintos níveis de regulação. Como sugerido pelo próprio nome, mTOR é sensível à droga imunossupressora rapamicina. No entanto, mTORC1 pode ser inibido em baixas doses, enquanto mTORC2 é inibido somente após altas concentrações e longa exposição à droga[10,11].

As vias de sinalização de fosfatidilinositol-3-quinase (PI3K)/Akt e de AMPK, importantes para as atividades fisiológicas e metabólicas dentro das células, são importantes eixos regulatórios da ativação de mTORC1. Essencialmente, fatores de crescimento, citocinas e moléculas coestimuladoras ativam a via PI3K/Akt que, por sua vez, bloqueia as funções inibitórias do complexo de esclerose tuberosa (TSC) sobre mTORC1. No entanto, a ativação de AMPK, um regulador da relação ATP/AMP na célula, prejudica a atividade de mTORC1 por promover a ativação de TSC.

A via WNT/GSK3 (glicogênio quinase sintase 3), relacionada com o aumento da transcrição de fatores relacionados ao crescimento e proliferação celular, também causa inibição de mTORC1 por meio da ativação de TSC por GSK3. Ainda, o estresse celular e danos ao DNA podem inibir mTORC1 por também aumentar a capacidade reguladora de TSC. Uma vez ativado, mTORC1 fosforila proteínas quinases alvo, como a proteína ribossomal S6 quinase (S6K1) e a 4E-BP1, que levarão às diferentes ações relacionadas ao complexo[12,13].

Embora se tenha mostrado que o fosfatidilinositol--3,4,5-trifosfato (PIP3) regula a atividade de mTORC2, pouco é conhecido sobre os fatores que coordenam a ativação desse complexo. Sabe-se que mTORC2 é bastante responsivo a fatores de crescimento quando está associado a ribossomos[14].

O mTORC2, diferente de mTORC1, é capaz de fosforilar Akt, uma outra serina/treonina quinase envolvida com diversas vias e funções celulares (metabolismo, angiogênese, ciclo celular, sobrevivência, autofagia e biogênese celular). Sabe-se que Akt pode ser ativada por meio da fosforilação em dois resíduos de aminoácidos, o primeiro no sítio catalítico (Thr[308]) e o segundo no motivo hidrofóbico C-terminal (Ser473). O sítio catalítico pode ser fosforilado por mensageiros secundários ativados por PI3K, enquanto a Ser473 é fosforilada por mTORC2. Embora mTORC2 ative Akt e essa possua ação estimulante sobre mTORC1, a inibição total de mTORC2 não diminui a ativação de S6K1, indicando que mTORC2 não ativa diretamente mTORC1[15,16].

Quanto às funções, mTORC1 orquestra programas glicolíticos e lipogênicos para impulsionar a saída das células de defesa do estado de quiescência e regula várias proteínas relacionadas ao metabolismo celular. Já mTORC2 promove a sobrevivência celular ativando Akt, que regula a dinâmica do citoesqueleto e inibe o fator de transcrição Foxo, outra proteína importante relacionada à proliferação celular, apoptose, longevidade, câncer e metabolismo. O papel de mTORC2 tem sido pouco avaliado no metabolismo celular.

Muito do conhecimento sobre o papel de mTOR na regulação do sistema imune vem de estudos com células T. Essas células, assim como diversas outras células do sistema imune, quando em estado de quiescência, utilizam o ciclo do ácido tricarboxílico (ATC) e a fosforilação oxidativa como principal fonte de obtenção energética. Entretanto, após ativação, as células modificam seu metabolismo para a glicólise aeróbia para conseguir gerar rápida energia e intermediários para biossín-

tese. Células de diversos tipos de câncer também possuem um metabolismo essencialmente glicolítico.

Nos linfócitos T, a ativação da molécula CD28 presente na superfície dessas células estimula PI3K que, por sua vez, recruta Akt e proteínas quinases dependentes de fosfoinositol (PDK1) para a membrana celular. Após fosforilação de Akt por PDK1, TSC é inibido e, finalmente, mTORC1 é ativado. Ambos, Akt e mTORC1, podem então promover a glicólise aeróbia para auxiliar o crescimento e função de células T efetoras. Na ausência ou inibição de mTORC1, mesmo sob estimulação e coestimulação, as células T não conseguem ser ativadas e se tornam anérgicas. Caso ocorra a estimulação via receptor de células T (TCR) na ausência ou inibição de mTORC1, as células T CD4+ auxiliares são polarizadas para um perfil regulador/supressor (células T reguladoras – Tregs) e as células T CD8+ citotóxicas tornam-se células de memória[17].

Com relação às células B, sabe-se que mTOR controla o desenvolvimento, a proliferação, a formação e a troca de classe de anticorpos. Embora mTORC1 exerça a maioria dessas funções, mTORC2 parece ser essencial para que as células B possam realizar a troca de classes de anticorpos[18].

A maturação de monócitos em DCs e a ativação via receptores do tipo *toll* (TLRs) são dependentes de mTOR, que promove a atividade das vias de glicólise e pentose fosfato (via para a síntese de nucleotídeos). Com relação aos macrófagos, mTOR é importante para diferenciar essas células para o subtipo celular com perfil pró-inflamatório (M1), que é mais glicolítico. No entanto, macrófagos M2 têm metabolismo mais oxidativo e mTORC1 parece não exercer atividade[19]. Já os neutrófilos possuem um metabolismo basal glicolítico, mesmo no estado de quiescência, e mTORC1 parece também coordenar as atividades efetoras dessas células, como a produção de NETs, uma estrutura constituída de cromatina descondensada e proteínas granulares e citosólicas, que é capaz de neutralizar e até mesmo matar patógenos após ser secretada[20].

Embora o papel de mTORC1 no metabolismo energético de células renais ainda não tenha sido completamente investigado, estudos mostram que as consequências da alteração da atividade do complexo dependem do tipo celular acometido. A maior atividade de mTORC1 está relacionada com a hipertrofia renal compensatória decorrente de diabetes e com aativação de fibroblastos renais que contribuem para a fibrose intersticial[21,22]. Ao mesmo tempo, a ausência da atividade de mTORC1 no estado de desenvolvimento de podócitos induz um quadro semelhante ao encontrado na glomerulosclerose segmentar e focal[23]. Portanto, a atividade de mTORC1 no rim deve ser regulada e pode ser um importante alvo terapêutico na prevenção e tratamento de doenças renais. Além disso, existe a necessidade de se estudar a função metabólica de mTORC1 nas diferentes populações celulares que compõem o tecido renal.

AMPK

Conforme descrito anteriormente, AMPK regula negativamente a atividade de mTORC1. AMPK é uma serina/treonina quinase que controla o estado energético da célula, maximizando a geração de energia através da produção de ATP via oxidação de ácidos graxos. Ao mesmo tempo, ela inibe vias anabólicas, como as sínteses proteica e lipídica, limitando processos que consomem ATP. Desse modo, AMPK controla diretamente a relação ATP/AMP na célula por meio de mecanismos de fosforilação. No entanto, diversas outras funções têm sido atribuídas direta ou indiretamente à molécula, como controle da homeostase mitocondrial, autofagia, transcrição, modificações pós-traducionais e desenvolvimento/função de diversas células do sistema imune[24-26].

AMPK é um composto heterotrimérico constituído de uma subunidade catalítica α (α1 ou α2) e duas subunidades reguladoras: β (β1 ou β2) e γ (γ1, γ2 ou γ3). As possíveis combinações das subunidades de AMPK produzem diferentes isoformas, cuja expressão é dependente do organismo e dos diferentes tecidos, além de possuírem funções virtualmente distintas[27,28].

Os principais ativadores de AMPK são a proteína quinase hepática B1 (LKB1 ou STK11) e a proteína quinase quinase dependente de cálcio/calmodulina (CAMKK2). Ambas, LKB1 e CAMKK2, são estruturalmente homólogas e fosforilam um resíduo de treonina (Thr172) conservado localizado na subunidade α de AMPK. LKB1 está diretamente relacionada ao controle do estresse energético via concentração AMP/ATP dentro da célula. Essa relação é aumentada pelo baixo consumo/biodisponibilidade de nutrientes, exercício físico prolongado, hipóxia e exposição a toxinas que inibem o complexo da cadeia respiratória. Já CAMKK2 é ativada pelo aumento de cálcio intracelular e é independente das concentrações de AMP/ATP. A ativação de AMPK parece ser sinérgica se houver aumento concomitante de ambas as concentrações de cálcio e AMP intracelulares[24,25,29].

Além disso, compostos farmacológicos também podem inibir ou ativar AMPK. Mostrou-se que a metformina, droga antidiabética capaz de reduzir a produção de glicose hepática e aumentar a sensibilidade insulínica periférica ativa AMPK de maneira dependente de LKB1. Estudos demonstraram também que a droga é capaz de inibir o complexo I da cadeia respiratória mitocondrial, aumentando a razão AMP/ATP e, consequentemente, ativando AMPK. Adicionalmente, AMPK inativa a enzima acetil-CoA carboxilase (ACC) que resulta no aumento da oxidação de ácidos graxos e inibição das vias lipogênicas. Outras drogas utilizadas no tratamento do diabetes, as tiazolidinedionas, têm sido também descritas como ativadoras de AMPK por mecanismos semelhantes aos exercidos pela metformina. AICAR (5aminoimidazol4-carboxamida1βd-ribofuranosídio) é outro agonista de AMPK que funciona como precursor de uma molécula que mimetiza o AMP, o ZMP, que se liga à subunidade γ de AMPK[30-32].

O composto C, um inibidor competitivo com o ATP pelo sítio de ligação na molécula de AMPK, tem sido bastante utilizado para bloquear as ações de AMPK. No entanto, além de ser tóxico, o composto C age em vias independentes de AMPK[33,34].

Após a ativação, AMPK fosforila diretamente diversos substratos para controlar o metabolismo e crescimento celular. Como descrito anteriormente, a principal ação executada por AMPK é regular negativamente mTORC1. Essa ação pode ser direta ou indireta apor meio da ativação de TSC. Ao mesmo tempo, AMPK estimula a biogênese mitocondrial *de novo* por meio do coativador-1α do receptor γ ativado por proliferador de peroxissomo (PGC1α), um potente coativador de fatores de transcrição relacionados ao metabolismo energético. AMPK também controla enzimas metabólicas como a as ACC1 e ACC2 e a 3-hidroxi-3-metilglutaril-CoA redutase (HMG-CoA redutase), inibindo-as; ambas as proteínas atuam ativamente na síntese de ácidos graxos e esteroides, respectivamente, em diversos organismos[35-37].

Estudos demonstraram que a atividade de AMPK estimula a reabsorção de água e sódio pelo rim e que dietas ricas em gorduras diminuem os níveis de expressão de AMPK nos rins e em outros órgãos. Estudos experimentais também mostraram que, após uma semana de dieta, camundongos exibiram hipertrofia renal e menores níveis de expressão de AMPK nas células renais. A ativação de AMPK reduziu a hipertrofia renal e os níveis de peróxido de hidrogênio urinário e de MCP1 urinário e renal[38,39]. No entanto, dados sobre a expressão de AMPK e sua atividade em subpopulações celulares do rim ainda necessitam ser obtidos.

No sistema imune, o papel de AMPK tem sido avaliado especialmente em macrófagos, DCs e linfócitos T, mas tem sido envelecida nas demais subpopulações, tais como as células B e polimorfonucleares[40,41].

Recentemente, estudo realizado pelo nosso grupo de pesquisa observou que o tratamento com metformina, um agonista de AMPK, melhorou a nefrite tubulointersticial crônica experimental. De modo interessante, o efeito benéfico foi parcialmente perdido quando macrófagos tiveram a molécula de AMPK deletada. Assim, esse achado demonstra papel importante de AMPK para a atividade dos macrófagos que apresentaram diminuição do perfil pró-fibrótico após o tratamento com a droga, resultando no melhor curso da doença[42].

Sabe-se também que macrófagos murinos sem a subunidade β1 de AMPK apresentam taxas reduzidas de oxidação de ácidos graxos quando estimulados por LPS e mostram consequente aumento na produção de citocinas pró-inflamatórias IL-1β e TNF. De modo semelhante, macrófagos e DCs deficientes da subunidade α1 de AMPK produzem mais TNF e IL-6, enquanto diminuem a produção de IL-10 em resposta ao LPS. Corroborando esses achados, a atividade de AMPK parece ser alta em macrófagos M2 e dirige a produção da citocina anti-inflamatória IL-10. Desse modo, AMPK parece conter o estado de ativação de macrófagos e DCs.

Em linfócitos T, foi mostrado que a deleção de LKB1 prejudica parcialmente o desenvolvimento tímico, o número de células T periféricas, a sobrevivência e a proliferação dessas células[26,43]. Células T sem a expressão de AMPK apresentam bioenergética mitocondrial reduzida e diminuída produção de ATP celular em resposta a desafios patogênicos *in vivo*. Sob deprivação de glicose ou glutamina, células T efetoras elevam a atividade de AMPK. A ausência dessa molécula nesse contexto de privação energética prejudica o desenvolvimento de células Th1 e Th17 e respostas primárias de células T a infecções bacterianas e virais. De modo importante, células T efetoras deficientes de AMPK aumentam marcadamente a ativação de mTORC1, associada com aumentada tradução do RNAm de *Ifng* (gene responsável pela síntese da citocina inflamatória IFN-γ) quando em baixas concentrações de glicose[41].

Já o efeito oposto ocorre em células T CD8+, onde se verifica que a deleção seletiva de AMPK nessa subpopulação suprime a produção de IFN-γ, diminuindo a função antitumoral dessas células[44]. No entanto, o aumento de vias catabólicas em células T CD8+ induzidas pelo uso de metformina reduz a diferenciação de células T efetoras CD8+ e aumenta o desenvolvimento de células T CD8+ de memória[45].

Como citado anteriormente, a ativação de AMPK aumenta a oxidação de ácidos graxos e conservação de energia por antagonizar vias anabólicas. Uma vez que o metabolismo de células Tregs, uma população de células que exercem funções essencialmente supressoras, recebe suporte predominantemente da oxidação lipídica, a diferenciação e a função de células Tregs são altamente dependentes de AMPK[46].

HIF-1α

Uma vez que o processo de respiração está diretamente relacionado com a produção de energia, é intuitivo supor que fatores que coordenam o uso de oxigênio pela célula desempenhem papel central no metabolismo energético das células.

Os fatores induzidos por hipóxia (HIF) são fatores de transcrição importantes envolvidos com o metabolismo do oxigênio, energético e morte celular. Dentre os membros dessa família, o HIF-1 tem sido o mais estudado. HIF-1 é uma proteína heterodimérica composta por uma subunidade β constitutivamente expressa nas células e por uma subunidade α que é estabilizada principalmente em estados de hipóxia. No entanto, a subunidade α também pode ser produzida em situações de normoxia pela atividade de mTORC1, de pequenas proteínas GTPases e pela produção de espécies reativas de oxigênio (EROs).

Como regulador global da homeostase do oxigênio, HIF facilita tanto a entrega do oxigênio como a adaptação das células à ausência de oxigênio. Como a glicólise é o programa metabólico primário utilizado por células carentes de oxigênio, HIF-1α aumenta diretamente a expressão de produtos gênicos que estão envolvidos no metabolismo da glicose, como, por exemplo, GLUT1 e as enzimas fosfoglicerato quinase 1, hexoquinase, piruvato quinase e lactato desidrogenase. A maioria dos efeitos mediados por HIF-1α é direto por ligar-se aos elementos responsivos à hipóxia de diversos genes sensíveis a hipóxia. Quando inutilizado para as atividades celulares, em situações de normoxia principalmente, HIF-1α é degradado pela via da ubiquitina-proteossoma primordialmente por meio de hidroxilações realizadas pela proteína supressora de tumor von Hippel-Lindau (VHL), mas também por outros mecanismos, como pela transativação e pela regulação de fatores oncogênicos[47].

A estabilização de HIF-1α em condições de hipóxia em células epiteliais renais parece levar ao rápido desenvolvimento de anemia e à supressão da produção de eritropoietina (EPO). Isso está associado com uma mudança no metabolismo energético das células para glicolítico, com a redução da massa mitocondrial e do consumo de oxigênio. Além disso, HIF-1α inibe indiretamente a entrada do piruvato no ciclo do TCA por induzir a atividade da piruvato desidrogenase quinase 1. Essa enzima antagoniza a atividade da piruvato desidrogenase, que converte piruvato a acetil-CoA, auxiliando a manutenção do programa metabólico glicolítico.

Estudo recente associou os danos de células tubulares proximais induzidas pela hipóxia diabética por aumento da atividade de mTORC1, que pode ser estimulada pelo aumento da biodisponibilidade de glicose e de palmitato. No entanto, a estabilização de HIF-1α pela hipóxia e a inibição da atividade de mTORC1 previniram a morte das células do túbulo proximal[48].

Na nefropatia diabética, o HIF-1 coordena as respostas metabólicas na hipóxia renal. Diversos tipos de câncer, inclusive o câncer de células renais, estão associados com a superexpressão de HIF, mesmo em estados de normoxia. No câncer de células renais, a mutação ou hipermetilação da proteína VHL inibe a ubiquitinação de HIF-1α e subsequente degradação proteossômica.

Já nos linfócitos T, a expressão de HIF-1α é induzida por um número de estímulos imunológicos mesmo na presença de normoxia. Isso inclui estimulação do TCR, bem com a presença de fatores de crescimento e disponibilidade de glicose. De modo interessante, embora as células T CD4+ efetoras tenham um metabolismo essencialmente glicolítico, HIF-1α parece ter papel mais significativo em linfócitos Th17 quando comparado às outras subpopulações, talvez em decorrência da relação íntima entre este tipo celular e as células Tregs[49]. No entanto, é importante ressaltar que HIF-1α é importante para os outros subtipos de células T CD4+, bem como para células T CD8+. Embora HIF-1α não tenha efeito sobre a promoção da glicólise em células B, ele é essencial para a diferenciação dessas células da medula óssea.

Os efeitos mediados por mTORC1 sobre o desenvolvimento e ativação das DCs, sobre os macrófagos M1 e sobre as funções efetoras de neutrófilos descritos anteriormente são mediados principalmente por HIF-1α.

Além do HIF-1, outros fatores de transcrição estão relacionados à promoção da glicólise de modo independente de HIF-1. É o caso do fator de transcrição Myc, que também regula a expressão do receptor de glicose GLUT1 e de enzimas glicolíticas como a hexoquinase, a lactato desidrogenase e a piruvato quinase.

Myc

Myc é um fator de transcrição oncogênico e, assim como HIF-1, pode ser regulado por mTORC1, coordenando diversas vias metabólicas críticas para o crescimento e proliferação celular. Estas vias incluem a glicólise, a glutaminólise e a oxidação de ácidos graxos. Além disso, Myc está entre os genes mais comumente superexpressos em diversos tipos de tumores devido ao seu papel em promover a sobrevivência e crescimento celular.

A ativação de mTORC1 promove a tradução de Myc por fosforilar diretamente a proteína 4E-BP1, conhecida por ser um dos principais reguladores da síntese proteica. Após ser fosforilada, 4E-BP1 se dissocia de eIF4E que é liberada para ativar os processos de transcrição e tradução. Estudos mostram que a hiperativação de eIF4E é suficiente para induzir processos oncogênicos.

Myc é um repressor transcricional da expressão de TSC2, ou seja, altos níveis de Myc facilitam uma alça de retroalimentação que promove maior atividade de mTORC1 que, por sua vez, também aumenta a expressão de Myc.

Altos níveis de atividade de mTOR são sinérgicos com a expressão de Myc por cooperativamente aumentarem a tradução e alongamento proteico. De fato, muitas células tumorais que exibem resistência à rapamicina mostram aumento compensatório na expressão de Myc; células deficientes em Myc são significativamente mais sensíveis à inibição de proliferação induzidas por rapamicina. A ativação de Myc requer tanto a presença de fatores de crescimento como a biodisponibilidade de nutrientes. No câncer, a desregulação de Myc e a perda de diversos tipos de regulação intracelular levam a célula a se tornar incapaz de conter a expressão de Myc, que se torna superexpresso e ativa vias metabólicas independentemente da disponibilidade de nutrientes e de fatores de crescimento.

O papel de Myc no desenvolvimento e função renal tem sido pouco avaliado. Entretanto, estudo recente mostrou que o aumento da expressão de Myc está associado com a elevação da síntese de TGF-β e, consequentemente, aumento da fibrose renal em diversos modelos experimentais[50]. No entanto, o papel de Myc no metabolismo de diferentes subtipos de células renais ainda necessita ser avaliado.

Nas células T, após ativação, ocorre o aumento da expressão de Myc que, por sua vez, inicia o ciclo celular para crescimento e proliferação. A ausência de Myc em células T maduras estimuladas inibe a expressão de genes glutaminolíticos, impedindo a proliferação dessas células. Portanto, Myc, além de dirigir a via glicolítica em células T, também coordena o metabolismo anaplerótico da glutamina.

Nos linfócitos B, Myc parece ser mais importante que HIF-1α para a manutenção da via glicolítica após ativação. Ainda, Myc parece não ser importante para os estágios de diferenciação e função de DCs, mas seus correspondentes parálogos (Mycn e Mycl) parecem desempenhar papel em DCs convencionais, como no desenvolvimento (DCs CD103+) e ativação (DCS CD8α+).

PPARs

Os receptores ativados por proliferadores de peroxissomo (PPARs) são fatores de transcrição e sensores metabólicos de ácidos graxos. Além de regularem o metabolismo lipídico, esses receptores exercem grande participação nas respostas imunes atuando como mediadores anti-inflamatórios. PPARs estão presentes em três diferentes isoformas (α, δ e γ).

O PPAR-α é um receptor de hormônio nuclear que atua sobre o metabolismo lipídico e também exerce efeitos sobre a homeostase da glicose. Embora os ligantes de PPAR-α ainda não sejam completamente conhecidos, sabe-se que ácidos graxos mono e poli-insaturados, ácidos graxos saturados e moléculas de acil-CoA de cadeias longas podem ativar o sensor molecular. Após ligação, PPAR-α ativa genes relacionados a β-oxidação, captação de ácidos graxos pela célula e homeostase da glicose.

Assim como PPAR-α, PPAR-γ também é um receptor de hormônio nuclear crítico na regulação da adipogênese e do metabolismo lipídico e da glicose. PPAR-γ tem três isoformas (1-3), sendo PPAR-γ1 a mais difundida pelos tecidos do organismo. Já as isoformas 2 e 3 de PPAR-γ parecem ser distribuídas no tecido adiposo. Ácidos graxos poli-insaturados (como ácido linoleico e ácido araquidônico), eicosanoides e algumas moléculas sintéticas (tiazolidinedionas) podem ligar-se com alta afinidade ao PPAR-γ e induzir sua translocação nuclear. Diferente de PPAR-α, a atividade transcricional de PPAR-γ parece ser aumentada pela atividade de mTORC1.

Os mecanismos de indução da expressão de PPAR-γ por mTORC1 estão começando a ser elucidados e parecem ser mediados por eIF4E. A ativação de eIF4E aumenta a transcrição e tradução das proteínas ligadoras ao amplificador CCAAT (C/EBP) α e δ, que são componentes-chave para processos adipogênicos. C/EBP-δ dirige a expressão de C/EBP-α e PPAR-γ. Quando níveis suficientes de PPAR-γ são produzidos, esse fator de transcrição promove a adipogênese e a síntese lipídica por induzir a expressão de diversos genes lipogênicos[51].

Na nefropatia diabética, foi identificada menor expressão de PPAR-α e PPAR-δ em células renais e isso foi associado ao acúmulo de lípides no órgão, uma vez que as moléculas são importantes para a ativação da oxidação de ácidos graxos[52]. A ativação de PPAR-γ também parece ser benéfica na nefropatia diabética por inibir o crescimento de células mesangiais e a produção de citocinas por células glomerulares[53,54]. Além disso, a ativação de PPAR-γ parece diminuir a fibrose intersticial renal observada em modelos experimentais de uropatia obstrutiva unilateral[55].

Com relação às células do sistema imune, o desenvolvimento de DCs a partir de monócitos parece ser dependente de PPAR-γ e sua expressão é ampliada após o aumento da biogênese mitocondrial durante o processo de diferenciação[56]. Além dos estágios de desenvolvimento, DCs imaturas usam o metabolismo de ácidos graxos como principal fonte de energia, mediada parcialmente pela expressão de PPAR-γ e mTOR.

Embora se tenha demonstrado que o papel de PPAR-α, PPAR-δ e PPAR-γ é importante para sobrevivência, ativação e diferenciação de células Th1 e Th17, as implicações metabólicas influenciadas por essas moléculas ainda precisam ser avaliadas.

Portanto, o papel dos PPARs no sistema imune e nos diferentes subtipos de células renais precisa ser mais bem avaliado, principalmente no que se refere aos impactos metabólicos nessas células.

CONCLUSÃO E PERSPECTIVAS

A compreensão de que o programa transcricional e os sensores metabólicos regulam o metabolismo de diversas populações celulares abre um campo inédito de exploração para novas abordagens terapêuticas. Uma vez que os rins desempenham papéis essenciais em inúmeras funções fisiológicas ininterruptas, tais como controle da pressão arterial, homeostase do balanço hidroeletrolítico, produção celular, balanço acidobásico, homeostase do cálcio, entre outras, possíveis intervenções metabólicas podem auxiliar o tratamento e a prevenção do desenvolvimento de doenças com foco no próprio tecido renal e/ou nas células do sistema imune.

REFERÊNCIAS BIBLIOGRÁFICAS

1. Hill NR, Fatoba ST, Oke JL et al. Global prevalence of chronic kidney disease – a systematic review and meta-analysis. PLoS One 2016; 11: e0158765.
2. Samaan F, Requiao-Moura LR, Pinheiro HS et al. Prevalence and progression of chronic kidney disease after renal transplantation. Transplant Proc 2011; 43: 2587-2591.
3. Pascual M, Theruvath T, Kawai T et al. Strategies to improve long-term outcomes after renal transplantation. N Engl J Med 2002; 346: 580-590.
4. Pearce EL, Pearce EJ. Metabolic pathways in immune cell activation and quiescence. Immunity 2013; 38: 633-643.
5. Agathocleous M, Harris WA. Metabolism in physiological cell proliferation and differentiation. Trends Cell Biol 2013; 23: 484-492.
6. Fagone P, Sriburi R, Ward-Chapman C et al. Phospholipid biosynthesis program underlying membrane expansion during B-lymphocyte differentiation. J Biol Chem 2007; 282: 7591-7605.
7. Buck MD, Sowell RT, Kaech SM, Pearce EL. Metabolic Instruction of Immunity. Cell 2017; 169: 570-586.
8. Mockler MB, Conroy MJ, Lysaght J. Targeting T cell immuno-metabolism for cancer immunotherapy; understanding the impact of the tumor microenvironment. Front Oncol 2014; 4: 107.
9. Soliman GA. The role of mechanistic target of rapamycin (mTOR) complexes signaling in the immune responses. Nutrients 2013; 5: 2231-2257.
10. Wullschleger S, Loewith R, Hall MN. TOR signaling in growth and metabolism. Cell 2006; 124: 471-484.
11. Dobashi Y, Watanabe Y, Miwa C et al. Mammalian target of rapamycin: a central node of complex signaling cascades. Int J Clin Exp Pathol 2011; 4: 476-495.
12. Czarny P, Pawlowska E, Bialkowska-Warzecha J et al. Autophagy in DNA damage response. Int J Mol Sci 2015; 16: 2641-2662.
13. Thomson AW, Turnquist HR, Raimondi G. Immunoregulatory functions of mTOR inhibition. Nat Rev Immunol 2009; 9: 324-337.
14. Fruman DA, Rommel C. PI3K and cancer: lessons, challenges and opportunities. Nat Rev Drug Discov 2014; 13: 140-156.
15. Alessi DR, James SR, Downes CP et al. Characterization of a 3-phosphoinositide-dependent protein kinase which phosphorylates and activates protein kinase Balpha. Curr Biol 1997; 7: 261-269.
16. Jacinto E, Facchinetti V, Liu D et al. SIN1/MIP1 maintains rictor-mTOR complex integrity and regulates Akt phosphorylation and substrate specificity. Cell 2006; 127: 125-137.
17. Waickman AT, Powell JD. mTOR, metabolism, and the regulation of T-cell differentiation and function. Immunol Rev 2012; 249: 43-58.
18. Limon JJ, So L, Jellbauer S et al. mTOR kinase inhibitors promote antibody class switching via mTORC2 inhibition. Proc Natl Acad Sci U S A 2014; 111: E5076-E5085.
19. Powell JD, Pollizzi KN, Heikamp EB, Horton MR. Regulation of immune responses by mTOR. Annu Rev Immunol 2012; 30: 39-68.
20. Loftus RM, Finlay DK. Immunometabolism: cellular metabolism turns immune regulator. J Biol Chem 2016; 291: 1-10.
21. Chen JK, Chen J, Thomas G et al. S6 kinase 1 knockout inhibits uninephrectomy-or diabetes-induced renal hypertrophy. Am J Physiol Renal Physiol 2009; 297: F585-F593.
22. Jiang L, Xu L, Mao J et al. Rheb/mTORC1 signaling promotes kidney fibroblast activation and fibrosis. J Am Soc Nephrol 2013; 24: 1114-1126.
23. Godel M, Hartleben B, Herbach N et al. Role of mTOR in podocyte function and diabetic nephropathy in humans and mice. J Clin Invest 2011; 121: 2197-2209.
24. Mihaylova MM, Shaw RJ. The AMPK signalling pathway coordinates cell growth, autophagy and metabolism. Nat Cell Biol 2011; 13: 1016-1023.
25. Kim J, Yang G, Kim Y et al. AMPK activators: mechanisms of action and physiological activities. Exp Mol Med 2016; 48: e224.
26. Cao Y, Li H, Liu H et al. The serine/threonine kinase LKB1 controls thymocyte survival through regulation of AMPK activation and Bcl-XL expression. Cell Res 2010; 20: 99-108.
27. Jeon SM. Regulation and function of AMPK in physiology and diseases. Exp Mol Med 2016; 48: e245.

28. Wu J, Puppala D, Feng X *et al.* Chemoproteomic analysis of intertissue and interspecies isoform diversity of AMP-activated protein kinase (AMPK). *J Biol Chem* 2013; **288**: 35904-35912.

29. Fogarty S, Hawley SA, Green KA *et al.* Calmodulin-dependent protein kinase kinase-beta activates AMPK without forming a stable complex: synergistic effects of Ca2+ and AMP. *Biochem J* 2010; **426**: 109-118.

30. Fullerton MD, Galic S, Marcinko K *et al.* Single phosphorylation sites in Acc1 and Acc2 regulate lipid homeostasis and the insulin-sensitizing effects of metformin. *Nat Med* 2013; **19**: 1649-1654.

31. LeBrasseur NK, Kelly M, Tsao TS *et al.* Thiazolidinediones can rapidly activate AMP-activated protein kinase in mammalian tissues. *Am J Physiol Endocrinol Metab* 2006; **291**: E175-E181.

32. Ducommun S, Ford RJ, Bultot L *et al.* Enhanced activation of cellular AMPK by dual-small molecule treatment: AICAR and A769662. *Am J Physiol Endocrinol Metab* 2014; **306**: E688-E696.

33. Emerling BM, Viollet B, Tormos KV, Chandel NS. Compound C inhibits hypoxic activation of HIF-1 independent of AMPK. *FEBS Lett* 2007; **581**: 5727-5731.

34. Liu X, Chhipa RR, Nakano I, Dasgupta B. The AMPK inhibitor compound C is a potent AMPK-independent antiglioma agent. *Mol Cancer Ther* 2014; **13**: 596-605.

35. Corradetti MN, Inoki K, Bardeesy N *et al.* Regulation of the TSC pathway by LKB1: evidence of a molecular link between tuberous sclerosis complex and Peutz-Jeghers syndrome. *Genes Dev* 2004; **18**: 1533-1538.

36. Gwinn DM, Shackelford DB, Egan DF *et al.* AMPK phosphorylation of raptor mediates a metabolic checkpoint. *Mol Cell* 2008; **30**: 214-226.

37. Reznick RM, Shulman GI. The role of AMP-activated protein kinase in mitochondrial biogenesis. *J Physiol* 2006; **574**: 33-39.

38. Decleves AE, Mathew AV, Cunard R, Sharma K. AMPK mediates the initiation of kidney disease induced by a high-fat diet. *J Am Soc Nephrol* 2011; **22**: 1846-1855.

39. Lazo-Fernandez Y, Baile G, Meade P *et al.* Kidney-specific genetic deletion of both AMPK alpha-subunits causes salt and water wasting. *Am J Physiol Renal Physiol* 2017; **312**: F352-F365.

40. Kelly B, O'Neill LA. Metabolic reprogramming in macrophages and dendritic cells in innate immunity. *Cell Res* 2015; **25**: 771-784.

41. Blagih J, Coulombe F, Vincent EE *et al.* The energy sensor AMPK regulates T cell metabolic adaptation and effector responses in vivo. *Immunity* 2015; **42**: 41-54.

42. Macedo MB. *Papel protetor da quinase ativada por adenosina monofosfato (AMPK) na progressão e severidade da nefrite tubulointersticial experimental.* Dissertação de Mestrado. São Paulo/Universidade de São Paulo, 2017.

43. Tamas P, Macintyre A, Finlay D *et al.* LKB1 is essential for the proliferation of T-cell progenitors and mature peripheral T cells. *Eur J Immunol* 2010; **40**: 242-253.

44. Rao E, Zhang Y, Zhu G *et al.* Deficiency of AMPK in CD8+ T cells suppresses their anti-tumor function by inducing protein phosphatase-mediated cell death. *Oncotarget* 2015; **6**: 7944-7958.

45. Pearce EL, Walsh MC, Cejas PJ *et al.* Enhancing CD8 T-cell memory by modulating fatty acid metabolism. *Nature* 2009; **460**: 103-107.

46. Michalek RD, Gerriets VA, Jacobs SR *et al.* Cutting edge: distinct glycolytic and lipid oxidative metabolic programs are essential for effector and regulatory CD4+ T cell subsets. *J Immunol* 2011; **186**: 3299-3303.

47. Masoud GN, Li W. HIF-1alpha pathway: role, regulation and intervention for cancer therapy. *Acta Pharm Sin B* 2015; **5**: 378-389.

48. Kuwagata S, Kume S, Chin-Kanasaki M *et al.* MicroRNA148b-3p inhibits mTORC1-dependent apoptosis in diabetes by repressing TNFR2 in proximal tubular cells. *Kidney Int* 2016; **90**: 1211-1225.

49. MacIver NJ, Michalek RD, Rathmell JC. Metabolic regulation of T lymphocytes. *Annu Rev Immunol* 2013; **31**: 259-283.

50. Shen Y, Miao N, Wang B *et al.* c-Myc promotes renal fibrosis by inducing integrin alphav-mediated transforming growth factor-beta signaling. *Kidney Int* 2017; **92**: 888-899.

51. Laplante M, Sabatini DM. An emerging role of mTOR in lipid biosynthesis. *Curr Biol* 2009; **19**: R1046-R1052.

52. Herman-Edelstein M, Scherzer P, Tobar A *et al.* Altered renal lipid metabolism and renal lipid accumulation in human diabetic nephropathy. *J Lipid Res* 2014; **55**: 561-572.

53. Calkin AC, Giunti S, Jandeleit-Dahm KA *et al.* PPAR-alpha and -gamma agonists attenuate diabetic kidney disease in the apolipoprotein E knockout mouse. *Nephrol Dial Transplant* 2006; **21**: 2399-2405.

54. Ko GJ, Kang YS, Han SY *et al.* Pioglitazone attenuates diabetic nephropathy through an anti-inflammatory mechanism in type 2 diabetic rats. *Nephrol Dial Transplant* 2008; **23**: 2750-2760.

55. Kawai T, Masaki T, Doi S *et al.* PPAR-gamma agonist attenuates renal interstitial fibrosis and inflammation through reduction of TGF-beta. *Lab Invest* 2009; **89**: 47-58.

56. Pearce EJ, Everts B. Dendritic cell metabolism. *Nat Rev Immunol* 2015; **15**: 18-29.

26

OBESIDADE, MICROBIOTA E DOENÇAS RENAIS

Fernanda Fernandes Terra
Niels Olsen Saraiva Câmara

◆

INTRODUÇÃO

A obesidade é uma doença crônica que pode ser definida como o acúmulo anormal e excessivo de gordura corporal. Considerada uma epidemia global, a prevalência da obesidade no mundo triplicou entre 1975 e 2016. Somente no Brasil, estima-se que 56,5% da população esteja com sobrepeso e 22,1% seja obesa.

O método mais utilizado para classificar a obesidade é o IMC (índice de massa corporal), o qual se baseia na razão entre a massa e a altura de um indivíduo. Com esse método, são considerados com sobrepeso indivíduos com IMC entre 25 e 29,9kg/m², e obesos, aqueles com IMC superior a 30kg/m². Contudo, esse indicador não é suficiente para indicar a gravidade do problema do excesso de peso. Diversos trabalhos associam o grau de obesidade e a presença de comorbidades e mortalidade com a circunferência abdominal em vez do IMC, considerando essa medida o melhor critério para definir a adiposidade central[1-3].

Resultando da complexa interação entre fatores genéticos e ambientais, a obesidade constitui-se em uma doença complexa multifatorial. Independentemente de sua etiologia, ela predispõe à maior morbidade e mortalidade proporcionada pela própria condição e pelo risco aumentado em desenvolver outras comorbidades, tais como hipertensão arterial, diabetes, dislipidemia, doenças cardiovasculares, câncer, entre outras condições. Ademais, a obesidade abdominal combinada à hipertensão arterial, hiperglicemia, elevação de triglicérides e redução do HDL-colesterol constitui a síndrome metabólica[4], a qual está relacionada ao aumento no risco de desenvolver doenças cardiovasculares, diabetes e mortalidade[5-7].

Dentre as diversas complicações associadas a essa condição, a obesidade tem sido indicada como importante fator de risco para diversas doenças renais. As primeiras descrições de glomerulopatia associada à obesidade foram associadas com quadros de hipertensão arterial e diabetes, principais etiologias da doença renal crônica (DRC). Contudo, diversas evidências sugerem que a obesidade desempenhe efeitos independentes dessas duas condições. Embora a obesidade possa promover diversas alterações que contribuem para a progressão da doença renal, trabalhos recentes apontam a microbiota como potencial denominador comum entre a obesidade e as doenças renais.

OBESIDADE NA DOENÇA RENAL

A obesidade abdominal corresponde à manifestação da síndrome metabólica mais prevalente e representa um marcador de disfunção do tecido adiposo. Diversos estudos indicam que pacientes com síndrome metabólica estão mais propensos a desenvolver doença renal. Estudo transversal com coorte de mais de 6.000 adultos norte-americanos revelou que o risco de microalbuminúria e DRC é maior em pacientes com síndrome metabólica e aumenta proporcionalmente ao número de componentes da síndrome[8,9]. Assim, a probabilidade de um indivíduo que apresenta pelo menos dois componentes desenvolver DRC é 2,06 vezes maior do que um indivíduo saudável e, caso três ou mais componentes estejam presentes, a probabilidade aumenta em 4,72 vezes em relação a indivíduos que não apresentam nenhuma condição associada[10].

A maioria dos pacientes com síndrome metabólica apresenta hipertensão arterial e/ou diabetes, principais causas conhecidas de DRC, dificultando, assim, sua associação como causa independente da disfunção renal. De fato, os estudos indicam que essas duas condições apresentam maior força de interação com o desenvolvimento da lesão renal, porém revelam que cada componente da síndrome, individualmente, contribui para aumentar o risco de DRC[8-10]. Indivíduos com aumento de triglicérides e diminuição dos níveis de HDL-colesterol apresentam maior risco para microalbuminúria e proteinúria, mesmo após ajuste para a preexistência de diabetes e hipertensão[8]. Além disso, meta-análise de estudos clínicos indica que a redução na lipidemia pelo uso de estatinas preserva a filtração glomerular, diminui a proteinúria e, assim, pode diminuir a progressão da doença renal[11,12]. Estudo longitudinal com mais de 15.000 indivíduos demonstrou que a síndrome metabólica, mesmo na ausência de diabetes e hipertensão, está associada com maior risco de redução no ritmo de filtração glomerular (RFG, < 60mL/min), sugerindo sua contribuição independente para o desenvolvimento de DRC[13].

Acredita-se que a obesidade seja a principal responsável pelo aumento nos índices de síndrome metabólica observado nos últimos anos[4]. Wang *et al* reportaram aumento em 83% no risco de indivíduos obesos desenvolverem doenças renais, tais como litíase, câncer renal, DRC e doença renal em estágio terminal (DRET)[14]. Em concordância com esse trabalho, o acompanhamento de 6.217 pacientes indicou que a obesidade abdominal está associada com o aumento em duas vezes no crisco de desenvolver DRC[8]. Comparados com indivíduos com IMC ideal (18,5 a 24,9kg/m^2), o risco relativo de DRET em pacientes obesos é significativamente superior, aumenta proporcionalmente ao grau da obesidade e não é afetado pelo diabetes ou pressão arterial[15]. Durante o acompanhamento de coorte de 3.107 indivíduos saudáveis por 7 anos, foi observada incidência de 13,5% de DRC, a qual foi associada positivamente com a adiposidade abdominal, a despeito do IMC e da adiposidade sistêmica[16]. Além disso, redução de 12% no peso de pacientes com nefropatia diabética representa melhora significativa na filtração glomerular, além de diminuir os fatores de risco associados com a progressão da doença[17].

A perda de peso, por sua vez, por meio de dieta ou cirurgia bariátrica leva à redução da proteinúria e melhora geral da lesão renal. Em pacientes obesos diabéticos, a administração de dieta hipocalórica durante seis meses foi capaz de reduzir a proteinúria e albuminúria em 50%, resultado que foi associado com redução em 13% do peso inicial[18]. Resultados similares foram obtidos em modelos experimentais. Enquanto ratos Zucker obesos apresentam 90% de mortalidade por disfunção renal, a restrição da ingestão calórica nesses animais diminui a lesão nos rins e aumenta a sobrevida em quase 30%[19]. Os efeitos benéficos da restrição calórica não se limitam a indivíduos obesos, a administração de dieta hipocalórica para ratos não obesos também promoveu melhora da função renal[20]. Dessa forma, esses trabalhos sugerem que a restrição calórica previne expressivamente a doença renal.

A perda de peso proporcionada pela cirurgia bariátrica em pacientes com obesidade mórbida também é capaz de reduzir a proteinúria e o quadro de lesão renal[21,22]. Estudo retrospectivo de 94 pacientes com obesidade mórbida revelou redução na albuminúria após serem submetidos à cirurgia bariátrica[23]. A maioria desses trabalhos, no entanto, observa que a melhora da disfunção renal é acompanhada não somente por perda de peso, mas também por redução na pressão arterial, na resistência à insulina e nos níveis de colesterol e triglicérides[17,24,25]. Esses achados são coerentes com os diferentes benefícios promovidos pela redução no peso corporal, tais como controle do quadro hipertensivo, aumento do HDL-colesterol e redução dos triglicérides, melhora na sensibilidade à insulina, redução nos níveis de leptina e na hiperfiltração glomerular, além de reduzir o quadro inflamatório[26-30], porém dificultam estabelecer-se a associação da perda de peso como fator independente para redução da lesão renal.

Diversos estudos indicam que a obesidade *per se* representa um fator de risco para a lesão renal. A meta-análise de 11 estudos demonstrou risco aumentado em 19% para a diminuição no RFG e desenvolvimento de doença renal precoce em indivíduos obesos[9], que persistiu mesmo após a exclusão de pacientes com diabetes e/ou hipertensão arterial[15,31]. De forma consistente, estudo com coorte de mais de 615.000 pacientes em diálise com DRET revelou que a prevalência da obesidade nesses pacientes excedeu a da população geral em quase duas vezes entre 1995 a 2002[32]. Além de mais prevalente em doentes renais, a obesidade também acelera o desenvolvimento da doença. Estudo que acompanhou durante 10 anos 125 pacientes renais crônicos não diabéticos revelou que a frequência de progressão da doença foi de 79,5% em pacientes obesos e apenas 44,7% em pacientes renais crônicos com IMC ideal[33]. A obesidade também está associada ao desenvolvimento de lesões renais mais graves, com níveis elevados de proteinúria e evolução mais frequente para DRC em pacientes com nefropatia por IgA[34], pacientes renais transplantados[35] e com nefrectomia unilateral[36].

COMO OS RINS SÃO AFETADOS PELA OBESIDADE?

Alguns efeitos da obesidade na lesão renal podem ser mediados pelas comorbidades associadas a essa condição, como hipertensão arterial e diabetes, principais causas da DRC e DRET. Apesar dessa associação clássica, ela também pode desempenhar efeitos independentes que interferem diretamente na homeostase renal. Diversas vias pelas quais a obesidade contribui para a alteração da função renal podem agir, porém destacam-se alterações hemodinâmicas, hiperlipidemia, inflamação, estresse oxidativo e compressão física do órgão pelo excesso de tecido adiposo. Essas alterações, em conjunto, evoluiriam para hiperfiltração e proliferação glomerular associada ao acúmulo de matriz extracelular, resultando em glomerulosclerose e perda funcional progressiva dos néfrons[37] (Figura 26.1).

Desde a primeira descrição de glomerulopatia associada à obesidade em 1974, a glomerulosclerose segmentar e focal (GESF) tem sido associada à obesidade mórbida[38-43], mesmo na ausência de outras doenças glomerulares primárias ou secundárias, como a nefropatia diabética e a nefrosclerose hipertensiva. Extensa revisão de 6.818 biópsias renais revelou aumento progressivo da glomerulopatia associada à obesidade, observado pela elevação na sua incidência de 0,2% entre 1986 e 1990 para 2% entre 1996 e 2000[44]. O aumento em 10 vezes na incidência dessa condição foi coerente com a elevação na prevalência da obesidade nesse mesmo intervalo, evidenciando a íntima associação entre essas duas condições[45]. Histologicamente, essas lesões revelam glomerulomegalia, leve fusão podocitária associada a menor hiperplasia e hipertrofia dos podócitos e predomínio na região Peri-hilar[43,44]. Do ponto de vista clínico, essa manifestação é comumente associada à proteinúria[44], porém não se correlaciona com o desenvolvimento de síndrome nefrótica, característica da GESF idiopática[46], e evolui para o quadro de insuficiência renal avançada em quase metade dos pacientes[47].

O aumento na carga metabólica e hemodinâmica promovida pela obesidade somado à impossibilidade de nefrogênese na vida adulta alteram significativamente a função renal e podem mediar o aumento no risco de DRC em indivíduos obesos[41,48-51]. Diante da sobrecarga, a pressão capilar glomerular aumenta, resultando na elevação do RFG em detrimento do fluxo sanguíneo renal e, consequentemente, favorece a proteinúria associada à hiperfiltração e o desbalanço da natriurese. Henegar *et al*, utilizando um modelo animal de obesidade induzida por dieta, observaram aumento do RFG e fluxo plasmático renal acompanhado por hipertrofia do órgão e expansão da cápsula de Bowman após sete meses do início da dieta[52]. Ademais, o aumento no RFG e fluxo plasmático renal em indivíduos obesos[48,49,51,53] não

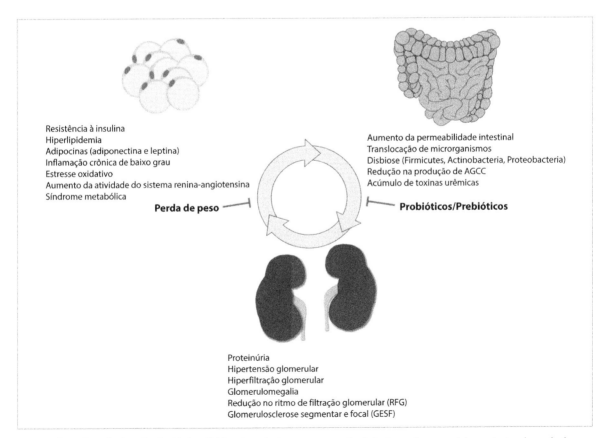

Figura 26.1 – Contribuição da obesidade e disbiose intestinal para a progressão da lesão renal e potencial terapêutico da perda de peso e uso de probióticos e prebióticos para restaurar as alterações hemodinâmicas e metabólicas, e a microbiota indígena, que podem atenuar a progressão da doença renal. AGCC = ácido graxo de cadeia curta.

é mais observado quando corrigido pela massa magra do indivíduo[28,48,50]. De forma consistente, estudo comparando necropsias renais de pacientes com obesidade mórbida ou com IMC ideal confirmou correlação positiva entre o aumento de massa corporal e a hipertrofia glomerular, evidenciada pela glomerulomegalia[39]. Com a hipertrofia glomerular, a densidade de podócitos por glomérulo se reduz e, como consequência, esses podócitos aumentam de tamanho e podem desprender-se da membrana basal glomerular[54-56]. Em conjunto, essas alterações contribuem para a perda progressiva dos néfrons.

O excesso de peso combinado ao aumento da adiposidade visceral promove compressão dos rins, com consequente aumento da pressão intrarrenal[37,57,58]. Bloomfield et al observaram que o aumento na pressão intra-abdominal promovida pela insuflação de balão implantado no abdome de cachorros foi associada ao aumento nas pressões sistólica e diastólica[59]. Acredita-se, portanto, que a hipertensão sistêmica observada na obesidade possa resultar, ao menos parcialmente, do aumento da pressão intra-abdominal observada nessa condição. A hipertensão intrarrenal contribui para maior reabsorção de sódio nos túbulos proximais, reduzindo sua oferta para o túbulo distal. De forma compensatória, a mácula densa é induzida a promover a vasodilatação da arteríola aferente, o que aumenta ainda mais o fluxo sanguíneo renal na tentativa de restaurar o balanço de sódio e, assim, perpetua a hipertensão glomerular[60].

Pacientes obesos comumente apresentam aumento na atividade de renina e da enzima conversora de angiotensina (ACE), além de níveis elevados de angiotensina II plasmática e ativação do sistema nervoso simpático[61]. Animais com desnervação renal bilateral após serem submetidos a dieta hiperlipídica apresentam menor retenção de sódio e melhora no quadro hipertensivo quando comparados a animais obesos controles[62]. Observações similares foram feitas por Wofford que analisou o efeito do uso de antagonistas adrenérgicos na pressão arterial de pacientes magros e obesos. Após um mês do tratamento, os pacientes obesos apresentaram pressão arterial sistólica, diastólica e média menor do que os pacientes magros, sugerindo que o aumento na atividade simpática possa ser um importante fator na manutenção da hipertensão na obesidade[63]. Diversos mediadores são sugeridos para aumentar a atividade do simpático na obesidade, tais como hiperinsulinemia, ácidos graxos, hiperleptinemia, angiotensina II, entre outros; porém, a relevância desses mecanismos ainda não está bem estabelecida.

Uma das funções do sistema nervoso simpático no contexto da homeostase renal é a indução da secreção de renina pelas células justaglomerulares[64]. A renina liberada catalisa a conversão do angiotensinogênio em angiotensina I, a qual é metabolizada a angiotensina II por ação da ACE presente nos pulmões e rins. Estudo utilizando o modelo de nefrotoxicidade induzida por daunorrubicina demonstrou que a ativação do sistema reni-

na-angiotensina promove estresse oxidativo e estresse do retículo, além de exacerbar o processo inflamatório renal[65]. Estudos com pacientes com sobrepeso indicam que o uso de inibidores de ACE reduz a progressão da doença renal[66] ao diminuir a retenção de sódio e o fluxo plasmático glomerular[67]. Além disso, a própria gordura visceral é capaz de secretar diversas enzimas do sistema renina-angiotensina[68,69]. Nesse contexto, o acúmulo de tecido adiposo observado na obesidade contribui para a elevação dos níveis séricos de angiotensina e o desenvolvimento de hipertensão e resistência à insulina[70].

Com o acúmulo progressivo de adiposidade, o tecido adiposo retroperitoneal comprime a medula renal e promove alterações em diversos componentes da matriz extracelular[71]. Estudo avaliando os efeitos da obesidade induzida por dieta na morfologia renal de cachorros observou aumento na cápsula de Bowman, aumento no depósito de matriz extracelular e espessamento glomerular após apenas sete semanas do início da dieta[52]. Devido à baixa complacência renal, o acúmulo de matriz extracelular progride para o espessamento das membranas basal e tubular glomerulares e pode exacerbar a compressão renal e seus efeitos deletérios. Além de modular o metabolismo energético, o tecido adiposo constitui importante regulador endócrino e imunológico. É provável que a inflamação crônica de baixo grau, característica da obesidade, esteja envolvida, ao menos parcialmente, com o desenvolvimento da lesão renal[72], uma vez que o próprio processo inflamatório constitui fator de risco para a perda da função renal[73,74]. Somado a isso, o estresse oxidativo também se correlaciona com o desenvolvimento da lesão na obesidade. Trabalho utilizando ratos com síndrome metabólica observou que o tratamento com antioxidante promoveu melhora na esclerose segmentar e focal, proteinúria e redução no *clearance* de creatinina, sem interferir na pressão arterial, peso ou glicemia dos animais[75].

A produção ou secreção desregulada de adipocinas, devido à disfunção do tecido adiposo, pode contribuir para a patogênese de complicações ligadas à obesidade[76]. Altas concentrações de leptina são observadas na obesidade e na DRC[77-81]. Essa adipocina estimula a proliferação celular, síntese de TGF-beta 1 e produção de colágeno IV nas células glomerulares, ao passo que induz a expressão do receptor para TGF-beta 1, transportador de glicose e produção de colágeno tipo I nas células mesangiais. Assim, a leptina sensibilizaria as células mesangiais para responder às células glomerulares previamente estimuladas pela leptina[82,83]. A leptina também pode atuar indiretamente, estimulando o sistema nervoso simpático, retenção de sódio e estresse oxidativo[82].

A adiponectina, por sua vez, correlaciona-se negativamente com o IMC, triglicérides, glicemia e insulina séricas. Sua sinalização aumenta a sensibilidade à insulina, tem papel anti-inflamatório e propriedades antiaterogênicas[84]. Apesar de a DRC estar associada a alta incidência de resistência à insulina e mortalidade cardiovascular, ainda assim alguns estudos demonstram que pacientes renais crônicos apresentam altos níveis de adiponectina[85-88], a qual está associada com menor RFG e alto grau de proteinúria[89]. Pacientes com DRET em hemodiálise apresentam altos níveis de adiponectina[90], porém, após transplante renal bem-sucedido, há diminuição nos níveis dessa adipocina, sugerindo um papel dos rins na degradação ou eliminação dessa proteína[91].

É possível que o suprimento excessivo de ácidos graxos pela dieta ou por disfunções genéticas desencadeie lipotoxicidade direta, pelo acúmulo de lípides em tecidos não adiposos, contribuindo para a disfunção e a morte celular. Trabalhos recentes sugerem que o excesso de ácidos graxos contribui para o desenvolvimento da DRC[92] e, esta, por sua vez, favorece o depósito ectópico de lípides nos rins e no fígado[93]. Lennon *et al* demonstraram que o palmitato, ácido graxo saturado elevado em pacientes diabéticos, tem efeito direto na função dos podócitos. A adição de palmitato na cultura de podócitos imortalizados promoveu bloqueio da captação de glicose associado ao aumento na produção de ceramidas[94]. Observações similares foram feitas por Sieber *et al*, que analisaram os efeitos de diferentes ácidos graxos em podócitos e observaram que o ácido palmítico induz a morte do podócito por aumentar o estresse do retículo endoplasmático[95]. Ainda, a hiperinsulinemia relaxa a arteríola aferente, estimula a angiogênese, a expressão de TGF-beta 1 e a proliferação das células mesangiais[96-98], contribuindo para o estabelecimento da lesão renal.

Ainda, a inflamação crônica de baixo grau, característica da obesidade, também pode contribuir para a disfunção renal observada nesses indivíduos[99]. A rápida expansão do tecido adiposo, entre outros efeitos, promove a produção de citocinas e adipocinas inflamatórias que levam ao estabelecimento do processo inflamatório crônico[100]. A adipocina leptina e as citocinas pró-inflamatórias TNF-alfa e IL-6 são os principais mediadores do processo inflamatório no tecido adiposo e no desenvolvimento de resistência à insulina. O aumento dessas citocinas é observado mesmo em indivíduos magros com DRET[101,102]. Estudo comparando pacientes com glomerulopatia associada à obesidade e controles saudáveis revelou que esse fenômeno é ainda mais pronunciado na obesidade. Nesse estudo, a análise das biópsias dos pacientes obesos revelou maior infiltrado inflamatório associado ao aumento na expressão de TNF-alfa, IL-6 e IFNg[103]. Essas citocinas contribuem para o estabelecimento da resistência à insulina[104] e esta, por sua vez, induz à produção de fatores de crescimento que estimulam o estresse oxidativo e a hipertrofia do tecido conjuntivo, resultando na fibrose tubulointersticial[105,106]. Além disso, trabalhos recentes demonstram que a obesidade induzida por dieta contribui para o estabelecimento da fibrose renal ao induzir expressão de TGF-beta, fibronectina e colágenos tipos I e IV nos rins[107], levando à deterioração acelerada do órgão.

Apesar de esses mecanismos serem observados mesmo na ausência de hipertensão arterial e diabetes, quando essas condições estão associadas à obesidade é provável que a lesão renal seja mais extensa e com progressão mais rápida. O aumento crítico na prevalência da obesidade e suas comorbidades nas últimas décadas, associada às diversas evidências da associação entre essas condições com o desenvolvimento de DRC, mostra que entender os mecanismos subjacentes a essa correlação é de vital importância. Nesse aspecto, alterações na composição dos microrganismos simbióticos têm emergido como potenciais moduladores da obesidade, suas comorbidades e disfunção renal.

MICROBIOTA

O conjunto de microrganismos que vive em simbiose com o hospedeiro é denominado microbiota. Embora seja formada por bactérias, arqueias, vírus, fungos e protozoários, a composição bacteriana é a mais estudada e bem caracterizada[108]. Dos quase 100 trilhões de bactérias que colonizam o corpo humano, alguns bilhões se abrigam no trato gastrintestinal[109]. Em indivíduos saudáveis, os principais colonizadores pertencem aos filos Bacteroidetes e Firmicutes, embora outros como Actinobacteria, Proteobacteria, Fusobacteria, Verrucomicrobia, entre outros, também estejam presentes, porém em menor grau[110]. Estudo que avaliou a estabilidade da microbiota intestinal de 37 adultos saudáveis ao longo de 296 semanas revelou relativa estabilidade no indivíduo e entre familiares próximos ao longo do tempo, embora bastante variável entre indivíduos não relacionados[111]. Essa variação na composição da microbiota pode decorrer de diversos fatores, como diferenças genéticas, senescência, condição física, uso de antibióticos e dieta.

Embora os primeiros estudos identificando diferenças na composição microbiana de *habitats* diferentes e entre amostras de indivíduos saudáveis e doentes datem do século passado[112], por muito tempo o impacto dessas diferenças na homeostase do indivíduo era desconhecido. Somente nas últimas décadas, foi demonstrado que a microbiota contribui para a nutrição e metabolismo do sistema gastrintestinal, neutralização de drogas e carcinógenos, desenvolvimento e regulação do sistema imune, efeito de barreira e proteção contra patógenos[113,114].

A comunicação microbiota-hospedeiro é bidirecional, ou seja, alterações na microbiota influenciam na homeostase do hospedeiro e, por sua vez, alterações no organismo modificam a composição da microbiota. O polissacarídeo A presente no simbionte *Bacteroides fragilis*, por exemplo, é capaz de modular a maturação do sistema imune estabelecendo balanço adequado das respostas TH1/TH2 no hospedeiro[115]. Em contrapartida, a liberação de noradrenalina em resposta ao estresse favorece o crescimento de bactérias gram-negativas, em especial da *Escherichia coli*[116]. Embora a microbiota seja fundamental para a manutenção da homeostase e saúde do hospedeiro, quando a barreira intestinal é alterada, esses microrganismos podem contribuir para o desenvolvimento de diversas doenças.

Alterações quantitativas e qualitativas da flora intestinal (disbiose)[117] têm sido descritas em diversas doenças, tais como colite, alergia, câncer, obesidade, diabetes e doenças cardiovasculares[118-123]. Nesse contexto, trabalhos recentes também demonstram que pacientes renais crônicos apresentam alteração na composição da microbiota[124].

EIXO RIM-INTESTINO: IMPLICAÇÕES NAS DOENÇAS RENAIS

Além da absorção de nutrientes, o intestino constitui importante barreira física a agentes patogênicos. A microbiota intestinal desempenha papel relevante na promoção e manutenção dessa função de barreira. Fatores bioativos liberados pelo simbionte *Bifidobacterium infantis* aumentam a expressão de proteínas de junção oclusivas, fortificando a resistência transepitelial intestinal e, assim, prevenindo a entrada de microrganismos e bioprodutos microbianos tóxicos no ambiente interno[125]. A adição de *Lactobacillus casei* GG à cultura de enterócitos humanos, por sua vez, induz a expressão de mucina, principal componente do muco, evitando a translocação de antígenos e patógenos. Os microrganismos comensais podem, ainda, secretar peptídeos antimicrobianos[126] e competir com os patobiontes pela adesão ao epitélio[127].

Evidências clínicas e experimentais revelam que a DRET está associada ao aumento da permeabilidade intestinal, comprovada pela diminuição na expressão das proteínas de junção oclusivas (claudina, ocludina e zona ocludens-1)[128,129]. A adição do plasma de pacientes urêmicos à cultura de enterócitos promove redução da resistência transepitelial. Contudo, a intensidade dessa disfunção é atenuada quando as células são expostas ao plasma dos pacientes após a diálise. Corroborando esses achados, a adição de ureia com urease *in vitro*, simulando a presença de bactérias intestinais, promoveu efeito aditivo com perda completa da resistência[130,131]. Dessa forma, esses estudos indicam que os agentes que medeiam a diminuição da função de barreira na doença renal são apenas parcialmente removidos pela diálise[129,132]. Posteriormente, o mesmo grupo observou que a administração de AST-120, o qual diminui a concentração de solutos urêmicos, restabeleceu parcialmente as proteínas de junção oclusivas, reduziu os níveis séricos de endotoxina e o processo inflamatório[133].

A diminuição na expressão dessas junções correlaciona-se com o aumento na translocação de microrganismos e bioprodutos tóxicos para a circulação sanguínea. Uma vez na circulação, esses podem alcançar diferentes sítios e, ao serem reconhecidos por receptores de reconhecimento de padrões, desencadear uma resposta inflamatória. Alguns trabalhos sugerem que o aumento na

concentração de endotoxina (componente da membrana externa de bactérias gram-negativas) pode promover a inflamação na DRC[134,135]. No contexto da doença renal, isso pode intensificar a lesão e contribuir para a perda progressiva da função renal. Ratos nefrectomizados apresentam aumento da translocação bacteriana para os linfonodos mesentéricos, fígado e baço[136]. Pacientes em hemodiálise também apresentam aumento de DNA bacteriano na circulação sanguínea, o qual se correlaciona com aumento nos níveis de IL-6 e proteína C-reativa (PCR)[136,137].

A microbiota intestinal desempenha importante papel no metabolismo energético ao digerir componentes da dieta que o nosso organismo sozinho não seria capaz de metabolizar. Algumas bactérias simbiontes realizam a digestão de carboidratos complexos em ácidos graxos de cadeia curta (AGCC) que podem, então, ser assimilados pelo hospedeiro. O butirato produzido nessa fermentação constitui a principal fonte de energia para os colonócitos, enquanto acetato e propionato são utilizados como substrato para lipogênese e gliconeogênese no fígado. Os AGCC melhoram a sensibilidade à insulina[138], diminuem a inflamação[139], regulam a ativação do sistema simpático[140] e induzem a secreção de renina[141]. Dados do nosso grupo de pesquisa revelam efeito protetor dos AGCC no modelo de lesão renal de isquemia-reperfusão. Nesse estudo, o tratamento com acetato, butirato e propionato promoveu melhora da disfunção renal e reduziu o processo inflamatório local e sistêmico[142].

A fermentação de proteínas e aminoácidos pela microbiota, por sua vez, é realizada pela deaminação, levando à produção de amônia, tióis, fenóis e indóis[143] que são excretados pelos rins em condições fisiológicas. Contudo, em pacientes renais crônicos, com lesão extensa do órgão, há seu acúmulo nos fluidos corporais. Essas substâncias são denominadas toxinas urêmicas e são apenas parcialmente removidas por diálise[144]. Dentre essas toxinas, as mais bem caracterizadas são o p-cresol gerado a partir do metabolismo de tirosina e fenilalanina, indoxil sulfato gerado pela conversão do triptofano a indol e trimetilamina (TMAO) proveniente da conversão de colina e betaína em trimetilamina[145], porém muitas outras são produzidas pela microbiota[146].

Estudo avaliando 103 pacientes com DRC revelou que os níveis de indoxil sulfato e p-cresol aumentam proporcionalmente à disfunção renal e alcançam o pico de concentração nos pacientes quando a hemodiálise é necessária[147]. Além de estarem elevados nesses pacientes, estudo prospectivo com 268 pacientes renais crônicos indicou que os níveis dessas duas toxinas predizem a progressão da doença[148]. O indoxil sulfato induz nefrotoxicidade por aumentar a fibrose tubulointersticial ao induzir TGF-beta 1, inibidores de metaloproteinases, colágeno tipo I[149] e radicais livres[150]. O p-cresol, por sua vez, inibe a expressão de moléculas de adesão, interferindo na adesão de leucócitos ao endotélio[151], além de aumentar a permeabilidade endotelial[152]. O TMAO também parece contribuir para a disfunção renal ao promover fibrose tubulointersticial e depósito de colágeno em camundongos com dieta suplementada em colina ou com administração direta de TMAO. Em coorte de 521 pacientes com DRC, as concentrações de TMAO apresentaram correlação positiva com o desenvolvimento da doença e com risco de mortalidade[153].

Se por um lado a composição da microbiota altera a produção de toxinas urêmicas que apresentam impacto na progressão da disfunção renal, por outro a uremia afeta a composição da microbiota, a geração de toxinas urêmicas e causa alterações no epitélio intestinal. Com a insuficiência renal, o intestino passa a ser a principal fonte de excreção dos compostos urêmicos. Em pacientes com DRC, o aumento na concentração das toxinas urêmicas no trato gastrintestinal, por sua vez, favorece o crescimento de bactérias que apresentam urease, uricase e enzimas formadoras de indóis, enquanto reduzem as produtoras de AGCC, exacerbando ainda mais a toxicidade urêmica e a inflamação[154]. A formação de amônia, por sua vez, altera o microambiente intestinal e pode contribuir para a modificação da microbiota local[155]. Vaziri *et al* demonstraram que a uremia altera a composição da microbiota em humanos e em modelos experimentais. Avaliando amostras de fezes de 24 pacientes com DRET e de 12 indivíduos saudáveis, observou-se aumento na abundância de 190 unidades taxonômicas operacionais, com predomínio de Firmicutes, Actinobacteria e Proteobacteria nos pacientes[130]. Pacientes com nefropatia por IgA, por sua vez, apresentam perfil diferenciado com alta prevalência de Ruminococcaceae, Lachnospiraceae e Streptococcaeae[156].

Esses estudos revelam, portanto, que diferentes doenças renais estão associadas à disbiose intestinal. Em razão disso, diversas estratégias terapêuticas têm sido empregadas na DRC, para restabelecer a microbiota indígena e reduzir a lesão renal. As principais estratégias visam bloquear o LPS, atenuar o processo inflamatório ou eliminar as toxinas urêmicas. Em estudo piloto, 46 pacientes com DRC estágios 3 e 4 receberam formulação de probióticos durante 24 semanas. Ao final desse período, a ingestão por via oral de probióticos promoveu redução da uremia e melhora na qualidade de vida dos pacientes[157]. A administração por via oral de *Lactobacillus acidophilus* ou *Bifidobacterium*, por sua vez, promoveu redução na concentração sérica de toxinas urêmicas[158-160].

Somado a isso, pacientes com disfunção renal crônica comumente aderem a dietas com restrições ao consumo de frutas, vegetais e produtos ricos em fibras. Essa mudança na dieta diminui o suprimento de carboidratos complexos e, consequentemente, a geração de AGCC, além de modificar o ambiente luminal e afetar a microbiota intestinal[114]. Estudo avaliando os efeitos da ingestão de fibras em pacientes em hemodiálise demonstrou que a suplementação da dieta com amido durante seis semanas foi capaz de reduzir os níveis plasmáticos de indoxil sulfato e p-cresol[161]. Observações similares foram feitas por Krishnamurthy, que avaliou os efeitos da ingestão de fibras em 14.543 indivíduos. De forma contrária ao que se acreditava, esse estudo revelou que a ingestão total de fibras está inversamente relacionada com a inflamação e mortalidade na doença renal[162].

A alteração da homeostase rim-intestino seja pelo aumento na produção de toxinas urêmicas pela microbiota, seja pela própria uremia, induzindo alterações estruturais e funcionais no intestino, induz microinflamação e acelera a progressão da doença renal. É ainda necessário considerar que os pacientes com doenças renais são muitas vezes submetidos à suplementação de ferro e uso de antibióticos para tratar infecções[163,164], e isso também está associado com a disbiose e o crescimento de microrganismos patogênicos. As alterações na microbiota podem levar à endotoxemia e ao acúmulo de toxinas urêmicas derivados do metabolismo da dieta pela microbiota. Isso, por sua vez, contribui para a alteração da homeostase do indivíduo, aumento da inflamação sistêmica e, potencialmente, impacta no desenvolvimento da DRC (ver Figura 26.1).

MICROBIOTA, OBESIDADE E DOENÇA RENAL

A composição da dieta tem impacto direto na composição da microbiota intestinal e nas funções de barreira do trato gastrintestinal. Consequentemente, alterações no consumo de proteínas, carboidratos e lípides afetam significativamente a composição microbiana. O consumo de dieta rica em lípides modifica a microbiota intestinal ao aumentar a abundância de Firmicutes e reduzir Bacteroidetes[108,165,166]. Efeito similar também é observado em modelo genético de obesidade em camundongos. Nesses animais, há redução da microbiota fecal total e alteração da razão Bacteroidetes/Firmicutes, mesmo quando alimentados com dieta pobre em lípides e rica em polissacarídeos[165]. Após a realização de cirurgia bariátrica, aumento em *Bacteroides* e *Prevotella* são negativamente correlacionados com o consumo de calorias e adiposidade[121,167]. A dieta hiperlipídica altera a microflora do esôfago distal, com especial redução nas espécies de *Lactobacillus*[168].

A obesidade não somente altera a microbiota, como é influenciada pela disbiose intestinal. O estudo retrospectivo com 21.714 crianças menores de 2 anos de idade revelou que a exposição a antibióticos na primeira infância aumenta o risco de obesidade e é proporcional ao número de exposições[169]. Essas alterações podem impactar no metabolismo do hospedeiro, aumentando a oxidação de ácidos graxos, o armazenamento de triglicérides e alterando a geração de AGCC[170]. Estudos indicam que a obesidade aumenta a permeabilidade intestinal e eleva os níveis séricos de endotoxina[171], induzindo inflamação e estresse oxidativo[172]. A quebra na barreira intestinal promovida pela obesidade pode contribuir para a instalação de microinflamação e, assim, afetar a progressão da doença. Embora ainda não existam evidências clínicas, é provável que a lesão renal associada à disbiose associada à obesidade potencialize a disbiose relacionada com a DRC e aumente os níveis de toxinas urêmicas, exacerbando ainda mais a doença[173,174].

Ratos obesos tratados com o probiótico *Lactobacillus plantarum* apresentam diminuição na gordura corporal e nos níveis de colesterol e triglicérides, acompanhada pela redução na inflamação sistêmica e na lesão renal[175]. Esse estudo sugere que a modulação da microbiota intestinal pode ser uma terapia efetiva para reduzir a inflamação e o estresse oxidativo induzido pela lesão renal e disfunção na obesidade. Estudos futuros devem elucidar a participação efetiva da disbiose intestinal nas doenças renais e os mecanismos associados.

CONCLUSÃO

Considerando que diabetes e hipertensão arterial, principais causas da DRC, apresentam íntima associação com a obesidade, esta última pode ser considerada a principal causa de DRC. Somado a isso, estudos recentes indicam que o excesso de peso constitui fator de risco independente para o desenvolvimento de doenças renais. Com a epidemia da obesidade nos últimos anos, é necessário entender os mecanismos celulares, moleculares e metabólicos envolvidos na lesão renal associada à obesidade. Ainda, é de extrema importância descobrir tratamentos e intervenções que possam prevenir, ou ao menos retardar, o desenvolvimento da disfunção renal. Nesse sentido, a modulação da microbiota intestinal tem emergido como potencial alvo terapêutico para atenuar o processo inflamatório associado às doenças renais.

REFERÊNCIAS BIBLIOGRÁFICAS

1. Pinto-Sietsma SJ, Navis G, Janssen WM *et al.* A central body fat distribution is related to renal function impairment, even in lean subjects. *Am J Kidney Dis* 2003; **41**: 733-741.
2. Bombelli M, Facchetti R, Sega R *et al.* Impact of body mass index and waist circumference on the long-term risk of diabetes mellitus, hypertension, and cardiac organ damage. *Hypertension* 2011; **58**: 1029-1035.
3. Coutinho T, Goel K, Corrêa de Sá D *et al.* Central obesity and survival in subjects with coronary artery disease: a systematic review of the literature and collaborative analysis with individual subject data. *J Am Coll Cardiol* 2011; **57**: 1877-1886.
4. Alberti KG, Eckel RH, Grundy SM *et al.* Harmonizing the metabolic syndrome: a joint interim statement of the International Diabetes Federation Task Force on Epidemiology and Prevention; National Heart, Lung, and Blood Institute; American Heart Association; World Heart Federation; International Atherosclerosis Society; and International Association for the Study of Obesity. *Circulation* 2009; **120**: 1640-1645.
5. Haffner SM, Valdez RA, Hazuda HP *et al.* Prospective analysis of the insulin-resistance syndrome (syndrome X). *Diabetes* 1992; **41**: 715-722.
6. Isomaa B, Almgren P, Tuomi T *et al.* Cardiovascular morbidity and mortality associated with the metabolic syndrome. *Diabetes Care* 2001; **24**: 683-689.
7. Lakka HM, Laaksonen DE, Lakka TA *et al.* The metabolic syndrome and total and cardiovascular disease mortality in middle-aged men. *JAMA* 2002; **288**: 2709-2716.
8. Chen J, Muntner P, Hamm LL *et al.* The metabolic syndrome and chronic kidney disease in U.S. adults. *Ann Intern Med* 2004; **140**: 167-174.
9. Thomas G, Sehgal AR, Kashyap SR *et al.* Metabolic syndrome and kidney disease: a systematic review and meta-analysis. *Clin J Am Soc Nephrol* 2011; **6**: 2364-2373.
10. Hoehner CM, Greenlund KJ, Rith-Najarian S *et al.* Association of the insulin resistance syndrome and microalbuminuria among nondiabetic native Americans. The Inter-Tribal Heart Project. *J Am Soc Nephrol* 2002; **13**: 1626-1634.
11. Fried LF, Orchard TJ, Kasiske BL. Effect of lipid reduction on the progression of renal disease: a meta-analysis. *Kidney Int* 2001; **59**: 260-269.
12. Tonelli M, Moyé L, Sacks FM *et al.* Effect of pravastatin on loss of renal function in people with moderate chronic renal insufficiency and cardiovascular disease. *J Am Soc Nephrol* 2003; **14**: 1605-1613.
13. Kurella M, Lo JC, Chertow GM. Metabolic syndrome and the risk for chronic kidney disease among nondiabetic adults. *J Am Soc Nephrol* 2005; **16**: 2134-2140.
14. Wang Y, Chen X, Song Y *et al.* Association between obesity and kidney disease: a systematic review and meta-analysis. *Kidney Int* 2008; **73**: 19-33.
15. Hsu CY, McCulloch CE, Iribarren C *et al.* Body mass index and risk for end-stage renal disease. *Ann Intern Med* 2006; **144**: 21-28.
16. Noori N, Hosseinpanah F, Nasiri AA, Azizi F. Comparison of overall obesity and abdominal adiposity in predicting chronic kidney disease incidence among adults. *J Ren Nutr* 2009; **19**: 228-237.
17. Friedman AN, Chambers M, Kamendulis LM, Temmerman J. Short-term changes after a weight reduction intervention in advanced diabetic nephropathy. *Clin J Am Soc Nephrol* 2013; **8**: 1892-1898.
18. Vasquez B, Flock EV, Savage PJ *et al.* Sustained reduction of proteinuria in type 2 (non-insulin-dependent) diabetes following diet-induced reduction of hyperglycaemia. *Diabetologia* 1984; **26**: 127-133.
19. Stern JS, Gades MD, Wheeldon CM, Borchers AT. Calorie restriction in obesity: prevention of kidney disease in rodents. *J Nutr* 2001; **131**: 913S-917S.
20. Reisin E, Azar S, DeBoisblanc BP *et al.* Low calorie unrestricted protein diet attenuates renal injury in hypertensive rats. *Hypertension* 1993; **21(6 Pt 2)**: 971-974.
21. Soto FC, Higa-Sansone G, Copley JB *et al.* Renal failure, glomerulonephritis and morbid obesity: improvement after rapid weight loss following laparoscopic gastric bypass. *Obes Surg* 2005; **15**: 137-140.
22. Izzedine H, Coupaye M, Reach I, Deray G. Gastric bypass and resolution of proteinuria in an obese diabetic patient. *Diabet Med* 2005; **22**: 1761-1762.
23. Agrawal V, Khan I, Rai B *et al.* The effect of weight loss after bariatric surgery on albuminuria. *Clin Nephrol* 2008; **70**: 194-202.
24. Solerte SB, Fioravanti M, Schifino N, Ferrari E. Effects of diet-therapy on urinary protein excretion albuminuria and renal haemodynamic function in obese diabetic patients with overt nephropathy. *Int J Obes* 1989; **13**: 203-211.
25. Saiki A, Nagayama D, Ohhira M *et al.* Effect of weight loss using formula diet on renal function in obese patients with diabetic nephropathy. *Int J Obes (Lond)* 2005; **29**: 1115-1120.
26. Wadden TA, Berkowitz RI, Womble LG *et al.* Randomized trial of lifestyle modification and pharmacotherapy for obesity. *N Engl J Med* 2005; **353**: 2111-2120.

27. Després JP, Golay A, Sjöström L, Group RiO-LS. Effects of rimonabant on metabolic risk factors in overweight patients with dyslipidemia. *N Engl J Med* 2005; **353**: 2121-2134.

28. Chagnac A, Weinstein T, Herman M *et al*. The effects of weight loss on renal function in patients with severe obesity. *J Am Soc Nephrol* 2003; **14**: 1480-1486.

29. Engeli S, Böhnke J, Gorzelniak K *et al*. Weight loss and the renin-angiotensin-aldosterone system. *Hypertension* 2005; **45**: 356-362.

30. Praga M, Morales E. Obesity-related renal damage: changing diet to avoid progression. *Kidney Int* 2010; **78**: 633-635.

31. Burton JO, Gray LJ, Webb DR *et al*. Association of anthropometric obesity measures with chronic kidney disease risk in a non-diabetic patient population. *Nephrol Dial Transplant* 2012; **27**: 1860-1866.

32. Kramer HJ, Saranathan A, Luke A *et al*. Increasing body mass index and obesity in the incident ESRD population. *J Am Soc Nephrol* 2006; **17**: 1453-1459.

33. Othman M, Kawar B, El Nahas AM. Influence of obesity on progression of non-diabetic chronic kidney disease: a retrospective cohort study. *Nephron Clin Pract* 2009; **113**: c16-c23.

34. Bonnet F, Deprele C, Sassolas A *et al*. Excessive body weight as a new independent risk factor for clinical and pathological progression in primary IgA nephritis. *Am J Kidney Dis* 2001; **37**: 720-727.

35. Meier-Kriesche HU, Arndorfer JA, Kaplan B. The impact of body mass index on renal transplant outcomes: a significant independent risk factor for graft failure and patient death. *Transplantation* 2002; **73**: 70-74.

36. Praga M, Hernández E, Herrero JC *et al*. Influence of obesity on the appearance of proteinuria and renal insufficiency after unilateral nephrectomy. *Kidney Int* 2000; **58**: 2111-2118.

37. Hall JE, Brands MW, Henegar JR. Mechanisms of hypertension and kidney disease in obesity. *Ann N Y Acad Sci* 1999; **892**: 91-107.

38. Weisinger JR, Kempson RL, Eldridge FL, Swenson RS. The nephrotic syndrome: a complication of massive obesity. *Ann Intern Med* 1974; **81**: 440-447.

39. Kasiske BL, Napier J. Glomerular sclerosis in patients with massive obesity. *Am J Nephrol* 1985; **5**: 45-50.

40. Warnke RA, Kempson RL. The nephrotic syndrome in massive obesity: a study by light, immunofluorescence, and electron microscopy. *Arch Pathol Lab Med* 1978; **102**: 431-438.

41. Kasiske BL, Crosson JT. Renal disease in patients with massive obesity. *Arch Intern Med* 1986; **146**: 1105-1109.

42. Bailey RR, Lynn KL, Burry AF, Drennan C. Proteinuria, glomerulomegaly and focal glomerulosclerosis in a grossly obese man with obstructive sleep apnea syndrome. *Aust N Z J Med* 1989; **19**: 473-474.

43. Verani RR. Obesity-associated focal segmental glomerulosclerosis: pathological features of the lesion and relationship with cardiomegaly and hyperlipidemia. *Am J Kidney Dis* 1992; **20**: 629-634.

44. Kambham N, Markowitz GS, Valeri AM *et al*. Obesity-related glomerulopathy: an emerging epidemic. *Kidney Int* 2001; **59**: 1498-1509.

45. Mokdad AH, Serdula MK, Dietz WH *et al*. The spread of the obesity epidemic in the United States, 1991-1998. *JAMA* 1999; **282**: 1519-1522.

46. Praga M. Obesity--a neglected culprit in renal disease. *Nephrol Dial Transplant* 2002; **17**: 1157-1159.

47. Praga M, Hernández E, Morales E *et al*. Clinical features and long-term outcome of obesity-associated focal segmental glomerulosclerosis. *Nephrol Dial Transplant* 2001; **16**: 1790-1798.

48. Chagnac A, Weinstein T, Korzets A *et al*. Glomerular hemodynamics in severe obesity. *Am J Physiol Renal Physiol* 2000; **278**: F817-F822.

49. Ribstein J, du Cailar G, Mimran A. Combined renal effects of overweight and hypertension. *Hypertension* 1995; **26**: 610-615.

50. Porter LE, Hollenberg NK. Obesity, salt intake, and renal perfusion in healthy humans. *Hypertension* 1998; **32**: 144-148.

51. Reisin E, Messerli FG, Ventura HO, Frohlich ED. Renal haemodynamic studies in obesity hypertension. *J Hypertens* 1987; **5**: 397-400.

52. Henegar JR, Bigler SA, Henegar LK *et al*. Functional and structural changes in the kidney in the early stages of obesity. *J Am Soc Nephrol* 2001; **12**: 1211-1217.

53. Brenner BM. Hemodynamically mediated glomerular injury and the progressive nature of kidney disease. *Kidney Int* 1983; **23**: 647-655.

54. Rennke HG, Klein PS. Pathogenesis and significance of nonprimary focal and segmental glomerulosclerosis. *Am J Kidney Dis* 1989; **13**: 443-456.

55. Wiggins JE, Goyal M, Sanden SK *et al*. Podocyte hypertrophy, "adaptation", and "decompensation" associated with glomerular enlargement and glomerulosclerosis in the aging rat: prevention by calorie restriction. *J Am Soc Nephrol* 2005; **16**: 2953-2966.

56. Kriz W, Lemley KV. A potential role for mechanical forces in the detachment of podocytes and the progression of CKD. *J Am Soc Nephrol* 2015; **26**: 258-269.

57. Silva Junior GB, Bentes AC, Daher EF, Matos SM. Obesity and kidney disease. *J Bras Nefrol* 2017; **39**: 65-69.

58. Hall JE, Kuo JJ, da Silva AA *et al*. Obesity-associated hypertension and kidney disease. *Curr Opin Nephrol Hypertens* 2003; **12**: 195-200.

59. Bloomfield GL, Sugerman HJ, Blocher CR *et al*. Chronically increased intra-abdominal pressure produces systemic hypertension in dogs. *Int J Obes Relat Metab Disord* 2000; **24**: 819-824.

60. Hall JE. Mechanisms of abnormal renal sodium handling in obesity hypertension. *Am J Hypertens* 1997; **10(5 Pt 2)**: 49S-55S.

61. Hall JE. The kidney, hypertension, and obesity. *Hypertension* 2003; **41(3 Pt 2)**: 625-633.

62. Kassab S, Kato T, Wilkins FC *et al*. Renal denervation attenuates the sodium retention and hypertension associated with obesity. *Hypertension* 1995; **25(4 Pt 2)**: 893-897.

63. Wofford MR, Anderson DC, Brown CA *et al*. Antihypertensive effect of alpha- and beta-adrenergic blockade in obese and lean hypertensive subjects. *Am J Hypertens* 2001; **14(7 Pt 1)**: 694-698.

64. DiBona GF, Kopp UC. Neural control of renal function. *Physiol Rev* 1997; **77**: 75-197.

65. Karuppagounder V, Arumugam S, Thandavarayan RA *et al*. Naringenin ameliorates daunorubicin induced nephrotoxicity by mitigating AT1R, ERK1/2-NF B p65 mediated inflammation. *Int Immunopharmacol* 2015; **28(1)**: 154-159.

66. Mogensen CE. The reno-protective role of AT(1)-receptor blockers. *J Hum Hypertens* 2002; **16 Suppl 3**: S52-S58.

67. Robles RG, Villa E, Santirso R *et al*. Effects of captopril on sympathetic activity, lipid and carbohydrate metabolism in a model of obesity-induced hypertension in dogs. *Am J Hypertens* 1993; **6**: 1009-1015.

68. Engeli S, Schling P, Gorzelniak K *et al*. The adipose-tissue renin-angiotensin-aldosterone system: role in the metabolic syndrome? *Int J Biochem Cell Biol* 2003; **35**: 807-825.

69. Goossens GH, Blaak EE, van Baak MA. Possible involvement of the adipose tissue renin-angiotensin system in the pathophysiology of obesity and obesity-related disorders. *Obes Rev* 2003; **4**: 43-55.

70. Pahlavani M, Kalupahana NS, Ramalingam L, Moustaid-Moussa N. Regulation and Functions of the Renin-Angiotensin System in White and Brown Adipose Tissue. *Compr Physiol* 2017; **7**: 1137-1150.

71. Dwyer TM, Banks SA, Alonso-Galicia M *et al*. Distribution of renal medullary hyaluronan in lean and obese rabbits. *Kidney Int* 2000; **58**: 721-729.

72. Wisse BE. The inflammatory syndrome: the role of adipose tissue cytokines in metabolic disorders linked to obesity. *J Am Soc Nephrol* 2004; **15**: 2792-2800.

73. Bash LD, Erlinger TP, Coresh J *et al.* Inflammation, hemostasis, and the risk of kidney function decline in the Atherosclerosis Risk in Communities (ARIC) Study. *Am J Kidney Dis* 2009; **53**: 596-605.

74. Lin J, Hu FB, Mantzoros C, Curhan GC. Lipid and inflammatory biomarkers and kidney function decline in type 2 diabetes. *Diabetologia* 2010; **53**: 263-267.

75. Vaziri ND. Roles of oxidative stress and antioxidant therapy in chronic kidney disease and hypertension. *Curr Opin Nephrol Hypertens* 2004; **13**: 93-99.

76. Ouchi N, Parker JL, Lugus JJ, Walsh K. Adipokines in inflammation and metabolic disease. *Nat Rev Immunol* 2011; **11**: 85-97.

77. Parry RG, Johnson DW, Carey DG *et al.* Serum leptin correlates with fat mass but not dietary energy intake in continuous ambulatory peritoneal dialysis patients. *Perit Dial Int* 1998; **18**: 569-575.

78. Nishikawa M, Takagi T, Yoshikawa N *et al.* Measurement of serum leptin in patients with chronic renal failure on hemodialysis. *Clin Nephrol* 1999; **51**: 296-303.

79. Díez JJ, Iglesias P, Fernández-Reyes MJ *et al.* Serum concentrations of leptin, adiponectin and resistin, and their relationship with cardiovascular disease in patients with end-stage renal disease. *Clin Endocrinol (Oxf)* 2005; **62**: 242-249.

80. Heimbürger O, Lönnqvist F, Danielsson A *et al.* Serum immunoreactive leptin concentration and its relation to the body fat content in chronic renal failure. *J Am Soc Nephrol* 1997; **8**: 1423-1430.

81. Scholze A, Tepel M. Role of leptin in reverse epidemiology in chronic kidney disease. *Semin Dial* 2007; **20**: 534-538.

82. Wolf G, Hamann A, Han DC *et al.* Leptin stimulates proliferation and TGF-beta expression in renal glomerular endothelial cells: potential role in glomerulosclerosis [seecomments]. *Kidney Int* 1999; **56**: 860-872.

83. Wolf G, Chen S, Han DC, Ziyadeh FN. Leptin and renal disease. *Am J Kidney Dis* 2002; **39**: 1-11.

84. Díez JJ, Iglesias P. The role of the novel adipocyte-derived hormone adiponectin in human disease. *Eur J Endocrinol* 2003; **148**: 293-300.

85. Zoccali C, Mallamaci F, Tripepi G *et al.* Adiponectin, metabolic risk factors, and cardiovascular events among patients with end-stage renal disease. *J Am Soc Nephrol* 2002; **13**: 134-141.

86. Zoccali C, Mallamaci F, Panuccio V *et al.* Adiponectin is markedly increased in patients with nephrotic syndrome and is related to metabolic risk factors. *Kidney Int Suppl* 2003; (**84**): S98-S102.

87. Zoccali C, Tripepi G, Cambareri F *et al.* Adipose tissue cytokines, insulin sensitivity, inflammation, and cardiovascular outcomes in end-stage renal disease patients. *J Ren Nutr* 2005; **15**: 125-130.

88. Sharma K, Ramachandrarao S, Qiu G *et al.* Adiponectin regulates albuminuria and podocyte function in mice. *J Clin Invest* 2008; **118**: 1645-1656.

89. Menon V, Li L, Wang X *et al.* Adiponectin and mortality in patients with chronic kidney disease. *J Am Soc Nephrol* 2006; **17**: 2599-2606.

90. Okuno S, Ishimura E, Norimine K *et al.* Serum adiponectin and bone mineral density in male hemodialysis patients. *Osteoporos Int* 2012; **23**: 2027-2035.

91. Chudek J, Adamczak M, Karkoszka H *et al.* Plasma adiponectin concentration before and after successful kidney transplantation. *Transplant Proc* 2003; **35**: 2186-2189.

92. Armstrong MJ, Adams LA, Canbay A, Syn WK. Extrahepatic complications of nonalcoholic fatty liver disease. *Hepatology* 2014; **59**: 1174-1197.

93. Ruan XZ, Moorhead JF, Varghese Z. Lipid redistribution in renal dysfunction. *Kidney Int* 2008; **74**: 407-409.

94. Lennon R, Pons D, Sabin MA *et al.* Saturated fatty acids induce insulin resistance in human podocytes: implications for diabetic nephropathy. *Nephrol Dial Transplant* 2009; **24**: 3288-3296.

95. Sieber J, Lindenmeyer MT, Kampe K *et al.* Regulation of podocyte survival and endoplasmic reticulum stress by fatty acids. *Am J Physiol Renal Physiol* 2010; **299**: F821-F829.

96. Stout RW, Bierman EL, Ross R. Effect of insulin on the proliferation of cultured primate arterial smooth muscle cells. *Circ Res* 1975; **36**: 319-327.

97. Knight SF, Imig JD. Obesity, insulin resistance, and renal function. *Microcirculation* 2007; **14**: 349-362.

98. Juncos LA, Ito S. Disparate effects of insulin on isolated rabbit afferent and efferent arterioles. *J Clin Invest* 1993; **92**: 1981-1985.

99. Miyamoto T, Carrero JJ, Stenvinkel P. Inflammation as a risk factor and target for therapy in chronic kidney disease. *Curr Opin Nephrol Hypertens* 2011; **20**: 662-668.

100. Berg AH, Scherer PE. Adipose tissue, inflammation, and cardiovascular disease. *Circ Res* 2005; **96**: 939-949.

101. Roubicek T, Bartlova M, Krajickova J *et al.* Increased production of proinflammatory cytokines in adipose tissue of patients with end-stage renal disease. *Nutrition* 2009; **25**: 762-768.

102. Axelsson J, Rashid Qureshi A, Suliman ME *et al.* Truncal fat mass as a contributor to inflammation in end-stage renal disease. *Am J Clin Nutr* 2004; **80**: 1222-1229.

103. Wu Y, Liu Z, Xiang Z *et al.* Obesity-related glomerulopathy: insights from gene expression profiles of the glomeruli derived from renal biopsy samples. *Endocrinology* 2006; **147**: 44-50.

104. Qatanani M, Lazar MA. Mechanisms of obesity-associated insulin resistance: many choices on the menu. *Genes Dev* 2007; **21**: 1443-1455.

105. Wang S, Denichilo M, Brubaker C, Hirschberg R. Connective tissue growth factor in tubulointerstitial injury of diabetic nephropathy. *Kidney Int* 2001; **60**: 96-105.

106. Lopes de Faria JB, Silva KC, Lopes de Faria JM. The contribution of hypertension to diabetic nephropathy and retinopathy: the role of inflammation and oxidative stress. *Hypertens Res* 2011; **34**: 413-422.

107. Declèves AE, Mathew AV, Cunard R, Sharma K. AMPK mediates the initiation of kidney disease induced by a high-fat diet. *J Am Soc Nephrol* 2011; **22**: 1846-1855.

108. Turnbaugh PJ, Bäckhed F, Fulton L, Gordon JI. Diet-induced obesity is linked to marked but reversible alterations in the mouse distal gut microbiome. *Cell Host Microbe* 2008; **3**: 213-223.

109. Eckburg PB, Bik EM, Bernstein CN *et al.* Diversity of the human intestinal microbial flora. *Science* 2005; **308**: 1635-1638.

110. Qin J, Li R, Raes J *et al.* A human gut microbial gene catalogue established by metagenomic sequencing. *Nature* 2010; **464**: 59-65.

111. Faith JJ, Guruge JL, Charbonneau M *et al.* The long-term stability of the human gut microbiota. *Science* 2013; **341**: 1237439.

112. Dobell C. The discovery of the intestinal protozoa of man. *Proc R Soc Med* 1920; **13(Sect Hist Med)**: 1-15.

113. Bäckhed F, Ley RE, Sonnenburg JL *et al.* Host-bacterial mutualism in the human intestine. *Science* 2005; **307**: 1915-1920.

114. Hooper LV, Midtvedt T, Gordon JI. How host-microbial interactions shape the nutrient environment of the mammalian intestine. *Annu Rev Nutr* 2002; **22**: 283-307.

115. Mazmanian SK, Liu CH, Tzianabos AO, Kasper DL. An immunomodulatory molecule of symbiotic bacteria directs maturation of the host immune system. *Cell* 2005; **122**: 107-118.

116. Lyte M, Bailey MT. Neuroendocrine-bacterial interactions in a neurotoxin-induced model of trauma. *J Surg Res* 1997; **70**: 195-201.

117. Holzapfel WH, Haberer P, Snel J *et al.* Overview of gut flora and probiotics. *Int J Food Microbiol* 1998; **41**: 85-101.

209

118. Frank DN, St Amand AL, Feldman RA *et al.* Molecular-phylogenetic characterization of microbial community imbalances in human inflammatory bowel diseases. *Proc Natl Acad Sci U S A* 2007; **104**: 13780-13785.

119. Russell SL, Gold MJ, Hartmann M *et al.* Early life antibiotic-driven changes in microbiota enhance susceptibility to allergic asthma. *EMBO Rep* 2012; **13**: 440-447.

120. Sobhani I, Amiot A, Le Baleur Y *et al.* Microbial dysbiosis and colon carcinogenesis: could colon cancer be considered a bacteria-related disease? *Therap Adv Gastroenterol* 2013; **6**: 215-229.

121. Furet JP, Kong LC, Tap J *et al.* Differential adaptation of human gut microbiota to bariatric surgery-induced weight loss: links with metabolic and low-grade inflammation markers. *Diabetes* 2010; **59**: 3049-3057.

122. Qin J, Li Y, Cai Z *et al.* A metagenome-wide association study of gut microbiota in type 2 diabetes. *Nature* 2012; **490**: 55-60.

123. Wang Z, Klipfell E, Bennett BJ *et al.* Gut flora metabolism of phosphatidylcholine promotes cardiovascular disease. *Nature* 2011; **472**: 57-63.

124. Vaziri ND. CKD impairs barrier function and alters microbial flora of the intestine: a major link to inflammation and uremic toxicity. *Curr Opin Nephrol Hypertens* 2012; **21**: 587-592.

125. Ewaschuk JB, Diaz H, Meddings L *et al.* Secreted bioactive factors from Bifidobacterium infantis enhance epithelial cell barrier function. *Am J Physiol Gastrointest Liver Physiol* 2008; **295**: G1025-G1034.

126. Schlee M, Harder J, Köten B *et al.* Probiotic lactobacilli and VSL#3 induce enterocyte beta-defensin 2. *Clin Exp Immunol* 2008; **151**: 528-535.

127. Sherman PM, Johnson-Henry KC, Yeung HP *et al.* Probiotics reduce enterohemorrhagic Escherichia coli O157:H7- and enteropathogenic E. coli O127:H6-induced changes in polarized T84 epithelial cell monolayers by reducing bacterial adhesion and cytoskeletal rearrangements. *Infect Immun* 2005; **73**: 5183-5188.

128. Magnusson M, Magnusson KE, Sundqvist T, Denneberg T. Impaired intestinal barrier function measured by differently sized polyethylene glycols in patients with chronic renal failure. *Gut* 1991; **32**: 754-759.

129. Vaziri ND, Yuan J, Rahimi A *et al.* Disintegration of colonic epithelial tight junction in uremia: a likely cause of CKD-associated inflammation. *Nephrol Dial Transplant* 2012; **27**: 2686-2693.

130. Vaziri ND, Wong J, Pahl M *et al.* Chronic kidney disease alters intestinal microbial flora. *Kidney Int* 2013; **83**: 308-315.

131. Vaziri ND, Yuan J, Norris K. Role of urea in intestinal barrier dysfunction and disruption of epithelial tight junction in chronic kidney disease. *Am J Nephrol* 2013; **37**: 1-6.

132. Vaziri ND, Goshtasbi N, Yuan J *et al.* Uremic plasma impairs barrier function and depletes the tight junction protein constituents of intestinal epithelium. *Am J Nephrol* 2012; **36**: 438-443.

133. Vaziri ND, Yuan J, Khazaeli M *et al.* Oral activated charcoal adsorbent (AST-120) ameliorates chronic kidney disease-induced intestinal epithelial barrier disruption. *Am J Nephrol* 2013; **37**: 518-525.

134. McIntyre CW, Harrison LE, Eldehni MT *et al.* Circulating endotoxemia: a novel factor in systemic inflammation and cardiovascular disease in chronic kidney disease. *Clin J Am Soc Nephrol* 2011; **6**: 133-141.

135. Feroze U, Kalantar-Zadeh K, Sterling KA *et al.* Examining associations of circulating endotoxin with nutritional status, inflammation, and mortality in hemodialysis patients. *J Ren Nutr* 2012; **22**: 317-326.

136. Wang F, Jiang H, Shi K *et al.* Gut bacterial translocation is associated with microinflammation in end-stage renal disease patients. *Nephrology (Carlton)* 2012; **17(**: 733-738.

137. Bossola M, Sanguinetti M, Scribano D *et al.* Circulating bacterial-derived DNA fragments and markers of inflammation in chronic hemodialysis patients. *Clin J Am Soc Nephrol* 2009; **4**: 379-385.

138. Lin CH, Chang DM, Wu DJ *et al.* Assessment of Blood Glucose Regulation and Safety of Resistant Starch Formula-Based Diet in Healthy Normal and Subjects With Type 2 Diabetes. *Medicine (Baltimore)* 2015; **94**: e1332.

139. Maslowski KM, Vieira AT, Ng A *et al.* Regulation of inflammatory responses by gut microbiota and chemoattractant receptor GPR43. *Nature* 2009; **461**: 1282-1286.

140. Kimura I, Inoue D, Maeda T *et al.* Short-chain fatty acids and ketones directly regulate sympathetic nervous system via G protein-coupled receptor 41 (GPR41). *Proc Natl Acad Sci U S A* 2011; **108**: 8030-8035.

141. Pluznick JL, Protzko RJ, Gevorgyan H *et al.* Olfactory receptor responding to gut microbiota-derived signals plays a role in renin secretion and blood pressure regulation. *Proc Natl Acad Sci U S A* 2013; **110**: 4410-4415.

142. Andrade-Oliveira V, Amano MT, Correa-Costa MC *et al.* Gut bacteria products prevent AKI induced by ischemia-reperfusion. *J Am Soc Nephrol* 2015; **26**: 1877-1888.

143. Evenepoel P, Meijers BK, Bammens BR, Verbeke K. Uremic toxins originating from colonic microbial metabolism. *Kidney Int Suppl* 2009; **(114)**: S12-S19.

144. Martinez AW, Recht NS, Hostetter TH, Meyer TW. Removal of P-cresol sulfate by hemodialysis. *J Am Soc Nephrol* 2005; **16(11)**: 3430-3436.

145. Cummings JH. Fermentation in the human large intestine: evidence and implications for health. *Lancet* 1983; **1**: 1206-1209.

146. Aronov PA, Luo FJ, Plummer NS *et al.* Colonic contribution to uremic solutes. *J Am Soc Nephrol* 2011; **22**: 1769-1776.

147. Lin CJ, Chen HH, Pan CF *et al.* p-Cresylsulfate and indoxyl sulfate level at different stages of chronic kidney disease. *J Clin Lab Anal* 2011; **25**: 191-197.

148. Wu IW, Hsu KH, Lee CC *et al.* p-Cresyl sulphate and indoxyl sulphate predict progression of chronic kidney disease. *Nephrol Dial Transplant* 2011; **26**: 938-947.

149. Miyazaki T, Ise M, Seo H, Niwa T. Indoxyl sulfate increases the gene expressions of TGF-beta 1, TIMP-1 and pro-alpha 1(I) collagen in uremic rat kidneys. *Kidney Int Suppl* 1997; **62**: S15-S22.

150. Motojima M, Hosokawa A, Yamato H *et al.* Uremic toxins of organic anions up-regulate PAI-1 expression by induction of NF-kappaB and free radical in proximal tubular cells. *Kidney Int* 2003; **63**: 1671-1680.

151. Dou L, Cerini C, Brunet P *et al.* P-cresol, a uremic toxin, decreases endothelial cell response to inflammatory cytokines. *Kidney Int* 2002; **62**: 1999-2009.

152. Cerini C, Dou L, Anfosso F *et al.* P-cresol, a uremic retention solute, alters the endothelial barrier function in vitro. *Thromb Haemost* 2004; **92**: 140-150.

153. Tang WH, Wang Z, Kennedy DJ *et al.* Gut microbiota-dependent trimethylamine N-oxide (TMAO) pathway contributes to both development of renal insufficiency and mortality risk in chronic kidney disease. *Circ Res* 2015; **116**: 448-455.

154. Wong J, Piceno YM, DeSantis TZ *et al.* Expansion of urease- and uricase-containing, indole- and p-cresol-forming and contraction of short-chain fatty acid-producing intestinal microbiota in ESRD. *Am J Nephrol* 2014; **39**: 230-237.

155. Kang JY. The gastrointestinal tract in uremia. *Dig Dis Sci* 1993; **38**: 257-268.

156. De Angelis M, Montemurno E, Piccolo M *et al.* Microbiota and metabolome associated with immunoglobulin A nephropathy (IgAN). *PLoS One* 2014; **9**: e99006.

157. Ranganathan N, Ranganathan P, Friedman EA *et al.* Pilot study of probiotic dietary supplementation for promoting healthy kidney function in patients with chronic kidney disease. *Adv Ther* 2010; **27**: 634-647.

158. Simenhoff ML, Dunn SR, Zollner GP *et al.* Biomodulation of the toxic and nutritional effects of small bowel bacterial overgrowth in end-stage kidney disease using freeze-dried Lactobacillus acidophilus. *Miner Electrolyte Metab* 1996; **22**: 92-96.

159. Takayama F, Taki K, Niwa T. Bifidobacterium in gastro-resistant seamless capsule reduces serum levels of indoxyl sulfate in patients on hemodialysis. *Am J Kidney Dis* 2003; **41(3 Suppl 1)**: S142-S145.

160. Taki K, Takayama F, Niwa T. Beneficial effects of Bifidobacteria in a gastroresistant seamless capsule on hyperhomocysteinemia in hemodialysis patients. *J Ren Nutr* 2005; **15**: 77-80.

161. Sirich TL, Plummer NS, Gardner CD *et al.* Effect of increasing dietary fiber on plasma levels of colon-derived solutes in hemodialysis patients. *Clin J Am Soc Nephrol* 2014; **9**: 1603-1610.

162. Krishnamurthy VM, Wei G, Baird BC *et al.* High dietary fiber intake is associated with decreased inflammation and all-cause mortality in patients with chronic kidney disease. *Kidney Int* 2012; **81**: 300-306.

163. Fouque D, Cruz Casal M, Lindley E *et al.* Dietary trends and management of hyperphosphatemia among patients with chronic kidney disease: an international survey of renal care professionals. *J Ren Nutr* 2014; **24**: 110-115.

164. Kalantar-Zadeh K, Kopple JD, Deepak S *et al.* Food intake characteristics of hemodialysis patients as obtained by food frequency questionnaire. *J Ren Nutr* 2002; **12**: 17-31.

165. Ley RE, Bäckhed F, Turnbaugh P *et al.* Obesity alters gut microbial ecology. *Proc Natl Acad Sci U S A* 2005; **102**: 11070-11075.

166. Hildebrandt MA, Hoffmann C, Sherrill-Mix SA *et al.* High-fat diet determines the composition of the murine gut microbiome independently of obesity. *Gastroenterology* 2009; **137**: 1716-1724.

167. Ley RE, Turnbaugh PJ, Klein S, Gordon JI. Microbial ecology: human gut microbes associated with obesity. *Nature* 2006; **444**: 1022-1023.

168. Zhao X, Liu XW, Xie N *et al.* Lactobacillus species shift in distal esophagus of high-fat-diet-fed rats. *World J Gastroenterol* 2011; **17**: 3151-3157.

169. Scott FI, Horton DB, Mamtani R *et al.* Administration of antibiotics to children before age 2 years increases risk for childhood obesity. *Gastroenterology* 2016; **151**: 120-129.

170. Bäckhed F, Ding H, Wang T *et al.* The gut microbiota as an environmental factor that regulates fat storage. *Proc Natl Acad Sci U S A* 2004; **101**: 15718-15723.

171. Cani PD, Bibiloni R, Knauf C *et al.* Changes in gut microbiota control metabolic endotoxemia-induced inflammation in high-fat diet-induced obesity and diabetes in mice. *Diabetes* 2008; **57**: 1470-1481.

172. Kim KA, Gu W, Lee IA *et al.* High fat diet-induced gut microbiota exacerbates inflammation and obesity in mice via the TLR4 signaling pathway. *PLoS One* 2012; **7**: e47713.

173. Reichenberg Y, Pomeranz A, Schurr D *et al.* Dietary-induced hyperlipidemia and renal function in the uremic rat. *Child Nephrol Urol* 1991; **11**: 1-5.

174. Câmara NO, Iseki K, Kramer H *et al.* Kidney disease and obesity: epidemiology, mechanisms and treatment. *Nat Rev Nephrol* 2017; **13**: 181-190.

175. Ben Salah R, Trabelsi I, Hamden K *et al.* Lactobacillus plantarum TN8 exhibits protective effects on lipid, hepatic and renal profiles in obese rat. *Anaerobe* 2013; **23**: 55-61.

SEÇÃO 8

Métodos Diagnósticos

◆

27

PAPEL DA ULTRASSONOGRAFIA RENAL COM CONTRASTE (MICROBOLHAS) EM UNIDADE DE NEFROLOGIA: AVALIAÇÃO DA EXPERIÊNCIA DOS TRÊS PRIMEIROS ANOS

Ana Flavia de S. Moura
Nordeval Araújo

◆

INTRODUÇÃO

Os exames de imagem são ferramentas propedêuticas incorporadas na prática médica, principalmente no auxílio ao diagnóstico. Na investigação de lesões de órgãos da cavidade abdominal, a ultrassonografia costuma ser o exame inicial de escolha. Os registros mais antigos da utilização da ultrassonografia para avaliação renal foram feitos no início dos anos 1970[1]. A ultrassonografia (US) convencional é um método limitado à definição das características anatômicas e morfológicas do tecido, e o ganho pela adição do *Doppler* limita-se a vasos de calibre superior a 100um[2,3]. Por isso, a complementação com outros exames de imagem como tomografia computadorizada (TC) ou ressonância nuclear magnética (RNM) costuma ser necessária na rotina clínica.

A incorporação de contrastes ao exame de US convencional, conhecido na literatura internacional como CEUS (*contrast-enhanced ultrassonography*), permitiu a detecção e caracterização dos padrões de perfusão vascular de lesões visualizadas pela US convencional. Tal fato reduziu e até mesmo dispensou a necessidade de exames adicionais em determinados casos. A capacidade de visualizar e quantificar a perfusão tecidual é altamente desejável em grande espectro de condições que envolvem alterações focais do fluxo sanguíneo como nas lesões expansivas[4] e isquemia ou infarto[5].

AGENTES DE CONTRASTE

O CEUS é uma técnica recente que ampliou a área de atuação do método e gerou novas perspectivas para a utilização da US, tanto na prática quanto na pesquisa clínica. Os primeiros contrastes ultrassonográficos utilizados, conhecidos como de primeira geração, tinham meia-vida muito curta e, por conseguinte, baixa eficácia. Esse fato deve-se à instabilidade da cápsula quando insonada pela energia acústica habitual dos equipamentos convencionais, determinantes de um índice mecânico entre 1,6 a 1,9[6,7].

Nos últimos anos, foram desenvolvidos novos agentes, chamados contrastes de segunda geração. Esses consistem em microbolhas revestidas por uma cápsula lipídica, proteica ou polímera, mais flexível e contendo gases de perfluorcarbono ou perfluorpropano[6,8]. Essa combinação aumentou a estabilidade das microbolhas permitindo que o agente permaneça por um período maior circulando nos vasos sanguíneos[8], melhorando a qualidade do exame a ponto de torná-lo adequado para a utilização clínica.

Por terem aproximadamente o mesmo tamanho que as hemácias (1 a 10μm), as microbolhas não têm capacidade de atravessar as paredes dos vasos sanguíneos[8]. Após alguns minutos da infusão, elas se dissolvem, o gás é exalado pelos pulmões e o revestimento é metabolizado pelo fígado[9]. Como os rins não participam da excreção desses agentes[10], o CEUS pode ser realizado em pacientes com qualquer grau de disfunção renal, sem risco de nefrotoxicidade.

As microbolhas apresentam como característica acústica a geração de ecos de frequências mais elevadas que a da onda incidente em proporção geométrica, denominadas de harmônicas. As harmônicas de segunda grandeza são atualmente usadas na prática clínica.

TÉCNICA

Para realizar o exame contrastado, o aparelho de US deve ser equipado com dois recursos básicos: a capacidade de redução da energia acústica da onda emitida, que se traduz em redução da pressão acústica e, por conseguinte, do índice mecânico para valores em torno de 0,1 ou menos; e a técnica de pulso invertido, que permite ao equipamento subtrair a imagem fundamental e ressaltar o sinal da segunda harmônica, advindo das microbolhas. A utilização de um índice mecânico baixo é fundamental para obter permanência adequada do realce da imagem fornecida pelas microbolhas.

Existem diversos tipos desses agentes no mercado e as doses recomendadas variam de acordo com o agente escolhido. Em nosso centro, usamos o SonoVue®, o qual consiste de microbolhas liofilizadas de hexafluoreto de enxofre, revestidas por uma cápsula de fosfolípides, que deve ser reconstituída em solução aquosa, fornecida pelo fabricante, imediatamente antes da utilização. Após a reconstituição, o agente deve ser infundido por via venosa (acesso periférico), por meio de agulha ou jelco de gauge igual ou inferior a 20, sendo recomendada uma dose de 1,2 a 2,4mL, dependendo da finalidade do exame. Imediatamente após a infusão do agente, deve-se administrar 5mL de solução salina a 0,9%[10].

Caso necessário, pode-se repetir a dose, sem que haja aumento do risco de eventos adversos[11]. De acordo com nossa experiência, em geral, apenas uma dose é suficiente para a realização do exame. Em situações que exigem avaliação de ambos os rins, pode ser necessário o uso de doses adicionais. Outra possibilidade para esses casos é fracionar a dose inicial, o que também permite visualização adequada do parênquima renal[12].

Por ser um órgão muito vascularizado, a visualização do parênquima renal, bem como de sua macro e microvasculatura, é bastante melhorada a partir da infusão do contraste.

No geral, a fase de realce dura de 5 a 7 minutos. Porém, nos rins, esse período é um pouco mais curto, compreendendo cerca de 2 minutos. O preenchimento se inicia, em média, 10 segundos após a infusão do contraste. As primeiras estruturas renais visualizadas são a artéria renal e suas principais ramificações. Em seguida, observa-se o realce do córtex e, por fim, a medula renal[13].

INDICAÇÕES

Além de não afetar a função renal, o CEUS tem outras vantagens em relação às demais modalidades de exames disponíveis. Oferece boa visualização de imagens de vasos muito pequenos (20 a 30μm), os quais não são detectados pelo *Doppler* colorido ou mesmo pela TC e RNM[14]. Ainda em comparação com estes últimos, o CEUS permite avaliar imagens em tempo real, o que contribui para melhor análise dos achados.

Em situações de emergência, o CEUS também pode evidenciar benefícios em relação à US convencional e à TC. Oferece condições para avaliar lesões de órgãos sólidos e afastar presença de líquido livre em cavidades (peritônio, pleura e pericárdio) em uma mesma técnica[15]. Somado a isso, esse exame pode ser realizado à beira do leito, o que é de grande utilidade em pacientes instáveis[16]. Ainda assim, em casos de traumatismo extenso, recomenda-se o uso da TC como exame de escolha para rastreio de lesões, já que essa técnica permite avaliação simultânea de ambos os dimídios[15].

Alguns estudos defendem o uso do CEUS na investigação de estenose de artéria renal. Esse exame melhora a sensibilidade do *Doppler* convencional, permitindo a localização exata da região da artéria acometida. Entretanto, alguns autores questionam se tal informação teria real importância, visto que a maioria dos casos evolui para indicação de angiotomografia[17].

O CEUS tem sido útil na caracterização de lesões císticas renais, podendo, inclusive, auxiliar na categorização da classificação de Bosniak[18,19]. Em algumas situações, a US contrastada supera a TC, permitindo melhor detalhamento das septações e outras estruturas internas do cisto.

Outro contexto em que o CEUS pode ser empregado é para o diagnóstico de infecção e isquemia renal. Pela sua capacidade de avaliação da perfusão, facilmente podem-se detectar áreas de infarto no parênquima renal, evidenciado pela ausência de realce na área acometida[5].

Na suspeita de infecção, a US costuma ser o primeiro exame realizado. As áreas acometidas são evidenciadas pela ausência do realce. Os abscessos, por exemplo, aparecem como uma área do parênquima sem realce, apenas com preenchimento periférico[6]. Devido à alta sensibilidade e especificidade do CEUS no diagnóstico da pielonefrite, é provável que a TC deixe de ser usada, nesses casos, em médio prazo[20].

Estudos sugerem que o CEUS tem contribuído positivamente na detecção de tumores residuais em pacientes submetidos à radioablação[21]. Nesses casos, o principal benefício desse exame, em relação à TC, é o fato de as microbolhas não serem nefrotóxicas, permitindo o uso repetido do CEUS, quando necessário.

O uso do CEUS para avaliação de massas sólidas renais grandes não é recomendado. Na maioria dos casos, a US contrastada não adiciona nenhuma informação em relação aos resultados obtidos com a US convencional. Assim, recomenda-se complementar a investigação com TC ou RNM[22,23].

SEGURANÇA E CONTRAINDICAÇÕES

Por se tratar de contraste altamente seguro, o uso desses agentes tem crescido nos últimos anos. A incidência de reações anafiláticas é consideravelmente baixa, cerca de 1:7.000 pacientes (0,014%)[24]. Essa taxa é inferior à relatada para a mesma reação em pacientes submetidos à TC contrastada (0,035 a 0,095%)[25].

As principais contraindicações para o uso do CEUS são pacientes com história recente de acometimentos cardiopulmonares, como infarto agudo do miocárdio, alterações eletrocardiográficas, insuficiência cardíaca grave, procedimento coronariano invasivo recente, dispneia ou doença pulmonar grave[26]. O comportamento desses agentes em gestantes ainda é pouco estudado e, por isso, seu uso nesse grupo de pacientes deve ser evitado. Para mulheres que estejam amamentando, recomenda-se evitar a amamentação nas 2 horas seguintes à infusão das microbolhas[14].

TRANSPLANTE RENAL

O transplante renal é considerado a melhor forma de terapia renal substitutiva, quando comparado com a diálise. Após a cirurgia, comumente seguida por disfunção do enxerto, tornam-se mister a confirmação da patência dos grandes vasos e a avaliação da integridade da perfusão no leito microvascular do enxerto. Além disso, nesses pacientes, há remodelamento vascular contínuo, o qual prejudica a perfusão renal, sendo essa importante causa de falência do enxerto[27,28].

O uso de contrastes iodados tradicionais, na TC ou na angiografia, não é recomendado, em função da nefrotoxicidade. Por esse motivo, a US com *Doppler* é largamente utilizada pela sua acurácia na avaliação do fluxo sanguíneo nos grandes vasos[29]. No entanto, ela é de valor bastante limitado na avaliação da microcirculação. Os principais parâmetros utilizados para avaliar a perfusão renal são o índice de resistência (IR) e o índice de perfusão[30].

O advento do CEUS tornou-se uma alternativa que supera a maior parte dos pontos negativos acima relatados. Suas principais vantagens são: ausência de nefrotoxicidade e boa definição, com riqueza de detalhes da perfusão microvascular do parênquima renal. A utilidade diagnóstica do CEUS para a avaliação da perfusão de órgãos e caracterização de lesões focais é considerada excelente. Trata-se de um exame não invasivo que, além de suplantar as limitações do *Doppler*, permite uma avaliação tanto subjetiva quanto objetiva da perfusão do parênquima renal. A avaliação objetiva é feita por meio da análise da curva de tempo-intensidade em diferentes territórios do rim. Essa análise necessita de *software* específico, em alguns casos embutidos no próprio equipamento de US ou disponíveis para PC (Qlab Release 4.1, Philips, Bothel, WA)[31].

A maior parte do suprimento sanguíneo renal é realizada por capilares e arteríolas. Portanto, a US convencional, bem como o *Doppler* colorido, não é capaz de detectar comprometimentos mais precoces na perfusão do enxerto[32]. Por esse motivo, muitas lesões preditoras de nefropatia crônica do enxerto (IF/TA) não são diagnosticadas.

Estudos recentes têm mostrado que o CEUS é eficaz em avaliar a microvasculatura do enxerto renal, tendo elevada acurácia na detecção precoce de IF/TA[33,34,35]. O diagnóstico de IF/TA em suas fases iniciais permite reverter ou postergar a evolução de alguns danos, evitando a perda do enxerto renal em muitos casos.

Assim como na população geral, o uso dos agentes de contraste de segunda geração tem-se mostrado seguro para os receptores de transplante renal[35]. Com alta sensibilidade e especificidade, o CEUS alimenta as expectativas de melhores resultados pós-transplante em futuro próximo. A possibilidade de realizar exame contrastado inócuo em relação à função renal pode permitir o prolongamento da sobrevida dos enxertos, na medida em que permite intervenções precoces e direcionadas.

EXPERIÊNCIA DO CENTRO

De agosto de 2014 a junho de 2017 foram realizados 124 exames em 104 pacientes, sempre utilizando 2,4mL do contraste, administrado em *bolus*. Dezenove pacientes foram submetidos a mais de um exame para avaliação evolutiva ou exame de rim nativo ou fígado, além do enxerto renal. Noventa e sete exames foram realizados para avaliação do enxerto renal, 22 para rins nativos, quatro para fígado e um para vesícula biliar. As informações deste trabalho concentram-se exclusivamente nos dados obtidos com os exames de rins nativos ou transplantados.

Em relação aos exames do enxerto renal, o tempo de transplante variou de 1 a 10.377 dias. O exame demonstrou a perfusão do enxerto (Figura 27.1) e a patência e integridade da anastomose arterial (Figura 27.2).

Entre os casos examinados nas duas primeiras semanas pós-transplante, foram diagnosticados um caso de pseudoaneurisma secundário à biópsia renal de sala (Figura 27.3), um caso de infarto renal segmentar (Figura 27.4) – provavelmente secundário ao tempo de isquemia quente prolongado, após retirada do rim por laparoscopia, em doador vivo – e três casos de trombose do enxerto (Figura 27.5). Esses casos merecem um comentário adicional.

Os pseudoaneurismas, como as fístulas arteriovenosas, podem fechar espontaneamente, como habitualmente ocorre na maioria dos casos, mas também podem expandir-se e romper. Na situação encontrada por nós, o acompanhamento com o CEUS mostrou trombose

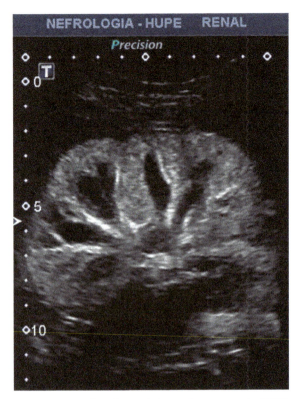

Figura 27.1 – Padrão de vascularização do enxerto pelo CEUS. Observam-se a captação homogênea pelo córtex renal e a clara delimitação das pirâmides renais 12 segundos após a injeção do contraste.

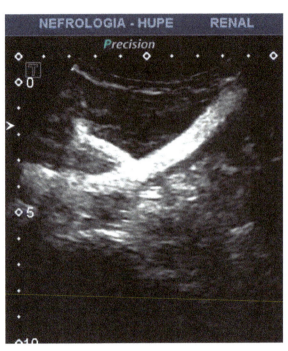

Figura 27.2 – Anastomose terminolateral da artéria do enxerto e a artéria ilíaca externa. Após a injeção de contraste CEUS, a patência e a integridade da anastomose arterial são demonstradas de forma inequívoca.

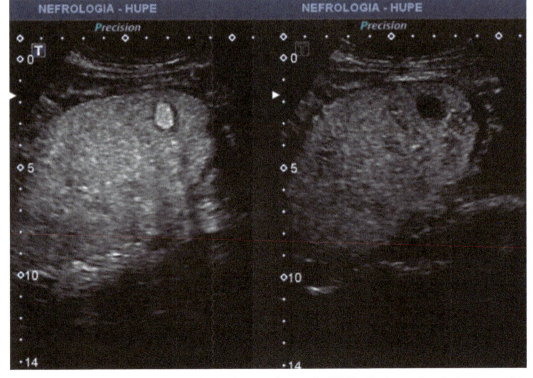

Figura 27.3 – Imagem de pseudoaneurisma obtida pelo CEUS. À esquerda, CEUS realizado no quinto dia de pós-operatório revela imagem de pseudoaneurisma, secundário à biópsia de sala, caracterizada por intensa captação de contraste; exame evolutivo realizado 14 dias depois revela ausência de captação de contraste na região corresponde ao pseudoaneurisma, em consequência de trombose espontânea.

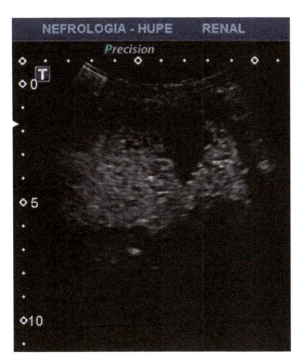

Figura 27.4 – Infarto renal segmentar secundário ao tempo de isquemia prolongado. Observa-se na metade inferior do enxerto renal uma imagem em cunha sem fluxo vascular caracterizando o infarto renal.

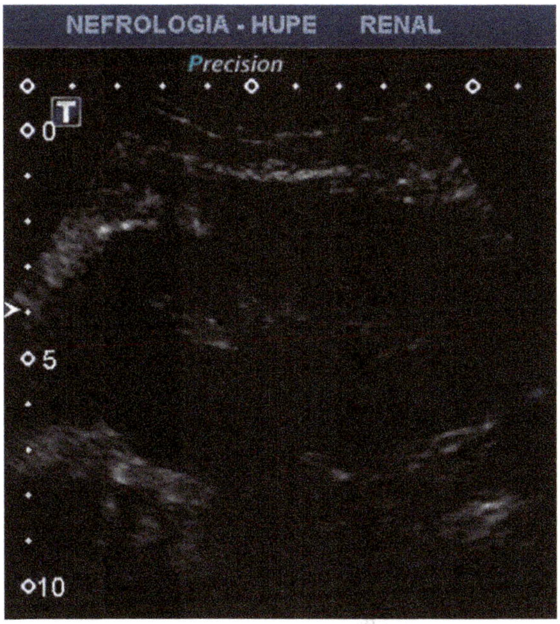

Figura 27.5 – Trombose do enxerto. Ausência de captação do contraste pelo enxerto. Observa-se captação perirrenal. Os ecos correspondentes ao seio renal já estavam presentes antes da injeção das microbolhas e não significam captação do contraste. Comparar com a imagem mostrada na figura 27.1, onde se observa perfusão global do enxerto.

espontânea do enxerto. No caso de infarto, a US convencional tem papel muito limitado, permitindo apenas a visualização de uma área hipoecoica mal definida. Por outro lado, a intensa captação de contraste pelo parênquima em contraposição à falta de captação pela área do infarto renal torna o diagnóstico evidente pelo CEUS. O caso de infarto renal segmentar refletiu-se na função retardada do enxerto e orientou a tomada de uma conduta expectante. Nos três casos de trombose do enxerto, confirmados cirurgicamente, o diagnóstico de forma inequívoca pelo CEUS, dispensou a utilização de exames de imagem adicionais.

Em algumas situações de pacientes com transplante renal de longa duração e infecção urinária de repetição, observaram-se áreas de retração cortical associadas com comprometimento subjacente da perfusão tecidual (Figura 27.6) que podem representar cicatrizes renais. Esses pacientes apresentavam elevação importante da creatinina sérica diante de eventos de infecção urinária, mesmo sem sintomas sistêmicos, como febre e dor. Pode-se especular que a perda de tecido renal funcionante, aqui espelhada por déficits focais de perfusão, torna esses pacientes particularmente suscetíveis a episódios de disfunção renal, por redução da reserva funcional renal. No entanto, não foi possível realizar exame cintilográfico nesses pacientes para corroborar os achados do CEUS.

Em um caso de pielonefrite, acompanhado de febre, leucocitose e urinocultura positiva, a US convencional revelou imagem hiperecogênica com efeito de massa determinando alteração do contorno renal. Após a injeção de contraste ecográfico houve captação periférica, circundando a área central sem captação, caracterizando o achado de abscesso (Figura 27.7) em concordância com o aspecto observado na TC. Evolutivamente, observou-se redução da imagem, em paralelo com a evolução clínica favorável. Em um caso de suspeita de hidropionefrose, diagnosticado por meio da US convencional, o CEUS foi de grande valia na confirmação diagnóstica. Como as microbolhas não são filtradas e, portanto, não contrastam o sistema pielocalicinal, a ausência de captação após a injeção do contraste, na região da hidronefrose, definiu a inexistência de neoformação e corroborou o diagnóstico inicial (Figura 27.8).

Os valores relacionados ao fluxo sanguíneo de diferentes territórios do rim, definidos pela curva tempo-intensidade, são obtidos pela delimitação de regiões de interesse (ROIs) e processamento por meio de *software* de quantificação (Figura 27.9). Os episódios de rejeição aguda correlacionam-se mais estreitamente com o retardo entre o tempo de pico de captação medular e o cortical.

A delimitação de áreas de interesse na artéria segmentar, medula e córtex possibilitam a visualização do gráfico da curva de tempo-intensidade de captação do contraste para cada uma das áreas escolhidas. Com base no gráfico, é possível calcular os tempos de pico de captação para cada território e a diferença entre eles.

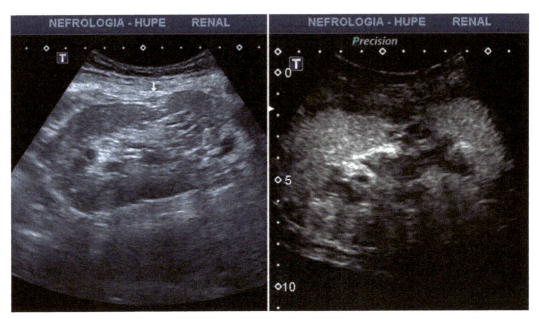

Figura 27.6 – Retração cortical sem fluxo vascular subjacente. À esquerda, a imagem pela ultrassonografia convencional revela uma área de retração cortical em paciente com história de infecção urinária acompanhada de febre que requereu internação e antibioticoterapia venosa. À direita, o CEUS demonstra uma área subjacente com falhas de captação de contraste sugerindo substituição do parênquima normal por tecido fibrótico.

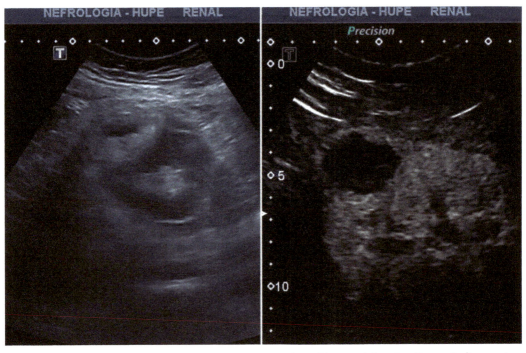

Figura 27.7 – Abscesso renal. Paciente transplantada com quadro clínico-laboratorial de pielonefrite aguda. À esquerda, a ultrassonografia convencional mostra imagem arredondada hiperecogênica com centro anecoico. À direita, o CEUS evidencia área sem captação de contraste circundada por fino halo captante, interpretada como abscesso renal.

No quadro 27.1 é mostrado um caso de rejeição antes e após o tratamento e um caso controle para comparação. Observa-se alargamento do retardo de captação corticomedular na rejeição aguda que encurta, após o tratamento com pulsoterapia de corticosteroide, e torna-se comparável ao do caso controle.

Em rins nativos, o exame foi de grande utilidade no diagnóstico de cistos complexos (com conteúdo ecogênico, nódulos murais ou septos espessos) e nódulos sólidos.

Em sete casos em que o conteúdo do cisto não era homogeneamente anecoico, o CEUS revelou ausência de perfusão em seis e os casos foram diagnosticados como

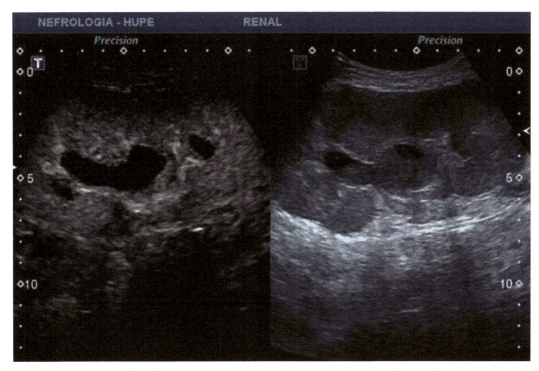

Figura 27.8 – Hidropionefrose. À direita, observa-se, pela ultrassonografia convencional, hidronefrose com material ecogênico preenchendo o sistema pielocalicinal. À esquerda, o CEUS demonstra ausência de captação de contraste pela imagem ecogênica no interior da pelve, afastando a probabilidade de neoformação e corroborando o diagnóstico de pionefrose.

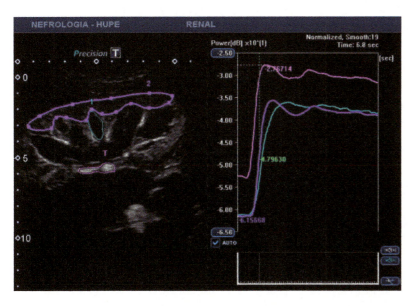

Figura 27.9 – Delimitação de regiões de interesse para a quantificação do fluxo.

Quadro 27.1 – Quantificação do fluxo em diferentes territórios do enxerto.

	Tempo de transplante	Creatinina (mg/dL)	Tempo de pico cortical (s)	Tempo de pico medular (s)	Δt pico córtex-medula (s)
Caso 1	5 dias	2,07	9,4	10,6	1,2
Caso 2.1	5 dias	8,50	14,2	25,9	11,7
Caso 2.2	35 dias	2,00	8,7	11,5	2,8

Caso 1 – condição clínica estável; **Caso 2.1** – rejeição aguda confirmada por biópsia;

Caso 2.2 – resposta ao tratamento com pulsoterapia de corticosteroide. Na situação de rejeição aguda, observa-se tempo alongado para alcançar o pico de captação cortical e, principalmente, medular, determinando retardo corticomedular muito aumentado quando comparado com o caso de evolução estável. Após o tratamento da rejeição aguda, os tempos de captação encurtam e tornam-se comparáveis ao do caso controle.

cistos sem neoformação, provavelmente hemorrágicos (Figura 27.10). Em um caso de rins policísticos, um dos cistos continha fino septo com nodularidade de cada lado. O CEUS mostrou ausência de perfusão nas nodulações e discreta perfusão no septo. Tal achado sugere alta probabilidade de lesão benigna (Figura 27.11), fundamentando, portanto, a adoção de conduta conservadora.

Paciente de 62 anos de idade, em programa regular de hemodiálise, insuficiência renal causada por rins policísticos, apresenta septo e nodularidades de cada lado do septo em um dos cistos. À esquerda, ao exame com *Doppler* não se observa sinal de fluxo; à direita, após a injeção de contraste, o CEUS revela discreta captação pelo septo, mas não pelas nodularidades. Em função do padrão vascular pobre, o achado foi interpretado como benigno e fundamentou a adoção de conduta expectante.

Nos onze casos de nódulos sólidos, todos com perfusão intralesional, sete foram abordados cirurgicamente. Cinco casos tiveram o diagnóstico histológico de carcinoma de células renais (três casos de células renais tipo claras; um caso de carcinoma cromófobo e um caso de carcinoma papilífero). Houve ainda um caso de leiomioma de cápsula renal[4] e um caso de oncocitoma[36]. Em três casos (carcinoma papilífero, leiomioma e oncocitoma) os pacientes eram transplantados com mais de três anos de duração. Em outros dois casos, ambos os carcinomas de células renais claras, os pacientes eram renais crônicos, um em programa regular de hemodiálise (1 ano e 9 meses) e outro em tratamento conservador. Os dois casos sem relação com doença renal tratava-se de incidentaloma. Um caso foi abordado cirurgicamente fora da nossa instituição e não se obteve o diagnóstico. Outro, em função da combinação de achados com a ultrassonografia convencional, foi considerado um caso de angiomiolipoma e adotada conduta conservadora. Os outros dois casos ainda aguardavam abordagem cirúrgica até a data da redação deste capítulo.

Entre os sete casos com diagnóstico histológico, cinco eram hipoecoicos e dois hiperecoicos, à US convencional. Após a injeção do contraste, cinco tiveram captação heterogênea, quatro foram isocaptantes e três hipercaptantes. Só um caso (carcinoma cromófobo) apresentou fase de *wash-in* mais lenta que o parênquima adjacente. Os demais tiveram *wash-in* mais rápido ou igual ao do parênquima. A fase de *wash-out* foi mais rápida ou igual à do parênquima em seis casos; o caso de leiomioma foi o único com *wash-out* mais lento. O único caso de angiomiolipoma era hiperecoico, à ultrassonografia convencional, e após a injeção das microbolhas mostrou hipocaptação homogênea (Figura 27.12) durante todo o transcurso do exame (*wash-in e wash-out*). A caracterização de hipo, iso ou hipercaptante pode ser estabelecida por critério subjetivo ou objetivo. Um caso de tumor hiperecoico, com isocaptação homogênea à inspeção visual e confirmado pela quantificação, é mostrado na figura 27.13.

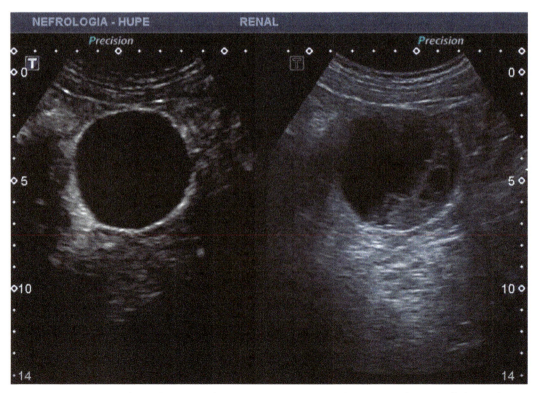

Figura 27.10 – Cisto complexo à ultrassonografia convencional sem captação de contraste pelo CEUS. À direita, observa-se cisto com conteúdo ecogênico focal sugestivo de nódulo mural; à esquerda, após a injeção de contraste, o CEUS revela ausência de fluxo vascular afastando a hipótese de neoformação e corroborando o diagnóstico de cisto hemorrágico.

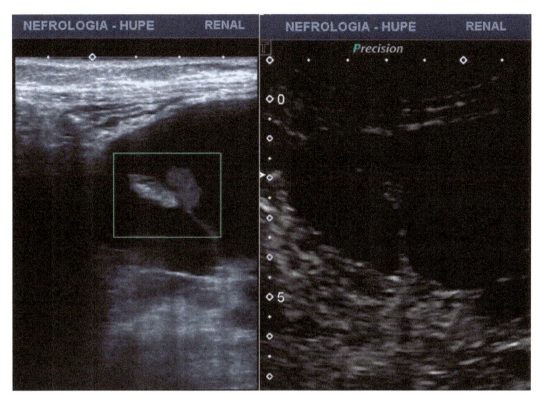

Figura 27.11 – Cisto com septo e nodularidade sem captação de contraste.

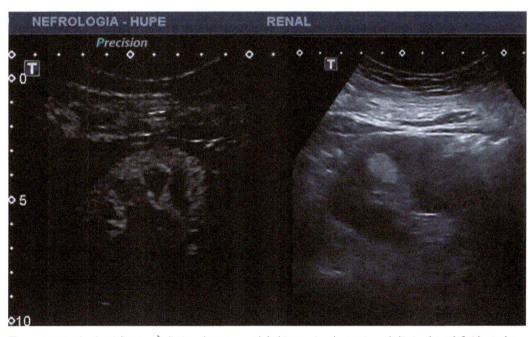

Figura 27.12 – Angiomiolipoma. À direita, observa-se nódulo hiperecoico, homogêneo de limites bem definidos à ultrassonografia convencional. À esquerda, após a injeção das microbolhas, ele se mostra hipocaptante. A combinação desses achados é compatível com o diagnóstico de angiomiolipoma.

LIMITAÇÕES

Apesar dos muitos pontos positivos, o CEUS apresenta algumas limitações. A primeira delas é que não é possível obter uma comparação simultânea de ambos os rins, como na TC ou RNM[10]. Um segundo ponto é que os agentes contrastados não são excretados pelos rins. Dessa forma, eles não são capazes de fornecer imagens do

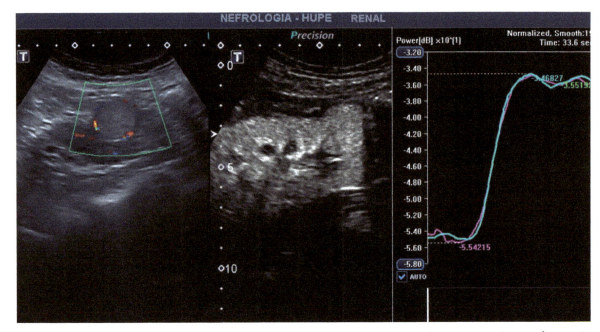

Figura 27.13 – Tumor sólido hiperecoico isocaptante. Paciente de 60 anos de idade, tumor descoberto em exame de rotina. À esquerda, observa-se tumor hiperecogênico, de ecotextura homogênea e limites bem definidos. Ao centro, o CEUS revela tumor isocaptante pela inspeção visual, e à direita, a quantificação da captação do tumor e do parênquima circunjacente, confirmando o diagnóstico de isocaptante estabelecido pela impressão subjetiva.

sistema pielocalicinal renal[37]. Por se tratar de uma técnica recente, muitos aparelhos de ultrassonografia não possuem os pré-requisitos necessários para o emprego do contraste. Portanto, a maioria dos centros de treinamento radiológicos ainda não inclui essa modalidade de exame.

Além disso, dificuldades encontradas pela US, como pacientes obesos e interposição de ar, persistem mesmo após infusão do contraste[2]. Por fim, deve-se considerar o custo para a obtenção do agente contrastado, que ainda é elevado.

Como toda técnica recém-iniciada, muitos conhecimentos a respeito do CEUS ainda estão sendo construídos. Por esse motivo, as indicações para seu uso não estão solidificadas. Esse fato dificulta a aceitação e cobertura do exame por convênios de saúde, bem como sua inclusão na lista de exames custeados pelo SUS.

Mesmo com tais limitações, o CEUS tem sido uma técnica cada vez mais utilizada no mundo. Suas vantagens ampliaram as expectativas quanto ao aperfeiçoamento das técnicas ultrassonográficas e, principalmente, à substituição dos contrastes nefrotóxicos. A perspectiva é de que, com o advento da ultrassonografia contrastada, seja estreitado o *gap* entre a US convencional e a TC e RNM.

CONCLUSÃO

O CEUS melhora significantemente a capacidade de diagnóstico da US convencional. Trata-se de uma ferramenta diagnóstica muito útil na avaliação da macro e da microvascularização, tanto dos rins nativos como do enxerto renal. É um exame seguro, sem nefrotoxicidade, de boa relação custo-benefício, com boa sensibilidade e especificidade, pode ser realizado à beira do leito, não utiliza radiação ionizante e tem poucas restrições de uso. O CEUS pode complementar técnicas de exames de imagens mais caras como TC e RNM ou mesmo substituí-las, no caso de pacientes com disfunção renal. Por meio de *software* de quantificação da curva tempo-intensidade, pode atribuir valores para o fluxo sanguíneo nos distintos territórios e criar parâmetros que podem auxiliar no diagnóstico da disfunção renal em pacientes transplantados.

Agradecimentos

A José A. Moura Neto, por contribuir para a elaboração deste capítulo.

REFERÊNCIAS BIBLIOGRÁFICAS

1. Nogueira AC, Morcerf F, Moraes AV *et al*. Ultra-sonografia com Agentes de Contrastes por Microbolhas na Avaliação da Perfusão Renal em Indivíduos Normais. *Rev Bras Ecocardio* 2002; 20.
2. Claudon M, Dietrich CF, Choi BI *et al*. Guidelines and good clinical practice recommendations for contrast enhanced ultrasound (CEUS) in the liver--update 2012: a WFUMB-EFSUMB initiative in cooperation with representatives of AFSUMB, AIUM, ASUM, FLAUS and ICUS. *Ultraschall Med* 2013; **34**: 11-29.
3. Giannoni MF, Vicenzini E, Citone M *et al*. Contrast carotid ultrasound for the detection of unstable plaques with neoangiogenesis: a pilot study. *Eur J Vasc Endovasc Surg* 2009; **37**: 722-727.

4. Moura Neto JA, de Souza AFP, Suassuna JHR *et al.* Imaging features of renal capsule leiomyoma on contrast-enhanced ultrassonography: a case report. *J Diagn Med Sonography* 2017. Article first published online: April 19, 2017. DOI: https://doi.org/10.1177/8756479317705838

5. Araújo NC, Suassuna JHR. The potential for CEUS to detect segmental renal allograft infarction: case report. *J Diagn Med Sonography* 2017; **33**: 124-127.

6. Correas JM, Bridal L, Lesavre A *et al.* Ultrasound contrast agent: properties, principles of action, tolerance, and artefacts. *Eur Radiol* 2001; **11**: 1316-1328.

7. Greis C. Technical aspects of contrast-enhanced ultrasound (CEUS) examinations: tips and tricks. Clin Hemorheol Microcirc 2014; **58**: 89-95.

8. Brannigan M, Burns PN, Wilson SR. Blood flow patterns in focal liver lesions at microbubble-enhanced US. *Radiographics* 2004; **24**: 921-935.

9. Cosgrove D, Blomley M. Liver tumors: evaluation with contrast-enhanced ultrasound. *Abdom Imaging* 2004; **29**: 446-454.

10. Setola SV, Catalano O, Sandomenico F, Siani A. Contrast-enhanced sonography of the kidney. *Abdom Imaging* 2007; **32**: 21-28.

11. Nilsson A. Contrast-enhanced ultrasound of the kidneys. *Eur Radiol* 2004; **14**: 104-109.

12. Jakobsen J. Echo-enhancing agents in the renal tract. *Clin Radiol* 1996; **5**: 40-43.

13. Correas JM, Claudon M, Tranquart F *et al.* The kidney: imaging with microbubble contrast agents. *Ultrasound Q* 2006; **22**: 53-66.

14. EFSUMB study group. Guidelines and good clinical practice recommendations for contrast enhanced ultrasound (CEUS) — update 2008. *Ultraschall Med* 2008; **29**: 28-44.

15. Scalea TM, Rodriguez A, Chiu WC *et al.* Focused assessment with sonography for trauma (FAST): results from an international consensus conference. *J Trauma* 1999; **46**: 466-472.

16. Cokkinos D, Antypa E, Stefanidis K *et al.* Contrast-enhanced ultrasound for imaging blunt abdominal trauma—indications, description of the technique and imaging review. *Ultraschall Med* 2012; **33**: 60-67.

17. Blebea J, Zickler R, Volteas N *et al.* Duplex imaging of the renal arteries with contrast enhancement. *Vasc Endovascular Surg* 2003; **37**: 429-436.

18. Robbin ML. Ultrasound contrast agents: a promising future. *Radiol Clin North Am* 2001; **39**: 399-414.

19. Bosniak MA. The use of the Bosniak classification system for renal cysts and cystic tumors. *J Urol* 1997; **157**: 1852-1853.

20. Kim B, Kim HK, Choi MH *et al.* Detection of parenchymal abnormalities in acute pyelonephritis by pulse inversion harmonic imaging with or without microbubble ultrasonographic contrast agent: correlation with computed tomography. *J Ultrasound Med* 2001; **20**: 5-14.

21. Johnson DB, Duchene DA, Taylor GD *et al.* Contrast enhanced ultrasound evaluation of radiofrequency ablation of the kidney: reliable imaging of the thermolesion. *J Endiurik* 2005; **19**: 248-252.

22. Quaia E, Siracusano S, Bertolotto M *et al.* Characterization of renal tumours with pulse inversion harmonic imaging by intermittent high mechanical index technique: initial results. *Eur Radiol* 2003; **13**: 1402-1412.

23. Atkins MB, Garnick MB. Renal neoplasia. In Brenner BM (ed). *Brenner and Rectors the Kidney.* 6th ed. WB Saunders: Philadelphia. 2000, pp 1044-1068.

24. Wilson SR, Burns PN. Microbubble-enhanced US in body imaging: what role? *Radiology* 2010; **257**: 24-39.

25. Cochran ST, Bomyea K, Sayre JW. Trends in adverse events after IV administration of contrast media. *Am J Roentgenol* 2001; **176**: 1385-1388.

26. Main ML, Goldman JH, Grayburn PA. Thinking outside the "Box"-the ultrasound contrast controversy. *J Am Coll Cardiol* 2007; **50**: 2434-2437.

27. Kreis HA, Ponticelli C. Causes of late renal allograft loss: chronic allograft dysfunction, death, and other factors. *Transplantation* 2001; **71**: 5-9.

28. Howard RJ, Patton PR, Reed AI *et al.* The changing causes of graft loss and death after kidney transplantation. *Transplantation* 2002; **73**: 1923-1928.

29. Radermacher J, Mengel M, Ellis S *et al.* The renal arterial resistance index and renal allograft survival. *N Engl J Med* 2003; **349**: 115-124.

30. Wei K, Le E, Bin JP *et al.* Quantification of renal blood flow with contrast-enhanced ultrasound. *J Am Coll Cardiol* 2001; **37**: 1135-1140.

31. Lucidarme O, Franchi-Abella S, Correas JM *et al.* Blood flow quantification with contrast-enhanced US: "entrance in the section" phenomenon– phantom and rabbit study. *Radiology* 2003; **228**: 473-479.

32. Young LS, Regan MC, Barry MK *et al.* Methods of renal blood flow measurement. *Urol Res* 1996; **24**: 149-160.

33. Puls R, Hosten N, Lemke M *et al.* Perfusion abnormalities of kidney parenchyma: microvascular imaging with contrast-enhanced colour and power Doppler ultrasonography–preliminary results. *J Ultrasound Med* 2000; **19**: 817-821.

34. Lefevre F, Correas JM, Briancon S *et al.* Contrast-enhanced sonography of the renal transplant using triggered pulse-inversion imaging: preliminary results. *Ultrasound Med Biol* 2002; **28**: 303-314.

35. Schwenger V, Hinkel UP, Nahm AM *et al.* Real-time contrast-enhanced sonography of renal transplant recipients. *Clin Transplant* 2006; **20 Suppl 17**: 51-54.

36. Villanueva LA, Knust M, Suassuna JHR *et al.* Oncocitoma renal em paciente transplantado: achados de imagem na ultrassonografia com contraste. *J Bras Nefrol* 2017; in press.

37. Jakobsen JA, Correas JM. Ultrasound contrast agents and their use in urogenital radiology: status and prospects. *Eur Radiol* 2001; **11**: 2082-2091.

28

ULTRASSONOGRAFIA *POINT OF CARE* APLICADA À NEFROLOGIA

Lygia Lussim
Rodrigo Bueno de Oliveira

◆

INTRODUÇÃO

À medida que a medicina evolui temos pacientes mais graves e complexos. Continuamente surge a necessidade de aprimoramento de métodos diagnósticos e terapêuticos. A ultrassonografia (US) à beira leito (*point of care ultrassound* – POCUS) tem ganhado destaque à medida que evidências suportam seu uso em várias especialidades médicas no auxílio ao diagnóstico e manejo mais acurado dos pacientes em diversas situações clínicas.

No Brasil, o POCUS tem sido usado por médicos intensivistas de alguns centros para implante de cateter central e como mais uma ferramenta para avaliação não invasiva da volemia do doente crítico. Seu uso não visa substituir os exames realizados pelo médico imagenologista, uma vez que não tem intenção de ser um exame descritivo, mas sim fornecer uma resposta a um problema específico de forma ágil.

Para o médico nefrologista essa ferramenta tem potencial para diversas aplicações práticas, como avaliação de hidronefrose, pesquisa de sinais de nefropatia crônica, para guiar biópsia renal percutânea, para o implante de cateter venoso central para hemodiálise e punção de fístula arteriovenosa. Recentemente, o POCUS tem sido mais utilizado para avaliação da volemia de pacientes em diálise. A seguir fornecemos explicação detalhada sobre o emprego do POCUS em nefrologia dentro desses cenários.

AVALIAÇÃO DE HIDRONEFROSE E NEFROPATIA CRÔNICA

Os nefrologistas há muitos anos já usam a ultrassonografia (US) para avaliação de doenças renais, como hidronefrose ou sinais de nefropatia crônica, procurando por sinais como diminuição do tamanho renal, afilamento da cortical renal, perda da diferenciação corticomedular, dilatação da pelve e aumento da ecotextura renal[1-4].

Esse exame é normalmente solicitado em situações ambulatoriais ao médico especialista em medicina de imagem. Porém, é frequente se deparar com paciente que chega à unidade de emergência com quadro de insuficiência renal de causa desconhecida. Nesse contexto, é particularmente útil que qualquer médico, e em especial o nefrologista, realize US à beira leito como parte do exame físico para esclarecer a natureza da doença renal: crônica ou aguda, com acesso rápido a informações que podem requerer condutas imediatas, como a desobstrução do trato urinário.

ULTRASSONOGRAFIA PARA GUIAR BIÓPSIA RENAL PERCUTÂNEA

Outra utilização importante do POCUS pelo nefrologista é guiar o procedimento de biópsia renal. Esse procedimento importantíssimo era, até duas décadas atrás, realizado às cegas com intercorrências frequentes, como a punção inadvertida de órgãos próximos, como fígado, pâncreas e intestino, e muitas vezes não realizado por dificuldade técnica.

Atualmente, o procedimento é realizado guiado por US. Alguns autores analisam a melhor maneira de posicionar o transdutor, qual o melhor calibre da agulha de biópsia e não mais somente a importância de ser um procedimento guiado, com trabalhos inclusive sugerindo que não seja necessária a suspensão do ácido acetilsalicílico antes do procedimento, dada a segurança de fazê-lo guiado por US[5,6].

ULTRASSONOGRAFIA PARA IMPLANTE DE CATETER VENOSO CENTRAL

Esse é um ponto de interesse para a maioria dos nefrologistas quando aplicado ao implante de cateter para hemodiálise. Desde 2001, a AHRQ (*Agency for Healthcare Research and Quality*, United States of America) recomenda o implante de cateter venoso central guiado por US[7].

Seguindo essa linha de recomendação, em 2002 o NICA (*National Institute for Clinical Excellence, England*) e em 2010 a ANVISA (Agência Nacional de Vigilância Sanitária, Brasil) passaram a recomendar o implante de cateter central guiado por ultrassonografia como medida de diminuição das infecções e complicações relacionadas à assistência à saúde[8,9]. Especificamente para cateteres venosos centrais para hemodiálise não tunelizados, as recomendações do KDOQI (*Kidney Disease Outcomes Quality Initiative*) seguem o exposto para os cateteres venosos centrais de curta permanência[10].

Essas recomendações tiveram como principal embasamento uma meta-análise publicada em 1996 que concluiu que o implante de cateter venoso central de curta permanência guiado por US resultava em menor taxa de complicações mecânicas, como punção arterial inadvertida, hematoma, pneumotórax, hemotórax, de insucesso do procedimento e de infecções de corrente sanguínea relacionadas ao cateter. Achado similar foi observado em ensaio clínico randomizado de 2006 com 450 pacientes críticos[11,12].

A revista científica *The New England Journal of Medicine* publicou em 2007 vídeos, facilmente acessíveis na *internet*, para auxílio ao ensino do implante desses cateteres, com o emprego da US[13-15].

Com base em evidências citadas, acreditamos que todos os serviços de saúde que atendem pacientes com a necessidade de acesso central para hemodiálise devem dispor de US. Com treinamento adequado e educação contínua é possível vencer eventual resistência de profissionais que não foram treinados dessa maneira e não veem necessidade em um procedimento que, na fase de aprendizado, pode levar mais tempo para ser realizado.

ULTRASSONOGRAFIA NA AVALIAÇÃO DA VOLEMIA

Um dos maiores desafios, principalmente em pacientes críticos, é a avaliação adequada da volemia. Desde a publicação do trabalho de Rivers *et al,* onde se propôs como medida primária para o tratamento da sepse a ressuscitação volêmica guiada por metas, discutem-se os efeitos de tal estratégia sobre a prevenção de lesão renal aguda (LRA) ou desfechos como mortalidade. Trabalhos mais recentes sugerem aumento da mortalidade associada ao balanço hídrico acumulado positivo, sem comprovação de prevenção de LRA[16-18]. Portanto, identificar uma ferramenta que auxilie nessa avaliação é questão importante. Nesse contexto, o POCUS tem ganhado espaço.

Temos diversos trabalhos desde a década de 1990 que estudam o uso do POCUS em avaliação de volemia, sendo a maior parte deles em pacientes críticos ou que chegam ao setor de emergência. Esses trabalhos geralmente avaliam parâmetros cardíacos, pulmonares e da veia cava inferior (VCI) para a predição de volemia, quantificação de acúmulo de água e função cardíaca. E, no conjunto, mostraram que os parâmetros ultrassonográficos se correlacionaram com dados de pressão venosa central e outras medidas hemodinâmicas invasivas[19,20].

Existem estudos que avaliaram parâmetros pulmonares com o emprego de US, incluindo a análise de diferente número de campos pulmonares e a presença e quantidade de linhas B.

Um pulmão normal é aerado e o som não se propaga adequadamente nesse meio, resultando em imagem denominada de linhas A, que representam a linha pleural em diversos tempos de emissão de ondas. Já no pulmão com líquido extravascular, o que vemos são as chamadas linhas B que representam a propagação do som (Figura 28.1)[19,21].

Os parâmetros cardíacos avaliados podem ser parâmetros tradicionais de ecocardiograma como débito cardíaco, fração de ejeção do ventrículo esquerdo, alteração segmentar de contratilidade, mas que geralmente são feitos por médico especializado. No conceito de POCUS, geralmente são avaliadas a presença do sinal denominado *kissing walls* (encontro das paredes do ventrículo esquerdo ou "beijo das paredes", em tradução livre) e contratilidade normal ou diminuída à observação simples em visão de eixo curto paraesternal (Figura 28.2).

A veia cava inferior é de interesse na avaliação da volemia em pacientes críticos, em seio maior diâmetro, na vista longitudinal, em modo B antes da desembocadura da veia supra-hepática ou dois centímetros antes da entrada no ventrículo direito e medida em modo M, na inspiração e na expiração (Figura 28.3).

Os estudos iniciais envolvendo esse parâmetro foram focados em relacionar as informações de veia cava inferior (VCI) com parâmetros clássicos de avaliação de hemodinâmica, buscando índices de predição de resposta ao volume em pacientes sépticos e naqueles em

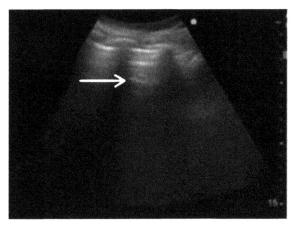 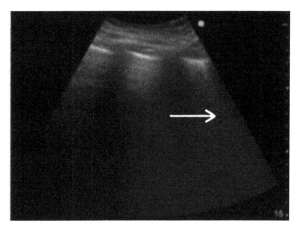

Figura 28.1 – Imagens ultrassonográficas revelando: **A)** padrão de imagem pulmonar normal, contendo linhas A (seta); e **B)** imagem pulmonar contendo líquidos e a presença de linhas B (seta).

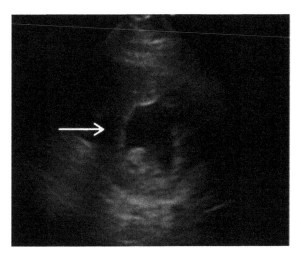 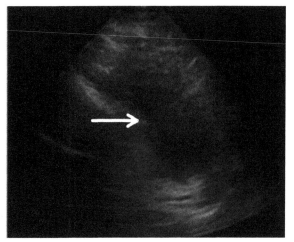

Figura 28.2 – Imagens ultrassonográficas revelando: **A)** padrão de imagem cardíaca com contratilidade de ventrículo esquerdo normal (seta); e **B)** imagem cardíaca sugerindo a presença de *kissing walls* (seta).

pós-operatório. Encontraram-se resultados de sensibilidade e especificidade em torno de 90%, inclusive superior a outros dados como elevação passiva de membros inferiores[20,22,23].

Pacientes que estão em programa crônico de hemodiálise são submetidos à remoção de grandes quantidades de líquidos em curto intervalo de tempo durante a sessão. Diversos métodos vêm sendo empregados para balizar esse processo como a bioimpedância, avaliação do hematócrito em tempo real e avaliação do peptídeo B-natriurético. Alguns autores propõem também o emprego da US, especificamente a pulmonar, e a monitorização da veia cava e de suas alterações ecocardiográficas[24,25].

O estudo de Kusaba *et al* observou a correlação entre a porcentagem de variação do diâmetro da VCI com a porcentagem de variação do peso de 28 pacientes em programa crônico de hemodiálise. Os investigadores relataram que o diâmetro médio da VCI antes da sessão era $10,7 \pm 3,2$ mm/m^2 e que os pacientes que apresentaram hipotensão durante a sessão tinham diâmetros iniciais abaixo de $7,5 \pm 2,8$ mm/m^2, sugerindo então que, para o ajuste do peso seco do paciente, deveria ser considerada a medida do diâmetro da VCI[26].

Quarenta e um pacientes em programa crônico de hemodiálise foram submetidos à quantificação do acúmulo de água pulmonar por meio de US de pulmão e medida do diâmetro de VCI antes e após sessão de hemodiálise. Constatou-se correlação entre o número de linhas B na US de pulmão com o sobrepeso do paciente relativo ao seu peso seco. Observou-se que o acúmulo de água pulmonar expresso pelo número de linhas B e pelo diâmetro da VCI diminuíam após a sessão de hemodiálise[27].

São mais escassos os dados de avaliação da volemia em pacientes com lesão renal aguda (LRA) grave em tratamento por hemodiálise. Chimot *et al* avaliaram se tolerância hemodinâmica durante a sessão de hemodiálise intermitente poderia ser predita analisando-se parâmetros obtidos por meio de ecocardiograma e índices

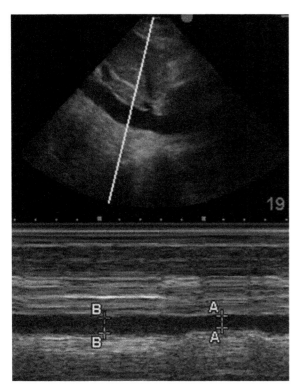

Figura 28.3 – Imagens ultrassonográficas de veia cava inferior. Parte superior da figura revela imagem da veia cava inferior obtida em modo B, com linha branca sinalizando o local para medição; parte inferior da figura revela imagem da veia cava inferior obtida em modo M, na inspiração (pontos A) e expiração (pontos B), em paciente sob ventilação mecânica.

relativos à VCI. Os 54 pacientes que compuseram o estudo apresentavam perfil bastante heterogêneo, e os autores não conseguiram demonstrar utilidade significativa decorrente do uso desses parâmetros. Digno de nota, existiram limitações que influenciaram o estudo como N, heterogeneidade, e falta de dados sobre a micro-hemodinâmica ou de lesão cardíaca[28].

O grupo de Noble *et al*, em estudo prospectivo observacional, avaliou 45 pacientes internados e com necessidade de hemodiálise por motivos diversos. Os participantes eram submetidos a US pulmonar antes da sessão de hemodiálise, no meio dela e 1 hora após seu término. Em 40 pacientes que realizaram uma sessão de hemodiálise completa, constatou-se diminuição de 2,7 linhas B ao término da sessão a cada meio litro de ultrafiltrado efetivo[29].

Nosso grupo desenvolve um projeto de pesquisa destinado a avaliar o emprego do POCUS na predição do *status* volêmico de pacientes críticos com LRA durante sessão de hemodiálise intermitente. Dados ultrassonográficos relativos à veia cava inferior e contratilidade miocárdica são comparados com parâmetros de macro e micro-hemodinâmica e de lesão miocárdica, ao longo de uma sessão de hemodiálise intermitente.

Dados preliminares de 6 pacientes com sepse que desenvolveram LRA AKIN-III e que realizaram um total de 11 sessões revelaram variação significativa entre os níveis séricos de troponina-T ultrassensível pré e pós-sessão de hemodiálise intermitente (186 ± 157 *vs*. 229 ± 195ng/L; p = 0,02). Tal variação não apresentou relação com ocorrência de instabilidade macro-hemodinâmica.

Observamos ainda correlação positiva entre o aumento dos níveis séricos de troponina-T e a diminuição da variação do escore de líquido pulmonar extravascular entre o final e o início da sessão (R = 0,74; p = 0,02), o que pode sugerir que durante uma sessão de hemodiálise intermitente sem instabilidade macro-hemodinâmica ocorra lesão cardíaca. Os resultados que precisam ser confirmados com o aumento do número de pacientes foram apresentados durante o *American Society of Nephrology – Kidney Week 2017*[30].

CONCLUSÕES

Existem diversas aplicações para o POCUS dentro da área de Nefrologia. Evidências interessantes vêm surgindo nos últimos anos e sinalizam com resultados positivos decorrentes do emprego dessa ferramenta, tanto para o aprimoramento do cuidado clínico, quanto para a compreensão de mecanismos fisiopatológicos. Em conclusão, o POCUS tem potencial para ser empregado para acesso vascular (implante de cateteres centrais, punção de fístula arteriovenosa), biópsia renal, avaliação de insuficiência renal e compreensão do *status* volêmico de doentes estáveis ou criticamente enfermos.

REFERÊNCIAS BIBLIOGRÁFICAS

1. Tuma J, Heynemann H. Ultrasound differential diagnosis in renal parenchymal disease. *Praxis* 2006; **95**: 729-735.
2. Buturovi -Ponikvar J, Visnar-Perovic A. Ultrasonography in chronic renal failure. *Eur J Radiol* 2003; **46**: 115-122.
3. Päivänsalo M, Huttunen K, Suramo I. Ultrasonographic findings in renal parenchymal diseases. *Scand J Urol Nephrol* 1985; **19**: 119-123.
4. Lucisano G, Comi N, Pelagi E *et al*. Can renal sonography be a reliable diagnostic tool in the assessment of chronic kidney disease? *J Ultrasound Med* 2015; **34**: 299-306.
5. Hergesell O, Felten H, Andrassy K *et al*. Safety of ultrasound-guided percutaneous renal biopsy — retrospective analysis of 1090 consecutive cases. *Nephrol Dial Transplant* 1998; **13**: 975-977.
6. Lees JS, McQuarrie EP, Mordi N *et al*. Risk factors for bleeding complications after nephrologist-performed native renal biopsy. *Clin Kidney J* 2017; **10**: 573-577.
7. Rothschild JM. Ultrasound Guidance of Central Vein Catheterization. *Archive Agency for Healthcare Research and Quality* 2001. https://archive.ahrq.gov/clinic/ptsafety/chap21.htm; p 1-8; acessado em 23 de novembro de 2017.
8. National Institute for Clinical Excellence. NICE technology appraisal guidance No 49: guidance on the use of ultrasound locating devices for placing central venous catheters. London: NICE 2002. https://www.nice.org.uk/guidance/ta49; acessado em 23 de novembro de 2017.

9. Agência Nacional de Vigilância Sanitária. Medidas de Prevenção de Infecção Relacionada à Assistência à Saúde. 2013. https://www20.anvisa.gov.br/segurancadopaciente/images/documentos/livros/Livro4-MedidasPrevencaoIRASaude.pdf; acessado em 23 de novembro de 2017.

10. National Kidney Foundation. KDOQI clinical practice guidelines and clinical practice recommendations for 2006 updates: vascular access. *Am J Kidney Dis* 2006; **48**: S176-S247.

11. Randolph AG, Cook DJ, Gonzales CA, Pribble CG. Ultrasound guidance for placement of central venous catheters: a meta-analysis of the literature. *Crit Care Med* 1996; **24**: 2053-2058.

12. Karakitsos D, Labropoulos N, De Groot E *et al.* Real-time ultrasound-guided catheterisation of the internal jugular vein: a prospective comparison with the landmark technique in critical care patients. *Crit Care* 2006; **10**: R162.

13. Graham AS, Ozment C, Tegtmeyer K *et al.* Videos in clinical medicine. Central venous catheterization. *N Engl J Med* 2007; **356**: e21.

14. Braner DA, Lai S, Eman S, Tegtmeyer K. Videos in clinical medicine. Central venous catheterization--subclavian vein. *N Engl J Med* 2007; **357**: e26.

15. Tsui JY, Collins AB, White DW *et al.* Videos in clinical medicine. Placement of a femoral venous catheter. *N Engl J Med* 2008; **358**: e30.

16. Rivers E, Nguyen B, Havstad S *et al.* Early goal-directed therapy in the treatment of severe sepsis and septic shock. *N Engl J Med* 2001; **345**: 1368-1377.

17. Zhang L, Chen Z, Diao Y *et al.* Associations of fluid overload with mortality and kidney recovery in patients with acute kidney injury: A systematic review and meta-analysis. *J Crit Care* 2015; **30**: 860.e7-860.e13.

18. de Oliveira FS, Freitas FG, Ferreira EM *et al.* Positive fluid balance as a prognostic factor for mortality and acute kidney injury in severe sepsis and septic shock. *J Crit Care* 2015; **30**: 97-101.

19. Volpicelli G, Elbarbary M, Blaivas M *et al.* International evidence-based recommendations for point-of-care lung ultrasound. *Intensive Care Med* 2012; **38**: 577-591.

20. Schefold JC, Storm C, Bercker S *et al.* Inferior vena cava diameter correlates with invasive hemodynamic measures in mechanically ventilated intensive care unit patients with sepsis. *J Emerg Med* 2010; **38**: 632-637.

21. Santos TM, Franci D, Coutinho CM *et al.* A simplified ultrasound-based edema score to assess lung injury and clinical severity in septic patients. *Am J Emerg Med* 2013; **31**: 1656-1660.

22. Preau S, Bortolotti P, Colling D *et al.* Diagnostic accuracy of the inferior vena cava collapsibility to predict fluid responsiveness in spontaneously breathing patients with sepsis and acute circulatory failure. *Crit Care Med* 2017; **45**: e290-e297.

23. Barbier C, Loubières Y, Schmit C *et al.* Respiratory changes in inferior vena cava diameter are helpful in predicting fluid responsiveness in ventilated septic patients. *Intensive Care Med* 2004; **30**: 1740-1746.

24. Tetsuka T, Ando Y, Ono S, Asano Y. Change in inferior vena cava diameter detected by ultrasonography during and after hemodialysis. *ASAIO J* 1995; **41**: 105-110.

25. Rosner MH, Ronco C. Techniques for assessment of volume status in patients with end stage renal disease. *Semin Dial* 2014; **27**: 538-541.

26. Kusaba T, Yamaguchi K, Oda H *et al.* Echography of inferior vena cava for estimating fluid removed from patients undergoing hemodialysis. *Nihon Jinzo Gakkai Shi* 1994; **36**: 914-920.

27. Trezzi M, Torzillo D, Ceriani E *et al.* Lung ultrasonography for the assessment of rapid extravascular water variation: evidence from hemodialysis patients. *Intern Emerg Med* 2013; **8**: 409-415.

28. Chimot L, Gacouin A, Nardi N *et al.* Can we predict poor hemodynamic tolerance of intermittent hemodialysis with echocardiography in intensive care patients? *J Ultrasound Med* 2014; **33**: 2145-2150.

29. Noble VE, Murray AF, Capp R *et al.* Ultrasound assessment for extravascular lung water in patients undergoing hemodialysis. Time course for resolution. *Chest* 2009; **135**: 1433-1439.

30. Lussim L, Martins FS, Brianez C *et al.* Serum troponin-T levels and intensity of pulmonary liquid removal can indicates myocardial injury during intermittent hemodialysis session in patients with acute kidney injury. Abstract 2787137. *ASN Kidney Week 2017 Annual Meeting, October 31* – November 5 in New Orleans, LA.

29

NOVOS BIOMARCADORES
DE NEFROPATIA DIABÉTICA

Ane Karoline Medina Néri
Geraldo Bezerra da Silva Junior

◆

INTRODUÇÃO

Estima-se que a população mundial com *diabetes mellitus* (DM) seja da ordem de 415 milhões de pessoas, com previsão de 642 milhões em 2040. No Brasil, a prevalência estimada de DM é de 10 a 12% da população geral[1,2]. O comprometimento renal pelo DM é uma das principais complicações microvasculares da doença, sendo responsável por cerca de 50% dos casos de doença renal crônica (DRC) terminal e, por isso, é considerada a principal causa de DRC terminal no mundo. A doença renal pelo diabetes acomete 20-40% dos pacientes com DM nos Estados Unidos. No Brasil, a incidência de pacientes novos com DRC e DM em diálise é de 77 por milhão de pacientes[1,3-5].

Para a pesquisa da presença de complicações renais no DM, recomenda-se a estimativa do ritmo de filtração glomerular (RFG) e a medida da excreção urinária de albumina, sendo esses os mais usuais marcadores da atualidade que avaliam a presença de complicação renal diabética[1,3,5]. Seu rastreamento, com a avaliação da albuminúria ou da relação albumina/creatinina, deve ser feito quando do diagnóstico para o DM tipo 2 e, em geral, após cinco anos de duração do DM tipo 1[1,3,5-7]. Há tendência atual a se reservar o termo nefropatia diabética para os indivíduos com proteinúria detectável, persistente e associada, geralmente, à hipertensão arterial. Já a expressão doença renal do diabetes (DRD) deve ser vista como comprometimento diretamente relacionado ao DM[1,2,5].

A microalbuminúria tem sido, por longos anos, apontada como um marcador precoce na doença renal associada ao diabetes. No entanto, grande proporção de lesão renal já pode ter acontecido em indivíduos normoalbuminúricos ou antes do estabelecimento da microalbuminúria[8,9]. A identificação precoce de pacientes com DM que estão em risco para a evolução para perda de função renal progressiva durante os estágios iniciais da doença é, portanto, essencial e pode levar a melhor prognóstico[8]. A busca por novos biomarcadores que gerem melhores modelos de risco de predição, quando comparados com modelos baseados em marcadores tradicionais, tem sido prioridade científica nos últimos anos[10].

Entretanto, como o DM é uma doença multifatorial e com múltiplas vias fisiopatológicas que envolvem, além de variações interindividuais, processos pró-inflamatórios, pró-fibróticos e angiogênicos, entre outros, questiona-se se um único biomarcador é capaz de estabelecer adequadamente o diagnóstico e o prognóstico de um indivíduo[10-12].

Este capítulo inicia-se com breve revisão da fisiopatologia da DRD, apresentando em seguida alguns pontos acerca dos marcadores mais utilizados atualmente, para então apresentar os recentes avanços científicos referentes ao papel dos principais novos biomarcadores que têm sido alvo de pesquisas na avaliação da DRD.

BREVE REVISÃO FISIOPATOLÓGICA DA DOENÇA RENAL DO DIABETES

Nas fases iniciais do DM, principalmente em indivíduos com controle metabólico ruim, o RFG pode aumentar em 30 a 40%, comparado ao normal, o que é geralmente associado a aumento proporcional do tamanho dos rins, devido principalmente ao crescimento dos glomérulos. Esse postulado é mais bem definido para os portadores de DM tipo 1, porém evidências apontam para o fato de que deve ocorrer também no DM tipo 2[5,8,13-17].

Alterações na microcirculação glomerular e na pressão intrarrenal levam a uma hipertrofia glomerular progressiva e posterior glomerulosclerose. Os podócitos e as células mesangiais e tubulares renais liberam, então, várias moléculas que são responsáveis pelas mudanças estruturais no glomérulo, como fator de crescimento transformador-beta 1 (TGF-β1); as citocinas remodeladoras da estrutura capilar glomerular; os reguladores da pressão capilar, como a angiotensina II (AngII), a enzima conversora de angiotensina (ECA) e os receptores de angiotensina II tipos 1 e 2 (AT1 e AT2) e o fator de crescimento do endotélio vascular (VEGF), bem como também citocinas pró-inflamatórias, como a interleucina-6 (IL-6), a interleucina-18 (IL-18) e a proteína quimiotática de monócitos-1 (MCP-1)[5,8,15]. Estas moléculas induzem a mudanças glomerulares patológicas através principalmente de dois caminhos: a elevação do estresse oxidativo através da nicotinamida adenina dinucleotídeo oxidase (NDPH) e a ativação direta da sinalização do remodelamento celular, o que leva a mudanças morfológicas celulares e ao aumento da síntese da matriz extracelular[8,14,16,17].

A hiperglicemia gera, no tecido renal e no plasma, produtos de glicação final avançada (AGEs), através de vias de reação de oxidação não enzimática no tecido renal e no plasma[8,18,19]. Os AGEs podem levar à lesão renal através de duas vias: 1. ligando-se de forma irreversível a proteínas teciduais, como as proteínas da matriz extracelular (colágeno tipo IV, laminina), o que impede sua degradação pelas metaloproteinases da matriz, levando ao seu acúmulo e à fibrose[18-20]; 2. interagindo com os receptores de AGEs (RAGE), expressos pelos podócitos e células endoteliais e mesangiais renais, o que leva à liberação de citocinas pró-fibróticas, como o TGF-β1, o fator de crescimento do tecido conjuntivo (CTGF) e o VEGF, além de levar a uma expressão aumentada de NADPH oxidase e à geração de espécies reativas de oxigênio dependentes das mitocôndrias (ROS)[21]. Todos esses fatores descritos acima levam a proliferação celular, expansão ou hipertrofia[8,22,23].

A inflamação no ambiente renal também tem papel importante na progressão da DRD. A evolução das mudanças estruturais e funcionais glomerulares à infiltração intersticial de células inflamatórias, em especial linfócitos e macrófagos, que são atraídos pelas citocinas liberadas a partir do tecido renal danificado. Isso leva à geração de um círculo vicioso, pois as células inflamatórias que se infiltram no rim levam à liberação de mais citocinas pró-inflamatórias, como o fator de necrose tumoral-α (TNF-α), interferon-γ (IFN-γ) e interleucina-1 (IL-1),

que promovem mais remodelamento tecidual e mais estresse oxidativo por meio da ativação de subunidades do NADPH oxidase[8,15,24].

Atualmente, a fibrose tubulointersticial renal é vista como a principal determinante na progressão da DRD[25]. Há intensa reabsorção de proteínas pelas células tubulares renais proximais, decorrente do acúmulo de proteínas no espaço urinário, com posterior formação de cilindros proteicos em pontos dos túbulos renais distais, o que leva à dilatação e à obstrução tubular. Como consequência, ocorre perda da integridade da membrana basal tubular, e as proteínas acumuladas no espaço urinário ficam em quantidades aumentadas no interstício, onde podem ser gatilhos para mais reação inflamatória[8,26]. A figura 29.1 resume a fisiopatologia da DRD e mostra os possíveis biomarcadores associados a ela, que têm sido pesquisados nos últimos anos.

BIOMARCADORES ATUALMENTE USADOS NA PRÁTICA CLÍNICA: VANTAGENS E DESVANTAGENS

Na prática clínica atual, os marcadores mais usados são a creatinina sérica, a albuminúria e o RFG. Por serem marcadores que têm apresentado resultados conflitantes com relação a sua sensibilidade e especificidade, especialmente no que diz respeito à detecção precoce de lesões renais, muito se tem pesquisado para identificar biomarcadores que possam detectar estágios bem precoces da DRD e declínio da função renal progressivo dos diabéticos[8,9].

O RFG estimado pelos escores mais fidedignos, como MDRD (*Modification of Diet in Renal Disease*) e CKD-EPI (*Chronic Kidney Disease Epidemiology*), é o parâmetro mais utilizado atualmente para estimar a função renal de filtração glomerular. No entanto, estimativas do RFG falham em apontar alterações renais estruturais precoces[27-30].

Por muito tempo, a microalbuminúria tem sido reconhecida como um marcador precoce de DRD na prática médica. Porém, devemos lembrar que grandes danos renais já podem ter ocorrido em indivíduos com o perfil de DRD que não apresentam albuminúria e que evoluem com redução do RFG, que chegam a 30% dos portadores de DRD, ou em indivíduos com o perfil de DRD que evoluirão com albumina urinária elevada em algum momento de sua apresentação, mas que ainda estejam em uma fase da doença que apresente albuminúria dentro dos valores considerados normais[8,9,31-33]. Há ainda alguns pacientes que podem ter regressão dos valores alterados de albumina urinária, mesmo que apresentem DRD avançada[8,9,31].

Outras condições que podem vir associadas a DM, como obesidade, exercício, dieta, tabagismo, infecções e inflamação de outra natureza, podem levar também a aumento moderado da excreção urinária de albumina.

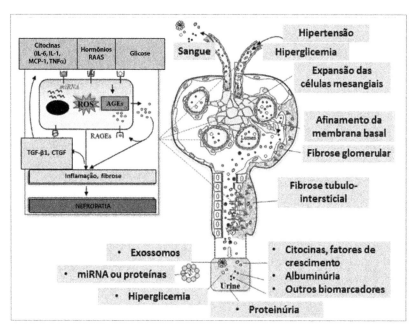

Figura 29.1 – Fisiopatologia da doença renal do diabetes e biomarcadores associados. Adaptada de Campion et al[8]. AGEs = produtos de glicação final avançada; IL-6 = interleucina-6; IL-1 = interleucina-1; MCP-1 = proteína quimiotática de monócitos-1; TNF-α = fator de necrose tumoral-α; SRAA = sistema renina-angiotensina-aldosterona; miRNA = microRNA; ROS = espécies reativas de oxigênio dependentes das mitocôndrias; RAGEs = receptores de AGEs; TGF-β1 = fator de crescimento transformador-β1; CTGF = fator de crescimento do tecido conjuntivo.

Dessa forma, pode-se afirmar que a albumina urinária nem sempre vem associada à progressão da DRD e que esta pode ser apenas uma fase reversível do dano renal provocado por DM ou outras condições[8,34-38].

A creatinina é indicador de função renal e alto nível de creatinina sérico indica *clearance* de creatinina reduzido. No entanto, o uso clínico da creatinina como marcador de filtração renal pode ser influenciado por outros fatores que interferem nos seus níveis séricos, como idade, raça, sexo, gravidez, massa muscular, metabolismo de algumas medicações e consumo proteico. Essas variações individuais comprometem a utilização generalizada das equações para a estimativa do RFG[8]. Por outro lado, a sensibilidade da creatinina sérica é baixa para detectar estágios iniciais da DRD e um declínio importante no RFG estimado por meio da creatinina sérica já indica fase avançada da DRD. A medida da creatinina sérica é, portanto, um marcador ruim para a detecção de DRC leve a moderada[8,29].

A cistatina C é um inibidor de protease de baixo peso molecular produzido por todas as células nucleadas, que sofre menos influência de fatores como a massa muscular. Ela é filtrada no glomérulo e metabolizada pelas células tubulares proximais e, dessa forma, não deve ser encontrada nas amostras de urina normal. Quando comparada com a creatinina sérica, a cistatina C é um marcardor mais precoce, sendo útil para detectar DRD em estágios iniciais, antes mesmo da detecção de albuminúria, em especial se o RFG for > 60mL/min. Quando se trata de DRD mais avançada, sua eficácia é similar à da creatinina sérica[8,32,39].

Embora haja menor interferência de fatores sistêmicos nos seus níveis séricos, a cistatina C pode sofrer influência de variações nos níveis hormonais tireoidianos, o que demanda, necessariamente, avaliação da função tireoidiana antes da avaliação dos seus níveis séricos. O uso de corticosteroides pode influenciar nos níveis de cistatina C sérica dos portadores de doença renal crônica[8,32].

A cistatina C tem boa correlação com o RFG e existem fórmulas específicas que usam a cistatina e a creatinina séricas para a estimativa do RFG[8,40]. De acordo com as diretrizes do *Kidney Disease Outcomes Quality Initiative* (KDOQI) de 2012, deve-se determinar a cistatina C sérica dos indivíduos adultos com RFG entre 45 e 59mL/mim/1,73m^2 sem outros sinais de doença renal, para se confirmar a presença de doença renal crônica[41]. No entanto, os testes para dosagem desse marcador ainda não são facilmente disponíveis, têm alto custo e ainda não são padronizados quanto à calibração, para que se possa, de fato, utilizá-lo na prática clínica diária[8,42-45].

Estudos têm mostrado que os níveis de cistatina C sérica podem predizer eventos e complicações cardiovasculares dos portadores de DM tipo 2[46,47]. Em indivíduos com intolerância à glicose sem albuminúria, estudo reportou a elevação de cistatina C sérica, fato que pode indicar possível uso desse marcador na detecção de doença renal no indivíduo em risco de desenvolver DM tipo 2[48].

BIOMARCADORES DE ESTRESSE OXIDATIVO

O paciente diabético pode ter altos níveis de marcadores de danos oxidativos ao DNA, como a 8-hidroxi-deoxi-guanosina (8-OHdG) e de oxidação proteica, como a pentosidina[8,49,50]. Estudos mostraram que há aumento no 8-OHdG urinário de diabéticos com DRD e que esse valor tende a subir com a progressão da doença[51,52].

Quando comparado à relação albumina/creatinina, o 8-OHdG não se mostrou muito útil na detecção precoce ou na predição dos indivíduos sob maior risco de desenvolver DRD[53]. Há tendência em se considerar, então, que o 8-OHdG é muito mais um preditor da gravidade da DRD[8].

A formação intracelular de AGEs, como a pentosidina, também pode ocorrer como consequência da hiperglicemia[8,18,19]. A pentosidina correlaciona-se com a gravidade das complicações nos portadores de DM[54]. Estudos mostram que níveis urinários e séricos da pentosidina estão elevados em portadores de DM tipo 2 com microalbuminúria e disfunção renal, quando comparados com controles ou com portadores de DM tipo 2 sem microalbuminúria. O nível de pentosidina pode, no entanto, ser influenciado pelo controle glicêmico e pela função renal[8,55]. Existe também correlação entre pentosidina, hipertensão arterial e doença cardíaca isquêmica, o que mostra que esse pode ser um biomarcador usado na avaliação tanto da presença de DRD, quanto na avaliação do risco cardiovascular desses indivíduos[8,49,56].

O ácido úrico é o produto final da degradação de nucleosídeos de purina e bases livres no fígado. Após sua formação, esse é filtrado pelo glomérulo e, então, na sua maior parte é reabsorvido pelo túbulo proximal, sendo que apenas 10% desse é excretado na urina[57]. Estudos sugerem que ele pode ter papel na progressão da DRD, por ser envolvido no estresse oxidativo, porém seu papel real é ainda controverso[57]. Alguns estudos têm apontado esse biomarcador como potente antioxidante plasmático, quando ainda está circulando na corrente sanguínea[58,59]. Após entrar nas células renais, outros estudos o mostraram, no entanto, como indutor de estresse oxidativo e disfunção endotelial, estimulador do sistema renina-angiotensina-aldosterona (SRAA), iniciador de cascata inflamatória e ativador de reações pró-fibróticas[60-64].

Alguns estudos têm demonstrado que níveis séricos elevados de ácido úrico são preditores independentes do desenvolvimento de DRD[65] e que também existe associação significativa entre níveis séricos de ácido úrico e progressão da doença[66-69]. Ensaios clínicos mostraram que se pode reduzir a velocidade de progressão da DRD ao se diminuir os níveis séricos de ácido úrico em diabéticos[8,70].

BIOMARCADORES DE DANO GLOMERULAR RENAL

A nefrina é uma proteína do podócito glomerular, sendo o aumento da excreção deste marcador sinal de lesão glomerular, porém não há especificidade para DRD e seu aumento pode ocorrer em outras circunstâncias, como glomerulonefrites e até mesmo na doença hipertensiva da gravidez[71].

Grande número de estudos em modelos animais e em humanos aponta a nefrina como biomarcador urinário não invasivo e precoce de DRD[71,72]. A avaliação dos níveis de nefrina urinária em portadores de DRD aponta para o fato de que elevações da nefrinúria acontecem mesmo antes do aparecimento de elevações da albumina urinária[73-75]. Os níveis de nefrinúria correlacionam-se com a relação albumina/creatinina, assim como com o RFG[8,73].

Estudo que avaliou o RNA mensageiro (mRNA) da nefrina na urina e a relação nefrina/creatinina em diferentes modelos experimentais de disfunção de podócitos e o efeito de algumas drogas no tratamento dessa disfunção mostrou que a relação nefrina/creatinina pode ser um preditor de resposta ao tratamento[76]. No entanto, embora pesquisas tenham mostrado dados encorajadores, são necessários mais estudos clínicos que possam validar o uso da nefrina urinária na avaliação da DRD[8,75].

BIOMARCADORES DE DANO TUBULAR RENAL

A proteína de ligação dos ácidos graxos hepáticos urinários (L-FAB) é uma proteína expressa nas células tubulares renais proximais humanas, sendo também expressa ao nível hepático. A excreção urinária do L-FAB está elevada mesmo antes de a lesão glomerular se desenvolver ou aparecimento da albuminúria[8,75,77-80]. Também há elevação desse marcador urinário com o declínio do RFG e alguns estudos correlacionam o L-FAB com a gravidade da disfunção renal[75,81]. Entretanto, seu papel como preditor de gravidade de disfunção renal ainda é controverso e alguns autores não acreditam em tal afirmação[82].

A lipocalina dos neutrófilos associada à gelatinase urinária (NGAL) é uma proteína produzida no néfron distal[77] e considerada também um preditor mais sensível e acurado, assim como mais precoce, de dano renal agudo[81,82]. Em indivíduos com DM tipo 1 e naqueles com DM tipo 2, o NGAL pode estar presente também antes do estabelecimento de microalbuminúria[83,84] e, em portadores de DM tipo 2, mostrou-se aumento progressivo desse marcador com a progressão da fase não albuminúrica para a micro e macroalbuminúrica[84]. Níveis urinários elevados de NGAL estão associados a um declínio do RFG em portadores de DM tipo 2 com micro ou normoalbuminúria. Esses estudos apontam que o NGAL urinário pode ser um biomarcador promissor na detecção precoce e na monitorização dos portadores de DM[8].

A molécula de lesão renal-1 (KIM-1) é uma proteína transmembrana das células tubulares renais proximais e é um marcador muito sensível, usado, de forma mais consolidada, na avaliação da insuficiência renal aguda[86]. Estudo reportou valores urinários elevados de KIM-1 em portadores de DM tipo 2 normoalbuminúricos, o que pode indicar lesão tubular em estágios precoces da doença, além de níveis ainda mais elevados nos portadores de microalbuminúria[87]. Outro estudo mostrou que há aumento do nível de KIM-1 urinário com a progressão da micro para a macroalbuminúria[84]. No entanto, há controvérsias quanto ao seu uso como marcador, tanto no portador de DM tipo 1, quanto no portador de DM tipo 2, e muitos acham que esse marcador não tem utilidade prognóstica[75].

O angiotensinogênio urinário é um biomarcador que representa a ativação do SRAA no diabetes[88,89]. Estudo mostrou que altas concentrações de angiotensinogênio urinário nos portadores de DM tipo 1 podem preceder o aparecimento de microalbuminúria, podendo esse ser considerado um biomarcador de DRD inicial[90]. Nos portadores de DM tipo 2, estudo mostrou que esse marcador se encontra mais elevado do que nos controles e seus valores aumentam progressivamente, à medida que se avaliam os indivíduos com micro e macroalbuminúria[91]. Esses resultados nos portadores de DM tipo 2 são controversos, pois outros estudos não os confirmaram, fato que implica a necessidade de se realizar mais pesquisas para que se possa validar o angiotensinogênio urinário como biomarcador adequado na avaliação da DRD[75].

BIOMARCADORES DE INFLAMAÇÃO RENAL

O TNF-α é uma citocina pró-inflamatória produzida pelos macrófagos, pelas células tubulares renais e pelas células mesangiais glomerulares, sob circunstâncias de hiperglicemia. Ele promove inflamação, induz apoptose e acumulação de matriz extracelular no glomérulo e nos túbulos e atua na via do estresse oxidativo[92].

Em pacientes diabéticos, níveis elevados de TNF-α ou de seus receptores podem encontrar-se aumentados, independentemente dos níveis de albuminúria, o que pode sugerir que esse é um marcador preditor da progressão da DRD para doença renal terminal na presença ou na ausência de albuminúria[93,94]. Estudos clínicos realizados em DM tipo 1 e em DM tipo 2 mostraram que níveis urinários elevados de TNF-α são encontrados em indivíduos com disfunção renal e que esses níveis crescem com a progressão da doença renal[95-98].

O MCP-1 é uma citocina secretada por leucócitos mononucleares, células epiteliais tubulares corticais e podócitos, que age por meio da ligação com seu receptor CCR2 para promover inflamação renal, dano glomerular, atrofia tubular e fibrose[8,99,100].

Alguns estudos apontam para o fato de que o sistema MCP-1/CCR2 seja um marcador precoce confiável para a detecção de DRD[100-102]. Níveis urinários elevados de MCP-1 correlacionam-se com reduções precoces de RFG em portadores de DM tipo 1[103]. Estudo recente mostrou que o MCP-1 urinário se correlacionou com mudanças renais precoces e com o desenvolvimento de DRD em portadores de DM tipo 1 normotensos e com níveis urinários de albumina normais[104]. Quanto ao DM tipo 2, estudos mostraram que os pacientes têm excreção urinária aumentada de MCP-1 e que esses valores se correlacionam com a albumina urinária: pacientes com macroalbuminúria têm níveis mais elevados de MCP-1 do que aqueles com micro e normoalbuminúria[105,106]. Esses estudos indicam que o MCP-1 pode ser um marcador útil na avaliação do grau de lesão renal e na predição precoce da evolução para DRD[8].

BIOMARCADORES EMERGENTES

Os microRNAs (miRs) são pequenos RNAs não codificantes que regulam a expressão de genes ligando-se a regiões específicas de mRNAs, induzindo sua degradação ou sua repressão translacional[107]. Eles atuam na regulação genética pós-transcricional e têm papel no controle da função normal do rim e no desenvolvimento da DRD. São considerados biomarcadores emergentes na pesquisa acerca da DRD[107-109].

O miR-192 é especificamente expresso no rim, sendo que sua expressão sofre *up-regulation* em ratos portadores de DM. Esse mesmo miR promove aumento da produção e depósito de colágeno em tecidos renais, tanto *in vivo* quanto *in vitro*, o que sugere que há envolvimento do miR-192 na acumulação de matriz extracelular[108,109].

O miR-216 sofre *up-regulation* mediado pelo TGF--β1 em modelos experimentais de DRD e seu alvo é a proteína Y-box-1(YB-1), levando à formação de glomérulos diabéticos. Em células humanas cultivadas e em células mesangiais de ratos expostos a altos níveis de glicose e também em modelo de DRD, o miR-377 também sofre um *up-regulation*. Este miR reprime a ativação de proteínas quinase ativadas pela proteína do ciclo celular tipo 21 (p21) e pela superóxido dismutase, que melhora a produção de fibronectina. Dessa forma, a produção aumentada de miR-377 leva indiretamente a um aumento na produção de fibronectina, que se acumula na matriz renal[108].

Outros miRs descritos nos mecanismos de proteção e de evolução para DRD são o miR-21 e o miR-29. A expressão desse primeiro encontra-se diminuída na DRD inicial e o aumento de sua expressão resultou em redução da albuminúria em ratos, o que sugere que este miR pode ter papel importante na manutenção de uma função renal normal em resposta a altos níveis de glicose, assim como na prevenção da fibrose renal. O miR-29 também tem sua expressão reduzida em rins fibróticos secundários à nefropatia obstrutiva[109-111].

Atualmente, estudos têm avaliado a presença de miRs que mediam a DRD e a disfunção renal em amostras de urina, excretados envoltos em exossomos, que são minúsculas vesículas (< 100nm) que contêm diversas proteínas de membrana, proteínas citoplasmáticas, proteínas de transporte e ácidos nucleicos das células de origem e são secretados por uma série de tipos celulares renais, refletindo o *status* dessas células[109,112]. Foi relatado que o miR-29a urinário está relacionado à albuminúria e que o miR-29b urinário está correlacionado com a espessura íntima-média da carótida em portadores de DM tipo 2. Os papéis regulatórios do miR-29a e e do miR-29b também foram demonstrados nas células tubulares proximais marcadas pela calicreína humana 2 (HK2) em estudos *in vivo* e *in vitro*. O miR-29a é capaz de suprimir a expressão do colágeno IV e o miR-29b pode bloquear a fibrose renal progressiva, o que confirma as propriedades antifibróticas desses miRs na DRD. Análises adicionais necessitam ser feitas para avaliar o papel desses e de outros miRs que também possam ter participação na DRD[112-114].

Os exossomos urinários são também considerados biomarcadores emergentes na pesquisa de DRD[115,116]. Grande número de proteínas dos exossomos já foi identificado e uma candidata a biomarcador de DRD é uma importante enzima na ativação das células T, a dipeptidil peptidase. Níveis plasmáticos e de exossomos urinários dessa enzima estão aumentados em portadores de DM[117,118].

Estudo mais recente realizado em modelo animal de DM tipo 2 apontou outras proteínas detectadas em exossomos como possíveis biomarcadores, como a Xaa-Pro dipeptidase e a proteína urinária principal 1[119]. Outro estudo apontou para o potencial do precursor da α-microglobulina/bicunina (AMBP), da histonelisina N-metiltransferase (MLL3) e da proteína de canais ânion-seletiva 1 (VDAC1) de exossomos urinários em portadores de DRD[120]. Outra pesquisa mostrou, por meio da avaliação de exossomos urinários, que a proteína regucalcina sofre *down-regulation* em modelos animais e em portadores de DRD[121].

A pesquisa da proteômica urinária, quer seja pelaavaliação de exossomos urinários, quer por outros métodos, na busca de novos biomarcadores para o diagnóstico precoce de DRD tem apontado para o fato de que este é um possível método não invasivo adequado para essa função[119,122]. Estudo de proteômica urinária apontou que a detecção de fragmentos do colágeno era marcador de aparecimento de microalbuminúria em até 5 anos em portadores de DM, o que reforça a ideia de que a proteômica pode ter papel importante na definição de biomarcadores de DRD[123].

CONSIDERAÇÕES FINAIS

Parte da dificuldade em se encontrar biomarcadores que sejam adequados na avaliação da doença renal do paciente diabético deve-se à complexa patogênese dessa condição, por tratar-se de complicação multifatorial que envolve múltiplos genes, proteínas, vias metabólicas diversas, além de muitas influências ambientais. A tendência atual é a de que a comunidade científica se concentre cada vez mais em desenvolver estratégias diferentes para melhorar a sensibilidade de biomarcadores que possam identificar pacientes que estão sob maior risco de desenvolver a DRD ou DRC terminal decorrente dela. Muito se tem pesquisado e o conhecimento crescente sobre esses mecanismos deverá levar ao desenvolvimento de tratamentos alternativos que, combinados com aqueles já consolidados na prática clínica, possam prevenir do início da doença à sua evolução. Isso deverá, seguramente, reduzir a morbimortalidade e ter altos impactos sobre custos para a saúde pública.

REFERÊNCIAS BIBLIOGRÁFICAS

1. Sociedade Brasileira de Diabetes. *Diretrizes da Sociedade Brasileira de Diabetes 2015-2016*. AC Farmacêutica: Sao Paulo, 2016, pp 150-165.
2. International Diabetes Federation. *IDF Diabetes Atlas*. 7th ed. IDF: Bruxelas, 2015, p 47-94.
3. American Diabetes Association. Standards of Medical Care in Diabetes – 2017. *Diabetes Care* 2017; **40**: S1-S135.
4. U.S. Renal Data System. *USRDS 2013 Annual Data Report: Atlas of Chronic Kidney Disease and End-Stage Renal Disease in the United States*. National Institutes of Health, National Institute of Diabetes and Digestive and Kidney Diseases: Bethesda, MD, 2013, pp 41-50.
5. Sociedade Brasileira de Diabetes, Sociedade Brasileira de Endocrinologia e Metabologia, Sociedade Brasileira de Nefrologia. *Posicionamento Oficial Tripartite nº 01/2016 SBD/SBEN/SBN: Prevenção, Diagnóstico e Conduta terapêutica n Doença Renal do Diabetes*. Disponível em: <https://sbn.org.br/app/uploads/Anexo-semt%C3%ADtulo-00066.pdf> (accessed September 2017).
6. Levey AS, Coresh J, Balk E *et al*. National Kidney Foundation. National Kidney Foundation practice guidelines for chronic kidney disease: evaluation, classification, and stratification. *Ann Inter Med* 2003; **139**: 137-147.
7. Kidney Disease: Improving Global Outcomes (KDIGO) CKD Work Group. KDIGO 2012 Clinical Practice Guideline for the Evaluation and Management of Chronic Kidney Disease. *Kidney Int* 2013; **3**: S1-S150.
8. Campion CG, Sanchez-Ferras O, Batchu SN. Potential role of serum and urinary biomarkers in diagnosis and prognosis of diabetic nephropathy. *Can J Kidney Health Dis* 2017; **4**: 1-19.
9. Perkins BA, Ficociello LH, Roshan B *et al*. In patients with type 1 diabetes and new-onset microalbuminuria the development of advanced chronic kidney disease may not require progression to proteinuria. *Kidney Int* 2010; **77**: 57-64.
10. Pena MJ, Heinzel A, Heinze G *et al*. A Panel of Novel Biomarkers Representing Different Disease Pathways Improves Prediction of Renal Function Decline in Type 2 Diabetes. *PLoS One* 2015; **10**: e0120995.
11. Fechete R, Heinzel A, Perco P *et al*. Mapping of molecular pathways, biomarkers and drug targets for diabetic nephropathy. *Proteomics Clin Appl* 2011; **5**: 354-366.
12. Tuttle KR, Bakris GL, Bilous RW *et al*. Diabetic Kidney Disease: A Report From an ADA Consensus Conference. *Diabetes Care* 2014; **37**: 2864-2883.
13. Jerum SG, Premaratne E, Panagiotopoulos S *et al*. The clinical significance of hyperfiltration in diabetes. *Diabetologia* 2010; **53**: 2093-2104.

14. Cao Z, Cooper ME. Pathogenesis of diabetic nephropathy. *J Diabetes Investig*. 2011; **2**: 243-247.

15. Navarro-Gonzalez JF, Mora-Fernandez C. The role of inflammatory cytokines in diabetic nephropathy. *J Am Soc Nephrol* 2008; **19**: 433-442.

16. Schena FP. Pathogenetic mechanisms of diabetic nephropathy. *J Am Soc Nephrol* 2005; **16**: S30-S33.

17. Forbes JM, Fukami K, Cooper ME. Diabetic nephropathy: where hemodynamics meets metabolism. *Exp Clin Endocrinol Diabetes* 2007; **115**: 69-84.

18. Daroux M, Prevost G, Maillard-Lefebvre H *et al.* Advanced glycation end-products: implications for diabetic and nondiabetic nephropathies. *Diabetes Metab* 2010; **36**: 1-10.

19. Weiss MF, Erhard P, Kader-Attia FA *et al.* Mechanisms for the formation of glycoxidation products in end-stage renal disease. *Kidney Int* 2000; **57**: 2571-2585.

20. Busch M, Franke S, Ruster C, Wolf G. Advanced glycation end products and the kidney. *Eur J Clin Invest* 2010; **40**: 742-755.

21. D'agati V, Schmidt AM. RAGE and the pathogenesis of chronic kidney disease. *Nat Rev Nephrol* 2010; **6**: 352-360.

22. Castro NE, Kato M, Park JT, Natarajan R. Transforming growth factor β1 (TGF-β1) enhances expression of profibrotic genes through a novel signaling cascade and microRNAs in renal mesangial cells. *J Biol Chem* 2014; **289**: 29001-29013.

23. Shaker YM, Soliman HA, Ezzat E *et al.* Serum and urinary transforming growth factor beta 1 as biochemical markers in diabetic nephropathy patients. *Beni-Suef Univ J Basic Appl Sci* 2014; **3**: 16-23.

24. Navarro-Gonzalez JF, Mora-Fernandez C, Muros de Fuentes M, Garcia-Perez J. Inflammatory molecules and pathways in the pathogenesis of diabetic nephropathy. *Nat Rev Nephrol* 2011; **7**: 327-340.

25. Zeisberg M, Neilson EG. Mechanisms of tubulointerstitial fibrosis. *J Am Soc Nephrol* 2010; **21**: 1819-1834.

26. Grgic I, Campanholle G, Bijol V *et al.* Targeted proximal tubule injury triggers interstitial fibrosis and glomerulosclerosis. *Kidney Int* 2012; **82**: 172-183.

27. Currie G, McKay G, Delles C. Biomarkers in diabetic nephropathy: present and future. *World J Diabetes* 2014; **5**: 763-776.

28. Lee BW, Ihm SH, Choi MG, Yoo HJ. The comparison of cystatin C and creatinine as an accurate serum marker in the prediction of type 2 diabetic nephropathy. *Diabetes Res Clin Pract* 2007; **78**: 428-434.

29. Botev R, Mallie J-P, Wetzels JFM *et al.* The clinician and estimation of glomerular filtration rate by creatinine-based formulas: current limitations and quo vadis. *Clin J Am Soc Nephrol* 2011; **6**: 937-950.

30. Rostoker G, Andrivet P, Pham I *et al.* Accuracy and limitations of equations for predicting the glomerular filtration rate during follow-up of patients with non-diabetic nephropathies. *BMC Nephrol* 2009; **10**: 16.

31. Macisaac RJ, Jerums G. Diabetic kidney disease with and without albuminuria. *Curr Opin Nephrol Hypertens* 2011; **20**: 246-257.

32. yłka A, Gala-Błdzi ska A, Rybak K *et al.* Role of new biomarkers for the diagnosis of nephropathy associated with diabetes type 2. *Folia Medica Cracoviensia* 2015; **55**: 21-33.

33. Kim SS, Song SH, Kim IJ *et al.* Nonalbuminuric proteinuria as a biomarker for tubular damage in early development of nephropathy with type 2 diabetic patients. *Diabetes Metab Res Rev* 2014; **30**: 736-741.

34. Ruggenenti P, Remuzzi G. Time to abandon microalbuminuria? *Kidney Int*. 2006; **70**: 1214-1222.

35. Heathcote KL, Wilson MP, Quest DW, Wilson TW. Prevalence and duration of exercise induced albuminuria in healthy people. *Clin Invest Med* 2009; **32**: E261-E265.

36. Hogan SL, Vupputuri S, Guo X *et al.* Association of cigarette smoking with albuminuria in the United States: the third National Health and Nutrition Examination Survey. *Ren Fail* 2007; **29**: 133-142.

37. O-Charoen P, Gangcuangco LMA, Chow DC *et al.* Inflammation and albuminuria in HIV-infected patients receiving combination antiretroviral therapy. *Hawaii J Med Public Health* 2014; **73**: 37.

38. Sharma K. The link between obesity and albuminuria: adiponectin and podocyte dysfunction. *Kidney Int* 2009; **76**: 145-148.

39. Roos JF, Doust J, Tett SE, Kirkpatrick CM. Diagnostic accuracy of cystatin C compared to serum creatinine for the estimation of renal dysfunction in adults and children-metaanalysis. *Clin Biochem* 2007; **40**: 383-391.

40. Zahran A, El-Husseini A, Shoker A. Can cystatin C replace creatinine to estimate glomerular filtration rate? A literature review. *Am J Nephrol* 2007; **27**: 197-205.

41. KDOQI Clinical Practice Guideline for Diabetes and CKD: 2012 Update. *Am J Kidney Dis* 2012; **60**: 850-886.

42. McNamara NV, Chen R, Janu MR *et al.* Early renal failure detection by cystatin C in type 2 diabetes mellitus: varying patterns of renal analyte expression. *Pathology* 2009; **41**: 269-275.

43. Ogawa Y, Goto T, Tamasawa N *et al.* Serum cystatin C in diabetic patients. Not only an indicator for renal dysfunction in patients with overt nephropathy but also a predictor for cardiovascular events in patients without nephropathy. *Diabetes Res Clin Pract* 2008; **79**: 357-361.

44. Kyhse-Andersen J, Schmidt C, Nordin G *et al.* Serum cystatin C, determined by a rapid, automated particle-enhanced turbidimetric method, is a better marker than serum creatinine for glomerular filtration rate. *Clin Chem* 1994; **40**: 1921-1926.

45. Laterza OF, Price CP, Scott MG. Cystatin C: an improved estimator of glomerular filtration rate? *Clin Chem* 2002; **48**: 699-707.

46. Triki S, Fekih O, Hellara I *et al.* Association between serum cystatin C levels and cardiovascular diseases in type 2 diabetic patients. *Ann Biol Clin (Paris)* 2013; **71**: 438-442.

47. Ogawa Y, Goto T, Tamasawa N *et al.* Serum cystatin C in diabetic patients. Not only an indicator for renal dysfunction in patients with overt nephropathy but also a predictor for cardiovascular events in patients without nephropathy. *Diabetes Res Clin Pract* 2008; **79**: 357-361.

48. Garg V, Kumar M, Mahapatra HS, Chitkara A *et al.* Novel urinary biomarkers in pre-diabetic nephropathy. *Clin Exp Nephrol* 2015; **19**: 895-900.

49. Kerkeni M, Saidi A, Bouzidi H *et al.* Pentosidine as a biomarker for microvascular complications in type 2 diabetic patients. *Diab Vasc Dis Res* 2013; **10**: 239-245.

50. Tanji N, Markowitz GS, Fu C *et al.* Expression of advanced glycation end products and their cellular receptor RAGE in diabetic nephropathy and nondiabetic renal disease. *J Am Soc Nephrol* 2000; **11**: 1656-1666.

51. Kanauchi M, Nishioka H, Hashimoto T. Oxidative DNA damage and tubulointerstitial injury in diabetic nephropathy. *Nephron* 2002; **91**: 327-329.

52. Xu GW, Yao QH, Weng QF *et al.* Study of urinary 8-hydroxydeoxyguanosine as a biomarker of oxidative DNA damage in diabetic nephropathy patients. *J Pharm Biomed Anal* 2004; **36**: 101-104.

53. Serdar M, Sertoglu E, Uyanik M *et al.* Comparison of 8-hydroxy-2'-deoxyguanosine (8-OHdG) levels using mass spectrometer and urine albumin creatinine ratio as a predictor of development of diabetic nephropathy. *Free Radic Res* 2012; **46**: 1291-1295.

54. Hirata K, Kubo K. Relationship between blood levels of N-carboxymethyl-lysine and pentosidine and the severity of microangiopathy in type 2 diabetes. *Endocr J* 2004; **51**: 537-544.

55. Piarulli F, Sartore G, Ceriello A *et al.* Relationship between glycooxidation, antioxidant status and microalbuminuria in type 2 diabetic patients. *Diabetologia* 2009; **52**: 1419-1425.

56. Sugiyama S, Miyata T, Ueda Y *et al.* Plasma levels of pentosidine in diabetic patients: an advanced glycation end product. *J Am Soc Nephrol* 1998; **9**: 1681-1688.

57. Jalal DI, Maahs DM, Hovind P, Nakagawa T. Uric acid as a mediator of diabetic nephropathy. *Semin Nephrol* 2011; **31**: 459-465.

58. Ames BN, Cathcart R, Schwiers E, Hochstein P. Uric acid provides an antioxidant defense in humans against oxidant and radical-caused aging and cancer: a hypothesis. *Proc Natl Acad Sci U S A* 1981; **78**: 6858-6862.

59. Becker BF. Towards the physiological function of uric acid. *Free Radic Biol Med* 1993; **14**: 615-631.

60. Roncal CA, Mu W, Croker B et al. Effect of elevated serum uric acid on cisplatin-induced acute renal failure. *Am J Physiol Renal Physiol* 2007; **292**: F116-F122.

61. Kang D-H, Nakagawa T, Feng L et al. A role for uric acid in the progression of renal disease. *J Am Soc Nephrol* 2002; **13**: 2888-2897.

62. Talaat KM, El-Sheikh AR. The effect of mild hyperuricemia on urinary transforming growth factor beta and the progression of chronic kidney disease. *Am J Nephrol* 2007; **27**: 435-440.

63. Corry DB, Eslami P, Yamamoto K et al. Uric acid stimulates vascular smooth muscle cell proliferation and oxidative stress via the vascular renin-angiotensin system. *J Hypertens* 2008; **26**: 269-275.

64. Kanellis J, Watanabe S, Li JH et al. Uric acid stimulates monocyte chemoattractant protein-1 production in vascular smooth muscle cells via mitogen-activated protein kinase and cyclooxygenase-2. *Hypertension* 2003; **41**: 1287-1293.

65. Dandan Yan, Yinfang Tu, Feng Jiang et al. Uric Acid Is Independently Associated with Diabetic Kidney Disease: A Cross-Sectional Study in a Chinese Population. *PLoS One* 2015; **10**: e0129797.

66. Ficociello LH, Rosolowsky ET, Niewczas MA et al. High normal serum uric acid increases risk of early progressive renal function loss in type 1 diabetes: results of a 6-year follow-up. *Diabetes Care* 2010; **33**: 1337-1343.

67. Momeni A, Shahidi S, Seirafian S et al. Effect of allopurinol in decreasing proteinuria in type 2 diabetic patients. *Iran J Kidney Dis* 2010; **4**: 128-132.

68. Sheikhbahaei S, Fotouhi A, Hafezi-Nejad N et al. Serum uric acid, the metabolic syndrome, and the risk of chronic kidney disease in patients with type 2 diabetes. *Metab Syndr Relat Disord* 2014; **12**: 102-109.

69. Kohagura K, Kochi M, Miyagi T et al. An association between uric acid levels and renal arteriolopathy in chronic kidney disease: a biopsy-based study. *Hypertens Res* 2013; **36**: 43-49.

70. Miao Y, Ottenbros SA, Laverman GD et al. Effect of a reduction in uric acid on renal outcomes during losartan treatment: a post hoc analysis of the reduction of endpoints in noninsulin-dependent diabetes mellitus with the Angiotensin II Antagonist Losartan Trial. *Hypertension* 2011; **58**: 2-7.

71. Kandasamy Y, Smith R, Lumbers ER, Rudd D. Nephrin – a biomarker of early glomerular injury. *Biomark Res* 2014; **2**: 21.

72. Chang JH, Paik SY, Mao L et al. Diabetic kidney disease in FVB/NJ akita mice: temporal pattern of kidney injury and urinary nephrin excretion. *PLoS One* 2012; **7**: e33942.

73. do Nascimento JF, Canani LH, Gerchman F et al. Messenger RNA levels of podocyte-associated proteins in subjects with different degrees of glucose tolerance with and without nephropathy. *BMC Nephrol* 2013; **14**: 214.

74. Kandasamy Y, Smith R, Lumbers ER, Rudd D. Nephrin a biomarker of early glomerular injury. *Biomarker Res* 2014; **2**: 21.

75. Gluhovschi C, Gluhovschi G, Petrica L et al. Urinary Biomarkers in the Assessment of Early Diabetic Nephropathy. *J Diab Res* 2016; **2016**: 1-13.

76. Wada Y, Abe M, Moritani H et al. Potential of urinary nephrin as a biomarker reflecting podocyte dysfunction invarious kidney disease models. *Exp Biol Med (Maywood)* 2016; **241**: 1865-1876.

77. Lee S-Y, Choi ME. Urinary biomarkers for early diabetic nephropathy: Beyond albuminuria. *Pediatr Nephrol* 2015; **30**: 1063-1075.

78. Panduru NM, Forsblom C, Saraheimo M et al. Urinary liver-type fatty acid-binding protein and progression of diabetic nephropathy in type 1 diabetes. *Diab Care* 2013; **36**: 2077-2083.

79. Kamijo-Ikemori A, Sugaya T, Ichikawa D et al. Urinary liver type fatty acid binding protein in diabetic nephropathy. *Clin Chim Acta* 2013; **424**: 104-108.

80. Viswanathan V, Sivakumar S, Sekar V et al. Clinical significance of urinary liver-type fatty acid binding protein at various stages of nephropathy. *Ind J Nephrol* 2015; **25**: 269-273.

81. Chou K-M, Lee C-C, Chen C-H, Sun C-Y. Clinical value of NGAL, L-FABP and albuminuria in predicting GFR decline in type 2 diabetes mellitus patients. *PLoS One* 2013; **8**: e54863.

82. Papadopoulou-Marketou N, Skevaki C, Kosteria I et al. NGAL and cystatin C: two possible early markers of diabetic nephropathy in young patients with type 1 diabetes mellitus: one year follow up. *Hormones* 2015; **14**: 232-240.

83. Lacquaniti A, Donato V, Pintaudi B et al. Normoalbuminuric diabetic nephropathy: tubular damage and NGAL. *Acta Diabetol* 2013; **50**: 935-942.

84. de Carvalho JA, Tatsch E, Hausen BS et al. Urinary kidney injury molecule-1 and neutrophil gelatinase-associated lipocalin as indicators of tubular damage in normoalbuminuric patients with type 2 diabetes. *Clin Biochem* 2016; **49**: 232-236.

85. Shao X, Tian L, Xu W et al. Diagnostic value of urinary kidney injury molecule 1 for acute kidney injury: a metaanalysis. *PLoS One* 2014; **9**: e84131.

86. Bonventre JV. Kidney injury molecule-1: a translational journey. *Trans Am Clin Climatol Assoc* 2014; **125**: 293-299.

87. Petrica L, Vlad A, Gluhovschi G et al. Proximal tubule dysfunction is associated with podocyte damage biomarkers nephrin and vascular endothelial growth factor in type 2 diabetes mellitus patients: a cross-sectional study. *PLoS One* 2014; **9**: e112538.

88. Eriguchi M, Yotsueda R, Torisu K et al. Assessment of urinary angiotensinogen as a marker of podocyte injury in proteinuric nephropathies. *Am J Physiol Ren Physiol* 2016; **310**: F322-F333.

89. Kamiyama M, Zsombok A, Kobori H. Urinary angiotensinogen as a novel early biomarker of intrarenal reninangiotensin system activation in experimental type 1 diabetes. *J Pharmacol Sci* 2012; **119**: 314-323.

90. Saito T, Urushihara M, Kotani Y et al. Increased urinary angiotensinogen is precedent to increased urinary albumin in patients with type 1 diabetes. *Am J Med Sci* 2009; **338**: 478-480.

91. Zhuang Z, Bai Q, Liang LAT et al. Increased urinary angiotensinogen precedes the onset of albuminuria in normotensive type 2 diabetic patients. *Int J Clin Exp Pathol* 2015; **8**: 11464-11469.

92. Donate-Correa J, Martin-Nunez E, Muros-de-Fuentes M et al. Inflammatory cytokines in diabetic nephropathy. *J Diabetes Res* 2015; **2015**: 948417.

93. Pavkov ME, Weil EJ, Fufaa GD et al. Tumor necrosis factor receptors 1 and 2 are associated with early glomerular lesions in type 2 diabetes. *Kidney Int* 2016; **89**: 226-234.

94. Lampropoulou TH, Stangou M, Papagianni A et al. TNF- and microalbuminuria in patients with type 2 diabetes mellitus. *J Diab Res* 2014; **2014**: 1-7.

95. Gohda T, Niewczas MA, Ficociello LH et al. Circulating TNF receptors 1 and 2 predict stage 3 CKD in type 1 diabetes. *J Am Soc Nephrol* 2012; **23**: 516-524.

96. Skupien J, Warram JH, Niewczas MA et al. Synergism Between Circulating Tumor Necrosis Factor Receptor 2 and HbA1c in Determining Renal Decline During 5-18 Years of Follow-up in Patients With Type 1 Diabetes and Proteinuria. *Diabetes Care* 2014; **37**: 2601-2608.

97. Niewczas MA, Gohda T, Skupien J et al. Circulating TNF receptors 1 and 2 predict ESRD in type 2 diabetes. *J Am Soc Nephrol* 2012; **23**: 507-515.

98. Pavkov ME, Nelson RG, Knowler WC *et al*. Elevation of circulating TNF receptors 1 and 2 increases the risk of end-stage renal disease in American Indians with type 2 diabetes. *Kidney Int* 2015; **87**: 812-819.

99. Wada T, Furuichi K, Sakai N *et al*. Up-regulation of monocyte chemoattractant protein-1 in tubulointerstitial lesions of human diabetic nephropathy. *Kidney Int* 2000; **58**: 1492-1499.

100. Tesch GH. MCP-1/CCL2: a new diagnostic marker and therapeutic target for progressive renal injury indiabetic nephropathy. *Am J Physiol Ren Physiol* 2008; **294**: F697-F701.

101. Gnudi L. A new chance to beat diabetic kidney disease: innate immunity and MCP-1: a matter of good and bad macrophages? *Nephrol Dial Transplant* 2015; **30**: 525-527.

102. Giunti S, Barutta F, Perin PC, Gruden G. Targeting the MCP-1/CCR2 system in diabetic kidney disease. *Curr Vasc Pharmacol* 2010; **8**: 849-860.

103. Wada T, Yokoyama H, Furuichi K, *et al*. Intervention of crescentic glomerulonephritis by antibodies to monocyte chemotactic and activating factor (MCAF/MCP-1). *FASEB J* 1996; **10**: 1418-1425.

104. Fufaa GD, Weil EJ, Nelson RG *et al*. Urinary monocyte chemoattractant protein-1 and hepcidin and early diabetic nephropathy lesions in type 1 diabetes mellitus. *Nephrol Dial Transplant* 2015; **30**: 599-606.

105. Titan SM, Vieira JM, Dominguez WV Jr *et al*. Urinary MCP-1 and RBP: independent predictors of renal outcome in macroalbuminuric diabetic nephropathy. *J Diabetes Complications* 2012; **26**: 546-553.

106. Camilla R, Brachemi S, Pichette V *et al*. Urinary monocyte chemotactic protein 1: marker of renal function decline in diabetic and nondiabetic proteinuric renal disease. *J Nephrol* 2011; **24**: 60-67.

107. Pezzolesi MG, Satake E, McDonnell KP *et al*. Circulating TGF-β1-regulated miRNAs and the risk of rapid progression to ESRD in type 1 diabetes. *Diabetes* 2015; **64**: 3285-3293.

108. Kato M, Natarajan R. Diabetic nephropathy—emerging epigenetic mechanisms. *Nat Rev Nephrol* 2014; **10**: 517-530.

109. Chien H-I, Lee T-P, Chen C-Y *et al*. Circulating microRNA as a diagnostic marker in populations with type 2 diabetes mellitus and diabetic complications. *J Chinese Med Assoc* 2015; **78**: 204-211.

110. Olivieri F, Spazzafumo L, Bonafé M *et al*. MiR-21-5p and miR-126a-3p levels in plasma and circulating angiogenic cells: relationship with type 2 diabetes complications. *Oncotarget* 2015; **6**: 1-11.

111. Zuo K, Maoquan L, Xiaoping Z *et al*. MiR- 21 suppresses endothelial progenitor cell proliferation by activating the TGFβ signaling pathway *via* downregulation of WWP1. *Int J Clin Exp Pathol* 2015; **8**: 414-422.

112. Alvarez M.L, Khosroheidari M, Kanchi RR, DiStefano JK. Comparison of protein, microRNA, and mRNA yields using different methods of urinary exosome isolation for the discovery of kidney disease biomarkers. *Kidney Int* 2012; **82**: 1024-1032.

113. Peng H, Zhong M, Zhao W *et al*. Urinary miR-29 correlates with albuminuria and carotid intima-media thickness in type 2 diabetes patients. *PLoS One* 2013; **8**: e82607.

114. Yang Y, Xiao L, Li J *et al*. Urine miRNAs: potential biomarkers for monitoring progression of early stages of diabetic nephropathy. *Med Hypotheses* 2013; **81**: 274-278.

115. Borges FT, Reis LA, Schor N. Extracellular vesicles: structure, function, and potential clinical uses in renal diseases. *Braz J Med Biol Res* 2013; **46**: 824-830.

116. Musante L, Tataruch DE, Holthofer H. Use and isolation of urinary exosomes as biomarkers for diabetic nephropathy. *Front Endocrinol (Lausanne)* 2014; **5**: 149.

117. Gamez-Valero A, Lozano-Ramos SI, Bancu I *et al*. Urinary extracellular vesicles as source of biomarkers in kidney diseases. *Front Immunol* 2015; **6**: 6.

118. Sun A-L, Deng J-T, Guan G-J *et al*. Dipeptidyl peptidase-IV is a potential molecular biomarker in diabetic kidney disease. *Diab Vasc Dis Res* 2012; **9**: 301-308.

119. Raimondo F, Corbetta S, Morosi L *et al*. Urinary exosomes and diabetic nephropathy: a proteomic approach. *Mol Biosyst* 2013; **9**: 1139-1146.

120. Zubiri I, Posada-Ayala M, Sanz-Maroto A *et al*. Diabetic nephropathy induces changes in the proteome of human urinary exosomes as revealed by label-free comparative analysis. *J Proteomics* 2014; **96**: 92-102.

121. Zubiri I, Posada-Ayala M, Benito-Martin A *et al*. Kidney tissue proteomics reveals regucalcin downregulation in response to diabetic nephropathy with reflection in urinary exosomes. *Transl Res* 2015; **166**: 474-484.

122. Thongboonkerd V. Study of diabetic nephropathy in theproteomic era. *Diab Kidney* 2011; **170**: 172-183.

123. Zürbig P, Jerums G, Hovind P *et al*. Urinary proteomics forearly diagnosis in diabetic nephropathy. *Diabetes* 2012; **61**: 3304-3313.

30

NOVOS BIOMARCADORES DE LESÃO RENAL NO HIV

Geraldo Bezerra da Silva Junior
Daniel de Sousa Sobral

◆

INTRODUÇÃO

O acometimento renal como complicação da infecção pelo HIV foi identificado logo nos primeiros anos da epidemia e inclui um espectro de doenças, como a nefropatia associada ao HIV, glomerulonefrite não diretamente associada ao HIV, nefropatia por fármacos, lesão renal aguda, obstrução intratubular por precipitação de cristais e fatores de risco cardiovascular (hipertensão arterial, diabetes). Devido ao crescente reconhecimento da doença renal como complicação da infecção pelo HIV, as diretrizes mais recentes da Sociedade Americana de Doenças Infecciosas sugerem que todo paciente com diagnóstico de infecção pelo HIV deve ter sua função renal avaliada já na primeira consulta médica. Em alguns casos, a doença renal pode ser a primeira manifestação da infecção pelo HIV[1].

Com o advento da terapia antirretroviral altamente eficaz (HAART), a sobrevida dos pacientes com HIV aumentou, causando também aumento das comorbidades e da incidência de acometimento renal. Portadores de HIV apresentam risco aumentado de declínio da função renal (redução anual de mais de 3mL/min do ritmo de filtração glomerular). Em estudo recente para a investigação do espectro de doenças renais associadas à infecção pelo HIV, foram encontradas doença renal crônica (DRC) em aproximadamente 1/3 dos tecidos renais analisados em necropsia e evidência de alguma doença renal em 84% dos casos[2]. Os diagnósticos mais comuns foram nefrosclerose, nefropatia do HIV (HIVAN) e glomerulonefrite.

As doenças renais observadas em pacientes infectados pelo HIV podem representar uma consequência direta da infecção pelo HIV, ser causadas por doenças oportunistas ou neoplasia, ou estar relacionadas com os efeitos tóxicos dos fármacos[3]. A investigação de doenças renais nos pacientes com HIV deve diferenciar entre a doença renal causada pelo próprio HIV e aquelas causadas por doenças associadas.

Além disso, a disfunção endotelial e o consequente aumento do risco cardiovascular são uma interseção entre a infecção pelo HIV e a doença renal. Dessa forma, atualmente, também se procura investigar dano endotelial por meio de biomarcadores em pacientes com HIV que recebem HAART, avaliando sua associação com disfunção renal[4].

EPIDEMIOLOGIA E INCIDÊNCIA

De 1980 a junho de 2016, foram identificados 842.710 casos de AIDS no Brasil, sendo a faixa etária entre 20 e 34 anos a com maior prevalência de infecção pelo HIV, com 52,3% dos casos. Também, nesse mesmo período, a concentração dos casos de AIDS no país manteve-se nas Regiões Sudeste e Sul, com 53,0% e 20,1% do total de casos, respectivamente. Estima-se que aproximadamente 30% dos pacientes com HIV apresentam alteração da função renal[5]. Pacientes infectados pelo HIV apresentam risco elevado de desenvolver lesão renal aguda (LRA), sendo possíveis fatores de risco carga viral elevada, níveis reduzidos de células CD4, coinfecção pelo vírus da hepatite C, diabetes, raça negra, sexo masculino, idade avançada, uso de agentes nefrotóxicos, como antirretrovirais, e DRC.

DADOS CLÍNICOS

O acometimento renal no HIV muitas vezes ocorre no contexto de doenças oportunistas, sendo importante a investigação de manifestações que possam levar ao comprometimento da função renal, incluindo diarreia, vômitos, desidratação, entre outras. A presença de náuseas, vômitos, cefaleia, sonolência, anorexia, fraqueza generalizada e outros sintomas gerais podem estar associados à síndrome urêmica[6]. Em muitos casos, o acometimento renal ocorre em pacientes assintomáticos, sobretudo nos casos de glomerulopatias, nas quais pode haver apenas alterações laboratoriais, como proteinúria ou aumento da creatinina sérica. A doença renal no HIV pode-se apresentar de forma assintomática, com progressão lenta para DRC. É importante a investigação do uso de medicações, pois muitas drogas utilizadas pelos pacientes com infecção por HIV são nefrotóxicas. O uso de antirretrovirais está associado com menor ocorrência de acometimento renal, devido à redução da carga viral e da incidência de doenças oportunistas[7].

AVALIAÇÃO INICIAL

Todo paciente com infecção por HIV deve ser avaliado já na primeira consulta (e periodicamente) para o acometimento renal, por meio da dosagem da creatinina sérica, do exame de urina e de exames de imagem. É importante sempre calcular o ritmo de filtração glomerular, sendo indicado atualmente o uso da equação do CKD-EPI (*Chronic Kidney Disease Epidemiology Collaboration*). O exame de urina é importante para a pesquisa de glomerulopatias, principalmente por meio da pesquisa de proteinúria. A presença de proteinúria no exame de urina deve ser confirmada com a dosagem da proteinúria de 24 horas ou pela relação proteína/creatinina na urina[8]. Sempre que possível, deve-se dar preferência à realização da dosagem de proteinúria pela relação proteína/creatinina, pois é mais conveniente para o paciente. A presença de proteinúria acima de 1g/24h é sugestiva de glomerulopatia, sendo, nesses casos, necessário considerar a possibilidade de realização de biópsia renal. A ultrassonografia é o melhor exame de imagem para a avaliação inicial do acometimento renal no paciente com HIV[9].

LESÃO RENAL AGUDA NO HIV

Existem poucos estudos investigando a ocorrência de lesão renal aguda (LRA) em pacientes com HIV. Um grande número de casos de LRA associada ao HIV ocorre no contexto de doenças oportunistas graves. Causas

comuns de LRA no paciente com HIV incluem toxicidade medicamentosa, sobretudo dos antirretrovirais, depleção de volume, sepse e doença hepática[8,10]. Em geral, a LRA está mais associada a infecções oportunistas graves do que à toxicidade medicamentosa. Foram identificados alguns fatores de risco para LRA no HIV, incluindo idade avançada, diabetes, DRC, história familiar de doença renal, doença avançada pelo HIV e coinfecção pelo vírus da hepatite C, além dos fatores de risco tradicionais para doença renal, como hipertensão arterial e *diabetes mellitus*[3,6].

Muitas doenças oportunistas associadas à infecção pelo HIV podem levar ao desenvolvimento de LRA. Vários agentes já foram isolados do tecido renal de pacientes HIV positivos, incluindo citomegalovírus, criptococos, micobactérias, *Candida*, histoplasma, *Nocardia* e *Aspergillus*. Existem vários relatos de caso de LRA em pacientes com histoplasmose disseminada, sendo a nefrite intersticial granulomatosa a alteração histopatológica mais comum[2].

Necrose tubular aguda (NTA) secundária a isquemia e substâncias tóxicas, incluindo medicamentos, é o tipo mais comum de LRA no HIV. Em muitos casos de infecções oportunistas complicadas e disfunção de múltiplos órgãos na AIDS, o desenvolvimento de NTA é um evento terminal no curso da doença. A LRA induzida por cristalúria é comum, sendo induzida pelo uso de inibidores de proteases virais[8,10].

Os pacientes infectados pelo HIV podem manifestar uma série de formas reversíveis de LRA, como necrose tubular, e um tipo de nefropatia causada diretamente pelo vírus do HIV, clinicamente caracterizada por síndrome nefrótica e rápida progressão, em semanas, para doença renal terminal. A uremia pode alterar a resposta imune do indivíduo, predispondo esses pacientes, já imunocomprometidos, a infecções oportunistas[11].

Apesar de menos comum, a uropatia obstrutiva no paciente HIV positivo pode levar à ocorrência de LRA em até 17% dos casos. Obstrução ureterocalicinal pode ocorrer como consequência de urolitíase, coágulos, compressão extrínseca dos ureteres devido a linfadenopatia retroperitoneal (como nos linfomas associados à AIDS, histoplasmose disseminada ou infecções pelo complexo *Mycobacterium avium*) ou fibrose secundária à radioterapia. A obstrução ureteral pode ainda ocorrer devido à doença prostática. Coleções fúngicas por *Candida albicans* e *Aspergillus* também podem levar à uropatia obstrutiva[10].

DISTÚRBIOS HIDRELETROLÍTICOS E ACIDOBÁSICOS EM INFECÇÃO POR HIV

Distúrbios hidroeletrolíticos e acidobásicos são frequentemente encontrados em pacientes com infecção por HIV. A hiponatremia é o distúrbio hidreletrolítico mais frequente no paciente com infecção por HIV, ocorrendo em cerca de 30 a 60% dos casos, e parece ocorrer com menor frequência entre os pacientes com acesso à terapia antirretroviral (*HAART*). As principais causas de hiponatremia no paciente com infecção por HIV são depleção de volume, como resultado de diarreia ou vômitos, baixa ingestão oral, febre e aumento das perdas insensíveis, síndrome da secreção inapropriada do hormônio antidiurético (SIADH), insuficiência adrenal e perda renal de sódio, principalmente por nefrotoxicidade causada por drogas, como a anfotericina B e a pentamidina. A hipernatremia é menos comum, podendo ocorrer em estados de depleção volêmica, *diabetes insipidus* nefrogênico secundário a medicações, como anfotericina B e foscarnet[10].

A hipocalemia é o segundo distúrbio hidreletrolítico mais comum no HIV, sendo causado principalmente pelas drogas utilizadas no tratamento (aminoglicosídeos, anfotericina B, aciclovir e tenofovir). A hipocalemia secundária ao uso de anfotericina B geralmente é associada à hipomagnesemia. Alguns sintomas frequentes no HIV também podem levar à hipocalemia (diarreia, desnutrição, anorexia). Hipomagnesemia é relatada em cerca de 12% dos pacientes hospitalizados com infecção por HIV. Hipercalemia é menos comum, mas também pode ocorrer. Pode ser resultado de lesão renal, insuficiência adrenal e acidose metabólica. Algumas medicações estão associadas com aumento dos níveis séricos de potássio, como a trimetoprima, que age no túbulo distal com efeito semelhante aos diuréticos poupadores de potássio, e a pentamidina, que pode causar hipercalemia por redução da filtração glomerular.

Hipocalcemia também pode ser observada em pacientes com HIV, podendo refletir hipoalbuminemia. Algumas medicações, como foscarnet, pentamidina e didanosina, podem causar hipocalcemia. Hipercalcemia pode ser observada em pacientes com doenças granulomatosas associadas ao HIV ou à infecção por citomegalovírus.

Hipofosfatemia é comumente observada nos pacientes em uso da *HAART*, principalmente associada ao uso de análogos dos nucleotídeos (cidofovir, adefovir e tenofovir).

Distúrbios acidobásicos também são comuns no paciente com infecção por HIV. Em estudo recente realizado em nossa região, foram comparados 159 pacientes HIV positivos com e sem acidose metabólica, sendo encontrada maior mortalidade entre os pacientes com acidose (52,7% *vs.* 17,2%, p < 0,0001), evidenciando que a acidose metabólica é complicação potencialmente fatal na AIDS. LRA foi encontrada em 33% desses pacientes, sendo os níveis séricos de creatinina mais elevados entre os pacientes com acidose (2,7 ± 2,6mg/dL *vs.* 1,2 ± 1,9mg/dL, p < 0,0001). Nesse mesmo estudo, não foi evidenciada associação entre o uso de antirretrovirais e o desenvolvimento de acidose metabólica. Baixos níveis de bicarbonato são frequentes nos pacientes em uso da *HAART*, tendo sido observados em 14% dos pacientes

em estudo europeu. Acidose láctica é frequentemente associada aos estados de sepse, podendo também ocorrer acidose láctica tipo B nos pacientes em uso de inibidores dos nucleotídeos da transcriptase reversa (didanosina e estavudina). Acidose tubular renal pode ocorrer devido ao uso de gentamicina, anfotericina B ou análogos dos nucleotídeos. Infecções respiratórias podem estar associadas ao desenvolvimento de alcalose devido à hiperventilação. Acidose respiratória pode ocorrer no curso de doenças que complicam com insuficiência respiratória[7].

NEFROPATIA ASSOCIADA AO HIV

O HIV pode causar diretamente lesão nos glomérulos renais, sendo a forma mais comum de acometimento glomerular a nefropatia associada ao HIV (*HIVAN*, do inglês *HIV-associated nephropathy*), que se apresenta como um padrão histopatológico de glomerulosclerose segmentar e focal colapsante, associada à proteinúria em níveis nefróticos com rápida progressão para doença renal em estágio terminal.

A *HIVAN* pode ser a manifestação inicial da infecção pelo HIV. A maioria dos casos relatados (> 90%) ocorreu em indivíduos afrodescendentes ou latinos, sendo mais frequente no sexo masculino. Histologicamente, glomerulosclerose segmentar focal é vista em 80% dos casos, e proliferação mesangial em 10 a 15% dos casos. A *HIVAN* é a principal causa de doença renal terminal em pacientes com infecção por HIV, podendo ser encontrada em pacientes assintomáticos infectados pelo HIV. Em muitos casos de *HIVAN*, a proteinúria é de grande monta (> 8-10g/dia), porém as repercussões clínicas (edema, hipoalbuminemia, hiperlipidemia) são menores que em pacientes com outras causas de síndrome nefrótica[8].

A prevalência da *HIVAN* varia enormemente de acordo com a população estudada. No Brasil, a incidência foi estimada em 7,5% dos pacientes infectados pelo HIV. Em estudos de necropsias de pacientes com AIDS, encontraram-se as seguintes alterações renais: *HIVAN*, outras glomerulopatias não associadas diretamente ao HIV, proliferação mesangial, necrose tubular aguda (NTA), calcificação focal, nefrite intersticial crônica, fibrose intersticial, granulomas, abscessos, nefrosclerose, linfoma metastático, carcinoma de células escamosas metastático, adenocarcinoma metastático, mieloma e sarcoma de Kaposi. Mais de 60% das biópsias renais em pacientes com infecção por HIV e doença renal terminal revelaram a presença de glomerulosclerose focal colapsante, compatível com *HIVAN*[2].

O desenvolvimento da *HIVAN* está relacionado com a infecção das células renais pelo vírus. Os mecanismos patogênicos são ainda obscuros. Fatores genéticos, resposta celular renal à infecção, mediada por proteínas virais antigênicas em indivíduos suscetíveis, podem explicar muitos casos. Acredita-se que as lesões renais são consequentes à ativação do fator de crescimento transformador-beta (TGF-β) pelo HIV nas células mesangiais. Em estudo recente, foi observado que a infecção pelo HIV reduz a expressão de apolipoproteína E nos podócitos. A apolipoproteína E tem papel importante na proteção contra agressões às células mesangiais, e a redução de sua expressão pode estar associada à predisposição à lesão renal. Outros estudos sugerem que existe suscetibilidade genética para o desenvolvimento da *HIVAN*, por meio de genes relacionados aos podócitos. A replicação viral não é necessária para o desenvolvimento da *HIVAN*. Estudos recentes observaram que as células epiteliais renais expressam genes do HIV-1, sendo esse fenômeno suficiente para precipitar o aparecimento do fenótipo da *HIVAN* na presença de fatores específicos do hospedeiro e ambientais. Existem ainda evidências de que há desregulação dos podócitos na *HIVAN*, havendo desdiferenciação dessas células, o que precipitaria o surgimento da nefropatia. A infecção das células epiteliais glomerulares (podócitos), com consequentes alterações estruturais e bioquímicas, é talvez o aspecto mais importante da fisiopatologia do dano renal do HIV[1].

Outras doenças renais encontradas em pacientes com infecção por HIV incluem a nefropatia membranosa, que pode estar associada à coinfecção pelos vírus das hepatites B e C ou sífilis, glomerulonefrite membranoproliferativa associada à hepatite C e crioglobulinemia mista, nefropatias diabética e hipertensiva, glomerulonefrite por imunocomplexos, podendo ser decorrente de anticorpos IgA dirigidos contra os antígenos do HIV. Os pacientes com infecção por HIV apresentam maior incidência de glomerulonefrites causada pelo depósito de imunocomplexos, sendo mais prevalente na raça branca (ao contrário da *HIVAN*). A histologia é muito variada nesses casos e inclui as formas proliferativas, similares à nefropatia lúpica, e mistas proliferativas e esclerosantes.

NEFROTOXICIDADE DAS DROGAS ANTIRRETROVIRAIS

Os principais fármacos que causam lesão renal nos pacientes com infecção por HIV são a pentamidina, a anfotericina, o adefovir, o cidofovir e o foscarnet. Os antirretrovirais com maior nefrotoxicidade são os inibidores de protease (indinavir e atazanavir), que causam nefropatia obstrutiva pela formação de cristais, e os análogos dos nucleosídeos inibidores da transcriptase reversa (tenofovir), que causam dano tubular proximal. O sulfametoxazol-trimetoprima pode competir com a creatinina pela secreção tubular e elevar os níveis séricos de creatinina. A sulfadiazina pode cristalizar-se no rim, resultando em uma forma facilmente reversível de lesão renal. O indinavir é um dos principais fármacos causadores de lesão renal no HIV, por meio da formação de cálculos renais. A nefrotoxicidade por antirretrovirais é responsável por 14% dos casos de lesão renal aguda após, no mínimo, 3 meses de início da TARV. Desses, 50% dos casos de lesão renal são associados ao uso de indinavir, cujo potencial para cristalúria é de 67% e de 3% para nefrolitíase. Tal medicação tem sido cada vez menos usada nos países desenvolvidos[8,10].

Em estudo realizado em Fortaleza – CE, com 66 pacientes com HIV em uso de *HAART*, excluindo diversas comorbidades, como infecção do trato urinário, história prévia de doença renal, hipertensão arterial, insuficiência cardíaca, lúpus eritematoso sistêmico, *diabetes mellitus* e outras doenças autoimunes, para avaliar, de forma mais precisa, a relação da *HAART* e disfunção renal, percebeu-se que a fração de excreção de sódio foi significativamente maior entre os pacientes com HIV comparados ao grupo controle, principalmente os que usavam zidovudina, sinalizando para disfunção tubular proximal. E curiosamente o grupo que usava zidovudina estava em tratamento com *HAART* a um tempo mais longo, levando à conclusão de que uma fração de excreção de sódio maior parece estar associada ao uso crônico de *HAART*. Ademais, observou-se que a relação proteinúria/creatinina urinária foi maior em todos os pacientes HIV quando comparados aos controles[4,12].

Alguns fármacos podem causar nefrite intersticial aguda (NIA) como consequência de reação imunoalérgica caracterizada por infiltrado intersticial difuso rico em eosinófilos. A diferenciação desse tipo de LRA é importante, porque o tratamento com corticosteroides e com a suspensão do medicamento causador favorece a recuperação da função renal. Os antibióticos e os anti-inflamatórios não esteroides (AINEs) são os principais causadores de NIA. Alguns antirretrovirais, como abacavir, indinavir, atazanavir e efavirenz, também podem causar NIA.

Pode haver, no paciente HIV positivo, depósito e potencial obstrução tubular por cristais com o uso de fármacos com baixa solubilidade na urina, sobretudo quando em altas concentrações e em determinados pH urinários. Os fármacos implicados nesse tipo de lesão renal na infecção por HIV são sulfadiazina, indinavir, atazanavir, foscarnet e aciclovir. Foi descrita também a ocorrência de nefrolitíase com o uso do indinavir e do atazanavir. Boa hidratação é importante para prevenir e tratar essa complicação, que geralmente é reversível. Cerca de 8% dos pacientes em uso de indinavir desenvolverão sintomas urológicos em consequência de urolitíase ou cristalúria. Cólicas renais devido à litíase por indinavir são marcadas por sintomas clássicos, como disúria, urgência miccional, dor lombar e hematúria. Os cálculos por indinavir são radiolucentes e, portanto, não visualizados em radiografias[8,10].

A síndrome de Fanconi pode ser causada por antirretrovirais, tendo sido descrita sobretudo após o uso do tenofovir, que determina toxicidade tubular. A síndrome caracteriza-se por disfunção das células tubulares proximais (deficiência generalizada de reabsorção), com perda urinária de fosfato, cálcio, urato, aminoácidos, glicose e bicarbonato. Estudo recente ressaltou a importância da dosagem de fosfato excretado na urina, induzida pelo tenofovir, como possível marcador mais sensível para a detecção de lesão renal do que a creatinina em usuários desse medicamento. A disfunção tubular pode ocorrer somente após anos de tratamento com tenofovir, sendo requerida, portanto, monitorização continuada de todos os pacientes usuários dessa medicação[13].

Nos pacientes com infecção por HIV, a síndrome de Fanconi pode ser causada pelos antirretrovirais, principalmente o tenofovir, e com menor frequência por outros análogos de nucleosídeos (didanosina e estavudina). Também já foram descritos casos com o uso do adefovir (usado para infecção pelo vírus da hepatite B) e do cidofovir (usado para infecção por citomegalovírus)[13].

DOENÇA RENAL CRÔNICA NO HIV

A DRC vem aumentando entre os pacientes com HIV, sobretudo devido ao uso da *HAART* e ao consequente envelhecimento da população portadora de HIV. O envelhecimento juntamente com fatores de risco cardiovascular, como hipertensão e diabetes, têm papel de importância crescente na prevalência da DRC. A DRC em pacientes com infecção por HIV é mais comum em pacientes da raça negra, estando associada principalmente à evolução da *HIVAN*. Outras causas de DRC no HIV incluem as principais causas de DRC da população geral, principalmente a hipertensão arterial e o *diabetes mellitus*[10].

O aumento do risco cardiovascular nesses pacientes também pode estar associado à disfunção endotelial. Pacientes em uso de *HAART* podem ter lesão endotelial com subsequente hipertensão e aterosclerose. O HIV por si já produz dano endotelial, levando ao aumento de permeabilidade endotelial e à expressão de moléculas de adesão, como a ICAM-1. O glicocálix endotelial (eGC) é uma estrutura rica em hidratos de carbono que protege o endotélio e forma uma barreira contra agressões vasculares. O eGC é composto principalmente por proteoglicanos centrais, especialmente da família Syndecan. O Syndecan-1, por exemplo, é um biomarcador que pode ser usado como parâmetro para avaliar a associação disfunção endotelial-DRC. No mesmo estudo já citado na sessão anterior, realizado em Fortaleza – CE com 66 pacientes, evidenciou-se pela primeira vez que o Syndecan-1 se apresentava em altos níveis em pacientes com HIV, corroborando a hipótese de danos sistêmicos no glicocálix no HIV. Ademais, observou-se correlação positiva significativa entre Syndecan-1 e biomarcadores de função renal tradicionais (ureia e creatinina séricas)[4].

Atualmente, outros biomarcadores urinários e séricos também parecem estar associados a dano endotelial, como a lipocalina associada à gelatinase de neutrófilos (*neutrophil gelatinase-associated lipocalin*, NGAL), proteína quimiatratora de monócitos-1 (*urinary monocyte chemoattractant protein-1*, MCP-1) e a molécula de lesão renal

1 (*urinary kidney injury molecule-1*, KIM-1). Em dados ainda não publicados de um estudo realizado em 66 pacientes com HIV em Fortaleza – CE, o biomarcador KIM-1 mostrou correlação com nefrotoxicidade por tenofovir e o biomarcador MCP-1 parece estar relacionado com maior carga viral.

São fatores de risco para DRC no HIV raça negra, imunodepressão (linfócitos CD4 < 200 células/mm³), carga viral elevada, diagnóstico prévio de AIDS, hepatite C, *diabetes mellitus*, hipertensão arterial e exposição a tenofovir ou indinavir. As complicações da DRC nos pacientes com HIV são semelhantes às dos pacientes com DRC sem HIV. As infecções no paciente com HIV tendem a ter curso mais grave[7].

COMPLICAÇÕES UROLÓGICAS NO HIV

Os portadores de HIV apresentam risco aumentado para várias complicações urológicas, a maioria por agentes infecciosos. Infecção pode ocorrer em qualquer segmento do trato urinário e tende a afetar com maior frequência os pacientes com AIDS devido à profunda imunossupressão. *Enterococcus* spp., *Escherichia coli* e *Pseudomonas aeruginosa* foram os organismos mais encontrados em algumas séries de pacientes HIV com infecção do trato urinário (ITU). Outras bactérias que podem causar ITU nos pacientes com HIV são *Klebsiella pneumoniae*, *Proteus* spp., *Enterobacter* spp., *Staphylococcus* spp., *Serratia* spp. e *Salmonella* spp. Em pacientes com AIDS, infecções atípicas também podem ser observadas, incluindo infecções por fungos (*Candida albicans*, *Aspergillus fumigatus*, *Cryptococcus neoformans*, *Pneumocystis jirovecii*), micobactérias (*Mycobacterium tuberculosis* e *Mycobacterium avium-intracellulare*) e vírus (citomegalovírus e adenovírus). Cultura de urina deve sempre ser solicitada, antes do início da antibioticoterapia. Altas taxas de resistência antimicrobiana têm sido observadas em pacientes com HIV, devido ao uso de antibióticos profiláticos e ao uso empírico de antibióticos de largo espectro para outras infecções oportunistas. Os pacientes com HIV têm risco elevado de desenvolver complicações nos episódios de ITU, incluindo a formação de abscessos renais, particularmente nas infecções fúngicas e na sepse. Manifestações sugestivas de abscesso renal incluem febre, calafrios, náusea, vômitos, dor abdominal e dor lombar. *Staphylococcus aureus* é o agente causal encontrado na maioria dos casos de sepse no HIV[8].

Prostatite bacteriana também tem sua incidência aumentada nos pacientes com HIV. A prevalência dessa complicação era de 3% nos indivíduos assintomáticos e 14% nos pacientes com AIDS na era pré-*HAART*. Os agentes mais comuns são a *Escherichia coli* e outras bactérias gram-negativas, podendo também haver prostatite por fungos, micobactérias e vírus. Em homens com HIV com menos de 35 anos de idade, a maioria dos casos de prostatite é causada por *Neisseria gonorrhoeae* e *Chlamydia trachomatis*. Prostatite crônica também tem incidência maior nos pacientes com HIV, com risco elevado de complicações supurativas (abscesso prostático). A imunossupressão é um importante fator de risco para o desenvolvimento de gangrena de Fournier e fasceíte necrotizante do escroto e do períneo, particularmente nos pacientes que apresentam diabetes e alcoolismo associados à infecção pelo HIV.

Como na população geral, os pacientes com HIV apresentam risco de desenvolver outras doenças sexualmente transmissíveis (DSTs). Uretrite é tipicamente causada por *N. gonorrhoeae* ou *C. trachomatis*, devendo o tratamento empírico cobrir esses dois agentes. Infecção pelo vírus *Herpes simplex* tipo 2 afeta de 50 a 90% dos pacientes com HIV, sendo a apresentação clínica variável, desde pequenas fissuras a extensas ulcerações necróticas. A sífilis permanece como causa importante de úlceras genitais nos pacientes com HIV. A coinfecção por sífilis aumenta a carga viral e reduz os níveis de linfócitos CD4 no paciente HIV positivo[8].

EXAMES COMPLEMENTARES

Exames laboratoriais, incluindo dosagens em sangue de ureia, creatinina, eletrólitos, gasometria e exame de urina, devem ser realizados em todo portador de HIV (na época do diagnóstico e periodicamente). Alterações nos níveis de ureia e creatinina indicam perda de função renal. Deve-se sempre calcular a estimativa do ritmo de filtração glomerular por meio de fórmulas (CKD-EPI, preferível, ou MDRD). Os exames básicos para a investigação de acometimento renal no HIV e as orientações para seguimento estão sumarizados no quadro 30.1.

Também deve ser realizada avaliação do equilíbrio acidobásico, por meio da gasometria (sendo importantes o pH e o bicarbonato para a pesquisa de acidose metabólica). Pode ser realizada gasometria venosa se o objetivo for avaliar somente a presença de acidose metabólica. As concentrações de sódio, potássio, fosfato e cálcio também devem ser determinadas para a pesquisa de distúrbios hidreletrolíticos. Hiperfosfatemia e hipercalcemia podem ser encontradas nos casos de DRC. Sorologias para os vírus das hepatites B e C devem ser realizadas, tendo em vista a importância desses vírus como causa de glomerulopatia. Na suspeita de glomerulonefrite imunomediada, deve-se solicitar a pesquisa de crioglobulinas, autoanticorpos nucleares (FAN), complemento, eletroforese de proteínas séricas e dosagem de imunoglobulinas. A dosagem de biomarcadores de disfunção endotelial citados neste capítulo atualmente está restrita à pesquisa, mas pode tornar-se promissora futuramente na avaliação e acompanhamento do paciente com HIV[8,10].

Outros exames, como cultura de urina, hemocultura, mielograma e pesquisa de agentes infecciosos, devem

Quadro 30.1 – Exames básicos e de seguimento para a avaliação da função renal em pacientes com HIV.

Avaliação inicial
Creatinina sérica
Estimativa do RFG (CKD-EPI, MDRD)
Fosfato sérico
Proteinúria
    (relação P/C na urina ou proteína na urina de 24 horas)
Glicosúria (fita reativa)
Sumário de urina

Periodicidade
Se avaliação inicial normal:
Controle evolutivo ANUAL (repetir os mesmos exames)
Controle evolutivo SEMESTRAL:
– se fatores de risco para lesão renal ou diabetes ou hipertensão (repetir albuminúria)
– se uso de tenofovir (repetir fosfato sérico, glicosúria com fita reativa e glicemia sérica)
Se avaliação inicial alterada*:
Anamnese:
– investigar processo agudo ou crônico (estado de volemia, infecções oportunistas ou não)
– fármacos potencialmente nefrotóxicos (tenofovir, indinavir, AINE) ou que alteram a função renal (IECA, diuréticos)
– exames: proteinúria, sumário de urina e ultrassanografia (uropatia obstrutiva?)

---

*Avaliação inicial alterada: RFG < 60mL/min/1,73m² ou RFG > 25% em relação ao valor prévio ou manutenção de RFG > 5mL/min/1,73m²/ano ou sedimento > 5 hemácias/campo. RFG = ritmo de filtração glomerular. MDRD = versão simplificada da fórmula *Modification of Diet in Renal Disease* obtida a partir dos valores de creatinina, idade, sexo e raça. CKD-EPI = *Chronic Kidney Disease Epidemiology Collaboration*, obtida a partir dos valores de creatinina, idade, sexo e raça. Relação P/C = relação proteína/creatinina. Adaptado de Górriz *et al*[8].

ser realizados de acordo com a suspeita diagnóstica. Deve-se ter em mente que os pacientes com HIV e LRA são frequentemente portadores de doenças oportunistas, sobretudo infecciosas, devendo a pesquisa de tais agentes ser sempre realizada. Um resumo da conduta com relação à avaliação laboratorial para a investigação do acometimento renal no HIV pode ser visto nas figuras 30.1, 30.2 e 30.3.

Deve-se realizar exame de imagem renal, sendo o mais utilizado e de mais fácil acesso a ultrassonografia renal. A tomografia computadorizada pode ser importante para o diagnóstico de complicações urológicas, sobretudo na suspeita de abscesso renal.

Biópsia renal deve ser indicada nos pacientes com HIV que apresentam LRA sem causa definida, particularmente na presença de proteinúria e hematúria, proteinúria em níveis nefróticos (> 3,5g/dia), sinais de glomerulonefrite rapidamente progressiva, evidência clínica de microangiopatia trombótica e DRC sem causa definida. Na presença de proteinúria não nefrótica, mas acima de 1g/24h, não é consenso a realização da biópsia renal, devendo ser avaliado o risco-benefício do procedimento[8-10].

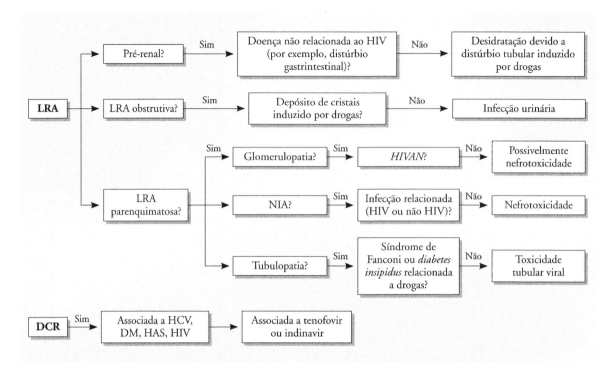

Figura 30.1 – Fluxograma para o diagnóstico de lesão renal aguda (LRA) e doença renal crônica (DRC) nos pacientes com HIV em uso de terapia antirretroviral. NIA = nefrite intersticial aguda; *HIVAN* = nefropatia associada ao HIV; HVC = hepatite por vírus C; HAS = hipertensão arterial sistêmica; DM = *diabetes mellitus*. Adaptada de Izzedine et al[4].

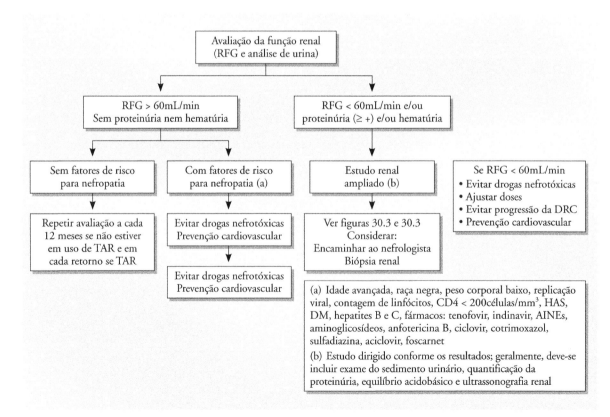

Figura 30.2 – Conduta a seguir com relação à avaliação da função renal no paciente com HIV. TAR = terapia antirretroviral; AINEs = anti-inflamatórios não esteroides; RFG = ritmo de filtração glomerular; DRC = doença renal crônica; HAS = hipertensão arterial sistêmica; DM = *diabetes mellitus*. Adaptada de Gutiérrez et al[3].

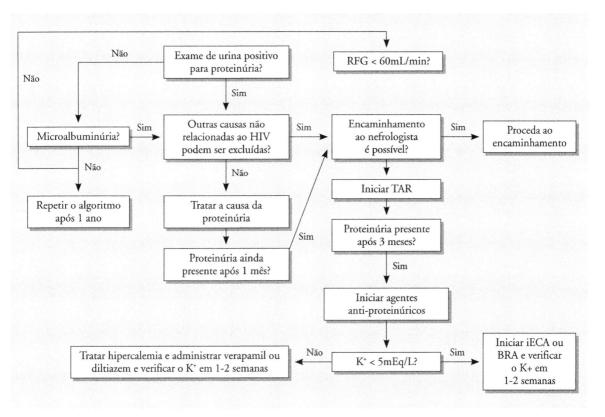

Figura 30.3 – Avaliação dos pacientes com HIV e proteinúria. RFG = ritmo de filtração glomerular; TAR = terapia antirretroviral; iECA = inibidor da enzima conversora da angiotensina; BRA = bloqueador do receptor de angiotensina II. K⁺ = potássio sérico. Adaptada de Fabian et al[1].

DIAGNÓSTICO DIFERENCIAL

Os principais diagnósticos diferenciais no paciente com HIV e acometimento renal são as glomerulopatias, sendo a glomerulopatia mais comum a glomerulosclerose segmentar e focal, e a DRC, principalmente secundária à hipertensão arterial sistêmica e ao *diabetes mellitus*, como na população geral.

As principais infecções oportunistas que podem causar perda de função renal e devem ser consideradas nos pacientes com HIV são a histoplasmose disseminada, a tuberculose renal e os quadros de sepse. Os principais diagnósticos diferenciais da nefropatia associada ao HIV (*HIVAN*) são a glomerulosclerose segmentar e focal (GESF) não colapsante, nefropatia diabética, glomerulonefrite por imunocomplexos, nefrite lúpica, glomerulonefrite membranosa (associada à infecção pelo vírus da hepatite B e à sífilis), glomerulonefrite membranoproliferativa (associada à infecção pelo vírus da hepatite C e à crioglobulinemia mista), nefropatia por IgA (pode haver a formação de anticorpos IgA contra o HIV). Glomerulonefrite pós-infecciosa, doença de lesão mínima (muitas vezes secundária ao uso de AINEs e aos linfomas), glomerulonefrite crescêntica, microangiopatia trombótica e amiloidose renal.

TRATAMENTO

A terapia antirretroviral é a pedra fundamental no tratamento do HIV, sendo inclusive a forma de tratamento para o acometimento renal, apesar do potencial nefrotóxico de algumas classes de medicamentos. Os antirretrovirais controlam a infecção pelo HIV, o que diminui o potencial dano renal direto pelo vírus, e reduzem a incidência de infecções oportunistas, que estão entre as principais causas de dano renal no HIV. É importante sempre ajustar as doses dos antirretrovirais, dos antibióticos e de qualquer medicação que tenha metabolização renal de acordo com a função renal do paciente (avaliada por meio da estimativa da filtração glomerular). Maior mortalidade foi associada à superexposição ou à dose incorreta da terapia antirretroviral em dois estudos com pacientes infectados pelo HIV com DRC[9]. O ajuste de drogas na insuficiência renal pode ser consultado em manuais específicos de Farmacologia e, de maneira mais prática, por meio de programas de computador (*Drug prescribing in renal failure*: http://www.kdp-baptist.louisville.edu/renalbook/).

A prevenção ao dano renal deve ser feita em todo paciente com HIV e incluir atuação sobre os fatores de risco para DRC potencialmente modificáveis, detecção de DRC subclínica, identificação da causa de DRC e atuação sobre os fatores que influenciam na sua progressão, com atenção especial aos fármacos (antirretrovirais e outros empregados para o tratamento das complicações da infecção pelo HIV).

Em termos gerais, o tratamento da LRA é baseado nas seguintes recomendações da Sociedade Brasileira de Nefrologia: assegurar que o volume intravascular esteja expandido; manter a pressão arterial média acima de 80mmHg, hematócrito acima de 30% e oxigenação tecidual adequada; evitar hiper-hidratação, que poderá causar edema, hipertensão, insuficiência cardíaca e hiponatremia; prevenir hipercalemia, diminuindo a ingestão de potássio e evitar drogas que interfiram com a excreção; tomar precauções extremas contra processos infecciosos, evitar antibioticoterapia desnecessária e pesquisar cuidadosamente a presença de focos infecciosos; nutrir o paciente e tentar obter o balanço nitrogenado menos negativo possível pela administração de uma relação calórico-proteica adequada. O tratamento dialítico está indicado nos casos de hiperpotassemia, hipervolemia, uremia, acidose metabólica e outras possíveis complicações da LRA, não responsivas ao manejo clínico[14].

Até o momento nenhum estudo randomizado avaliou o tratamento para a *HIVAN*, mas corticoides e inibidores da enzima conversora de angiotensina (iECA) e bloqueadores dos receptores de angiotensina II (BRA) têm sido usados. O uso de iECA e BRA tem-se mostrado benéfico na *HIVAN*, reduzindo a proteinúria e retardando a progressão da doença renal, devendo ser usado em todos os casos. O alvo da pressão arterial deve ser < 140/90mmHg em pacientes com *HIVAN* com albuminúria normal ou levemente aumentada (< 30mg/dia ou equivalente); e < 130/80mmHg quando a albuminúria é moderada ou grave (> 30-300mg/dia ou equivalente). A associação de iECA e BRA pode ser feita, para potencializar os efeitos antiproteinúricos, com o cuidado de não reduzir demasiadamente a pressão[8].

O uso da terapia antirretroviral altamente ativa (*HAART*) na *HIVAN* tem-se mostrado benéfico. Em alguns relatos, a *HAART* melhorou a função renal e o prognóstico de pacientes com *HIVAN*. O tratamento dialítico também aumentou a sobrevida desses pacientes. Transplante renal é uma opção para alguns casos e vem sendo indicado cada vez mais em portadores de HIV com DRC terminal, devendo-se considerar para isso: histórico de doenças oportunistas, comorbidades, recente estado imune e controle viral com o uso da terapia antirretroviral[8,10].

A terapia antirretroviral deve ser prescrita para todos os pacientes com infecção por HIV, mas a forma de prescrição é muito particular para cada paciente, não existindo, portanto, nenhum consenso para o tratamento. Por exemplo, em pacientes com RFG < 60mL/min/1,73m², recomenda-se evitar tenofovir. Ademais, para pacientes em tratamento com tenofovir que tiverem um declínio > 25% do RFG basal, deve-se substituir essa droga por uma alternativa.

Existem vários estudos clínicos sendo realizados para a determinação da melhor abordagem terapêutica na nefropatia do HIV. Todos os pacientes que têm *HIVAN* confirmada ou suspeita ou albuminúria clinicamente significativa (> 30mg/dia em diabéticos; > 300mg/dia em não diabéticos) devem receber a *HAART* e bloqueadores do sistema renina-angiotensina (iECA e BRA). Deve-se considerar também a prescrição de aspirina (75-100mg/dia) para a prevenção de doenças cardiovasculares na *HIVAN*, mas o benefício do uso dessa droga deve ser balanceado com o risco de sangramentos. No entanto, ainda não há estudos assegurando a total eficácia do uso da aspirina em pacientes infectados pelo HIV com DRC[8,10].

Os iECA e os BRA são drogas que comprovadamente reduzem a proteinúria em qualquer tipo de nefropatia, inclusive na doença associada ao HIV. Estudos iniciais com o uso de zidovudina (AZT) em pacientes com *HIVAN* mostraram resultados controversos. Muitos pacientes usando AZT desenvolveram *HIVAN*, sugerindo que o uso desse antirretroviral era pouco benéfico para o tratamento específico da nefropatia do HIV. Alguns estudos, entretanto, mostram que o uso de AZT pode retardar a progressão da doença renal, particularmente se iniciado em pacientes com proteinúria leve e função renal relativamente normal, e em associação com iECA ou BRA. O AZT pode ainda ser benéfico na doença mais avançada, o que é sugerido por estudos que mostram piora da função renal em pacientes que descontinuaram o tratamento com AZT.

O uso de monoterapia com antirretrovirais não é mais indicado desde que surgiu a *HAART*. Os benefícios da terapia altamente eficaz, com a combinação de dois ou mais antirretrovirais, em relação à nefropatia do HIV ainda são indeterminados. Em estudo com 19 portadores de *HIVAN*, o uso da *HAART* reduziu significativamente a taxa de progressão da doença renal (−0,08mL/min por mês *versus* −4,30mL/min por mês para aqueles que não fizeram uso dessas drogas). Em outro estudo, com 36 pacientes com HIV e nefropatia, a *HAART* aumentou a sobrevida (18 meses *versus* 4 meses nos pacientes não tratados). Alguns estudos sugerem ainda que a *HAART* pode prevenir o aparecimento da *HIVAN*. Em estudo com 400 pacientes HIV positivos, o risco de nefropatia foi 60 vezes menor nos pacientes tratados com a *HAART*, e nenhum paciente que iniciou a terapia antes de entrar no estágio de AIDS desenvolveu nefropatia. Outro estudo comparando pacientes que recebiam a terapia antirretroviral com aqueles que não a recebiam mostrou impacto significativo na progressão da DRC para DRC terminal. Aqueles que faziam uso tiveram uma média de tempo de progressão para a DRC terminal de 18,4 meses, enquanto os que não faziam uso foi 3,9 meses. Assim, comprova-se que a *HAART* está associada à menor incidência de *HIVAN* e menores riscos de evolução para DRC terminal[8].

Alguns estudos sugerem o uso de corticosteroides para o tratamento da *HIVAN*, com resultados benéficos. No entanto, ainda existe muita controvérsia quanto a essa abordagem. Em estudo com 31 pacientes, foi observada maior sobrevida renal nos pacientes tratados com a combinação de prednisona e *HAART* (26,6 meses), em comparação com os pacientes que usaram *HAART* (6 meses) ou prednisona isoladamente (3 meses). Outros estudos não mostraram benefício suficiente para a indicação do uso de prednisona para o tratamento da *HIVAN*. Em estudo realizado na França com 102 pacientes com *HIVAN*, o uso de prednisona (1mg/kg/dia, por 2 a 4 semanas) foi associado com maior sobrevida renal (risco relativo de 0,29 para a progressão da DRC necessitando de diálise). Na maioria dos estudos em que a prednisona foi utilizada, foi feita redução progressiva da dose em 2 a 26 semanas, com duração total do tratamento de 2 a 9 meses. A prednisona não aumentou a incidência de infecções, mas aumentou o risco de necrose avascular, sobretudo da cabeça do fêmur. Os corticoides são bastante efetivos para complicações associadas ao HIV de cunho imune, entretanto não existe nenhum estudo que comprove precisamente seu impacto em pacientes infectados pelo HIV com DRC a ponto de ser formalizada a recomendação de uso[8,10].

A ciclosporina é outro agente imunossupressor cujo benefício no tratamento da *HIVAN* foi observado em alguns estudos. A posologia da ciclosporina indicada para a glomerulopatia é de 2 a 3mg/kg/dia, dividida em duas doses ao dia.

O manejo dos cálculos por antirretrovirais inclui um boa hidratação e analgesia. Recomenda-se, sempre que possível, a suspensão ou substituição do fármaco responsável pela nefropatia por cristais.

As infecções urinárias no HIV devem ser tratadas com antibióticos, sempre utilizando a orientação das culturas. As fluoroquinolonas, como o ciprofloxacino, são as drogas de primeira escolha. A duração da antibioticoterapia no paciente com HIV geralmente deve ser prolongada, dependendo do agente causal e da história de infecções recorrentes. O tratamento das infecções por *N. gonorrhoeae* e *C. trachomatis* pode ser feito com ceftriaxona por via intramuscular em dose única (2g), seguido de doxiciclina durante 10 dias. O tratamento empírico para DSTs por gonococos e clamídia inclui dose única por via intramuscular de ceftriaxona (2g) e azitromicina por via oral dose única (1g).

PROGNÓSTICO

Em estudos recentes, observa-se u tendência à redução da mortalidade nos pacientes com LRA. As taxas de mortalidade na LRA variam muito, de acordo com a causa: aproximadamente 15% em pacientes obstétricas, cerca de 30% na LRA relacionada a toxinas e aproximadamente 60% após traumatismo ou grande cirurgia. A oligúria (diurese < 400mL/dia) é um importante fator determinante de mau prognóstico, conforme demonstrado em pesquisas recentes. As taxas de mortalidade são maiores em pacientes idosos e debilitados e naqueles com falência de múltiplos órgãos. A maioria dos pacientes que sobrevivem a um episódio de LRA recupera a função renal. A recuperação da função renal depende do número de néfrons funcionantes remanescentes, que aumentam seu ritmo de filtração glomerular. Entretanto, a hiperfiltração pode levar à esclerose glomerular progressiva, com consequente morte do néfron e desenvolvimento de DRC terminal. Cerca de 5% dos pacientes não recuperam a função renal. Também é importante o reconhecimento dos grupos em risco para o desenvolvimento de LRA (pacientes diabéticos, hipertensos, portadores de doença vascular, ICC, idosos) para a adoção de medidas de prevenção[3].

Fatores associados à mortalidade nos pacientes com HIV e LRA incluem uso de ventilação mecânica, escore APACHE II elevado e choque séptico, conforme observado em alguns estudos. O uso de corticosteroides e de antirretrovirais parecem ser fatores protetores, melhorando o prognóstico desses pacientes.

O critério RIFLE foi criado recentemente pelo grupo ADQI (do inglês *Acute Dialysis and Quality Initiative*) para uniformizar a definição de LRA, incluindo desde alterações discretas dos níveis séricos de creatinina e do volume urinário até o desenvolvimento de DRC terminal. A classificação consiste em um acrônimo no qual cada letra corresponde a um estágio de perda da função renal, sendo três associados com a gravidade da doença (R = *risk*, I = *injury*, F = *failure*) e dois associados com prognóstico (L = *loss*, E = *end-stage*).

Alguns estudos aplicaram o RIFLE em pacientes hospitalizados, particularmente em UTI, com alguns mostrando boa correlação com o prognóstico. O critério RIFLE foi empregado pela primeira vez em pacientes com HIV em 2007, sendo encontrada boa correlação com a taxa de mortalidade, que foi progressivamente maior à medida que o critério RIFLE progredia (23,5% para função renal normal, 50% para RIFLE "R", 66,6% para RIFLE "I" e 72% para RIFLE "F"). Em estudo recente, realizado por nosso grupo, também foi observada associação significativa entre o critério RIFLE e a mortalidade no HIV (33% na classe "R", 39% na "I" e 51% na "F")[3].

REFERÊNCIAS BIBLIOGRÁFICAS

1. Fabian J, Naicker S. HIV and kidney disease in sub-Saharan Africa. *Nat Rev Nephrol* 2009; **5**: 591-598.
2. Fine DM, Perazella MA, Lucas GM, Atta MG. Kidney biopsy in HIV: beyond HIV-associated nephropathy. *Am J Kidney Dis* 2008; **51**: 504-514.
3. Gutiérrez F, Polo R. Panel de expertos del Grupo de Estudio de Sida (GESIDA) y del Plan Nacional sobre el Sida (PNS). Diagnóstico, tratamiento y prevención de las alteraciones renales en pacientes con

infección por el virus de la inmunodeficiencia humana. Recomendaciones del Grupo de Estudio del Sida/Plan Nacional sobre el Sida. *Enferm Infect Microbiol Clin* 2010; **28**: 520, e1-22.

4. Izzedine H, Harris M, Perazella MA. The nephrotoxic effects of HAART. *Nat Rev Nephrol* 2009; **5**: 563-573.

5. Silva TI, Post FA, Griffin MD, Dockrell DH. HIV-1 infection and the kidney: an evolving challenge in HIV Medicine. *Mayo Clin Proc* 2007; **82**: 1103-1116.

6. Silva Júnior GB, Libório AB, Mota RMS *et al.* Acute kidney injury in AIDS: prevalence, RIFLE classification and outcome. *Braz J Med Biol Res* 2010; **43**: 1102-1108.

7. Boletim Epidemiológico AIDS e DST. Brasília: Ministério da Saúde, Secretaria de Vigilância em Saúde, PN de DST e AIDS, ano V, n. 1, 27ª a 56ª semanas epidemiológicas, jul./dez., 2015, ano V, n. 1, 1ª a 26ª semanas epidemiológicas, jan./jun. 2016.

8. Gorriz JL, Gutierrez F, Trullas JC *et al.* Consensus document on the management of renal disease in HIV-infected pacients. *Nefrologia* 2014; **34**: 1-81.

9. Campos P, Ortiz A, Soto K. HIV and kidney diseases: 35 years of history and consequences. *Clin Kidney J* 2016; **9**: 772-781.

10. Waheed S, Attia D, Estrella MM *et al.* Proximal tubular dysfunction and kidney injuryassociated with tenofovir in HIV patients: a case series. *Clin Kidney J* 2015; **8**: 420-425.

11. Santiago P, Grinsztejn B, Friedman RK *et al.* Screening for decreased glomerular filtration rate and associated risk factors in a cohort of HIV-infected patients in a middle-income country. *PLoS One* 2014; **9**.

12. Menezes AM, Torelly J Jr, Real L *et al.* Prevalence and risk factors associated to chronic kidney disease in HIV-infected patients on HAART and undetectable viral load in Brazil. *PLoS One* 2011; **6**: e26042.

13. Lucas GM, Ross MJ, Stock PG. Clinical practice guideline for the management of chronic kidney disease in patients infected with HIV: 2014 update by the HIV Medicine Association of the Infectious Diseases Society of America. *Clin Infect Dis* 2014; **59**: e96-e138.

14. Meneses GC, Cavalcante MG, Silva Junior GB *et al.* Endothelial Glycocalyx Damage and Renal Dysfunction in HIV Patients Receiving Combined Antiretroviral Therapy. *AIDS Res Hum Retroviruses* 2017; **33**: 703-710.

31

NOVOS BIOMARCADORES RENAIS NA LEISHMANIOSE VISCERAL

Gdayllon Cavalcante Meneses
Elizabeth De Francesco Daher

◆

INTRODUÇÃO

A leishmaniose visceral (LV), também conhecida popularmente como calazar, é uma doença infecciosa grave causada por parasitas do gênero *Leishmania*. A LV acomete milhares de pessoas no mundo, sendo uma das mais importantes doenças tropicais negligenciadas e presente em quase todos os continentes, como América do Sul, África, Ásia e América Central. A LV é endêmica no Brasil e é causada pela espécie *Leishmania chagasi*[1]. A gravidade da doença depende da espécie de *Leishmania* e da resposta imunológica do hospedeiro, sendo potencialmente fatal (90%) quando não tratada[2,3]. Pacientes com LV apresentam intenso parasitismo do sistema reticuloendotelial, afetando fígado, baço, medula óssea, linfonodos, sistema digestivo e até mesmo os rins, com marcante presença de anemia, leucopenia, trombocitopenia, hipoalbuminemia e hipergamaglobulinemia[2].

O envolvimento renal na LV é importante e frequente. A presença de lesão renal aguda (LRA) chega a 46% em pacientes hospitalizados e está associada com o aumento da mortalidade[4-6]. As principais causas de LRA na LV estão relacionadas com o uso de anfotericina B, infecções secundárias, anormalidades hemodinâmicas e inflamação sistêmica. As principais alterações renais estão associadas a nefrite intersticial e alterações glomerulares.

O diagnóstico precoce da LRA é crucial para prevenir novas complicações renais, exigência de diálise e até mesmo a morte. O atraso no diagnóstico da doença renal se deve em parte ao uso de critérios baseados em um marcador tardio, a creatinina sérica, como nas classificações RIFLE, AKIN e KDIGO[7]. Assim, novos biomarcadores renais estão sendo amplamente estudados em diferentes contextos clínicos na detecção precoce de lesões renais. Considerando que a anfotericina B é o tratamento mais eficaz contra a *Leishmania* e é potencialmente nefrotóxica, o diagnóstico precoce de lesão renal é fundamental no direcionamento para o melhor manejo clínico desses pacientes.

EPIDEMIOLOGIA

Mundialmente, cerca de 200 a 400 mil novos casos de leishmaniose são detectados todo ano, sendo que, em 2014, 90% dos casos novos estavam concentrados em seis países: Índia, Etiópia, Somália, Sudão, Sudão do Sul e Brasil, conforme ilustrado na figura 31.1[1,8,9].

No Brasil, foram registrados 1.944 casos confirmados de LV em 1990 e, em 2015, eles subiram para 3.298. Em 2015, houve 272 óbitos pela LV, com taxa de letalidade de quase 8%[10]. Em todos esses anos, a Região Nordeste apresentou o maior número de casos, com 1.806 casos confirmados só em 2015, representando 55% de todos os casos do País, enquanto o segundo lugar, a Região Sudeste, apresentou menos da metade do número de casos[10]. Maranhão, Bahia, Piauí e Ceará são os estados com maior número de casos e também com o maior número de óbitos causados pela LV. Só no estado do Ceará o número de casos confirmados é maior que o de outros países da América do Sul juntos, como Argentina, Bolívia, Colômbia, Honduras, Paraguai e Venezuela[1].

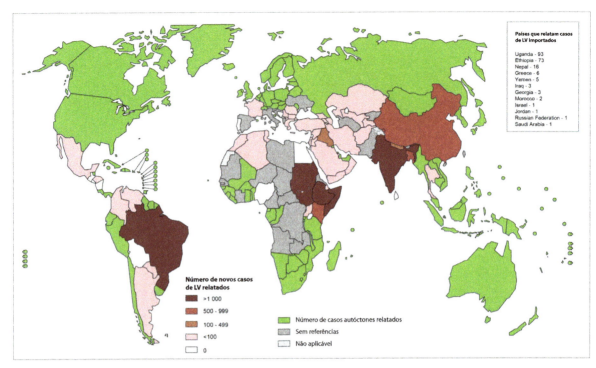

Figura 31.1 – Endemicidade da leishmaniose visceral no mundo em 2015. Adaptada de World Health Organization, 2015.

Além disso, de 2007 a 2015, houve aumento no número de óbitos de 42%, com média anual de 34 óbitos e taxa de letalidade média de 6,1%[11].

CICLO EVOLUTIVO

O gênero *Leishmania* é composto de protozoários pertencentes à família Trypanosamatidae, ordem Kinetoplastida[12]. A *Leishmania* apresenta duas formas morfológicas principais em seu ciclo evolutivo. A forma promastigota metacíclica e flagelada é a forma infecciosa do parasita que vive no meio extracelular, a qual é encontrada no intestino do vetor invertebrado. A forma promastigota é transmitida pela saliva do vetor durante a picada no mamífero. A forma amastigota está presente no meio intracelular, dentro de vacúolos de células fagocíticas, principalmente macrófagos dos mamíferos[13].

O ciclo de vida do *Leishmania* ocorre entre os hospedeiros mamíferos e os insetos vetores fêmeos (gêneros: *Phlebotomus* e *Lutzomyia*) encontrados em regiões tropicais e subtropicais[14].

No Brasil, ele é popularmente conhecido como mosquito-palha. O ciclo se inicia quando os vetores fêmeos ingerem sangue de mamíferos, destacando-se os cães e o homem, contendo macrófagos infectados com a forma amastigota (3 a 5μm). A mudança das condições do ambiente do hospedeiro mamífero para o intestino do vetor, como diminuição da temperatura e aumento do pH, causa transformações morfológicas do parasita que se transformam em formas promastigotas procíclicas[14]. Os promastigotas procíclicos são formas que possuem um pequeno e frágil flagelo que limita a locomoção do parasita. Contudo, após 48 a 72 horas, os parasitas começam a se diferenciar e proliferar no ambiente propício, formando diferentes formas promastigotas que chegam ao lúmen intestinal, aumentando sua capacidade de deslocamento até atingir a forma final e infecciosa, a promastigota metacíclica[15].

A inoculação das formas promastigotas metacíclicas pelo vetor dentro da pele do hospedeiro mamífero suscetível causa a infecção. No homem, o período de incubação é de 10 a 24 meses, com média de 2 e 6 meses[11]. Macrófagos do hospedeiro fagocitam os promastigotas, que se desenvolvem em amastigotas e se multiplicam em fagolisossomos[2]. Depois, os parasitas podem-se disseminar e infectar outras células do sistema reticuloendotelial em vários tecidos, principalmente na medula óssea, baço, fígado e linfonodos, podendo causar diversas manifestações e complicações clínicas[16].

MANIFESTAÇÕES CLÍNICAS

O período de incubação para a LV geralmente é de 2 a 6 meses, mas pode variar de poucas semanas a muitos anos[2]. A infecção podemanifestar-se de maneira assintomática como uma doença progressiva e os sintomas podem variar de acordo com a área endêmica[17]. O paciente pode apresentar febre insidiosa, com duração de até quatro semanas, palidez cutaneomucosa, esplenomegalia associada ou não a hepatomegalia, fadiga, fraqueza, perda de apetite e perda de peso. Com o avanço da doença, a esplenomegalia pode aumentar, causando distensão abdominal e dor, que pode agravar-se com hepatomegalia concomitante[18].

Em relação às alterações laboratoriais, alterações hematológicas são comuns nos pacientes com LV. Pode haver pancitopenia, ou seja, anemia, leucopenia e trombocitopenia devido à supressão da medula óssea e do baço[19]. A fadiga e a fraqueza podem ser reflexo da anemia, a qual é causada pelo estado inflamatório persistente, pela destruição periférica de eritrócitos no baço aumentado, e também por hemorragias[18,20,21]. Outra causa de anemia pode ser a alteração na eritropoiese na medular com indução de apoptose de eritroblastos por meio de fatores mediados por citocinas[22].

A hiperglobulinemia e a hipoalbuminemia são achados laboratoriais comuns e importantes na LV, sendo fatores de risco para severidade e morte em análises multivariadas[23]. A hipoalbuminemia pode ser devida ao intenso parasitismo hepático e intestinal, levando à diminuição da produção de albumina no fígado e à sua menor absorção no intestino, principalmente em pacientes malnutridos[24]. O parasitismo do fígado causa infiltração de células mononucleares, inflamação, degeneração de hepatócitos e fibrose[25,26]. Esse envolvimento hepático pode ser acompanhado de hepatomegalia, elevação das enzimas hepáticas, como a transaminase glutâmico-oxalacética (TGO), e das bilirrubinas. Além disso, pode haver icterícia, que é uma variável fortemente envolvida com a severidade da LV[27]. Já a hiperglobulinemia ocorre devido à ativação policlonal de linfócitos B em resposta à infecção pela *Leishmania*, ocorrendo elevação plasmática de gamaglobulinas ou imunoglobulinas[28].

Caso não seja feito o diagnóstico e iniciado o tratamento, a doença evolui progressivamente, com febre contínua e comprometimento mais intenso do paciente, edema dos membros inferiores, hemorragias, icterícia, comprometimento renal e até leva à morte[4,29-32].

DIAGNÓSTICO E TRATAMENTO

O diagnóstico precoce e o tratamento são essenciais para um bom prognóstico nos pacientes com LV e de suma importância para o controle da doença, pois interrompe o ciclo de vida do parasita, a transmissão e melhora a sintomatologia[18].

Os testes diagnósticos para LV devem ter alta sensibilidade e especificidade, pois a doença é uma condição grave e as drogas usadas em seu tratamento são potencialmente tóxicas[16,18,33]. A apresentação clínica da LV pode ser pouco específica. Contudo, a redução do número de leucócitos e plaquetas (pancitopenia) no sangue e a hipergamaglobulinemia policlonal apresentam boa especificidade, porém baixa sensibilidade, necessitando de testes confirmatórios para decidir quais pacientes devem ser tratados[34]. A visualização das formas amastigotas pela microscopia de aspirados de linfonodos, medula óssea e baço é o teste confirmatório clássico e padrão-ouro para LV[35,36]. Contudo, o exame microscópico é mais demorado e requer qualificação, experiência e habilidade dos profissionais da saúde, tanto no momento da coleta, como para a preparação das lâminas para ter-se melhor acurácia ou confiabilidade[37].

Testes sorológicos têm sido importantes ferramentas no diagnóstico da LV. Dois testes sorológicos foram desenvolvidos e validados: o de aglutinação direta e o de imunocromatografia baseada no antígeno K39[18]. Na prática, as ferramentas mais utilizadas para o diagnóstico são o exame parasitológico através do aspirado da medula óssea e o exame sorológico através do teste rápido com antígeno rK39 em conjunto com os dados clínicos e epidemiológicos.

Com o diagnóstico confirmado, o tratamento deve ser iniciado o quanto antes. A LV é uma doença grave que se não for tratada é quase sempre fatal[31]. Os cuidados com o paciente com LV vão desde o tratamento com fármacos leishmanicidas específicos até o manejo de infecções secundárias, anemia, hipovolemia e desnutrição[18]. No Brasil, o tratamento para LV é gratuito e está disponível na rede de serviços do Sistema Único de Saúde (SUS) e baseia-se na utilização de três fármacos, dependendo da indicação médica: o antimoniato de metilglucamina, a anfotericina B decoxilato e a lipossomal[30].

Antimoniais são drogas tóxicas com efeitos colaterais adversos frequentes que podem ser fatais, incluindo arritmia cardíaca e pancreatite aguda, sobretudo em pacientes com menos de 2 anos ou com 45 anos ou mais que apresentam sinais de doença avançada e/ou desnutrição grave devido a complicações da LV[20]. A anfotericina B decoxilato tem substituído os antimoniais como tratamento de primeira linha para LV, por ser mais potente e atuar contra as formas amastigotas e também promastigostas[18]. Contudo, seus efeitos colaterais são também vários, incluindo toxicidade ao endotélio vascular, hiperpotassemia, alterações pulmonares, cefaleia, febre, calafrios, astenia, dores musculares e articulares, vômitos e hipotensão[38].

As complicações renais são as mais importantes e ocorrem em praticamente todos os pacientes durante o tratamento com anfotericina B decoxilato[39]. Os mecanismos de lesão renal parecem ser vasoconstrição induzida pelo fármaco, diminuindo a perfusão renal e o ritmo de filtração glomerular, e devido à interação direta da anfotericina B com a membrana das células epiteliais renais dos túbulos renais, causando disfunção tubular, principalmente no túbulo proximal[40].

Para reduzir a nefrotoxicidade, novas formulações farmacêuticas da anfotericina B, a anfotericina B lipossomal e a anfotericina B dispersão coloidal, foram desenvolvidas[41,42]. A anfotericina B lipossomal é composta por lipossomos com diâmetro de 60-70nm que contêm a anfotericina B em seu interior. Os lipossomos têm maior afinidade pelo sistema reticuloendotelial e menor afinidade pelo tecido renal, apresentando melhor índice terapêutico e menor nefrotoxicidade[41,43]. Apesar da diminuição nos índices de nefrotoxicidade com as formulações lipídicas, a lesão renal aguda associada à anfotericina B ainda é frequente e pode chegar a 20% com essas formulações[39,44]. Somado a isso, o tratamento com anfotericina B lipossomal é de alto custo para o serviço público, restringindo seu uso. Para o tratamento de LV, a dose recomendada é de 1,0 a 1,5mg/kg/dia durante 21 dias ou a dose de 3,0mg/kg/dia durante 10 dias[30].

ENVOLVIMENTO RENAL

Componentes imunológicos como depósito de complexo imune (imunocomplexo), ativação de células T, processos inflamatórios e presença do *Leishmania* no tecido renal são os principais responsáveis pela lesão renal em pacientes com LV, principalmente glomerulonefrite e nefrite intersticial[4,45-48].

O acometimento renal na LV é frequente e já foi reportado em vários estudos. Fazendo uma análise de achados clínicos associados às alterações renais, observamos proteinúria moderada, hematúria, leucocitúria, microalbuminúria, distúrbios hidreletrolíticos, como hiponatremia, hipocalemia, hipocloremia, hipocalcemia, hipomagnesemia, aumento da fração de excreção de vários eletrólitos e defeitos na concentração e acidificação urinárias[6,23,45,47,49,50].

O dano glomerular na LV é caracterizado como lesão proliferativa mesangial ou depósito de complexos imunes, podendo levar à glomerulonefrite rapidamente progressiva[4,51,52]. A microalbuminúria é uma alteração frequente (até 40%) em pacientes com LV, sugerindo importante defeito na barreira de filtração glomerular[53,54]. Além disso, a proteinúria elevada observada nesses pacientes pode ser resultado da hipergamaglobulinemia presente em pacientes com LV, apresentando frações de proteínas de baixo peso molecular, como alfa-1, alfa-2, microglobulinas beta e especialmente gamaglobulinas, que são livremente filtradas nos glomérulos. Ademais, pode acelerar a progressão da doença renal por meio da indução de quimiocinas e ativação do sistema complemento que levam à infiltração de células inflamatórias no interstício renal[55].

Em revisão de literatura de nosso grupo, foram destacadas importantes alterações histológicas renais em pacientes com LV. Entre as alterações glomerulares, foram relatadas lesão proliferativa mesangial, hiperplasia mesangial, glomerulonefrite membranoproliferativa, esclerose segmentar e focal e depósitos de amiloides na doença em estágios crônicos[4]. Outras alterações observadas foram a nefrite tubulointersticial em maior frequência,

seguida de relatos de fibrose intersticial, atrofia tubular e presença do *Leishmania* no tecido renal em pacientes imunocomprometidos[56].

A lesão renal aguda (LRA) tem sido observada com frequência importante (> 30% dos casos) na LV[53]. A LRA já foi relatada em adultos e crianças, sendo mais grave em adultos. Fatores de risco observados para LRA em adultos foram hipocalemia, leucopenia e uso de anfotericina B[57]. Outro estudo observou 34% de LRA em pacientes com LV e mostrou que a idade avançada, o gênero masculino e a icterícia foram importantes fatores de risco para LRA com *odds ratio* (OR) de 1,05, 2,2 e 2,9, respectivamente[6]. Em estudo retrospectivo com 146 crianças, 45,9% desenvolveram LRA, principalmente as mais jovens, e esteve associada com hiponatremia, hipocalemia, hipoalbuminemia, hiperglobulinemia e principalmente com a presença de infecções secundárias (OR de 3,65)[5]. Estudos sugerem que o desenvolvimento de LRA dificulta o manejo clínico do paciente com LV e está associado a aumento do tempo de internação hospitalar, mau prognóstico e mortalidade[4,53].

NOVOS BIOMARCADORES RENAIS

O diagnóstico da doença renal ainda é muito tardio, o que contribui para as taxas elevadas de LRA nos pacientes[58,59]. Os marcadores clínicos utilizados para avaliação da função renal, como volume urinário e creatinina sérica, são bastante limitados devido a variáveis extrarrenais que interferem em seus níveis, e a creatinina sérica só se eleva quando metade da função renal está comprometida[58,60]. A identificação da lesão renal também se torna difícil devido à falta de sensibilidade dos testes de diagnóstico, sendo frequentemente diagnosticada apenas quando está completamente estabelecida, com evidentes sinais clínicos e sintomas.

Consequentemente, houve aumento exponencial nas pesquisas de novos biomarcadores de LRA que fossem mais precoces e específicos para o dano renal[61]. Esses estudos têm o intuito de obter informações importantes a respeito da localização da lesão renal, avaliando a intensidade e o diagnóstico diferencial da lesão, sua capacidade preditora de LRA nos pacientes novos ou hospitalizados e os impactos da intervenção terapêutica.

Vários candidatos a novos biomarcadores estão sendo estudados em diferentes contextos clínicos, apresentando maior especificidade e sensibilidade em relação aos marcadores renais clínicos clássicos[7]. Eles podem ser quantificados em amostras de soro e urina, apresentando resultados relevantes em ambos. Apesar de a urina ser ideal para esses estudos de diagnóstico e prognóstico, uma vez que é um exame não invasivo e de fácil coleta, o soro também é um espécime de grande importância, principalmente em estudos no cuidado intensivo de pacientes, onde fica inviável a coleta de urina[62,63].

Para LRA, entre os mais bem estudados temos o *neutrophil gelatinase-associated lipocalin* (NGAL) e a *kidney injury molecule-1* (KIM-1)[7,64-67]. Outros biomarcadores são mais específicos para glomerulopatias como a quimiocina *monocyte chemotactic protein-1* (MCP-1), estando associada a inflamação glomerular e nefrite intersticial[68].

O acometimento glomerular está bastante presente em doenças infecciosas como a LV e pode ser decisivo para o desenvolvimento de LRA, contribuindo para o mau prognóstico dos pacientes. Em estudo piloto do nosso grupo, os níveis de MCP-1 urinário estiveram elevados em 19 pacientes com LV quando comparados ao grupo controle[69]. Recentemente, continuando esse estudo piloto, detectamos, à admissão hospitalar de 50 novos pacientes com LV, níveis aumentados de MCP-1 urinária e também de outros novos biomarcadores avaliados: NGAL sérica e urinária e KIM-1 urinária (dados submetidos na revista *The American Journal of Tropical Medicine and Hygiene*). Pela primeira vez, foi investigado o papel de novos biomarcadores renais em alterações renais clínicas de pacientes com LV. Nesse estudo, níveis aumentados de KIM-1 urinário se associaram à proteinúria, e a MCP-1 urinária, à microalbuminúria. Já a NGAL sistêmica se associou com o ritmo de filtração glomerular, creatinina e ureia (Tabela 31.1).

Embora os níveis de KIM-1 urinária e MCP-1 urinária estivessem elevados nos pacientes que desenvolveram LRA, apenas a NGAL sérica esteve associada com o desenvolvimento de LRA na LV (Tabela 31.2). Além disso, foi demonstrada a capacidade diagnóstica de LRA à admissão hospitalar nos pacientes com LV, e apenas a NGAL urinária e sobretudo a sérica tiveram significância (Figura 31.2).

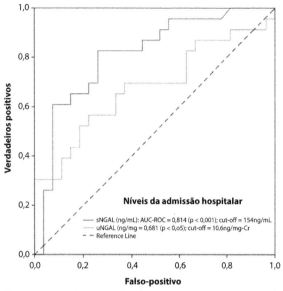

Figura 31.2 – Desempenho dos níveis séricos e urinários de NGAL da admissão hospitalar para diagnóstico de lesão renal aguda em pacientes com leishmaniose visceral. AUC-ROC = área sob a curva ROC (figura submetida na revista *The American Journal of Tropical Medicine and Hygiene*).

NÍVEIS DE NGAL NA LEISHMANIOSE VISCERAL

A NGAL é liberada por neutrófilos ativados, um componente importante da imunidade inata antimicrobiana nos primeiros estágios da infecção. Os níveis elevados de NGAL no sangue também atraem neutrófilos e ativam células reguladoras T CD4+[70]. Nesse contexto, estudos com *Leishmania major* e *L. infantum* (leishmaniose visceral) relataram a relação entre a imunidade inata e a

Tabela 31.1 – Correlações de Pearson e Spearman entre parâmetros clínicos renais e novos biomarcadores em pacientes com leishmaniose visceral.

	sNGAL		uNGAL		uKIM-1		uMCP-1	
	r	p	r	p	r	p	rho	p
Creatinina (mg/dL)	0,487*	< 0,001	0,118	0,481	0,389*	0,017	0,153	0,359
Ureia (mg/dL)	0,583*	< 0,001	0,251	0,152	0,397*	0,022	0,166	0,349
RFG (mL/min/1,73m²)	−0,447*	0,001	−0,226	0,172	−0,195	0,248	−0,294	0,074
Sódio (mEq/L)	−0,507*	0,010	−0,307	0,135	−0,490*	0,015	−0,128	0,542
Proteinúria (mg/g-Cr)	0,239	0,221	0,203	0,301	0,419*	0,030	−0,159	0,420
Albuminúria (mg/g-Cr)	0,350*	0,031	0,509*	0,001	0,442*	0,006	0,455*	0,004

r de Pearson; Rho de Spearman. *Correlações significantes; p < 0,05.
RFG = ritmo de filtração glomerular estimada pela fórmula CKD-EPI.
sNGAL euNGAL = *neutrophil gelatinase-associated lipocalin* sérica e urinária, respectivamente; uKIM-1 = *kidney injury molecule-1* urinária; uMCP-1 = *monocyte chemotactic protein-1* urinária.

Tabela 31.2 – Modelos de correlações ajustadas para variáveis associadas ao desenvolvimento de lesão renal aguda em pacientes com leishmaniose visceral.

	Lesão renal aguda		
	OR	(95% IC)	p
Não ajustado			
uKIM-1 (ng/mg-Cr)	1,380	(0,855 a 2,227)	0,187
uMCP-1 (pg/mg-Cr)	1,001	(0,999 a 1,003)	0,321
uNGAL (ng/mg-Cr)	1,102	(0,992 a 1,225)	0,071
sNGAL (para cada 10ng/mL)	1,227	(1,074 a 1,403)	0,003
Ajustado para modelo 1			
sNGAL (para cada 10ng/mL)	1,254	(1,071 a 1,470)	0,005
Ajustado para modelo 2			
sNGAL (para cada 10ng/mL)	1,285	(1,014 a 1,628)	0,038

IC = intervalo de confiança; OR = *odds ratio*.
LRA definida pelos critérios do KDIGO.
sNGAL e uNGAL = *neutrophil gelatinase-associated lipocalin* sérica e urinária, respectivamente;
uKIM-1 = *kidney injury molecule-1* urinária; uMCP-1 = *monocyte chemotactic protein-1* urinária.
Modelo 1: idade, gênero, hemoglobina, leucócitos, plaquetas, interferon-gama (IFN-y) e proteína C-reativa (PCR).
Modelo 2: idade, gênero, globulinas, albumina, TGO, IFN-y e PCR.

ativação inicial de neutrófilos[3]. No estágio inicial, as formas promastigotas metacíclicas (forma flagelada infecciosa de *Leishmania*) são fagocitadas por neutrófilos que parecem ajudá-los a escapar da destruição por macrófagos. Nesses casos, a imunidade inata não controla a infecção e a doença sistêmica vai progredindo e apresentando ativação exacerbada de neutrófilos[3]. Já na imunidade adaptativa, as células apresentadoras de antígenos (APCs) capturam parasitas mortos e apresentam para células CD8+ e CD4+. De modo especial, as T CD4+ são ativadas e se diferenciam em células TH1 que produzem interferon-γ (IFN-γ)[71]. O IFN-γ parece inibir o recrutamento de neutrófilos e ativar macrófagos infectados que, desse modo, conseguem matar os parasitas.

Por um lado, os níveis elevados de NGAL sistêmico na LV observados em nosso estudo recente (dados submetidos na revista *The American Journal of Tropical Medicine and Hygiene*) podem estar associados à ativação exacerbada e ineficiente de neutrófilos que contribuem para a progressão da infecção. Por outro lado, a lesão renal intrínseca resultante da infecção pela LV e da inflamação sistêmica pode contribuir para aumentar a expressão de NGAL nos segmentos do néfron causando aumento adicional na NGAL sérica e urinária. Além disso, a diminuição da reabsorção tubular e qualquer comprometimento do ritmo de filtração glomerular devido à lesão renal contribui para aumentar os níveis sistêmicos e urinários de NGAL (Figura 31.3).

Os níveis sistêmicos de NGAL parecem ter papel importante em prever a LRA na LV. Foi observado nesse mesmo trabalho que a NGAL sistêmica esteve associada precocemente com o desenvolvimento de LRA, apresentando boa capacidade diagnóstica com um ponto de corte de 154ng/mL e AUC-ROC = 0,814 (ver Figura 31.2). A NGAL urinária apresentou menor capacidade diagnóstica. Em outro estudo que avaliou o desempenho diagnóstico da NGAL, foi estudada apenas a NGAL urinária em 22 pacientes com leishmaniose, sendo 5 pacientes com LV e 17 com leishmaniose cutânea, durante o uso de anfotericina B. A NGAL urinária esteve elevada no grupo com LRA e obteve melhor desempenho diagnóstico para LRA no quinto dia de tratamento[39].

CONCLUSÕES

Os mecanismos de lesão renal causados pela infecção com *Leishmania* não são totalmente compreendidos. Além disso, o diagnóstico clínico de lesão renal é pouco preciso e pouco sensível, o que dificulta a identificação do tipo, do início, da causa e da gravidade da lesão renal nos pacientes com LV. Considerando que a LRA é uma das principais complicações da LV e está associada com o aumento da mortalidade[4,53], a aplicação de novos biomarcadores renais mais específicos e sensíveis apresenta significante valor científico para o potencial diagnóstico e elucidação de novos mecanismos de lesão renal.

Níveis sistêmicos de NGAL em pacientes com LV parecem ter papel importante em prever o risco de desenvolvimento de LRA. Além disso, importante lesão tubular proximal detectada pela KIM-1 urinária parece

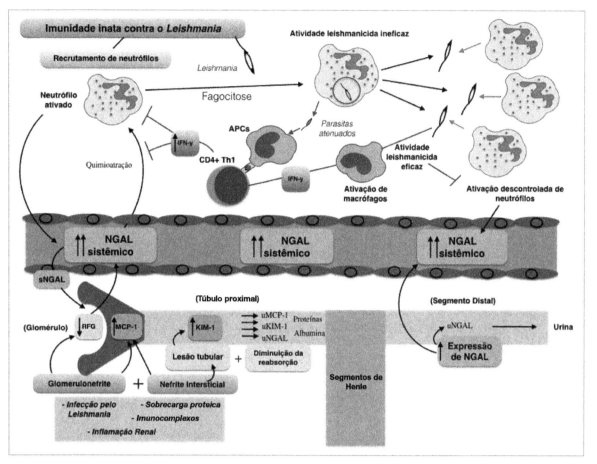

Figura 31.3 – Hipótese de mecanismos patogênicos envolvidos no controle da infecção pela leishmânia e a lesão renal na leishmaniose visceral (figura submetida na revista *The American Journal of Tropical Medicine and Hygiene*).

estar associada à sobrecarga proteica no túbulo proximal, e a disfunção da barreira de tração glomerular, à inflamação glomerular.

Agradecimentos

Agradecemos à Profa. Dra. Alice Maria Costa Martins, coordenadora do Laboratório de Pesquisa em Nefrologia e Doenças Tropicais (LNDT), Faculdade de Farmácia-UFC, pelo acompanhamento no desenvolvimento deste capítulo e também por fornecer a infraestrutura necessária para a pesquisa com novos biomarcadores renais e obtenção dos principais resultados mostrados neste capítulo.

REFERÊNCIAS BIBLIOGRÁFICAS

1. World Health Organization. Leishmaniasis: epidemiological situation. http://www.who.int/leishmaniasis/burden/en/ (2015). (Acessed in August 2017).
2. van Griensven J, Diro E. Visceral leishmaniasis. *Infect Dis Clin North Am* 2012; **26**: 309-322.
3. Kaye P, Scott P. Leishmaniasis: complexity at the host-pathogen interface. *Nat Rev Microbiol* 2011; **9**: 604-615.
4. Silva Junior GB, Guardão Barros EJ, Daher EF. Kidney involvement in leishmaniasis-a review. *Braz J Infect Dis* 2014; **18**: 434-440.
5. Libório AB, Rocha NA, Oliveira MJC et al. Acute Kidney Injury in Children With Visceral Leishmaniasis. *Pediatr Infect Dis J* 2012; **31**: 451-454.
6. Oliveira MJC, Silva Junior GB, Abreu KL et al. Risk factors for acute kidney injury in visceral leishmaniasis (Kala-Azar). *Am J Trop Med Hyg* 2010; **82**: 449-453.
7. Kashani K, Cheungpasitporn W, Ronco C. Biomarkers of acute kidney injury: the pathway from discovery to clinical adoption. *Clin Chem Lab Med* 2017; **55**: 1074-1089.
8. Ready PD. Epidemiology of visceral leishmaniasis. *Clin Epidemiol* 2014; **6**:147-154.
9. Bern C, Desjeux P, Cano J, Alvar J. Leishmaniasis Worldwide and Global Estimates of Its Incidence. *PLoS One* 2012; **7**: 1-12.
10. BRASIL. Ministério da Saúde. Situação Epidemiológica, leishmaniose visceral. http://portalsaude.saude.gov.br/index.php/o-ministerio/principal/secretarias/svs/leishmaniose-visceral-lv (2015). (Acessado em agosto de 2017).
11. CEARA, Secretaria de Saúde. *Boletim Epidemiológico Leishmaniose Visceral.* http://www.saude.ce.gov.br/index.php/boletins (2016). (acessado em agosto de 2017).
12. Moriconi M, Rugna G, Calzolari M et al. Phlebotomine sand fly–borne pathogens in the Mediterranean Basin: Human leishmaniasis and phlebovirus infections. *PLoS Negl Trop Dis* 2017; **11**: 1-19.

13. Lestinova T, Rohousova I, Sima M *et al.* Insights into the sand fly saliva: blood-feeding and immune interactions between sand flies, hosts, and Leishmania. *PLoS Negl Trop Dis* 2017; **11**: 1-26.

14. Dostálová A, Volf P. Leishmania development in sand flies: parasite-vector interactions overview. *Parasit Vectors* 2012; **5**: 276.

15. Rogers ME, Chance ML, Bates PA. The role of promastigote secretory gel in the origin and transmission of the infective stage of Leishmania mexicana by the sandfly Lutzomyia longipalpis. *Parasitology* 2002; **124**: 495-507.

16. Murray HW, Berman JD, Davies CR e*t al.* Advances in leishmaniasis. *Lancet* 2005; **366(9496)**: 1561-1577.

17. McGwire BS, Satoskar R. Leishmaniasis: clinical syndromes and treatment. *QJM* 2014; **107**: 7-14.

18. Chappuis F, Sundar S, Hailu A *et al.* Visceral leishmaniasis: what are the needs for diagnosis, treatment and control? *Nat Rev Microbiol* 2007; **5**: 873-882.

19. Daher EF, Lima LL, Vieira AP *et al.* Hemophagocytic syndrome in children with visceral leishmaniasis. *Pediatr Infect Dis J* 2015; **34**: 1311-1314.

20. Seaman J, Mercer AJ, Sondorp HE, Herwaldt BL. Epidemic visceral leishmaniasis in southern Sudan: treatment of severely debilitated patients under wartime conditions and with limited resources. *Ann Intern Med* 1996; **124**: 664-672.

21. Diro E, Lynen L, Gebregziabiher B *et al.* Clinical aspects of paediatric visceral leishmaniasis in North-west Ethiopia. *Trop Med Int Heal* 2015; **20**: 8-16.

22. Lafuse WP, Story R, Mahylis J *et al.* Leishmania donovani infection induces anemia in Hamsters by differentially altering erythropoiesis in bone marrow and spleen. *PLoS One* 2013; **8**: 1-12.

23. Daher EDF, Soares DS, Filho SL *et al.* Hyponatremia and risk factors for death in human visceral leishmaniasis: new insights from a cross-sectional study in Brazil. *BMC Infect Dis* 2017; **17**: 168.

24. Al-Ghazaly J, Al-Dubai W. The clinical and biochemical characteristics of Yemeni adults and children with visceral leishmaniasis and the differences between them: a prospective cross-sectional study before and after treatment. *Trop Doct* 2016; **46**: 224-231.

25. Hag IA, Hashim FA, Toum IA *et al.* Liver morphology and function in visceral leishmaniasis (Kala-azar). *J Clin Pathol* 1994; **47**: 547-551.

26. Khadem F, Gao X, Mou Z *et al.* Hepatic stellate cells regulate liver immunity to visceral leishmaniasis through P110 -dependent induction and expansion of regulatory T cells in mice. *Hepatology* 2016; **63**: 620-632.

27. Belo VS, Struchiner CJ, Barbosa DS *et al.* Risk Factors for Adverse Prognosis and Death in American Visceral Leishmaniasis: A Meta-analysis. *PLoS Negl Trop Dis* 2014; **8**: 1-9.

28. Ronet C, Hauyon-La Torre Y, Revaz-Breton M *et al.* Regulatory B cells shape the development of Th2 immune responses in BALB/c mice infected with Leishmania major through IL-10 production. *J Immunol* 2010; **184**: 886-894.

29. Pastorino AC, Jacob CMA, Oselka GW *et al.* Leishmaniose visceral: aspectos clínicos e laboratoriais Visceral leishmaniasis: clinical and laboratorial aspects. *J Pediatr (Rio J)* 2002; **78**: 120-127.

30. Brasil. *Manual de Vigilância e Controle da Leishmaniose Visceral. Ministério da Saúde*, 1ª ed. 2006.

31. Tajebe F, Getahun M, Adem E *et al.* Disease severity in patients with visceral leishmaniasis is not altered by co-infection with intestinal parasites. *PLoS Negl Trop Dis* 2017; **11**: C 000 5727.

32. Control of the leishmaniases. *World Health Organ Tech Rep Ser* 2010; **949**: XII-XIII.

33. Rocha PN, Kobayashi CD, de Caevalho Almeida L *et al.* Incidence, Predictors, and Impact on Hospital Mortality of Amphotericin B Nephrotoxicity Defined Using Newer Acute Kidney Injury Diagnostic Criteria. *Antimicrob Agents Chemother* 2015; **59**: 4759-4769.

34. Boelaert M, Rijai S, Regmi S *et al.* A comparative study of the effectiveness of diagnostic tests for visceral leishmaniasis. *Am J Trop Med Hyg* 2004; **70**: 72-77.

35. Ho EA, Soong TH, Li Y. Comparative merits of sternum, spleen and liver punctures in the study of human visceral leishmaniasis. *Trans R Soc Trop Med Hyg* 1948; **41**: 629-636.

36. Zijlstra EE, Ali MS, el-Hassan AM *et al.* Kala-azar: a comparative study of parasitological methods and the direct agglutination test in diagnosis. *Trans R Soc Trop Med Hyg* 1992; **86**: 505-507.

37. Reithinger R, Dujardin JC. Molecular diagnosis of leishmaniasis: current status and future applications. *J Clin Microbiol* 2007; **45**: 21-25.

38. Bern C, Adler-Moore J, Berenguer J *et al.* Liposomal amphotericin B for the treatment of visceral leishmaniasis. *Clin Infect Dis* 2006; **43**: 917-924.

39. Rocha PN, Macedo MN, Kobayashi CD *et al.* Role of Urine Neutrophil Gelatinase-Associated Lipocalin (NGAL) in the Early Diagnosis of Amphotericin B-induced Acute Kidney Injury. *Antimicrob Agents Chemother* 2015; **59**: 6913-6921.

40. Bates DW, Su L, Yu DT *et al.* Mortality and costs of acute renal failure associated with amphotericin B therapy. *Clin Infect Dis* 2001; **32**: 686-693.

41. Falci DR, Pasqualotto AC. Anfotericina B: uma revisão sobre suas diferentes formulações, efeitos adversos e toxicidade. *Clin Biomed Res* 2015; **35**: 65-82.

42. Mistro S, Maciel M, de Menezes RG *et al.* Does lipid emulsion reduce amphotericin B nephrotoxicity? A systematic review and meta-analysis. *Clin Infect Dis* 2012; **54**: 1774-1777.

43. Walsh TJ, Finberg RW, Arndt C *et al.* Liposomal amphotericin B for empirical therapy in patients with persistent fever and neutropenia. National Institute of Allergy and Infectious Diseases Mycoses Study Group. *N Engl J Med* 1999; **340**: 764-771.

44. Leenders ACAP, Daenen S, Jansen RL *et al.* Liposomal amphotericin B compared with amphotericin B deoxycholate in the treatment of documented and suspected neutropenia-associated invasive fungal infections. *Br J Haematol* 1998; **103**: 205-212.

45. Daher EF, Evangelista LF, Silva Júnior GB *et al.* Clinical Presentation and Renal Evaluation of Human Visceral Leishmaniasis (Kala-azar): A Retrospective Study of 57 Patients in Brazil. *Braz J Infect Dis* 2008; **12**: 329-332.

46. Daher EF, Rocha NA, Oliveira MJ *et al.* Renal function improvement with pentavalent antimonial agents in patients with visceral leishmaniasis. *Am J Nephrol* 2011; **33**: 332-336.

47. Filho NS, Ferreira AF, Costa JML. Envolvimento da função renal em pacientes com leishmaniose visceral (calazar). *Rev Soc Bras Med Trop* 2003; **36**: 217-221.

48. Sartori A, De Oliveira AV, Roque-Barreira MC *et al.* Immune complex glomerulonephritis in experimental kala-azar. *Parasite Immunol* 1987; **9**: 93-103.

49. Lima Verde FAA, Daher EF, Dos Santos G *et al.* Renal tubular dysfunction in human visceral leishmaniasis (Kala-azar). *Clin Nephrol* 2009; **71**: 492-500.

50. Daher EF, Rocha NA, Oliveira MJ *et al.* Renal function improvement with pentavalent antimonial agents in patients with visceral leishmaniasis. *Am J Nephrol* 2011; **33**: 332-336.

51. Enriquez R, Sirvent AE, Padilla S *et al.* Membranoproliferative glomerulonephritis due to visceral leishmaniasis in an HIV patient. *Am J Case Rep* 2015; **16**: 8-11.

52. Chan D, Irish A, Croft KD, Dogra G. Renal involvement in a patient with visceral leishmaniasis. *Nephrol Dial Transplant* 2006; **21**: 234-235.

53. Clementi A, Battaglia G, Floris M *et al.* Renal involvement in leishmaniasis: a review of the literature. *NDT Plus* 2011; **4**: 147-152.

54. Elnojomi NAA, Musa AM, Younis BM *et al.* Surrogate markers of subtle renal injury in patients with visceral leishmaniasis. *Saudi J Kidney Dis Transpl* 2010; **21**: 872-875.

55. Gorriz JL, Martinez-Castelao A. Proteinuria: detection and role in native renal disease progression. *Transplant Rev (Orlando)* 2012; **26**: 3-13.

56. Alex S, Fernández-Guerrero ML, de Górgolas M *et al.* Nephrotic syndrome complicating chronic visceral leishmaniasis: re-emergence in patients with AIDS. *Clin Nephrol* 2008; **70**: 65-68.

57. Rocha NA, Olioveira MJ, Franco LF *et al.* Comparative analysis of pediatric and adult visceral leishmaniasis in Brazil. *Pediatr Infect Dis J* 2013; **32**: e182-e185.

58. Parikh CR, Mansour SG. Perspective on clinical application of biomarkers in AKI. *J Am Soc Nephrol* 2017; **28**: 1677-1685.

59. Wasung ME, Chawla LS, Madero M. Biomarkers of renal function, which and when? *Clin Chim Acta* 2015; **438**: 350-357.

60. Vaidya VS, Ferguson M, Bonventre JV. Biomarkers of acute kidney injury. *Annu Rev Pharmacol Toxicol* 2008; **48**: 463-493.

61. McCullough PA, Bouchard J, Waikar SS *et al.* Implementation of novel biomarkers in the diagnosis, prognosis, and management of acute kidney injury: executive summary from the tenth consensus conference of the Acute Dialysis Quality Initiative (ADQI). *Contrib Nephrol* 2013; **182**: 5-12.

62. Gonzales P, Pisitkun T, Knepper MA. Urinary exosomes: is there a future? *Nephrol Dial Transplant* 2008; **23**: 1799-1801.

63. Mårtensson J, Martling C-R, Bell M. Novel biomarkers of acute kidney injury and failure: clinical applicability. *Br J Anaesth* 2012; **109**: 843-850.

64. Parikh CR, Martling CR, Bell M *et al.* Performance of kidney injury molecule-1 and liver fatty acid-binding protein and combined biomarkers of aki after cardiac surgery. *Clin J Am Soc Nephrol* 2013; **8**: 1079-1088.

65. Ichimura T, Bonventre JV, Bailly V *et al.* Kidney injury molecule-1 (KIM-1), a putative epithelial cell adhesion molecule containing a novel immunoglobulin domain, is up-regulated in renal cells after injury. *J Biol Chem* 1998; **273**: 4135-4142.

66. Mishra J, Dent C, Tarabishi R *et al.* Neutrophil gelatinase-associated lipocalin (NGAL) as a biomarker for acute renal injury after cardiac surgery. *Lancet* 2005; **365**(9466): 1231-1238.

67. Haase M, Haase-Fielitz A. NGAL – From discovery to a new era of 'Acute Renal Disease' diagnosis? *Clin Biochem* 2011; **44**: 499-500.

68. Kim MJ, Tam FWK. Urinary monocyte chemoattractant protein-1 in renal disease. *Clin Chim Acta* 2011; **412**: 2022-2030.

69. Oliveira MJC, Silva Junior nGB, Sampaio AM *et al.* Preliminary Study on Tubuloglomerular Dysfunction and Evidence of Renal Inflammation in Patients with Visceral Leishmaniasis. *Am J Trop Med Hyg* 2014; **91**: 908-911.

70. Nasioudis D, Witkin SS. Neutrophil gelatinase-associated lipocalin and innate immune responses to bacterial infections. *Med Microbiol Immunol* 2015; **204**: 471-479.

71. Kima PE, Soong L. Interferon gamma in leishmaniasis. *Front Immunol* 2013; **4**: 1-5.

SEÇÃO 9

Nefrologia Clínica

◆

32

NEFRITE LÚPICA PROLIFERATIVA – HORA DE INDIVIDUALIZAR A TERAPIA DE INDUÇÃO

Gabriel Teixeira Montezuma Sales
Gianna Mastroianni Kirsztajn

◆

INTRODUÇÃO

O lúpus eritematoso sistêmico (LES) é uma doença autoimune caracterizada por atividade em surtos (*flares*), que afeta principalmente mulheres em idade reprodutiva e que pode comprometer diferentes órgãos e sistemas. A nefrite lúpica é uma das complicações mais graves e prevalentes do LES, estando presente em até 75% dos pacientes durante a vida e associa-se com maior morbimortalidade, com risco de doença renal em estágio terminal (DRET) de 10 a 30% em 10 anos, independentemente do tratamento instituído[1,2].

A Sociedade Internacional de Nefrologia e a Sociedade de Patologia Renal criaram em 2003 a classificação histológica atualmente utilizada para nefrite lúpica, a qual é dividida em seis classes (Quadro 32.1). O tipo mais comum e mais grave é a glomerulonefrite proliferativa difusa, com prevalência de 30 a 50%[3]. Além disso, a presença de mais de uma classe histológica durante a evolução da doença é possível, inclusive simultaneamente.

Em nosso serviço, em 2015, a frequência de nefrite lúpica proliferativa foi de 84,6% entre os pacientes lúpicos biopsiados, e desses 46,6% tinham associado componente membranoso.

A fisiopatologia da doença é complexa e diversificada, envolvendo a produção de autoanticorpos diferentes no mesmo paciente, que formam imunocomplexos de tamanhos, afinidades e cargas diferentes, o que explica a presença de depósitos subendoteliais e subepiteliais concomitantemente. A presença de classes proliferativas (III e IV) associadas à classe V é fator de mau prognóstico, devendo ser tratada de forma intensiva[3,4].

Utilizam-se também escores quantitativos para atividade e cronicidade de doença, sendo o primeiro graduado de 0 a 24 pontos, e o segundo, de 0 a 12 pontos. Entretanto, não há correlação objetiva, até o momento, entre a graduação de atividade e de cronicidade, ou entre os achados específicos histopatológicos e o desfecho clínico do paciente, o que faz com que os índices de atividade e cronicidade sejam criticados em alguns estudos (Quadro 32.2)[5,6].

Antes de os imunossupressores atualmente em uso tornarem-se disponíveis, a principal causa de morte era a atividade da doença, com taxas de sobrevida em cinco anos de cerca de 44%[7]. Atualmente, a mortalidade desses pacientes reduziu-se drasticamente, com taxas por volta de 10% em 10 anos. Apesar de os acometimentos renal e neurológico ainda serem causas importantes de óbito, tem-se mostrado que complicações do tratamento, principalmente infecções, estão associadas com grande parte das mortes que passaram a ocorrer mais recentemente.

Algumas ideias para tentar minimizar os riscos são o uso de regimes de indução com redução de dose e tempo e medicamentos novos, com perfil de segurança melhor. Outra frente de pesquisa envolveria a avaliação de marcadores de atividade de doença, considerando características histopatológicas e laboratoriais que poderiam orientar o melhor momento e a intensidade do tratamento e também quando suspender as medicações. E, por último, fatores prognósticos com capacidade de

Quadro 32.1 – Classificação histológica de nefrite lúpica – ISN/RPS 2003.

I – Mesangial mínima	Imunofluorescência com depósitos em mesângio e microscopia óptica normal
II – Mesangial proliferativa	Proliferação mesangial sem lesões endocapilares ou subepiteliais
III – Proliferativa focal	Proliferação endocapilar em menos de 50% dos glomérulos Subclassificada em ativa, ativa/crônica e crônica (A, A/C e C)
IV – Proliferativa difusa	Proliferação endocapilar em mais de 50% dos glomérulos Subclassificada em: Ativa, ativa/crônica e crônica (A, A/C e C) e em segmentar (lesões que acometem < 50% do glomérulo) ou global (> 50% do glomérulo) – S ou G
V – Membranosa	Presença de depósitos subepiteliais detectados por microscopia óptica, eletrônica ou imunofluorescência Pode vir associada com outras classes
VI – Glomerulonefrite crônica	Presença de esclerose glomerular global > 90% dos glomérulos e sem lesões ativas

Quadro 32.2 – Índices de atividade e cronicidade em nefrite lúpica.

Atividade	Cronicidade
Proliferação endocapilar (0 a 3)	Glomérulos globalmente esclerosados (0 a 3)
Infiltração leucocitária (0 a 3)	Crescentes fibrosas/fibrocelulares (0 a 3)
Depósitos hialinos subendoteliais (0 a 3) Peso 2	Atrofia tubular (0 a 3)
Necrose fibrinoide/cariorrexe (0 a 3) Peso 2	Fibrose intersticial (0 a 3)
Crescentes celulares (0 a 3)	
Inflamação intersticial (0 a 3)	
Total = 0 a 24	**Total = 0 a 12**

predizer complicações da terapia são importantes na avaliação de quais pacientes se beneficiariam mais de tratamento de suporte do que de imunossupressão mais intensiva.

É importante lembrar que a agressividade da doença e as complicações inerentes ao uso de cada imunossupressor devem ser consideradas em conjunto na hora de se decidir sobre a conduta mais coerente, sendo importante também compartilhar com o paciente e sua família as opções existentes e os riscos relacionados com cada uma delas.

TERAPIA DE INDUÇÃO PADRÃO

O tratamento da nefrite lúpica proliferativa usualmente é dividido em duas etapas, indução e manutenção. A primeira tem como objetivo reduzir o mais rapidamente possível a inflamação, para evitar que a lesão evolua para alterações crônicas, como atrofia e fibrose. A segunda visa reduzir a ocorrência de novos *flares*, considerando que cada nova lesão renal diminui a reserva funcional glomerular e, consequentemente, aumenta o risco de doença renal crônica. Em longo prazo, o tratamento tem de ser capaz de diminuir a incidência de DRET e a mortalidade, assim como de melhorar a qualidade de vida.

Apesar de existirem algumas variações entre as diretrizes das sociedades de reumatologia e nefrologia, há concordância em relação às recomendações para o tratamento de indução das classes III e IV, não havendo diferença entre as principais propostas para essas classes ou para o acometimento segmentar ou global[8]. O KDIGO (*Kidney disease improving global outcomes*), em 2012, publicou as diretrizes nefrológicas atualmente vigentes, em que recomenda tratamento inicial com glicocorticoide associado à ciclofosfamida (CFF) por via intravenosa em pulsoterapia ou a micofenolato mofetil (MMF), conforme descrito no quadro 32.3[4].

Quadro 32.3 – Esquemas recomendados para terapia de indução das classes III e IV da nefrite lúpica (KDIGO, 2012).

Medicação – esquema	Dose – duração
Ciclofosfamida – NIH	0,5-1g/m², pulsos mensais, por 6 meses
Ciclofosfamida – Euro-Lúpus	500mg a cada 2 semanas por 3 meses
Micofenolato mofetil	2 a 3g/dia por 6 meses
Glicocorticoide	Prednisona 0,5 a 1mg/kg/dia ± Metilprednisolona 250 a 1.000mg por 3 dias

Vários ensaios clínicos randomizados servem de embasamento para essas recomendações. Os primeiros foram feitos no final da década de 70 e na década de 80, comparando-se o uso de glicocorticoide isoladamente e em associação com a CFF em altas doses. Devido à associação direta dos efeitos colaterais com a dose cumulativa da CFF, no início desse século as pesquisas visaram demonstrar que doses menores apresentavam mesma eficiência e que outra opção de imunossupressor, no caso o MMF, tinha respostas similares[9,10].

Entretanto, existem diferenças importantes entre os estudos nessa área. Os mais antigos envolviam tempo mais longo de seguimento (anos), predomínio de caucasianos e pacientes com disfunção renal ou crescentes à biópsia renal[11-14]. Os mais recentes, mais comumente, excluíram quem apresentava redução do ritmo de filtração glomerular, incluíram uma proporção importante de afrodescendentes e hispânicos e observaram os pacientes por menos tempo, por vezes com seguimento de apenas 6 a 12 meses.

Atualmente, devido à complexidade e ao custo da realização de ensaios clínicos por tempo prolongado, a tendência é a realização de estudos com duração menor, em que se procuram indicadores que tenham a capacidade de predizer desfechos importantes, como mortalidade e evolução para DRET. Entretanto, isso não tem o mesmo valor que a medida direta desses desfechos em médio e longo prazos, sendo uma importante limitação de alguns dos estudos mais recentes.

Em relação à raça da população estudada, sabe-se que existem diferenças genéticas na forma como as doenças se apresentam, com distinção no prognóstico e na resposta ao tratamento. Análise *post hoc* do ALMS (estudo que comparou MMF com CFF na terapia de indução) mostrou diferença estatística a favor do MMF quando avaliada a remissão em pacientes negros e latinos[15]. Por outro lado, o estudo ACCESS (comparou abatacept *versus* placebo em associação com o regime Euro-Lúpus de CFF e corticoide, em caucasianos, negros e hispânicos) foi utilizado como base para uma análise da eficiência dos diferentes esquemas de indução em não caucasianos e, nesse caso, não foi encontrada diferença[16]. Como no Brasil existe uma miscigenação importante, com heterogeneidade genética grande, e não há ensaios clínicos exclusivamente realizados com número representativo de brasileiros com LES, não é recomendado escolher a terapia de indução com base na raça.

Considerando-se essas ressalvas, o predomínio de mulheres jovens entre os pacientes com LES (CFF está relacionada com infertilidade) e a eficiência em geral comparável dessas medicações, a tendência atual é a utilização de MMF como terapia de indução ou minimização da exposição à CFF, com alguns serviços reservando o esquema denominado de NIH para casos com crescentes na biópsia renal ou com disfunção renal grave[17,18].

Quanto à dose de glicocorticoide, nenhum ensaio clínico randomizado comparou o desfecho de diferentes doses de prednisona ou metilprednisolona, ficando a critério do médico assistente realizar pulsoterapia, assim como definir sua dose e duração[4]. A recomendação é mais consensual em casos de maior gravidade, com sugestões de utilização de doses de 250-1.000mg durante três dias para pacientes que clinicamente se apresentem com glomerulonefrite rapidamente progressiva ou que apresentem crescentes, microangiopatia trombótica ou necrose fibrinoide à biópsia renal. Em análise de um ano de banco de biópsias do nosso serviço, crescentes estiveram presentes em 63,6% das biópsias de nefrite lúpica, com 45,4% dos pacientes apresentando clinicamente glomerulonefrite rapidamente progressiva, o que demonstra que é comum esses pacientes se apresentarem com doença grave.

Uma vantagem do uso de pulsoterapia é a minimização da má adesão do paciente a doses altas de corticoide usadas por período prolongado, o que é bastante observado na prática clínica. Por isso, realizamos pulsoterapia de 1 grama de metilprednisolona durante três dias para praticamente todos os pacientes com nefrite lúpica com formas proliferativas quando da apresentação da doença.

Por outro lado, pacientes idosos e diabéticos, principalmente, têm maior risco de efeitos colaterais significativos (infecção e hiperglicemia), exigindo ponderação maior quanto ao esquema a ser utilizado. No Brasil, está indicada a profilaxia para estrongiloidíase, para evitar a disseminação dessa parasitose. Ivermectina é uma das medicações de escolha, na dose de 0,2mg/kg/dia por dois dias.

Ciclofosfamida por via oral também apresenta eficiência comparável à encontrada por via intravenosa, segundo alguns estudos; entretanto, o uso por via oral foi associado a maior toxicidade vesical e, em geral, doses cumulativas maiores, não representando opção de primeira linha[19].

Além disso, ao se utilizar a CFF na terapia de indução é preciso levar em consideração o ajuste para a função renal (redução em 20 a 30% da dose calculada se ritmo de filtração glomerular < 50-25mL/min ou < 25mL/min, respectivamente) e para o nadir de leucopenia, devendo-se realizar hemograma 10 a 14 dias após cada administração de CFF por via intravenosa, e diminuir a dose em cerca de $0,25g/m^2$ se leucócitos < 3.000/mm^3 ou aumentar $0,25g/m^2$ se paciente não demonstrar sinais de remissão nem apresentar leucopenia, até dose máxima de 1g/m[2,4,18].

A dose de MMF para indução também não é consensual, havendo orientação de dose entre 2 e 3 gramas por dia durante seis meses, com tendência a adotar doses menores para asiáticos e maiores para hispânicos e afro-descendentes[8,17]. É muito frequente a intolerância gastrintestinal[20] e, para minimizar esse efeito, orienta-se iniciar a medicação de forma gradual, como realizado no ALMS, com 0,5g (um comprimido) duas vezes por dia durante uma semana, seguido de 1g duas vezes por dia até 3g por dia na terceira semana, se tolerado.

TERAPIAS ALTERNATIVAS

Apesar do benefício comprovado dos imunossupressores tradicionais no tratamento da nefrite lúpica, as taxas de remissão completa encontradas atualmente ainda são consideradas baixas, por volta de 50%. Além disso, ainda são altas as taxas de recidiva (50 a 80% em cinco anos) e de complicações associadas ao tratamento[21,22]. Esses problemas mostram a necessidade de encontrar terapias mais eficientes e seguras. Entre as possibilidades em estudo, estão medicações novas, combinações de imunossupressores e minimização do tempo de exposição às medicações clássicas.

As novas opções incluem os agentes biológicos, que são anticorpos monoclonais contra alvos moleculares específicos, com potencial de causar menos efeitos colaterais. Um bom exemplo é o rituximabe, agente quimérico anti-CD20, que age como depletor de linfócitos B. Devido ao papel central dessas células em doenças autoimunes, é uma medicação com ação já comprovada em algumas glomerulonefrites, como na glomerulopatia membranosa e nas vasculites ANCA associadas[23,24]. Entretanto, o maior estudo randomizado, o LUNAR, feito para tentar provar a eficiência dessa medicação na nefrite lúpica, teve resultado negativo, quando comparado com placebo, com os dois grupos associados a MMF e prednisona. Apesar de não ter conseguido mostrar aumento na incidência de remissão completa, foi possível verificar-se a segurança de tal agente nessa população, já que não houve aumento de efeitos colaterais[25]. É possível que o tempo de estudo tenha que ser maior para definir melhor alguma diferença, tanto de segurança como de eficiência entre as terapias[26].

Outro estudo mais recente, o RITUXILUP, mostrou resultado diferente. Para pacientes com nefrite lúpica proliferativa, fez-se indução com rituximabe em duas doses de 1g, com intervalo de duas semanas, associado a metilprednisolona 500mg no primeiro dia e com o uso após indução de MMF. Trata-se de estudo em fase III, mas que teve como resultado mais significativo remissão parcial ou completa de 90% e em vigência de terapia sem corticoide de manutenção, o que reduziu os efeitos colaterais[27]. Apesar das evidências não serem robustas, no mundo todo o rituximabe é bastante utilizado de forma *off-label* no tratamento de nefrite refratária[28], inclusive com indicação pela maioria das diretrizes para casos de não resposta a MMF e CFF[4,29]. Outros anticorpos monoclonais anti-CD20, ocrelizumabe e obinutuzumabe, estão também sendo estudados. O primeiro foi associado a maiores taxas de infecção em estudo fase III[27], sendo ainda necessárias maiores evidências para justificar seu uso.

Outro agente biológico com ensaios clínicos em pacientes lúpicos é o belimumabe, um inibidor de *BLyS/BAFF* (estimulador de linfócito B/fator ativador de célula B), que foi liberado para uso em LES não grave em 2011, mas que ainda não foi liberado em pacientes com nefrite lúpica. Sabe-se atualmente que o *BAFF* tem importante ação na patogênese do LES, sendo responsável pela perpetuação dos linfócitos B ativados, e que valores aumentados têm correlação com menor resposta ao tratamento, havendo grande expectativa para uso desse agente no tratamento da nefrite lúpica, talvez não para indução, mas possivelmente para a redução de recidivas, o que foi evidenciado em análise *post hoc* de grupo de pacientes tratado concomitantemente com MMF[30]. Os estudos em pacientes com acometimento renal ainda estão em andamento.

O abatacept, um modulador da coestimulação de linfócitos T, análogo do CTLA-4, também foi testado em pacientes com nefrite lúpica classes II-V em um grande ensaio clínico chamado ACCESS. Esse estudo avaliou remissão completa, comparando abatacept *versus* placebo, ambos associados a CFF (esquema Euro-Lúpus) e glicocorticoide. Após um ano, os grupos tiveram a mesma taxa de remissão e a mesma taxa de complicação, não havendo até o momento indicação dessa medicação para tal população[31].

Outra estratégia estudada recentemente é a terapia de indução multidroga, com inspiração no transplante renal. Seu embasamento é a fisiopatologia complexa e diversificada da nefrite lúpica, o que em teoria justificaria uma resposta mais eficiente se diferentes pontos do sistema imune fossem bloqueados simultaneamente. Isso foi comprovado recentemente com a combinação de tacrolimus, MMF e prednisona. Estudo realizado na Ásia mostrou maior taxa de remissão quando esse esquema foi comparado com CFF por via intravenosa (resposta completa de 45,9% contra 25,6%, respectivamente); entretanto, associou-se a mais infecções[32]. Esse achado foi corroborado por metanálise publicada em 2017[33]. Um ponto importante ao se avaliar estudos com inibidores de calcineurina é o fato de que essas medicações têm capacidade de estabilizar o citoesqueleto dos podócitos, o que contribui para a redução da proteinúria por mecanismo diferente da redução de proliferação endocapilar, e esse efeito costuma ser transitório após a suspensão da medicação, sendo comum haver recidiva de proteinúria. Como esse é o principal parâmetro avaliado para se determinar remissão, estudos com maior tempo de seguimento são necessários para se estabelecer o real benefício de tal classe de fármaco.

COMPLICAÇÕES DO TRATAMENTO

Com base nos grandes ensaios clínicos que compararam os diferentes esquemas de imunossupressão para indução da nefrite lúpica, pode-se dizer que a eficiência das opções principais de tratamento é em geral comparável. Logo, a avaliação do perfil de efeitos colaterais de cada medicação pode ajudar na hora de decidir qual o melhor tratamento para cada paciente.

A CFF é classicamente relacionada com infertilidade, a qual está diretamente relacionada com a dose cumulativa e com a idade do paciente, causando tanto falência ovariana como azoospermia. Estudo com câncer de mama mostrou que as doses cumulativas de 20g e de 5g provocavam redução de 50% de fertilidade em mulheres entre 20 e 30 anos e entre 40 e 50 anos, respectivamente[34]. Como a população mais atingida por essa doença é a de mulheres em idade reprodutiva, esse efeito colateral é importante para a decisão sobre a melhor terapia. A melhor solução para combater tal efeito é a criopreservação de óvulos e espermatozoides, que deve sempre ser oferecida ao paciente antes do início da terapia, apesar da baixa disponibilidade do serviço no sistema único de saúde. Os análogos do GnRH também podem ser utilizados para reduzir a incidência de falência ovariana, mas os resultados são controversos[35,36].

A CFF também está associada à toxicidade vesical, manifestando-se como cistite hemorrágica e neoplasia de bexiga. Esse efeito é raramente observado no tratamento do LES, estando em geral associado com CFF por via oral e com doses muito altas, em geral utilizadas em oncologia. A prevenção é realizada com hidratação, para aumentar o fluxo urinário, e pode-se utilizar o medicamento mesna, principalmente em caso de doses cumulativas altas. Em nosso serviço, não utilizamos profilaxia devido à baixa incidência de cistite hemorrágica com as doses utilizadas, e nenhum caso foi observado nos últimos anos. Doses maiores que 36g são proibitivas devido a risco aumentado de neoplasias, principalmente câncer de bexiga e neoplasias hematológicas[37]. Após o estudo clínico Euro-Lúpus ter mostrado a mesma eficiência utilizando-se doses menores de CFF (quando comparadas com as altas doses do NIH), essas complicações tornaram-se mais raras.

O MMF tem como efeito adverso mais comum a intolerância gastrintestinal e, como efeito mais grave, as infecções bacterianas e virais. A formulação entérica, micofenolato sódico (360mg equivale a 500mg do mofetil), não demonstrou vantagem em termos de melhor aceitação do paciente e teve a mesma eficiência, algo bem descrito em pacientes submetidos a transplante renal[20].

Tanto o MMF quanto a CFF causam mielotoxicidade, com redução quantitativa e qualitativa na ação de neutrófilos e linfócitos. Apesar dos resultados não serem homogêneos, em geral os estudos mostram equivalência no risco e na gravidade das infecções entre as medicações. O ALMS, por exemplo, mostrou mesma incidência dessa complicação durante o tempo de acompanhamento do estudo[10]. Além disso, metanálise com mais de 2.500 pacientes não encontrou diferença na taxa de mortalidade, DRET e infecção grave[38]. Outro ponto importante é que ambas as medicações não são indicadas para mulheres gestantes, devido a seu potencial para teratogenicidade, o que, no caso do MMF, é verdadeiro também para homens que estejam planejando ter filhos.

Para tentar reduzir a taxa de infecções graves, algumas medidas têm de ser tomadas. Vacinação contra pneumococos, hemófilos, meningogocos, influenza, HPV e varicela-zóster são recomendadas. Além disso, o uso de sulfametoxazol-trimetoprima profilático (400/80mg/dia) durante a fase de indução é indicado por algumas diretrizes para reduzir a incidência de pneumonia por pneumocistose[8].

ACOMPANHAMENTO

Devido a tratar-se de doença com baixas taxas de remissão completa, com tendência à recidiva e com capacidade para determinar rápida perda de função renal, é necessário seguimento regular desses pacientes com avaliação de critérios clínicos, laboratoriais e, por vezes, histológicos de atividade de doença.

A frequência de monitorização da nefrite deve ser maior na fase de indução e menor em pacientes que alcançaram remissão completa ou que nunca apresentaram acometimento renal. Alguns casos com doença ativa precisam de consultas a cada duas a quatro semanas com coleta de exames "clássicos" (Quadro 32.4) que avaliam atividade de doença, além da utilização de escores já validados, com o mesmo intuito, como o BILAG e o SLEDAI-2K. Nos pacientes com baixo risco, não se tem bem determinada a frequência mínima para seguimento,

Quadro 32.4 – Exames laboratoriais classicamente utilizados para avaliar atividade de doença em pacientes com LES.

Hemograma, ureia, creatinina, PCR, VHS
Urina tipo I, relação proteína/creatinina urinárias, proteinúria em urina de 24 horas
Anti-DNA, C3 e C4

mas estudo que incluiu lúpicos com doença inativa ou levemente ativa mostrou que 25% desses apresentaram alteração laboratorial passível de mudança de tratamento no período de dois anos, com média de tempo entre as consultas de quatro meses[39].

A forma mais utilizada para avaliar resposta à terapia é por meio dos critérios clínicos/laboratoriais de remissão (completa e parcial), os quais têm algumas variações nas diferentes diretrizes, mas todas levam em consideração a preservação da função renal de base e a ausência de proteinúria significativa[8]. As diretrizes de glomerulonefrites do KDIGO de 2012 consideram como resposta completa o retorno da creatinina sérica para o nível basal associado à proteinúria < 500mg em 24 horas e parcial, a estabilização da creatinina sérica, mas sem retorno para níveis basais, com redução de pelo menos 50% na proteinúria, com valor absoluto < 3g/24h[4]. Isso é baseado na associação entre sua redução e desfechos no longo prazo, com sobrevida renal em 10 anos de 94% em pacientes que alcançaram remissão completa contra 19% nos que não alcançaram remissão parcial, tendência mostrada em mais de um estudo[40,41]. Não foi considerada a presença de hematúria, que para algumas sociedades faz parte também do critério para remissão[8]. Essa demonstrou ter baixa correlação com o desfecho renal[42,43].

Um problema comum com esse critério é que lesões cicatriciais, como esclerose global e segmentar, também podem apresentar-se com proteinúria, logo essa não seria a forma mais acurada de avaliar alterações inflamatórias. Valores de coorte mais altos (0,7 e 0,8g/24h) mostraram boa correlação com desfecho renal, apresentando alto valor preditivo positivo, mas com baixo valor preditivo negativo, o que demonstra que uma parcela dos pacientes que não alcançam esses valores de proteinúria tem bom prognóstico[42,43]. Além disso, o tempo para alcançar a remissão completa não está bem estabelecido, mas alguns mostraram alta taxa de negativação da proteinúria após os primeiros seis meses de tratamento e associação com desfecho favorável[41].

Os problemas associados com a forma de avaliar a remissão completa atualmente são a razão de diversos pesquisadores defenderem biópsias repetidas como melhor método para avaliar resposta ao tratamento. Foi mostrado que, após seis meses de tratamento, 29% dos pacientes com resposta clínica completa ainda apresentavam sinais histopatológicos de atividade e 32% dos não respondedores apresentavam remissão histológica, achado confirmado em outros estudos[44,45]. Um contraponto a essa ideia é que alguns estudos mostram discordância na avaliação da biópsia do mesmo paciente quando solicitada a patologistas diferentes, sendo de certa forma a avaliação histológica considerada um parâmetro observador dependente[46].

Por conta da ausência de correlação perfeita dos marcadores clínicos atualmente conhecidos e dos achados histopatológicos, diversos novos marcadores estão sendo pesquisados para avaliar de forma mais precisa a atividade da doença. O principal objetivo é conseguir monitorizar esses pacientes de forma menos invasiva, já que o procedimento de biópsia renal está associado a riscos intrínsecos, como sangramento e nefrectomia[3]. Até o momento, alguns testes foram relatados como candidatos em artigos recentes, com destaque para anti-C3b IgG e anti-C1q IgG. Estudo publicado em 2016 mostrou especificidade do anti-C3b de 98%, mas baixa sensibilidade para a detecção do *flare* (51% contra 19% naqueles sem atividade)[47]. Nosso grupo demonstrou associação entre altos valores da relação beta-2 microglobulina/creatinina sérica e atividade de doença por escores clínicos (SLEDAI-2K e BILAG), com valor preditivo positivo de 66,7%. Também foi demonstrado em outro estudo que altos valores de podocitúria são comuns em pacientes com nefrite lúpica, principalmente com classes proliferativas, quando comparado com pessoas saudáveis, mas esse marcador não teve associação com o grau de atividade quando utilizados os mesmos escores clínicos[48,49].

Apesar do valor de métodos não invasivos para avaliação de atividade de doença, a biópsia renal continua sendo insubstituível, havendo algumas indicações de sua repetição. Por ser um procedimento associado a riscos (já citados) e por não existirem evidências de mudança em desfechos quando utilizada essa estratégia, alguns grupos só a repetem em casos excepcionais. Um exemplo de benefício claro é a minimização da imunossupressão em pacientes com glomerulonefrite proliferativa, com crescentes, que evoluíram com piora da função renal após indução e que à biópsia de controle apresentam atrofia tubular e fibrose intersticial acentuadas, sem sinais de atividade significativos[18]. Algumas das indicações descritas para biópsia de controle são relatadas no quadro 32.5, embora não haja consenso quanto a elas.

Como já descrito, após alcançar a remissão da doença, é necessário manter acompanhamento regular pelo alto risco de recidiva. O *flare* renal é caracterizado principalmente por um novo aumento da proteinúria associado ou não a nova piora da função renal. Presença isolada de outros sinais de atividade sistêmica, como hipocomplementemia, artralgia e citopenias, serve de alerta para possível acometimento renal associado.

A partir do momento que é diagnosticada recidiva, pode ser importante determinar qual sua classe histológica, já que a conversão para outra classe é comum. Pa-

Quadro 32.5 – Indicações de biópsia renal de controle na nefrite lúpica.

Após indução com piora da função renal para avaliar suspensão de indução a depender do grau de cronicidade
Após indução para avaliar remissão, em casos de melhora clínica e laboratorial, que podem persistir com atividade histológica
Paciente com classes II ou V que têm novo *flare*

cientes inicialmente com glomerulonefrites classes II ou V evoluem comumente para classes III ou IV, enquanto os que já apresentavam padrão proliferativo endocapilar tendem a mantê-lo. A rebiópsia, então, é capaz de modificar o tratamento, além de ser possível avaliar o grau de cronicidade já presente. Outro motivo que justifica a tendência para conduta invasiva nesses casos é que pacientes lúpicos podem apresentar também causas não glomerulares de piora da função renal, como nefrite intersticial aguda causada por drogas ou pelo próprio lúpus, e microangiopatia trombótica arteriolar ou mesmo glomerular, associada à síndrome do anticorpo antifosfolípide[50]. Pacientes que apresentam o mesmo tipo histológico na recidiva devem ser tratados com o mesmo imunossupressor utilizado anteriormente, se esse tiver alcançado uma resposta satisfatória.

Os pacientes que evoluem sem remissão parcial ou completa após a imunossupressão inicial são considerados resistentes. Como já detalhado em outras partes desse texto, nem sempre o diagnóstico é fácil apenas com parâmetros clínicos e/ou laboratoriais, sendo necessário muitas vezes nova biópsia para avaliar resistência à terapia de indução. Além disso, alguns casos precisam de até um ano para confirmar não resposta ao tratamento. A abordagem desses pacientes deve iniciar com avaliação da adesão ao tratamento, sendo essa importante causa de não resposta. Depois de confirmado o uso correto das medicações, a terapia de resgate vai depender de qual imunossupressor foi usado inicialmente. A medicação de escolha para casos refratários à CFF é o MMF e vice-versa. Pacientes sem resposta às duas drogas podem utilizar o rituximabe, baseado em estudos pequenos e observacionais. Outra estratégia possível é a associação de drogas, como tacrolimus e MMF[51].

PROGNÓSTICO

Pacientes com nefrite lúpica têm alto risco de evoluírem para DRET apesar do tratamento em uso atualmente, com taxas de 20 a 60%, dependendo de diversos fatores prognósticos conhecidos, principalmente quando se apresentam com padrão proliferativo[52,53]. Por conta disso, esses são os que têm maior benefício de receberem imunossupressão mais intensa no início do tratamento. Contudo, características clínicas, fisiopatológicas e histológicas diferentes tornam esses pacientes bastante heterogêneos, sendo difícil predizer quais casos têm maior chance de resposta ao tratamento, com risco-benefício favorável, na hora de decidir sobre a utilização dos imunossupressores, considerando que as principais causas de óbito incluem atividade de doença (renal e de sistema nervoso central), infecção e doenças cardiovasculares[54].

Um ponto importante na hora de decidir sobre o tratamento é a precocidade do diagnóstico. Foi demonstrado que pacientes cujo tratamento foi retardado, comparado com o momento em que foram observados

sinais de atividade renal de doença, apresentaram pior prognóstico[55,56]. Por isso, a biópsia renal deve ser realizada o mais rápido possível para qualquer paciente com sinais de nefrite, já que essa é fundamental para guiar o tratamento.

Alguns estudos conseguiram isolar características clínicas que têm correlação com a evolução para doença renal crônica. Pacientes que apresentam ao diagnóstico de hipertensão arterial sistêmica aumento de creatinina sérica e anemia estão sob maior risco. Além disso, raça negra e idade de início dos sintomas também têm seu papel[11]. Outros fatores bem caracterizados como relacionados ao mau prognóstico são baixo nível socioeconômico e grau de escolaridade reduzido, provavelmente por associação com má adesão e retardo em conseguir acesso a serviços de saúde[57,58].

Em relação às alterações histopatológicas, essas são classicamente divididas em ativas e crônicas de acordo com o grau de reversibilidade[59]. Entretanto, não se demonstrou de forma homogênea que as alterações histopatológicas que representam atividade de doença têm capacidade de predição de resposta ao tratamento. Em estudo retrospectivo publicado em 2017, apenas hipercelularidade endocapilar e depósitos hialinos subendoteliais foram preditores de resposta a tratamento, independente da terapia utilizada, enquanto crescentes fibrosas, porcentagem de glomérulos normais, necrose fibrinoide e graus de atrofia e de fibrose tubulointersticial tiveram correlação direta com risco de evolução para DRET. Isso sugere que o índice de cronicidade utilizado atualmente, assim como seus componentes individuais, têm melhor correlação com o desfecho clínico do que o índice de atividade[5,19].

Alguns marcadores têm potencial para predizer resposta ao tratamento, como o NGAL (*neutrophil gelatinase-associated lipocalin*), que é um marcador de lesão tubular e que, em níveis altos pré-tratamento, prediz menor taxa de resposta[60].

Apesar de tudo que foi exposto sobre avaliação de prognóstico, ainda não se tem um escore, parâmetro histológico ou biomarcador, confiável que contraindique determinado esquema de imunossupressão. Portanto, eles devem ser adicionados a fatores socioeconômicos, idade, comorbidades, para a decisão de qual o melhor tratamento para cada paciente e quando esse deve ser iniciado. Bom senso por parte do médico assistente e uma decisão compartilhada com a família, com explicação sobre os possíveis desfechos associados com cada conduta, são fundamentais.

CONCLUSÃO

Nos últimos 40 anos, houve melhora significativa tanto em sobrevida como em qualidade de vida dos pacientes com nefrite lúpica proliferativa, muito em razão da descoberta dos imunossupressores atualmente utilizados.

Entretanto, a medicina continua evoluindo e é importante que se perceba que por mais que se tenham alcançado melhores resultados, eles estão longe do ideal. Baixas taxas de remissão completa com altas taxas de recidiva, evolução frequente para DRET em 10 anos e alta mortalidade por infecção são ainda fatores que precisam ser melhorados. A pesquisa de novos regimes de imunossupressão é fundamental para que se possa tratar melhor a nefrite lúpica, com a ajuda de melhores marcadores de atividade e de prognóstico da doença.

REFERÊNCIAS BIBLIOGRÁFICAS

1. Cervera R, Khamashta MA, Hughes G. The Euro-lupus project: epidemiology of systemic lupus erythematosus in Europe. *Lupus* 2009; **18**: 869-874.
2. Hanly JG, O'Keeffe AG, Su L *et al*. The frequency and outcome of lupus nephritis: results from an international inception cohort study. *Rheumatology* 2016; **55**: 252-262.
3. Moroni G, Depetri F, Ponticelli C, *et al*. Lupus nephritis: When and how often to biopsy and what does it mean? *J Autoimmun* 2016; **74**: 27-40.
4. Kidney Disease: Improving Global Outcomes. (KDIGO) Glomerulonephritis working group. KDIGO Clinical practice guidelines for glomerulonephritis. *Kidney Int Suppl* 2012; **2**: 139-274.
5. Rijnink EC, Teng OYK, Wilhelmus S *et al*. Clinical and histopathologic characteristics associated with renal outcomes in lupus nephritis. *Clin J Am Soc Nephrol* 2017; **12**: 734-745.
6. Wilhelmus S, Alpers CE, Cook HT *et al*. The revisited classification of GN in SLE at 10 years: time to re-evaluate histopathologic lesions. *J Am Soc Nephrol* 2015; **26**: 2938-2946.
7. Cameron JS. Lupus nephritis. *J Am Soc Nephrol* 1999; **10**: 413-424.
8. Wilhelmus S, Bajema IM, Bertsias GK *et al*. Lupus nephritis management guidelines compared. *Nephrol Dial Transplant* 2016; **31**: 904-913.
9. Houssiau FA, Vasconcelos C, D'Cruz D *et al*. Immunosuppressive therapy in lupus nephritis: the Euro-Lupus Nephritis Trial, a randomized trial of low-dose versus high-dose intravenous cyclophosphamide. *Arthritis Rheum* 2002; **46**: 2121-2131.
10. Appel GB, Contreras G, Dooley MA *et al*. Mycophenolatemofetil versus cyclophosphamide for induction treatment of lupus nephritis. *J Am Soc Nephrol* 2009; **20**: 1103-1112.
11. Park DJ, Kang JH, Lee JW *et al*. Risk factors to predict the development of chronic kidney disease in patients with lupus nephritis. *Lupus* 2017; **26**: 1139-1148.
12. Boumpas DT, Austin III HA, Vaughn EM *et al*. Controlled trial of pulse methylprednisolone versus two regimens of pulse cyclophosphamide in severe lupus nephritis. *Lancet* 1992; **340**: 741-745.
13. Donadio Jr JV, Holley KE, Ferguson RH *et al*. Treatment of diffuse proliferative lupus nephritis with prednisone and combined prednisone and cyclophosphamide. *N Engl J Med* 1978; **299**: 1151-1155.
14. Gourley MF, Austin III HA, Scott D *et al*. Methylprednisolone and cyclophosphamide, alone or in combination, in patients with lupus nephritis. A randomized, controlled trial. *Ann Intern Med* 1996; **125**: 549-555.
15. Korbet SM, Schwartz MM, Evans J *et al*. Severe lupus nephritis: racial differences in presentation and outcome. *J Am Soc Nephrol* 2007; **18**: 244-254.
16. Wofsy D, Diamond B, Houssiau FA. Crossing the Atlantic: The Euro-Lupus nephritis regimen in North America. *Arthritis Rheumatol* 2015; **67**: 1144-1146.
17. Chan TM. Treatment of severe lupus nephritis: the new horizon. *Nat Rev Nephrol* 2015; **11**: 46-61.
18. Falk RJ, Dall'Era M, Appel GB. Therapy of diffuse or focal proliferative lupus nephritis. *Uptodate* Jul 2017.
19. Austin HA, Muenz LR, Joyce KM *et al*. Prognostic factors in lupus nephritis: contribution of renal histologic data. *Am J Med* 1983; **75**: 382-391.
20. Silva Filho AP, Manfro RC, Contieri FLC *et al*. Avaliação da tolerabilidade do micofenolato sódico com revestimento entérico *versus* micofenolatomofetil em receptores de transplante renal. *J Bras Nefrol* 2015; **37**: 291-296.
21. Drenkard C, Villa AR, Garcia-Padilla C *et al*. Remission of systematic lupus erythematosus. *Medicine (Baltimore)* 1996; **75**: 88-98.
22. Urowitz MB, Feletar M, Bruce IN *et al*. Prolonged remission in systemic lupus erythematosus. *J Rheumatol* 2005; **32**: 1467-1472.
23. Dahan K, Debiec H, Plaisier E *et al*. Rituximab for Severe Membranous Nephropathy: A 6-Month Trial with Extended Follow-Up. *J Am Soc Nephrol* 2017; **28**: 348-358.
24. Stone JH, Merkel PA, Spiera R *et al*. Rituximab versus cyclophosphamide for ANCA-associated vasculitis. *N Engl J Med* 2010; **363**: 221-232.
25. Rovin BH, Furie R, Lutinis K *et al*. Efficacy and safety of rituximab in patients with active proliferative lupus nephritis: the Lupus Nephritis Assessment with Rituximab study. *Arthritis Rheum* 2012; **64**: 1215-1226.
26. Dall'Era M. Treatment of lupus nephritis: current paradigms and emerging strategies. *Curr Opin Rheumatol* 2017, **29**: 241-247.
27. Condon MB, Ashby D, Pepper RJ *et al*. Prospective observational single-centre cohort study to evaluate the effectiveness of treating lupus nephritis with rituximab and mycophenolatemofetil but no oral steroids. *Ann Rheum Dis* 2013; **72**: 1280-1286.
28. Muangchan C, van Vollenhoven RF, Bernatsky SR *et al*. Treatment algorithms in systemic lupus erythematosus. *Arthritis Care Res (Hoboken)* 2015; **67**: 1237-1245.
29. American College of Rheumatology. Hahn BH, MacMahon MA, Wilkinson A *et al*. American College of Rheumatology guidelines for screening, treatment and management of lupus nephritis. *Arthritis Care Res (Hoboken)* 2012; **64**: 797-808.
30. Dooley MA, Houssiau F, Aranow C *et al*. Effect of belimumab treatment on renal outcomes: results from the phase 3 belimumab clinical trials in patients with SLE. *Lupus* 2013; **1**: 63-72.
31. ACCESS Trial Group. Treatment of lupusnephritis with abatacept: the Abatacept and Cyclophosphamide Combination Efficacy and Safety Study. *Arthritis Rheum* 2014; **66**: 3096-3104.
32. Liu Z, Zhang H, Liu Z *et al*. Multitarget therapy for induction treatment of lupus nephritis: a randomized trial. *Ann Intern Med* 2015; **162**: 18-26.
33. Palmer SC, Tunnicliffe DJ, Singh-Grewal D *et al*. Induction and maintenance imunosupression treatment of proliferative lupus nephritis: a network meta-analysis of randomized trials. *Am J Kidney Dis* 2017; **1**: 1-12.
34. Koyama H, Wada T, Nishizawa Y *et al*. Cyclophosphamide-induced ovarian failure and its therapeutic significance in patients with breast cancer. *Cancer* 1977; **39**: 1403-1409.
35. McCune WJ, Clowse MB. General principles of the use of cyclophosphamide in rheumatic diseases. *Uptodate* Jun 2016.
36. Hickman RA, Gordon C. Causes and management of infertility in systemic lupus erythematosus. *Rheumatology* 2011; **50**: 1551-1558.
37. Baker GL, Kahl LE, Zee BC *et al*. Malignancy following treatment of rheumatoid arthritis with cyclophosphamide. Long-term case-control follow-up study. *Am J Med* 1987; **83**: 1-9.
38. Henderson LK, Masson P, Craig JC *et al*. Induction and maintenance treatment of proliferative lupus nephritis: a meta-analysis of randomized controlled trials. *Am J Kidney Dis* 2013; **61**: 74-87.
39. Gladman DD, Ibañez D, Ruiz I, Urowitz MB. Recommendations for frequency of visits to monitor systemic lupus erythematosus in

40. Chen YE, Korbet SM, Katz RS et al for the Collaborative Study Group. Value of a complete or partial remission in severe lupus nephritis. *Clin J Am Soc Nephrol* 2008; **3**: 46-53.

41. Korbet SM, Lewis EJ for the Collaborative Study Group. Severe lupus nephritis: the predictive value of ≥ 50% reduction in proteinuria at 6 months. *Nephrol Dial Transplant* 2013; **28**: 2313-2318.

42. Dall'Era M, Cisternas MG, Smilek DE et al. Predictors of long-term renal outcome in lupus nephritis trials: lessons learned from the Euro-Lupus Nephritis cohort. *Arthritis Rheum* 2015; **67**: 1305-1313.

43. Tamirou F, Lauwerys BR, Dall'Era M et al. A proteinuria cut-off level of 0.7 g/day after 12 months of treatment best predicts long-term renal outcome in lupus nephritis: data *from the MAINTAIN Nephritis Trial. Lupus Sci Med* 2015; **2**: e000123.

44. Alvarado AS, Malvar A, Lococo B et al. The value of repeat kidney biopsy in quiescent Argentinian lupus nephritis patients. *Lupus* 2014; **23**: 840-847.

45. Zickert A, Sundelin B, Svenungsson E et al. Role of early repeated renal biopsies in lupus nephritis. *Lupus Sci Med* 2014; **1**: e000018.

46. Wilhelmus S, Cook HT, Noël LH et al. Interobserver agreement on histopathological lesions in class III or IV lupus nephritis. *Clin J Am Soc Nephrol* 2015; **1**: 47-53.

47. Birmingham DJ, Bitter JE, Ndukwe EG et al. Relationship of circulating anti-C3b and anti-C1q IgG to lupus nephritis and its flare. *Clin J Am SocNephrol* 2016; **11**: 47-53.

48. Mansur JB, Sabino ARP, Nishida SK, Kirsztajn GM. Is there a role for urinary podocyte excretion assessment in lupus nephritis? *Renal Failure* 2016; **38**: 643-647.

49. Madureira Silva MV, Moscoso-Solorzano GT, Nishida SK, Kirsztajn GM. Serum Beta 2-microglobulin/cystatin C index: a useful biomarker in lupus nephritis? *Nephron Extra* 2012; **2**: 169-176.

50. Greloni G, Scolnik M, Marin J et al. Value of repeat biopsy in lupus nephritis flares. *Lupus Sci Med* 2014; **1**: e000004.

51. Falk RJ, Dall'Era M, Appel GB. Therapy of resistant or relapsing diffuse or focal proliferative lupus nephritis. *Uptodate* Jul 2017.

52. Ward MM. Changes in the incidence of end-stage renal disease due to lupus nephritis in the United States, 1996-2004. *J Rheumatol* 2009; **36**: 63-67.

53. Adler M, Chambers S, Edwards C et al. An assessment of renal failure in an SLE cohort with special reference to ethnicity, over a 25-year period. *Rheumatology (Oxford)* 2006; **45**: 1144-1147.

54. Yurkovich M, Vostretsova K, Chen W, Aviña-Zubieta JA. Overall and cause-specific mortality in patients with systemic lupus erythematosus: a meta-analysis of observational studies. *Arthritis Care Res (Hoboken)* 2014; **66**: 608-616.

55. Esdaile JM, Joseph L, MacKenzie T et al. The benefit of early treatment with immunosuppressive agents in lupus nephritis. *J Rheumatol* 1994; **21**: 2046-2051.

56. Faurschou M, Starklint H, Halberg P, Jacobsen S. Prognostic factors in lupus nephritis: diagnostic and therapeutic delay increases the risk of terminal renal failure. *J Rheumatol* 2006; **33**: 1563-1569.

57. Petri M, Perez-Gutthann S, Longenecker JC, Hochberg M. Morbidity of systemic lupus erythematosus: role of race and socioeconomic status. *Am J Med* 1991; **91**: 345-353.

58. Carter EE, Barr SG, Clarke AE. The global burden of SLE: prevalence, health disparities and socioeconomic impact. *Nat Rev Rheumatol* 2016; **12**: 605-620.

59. Gladman DD, Goldsmith CH, Urowitz MB et al. The systemic lupus international collaborating clinics/american college of rheumatology (SLICC/ACR) damage index for systemic lupus erythematosus international comparison. *J Rheumatol* 2000; **27**: 373-376.

60. Satirapoj B, Kitiyakara C, Leelahavanichkul A et al. Urine neutrophil gelatinase-associated lipocalin to predict renal response after induction therapy in active lupus nephritis. *BMC Nephrology* 2017; **18**: 263-270.

33

INFLUÊNCIA DO EXERCÍCIO FÍSICO SOBRE PARÂMETROS DE ESTRUTURA E FUNÇÃO CARDIOVASCULAR NA DOENÇA RENAL CRÔNICA

Viviana Rugolo de Oliveira e Silva
Luis Cuadrado Martin

◆

INTRODUÇÃO

As principais causas da doença renal crônica (DRC) são o *diabetes mellitus* (DM) e a hipertensão. Outras causas são as doenças glomerulares, tubulointersticiais, vasculares, congênitas e císticas[1]. A DRC é considerada importante problema de saúde pública, tendo em vista sua prevalência crescente em todo cenário mundial[2]. No Brasil, a incidência de pacientes em tratamento dialítico é de 180 por milhão, com 112.004 pacientes em programa de diálise em 2014[3].

A mortalidade dos doentes renais é elevada e tem como principal causa a doença cardiovascular[1]. Assim, o próprio diagnóstico da DRC é considerado fator de risco cardiovascular não tradicional. Dentre os portadores de doença renal, também são considerados fatores de risco não tradicionais ritmo de filtração glomerular reduzido, presença de proteinúria e albuminúria, atividade do sistema renina-angiotensina alterada, sobrecarga de volume extracelular, metabolismo de cálcio e fósforo anormais, anemia, hiperparatireoidismo, desnutrição, inflamação, infecção, fatores trombogênicos, estresse oxidativo, disfunção endotelial (DE), homocisteína elevada e a própria toxicidade urêmica[4].

DRC E INATIVIDADE FÍSICA

O sedentarismo é achado frequente na DRC, pode ser considerado um fator de risco modificável e está associa-

do diretamente à mortalidade em pacientes em hemodiálise (HD)[5]. Aproximadamente 35% dos pacientes em HD se exercitavam pouco ou não realizavam nenhum exercício, tendência associada ao aparecimento de doenças vasculares e cardíacas[6].

O consumo máximo de oxigênio (VO_2máx) é um parâmetro que avalia a capacidade do organismo em utilizar e metabolizar o oxigênio durante a atividade física e é usado para avaliação direta da aptidão física. Achados da literatura mostram que pacientes com DRC têm valores reduzidos de VO_2máx quando comparados a indivíduos da mesma faixa etária sem comorbidades[7]. Dentre as várias causas desses valores reduzidos de VO_2max, gostaríamos de destacar a hipertrofia ventricular da DRC. A remodelação patológica do ventrículo esquerdo é considerada importante mecanismo para a redução de VO_2máx em pacientes com DRC[8].

A menor aptidão física em pacientes com DRC está associada ao maior risco cardiovascular e a modificação do sedentarismo pode cursar com menor progressão da doença e redução da mortalidade nesses pacientes[9]. Dessa maneira, o KDIGO[1] recomenda a prática de exercícios físicos regulares para pacientes com DRC em todos os estágios.

DOENÇAS CARDIOVASCULARES NA DRC

As doenças cardiovasculares (DCV) representam a maior causa de morte nos pacientes com DRC. Sua incidência é inversamente proporcional o ritmo de filtração glomerular[10]. Um dos mecanismos que pode explicar esse processo é o dano frequente em grandes vasos sanguíneos decorrentes da DE e rigidez arterial (RA) presentes na DRC[11,12].

A DE tem sua maior prevalência nos estágios III a V da DRC e está diretamente associada ao comprometimento das funções de regulação da vasodilatação do endotélio, de proliferação celular do músculo liso e de fibrinólise, fatores regulados principalmente pelo óxido nítrico (ON). O ON é um importante vasodilatador endógeno e potente fator que se contrapõe aos processos de aterogênese que, na DRC, apresenta sua síntese inibida[13]. Na DRC a DE pode preceder, em muito, a instalação da DCV e se mostrar como um marcador prognóstico desfavorável[14].

INFLUÊNCIA DO EXERCÍCIO FÍSICO SOBRE DESFECHOS CARDIOVASCULARES INTERMEDIÁRIOS NA DRC

Na literatura existem muitas evidências do benefício do exercício físico na redução do risco cardiovascular em diversas doenças crônicas. Há também estudos sobre a implementação de protocolos de exercício na DRC. Em revisão sistemática com metanálise sobre a prática de exercícios regulares, 41 estudos nos diferentes estágios da DRC foram analisados. Os autores concluíram que há evidências de efeitos benéficos promovidos por exercícios regulares sobre a melhora da capacidade funcional, qualidade de vida, aptidão física e função cardiovascular[15]. Com base nisso, realizamos um protocolo de exercícios aeróbicos intradialítico três vezes por semana, com duração de quatro meses, com avaliação do comportamento de parâmetros cardiovasculares relacionados a risco cardiovascular[16].

EXERCÍCIO EM HEMODIÁLISE E HIPERTROFIA VENTRICULAR

A toxicidade urêmica presente na DRC, associada à inflamação sistêmica, DE e metabolismo mineral ósseo anormal, entre outros processos fisiopatológicos da DRC, resultam em alterações cardíacas funcionais e estruturais[17]. Essas alterações são desencadeadas principalmente pela sobrecarga de volume e de pressão nas câmaras cardíacas, que levam à hipertrofia do ventrículo esquerdo (HVE). A HVE é altamente prevalente na DRC, possui relação inversa com o ritmo de filtração glomerular e prediz pior prognóstico e mortalidade nesses pacientes[18]. Estudo experimental com ratos nefrectomizados relacionou prática de exercícios na DRC com a redução da HVE sem a associação com a terapia medicamentosa. Os animais submetidos a cinco semanas de natação deixaram de evoluir com a HVE, enquanto os que não realizavam exercício apresentaram aumento da massa cardíaca[19]. Apenas dois estudos controlados e randomizados avaliaram os efeitos do exercício físico sobre a massa ventricular de pacientes em hemodiálise e nenhum deles observou efeito dessa modalidade terarpêutica sobre esse parâmetro[20,21].

Em nosso estudo demonstramos que 16 semanas de exercícios aeróbicos em pacientes com DRC em HD foram capazes de reduzir a HVE, representada pela diminuição do índice de massa do ventrículo esquerdo (IMVE) após o treinamento (Figura 33.1). Pitsavos et al[22] mostraram resultados semelhantes com indivíduos hipertensos sem DRC. Em protocolo de intervenção de treinamento controlado similar ao do corrente estudo, com 16 semanas de exercícios aeróbicos regulares, foi demonstrada a redução do IMVE associada à redução da PAS e PAD de repouso desses pacientes. Quanto a mudanças provocadas pelo exercício físico na morfologia cardíaca em pacientes em HD, Momeni et al[23] observaram que após protocolo

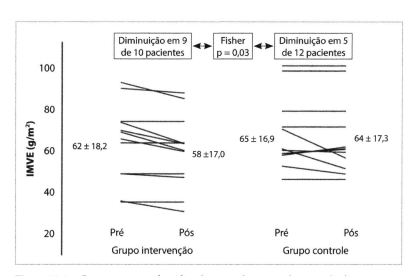

Figura 33.1 – Comportamento do índice de massa do ventrículo esquerdo dos grupos intervenção e controle nos diferentes momentos.

controlado e randomizado, de 12 semanas de exercícios aeróbicos em cicloergômetro durante a sessão de HD, houve incremento da fração de ejeção do VE, melhora da função diastólica e redução do tamanho do ventrículo direito, porém sem alterações na HVE avaliada.

EXERCÍCIO EM HEMODIÁLISE E FUNÇÃO ENDOTELIAL

A função endotelial pode ser avaliada de forma não invasiva por meio da técnica de hiperemia reativa ou vasodilatação fluxo-mediada (VFM), que consiste na análise da reatividade do endotélio da artéria braquial. A VFM investiga o comprometimento funcional e o remodelamento precoce do sistema vascular que repercute na regulação do fluxo sanguíneo sistêmico[24]. Há relação inversa entre a DE e a resposta da vasodilatação do endotélio, portadores de DRC com DCV apresentam função endotelial e VFM prejudicadas[25].

Em nossa experiência, a VFM foi incrementada após o presente protocolo nos indivíduos treinados (Figura 33.2). Em animais de experimentação (modelo de DRC em ratos), o treinamento físico induziu melhora da função endotelial que foi acompanhada de melhora da disponibilidade do transporte da L-arginina. Essa melhora do transporte de L-arginina pode constituir mediador para o efeito benéfico observado diante do treinamento físico na DRC experimental.

Achado semelhante foi relatado por Currie et al[26] com pacientes coronariopatas submetidos a sessão de exercícios de resistência e exercícios de alta intensidade intervalados em diferentes momentos. Ambas as modalidades foram capazes de reproduzir a melhora da VFM, porém avaliadas apenas após 1 hora de exercício, sem avaliação posterior. Birk et al[27] mostraram também melhora aguda da VFM em diferentes intensidades de exercícios aeróbicos em indivíduos saudáveis.

Em seres humanos, Van Craenenbroeck et al[28] submeteram 48 pacientes, nos estágios três e quatro da DRC, a exercícios aeróbicos moderados domiciliares durante três meses. Como resultado ao longo prazo do exercício físico encontraram o incremento do VO$_2$máx e qualidade de vida, porém sem melhora da VFM e da VOP.

EXERCÍCIO EM HEMODIÁLISE E ESTADO MICROINFLAMATÓRIO

Recio-Mayoral et al[29], em estudo longitudinal com pacientes com DRC em diferentes estágios, observaram associação entre a presença da DE com inflamação sistêmica. Os pacientes com pior função endotelial apresentavam também maiores espessuras de íntima média de carótida (EIMC), que é um marcador precoce de aterosclerose estrutural, o que sugere que a inflamação pode participar da DE na DRC que irá resultar finalmente em aterosclerose. A EIMC aumentada se correlaciona com aumento do risco cardiovascular e é preditor de DCV em diversos grupos populacionais, bem como nos portadores de DRC[30-31]. Byrkjeland et al[32] demonstraram redução expressiva na EIMC após protocolo de 12 meses de exercícios aeróbicos combinados ao de resistência em portadores de DAC e DM. Estudos correlacionando a prática de exercícios físicos e EIMC com pacientes DRC são escassos. No trabalho de nosso grupo, a EIMC foi avaliada antes e após a realização de exercícios aeróbicos, porém sem mudanças significativas.

Nos pacientes com DRC há também relação entre níveis circulantes de mediadores inflamatórios com os estágios da DRC, em que o sistema imune se mostra ativado, inclusive nos seus estágios iniciais[33,34]. A prote-

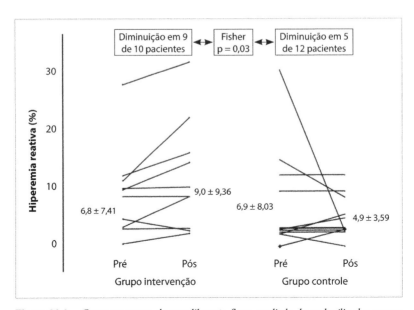

Figura 33.2 – Comportamento da vasodilatação fluxo mediada do endotélio dos grupos intervenção e controle nos diferentes momentos.

ína C-reativa (PCR), marcador sistêmico de inflamação, é encontrado em concentração elevada na DRC e considerada preditor independente de morte decorrente de DCV nessa população[35-37]. Foi demonstrada na literatura relação entre níveis elevados de PCR com pior aptidão física em pacientes com DRC, dado que sugere que a prática de exercícios físicos poderia ter impacto positivo sobre níveis inflamatórios na doença renal[38]. Em concordância, Martins et al[39] submeteram idosos considerados saudáveis a um protocolo de exercícios aeróbicos de baixa a média intensidade e observaram diminuição substancial da PCR e dos níveis séricos de colesterol.

Moraes et al[40] mostraram a mudança do *status* inflamatório de pacientes em HD com um protocolo de 6 meses de exercícios resistidos durante a HD e obtiveram a redução expressiva da PCR. Em contrapartida, esse resultado não foi observado com a realização de exercícios aeróbicos em pacientes com DRC no estágio 3, em um período de 4 a 6 meses de treinamento[34,41].

Em nossa casuística, a PCR mostrou-se aumentada em ambos os grupos no momento inicial, o que corrobora a literatura que mostra a presença constante de inflamação crônica na HD[42,43], entretanto, diferentemente do estudo citado acima, não obtivemos melhora da PCR com o treinamento físico.

EXERCÍCIO EM HEMODIÁLISE E ALDOSTERONA

Entre outros fatores envolvidos na fisiopatologia da DE na DRC, está o aumento da aldosterona sérica[44,45]. A aldosterona age sobre diferentes camadas do endotélio vascular e também se relaciona ao aumento da pressão arterial (PA), mediada pelo acúmulo de água e sódio. Pode exercer efeitos renais deletérios, devido ao aumento da resistência vascular, por meio de vasoconstrição[46]. Pacientes com cardiopatia tiveram seus níveis séricos de aldosterona reduzidos, após a sessão de exercícios físicos, em virtude de diminuição de sua hiperatividade neuroendócrina de repouso[47].

Em nosso estudo houve diminuição sérica de aldosterona em pacientes que realizavam hemodiálise submetidos ao protocolo de treinamento aeróbico de quatros meses (Figura 33.3). Essa redução da aldosterona obtida pelo treinamento aeróbico pode ter mediado os efeitos benéficos obtidos em nosso protocolo. Interessante ressaltar que o tratamento farmacológico em pacientes de HD com espironolactona reduziu o IMVE significantemente, sem redução da PA ou VOP, o que sugere a redução da HVE por um mecanismo isolado de inibição da aldosterona sérica, independentemente do seu efeito sobre a pressão arterial[48].

EXERCÍCIO EM HEMODIÁLISE E RIGIDEZ ARTERIAL

A regulação do tônus de grandes artérias nos pacientes com DRC frequentemente se encontra alterada. A associação entre DE e estado de inflamação sistêmica subclínica pode resultar no aumento da rigidez de grandes artérias. A presença de marcadores de RA na DRC é preditora de mortalidade e morbidade relacionadas à DCV[49]. Para a avaliação da RA, a velocidade de onda de pulso (VOP) representa um método não invasivo atualmente validado em relação ao padrão-ouro que é a avaliação por cateterismo arterial. Apresenta boa reprodutibilidade, de fácil realização[50] e valores de VOP muito elevados representam aumento da rigidez da artéria estudada[51].

Mustata et al[52] avaliaram o impacto do treinamento aeróbico, duas vezes por semana, após três meses, em cicloergômetro sobre a RA e resistência insulínica em pacientes em tratamento dialítico. Ao final observaram diminuição importante da RA, efeito perdido após a cessação da prática de exercício. Toussaint et al[53] avaliaram o impacto de 30 minutos de exercício em bicicleta

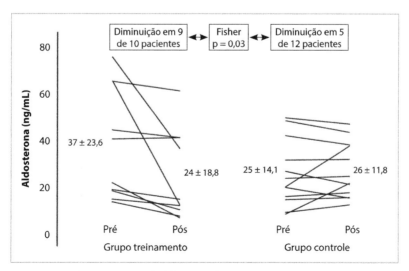

Figura 33.3 – Comportamento da aldosterona dos grupos intervenção e controle nos diferentes momentos.

adaptada para ser realizado durante a HD, ao longo de três meses, sobre a RA e peptídeo natriurético tipo B em pacientes com DRC. Esses autores encontraram melhora significativa em ambos, após o treinamento físico, em comparação com o controle sem nenhum exercício. Em nossa experiência, nenhum parâmetro de rigidez arterial foi influenciado pela implementação do protocolo de exercício físico.

CONCLUSÃO

Em nossa experiência, o treinamento aeróbico intradialítico foi capaz de demonstrar incremento na função endotelial por intermédio da VFM, bem como reduzir a HVE e aldosterona sérica. Por outro lado, não foi demonstrada alteração nos marcadores de rigidez arterial, na EIMC, assim como em valores de PA central e periférica ou na proteína C-reativa. Ou seja, tal programa teve impacto positivo sobre a redução de alguns desfechos intermediários de risco cardiovascular não tradicionais em portadores de DRC em HD.

Esses resultados, bem como os resultados obtidos por outros autores tanto em estudos experimentais como clínicos, estimulam a continuação de pesquisas para validar a implementação de protocolos de treinamento ou pelo menos de atividade física na rotina dos serviços de hemodiálise, o que poderia representar fator positivo na melhora da expectativa e qualidade de vida de nossos pacientes.

Agradecimentos

Os autores agradecem, de maneira especial, à Professora Dra. Fernanda Stringueta Belik, fisioterapeuta, ao Professor Titular Roberto Jorge da Silva Franco, da Disciplina de Nefrologia, ao Professor Doutor João Carlos Hueb, da Disciplina de Cardiologia, como também aos Professores Doutores Renato de Souza Gonçalves e Rodrigo Basan cujas participações foram decisivas no desenvolvimento deste capítulo.

REFERENCIAS BIBLIOGRÁFICAS

1. Kidney Disease: Improving Global Outcomes (KDIGO) CKD Work Group. KDIGO 2012 Clinical Practice Guideline for the Evaluation and Management of Chronic Kidney Disease. *Kidney Int* 2013; **(Suppl 3)**: 1-150.
2. Jha V, Garcia-Garcia G, Iseki K *et al*. The prevalence of CKD has increased, making it a common disease globally. Chronic kidney disease: global dimension and perspectives. *Lancet* 2013; **382**: 260-272.
3. Sesso RC, Lopes AA, Thomé FS *et al*. Brazilian Chronic Dialysis Census 2014. *J Bras Nefrol* 2016; **38**: 54-61.
4. Subbiah AK, Chhabra YK, Mahajan S. Cardiovascular disease in patients with chronic kidney disease: a neglected subgroup. *Heart Asia* 2016; **8**: 56-61.
5. Tentori F, Elder SJ, Thumma J *et al*. Physical exercise among partici¬pants in the Dialysis Outcomes and Practice Patterns Study (DOPPS): correlates and associated outcomes. *Nephrol Dial Transplant* 2010; **25**: 3050-3062.

6. O'Hare AM, Tawney K, Bacchetti P *et al*. Decreased survival among sedentary patients undergoing dialysis: results from the dialysis morbidity and mortality study wave 2. *Am J Kidney Dis* 2003; **41**: 447-454.
7. Johansen KL. Exercise and chronic kidney disease: current recommendations. *Sports Med* 2005; **35**: 485-499.
8. Ting SM, Hamborg T, McGregor G *et al*. Reduced Cardiovascular Reserve in Chronic Kidney Failure: A Matched Cohort Study. *Am J Kidney Dis* 2015; **66**: 274-284.
9. Morishita S, Tsubaki A, Shirai N. Physical function was related to mortality in patients with chronic kidney disease and dialysis. *Hemodial Int* 2017; **21**: 483-489.
10. Go AS, Chertow GM, Fan D *et al*. Chronic kidney disease and the risk of death, cardiovascular events, and hospitalization. *N Engl J Med* 2004; **351**: 1296-1305.
11. Briet M, Burns KD. Chronic kidney disease and vascular remodeling: molecular mechanisms and clinical implications. *Clin Sci* 2012; **123**: 399-416.
12. Shin SJ, Kim YK, Chung S *et al*. The impact of the aortic Pulse Wave Velocity on the cardiovascular outcomes of hemodialysis patients. *J Korean Med Sci* 2009; **24 (Suppl 1)**: 121-128.
13. Yilmaz MI, Saglam M, Caglar K *et al*. The Determinants of Endothelial Dysfunction in CKD: Oxidative Stress and Asymmetric Dimethylarginine. *Am J Kidney Dis* 2006; **47**: 42-50.
14. Satoh M. Endothelial dysfunction as an underlying pathophysiological condition of chronic kidney disease. *Clin Exp Nephrol* 2012; **16**: 518-521.
15. Heiwe S, Jacobson SH. Exercise training in adults with chronic kidney disease: A Systematic Review and Meta-analysis. *Am J Kidney Dis* 2014; **64**: 383-393.
16. Silva VRO. Impacto do treinamento aeróbico sobre fatores de risco cardiovascular não tradicionais em hemodiálise. Tese (Doutorado em Fisiopatologia em Clínica Médica). Faculdade de Medicina de Botucatu – UNESP. Botucatu, SP. Disponível em: <http://hdl.handle.net/11449/150008>.
17. Foley RN, Panfrey PS, Sarnak MJ. Clinical epidemiology of cardiovascular disease in chronic renal disease. *Am J Kidney Dis* 1998; **32 (Suppl 3)**: S112-S119.
18. Krishnasany R, Isbel NM, Hawley CM *et al*. The association between left ventricular global longitudinal strain. *Nephrol Dial Transplant* 2014; **29**: 1218-1225.
19. Luiz RS, Silva KA, Rampaso RR *et al*. Exercise attenuates renal dysfunction with preservation of myocardial function in chronic kidney disease. *PLoS One* 2013; **8**: e55363.
20. Deligiannis A, Kouidi E, Tourkantonis A. Effects of physical training on heart rate variability in patients on hemodialysis. *Am J Cardiol* 1999; **84**: 197-202.
21. Kouidi EJ, Grekas DM, Deligiannis AP. Effects of exercise training on noninvasive cardiac measures in patients undergoing long-term hemodialysis: a randomized controlled trial. *Am J Kidney Dis* 2009; **54**: 511-521.
22. Pitsavos C, Chrysohoou C, Koutroumbi M *et al*. The impact of moderate aerobic physical training on left ventricular mass, exercise capacity and blood pressure response during treadmill testing in borderline and mildly hypertensive males. *Hellenic J Cardiol* 2011; **52**: 6-14.
23. Momeni A, Nematolahi A, Nasr M. Effect of intradialytic exercise on echocardiographic findings in hemodialysis patients. *Iran J Kidney Dis* 2014; **8**: 207-211.
24. Ghiadoni L, Versari D, Giannarelli C *et al*. Non-invasive diagnostic tools for investigating endothelial dysfunction. *Curr Pharm Des* 2008; **14**: 3715-3722.
25. Verbeke FH, Pannier B, Guerin AP *et al*. Flow-Mediated Vasodilation in End-Stage Renal Disease. *Clin J Am Soc Nephrol* 2011; **6**: 2009-2015.

26. Currie KD, McKelvie RS, Macdonald MJ. Flow-mediated dilation is acutely improved after high-intensity interval exercise. *Med Sci Sports Exerc* 2012; **44**: 2057-2064.

27. Birk GK, Dawson EA, Batterham AM *et al*. Effects of exercise intensity on flow mediated dilation in healthy humans. *Int J Sports Med* 2013; **34**: 409-414.

28. Van Craenenbroeck AH, Van Craenenbroeck EM, Van Ackeren K *et al*. Effect of Moderate Aerobic Exercise Training on Endothelial Function and Arterial Stiffness in CKD Stages 3-4: A Randomized Controlled Trial. *Am J Kidney Dis* 2015; **66**: 285-296.

29. Recio-Mayoral A, Banerjee D, Streather C *et al*. Endothelial dysfunction, inflammation and atherosclerosis in chronic kidney disease – a cross-sectional study of predialysis, dialysis and kidney-transplantation patients. *Atherosclerosis* 2011; **216**: 446-451.

30. Hinderliter A, Padilla RL, Gillespie BW *et al*. Association of carotid intima-media thickness with cardiovascular risk factors and patient outcomes in advanced chronic kidney disease: the RRI-CKD study. *Clin Nephrol* 2015; **84**: 10-20.

31. Dursun B, Dursun E, Suleymanlar G *et al*. Carotid artery intima-media thickness correlates with oxidative stress in chronic haemodialysis patients with accelerated atherosclerosis. *Nephrol Dial Transplant* 2008; **23**: 1697-1703.

32. Byrkjeland R, Stensæth KH, Anderssen S *et al*. Effects of exercise training on carotid intima-media thickness in patients with type 2 diabetes and coronary artery disease. Influence of carotid plaques. *Cardiovasc Diabetol* 2016; **15**: 13.

33. Muslimovic A, Rasic S, Tulumovic D *et al*. Inflammatory Markers and procoagulants in chronic renal disease stages 1-4. *Med Arch* 2015; **69**: 307-310.

34. Viana JL, Kosmadakis GC, Watson EL *et al*. Evidence for Anti-Inflammatory Effects of Exercise in CKD. *J Am Soc Nephrol* 2014; **25**: 2121-2130.

35. Menon V, Greene T, Wang X *et al*. C-reactive protein and albumin as predictors of all-cause and cardiovascular mortality in chronic kidney disease. *Kidney Int* 2005; **68**: 766-772.

36. Martin RS, Martin LC, Franco RJ et al. Ventricular hypertrophy and cardiovascular mortality in hemodialysis patients with low educational level. *Arq Bras Cardiol* 2012; **98**: 52-61.

37. Beduschi GC, Telini LSR, Caramori JCT *et al*. Effect of dialysate sodium reduction on body water volume, blood pressure, and inflammatory markers in hemodialysis patients – a prospective randomized controlled study. *Ren Fail* 2013; **35**: 742-747.

38. Shiraishi FG, Stringuetta-Belik F, Oliveira E Silva VR *et al*. Inflammation, diabetes, and chronic kidney disease: role of aerobic capacity. *Exp Diabetes Res* 2012; **2012**: 750286.

39. Martins RA, Veríssimo MT, Silva MJC *et al*. Effects of aerobic and strength-based training on metabolic health indicators in older adults. *Lipids Health Dis* 2010; **9**: 1-6.

40. Moraes C, Marinho SM, Nobrega AC *et al*. Resistance exercise: a strategy to attenuate inflammation and protein-energy wasting in hemodialysis patients? *Int Urol Nephrol* 2014; **46**: 1655-1662.

41. Headley S, Germain M, Wood R *et al*. Short-term Aerobic Exercise and Vascular Function in CKD Stage 3: A Randomized Controlled Trial. *Am J Kidney Dis* 2014; **64**: 222-229.

42. Stenvinkel P. Inflammatory and atherosclerotic interactions in the depleted uremic patient. *Blood Purif* 2001; **19**: 53-61.

43. Kato S, Chmielewski M, Honda H *et al*. Aspects of immune dysfunction in end-stage renal disease. *Clin J Am Soc Nephrol* 2008; **3**: 1526-1533.

44. Luther JM. Aldosterone in vascular and metabolic dysfunction. *Curr Opin Nephrol Hypertens* 2016; **25**: 16-21.

45. Schafer N, Lohmann C, Winnik S *et al*. Endothelial mineralocorticoid receptor activation mediates endothelial dysfunction in diet-induced obesity. *Eur Heart J* 2013; **34**: 3515-3524.

46. Schiffrin EL. Effects of Aldosterone on the Vasculature. *Hypertension* 2006; **47**: 312-318.

47. Braith R, Welsch M, Feigenbaum M *et al*. Neuroendocrine activation in heart failure is modified by endurance training. *J Am Coll Cardiol* 1999; **34**: 1170-1175.

48. Feniman-De-Stefano GM, Zanati-Basan SG, De Stefano LM *et al*. Spironolactone is secure and reduces left ventricular hypertrophy in hemodialysis patients. *Ther Adv Cardiovasc Dis* 2015; **9**: 158-167.

49. Lee H, Hwang YH, Jung JY *et al*. Comparison of vascular calcification scoring systems using plain radiographs to predict vascular stiffness in peritoneal dialysis patients. *Nephrology (Carlton)* 2011; **16**: 656-662.

50. Di Iorio B, Nazzaro P, Cucciniello E *et al*. Influence of haemodialysis on variability of pulse wave velocity in chronic haemodialysis patients. *Nephrol Dial Transplant* 2010; **25**: 1579-1583.

51. Baptista JS, Passos AL, Morelato RL *et al*. Influência da complacência arterial na capacidade física de indivíduos idosos. *Rev Med* 2008; **87**: 142-147.

52. Mustata S, Chan C, Lai V *et al*. Impact of an exercise program on arterial stiffness and insulin resistance in hemodialysis patients. *J Am Soc Nephrol* 2004; **15**: 2713-2718.

53. Toussaint ND, Lau KK, Strauss BJ *et al*. Associations between vascular calcification, arterial stiffness and bone mineral density in chronic kidney disease. *Nephrol Dial Transplant* 2008; **23**: 586-593.

34

O IMPACTO DO TRATAMENTO QUIMIOTERÁPICO SOBRE AS DOENÇAS RENAIS: IMPLICAÇÕES E RECOMENDAÇÕES

Adalberto Alves Martins Neto
Niels Olsen Saraiva Câmara

◆

INTRODUÇÃO

Uma das características definidoras do câncer é o rápido crescimento de células anormais além dos limites habituais e que podem invadir partes adjacentes do corpo e se espalhar para outros órgãos, à medida que as células tumorais adquirem capacidades fenotípicas vantajosas[1,2]. Anualmente, esse conjunto de doenças tem provocado um impacto socioeconômico significante e crescente em todo o mundo, em que trilhões de dólares são investidos e milhões de vidas são perdidas[3].

Entre os principais assassinos globais, o câncer é a segunda principal causa de morte, atrás apenas das doenças cardiovasculares. Para 2015, o estudo GBD (do inglês, Carga Global das Doenças) estimou, globalmente, a ocorrência de 17,5 milhões de casos de câncer incidente e 8,7 milhões de mortes devido a essa síndrome. No estudo, entre 2005 e 2015, os autores mostraram que a incidência de câncer aumentou 33%; as mortes por câncer em todas as idades aumentaram de 14% para 17%; e o indicador DALY (do inglês, Anos de Vida Perdidos Ajustados por Incapacidade), que mede o efeito da mortalidade e morbidade sobre a qualidade de vida dos indivíduos, saltou de 7% para 9% nessa década[4,5].

Apesar de esses números alarmantes testemunharem que a guerra contra o câncer não foi conquistada e terem direcionado o foco da comunidade internacional de saúde sobre a oncologia global, avanços recentes em medicina preventiva e em novas abordagens de tratamento ao câncer, a exemplo de novos regimes quimioterápicos, vêm diminuindo a progressão da doença e aumentando a sobrevida dos pacientes para várias malignidades[6,7].

Mesmo diante de todo avanço positivo, vale ressaltar que os sobreviventes do câncer podem experimentar, em algum momento de suas vidas, complicações secundárias associadas com a malignidade ou ao seu tratamento. Tais efeitos adversos devem ser familiares às equipes multidisciplinares em cenários oncológicos, tornando urgente o melhor entendimento e manejo dessas manifestações clínicas e laboratoriais que limitam o tratamento subjacente adequado à malignidade e colocam em risco a vida dos pacientes. Nesse sentido, reconhecendo a associação entre uma variedade de doenças renais e câncer, a onconefrologia é uma área nova e de rápido crescimento que foi fruto da relação de nefrologistas e oncologistas no cuidado de pacientes oncológicos[8].

DISFUNÇÕES RENAIS EM PACIENTES COM CÂNCER

Lesão renal aguda, doença renal crônica, desordens eletrolíticas, proteinúria e síndrome nefrótica são problemas clínicos comuns relacionados ao gerenciamento nefrológico de pacientes com câncer. De fato, aproximadamente 60% dos pacientes oncológicos apresentam alguma forma de doença renal[9-11].

LESÃO RENAL AGUDA (LRA)

Diferentes agressões nefrotóxicas podem resultar em causas multifatoriais da LRA em pacientes com câncer, em que a principal causa é a necrose tubular aguda[12,13]. O quadro 34.1 apresenta a divisão dessas etiologias em três categoriais (pré-renal, renal e pós-renal), com base na localização da lesão.

O desenvolvimento de LRA em pacientes com câncer representa um risco associado com baixas taxas de remissão das malignidades e aumento das taxas de mortalidade, dos custos para o atendimento e do tempo de permanência no hospital, quando da comparação desses pacientes com aqueles sem o diagnóstico da lesão[14].

Em 2011, Libório *et al* demonstraram que, dos 288 pacientes com câncer hospitalizados em uma unidade de terapia intensiva oncológica no Brasil, a taxa de mortalidade dos pacientes com algum grau de LRA foi de 52% *versus* 13,6% naqueles sem complicações renais. O prognóstico ainda foi pior para os pacientes com câncer que necessitaram de diálise, cuja taxa de mortalidade alcançou 80%[15].

Em estudo de coorte conduzido de 1999 até 2006 acompanhando 37.267 pacientes com câncer, o risco para desenvolver essas lesões aumentou de 17,5% para 27% em 1 a 5 anos após o diagnóstico de câncer, sendo mais incidente naqueles com câncer localizado no fígado, pâncreas, rim, trato biliar e em pacientes com mieloma múltiplo[16].

Em conclusão, a LRA é uma complicação comum em pacientes com câncer, em que o risco de aparecimento das lesões é incremento pelo tempo do diagnóstico e pelo tipo das malignidades.

DOENÇA RENAL CRÔNICA (DRC)

A relação bidirecional entre DRC e câncer tem sido amplamente relatada em diversos estudos observacionais e prospectivos, indicando que essa comorbidade pode resultar ou ser resultado de variadas malignidades.

Em estudo retrospectivo, para avaliar a associação entre a gravidade da doença renal e o risco de câncer incidente, os autores observaram que os pacientes com baixo ritmo de filtração glomerular (RFG < 30mL/min/1,73m²) apresentaram risco duas vezes maior para desenvolver câncer renal quando comparados aos indivíduos com RFG mais alto (= 60-89mL/min/1,73m²). Além disso, apesar de menos pronunciada, também houve associação entre o risco aumentado para câncer urotelial com RFG mais baixo[17].

Na mesma direção, pacientes em diálise de manutenção para doença renal em estágio terminal estão em maior risco para desenvolverem muitos cânceres, especialmente aqueles que acometem os rins e o trato urinário[18].

Dois estudos observacionais, cada um envolvendo quase 5.000 pacientes com câncer, mostraram que em média 50% dos pacientes com uma malignidade ativa apresentam RFG[19,20] < 90mL/min/1,73m². Ainda, em

Quadro 34.1 – Causas de lesão renal aguda em pacientes com câncer.

Classificação	Resultado

Pré-renal
1. Hipovolemia
    Causada por náuseas, vômitos, diarreia, diuréticos em excesso
2. Alteração do metabolismo renal
    Causada por hipercalcemia ou drogas que afetam a autorregulação renal
3. Doença veno-oclusiva hepática
    Causada pelo transplante hematopoiético alogênico mieloablativo
	Hipoperfusão renal

Renal
1. Síndrome de lise tumoral
    Causada pela lise de células tumorais com formação de cristais de ácido úrico, fosfato de cálcio e/ou xantina
2. Infiltração do parênquima renal
    Causada por metástase renal
3. Microangiopatia trombótica
    Causada pelo tumor primário e por suas terapias
4. Nefrotoxicidade induzida por droga
    Causada pelos quimioterápicos convencionais, terapia-alvo dirigida e imunoterapias
5. Nefropatia obstrutiva – "rim do mieloma"
    Causada pela produção excessiva e filtração de cadeias leves tóxicas
	Alteração do parênquima renal

Pós-renal
1. Obstrução Intratubular
    Causada por cristais, edema, coágulos
2. Obstrução extrarrenal
    Causada por ampla variedade de malignidades (mais comumente gastrintestinal, urológica ou ginecológica) e por fibrose intraperitoneal
	Obstrução do trato urinário

estudo prospectivo, incluindo 4.077 pacientes com vários cânceres, 30% tiveram RFG < 60mL/min/1,73m^2 e 8,3% tiveram RFG < 45mL/min/1,73m^2, entendendo que há relação linear entre a redução no RFG e a incidência de mortalidade específica ao câncer[21].

De fato, pacientes com câncer e DRC associada apresentam maior risco de morte em comparação com aqueles sem DRC[22].

Yang *et al* mostraram que a disfunção renal é uma complicação comum em pacientes com câncer, e que quanto mais grave é a insuficiência renal maior é o risco de morte para pacientes com câncer, em especial para as malignidades hematológicas e ginecológicas. Além disso, nesse estudo, a proteinúria foi um fator de risco para mortalidade entre os pacientes com câncer do sistema digestivo[23].

As causas que levam à progressão de DRC em pacientes com câncer podem estar diretamente relacionadas ou não com a malignidade ou com seu tratamento, e episódios anteriores de dano renal agudo são também fatores de risco reconhecidos[24]. Cânceres em estágio terminal (cervical, bexiga, próstata e colorretal) podem infiltrar diretamente um ou ambos os ureteres, provocando nefropatia obstrutiva crônica, que é importante causa para DRC. Além disso, obstrução ureteral pode ocorrer mesmo anos após o tratamento quimioterápico, radiação e cirurgia como resultado de fibrose retroperitoneal induzida[25].

Os mecanismos pelos quais as drogas antineoplásicas podem induzir DRC em pacientes com câncer são variados, mais incluem nefrotoxicidade direta da droga, toxicidade indireta com quadros de desidratação, nefropatia autoimune, hipertensão e/ou proteinúria, glomerulonefrite e microangiopatia trombótica[26].

DISTÚRBIOS ELETROLÍTICOS

Assim como a LRA e DRC, os distúrbios eletrolíticos aumentam a mortalidade, morbidade e dificultam o tratamento adequado dos pacientes com câncer. Podendo ser causadas diretamente pelo tumor e/ou seu tratamento, as alterações nas concentrações séricas dos íons sódio, potássio, cálcio, magnésio e fósforo devem ser monitoradas nos pacientes oncológicos, a fim de se evitar complicações que ameaçam a vida[27,28].

Hiponatremia

A hiponatremia, concentração plasmática de sódio abaixo do valor normal de 135mEq/L, é o distúrbio eletrolítico mais importante em pacientes com câncer. Essa alteração ocorre em 47% dos pacientes hospitalizados com câncer e está associada à maior permanência hospitalar e mortalidade, como notado em estudo retrospectivo em 2006[29]. As causas de hiponatremia entre os pacientes com câncer incluem todas aquelas da hiponatremia sem câncer associado, embora 14% dos casos de hiponatremia observados em pacientes hospitalizados foram associados com uma malignidade adjacente[30].

Hipercalcemia

outra complicação eletrolítica relativamente comum entre os pacientes com câncer é a hipercalcemia, ocorrendo em até 30% deles em algum momento durante o curso de sua doença[31]. Com níveis séricos de cálcio acima de 10,5mg/dL, esse distúrbio eletrolítico, quando detectado em pacientes com câncer, significa prognóstico muito ruim, em que quase 50% de tais pacientes morrem em 30 dias[32].

A hipercalcemia das malignidades utilizam dois mecanismos principais: 1. nos pacientes com hipercalcemia, o aumento do cálcio é resultado da reabsorção óssea induzida por atividade osteoclástica aumentada nas áreas de metástase óssea. Nessa modalidade de lesão osteolítica, as células tumorais liberam fatores locais incluindo interleucina (IL)-1, IL-3, IL-6, fator de necrose tumoral (TNF) alfa, fator de crescimento transformador (TGF)-alfa e beta, linfotoxina e prostaglandina E_2 que estimulam a diferenciação e ativação de osteoclastos responsáveis pela erosão óssea; 2. estimulação da atividade osteoclástica por secreção sistêmica da proteína relacionada ao hormônio da paratireoide (PTHrP), com aumento da reabsorção óssea e retenção renal de cálcio. Em menor grau e principalmente nos pacientes com linfoma, a produção ectópica da forma ativa da vitamina D (1,25-di-hidroxi-vitamina D ou calcitriol) pode causar hipercalcemia como resultado do aumento da reabsorção óssea osteoclástica e absorção intestinal de cálcio[33].

Hipocalemia

De igual importância, a perda de íons potássio com valores abaixo de 3,5mmol/L representa um agravo adicional aos pacientes com câncer[34]. A hipocalemia é o segundo distúrbio eletrolítico mais comum em pacientes com câncer, cuja etiologia, que é multifatorial, inclui os medicamentos que podem causar dano tubular, bem como a perda gastrintestinal ou renal de potássio[35]. Os resultados de um estudo multicêntrico, avaliando os fatores de risco para nefrotoxicidade após o uso do antineoplásico ifosfamida em crianças, mostraram diversos distúrbios eletrolíticos após avaliação da função tubular proximal, em que a hipocalemia ocorreu em 15% dos pacientes avaliados[36].

Quando a associação entre hipocalemia e mortalidade foi analisada, pôde-se verificar que a taxa de sobrevida é baixa. Em um total de 110 pacientes admitidos em programa de diálise peritoneal, em que as principais causas de doença renal crônica foram nefropatia diabética e nefrosclerose hipertensiva, 80% dos pacientes com hipocalemia morreram[37].

Hipofasfatemia e hipomagnesemia

Em menor grau, hipofasfatemia (fosfato ou fósforo sérico < 2,5mg/dL) e hipomagnesemia (concentração de magnésio < 1,8mg/dL) podem ocorrer em pacientes com câncer que desenvolvem disfunção tubular proximal devido aos mecanismos específicos ao tumor ou em consequência do tratamento.

Um caso raro de hipofasfatemia é a osteomalacia induzida por tumor, uma síndrome paraneoplásica em que os pacientes apresentam dor óssea, fraturas e fraqueza muscular, cujo mecanismo envolve a produção do agente fosfatúrico (fator 23 de crescimento de fibroblasto – FGF-23), agindo primariamente no túbulo renal e prejudicando a reabsorção do fosfato[38,39].

Vários estudos têm demonstrado a associação entre hipomagnesemia com a terapia alvo para o receptor do fator de crescimento endotelial (EGFR). EGFR é uma proteína transmembrana superexpressa em vários tumores sólidos e está relacionada com a progressão da doença, prognóstico ruim e sensibilidade reduzida à quimioterapia[40,41].

Pacientes tratados com cetuximabe, um anticopo monoclonal anti-EGFR, apresentam risco relativo elevado de 8,6 para hipomagnesemia grave (grau 3/4) quando comparados ao grupo controle sem tratamento, indicando incidência significativamente aumentada desse distúrbio eletrolítico após tratamento com essa medicação[42]. O mecanismo proposto para a deficiência de magnésio via drogas anti-EGFR indica a inibição de uma proteína de tipo canal que regula a absorção desse íon no intestino e nos túbulos renais[43,44].

PROTEINÚRIA E SÍNDROME NEFRÓTICA

Esses sinais e sintomas de doença glomerular com elevação exagerada da permeabilidade dos glomérulos renais às proteínas podem ocorrer em vários momentos durante o tratamento quimioterápico e também como alteração paraneoplásica das malignidades. Entre as principais doenças glomerulares em pacientes com câncer, a nefropatia membranosa, que é caracterizada pela acumulação de depósitos imunes sobre a membrana basal dos glomérulos renais com perda acentuada de proteínas sanguíneas pela urina, representa um importante fator de risco ao desenvolvimento do câncer. Em coorte de 240 pacientes com essa doença glomerular, a prevalência de câncer entre esses pacientes foi de 10% e, quando comparada com a população geral, a incidência de câncer nesses pacientes foi de aproximadamente 10 vezes maior em todos os grupos de idade e em ambos os gêneros[45].

A literatura especializada tem relatado grande número de agentes utilizados no tratamento do câncer em associação com o desenvolvimento de alterações glomerulares.

Após revisão sistemática e metanálise de ensaios clínicos publicados sobre o uso do inibidor de angiogênese chamado bevacizumabe para quantificar o risco de proteinúria e hipertensão, os autores observaram aumento dose-dependente para esses achados clínicos em pacientes com câncer que receberam o antineoplásico[46]. A patogênese para proteinúria induzida por bevacizumabe pode ser atribuída a diversos mecanismos, mas a diminuição da capacidade de renovação dos podócitos e de células endoteliais, bem como o aumento da pressão intraglomerular por meio do uso da droga explicam em parte o desequilíbrio no processo de filtração de proteínas[47].

A falha renal decorrente do desenvolvimento significante da proteinúria também pode ser observada em pacientes com câncer após terapia prolongada com interferons-alfa, beta, ou gama. Markowitz *et al*[48] relataram 11 casos de esclerose glomerular segmentar e focal durante tratamento com interferons. Os caminhos para tal associação, possivelmente, incluem: 1. efeito direto dos interferons sobre os podócitos; 2. efeito indireto com liberação alterada de citocinas.

Em resumo, é possível notar que vários fatores podem aumentar o risco do paciente com câncer para nefrotoxicidade. Esses fatores podem ser categorizados como[49-51]:

- Intrínsecos ao paciente (idade avançada, LRA ou DRC anteriores, reações alérgicas às drogas favorecidas por genes de resposta imune, alteração genética em transportadores renais).
- Relacionados ao metabolismo renal das drogas (estresse oxidativo causado por espécies reativas do oxigênio após a biotransformação de substâncias, ambiente renal hipóxico com produção de substâncias tóxicas devido ao aumento na taxa metabólica das células tubulares na alça de Henle).
- Provocados direta ou indiretamente pelos rins (infiltração renal, obstrução do trato urinário, sepse, depleção do volume intravascular "verdadeiro" causado por vômitos – diarreia – diurético, depleção do volume intravascular "efetivo" causado por ascite maligna – miocardiopatia – cirrose – síndrome nefrótica);
- Envolvidos com a toxicidade inata dos quimioterápicos (terapias prolongadas com altas doses de agentes nefrotóxicos, depósitos de cristais nos lumens tubulares distais por drogas insolúveis, aumento da toxicidade pelo uso combinado de quimioterapia com drogas tóxicas – radiocontraste – aminoglicosídeos – anti-inflamatórios não esteroides – bloqueadores dos receptores de angiotensina – inibidores da enzima conversora de angiotensina – inibidores de mTOR – rapamicina).

QUIMIOTERÁPICOS COMO INDUTORES DE NEFROTOXICIDADE

A relação entre quimioterapia e nefrotoxicidade pode ser entendida com base nos mecanismos pelos quais esses agentes anticâncer provocam dano renal. As principais categorias de lesão renal por agentes quimioterápicos incluem: dano vascular renal (vasoconstrição) e toxicidade glomerular e tubulointersticial.

O quadro 34.2 resume algumas dessas drogas por tipo de dano renal, indicando práticas que podem evitar o agravamento das lesões.

Quadro 34.2 – Agentes quimioterápicos associados com nefrotoxicidade e mecanismos propostos de dano renal.

Dano vascular renal		
Microangiopatia trombótica – lesões caracterizadas morfologicamente por microtrombos de fibrina nas artérias, arteríolas e capilares glomerulares. Clinicamente, essas lesões podem apresentar-se como anemia hemolítica microangiopática, trombocitopenia, hipertensão e até em falência renal[52].		
Droga	**Toxicidade renal (tipo)**	**Prevenção/tratamento**
Gencitabina Antagonista pirimídico específico ao ciclo celular indicado como terapia para as formas avançadas dos seguintes cânceres: pancreático, pulmão, mama, ovário e bexiga[53]	Síndrome hemolítico-urêmica	a) Descontinuação do medicamento b) Uso de medicamentos anti-hipertensivos c) Diálise quando indicada d) Plasmaférese (?) e) Uso de rituximabe e eculizimabe[54-56]
Mitomicina C Antibiótico antineoplásico indicado para cânceres avançados do estômago e pâncreas[57]	Púrpura trombocitopênica trombótica Síndrome hemolítico-urêmica	a) Agentes antiplaquetários e imunossupressores (?) b) Plasmaférese[58] c) Imunoadsorção extracorporal de imunocomplexos sobre uma coluna de proteína A estafilocócica[59]
Lesão tubular aguda		
Cisplatina Composto de platina indicado para o tratamento de tumor metastático de testículo, tumor metastático de ovário e câncer avançado de bexiga[60]	Falência renal Acidose tubular renal Hipomagnesemia	a) Diurese forçada com solução salina normal ou hipertônica por via intravenosa b) Hidratação agressiva[61] c) Uso de agentes citoprotetores (aminofostina, melanocortina)[62,63] d) Substituição por outras drogas baseada em platina com menor toxicidade (carboplatina e oxaliplatina)
Pemetrexede Agente antifolato que inibe a síntese de RNA/DNA em tumores, tais como mesotelioma e câncer de pulmão não de pequenas células[64]	Necrose tubular aguda Nefrite intersticial aguda Acidose tubular renal	Descontinuação do medicamento
Nefropatia por cristais		
Metotrexato Inibidor da di-hidrofolato redutase para linfomas de alto grau[65]	Insuficiência renal não oligúrica	a) Hidratação agressiva com solução salina normal b) Alcalinização com bicarbonato de cálcio c) Diurese forçada (3L/dia) d) Resgate com leucovorina[66]
Toxicidade direta sobre os túbulos distais		
Ciclofosfamida Agente alquilante indicado para o tratamento de leucemias, linfomas e câncer de mama[67]	Hiponatremia Cistite hemorrágica	a) Hidratação adequada b) Uso de mesna c) Descontinuação do medicamento
Fibrose glomerular		
Nitrosoureias Agentes alquilantes com efeito inibitório sobre a síntese de proteína, DNA e RNA[68]	Nefrite intersticial crônica	Hidratação adequada

CONCLUSÃO

Após décadas de luta contra o câncer, pesquisadores de diversos setores do conhecimento foram capazes de organizar uma enorme transformação no entendimento da biologia celular e do funcionamento do organismo como um todo. Diversas drogas em diferentes regimes de mono ou poliquimioterapia foram e vêm sendo testadas, e muitas delas apresentaram resultados animadores que levantam esperanças em um cenário atual em que as estatísticas do câncer são desafiantes. Os cânceres são alterações complexas que impactam diretamente sobre outras alterações, cabendo monitoramento detalhado dos portadores dessas doenças. Resultado da relação entre nefrologistas e oncologistas, a onconefrologia endereça e soluciona problemas renais que ainda representam importante complicação para pacientes oncológicos, aumentando a sobrevida e promovendo o bem-estar entre eles.

No momento, esquemas de imunoterapia/quimioterapia que visam potencializar os efeitos anticâncer das drogas com baixa toxicidade associada são alvo de estudo de um dos autores deste capítulo. Além disso, ambos os autores estão envolvidos em uma proposta de trabalho visando ampliar o entendimento da fisiopatologia das lesões renais, em que mecanismos inflamatórios serão interconectados com metabolismo celular e microbiota intestinal, a fim de que, em futuro próximo, os resultados obtidos impliquem terapias e/ou ferramentas diagnósticas para os pacientes com doença renal. Dados prévios do laboratório demonstram que a nefrotoxicidade de quimioterápicos clássicos, como a cisplatina, pode ser reduzida com o tratamento prévio com drogas que induzam citoproteção, como a hemeoxigenase-1 e o acetato, ao induzir resistência à morte celular por apoptose e aumento da biogênese mitocondrial.

REFERÊNCIAS BIBLIOGRÁFICAS

1. Fouad YA, Aanei C. Revisiting the hallmarks of cancer. *Am J Cancer Res* 2017; **7**: 1016-1036.
2. Hanahan D, Weinberg RA. Hallmarks of cancer: the next generation. *Cell* 2011; **144**: 646-674.
3. Cancer Fact sheet. http://www.who.int/mediacentre/factsheets/fs297/en/(accessed November 2017).
4. GBD 2015 Mortality and Causes of Death Collaborators. Global, regional, and national life expectancy, all-cause mortality, and cause-specific mortality for 249 causes of death, 1980-2015: a systematic analysis for the Global Burden of Disease Study 2015. *Lancet* 2016; **388**: 1459-1544.
5. Global Burden of Disease Cancer Collaboration. Global, Regional, and National Cancer Incidence, Mortality, Years of Life Lost, Years Lived With Disability, and Disability-Adjusted Life-years for 32 Cancer Groups, 1990 to 2015: A Systematic Analysis for the Global Burden of Disease Study. *JAMA Oncol* 2017; **3**: 524-548.
6. Pinto AC, Moreira JN, Simões S. Combination Chemotherapy in Cancer: Principles, Evaluation and Drug Delivery Strategies. In Özdemir Ö (ed). *Current Cancer Treatment – Novel Beyond Conventional Approache*. InTech: Rijeka/Croatia, 2011, pp 693-714.
7. Frei E III, Eder JP. Principles of dose, schedule, and combination therapy. In Kufe DW, Pollock RE, Weichselbaum RR *et al* (eds). *Holland-Frei Cancer Medicine*, 6th ed. Hamilton (ON): BC Decker, 2003, pp 669-677.
8. Finkel KW, Howard SC. Onco-nephrology: an invitation to a new field. *J Clin Oncol* 2014; **32**: 2389-2390.
9. Janus N, Launay-Vacher V, Byloos E *et al*. Cancer and renal insufficiency results of the BIRMA study. *Br J Cancer* 2010; **103**: 1815-1821.
10. Launay-Vacher V, Gligorov J, Le Tourneau C *et al*. Prevalence of renal insufficiency in breast cancer patients and related pharmacological issues. *Breast Cancer Res Treat* 2010; **124**:745-753.
11. Launay-Vacher V, Etessami R, Janus N *et al*. Lung cancer and renal insufficiency: prevalence and anticancer drug issues. *Lung* 2009; **187**: 69-74.
12. Campbell GA, Hu D, Okusa MD. Acute kidney injury in the cancer patient. *Adv Chronic Kidney Dis* 2014; **21**: 64-71.
13. Nunes TF, Brunetta DM, Leal CM *et al*. Insuficiência renal aguda. *Medicina (Ribeirão Preto)* 2010; **43**: 272-282.
14. Canet E, Zafrani L, Lambert J *et al*. Acute kidney injury in patients with newly diagnosed high-grade hematological malignancies: impact on remission and survival. *PLoS One* 2013; **8**: e55870.

15. Libório AB, Abreu KL, Silva GB Jr *et al*. Predicting hospital mortality in critically ill cancer patients according to acute kidney injury severity. *Oncology* 2011; **80**: 160-166.
16. Christiansen CF, Johansen MB, Langeberg WJ *et al*. Incidence of acute kidney injury in cancer patients: a Danish population-based cohort study. *Eur J Intern Med* 2011; **22**: 399-406.
17. Lowrance WT, Ordoñez J, Udaltsova N *et al*. CKD and the risk of incident cancer. *J Am Soc Nephrol* 2014; **25**: 2327-2334.
18. Stewart JH, Buccianti G, Agodoa L *et al*. Cancers of the kidney and urinary tract in patients on dialysis for end-stage renal disease: analysis of data from the United States, Europe, and Australia and New Zealand. *J Am Soc Nephrol* 2003; **14**: 197-207.
19. Launay-Vacher V. Epidemiology of chronic kidney disease in cancer patients: lessons from the IRMA study group. *Semin Nephrol* 2010; **30**: 548-556.
20. Launay-Vacher V, Oudard S, Janus N *et al*. Prevalence of Renal Insufficiency in cancer patients and implications for anticancer drug management: the renal insufficiency and anticancer medications (IRMA) study. *Cancer* 2007; **110**: 1376-1384.
21. Iff S, Craig JC, Turner R *et al*. Reduced estimated GFR and cancer mortality. *Am J Kidney Dis.* 2014; **63**: 23-30.
22. Webster AC, Nagler EV, Morton RL, Masson P. Chronic kidney disease. *Lancet* 2017; **389**: 1238-1252.
23. Yang Y, Li HY, Zhou Q *et al*. Renal function and all-cause mortality risk among cancer patients. *Medicine (Baltimore)* 2016; 95: e3728.
24. Belayev LY, Palevsky PM. The link between acute kidney injury and chronic kidney disease. *Curr Opin Nephrol Hypertens* 2014; **23**: 149-154.
25. Russo P. Ureteral obstruction and stents: still a difficult problem for patients and urologists alike. *J Urol* 2005; **174**: 2088.
26. Online Curricula: Onco-Nephrology. Chapter 13: CKD as a complication of cancer. http://www.asn-online.org/education/distancelearning/curricula/onco/(accessed November 2017).
27. Cohen EP, Krzesinski JM, Launay-Vacher V, Sprangers B. Onco-nephrology: Core Curriculum 2015. *Am J Kidney Dis* 2015; **66**: 869-883.
28. Rosner MH, Dalkin AC. Electrolyte disorders associated with cancer. *Adv Chronic Kidney Dis* 2014; **21**: 7-17.
29. Doshi SM, Shah P, Lei X *et al*. Hyponatremia in hospitalized cancer patients and its impact on clinical outcomes. *Am J Kidney Dis* 2012; **59**: 222-228.
30. Gill G, Huda B, Boyd A *et al*. Characteristics and mortality of severe hyponatraemia--a hospital-based study. *Clin Endocrinol (Oxf)* 2006; **65**: 246-249.
31. Stewart AF. Clinical practice. Hypercalcemia associated with cancer. *N Engl J Med* 2005; **352**: 373-379.
32. Ralston SH, Gallacher SJ, Patel U *et al*. Cancer-associated hypercalcemia: morbidity and mortality. Clinical experience in 126 treated patients. *Ann Intern Med* 1990; **112**: 499-504.
33. Online Curricula: Onco-Nephrology. Chapter 5: Electrolyte and acid-base disorders in malignancy. http://www.asn-online.org/education/distancelearning/curricula/onco/(accessed November 2017).
34. Unwin RJ, Luft FC, Shirley DG. Pathophysiology and management of hypokalemia: a clinical perspective. *Nat Rev Nephrol* 2011; **7**: 75-84.
35. Mahon SM, Casperson DS. Pathophysiology of hypokalemia in patients with cancer: implications for nurses. *Oncol Nurs Forum* 1993; **20**: 937-946.
36. Skinner R, Cotterill SJ, Stevens MC. Risk factors for nephrotoxicity after ifosfamide treatment in children: a UKCCSG Late Effects Group study. United Kingdom Children's Cancer Study Group. *Br J Cancer* 2000; **82**: 1636-1645.
37. Vavruk AM, Martins C, Nascimento MM *et al*. Association between hypokalemia, malnutrition and mortality in peritoneal dialysis patients. *J Bras Nefrol* 2012; **34**: 349-354.

38. Florenzano P, Gafni RI, Collins MT. Tumor-induced osteomalacia. *Bone Rep* 2017; **7**: 90-97.

39. Chong WH, Molinolo AA, Chen CC, Collins MT. Tumor-induced osteomalacia. *Endocr Relat Cancer* 2011; **18**: R53-R77.

40. Gonzalez-Conchas GA, Rodriguez-Romo L, Hernandez-Barajas D *et al*. Epidermal growth factor receptor overexpression and outcomes in early breast cancer: A systematic review and a meta-analysis. *Cancer Treat Rev* 2017; **62**: 1-8.

41. Sigismund S, Avanzato D, Lanzetti L. Emerging functions of the EGFR in cancer. *Mol Oncol* 2018; **12**: 3-20.

42. Chen P, Wang L, Li H *et al*. Incidence and risk of hypomagnesemia in advanced cancer patients treated with cetuximab: A meta-analysis. *Oncol Lett* 2013; **5**: 1915-1920.

43. Maliakal P, Ledford A. Electrolyte and protein imbalance following anti-EGFR therapy in cancer patients: A comparative study. *Exp Ther Med* 2010; **1**: 307-311.

44. Schlingmann KP, Weber S, Peters M *et al*. Hypomagnesemia with secondary hypocalcemia is caused by mutations in TRPM6, a new member of the TRPM gene family. *Nat Genet* 2002; **31**: 166-170.

45. Lefaucheur C, Stengel B, Nochy D et al. Membranous nephropathy and cancer: Epidemiologic evidence and determinants of high-risk cancer association. *Kidney Int* 2006; **70**: 1510-1517.

46. Zhu X, Wu S, Dahut WL, Parikh CR. Risks of proteinuria and hypertension with bevacizumab, an antibody against vascular endothelial growth factor: systematic review and meta-analysis. *Am J Kidney Dis* 2007; **49**: 186-193.

47. Zhao T, Wang X, Xu T *et al*. Bevacizumab significantly increases the risks of hypertension and proteinuria in cancer patients: A systematic review and comprehensive meta-analysis. *Oncotarget* 2017; **8**: 51492-51506.

48. Markowitz GS, Nasr SH, Stokes MB, D'Agati VD. Treatment with IFN-{alpha}, -{beta}, or -{gamma} is associated with collapsing focal segmental glomerulosclerosis. *Clin J Am Soc Nephrol* 2010; **5**: 607-615.

49. Perazella MA. Onco-nephrology: renal toxicities of chemotherapeutic agents. *Clin J Am Soc Nephrol* 2012; **7**: 1713-1721.

50. Sahni V, Choudhury D, Ahmed Z. Chemotherapy-associated renal dysfunction. *Nat Rev Nephrol* 2009; **5**: 450-462.

51. Lameire N. Nephrotoxicity of recent anti-cancer agents. *Clin Kidney J* 2014; **7**: 11-22.

52. George JN, Nester CM. Syndromes of thrombotic microangiopathy. *N Engl J Med* 2014; **371**: 654-666.

53. National Center for Biotechnology Information. PubChem Compound Database; CID=60750, https://pubchem.ncbi.nlm.nih.gov/compound/60750 (accessed November 2017).

54. Bharthuar A, Egloff L, Becker J *et al*. Rituximab-based therapy for gemcitabine-induced hemolytic uremic syndrome in a patient with metastatic pancreatic adenocarcinoma: a case report. *Cancer Chemother Pharmacol* 2009; **64**: 177-181.

55. Gourley BL, Mesa H, Gupta P. Rapid and complete resolution of chemotherapy-induced thrombotic thrombocytopenic purpura/hemolytic uremic syndrome (TTP/HUS) with rituximab. *Cancer Chemother Pharmacol* 2010; **65**: 1001-1004.

56. Al Ustwani O, Lohr J, Dy G *et al*. Eculizumab therapy for gemcitabine induced hemolytic uremic syndrome: case series and concise review. *J Gastrointest Oncol* 2014; **5**: E30-E33.

57. National Center for Biotechnology Information. PubChem Compound Database; CID=5746, https://pubchem.ncbi.nlm.nih.gov/compound/5746 (accessed November 2017).

58. Poch E, Almirall J, Nicolas JM *et al*. Treatment of mitomycin-C-associated hemolytic uremic syndrome with plasmapheresis. *Nephron* 1990; **55**: 89-90.

59. Snyder HW Jr, Mittelman A, Oral A *et al*. Treatment of cancer chemotherapy-associated thrombotic thrombocytopenic purpura/hemolytic uremic syndrome by protein A immunoadsorption of plasma. *Cancer* 1993; **71**: 1882-1892.

60. National Center for Biotechnology Information. PubChem Compound Database; CID=2767, https://pubchem.ncbi.nlm.nih.gov/compound/2767 (accessed November 2017).

61. Cornelison TL, Reed E. Nephrotoxicity and hydration management for cisplatin, carboplatin, and ormaplatin. *Gynecol Oncol* 1993; **50**: 147-158.

62. Asna N, Lewy H, Ashkenazi IE *et al*. Time dependent protection of amifostine from renal and hematopoietic cisplatin induced toxicity. *Life Sci* 2005; **76**: 1825-1834.

63. Hara M, Yoshida M, Nishijima H *et al*. Melatonin, a pineal secretory product with antioxidant properties, protects against cisplatin-induced nephrotoxicity in rats. *J Pineal Res* 2001; **30**: 129-138.

64. Rollins KD, Lindley C. Pemetrexed: a multitargeted antifolate. *Clin Ther* 2005; **27**: 1343-1382.

65. National Center for Biotechnology Information. PubChem Compound Database; CID=126941, https://pubchem.ncbi.nlm.nih.gov/compound/126941 (accessed November 2017).

66. Widemann BC, Adamson PC. Understanding and managing methotrexate nephrotoxicity. *Oncologist* 2006; **11**: 694-703.

67. National Center for Biotechnology Information. PubChem Compound Database; CID=2907, https://pubchem.ncbi.nlm.nih.gov/compound/2907 (accessed November 2017).

68. Weiss RB, Issell BF. The nitrosoureas: carmustine (BCNU) and lomustine (CCNU). *Cancer Treat Rev* 1982; **9**: 313-330.

35

DOENÇA RENAL ASSOCIADA AO USO DE ANABOLIZANTES E SUPLEMENTOS VITAMÍNICOS

Laio Ladislau Lopes Lima
Elizabeth De Francesco Daher

◆

INTRODUÇÃO

Nas últimas décadas, a sociedade passou por um processo de mudança nos padrões estéticos. As mídias sociais, revistas e filmes, por exemplo, apresentam ao público personagens consideravelmente mais musculosos, com contornos mais definidos do que seus correspondentes no passado[1].

Tal busca incessante por esse novo ideal estético vem dando origem, principalmente na população mais jovem do sexo masculino, a transtorno da autoimagem: a dismorfia muscular, também chamada de vigorexia, um subtipo de transtorno dismórfico corporal, contemplado no DSM-5 (*The Diagnostic and Statistical Manual of Mental Disorders 5th edition*)[2]. Transtorno esse caracterizado pela obsessiva preocupação de que seu corpo ainda está insuficientemente musculoso.

Os pacientes portadores da dismorfia muscular apresentam, como comorbidades associadas, elevada incidência de transtornos do humor e de ansiedade[1,3], comportamentos obsessivos e compulsivos, abuso de substâncias[4] e prejuízo no funcionamento ocupacional e convívio social[1].

A fim de alcançarem tais padrões estéticos, tais indivíduos usam diversas substâncias como os suplementos nutricionais contendo proteínas, aminoácidos, vitaminas e creatina, esteroides anabolizantes (EA)[1] e compostos oleosos injetados por via intramuscular para gerar aumento do volume local[5].

Diferente do senso comum que interpreta que o uso de substâncias farmacologicamente ativas, como os EA, para melhora do desempenho físico e hipertrofia muscular, seja restrito à comunidade esportiva, esses indivíduos praticantes de musculação em nível amador constituem-se no seu maior número de usuários[6].

Estudo recente estimou que entre os americanos de 13 a 50 anos, 2,9-4,0% já utilizaram de EA e, desses, 32,5% desenvolveram dependência[7]. Aplicando tal proporção à população americana, cerca de 1 milhão de homens americanos apresentaram dependência de EA em algum momento, números esses comparáveis à infecção pelo vírus HIV e à prevalência de *diabetes mellitus* tipo 1. Estatísticas alarmantes que identificam uso e dependência de EA como problemas de saúde pública[8].

Revisão sistemática brasileira contendo 14 estudos nacionais, que versaram acerca da prevalência do uso de EA, publicados entre 2002 e 2013, observou números entre 2,1 e 31,6% que variaram de acordo com a região e as características da amostra estudadas. As maiores prevalências foram encontradas em estudo que analisou alunos e professores de educação física, o que é extremamente preocupante, pois frequentemente são esses profissionais que auxiliam e orientam os praticantes de atividades físicas[9].

Devido ao uso simultâneo de múltiplas substâncias por essa população, torna-se mais difícil a análise dos efeitos adversos de cada uma isoladamente[4]. Os EA sabidamente causam efeitos colaterais em diversos sistemas orgânicos, desde alterações endócrinas por supressão do eixo testículo-hipófise-hipotálamo, gerando atrofia testicular, hipogonadismo e perda de libido, até alterações cardiovasculares com dislipidemia com aumento da fração do LDL-colesterol e diminuição do HDL-colesterol, miocardiopatias dilatada e hipertrófica e arritmias[8,10,11].

Quanto ao uso de compostos oleosos por via intramuscular (geralmente vitaminas de uso veterinário), essas podem resultar em infecção no sítio da aplicação, deformidades, ulcerações, necrose, embolia, lesão nervosa e até mesmo formação de granuloma com reação de corpo estranho, isolando o material injetado[5].

No decorrer deste texto, versaremos sobre a lesão renal associada ao uso de EA e compostos oleosos aplicados por via intramuscular, pontuando os mecanismos pelos quais tais lesões se dão como base no que já está estabelecido na literatura e vislumbrando as perspectivas futuras de avaliação e diagnóstico precoce da lesão renal nesses pacientes.

Cabe pontuar que os estudos relacionados aos efeitos adversos relacionados ao uso de tais substâncias ainda são escassos, com entendimento incompleto acerca da fisiopatologia da maioria das alterações. Tal escassez de trabalhos se deve a alguns fatores como: a) errada concepção de que o abuso dessas substâncias é um problema exclusivo dos atletas; b) dificuldade ética em conduzir estudos controlados acerca dos efeitos adversos em longo prazo em indivíduos saudáveis; c) os primeiros usuários de EA fora do mundo esportivo, que iniciaram o uso de tais substâncias em meados dos anos 1980 e 1990, ainda estão com idade em torno de 50 anos, não tendo atingido ainda faixa etária de maior risco para doenças crônicas, como as doenças cardiovasculares e renais; d) uso de tais substâncias raramente levam os usuários a procurar serviços médicos, pois, comparando os estudos de prevalência do consumo com a quantidade de relatos/séries de caso de complicações, pode-se chegar a tal conclusão[8].

LESÃO RENAL ASSOCIADA AO USO POR VIA INTRAMUSCULAR DE SUPLEMENTOS VITAMÍNICOS

O uso de substâncias para preenchimento de cavidades e contornos corporais com fins estéticos remonta a 1899 com o cirurgião Robert Gersuny que utilizou vaselina para a realização de preenchimento de bolsa escrotal[12]. Desde então, muitas outras substâncias foram úteis para esse fim como silicone, polimetilmetacrilato e mais atualmente compostos, originalmente utilizados como suplementos veterinários para equinos e bovinos, contendo vitaminas lipossolúveis A, D e E dissolvidas em veículo oleoso (ADE). Diferente dos EA, essas substâncias não alcançam resultados estéticos por meio da hipertrofia muscular, mas sua aplicação dentro do ventre muscular ou no tecido subcutâneo promove aumento volumétrico do local, gerando aparente hipertrofia[5].

As doses de ADE aplicadas pelos usuários são bem maiores do que aquelas utilizadas no meio veterinário, que gira em torno de 5mL a cada 120 dias no período de engorda. Por exemplo, em caso relatado por Libório *et al*[13], o paciente fez uso contínuo durante dois anos de aplicações mensais com volume de 50mL.

Diversos relatos de casos[13-18] publicados acerca do tema mostram a presença de lesão renal, tanto aguda como crônica, associada a esse perfil de pacientes. Daher *et al*[19], em série de 16 pacientes usuários de ADE, evidenciaram a presença de lesão renal, segundo os critérios KDIGO[20], em 13, com 7 desses sendo classificados como grau 3. Dois pacientes necessitaram de suporte dialítico durante internamento, tendo um persistido em terapia de substituição renal devido à evolução para nefropatia crônica. Achados importantes também encontrados foram hipercalcemia ($Ca^{2+} > 10,5mg/dL$) em 11 pacientes, níveis séricos de 25-OH-vitamina D elevados (25-OH-vitamina D > 100ng/mL) em 9 e concentrações séricas de paratormônio suprimidas (< 10pg/mL) em 6 (apenas 7 pacientes possuíam as dosagens de PTH), compatíveis com dados dos demais casos relatados na literatura[13-18].

O tratamento instituído consistiu em controle da calcemia e das complicações. Pancreatite aguda secundária à hipercalcemia foi observada em um paciente e outro apresentava infecção no local da aplicação intramuscular. As diminuições dos níveis de cálcio foram alcançadas com reposição vigorosa de cristaloide, corticoides e diuréticos de alça. Após melhora da hipercalcemia ocorreu tendência à melhora da função renal corroborando com a hipótese que a calciúria muito elevada é um componente importante na gênese da lesão renal[19].

A explicação mais direta para a hipercalcemia nesses pacientes é a absorção da vitamina D administrada por via intramuscular. Entretanto, observa-se que o intervalo entre o início das aplicações de ADE e a internação hospitalar devido ao início dos sintomas é mais prolongado do que o esperado se esse mecanismo fosse preponderante. No estudo acima descrito esse intervalo foi em média de 28 meses[19].

Fato importante de ser pontuado é que quando outras substâncias são administradas para o mesmo fim estético, como parafina, silicone e polimetilmetacrilato, hipercalcemia também se desenvolve[21]. O mecanismo proposto é a formação de granuloma, semelhantemente a tuberculose e sarcoidose, que encapsula o material injetado. As células do granuloma, em especial os macrófagos ativados, possuem a enzima 1-alfa-hidroxilase, capaz de converter a 25-OH-vitamina D em 1,25-OH-vitamina D, esta última a forma ativa da vitamina D[22].

A hipervitaminose D gera aumento na absorção intestinal e reabsorção óssea de cálcio, elevando a calcemia. Hipervitaminose D e hipercalcemia geram *feedback* negativo nas glândulas paratireoides suprimindo a liberação de paratormônio, consequentemente reduzindo seus níveis séricos[22]. Fato que reforça tal mecanismo é a melhora nos níveis de cálcio após o início de corticoterapia, utilizada primordialmente para casos de hipercalcemia associada a condições granulomatosas.

Outra condição que poderia atuar de forma sinérgica para a elevação da calcemia nesses pacientes é a hipervitaminose A, advinda da absorção da vitamina injetada. A associação de hipervitaminose A com hipercalcemia é rara, mas bem estabelecida[23]. O mecanismo pelo qual atua, provocando hipercalcemia, ainda não é completamente elucidado, porém evidências apontam para a presença de receptores nos osteoclastos sensíveis à vitamina A, que, quando ativados, favorecem o aumento da reabsorção óssea[24-26].

Hipercalcemia associada à vitamina A se relaciona principalmente a três grupos de pacientes: usuários de ácido transretinoico para o tratamento de leucemia promielocítica aguda; pacientes em tratamento dialítico consumindo suplementos vitamínicos; e indivíduos com ingestão maciça de vitamina A[23]. No único caso relatado de uso de ADE em que a dosagem de vitamina A foi realizada, essa encontrou-se nos limites superiores da normalidade[18].

Interessante de se notar é que a latência entre o início do uso de tais preenchedores corporais e o surgimento dos sintomas, quando a hipercalcemia é detectada, é menor quando comparamos os usuários de ADE com os dos demais materiais. No estudo conduzido por Daher et al[19], a média encontrada foi de 28 meses, enquanto em revisão realizada por Tachamo et al[21], contando com 23 usuários de silicone e polimetilmetacrilato para fins estéticos, tal média alcançou valor superior a 95 meses. A menor latência clínica nos usuários de ADE pode representar o efeito sinérgico da reação granulomatosa produzindo 1,25-OH-vitamina D extrarrenal com a absorção das vitaminas D e A injetadas.

Nos pacientes do estudo conduzido por Tachamo et al[21], os níveis de 1,25-OH-vitamina D apresentaram-se elevados em 13 e normal em 7 dos 20 pacientes estudados, enquanto os níveis de 25-OH-vitamina D estavam normais ou diminuídos em todos os 20 casos, o que contrasta com os níveis elevados de 25-OH-vitamina D encontrados por Daher et al[19]. Caso único mecanismo responsável pela hipercalcemia correspondesse à reação granulomatosa, gerando conversão extrarrenal de 25-OH-vitamina D em 1,25-OH-vitamina D, os níveis da primeira tenderiam a ser reduzidos, conforme observado por Tachamo et al[21], devido a seu uso como substrato da enzima 1-alfa-hidroxilase. Entretanto, o achado de altos níveis de 25-OH-vitamina D traz a absorção da vitamina D injetada como mecanismo adicional relevante para hipercalcemia, dado que tal absorção elevaria os níveis da forma não duplamente hidroxilada[19].

Em quase a totalidade dos relatos, hipercalcemia estava implicada na gênese dos sintomas apresentados e relacionada com o desenvolvimento de lesão renal[5,13-19]. Fato corroborado pela tendência à normalização da função renal após o controle da calcemia.

Hipercalcemia pode se apresentar clinicamente com manifestações em diversos sistemas orgânicos, com intensidade dependente dos níveis absolutos de cálcio sérico e da velocidade de instalação do quadro, levando a desde alterações neuropsiquiátricas, como ansiedade, depressão e disfunção cognitiva, passando por manifestações gastrintestinais, como constipação, anorexia, náuseas, vômitos, úlcera péptica e pancreatite, até distúrbios neuromusculares, como fraqueza muscular[27]. Alterações renais decorrentes da calcemia elevada podem se dar por diversos mecanismos, levando tanto à lesão renal aguda como à nefropatia crônica[19].

Níveis elevados de cálcio induzem vasoconstrição reversível por meio de sua ação direta no músculo liso vascular, o que ocasiona reduções nao ritmo de filtração glomerular e no fluxo sanguíneo renal[28].

Poliúria, associada ao desenvolvimento de *diabetes insipidus* nefrogênico adquirido, é encontrada em até 20% dos pacientes com hipercalcemia persistente, seu substrato fisiopatológico ainda não é totalmente elucidado, porém são propostos três mecanismos: hipercalcemia, levando a *down-regulation* das aquaporinas 2 e 3; hipercalciúria, promovendo ativação de canais cálcio-sensíveis no ramo ascendente espesso da alça de Henle, inibindo a reabsorção de sódio e cloro, com prejuízo no mecanismo de contracorrente; hipercalciúria, por meio de receptores luminais cálcio-sensíveis no ducto coletor, regulando negativamente a expressão de aquaporina 2[29-32]. Importante notar que essa alteração na concentração urinária pode significar um mecanismo adaptativo, pois, ao aumentar a excreção renal de água, o cálcio urinário é diluído, reduzindo a probabilidade de sua precipitação no tecido renal.

Associando-se a sintomatologia de náuseas, vômitos, mal-estar e anorexia, a vasoconstrição direta pelo cálcio e as perdas volêmicas decorrentes da poliúria, temos que o paciente hipercalcêmico pode apresentar tendência à hipovolemia com queda importante no ritmo de filtração glomerular por hipofluxo renal, gerando substrato para o desenvolvimento de lesão renal aguda pré-renal.

Hipercalciúria pode levar, de forma mais crônica, ao depósito de cálcio no parênquima renal, tanto nos túbulos como no interstício, acarretando nefrolitíase e nefrocalcinose, respectivamente, sendo responsáveis pela evolução para doença renal crônica[19].

Segundo os trabalhos de Randall[33;34] e Evan et al[35], foi observado que as membranas basais dos ramos finos da alça de Henle, ricas em mucopolissacarídeos, fornecem sítios iônicos favoráveis à ligação cálcio-fosfato. Tal fato aliado à alta concentração de cálcio e fosfato nesses segmentos renais, conseguida a partir da reabsorção de água no segmento descendente fino, propiciam, nessa localização, a formação das chamadas placas de Randall. Uma vez formadas, tais placas podem crescer, penetrar o urotélio e romper no lúmen tubular, funcionando como âncoras para adesão de oxalato de cálcio, formando, assim, cálculos[36]. Tais placas podem ainda se estender para o interstício renal, produzindo nefrocalcinose. No paciente com hipercalciúria, a formação de tais placas, bem como seu crescimento possivelmente ocorrem de forma mais pronunciada.

Os mecanismos relacionados a gênese da hipercalcemia e sua relação com a lesão renal nos usuários de ADE estão ilustrados na figura 35.1.

LESÃO RENAL ASSOCIADA AO USO DE ESTEROIDES ANABOLIZANTES

Os esteroides anabolizantes correspondem a um grupo de hormônios que incluem a testosterona e seus derivados sintéticos, utilizados para melhorar o desempenho físico, principalmente em atletas, e alcançar fins estéticos por meio do aumento da massa muscular e diminuição do percentual de gordura corporal[8].

Os EA possuem ações tanto anabólicas como androgênicas. Devido a esse fato, cada vez mais estudos estão sendo realizados para compreender mais profundamente o mecanismo de ativação dos receptores androgênicos, bem como os genes, fatores de transcrição e moléculas coativadoras envolvidas, a fim de produzir substâncias predominantemente com ação anabólica, reduzindo os efeitos colaterais decorrentes do hiperandrogenismo exógeno, como atrofia testicular, infertilidade, disfunção erétil, ginecomastia e perda da libido[8].

Nos EUA, os EA mais utilizados por atletas de alto rendimento são testosterona, stanozolol, nandrolona e boldenona[8]. Quando o grupo analisado corresponde aos praticantes amadores de musculação, as substâncias mais encontradas foram boldenona, nandrolona, trembolona e testosterona[7]. Estudo brasileiro conduzido por Iriart *et al* em bairro popular de capital de estado nordestino mostrou como EA mais utilizados a testosterona e a nandrolona[37].

Em estudo prospectivo, publicado por El-Reshaid *et al*[38], foram acompanhados durante 6 anos 22 pacientes referenciados ao serviço de nefrologia local, usuários de EA, dieta hiperproteica e hormônio do crescimento (GH), apresentando função renal alterada, hematúria ou proteinúria. Foram realizadas biópsias renais em todos os pacientes, evidenciando: glomerulosclerose segmentar e focal (GESF) em 8 pacientes; nefroangiosclerose em 4; nefrite intersticial crônica (NIC) em 3; nefrite intersticial aguda (NIA) em 2; nefrocalcinose associada à NIC em 2; glomerulopatia membranosa em 1; glomerulopatia crescêntrica em 1; e glomerulonefrite esclerosante em 1. Todos os dois pacientes que apresentaram nefrocalcinose à biópsia se encontravam hipercalcêmicos e relatavam troca da água da dieta por leite, ingerindo cerca de 10 litros por dia para fins de aumento do consumo proteico. Os resultados das biópsias renais, bem como a evolução dos pacientes estão sintetizados na tabela 35.1.

Durante o seguimento, foi observado que os pacientes que evoluíram com GESF apresentavam maior tempo de exposição aos EA, média de 42 meses de uso, apresentação mais tardia e pior prognóstico. Por outro

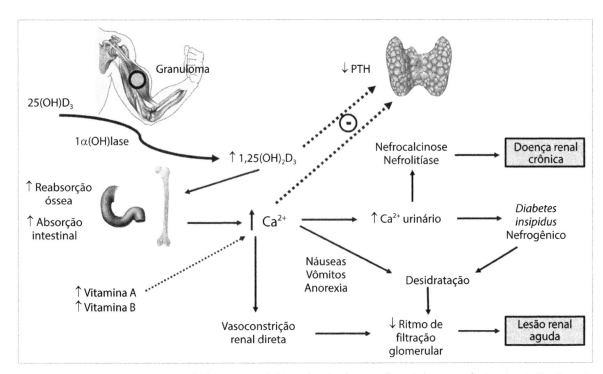

Figura 35.1 – Possíveis mecanismos envolvidos na gênese da hipercalcemia e lesão renal associados ao uso de vitaminas A, D e E por via intramuscular. PTH = paratormônio; Ca^{2+} = cálcio. Adaptada de Daher *et al*[19].

Tabela 35.1 – Comparação do tempo de exposição e da evolução da lesão renal demonstrada por meio do estadiamento no início e no término do seguimento, segundo a classificação *KIDGO* para DRC, entre os grupos correspondentes a cada achado histopatológico à biópsia renal.

	GESF (N = 8)	Nefroangiosclerose (N = 4)	Nefrite intersticial (N = 7)	p
Tempo de exposição a EA, GH e dieta hiperproteica (meses)	42	35	23	0,004*
Estadiamento da DRC – início do seguimento (estágio/número de pacientes)	Estágio 3 – 4 Estágio 4 – 2 Estágio 5 – 2	Estágio 3 – 1 Estágio 4 – 3	Estágio 3 – 4 Estágio 4 – 3	–
Estadiamento da DRC – final do seguimento (número de pacientes/estágio)	Estágio 3 – 2 Estágio 4 – 2 Estágio 5 – 4	Estágio 3 – 1 Estágio 4 – 2 Estágio 5 – 1	Estágio 2 – 4 Estágio 3 – 3	–

KDIGO = *Kidney Disease Improving Global Outcomes;* DRC = doença renal crônica; EA = esteroides anabolizantes; GH = hormônio do crescimento. *Correlações significantes; p < 0,05. Adaptada de El-Reshaid *et al*[38].

lado, aqueles com doença intersticial, NIC ou NIA apresentavam menor tempo de exposição, média de 20 meses, e menor latência clínica, com estabilização ou melhora do quadro após suspensão das drogas.

Relação entre GESF e EA também foi estudada por Herlitz *et al*[39] que em coorte realizada com 10 pacientes apresentando proteinúria e insuficiência renal submetidos à biópsia renal 9 evidenciaram GESF. Os autores postularam dois mecanismos como responsáveis pela gênese dessa glomerulopatia nesses pacientes: aumento da massa corporal, o que geraria hiperfiltração glomerular, semelhante aos obesos, GESF como alteração secundária e toxicidade glomerular direta pelo EA.

Doublier *et al*[40], por meio de estudos experimentais em ratos *knockout* do sexo feminino para o receptor de estrógeno, evidenciaram que eles desenvolviam glomerulosclerose aos 9 meses de idade devido à secreção excessiva de testosterona ovariana. Observaram também que a ooforectomia preservou a função podocitária e que, em espécimes selvagens ooforectomizadas, a suplementação exógena de testosterona induziu lesão e apoptose podocitária. Receptores androgênicos e estrogênicos presentes nos podócitos apresentam efeitos opostos, sendo os primeiros indutores de lesão e apoptose, enquanto os últimos atuam como protetores.

Na tentativa de aumentar a biodisponibilidade dos EA, foi realizada a reação de 17α-alquilação, tornando a molécula mais resistente à degradação. Dessa forma, os compostos puderam ser administrados por via oral. Exemplo de EA que passou por esse processo é o stanozolol, que, como vimos, está entre os mais utilizados[8]. Entretanto, os andrógenos 17α-alquilados são sabidamente hepatotóxicos, fazendo com que em alguns casos possa ocorrer quadro grave de colestase associada à lesão renal aguda[41,42]. Acredita-se que o mecanismo fisiopatológico para a lesão renal nesses pacientes seja a nefropatia por sais biliares[43].

Outros casos de lesão renal associada ao uso de EA são em pacientes que evoluíram no contexto de disfunção múltipla de órgãos[44,45] e rabdomiólise[45,46]. Do ponto de vista neoplásico, além dos tumores hepáticos, como os adenomas, já bem relacionados ao uso de EA, há relatos isolados de tumor de Wilms[47].

Há relatos de usuários de EA, sem uso concomitante de compostos oleosos por via intramuscular, que desenvolveram hipercalcemia e eventualmente nefrocalcinose[48,49]. O substrato fisiopatológico da hipercalcemia nesses pacientes ainda é desconhecido.

Estudo em animais conduzido por Frankenfeld *et al*[50] observou desarranjo na homeostase redox no fígado, coração e rins dos animais tratados com EA, mecanismo esse que pode estar implicado na gênese dos efeitos adversos renais e extrarrenais.

Devido ao curso clínico muitas vezes silencioso que a lesão renal pode apresentar, novos marcadores estão sendo desenvolvidos e testados em diversas condições, a fim de se obter um diagnóstico mais precoce, com melhores chances de intervenção bem-sucedida. A creatinina, devido à sua produção muscular, possui resultados anormalmente elevados nesses pacientes mesmo na ausência de lesão renal devido à grande massa muscular, assim é necessário o surgimento de novos e melhores marcadores. Daher *et al*[51] conduziram estudo publicado recentemente comparando 28 usuários de EA com 29 controles também praticantes de atividade física de forma regular. No grupo que fazia uso de EA, as dosagens de creatinina e MCP-1 (*monocyte chemoattractant protein-1*) se apresentaram elevadas, sugerindo inflamação renal subclínica, incluindo a possibilidade de evolução para NIC, que pode ser diretamente causada pelos EA. Este foi o primeiro estudo do nosso grupo analisando o papel dos novos biomarcadores na lesão renal induzida por EA. Os dados encontrados nas dosagens dos marcadores de lesão renal comparando os grupos do estudo estão demonstrados na tabela 35.2.

Tabela 35.2 – Comparação entre as dosagens de creatinina e *MCP-1* entre os usuários de EA e o grupo controle.

	Usuários de EA (N = 28)	Controle (N = 29)	p
Creatinina (mg/dL)	1,04 ± 0,17	0,88 ± 0,14	< 0,001*
MCP-1 (pg/mg creatinina)	50,66 (31,99-255,25)	33,26 (22,82-102,98)	0,039*

*MCP-1 = monocyte chemotactic protein-*1; EA = esteroides anabolizantes. Creatinina expressa como média ± desvio padrão e *MCP-1* como mediana e intervalos interquartis. *Correlações significantes; p < 0,05. Adaptada de Daher *et al*[51].

CONCLUSÕES

Com as mudanças nos referenciais estéticos pelas quais a sociedade vem passando nas últimas décadas, os indivíduos se sentem impelidos a buscar e alcançar tais ideais. Nessa tentativa, que por vezes toma proporções catastróficas, começa a surgir a vigorexia, distúrbio da autoimagem que traz consigo uma série de comorbidades associadas. E nesse contexto de busca por objetivos inalcançáveis alguns indivíduos, insatisfeitos com seu próprio corpo, optam pelo uso de substâncias, como os EA e os suplementos vitamínicos injetáveis.

Os EA trazem juntamente dos resultados anabólicos desejados, como o aumento da massa muscular e redução no percentual corporal de gordura, uma série de efeitos colaterais, algumas vezes fatais. Entre esses se destaca a lesão renal, que pode significar desde dano glomerular, com a GESF, passando por lesões intersticiais, NIC e NIA, rabdomiólise, hipercalcemia, até quadros de lesão subclínica.

Quanto a essa fase assintomática, foi tema de recentes estudos, por parte do nosso grupo, que buscaram analisar o uso de novos biomarcadores para a realização de diagnóstico cada vez mais precoce e de intervenção em momento mais oportuno. Entre esses se destacou o MCP-1, cujos níveis elevados já foram relacionados com o uso de EA[51]. Ainda são necessários mais estudos mostrando a relação de outros biomarcadores com a lesão renal associada ao uso de EA.

Quanto ao uso de vitaminas ADE, pode-se notar a íntima relação da lesão renal induzida por ele com a hipercalcemia que, por mecanismos multifatoriais e não completamente esclarecidos, está presente na maioria desses pacientes.

Para compreender de forma mais completa a ação e os mecanismos de lesão de tais substâncias, ainda são necessários mais estudos, tanto clínicos, delineando de forma mais precisa as manifestações clínicas, laboratoriais, achados histológicos e evolução de tais pacientes, dado que a maioria das evidências se apoia em relatos ou séries de caso, como experimentais. Por fim, a conscientização acerca dos riscos aos consumidores e do real tamanho do problema aos gestores de políticas públicas continua como a melhor arma para prevenção dos danos secundários ao uso dessas substâncias.

Agradecimentos

Ao Prof. Paulo Henrique Palácio, aluno egresso do curso de pós-graduação (nível mestrado) dentro da temática de anabolizantes e doença renal, ao Dr. Gdayllon Cavalcante Meneses e ao Prof. Dr. Geraldo Bezerra da Silva Junior, membros do Grupo de Estudos em Lesão Renal Aguda, bem como à Profa. Dra. Alice Maria Costa Martins, coordenadora do Laboratório de Pesquisa em Nefrologia e Doenças Tropicais (LNDT), Faculdade de Farmácia-UFC, por fornecer a infraestrutura necessária para a pesquisa com novos biomarcadores renais e obtenção dos principais resultados mostrados neste capítulo.

REFERÊNCIAS BIBLIOGRÁFICAS

1. Pope HG, Khalsa JH, Bhasin S. Body image disorders and abuse of anabolic-androgenic steroids among men. *JAMA* 2017; **317**: 23-24.
2. American Psychiatric Association. *Diagnostic and Statistical Manual of Mental Disorders*, 5th ed. American Psychiatric Association: Arlington, 2013, pp 242-247.
3. Cafri G, Olivardia R, Thompson JK. Symptom characteristics and psychiatric comorbidity among males with muscle dysmorphia. *Compr Psychiatry* 2008; **49**: 374-379.
4. Dodge T, Hoagland MF. The use of anabolic androgenic steroids and polypharmacy: A review of the literature. *Drug Alcohol Depend* 2011; **114**: 100-109.
5. Figueiredo VC, Silva PRP, Trindade RS, Rose EH. Doping cosmético: a problemática das aplicações intramusculares de óleos. *Rev Bras Med Esporte* 2011; **17**: 56-61.
6. Ip EJ, Barnett MJ, Tenerowicz MJ, Perry PJ. The Anabolic 500 survey: characteristics of male users versus nonusers of anabolic-androgenic steroids for strength training. *Pharmacotherapy* 2011; **31**: 757-766.
7. Pope HG Jr, Kanayama G, Athey A *et al*. The lifetime prevalence of anabolic-androgenic steroid use and dependence in Americans: current best estimates. *Am J Addict* 2014; **23**: 371-377.
8. Pope HG, Wood RI, Rogol A *et al*. Adverse health consequences of performance-enhancing drugs: an Endocrine Society scientific statement. *Endocr Rev* 2014; **35**: 341-375.
9. Abrahin OS, Sousa EC, Santos AM. Prevalence of the use of anabolic-androgenic steroids in Brazil: a systematic review. *Subst Use Misuse* 2014; **49**: 1156-1162.
10. Sjoqvist F, Garle M, Rane A. Use of doping agents, particularly anabolic steroids, in sports and society. *Lancet* 2008; **371**: 1872-1882.
11. Nieschlag E, Vorona E. Doping with anabolic androgenic steroids (AAS): adverse effects on non-reproductive organs and functions. *Rev Endocr Metab Disord* 2015; **16**: 199-211.
12. Gersuny R. Ueber eine subcutane Prothese. Z Heilkd 1900; **1**: 199.

13. Liborio AB, Nasserala JC, Daher EF *et al.* The case: renal failure in a bodybuilder athlete. Diagnosis: nephrocalcinosis secondary to exogenous vitamin D intoxication. *Kidney Int* 2014; **85**: 1247-1248.

14. Daher EF, Silva Júnior GB, Queiroz AL *et al.* Acute kidney injury due to anabolic steroid and vitamin supplement abuse: report of two cases and a literature review. *Int Urol Nephrol* 2009; **4**: 717-723.

15. Rocha PN, Santos CS, Avila MO *et al.* Hypercalcemia and acute kidney injury caused by abuse of a parenteral veterinary compound containing vitamins A, D, and E. *J Bras Nefrol* 2011; **33**: 467-471.

16. Almukhtar SE, Abbas AA, Muhealdeen DN *et al.* Acute kidney injury associated with androgenic steroids and nutritional supplements in bodybuilders. *Clin Kidney J* 2015; **8**: 415-419.

17. Bento C, Velho P, Carvalho M. Lots of steroids and vitamins, tons of complications. Hypercalcemia and nephrocalcinosis as important complications of performance-enhancing drugs. *Nefrologia* 2015; **35**: 598-600.

18. Ronsoni, MF, Santos HC, Colombo BS *et al.* Hipercalcemia e insuficiência renal aguda após uso de suplemento veterinário. *J Bras Nefrol* 2017; **39**: 467-469.

19. Daher EF, Mesquita MLV, Lopes Lima LL *et al.* Acute kidney injury due to excessive and prolonged intra-muscular injection of veterinary supplements containing vitamins A, D and E, A series of 16 cases. *Nefrología.* 2017; **37**: 61-67.

20. Kidney Disease: Improving Global Outcomes (KDIGO) Acute Kidney Injury Work Group KDIGO Clinical Practice Guideline for Acute Kidney Injury, *Kidney Int Suppl* 2012; **2**: 1-138.

21. Tachamo N, Donato A, Timilsina B *et al.* Hypercalcemia associated with cosmetic injections: a systematic review. *Eur J Endocrinol* 2018; **178**: 425-430.

22. Zehnder D, Bland R, Williams MC *et al.* Extrarenal expression of 25-hydroxyvitamin D (3)-1 alpha-hydroxylase. *J Clin Endocrinol Metab* 2001; **86**: 888-994.

23. Bhalla KH, Ennis DM, Ennis ED. Hypercalcemia caused by iatrogenic hypervitaminosis A. *J Am Diet Assoc* 2005; **105**: 119-121.

24. Frame B, Jackson CE, Reynolds WA *et al.* Hypercalcemia and skeletal effects in chronic hypervitaminosis A. *Ann Intern Med* 1974; **80**: 44-48.

25. Saneshige S, Mano H, Tezuka K *et al.* Retinoic acid directly stimulates osteoclastic bone resorption and gene expression of cathepsin K/OC-2. *Biochem J* 1995; **309**: 721-724.

26. Belanger LF, Clark I. Alpharadiographic and histological observations on the skeletal effects of hypervitaminoses A and D in the rat. *Anat Rec* 1967; **158**: 443-451.

27. Sternlicht H, Glezerman IG. Hypercalcemia of malignancy and new treatment options. *Ther Clin Risk Manag* 2015; **11**: 1779-1788.

28. Levi M, Ellis MA, Berl T. Control of renal hemodynamics and glomerular filtration rate in chronic hypercalcemia. Role of prostaglandins, renin-angiotensin system, and calcium. *J Clin Invest* 1983; **71**: 1624-1632.

29. Wang W, Li C, Kwon TH *et al.* Aqp3, p-aqp2, and aqp2 expression is reduced in polyuric rats with hypercalcemia: Prevention by camp-pde inhibitors. *Am J Physiol Ren Physiol* 2002; **283**: 1313-1325.

30. Sands JM, Flores FX, Kato A *et al.* Vasopressin-elicited water and urea permeabilities are altered in IMCD in hypercalcemic rats. *Am J Physiol* 1998; **274**: 978-985.

31. Hebert SC, Brown EM, Harris HW. Role of the Ca(2+)-sensing receptor in divalent mineral ion homeostasis. *J Exp Biol* 1997; **200**: 295-302.

32. Bustamante M, Hasler U, Leroy V *et al.* Calcium-sensing receptor attenuates AVP-induced aquaporin-2 expression via a calmodulin-dependent mechanism. *J Am Soc Nephrol* 2008; **19**: 109-116.

33. Randall A. The origin and growth of renal calculi. *Ann Surg* 1937; **105**: 1009-1027.

34. Randall A. Papillary pathology as precursor of primary renal calculus. *J Urol* 1940; **44**: 580-589.

35. Evan AP, Lingeman JE, Coe FL *et al.* Randall's plaque of patients with nephrolithiasis begins in basement membranes of thin loops of Henle. *J Clin Invest* 2003; **111**: 607-616.

36. Sayer JA, Carr G, Simmons NL. Nephrocalcinosis: molecular insights into calcium precipitation within the kidney. *Clin Sci* 2004; **106**: 549-561.

37. Iriart JAB, Andrade TM. Body-building, steroid use, and risk perception among young body-builders from a low-income neighbourhood in the city of Salvador, Bahia State, Brazil. *Cad Saude Publica* 2002; **18**: 1379-1387.

38. El-Reshaid W, El-Reshaid K, Al-Bader S *et al.* Complementary bodybuilding: A potential risk for permanent kidney disease. *Saudi J Kidney Dis Transpl* 2018; **29**: 326-331.

39. Herlitz LC, Markowitz GS, Farris AB *et al.* Development of focal segmental glomerulosclerosis after anabolic steroid abuse. *J Am Soc Nephrol* 2010; **21**: 163-172.

40. Doublier S, Lupia E, Catanuto P *et al.* Testosterone and 17beta-estradiol have opposite effects on podocyte apoptosis that precedes glomerulosclerosis in female estrogen receptor knockout mice. *Kidney Int* 2011; **79**: 404-413.

41. Luciano RL, Castano E, Moeckel G *et al.* Bile acid nephropathy in a bodybuilder abusing an anabolic androgenic steroid. *Am J Kidney Dis* 2014; **64**: 473-476.

42. Flores A, Nustas R, Nguyen HL *et al.* Severe cholestasis and bile acid nephropathy from anabolic steroids successfully treated with plasmapheresis. *ACG Case Rep J* 2016; **3**: 133-135.

43. Pendergraft WF III, Herlitz LC, Thornley-Brown D *et al.* Nephrotoxic effects of common and emerging drugs. *Clin J Am Soc Nephrol* 2014; **9**: 1996-2005.

44. Unai S, Miessau J, Karbowski P *et al.* Caution for anabolic androgenic steroid use: a case report of multiple organ dysfunction syndrome. *Respir Care* 2013; **58**: 159-163.

45. Hughes M, Ahmed S. Anabolic androgenic steroid induced necrotising myopathy. *Rheumatol Int* 2011; **31**: 915-917.

46. Farkash U, Shabshin N, Pritsch Perry M. Rhabdomyolysis of the deltoid muscle in a bodybuilder using anabolic-androgenic steroids: a case report. *J Athl Train* 2009; **44**: 98-100.

47. Prat J, Gray GF, Stolley PD *et al.* Wilms tumor in an adult associated with androgen abuse. *JAMA* 1977; **237**: 2322-2323.

48. Samaha AA, Nasser-Eddine W, Shatila E *et al.* Multi-organ damage induced by anabolic steroid supplements: A case report and literature review. *J Med Case Rep* 2008; **2**: 340.

49. Luchi WM, Ricarte RN, Roitman LF *et al.* Nephrocalcinosis associated with the use of anabolic steroid. *J Bras Nefrol* 2015; **37**: 135-140.

50. Frankenfeld SP, Oliveira LP, Ortenzi VH *et al.* The anabolic androgenic steroid nandrolone decanoate disrupts redox homeostasis in liver, heart and kidney of male Wistar rats. *PLoS One* 2014; **9**: e102699.

51. Daher EF, Fernandes PHPD, Meneses GC *et al.* Novel Kidney Injury Biomarkers Among Anabolic Androgenic Steroids Users – Evidence of Subclinical Kidney Disease. *Asian J Sports Med* 2018; **9**: e65540.

36

ENVOLVIMENTO RENAL NAS NEOPLASIAS MIELOPROLIFERATIVAS

Marcella Soares Laferreira

Gianna Mastroianni Kirsztajn

◆

INTRODUÇÃO

Neoplasias mieloproliferativas são alterações clonais de células-tronco hematopoiéticas caracterizadas por expansão de uma ou mais das linhagens mieloides[1,2]. No quadro 36.1 encontram-se as neoplasias mieloproliferativas conforme definido pela revisão atual da classificação de neoplasias mieloides, publicada em 2016 pela Organização Mundial da Saúde.

A nova abordagem das neoplasias mieloproliferativas visa à incorporação de suas características clínicas, morfológicas, imunofenotípicas, citogenéticas e moleculares, para melhor compreensão do diagnóstico, manejo e prognóstico[3]. As neoplasias mieloproliferativas são raras, com incidência menor que 6:100.000 pessoas/ano[4]. Antes dos 50 anos de idade são incomuns, predominando em pessoas idosas[5]. As maiores complicações das neoplasias mieloproliferativas são a transformação em leucemia mieloide aguda (vista particularmente na leucemia mieloide crônica) e eventos trombóticos ou hemorrágicos (mais comuns na policitemia vera e na trombocitemia essencial)[2]. Os objetivos terapêuticos nas neoplasias mieloproliferativas são alívio de sintomas, prevenção de tromboses e de transformação em mielofibrose primária ou leucemia aguda[5].

ENVOLVIMENTO RENAL

O envolvimento renal pelas neoplasias mieloproliferativas é infrequente, porém, quando ocorre, pode comprometer os diversos compartimentos renais: túbulos, interstício, vasos ou glomérulos. Pode causar tanto lesão renal aguda quanto à progressão para doença renal crônica.

LESÃO RENAL AGUDA

Os rins podem ser acometidos agudamente nas neoplasias mieloproliferativas por diversos fatores.

A síndrome de lise tumoral é atribuída à rápida renovação celular, eritropoiese infiltrativa e hematopoiese extramedular. Pode ocorrer após tratamento quimioterápico ou após transformação para leucemia mieloide aguda. A hiperuricemia favorece a formação de cálculos de ácido úrico, os quais podem levar à obstrução ureteral ou à precipitação intratubular, isoladamente ou em associação com sais de fosfato[6]. O ácido úrico elevado também induz lesão renal aguda por meio de vasoconstrição arteriolar, alterações em processos oxidativos e inflamatórios[7].

Em pacientes com mielofibrose primária e leucemia mieloide crônica, hematopoiese extramedular ocorre

Quadro 36.1 – Classificação da OMS das neoplasias mieloproliferativas.

Leucemia mieloide crônica
Leucemia neutrofílica crônica
Policitemia vera
Mielofibrose primária
Trombocitemia essencial
Leucemia eosinofílica crônica não especificada
Neoplasias mieloproliferativas não classificadas

tipicamente no fígado e no baço, raramente envolvendo o tecido renal. A hematopoiese extramedular renal apresenta três padrões: infiltração do parênquima com aumento de pressão intersticial, compressão tubular e de vasos, podendo haver insuficiência renal; infiltração da cápsula e de tecido adiposo pericapsular e lesões esclerosantes com efeito de massa, que causam hidronefrose, uropatia obstrutiva e insuficiência renal[8-10]. Em uma série de 1.200 casos de necropsias, a prevalência de infiltração renal por leucemia mieloide crônica foi de 34%[11].

A hiperviscosidade sanguínea proeminente nas neoplasias mieloproliferativas leva à hipoperfusão e às tromboses, ocluindo capilares peritubulares e glomerulares, com consequente redução do ritmo de filtração glomerular. Há ainda a possibilidade de trombose de artéria renal.

LESÃO GLOMERULAR

Anormalidades glomerulares têm sido raramente descritas em pacientes com neoplasias mieloproliferativas, sendo relatadas em algumas séries de casos[12-14]. A maioria dos relatos associa lesões glomerulares com policitemia vera, trombocitemia essencial e mielofibrose primária[15].

Au et al[12] observaram lesões glomerulares em 5 de 138 pacientes com neoplasias mieloproliferativas (3,6%), havendo predomínio de glomerulosclerose segmentar e focal (GESF) e esclerose mesangial às biópsias analisadas.

Na maior série de casos relatada, Said et al[1] descreveram biópsias renais de 11 pacientes com neoplasias mieloproliferativas, sendo oito com mielofibrose primária, um com trombocitemia essencial, um com policitemia vera e um com leucemia mieloide crônica. Considerando os achados histológicos observados nas biópsias desses pacientes, foi proposta a denominação para tais quadros de "glomerulopatia relacionada à neoplasia mieloproliferativa", que seria caracterizada pela combinação de esclerose e hipercelularidade mesangiais, esclerose segmentar, características de lesões de microangiopatia trombótica crônica e infiltração intracapilar de células hematopoiéticas. Em todos esses casos, a microscopia eletrônica e a microscopia de imunofluorescência excluíram glomerulopatias mediadas por imunocomplexos. Todos eles apresentavam esclerose e hipercelularidade mesangiais, 73% glomerulosclerose segmentar e focal (GESF), 64% duplicidade da membrana basal glomerular e 36% infiltrado intracapilar de células hematopoiéticas.

No Serviço de Glomerulopatias da UNIFESP, acompanhamos dois pacientes com leucemia mieloide crônica, os quais apresentavam proteinúria subnefrótica à apresentação, 0,4g e 0,75g, hematúria glomerular e função renal preservada. Ambos tinham hepatoesplenomegalia e linfonodomegalia. O intervalo de tempo transcorrido do diagnóstico hematológico até o início da avaliação de doença glomerular em nosso serviço foi de seis meses para o caso em que não foi realizada a biópsia renal e de dois anos e meio para o caso que realizamos a

biópsia, a qual evidenciou glomerulonefrite proliferativa. Acompanhamos esse último paciente durante dois anos e foi prescrito apenas antiproteinúricos, além do citorredutor que fazia uso para a doença hematológica. Permaneceu com proteinúria estável em torno de 0,5g e com função renal preservada.

Glomerulopatia relacionada à neoplasia mieloproliferativa parece ser uma complicação tardia da doença hematológica, sendo 7,2 anos o tempo médio do diagnóstico hematológico até a realização da biópsia renal. A apresentação clínica mais comum é a proteinúria nefrótica (com ou sem síndrome nefrótica) e doença renal crônica. Os diagnósticos diferenciais morfológicos da glomerulopatia relacionada à neoplasia mieloproliferativa incluem glomerulosclerose diabética, glomerulopatia relacionada ao tabagismo, GESF primária, microangiopatia trombótica e glomerulonefrite membranoproliferativa[1].

A patogênese das lesões glomerulares parece ser complexa e ainda incerta, mas alguns aspectos devem ser considerados. Nas neoplasias mieloproliferativas, há produção excessiva de fator de crescimento transformador-beta (TGF-β), fator de crescimento derivado de plaquetas (PDGF) e fator de ativação plaquetária (PAF); tal produção ocorre não só sistemicamente, como também localmente nos glomérulos, devido à ativação de plaquetas e de megacariócitos na presença de trombocitose[16]. A ativação plaquetária intraglomerular favorece a glomerulosclerose[12] e leva à lesão endotelial crônica discreta, o que pode explicar a presença de características de microangiopatia trombótica crônica[1]. O PDFG é o mais potente estímulo para a proliferação de células mesangiais e também induz produção de matriz extracelular por essas células[17,18]. O TGF-β induz esclerose mesangial, por aumentar a síntese de colágeno e de fibronectina pelas células mesangiais[19], além de ter efeitos pró-apoptóticos nos podócitos, os quais podem promover depleção podocitária, e lesões de GESF observadas na maioria dos casos[20].

DOENÇA RENAL CRÔNICA

Said et al[1] verificaram que a disfunção renal persistente e a progressão para doença renal crônica terminal não foram incomuns na população com neoplasias mieloproliferativas. A incidência de doença renal crônica, caracterizada como ritmo de filtração glomerular < 60mL/min/1,73m^2 entre pacientes com neoplasias mieloproliferativas varia de 11 a 29%. Esse elevado percentual se deve à inflamação crônica gerada pelas altas contagens de células hematológicas, a qual propicia mais eventos aterotrombóticos[21-22]. Devemos ter em mente também que a população com neoplasias mieloproliferativas é predominantemente idosa e a própria doença hematológica traz maior risco cardiovascular[22].

Nos casos em que há hiperuricemia, pode haver elevação da pressão arterial e declínio do ritmo de filtração glomerular induzidos por disfunção endotelial[23].

O uso de citorredutores e o monitoramento da função renal podem auxiliar na prevenção de doença renal crônica em pacientes com neoplasias mieloproliferativas[21].

TRATAMENTO

As estratégias terapêuticas para controle de proteinúria e preservação da função renal são conflitantes. Alguns trabalhos sugerem que a melhora do hematócrito e o controle da proliferação de células sanguíneas podem ser úteis[24]. Tal benefício é mais bem observado em casos de policitemia vera e trombocitopenia essencial, com o uso de agentes citorredutores, como a hidroxiureia. A hidroxiureia pode agir de diversas maneiras para evitar a progressão para doença renal crônica: reduz o hematócrito, consequentemente determina redução da hiperviscosidade e melhora a circulação microvascular, também diminui a probabilidade de desenvolvimento de hipertensão arterial. Reduz a interação leucócito-plaquetária e, portanto, atenua a resposta imune inflamatória e aterotrombose[16,21].

Ainda há poucos estudos demonstrando a redução da proteinúria com o uso de inibidores da Janus quinase 2 (JAK2)[25]. Estudos menores mostraram progressão para doença renal crônica terminal a despeito do uso de bloqueadores do sistema renina-angiotensina-aldosterona e citorredutores. Esteroides não são efetivos no tratamento da glomerulopatia relacionada à neoplasia mieloproliferativa[1].

CONCLUSÕES

Mesmo que o acometimento renal não ocorra com frequência nas neoplasias mieloproliferativas, tanto hematologistas quanto nefrologistas devem monitorar e reconhecer glomerulopatias relacionadas às neoplasias mieloproliferativas e a progressão para doença renal crônica em estágios mais avançados. Proteinúria elevada e disfunção renal são as alterações laboratoriais mais observadas naqueles em que as biópsias renais evidenciaram lesões glomerulares, como GESF, hipercelularidade e esclerose mesangiais, infiltração hematopoiética e sinais de microangiopatia trombótica crônica. O tratamento adequado direcionado à doença hematológica tem sido a melhor maneira de reduzir a lesão renal.

REFERÊNCIAS BIBLIOGRÁFICAS

1. Said SM, Leung N, Sethi S et al. Myeloproliferative neoplasms cause glomerulopathy. Kidney Int 2011; 80: 753-759.
2. Tefferi A, Pardanani A. Myeloproliferative neoplasms, a contemporary review. JAMA Oncol 2015; 1: 97-105.
3. Arber DA, Orazi A, Hasserjian R et al. The 2016 revision to the World Health Organization classification of myeloid neoplasms and acute leukemia. Blood 2016; 127: 2391-2405.
4. Rumi E, Cazzola M. Diagnosis, risk stratification and response evaluation in classical myeloproliferative neoplasms. Blood 2017; 129: 680-692.
5. Spivak JL. Myeloproliferative neoplasms. N Engl J Med 2017; 376: 2168-2181.
6. Sile S, Wall BM. Acute renal failure secondary to spontaneous acute tumor lysis syndrome in myelofibrosis. Am J Kidney Dis 2001; 38: E21.
7. Howard SC, Jones DP, Pui CH. The tumor lysis syndrome. N Engl J Med 2011; 364: 1844-1854.
8. Del Sordo R, Brugnano R, Covarelli C et al. Nephrotic syndrome in primary myelofibrosis with renal extramedullary hematopoiesis and glomerulopathy in the JAK inhibitor era. Clin Nephrol Case Stud 2017; 5: 70-77.
9. Yuzawa Y, Sato W, Masuda T et al. Acute kidney injury presenting a feature of leukemic infiltration during therapy for chronic myelogenous leukemia. Intern Med 2010; 49: 1139-1142.
10. Woodward N, Ancliffe P, Griffiths MH, Cohen S. Renal myelofibrosis: an unusual cause of renal impairment. Nephrol Dial Transplant 2000; 15: 257-258.
11. Barcos M, Lane W, Gomez GA et al. An autopsy study of 1206 acute and chronic leukemias (1958-1982). Cancer 1987; 60: 827-837.
12. Au WY, Chan KW, Lui SL et al. Focal segmental glomerulosclerosis and mesangial sclerosis associated with myeloproliferative disorders. Am J KidneyDis 1999; 34: 889-893.
13. Ulusoy S, Ozkan G, Sonmez M et al. Absence of hypoalbuminemia despite nephrotic proteinuria in focal segmental glomerulosclerosis secondary to polycythemia vera. Intern Med 2010; 49: 2477-2480.
14. Perazella MA, Buller GK. Nephrotic syndrome associated with agnogenic myeloid metaplasia. Am J Nephrol 1994; 14: 223-225.
15. Fujita K, Hatta K. Renal biopsy cases in myeloproliferative neoplasms. CEN Case Rep 2013; 2: 215-221.
16. Hundemer GL, Rosales IA, Chen YB et al. Hydroxyurea for treatment of nephrotic syndrome associated with polycythemia vera. Am J Kidney Dis 2016; 68: 465-468.
17. Floege J, Eitner F, Alpers CE. A new look at platelet-derived growth factor in renal disease. J Am Soc Nephrol 2008; 19: 12-23.
18. Iida H, Seifert R, Alpers CE. Platelet-derived growth factor and PDGF receptor are induced in mesangial proliferativenephritis in therat. Proc Natl Acad Sci U S A 1991; 88: 6560-6564.
19. Jiang T, Che Q, Lin Y et al. Aldolase reductase regulates TGF-beta 1-induced production of fibronectin and type IV collagen in cultured rat mesangial cells. Nephrology (Carlton) 2006; 11: 105-112.
20. Schiffer M, Bitzer M, Roberts IS et al. Apoptosis in podocytes induced by TGF-beta and Smad7. J Clin Invest 2001; 108: 807-816.
21. Baek SW, Moon JY, Ryu H et al. Chronic kidney disease in the BCR-ABL1-negative myeloproliferative neoplasm: a single-center retrospective study. Korean J Intern Med 2018; 33: 790-797.
22. Christensen AS, Moller JB, Hasselbalch HC. Chronic kidney disease in patients with the Philadelphia-negative chronic myeloproliferative neoplasms. Leuk Res 2014; 38: 490-495.
23. Khosla UM, Zharikov S, Finch JL et al. Hyperuricemia induces endhotelial dysfunction. Kidney Int 2005; 67: 1739-1742.
24. Kosch M, August C, Hausberg M et al. Focal sclerosis with tip lesions secondary to polycythemia vera. Nephrol Dial Transplant 2000; 15: 1710-1711.
25. Rajasekaran A, Ngo TT, Abdelrahim M et al. Primary myelofibros is associated glomerulopathy: significant improvement after therapy with ruxolitinib. BMC Nephrol 2015; 16: 121.

37

FIBROSE RETROPERITONEAL IDIOPÁTICA

Tiago Emanuel Mendes Costa
Julia Castanheira Lauar

◆

INTRODUÇÃO

O termo fibrose retroperitoneal idiopática (FRI) é usado para descrever uma condição caracterizada por massa localizada em retroperitônio altamente fibrótica que pode levar à obstrução ureteral. Histopatologicamente, ela se apresenta como uma mistura de tecido fibrótico e inflamação crônica. Essa doença costuma envolver a camada adventícia da aorta abdominal e artérias ilíacas estendendo-se para o retroperitônio, por vezes acometendo também a aorta torácica. Devido a isso, na década de 1980, ela era conhecida como periaortite crônica[1].

A FRI é uma doença que foi observada pela primeira vez em 1905, porém só foi descrita como entidade clínica em 1948, por Ormond[2]. Trata-se de doença muito rara, com incidência estimada de 0,1-1,3 caso/100.000 habitantes por ano e prevalência de 1,4 caso/100.000 habitantes por ano[1]. Geralmente, apresenta-se em pessoas na faixa etária de 50-60 anos, embora haja relatos de diagnóstico em crianças e idosos[3]. Apresenta-se mais prevalente em homens, com razão de 2:1 em relação às mulheres[4]. A fibrose retroperitoneal é idiopática em mais de dois terços dos casos, sendo que em um terço ela é secundária, e entre as etiologias possíveis se encontram malignidades, ingestão de drogas, infecções, traumatismo, radioterapia e cirurgias[5] (Quadro 37.1).

Durante a última década, emergiu o conceito de doenças relacionadas à IgG4. Tais doenças são fibroinflamatórias relacionadas com a imunoglobulina IgG4. Elas podem afetar diferentes órgãos e estruturas, tais como pâncreas, trato biliar, linfonodos, rins, próstata e retroperitônio, e são caracterizadas por lesões com reação

Quadro 37.1 – Principais etiologias secundárias de fibrose retroperitoneal[9].

Etiologias	
Neoplasias	Tumores retroperitoneais (linfoma, trato urinário), tumor carcinoide, metástases retroperitoneais, carcinoma de mama infiltrativo, carcinoma de próstata, câncer de cólon, câncer de estômago, câncer cervical
Infecções	Infecção do trato urogenital, histoplasmose, tuberculose
Traumatismo retroperitoneal	Hemorragia, diverticulite perfurada, enterite regional, extravasamento de urina, apendicite, cirurgias, irradiação
Medicações	Ergotamina, metisergida, metildopa, hidralazina e betabloqueadores
Doenças reumatológicas	Vasculites de pequenos vasos e artrite reumatoide
Outras causas	Paniculite mesentérica, exposição ao asbesto, doença relacionada à IgG4 e outras doenças sistêmicas

inflamatória, associada a fibrose e infiltração linfoplasmocitária rica em plasmócitos IgG4 positivos. A FRI faz parte desse espectro de doenças fibroproliferativas, que ainda conta com pancreatite autoimune, colangite, sialadenite e mesenterite esclerosante[6-8].

PATOLOGIA

A avaliação histológica da FRI geralmente mostra inflamação crônica e histiocítica não específica, e ocasional-

295

mente inclui granulomas, xantogranulomas e achados de vasculite[10]. Conforme citado anteriormente, a FRI é uma doença fibroinflamatória, marcada por tecido fibroso e inflamação crônica. O tecido fibroso é composto por uma matriz extracelular formada por fibras de colágeno tipo 1, organizadas em espessos feixes irregulares e que frequentemente envolvem os pequenos vasos retroperitoneais. Os fibroblastos encontram-se ativados e são os mais prováveis agentes relacionados à produção de colágeno. Já a inflamação consiste de infiltração de numerosos linfócitos, células plasmáticas e macrófagos. Infiltração neutrofílica é rara. As células inflamatórias encontram-se intercaladas dentro dos feixes de colágeno na forma difusa, porém em alguns casos elas podem encontrar-se organizadas em agregados nodulares, geralmente ao redor de pequenos vasos. Tais agregados têm no centro um predomínio de células B rodeadas por células T, que são predominantemente CD4+. Em alguns casos, esses folículos linfoides têm a estrutura de um centro germinativo, que revela linfoneogênese ectópica, processo típico de doença autoimune[1].

A FRI é classificada como relacionada à IgG4 quando há também a presença de fibrose celular, flebite obliterante e infiltração eosinofílica[1].

As lesões citadas anteriormente envolvem não somente o retroperitônio periaórtico, mas também a parede da aorta. Nos casos típicos de fibrose periaórtica, o envolvimento se dá na camada adventícia, ao passo que outras camadas da aorta podem mostrar alterações ateroscleróticas. Tais lesões que acometem a parede da aorta abdominal podem também ocorrer na aorta torácica; esse envolvimento da aorta torácica pode se dar tanto em casos com IgG4 positiva quanto negativa[1].

PATOGÊNESE

A patogênese da FRI ainda não está bem elucidada. Vários mecanismos têm sido propostos. A predisposição genética foi demonstrada, em alguns casos, pela presença do antígeno de histocompatibilidade HLA-B27. A presença de FRI familiar indica a possibilidade de predisposição genética[9]. Alguns autores propuseram que ela pode ser resultado de uma reação de antígenos nas placas ateroscleróticas da aorta abdominal. No entanto, a FRI pode também ser considerada uma manifestação sistêmica de doença autoimune, devido a manifestar com sintomas constitucionais, elevação de reagentes de fase aguda, associação com doenças autoimunes e presença de autoanticorpos[11].

Existe correlação entre agentes ambientais, tais como o asbesto, que foi demonstrado em estudos[1,12,13]. Também ficou demonstrado que o tabagismo é um fator de risco e quando associado à asbestose multiplica o risco de desenvolver a doença.

Há presença abundante de células T CD4+ em biópsias de pacientes de FRI. Em lesões de doenças relacionadas à IgG4, eles mostram polarização de células T *helper* 2 (TH2) e produção de interleucina-4 (IL-4), IL-5 e IL-13, embora as células T regulatórias também sejam encontradas[1].

MANIFESTAÇÕES CLÍNICAS

A FRI geralmente se apresenta com dois tipos: sistêmica e localizada[13]. Os pacientes podem referir sintomas sistêmicos, tais como fadiga, anorexia, perda de peso e febre baixa, sintomas típicos de doença inflamatória. Em alguns pacientes, sintomas de dor abdominal, lombar ou em flanco com possível irradiação para a região inguinal também ocorrem com muita frequência, estando presentes em algumas séries em até 90% dos casos[1,13]. Pode apresentar forte associação com níveis elevados de velocidade de hemossedimentação (VHS). Constipação intestinal também é uma manifestação comum. Além disso, edema de membros inferiores, aumento da bolsa escrotal com hidrocele ou varicocele, ejaculação retrógrada, disfunção erétil e claudicação podem apresentar-se devido a provável efeito compressivo da massa retroperitoneal. Outros sintomas menos comuns incluem hematúria e disúria. O exame físico costuma ser irrelevante, exceto pela presença constante de hipertensão e febre. Raramente se consegue palpar alguma massa na região lombar[1]. Na tabela 37.1 apresentamos dois estudos recentes envolvendo em um deles 118 pacientes e no outro 185, na qual demonstraremos os principais sinais e sintomas observados nos pacientes.

Tabela 37.1 – Sinais e sintomas dos pacientes com FRI.

Sinais e sintomas	Estudo Mayo (2011)	Estudo Oxford (2016)
Dor abdominal	40%	66%
Dor no flanco	21%	41%
Dor lombar	38%	56%
Sintomas constitucionais	53%	61%
Náuseas e vômitos	33%	28%
Edema de extremidades	13%	14%
Claudicação de extremidades	2%	3,4%
Febre	9%	15%

Estudo Mayo com 185 pacientes[14].
Estudo de Van Der Bilt *et al* com 118 pacientes[15].

COMPLICAÇÕES RENAL E URETERAL

O envolvimento ureteral é a complicação mais comum da doença. A FRI geralmente leva a um desvio medial do ureter e frequentemente causa obstrução do trato ureteral pélvico. Isso ocorre quando a doença se estende além dos limites da aorta, quando ela compromete também os vasos ilíacos. Pode ser tanto unilateral quanto bilateral, podendo estar relacionada com lesão renal aguda (LRA) pós-renal. O envolvimento unilateral do ureter pela fibrose pode progredir para o lado contralateral em semanas até anos após a apresentação da doença. Em alguns casos, o envolvimento pode estender-se até o pedúnculo vascular renal, comprometendo tanto a veia quanto a artéria renal, causando, nesse contexto, hipertensão renovascular. Muitos pacientes podem apresentar um quadro de início de hipertensão ou piora dessa no momento do diagnóstico[1].

COMPLICAÇÕES VASCULARES

A FRI pode apresentar-se na sua forma aneurismática, a qual precisa ser reparada cuidadosamente. A correção cirúrgica (aberta ou endovascular) está associada à menor progressão da fibrose perianeurismática. Embora o envolvimento dos vasos da aorta e ilíacos sejam comuns, a estenose é muito rara. Já a estenose de veias, em especial a veia cava inferior, é bem mais frequente e pode causar edema de membros inferiores por compressão linfática. Devido à progressão lenta, é incomum ocorrer complicações tais como síndrome de veia cava inferior, trombose venosa profunda, tromboembolismo pulmonar e circulação colateral. Outros vasos também podem ser acometidos, incluindo artéria mesentérica, podendo levar a um quadro de isquemia mesentérica. Ressalta-se também que até um terço dos pacientes com FRI abdominal tem envolvimento da aorta torácica, necessitando também de monitorização cuidadosa[1].

DIAGNÓSTICO

ACHADOS LABORATORIAIS

Do ponto de vista laboratorial, a maioria dos pacientes se apresenta com anemia normocítica e normocrômica. Provas de fase aguda como velocidade de hemossidementação e proteína C-reativa (PCR) costumam encontrar-se elevadas[1,16]. Embora sejam usadas para a monitorização da doença, elas se relacionam pobremente com a resposta ao tratamento e com a regressão da massa, tanto que muitas recidivas ocorrem ainda com os marcadores de fase aguda em níveis normais. A IL-6, que é útil como marcador de fase aguda, também se encontra elevada. Níveis elevados de IgG4 estão sendo relacionados com FRI associada à IgG4, mas ainda são necessários mais estudos para demonstrar essa relação[1]. Muitos pacientes podem apresentar alteração da função renal. Em pequeno estudo recente com 17 pacientes, todos apresentaram aumento dos níveis séricos da creatinina, configurando um quadro de LRA. Desses, 11 permaneceram com doença renal crônica, mantendo a creatinina entre 30 e 59mL/min após o tratamento[17].

ASSOCIAÇÃO COM DOENÇAS AUTOIMUNES OU FIBROINFLAMATÓRIAS

Há associação de doenças autoimunes com FRI. A principal delas seria a tireoidite autoimune. Em estudo de caso-controle, os pacientes com FRI apresentavam prevalência de anticorpo antitireoperoxidase de 24,7% e, após um seguimento de 45 meses, 25% desenvolveram hipotireoidismo com necessidade de L-tiroxina. Outras associações incluem artrite reumatoide, espondilite anquilosante, vasculite ANCA-associada, lúpus eritematoso sistêmico e psoríase. Há também associação de FRI e algumas glomerulopatias, em especial a nefropatia membranosa (NM), que também é uma doença relacionada com IgG4[1,18]. Estudo demonstrou que cerca de 70-80% dos pacientes com NM apresentam anticorpos circulantes do subtipo IgG4[1] (KDIGO).

Com relação às doenças fibroinflamatórias, a FRI se associa com pancreatite e colangite esclerosantes, mediastinite fibrótica, sialodenite esclerosante e pseudotumor orbital. Devido ao fato de essas doenças também cursarem com fibrose irregular, infiltrado linfoplasmocitário e abundância de células plasmáticas IgG4 positivas, elas também se enquadram no espectro das doenças IgG4 relacionadas[1,6].

IMAGEM

O diagnóstico de FRI geralmente é realizado por meio de tomografia computadorizada (TC) ou ressonância nuclear magnética (RNM)[1,11,19]. A TC de abdome demonstra massa que envolve as porções anterolateral da aorta abdominal e que circunda as artérias ilíacas comuns. A FRI também causa um desvio medial do ureter e também pode levar à obstrução da veia cava inferior. Na RNM, a imagem é menos intensa em T1 e variável em T2. O aprimoramento do contraste é útil em diferenciar as lesões ativas das inativas[1]. Quando a lesão tem aparência volumosa, de intensidade não homogênea à RNM, acima da origem das artérias renais, ou quando ela tende a deslocar a aorta anteriormente, é mais provável se tratar de lesão maligna. Estudo demonstrou que quando a massa é circunferencial ao redor da aorta abdominal com ou sem o envolvimento da artéria ilíaca comum, na ausência de elevação do vaso sanguíneo, o diagnóstico de FRI pode ser feito com segurança[20]. O desvio medial do ureter também acontece com as malignidades, porém menos frequente do que a FRI. A tomografia com emissão de pósitrons (PET) não é um bom exame para o diagnóstico da doença devido a outras doenças também apresentarem captação do radioisótopo, como lesões neoplásicas, inflamatórias ou infecciosas, porém é útil, em especial, para avaliar a atividade da fibrose, além disso, ela possibilita a avaliação de outros sítios onde a fibrose possa ocorrer (doenças relacionadas à IgG4)[1]. Radiografia convencional geralmente só é solicitada quando a FRI não foi aventada como hipótese diagnóstica. A ultrassonografia pode demonstrar a FRI como massa hipoecoica ou anecoica, bem delimitada, embora irregular, porém esse exame apresenta baixa sensibilidade para a identificação da fibrose[19].

BIÓPSIA

Não existe um guia para a indicação de biópsia da massa retroperitoneal. Ela geralmente será realizada quando houver suspeita de neoplasia ou quando as lesões se desenvolverem em lugares atípicos, como perirrenal ou periureteral. Os casos confirmados por biópsias geralmente variam de 24 a 77% entre as séries[1].

DIAGNÓSTICO DIFERENCIAL

Todas as formas de fibrose retroperitoneal, tanto a idiopática, quanto a secundária e as relacionadas à IgG4, apresentam manifestações clínicas semelhantes, portanto, a forma de apresentação clínica não ajuda a diferenciar a etiologia da fibrose[5].

A FRI precisa ser diferenciada de outras doenças que também se manifestam com lesão em retroperitônio, como as infecções e as neoplasias. Entre as infecções, a tuberculose precisa sempre ser descartada. Actinomicose também pode mimetizar a FRI, principalmente em mulheres em uso de dispositivo intrauterino (DIU). Entre as neoplasias, merecem destaque os linfomas retroperitoneais, sarcomas e metástases de vários tipos de carcinomas. Eles podem também se assemelhar à FRI nas imagens de TC ou RNM. Drogas também podem causar fibrose retroperitoneal, como agonistas dopaminérgicos, pergolida e alcaloides da ergot, como metisergida e ergotamina. Há relatos recentes de fibrose associada à terapia de artrite reumatoide com anti-TNF-alfa. É necessário afastar também procedimentos cirúrgicos, traumatismos e radioterapia que envolvam o retroperitônio, uma vez que também podem levar à fibrose[1,9].

TRATAMENTO

A FRI pode levar à obstrução do ureter, portanto o primeiro objetivo no tratamento é aliviar essa obstrução. Procedimentos de passagem de cateter ureteral duplo J e nefrostomia são preferíveis como procedimentos iniciais[1]. Em nosso serviço, a passagm do cateter é preferível em relação à nefrostomia. A cirurgia de ureterólise com intraperitonialização fica como uma opção em casos de persistência ou agravamento da obstrução apesar do tratamento medicamentoso[9]. A proposta da terapêutica cirúrgica é resolver a obstrução ureteral e excluir malignidades subjacentes[21]. Quando o paciente apresenta casos leves de obstrução sem piora da função renal, há possibilidade de iniciar a terapia medicamentosa sem a drenagem urinária[1].

Os corticoides são a primeira escolha no tratamento da FRI[1,22]. As taxas de remissão podem chegar a 75-95% dos casos[1]. A dose inicial é de 0,5-1mg/kg/dia de pred-

nisona durante 2-4 semanas, a qual pode ser reduzida gradualmente durante 2-3 meses, até uma dose de manutenção de 10mg/dia. Geralmente, o tratamento se estende durante 6-9 meses, porém em alguns casos é necessário estender por até 2 anos[9]. A remissão do quadro se apresenta como melhora dos sintomas, resolução da hidronefrose, normalização dos reagentes de fase aguda e regressão radiográfica da massa, que em média reduz cerca de 50% do seu volume[1].

Uma medicação alternativa é o tamoxifeno, que é um agente antiestrogênico usado no tratamento de câncer de mama[15,23]. Ele apresenta atividade antifibrótica, geralmente indicado quando há contraindicação ou toxicidade relacionada ao corticoide. Estudo demonstrou que a resposta inicial ao corticoide é melhor que ao tamoxifeno em relação à melhora dos reagentes de fase aguda, da creatinina e do volume da massa, embora o sucesso do tratamento definitivo não foi significativamente maior com o corticoide[14].

A terapia imunossupressora também é usada em associação com os corticoides. Há ainda um debate se essas drogas atuam como potencializadoras ou como poupadoras dos corticoides[1]. O micofenolato mofetil e micofenolato de sódio são amplamente usados. Há evidências de que essas medicações são úteis por terem efeitos antifibróticos, e isso explica seu uso na FRI. Pequeno estudo com 9 pacientes demonstrou benefício da associação de corticoide com micofenolato, tanto no tratamento de indução, quanto de manutenção, proporcionando redução do volume da massa retroperitoneal[24]. São medicações não contraindicadas em casos de lesão renal aguda e que são bem toleradas. Em nosso serviço, optamos por tratar os pacientes com micofenolato de sódio iniciando com dose de 360mg, duas vezes ao dia, aumentando até 720mg duas vezes ao dia. Outros imunossupressores, tais como azatioprina, metotrexato e ciclofosfamida, também são usados com algum sucesso[9]. Estudo sugere que a terapia imunossupressora associada ao cateter ureteral levam à remissão duradoura, com melhora dos sintomas da FRI[25].

Os pacientes que alcançam remissão devem ser acompanhados com exames laboratoriais, de imagem, tais como ultrassonografia, para avaliar novos casos de hidronefrose, e TC ou RNM, para avaliar o tamanho e o aspecto da massa. A doença grave muitas vezes leva ao uso de terapia de manutenção por período de tempo maior. As taxas de recidivas podem chegar a 72%; devido a isso, alguns pacientes ficam expostos a altas doses cumulativas de corticoides. Em tais casos, o metotrexato é boa opção como agente poupador de corticoide[26]. Embora seja raro, casos refratários podem ocorrer. Uma opção seria o uso de agentes biológicos, tais como o antirreceptor de IL-6, tocilizumabe ou o agente anti-CD 20, rituximabe. Porém, ainda faltam estudos comparando as respostas do tratamento nesses subgrupos de pacientes[1].

PROGNÓSTICO

Apesar de a FRI ser uma doença crônica, com potencial de recidiva alto, são bons os resultados do tratamento. Estudos com seguimento de longo prazo, com média de 48-61 meses, demonstram que as taxas de mortalidade variam de 3,3 a 7,3%. Insuficiência renal pode ocorrer em diferentes graus, em até 32% dos casos, porém doença renal em estágio final é rara[1,14].

CONCLUSÃO

A fibrose retroperitoneal é doença rara, sendo, na maioria das vezes, idiopática. Em nosso serviço percebemos que a maioria dos casos é idiopática, uma vez que, após ampla avaliação clínica, laboratorial e por meio de exames de imagem, não encontramos uma causa que justifique a fibrose. As manifestações clínicas variam desde casos assintomáticos ou oligossintomáticos, até casos graves com necessidade de terapia renal substitutiva. Em nossa experiência, notamos que a maioria dos pacientes apresenta algum grau de disfunção renal e de hidronefrose no momento da avaliação inicial. O diagnóstico geralmente é realizado por TC ou RNM (achado de massa retroperitoneal) e, às vezes, é complementado pela avaliação da histopatologia, principalmente nos casos em que é necessário diferenciar de lesões suspeitas de neoplasia. O tratamento da FRI é feito com drenagem do trato urinário, geralmente por cateter ureteral duplo J, e com medicações, tais como os corticoides, que podem ser usados isolados ou combinados com imunossupressores. Geralmente usamos o micofenolato de sódio isolado na dose de 360mg, duas vezes ao dia, aumentando progressivamente a dose até 720mg, duas vezes ao dia. Os pacientes geralmente respondem de forma satisfatória, apresentando redução ou estabilização do tamanho da massa retroperitoneal.

Agradecimento

Ao amigo Dr. Daniel Rinaldi dos Santos, grande mentor e orientador deste trabalho.

REFERÊNCIAS BIBLIOGRÁFICAS

1. Vaglio A, Maritati F. Idiopathic retroperitoneal fibrosis. *J Am Soc Nephrol* 2016; **27**: 1880-1889.
2. Prucha M, Kolombo I, Stadler P. Ormond's Disease – IgG4 related Disease. *Prague Med Rep* 2015; **116**: 181-192.
3. Runowska M, Majewski D, Puszczewicz M. Retroperitoneal fibrosis – a report of five cases. *Reumatologia* 2017; **55**: 140-144.
4. Prucha M, Kolombo I, Stadler P. Combination of Steroids and Azathioprine in the Treatment of Ormond's Disease – A Single Centre Retrospective Analysis. *Prague Med Rep* 2016; **117**: 34-41

5. Urban M, Palmisano A, Nicastro M *et al.* Idiopathic and secondary forms of retroperitoneal fibrosis: a diagnostic approach. *Rev Med Interne* 2015; **3**: 15-21.
6. Zheng K, Teng F, Li XM *et al.* Immunoglobulin G4-related kidney disease: pathogenesis, diagnosis, and treatment. *Chronic Dis Transl Med* 2017; **3**: 138-147.
7. Nizar A, Toubi E. IgG4-related disease: case report and literature review. *Auto Immun Highlights* 2015; **6**: 7-15.
8. Umehara H, Okazaki K, Mazaki Y. A novel clinical entity, IgG4-related disease (IgG4RD): General concept and details. *Mod Rheumatol* 2012; **22**: 1-14.
9. Kadouri S, Ghoundale O, Chahbi Z *et al.* Retroperitoneal fibrosis: Case series of 20 patients. *Sci J Public Health* 2017; **5**: 294-300.
10. Swartz RD. Idiopathic Retroperitoneal Fibrosis: A Review of the Pathogenesis and Approaches to Treatment. *Am J Kidney Dis* 2009; **54**: 546-553.
11. Corradi D, Maestri R, Palmisano A *et al.* Idiopathic retroperitoneal fibrosis: clinicopathologic features and differential diagnosis. *Kidney Int* 2007; **72**: 742-753.
12. Uibu T, Oksa P, Auvinen A *et al.* Asbestos exposure as a risk factor for retroperitoneal fibrosis. Lancet 2004; **363**: 1422-1426.
13. Vaglio A. Retroperitoneal fibrosis: new insights into clinical presentation and diagnosis. *Medicine* (Baltimore) 2009; **88**: 208-210.
14. Kermani TA, Crowson CS, Achenbach SJ *et al.* Idiopathic retroperitoneal fibrosis: a retrospective review of clinical presentation, treatment, and outcomes. *Mayo Clin Proc* 2011; **86**: 297-303.
15. Van Der Bilt FE, Hendriksz TR, van der Meijden WAG *et al.* Outcome in patients with idiopathic retroperitoneal fibrosis treated with corticosteroid or tamoxifen monotherapy. *Clin Kidney J* 2016; **9**: 184-191.
16. Wang JH. Retroperitoneal fibrosis. *Urol Sci* 2013; **24**: 124-126.
17. Laroche AS, BellP-Z, Bezzaoucha S *et al.* Retroperitoneal fibrosis: retrospective descriptive study on clinical features and management. *Res Rep Urol* 2016; **8**: 175-179.
18. Chapter 7: Idiopathic membranous nephropathy. Kidney Int Suppl 2012; 2: 186-197.
19. Garmel CG, Derek GL, Michael AB *et al.* Retroperitoneal fibrosis: a review of clinical features and imaging findings. *AJR Am J Roentgenol* 2008; **191**: 423-431.
20. Cohan RH, Shampain KL, Francis IR *et al.* Imaging appearance of fibrosing diseases of the retroperitoneum: can a definitive diagnosis be made? *Abdom Radiology* (NY) 2017 (Epub ahead of print).
21. Kunal KJ, Vikash K, Chirag BP *et al.* Retroperitoneal fibrosis-clinical presentation and outcome analysis from urological perspective. *Investig Clin Urol* 2017; **58**: 371-377.
22. Runowska M, Majews D, Puszczewicz M *et al.* Retroperitoneal fibrosis – the state-of-the-art. *Reumatologia* 2016; **54**: 256-263.
23. Ozener C, Kiris S, Lawrence R *et al.* Potential beneficial effect of tamoxifen in retroperitoneal fibrosis. *Nephrol Dial Transpl* 1997; **12**: 2166-2168.
24. Adler S, Lodermeyer S, Gaz J *et al.* Successful mycophenolate-mofetil therapy in nine patients with idiopathic retroperitoneal fibrosis. *Rheumatology* 2008; **47**: 1535-1538.
25. Marcolongo R, Tavolini IM, Laveder F *et al.* Immunosuppressive therapy for idiopathic retroperitoneal fibrosis: a retrospective analysis of 26 cases. *Am J Med* 2004; **116**: 194-197.
26. Alberici F, Palmisano A, Urban NL *et al.* Methotrexate plus prednisone in patients with relapsing idiopathic retroperitoneal fibrosis. *Ann Rheum Dis* 2013; **72**: 1584-1586.

38

EVIDÊNCIAS DISPONÍVEIS PARA O USO DE ANTIMALÁRICOS EM NEFRITE LÚPICA

Sabrina Bonvino Polycarpo
Gianna Mastroianni Kirsztajn

◆

INTRODUÇÃO

O lúpus eritematoso sistêmico (LES) é uma doença autoimune do tecido conjuntivo, de natureza inflamatória crônica e multissistêmica[1]. Seu curso clínico é variável, podendo manifestar-se de forma insidiosa, ou até como quadros graves com falência de múltiplos órgãos e evolução para óbito[2]. Sua prevalência é maior em mulheres do que homens (9:1) em todos os grupos etários e em todas as populações e aparece predominantemente na idade reprodutiva. É mais frequente também em não caucasianos[1,3]. A incidência do LES varia muito e é da ordem de 1,9 a 8,7/100.000 habitantes, em todo o mundo, e o maior valor apontado foi descrito em estudo do Brasil[4].

O acometimento renal no LES, a nefrite lúpica, é uma das suas manifestações mais comuns e graves. Afeta clinicamente até 60% dos adultos com a doença, sendo que essa incidência depende da população estudada, com maior acometimento em asiáticos, afrodescendentes e hispânicos[5-7]. A nefrite lúpica é uma manifestação da doença particularmente temida, pois é reconhecida como o preditor mais forte de pior prognóstico, já que se associa a aumento significativo de mortalidade[5,7-9]. A nefrite lúpica pode aparecer em qualquer momento da doença e, em muitos pacientes, ela pode ser a manifestação inicial[1].

Há mais de 50 anos, a sobrevida média em cinco anos de pacientes com nefrite lúpica era de 44%, e melhorou drasticamente até a década de 1990, passando para cerca de 82%. Tal diminuição da mortalidade se deve a melhor conhecimento da doença, levando a um diagnóstico mais precoce e a melhor e mais agressivo manejo terapêutico[2,5,7]. Vale salientar, entretanto, que, apesar de melhorar o curso da doença, o tratamento pode ser prolongado, potencialmente tóxico e difícil de ser planejado e mantido[10,11]. Tanto o tratamento quanto a atividade da doença ao longo do tempo podem resultar em danos permanentes a diferentes órgãos e ocasionar disfunções, como a doença renal crônica (DRC), no caso da nefrite lúpica. O tratamento para nefrite lúpica envolve principalmente o uso de corticoide e agentes imunossupressores, além de terapia adjuvante com anti-hipertensivos e, mais recentemente, com o uso de antimaláricos. A inclusão de drogas antimaláricas (cloroquina e hidroxicloroquina) como terapia adjuvante para o manejo da nefrite lúpica é recomendada pelas diretrizes da *American College of Rheumatology* (ACR) e da *European League against Rheumatism* (EULAR)[12,13].

Os antimaláricos, cloroquina e hidroxicloroquina, estão entre as drogas mais antigas utilizadas em reumatologia e sempre foram usadas para pacientes com LES, principalmente aqueles que tinham acometimentos cutâneo e musculoesquelético, serosite e manifestações constitucionais. O papel dessas medicações para o tratamento de pacientes com LES parece ser subestimado pelos nefrologistas. Estudo publicado em 2010 mostrou que a probabilidade de um paciente com LES receber antimalárico era bem menor se o médico responsável fosse um nefrologista, quando comparado a um reumatologista (*odds ratio* 0,51, intervalo de confiança 95% 0,31-0,84)[14].

HISTÓRIA DO USO DOS ANTIMALÁRICOS

Na Primeira Guerra Mundial, a quinacrina (antimalárico anterior à cloroquina) foi usada pelo exército dos EUA como profilaxia para malária; porém, soldados com manifestações reumatológicas prévias tiveram seus sintomas melhorados enquanto usavam esse agente. Tais fatos levaram aos primeiros estudos sobre o uso dos antimaláricos em reumatologia, que demonstraram melhora na artrite e nas manifestações cutâneas dos pacientes com LES. A cloroquina foi introduzida em 1953, e a hidroxicloroquina, em 1955, e esses ainda são os dois antimaláricos mais utilizados em pacientes com LES[15].

O primeiro estudo controlado sobre a eficácia da cloroquina em pacientes com LES apareceu em 1975. Neste estudo, demonstrou-se que o uso da cloroquina diminuiu manifestações cutâneas e reduziu doses de corticoide[16].

FARMACOLOGIA

A cloroquina e a hidroxicloroquina são fármacos pertencentes à família das *4-aminoquinolinas*. Ambas são muito similares, sendo que a hidroxicloroquina é um análogo hidroxilado da cloroquina. São de administração por via oral, rapidamente absorvidas pelo trato gastrintestinal e apresentam biodisponibilidade de 70-80%[17]. O início da ação pode levar até seis semanas após iniciar-se a terapia, e levam-se até três a seis meses para se atingir o efeito clínico máximo. São em sua maioria excretadas pelos rins e sua metabolização é hepática, pelas enzimas do citocromo P450[18]. Ambas as drogas depositam-se nos tecidos em concentração 200-20.000 vezes à do sangue, com as maiores concentrações encontradas nas células pigmentadas da pele e da retina[19]. A dose recomendada usual da hidroxicloroquina é de 200-400mg por dia, e da cloroquina, de 250mg por dia.

MECANISMO DE AÇÃO

A hidroxicloroquina e cloroquina são lipofílicas e passam facilmente as membranas celulares. No citoplasma, elas se acumulam nos lisossomos na forma de base livre, alcalinizando seu pH. Os lisossomos contêm enzimas que são ativadas por pH ácido. Assim, os antimaláricos inibem suas funções[20].

Dessa forma, essas drogas podem interferir na resposta imune em diferentes níveis:

- Acumulando-se nos lisossomos das células apresentadoras de antígenos (células dentríticas, macrófagos e células B), podem inibir a ligação de autoantígenos a moléculas do complexo principal de histocompatibilidade II (MHC II), inibindo a apresentação para as células T (interação de baixa afinidade)[15,21]. Vale lembrar que ligações de alta afinidade dessas moléculas do MHC II a antígenos exógenos não são afetadas, assim não há supressão da resposta imune a antígenos externos[15].
- Inibem citocinas pró-inflamatórias interleucina-6 (IL-6), IL-1β e fator de necrose tumoral (TNF-α)[22].
- Bloqueiam a ativação de células T por disfunção do receptor dependente de cálcio[23].
- São antagonistas das prostaglandinas, pois inibem a fosfolipase A2 e causam diminuição da inflamação[15].

Há evidências de que os antimaláricos têm outros efeitos benéficos além de sua ação no sistema imune e inflamação. Três estudos demonstraram que a hidroxicloroquina foi associada à diminuição significativa do colesterol plasmático e triglicérides em pacientes com LES, mesmo em uso concomitante com corticoide[24-26]. A hidroxicloroquina também parece ter efeito antitrombótico, por inibição da agregação e adesão plaquetárias e da produção de anticorpo antifosfolípide[27].

EFEITOS ADVERSOS

Os efeitos adversos mais comuns são gastrintestinais, como náuseas, vômitos, diarreia e anorexia. Também são comuns efeitos neurológicos como cefaleia e tontura[15].

Apesar de incomum, a retinopatia é importante e preocupante efeito adverso relacionado aos antimaláricos. A incidência relatada do risco de retinopatia em 5 anos varia de 0,29 a 1%, e em 10 anos, de 1 a 2%, porém em longo prazo, por mais de 20 anos, essa incidência pode ser alta, de 10 a 20%[28,29]. O efeito tóxico retiniano é resultado da ligação dos antimaláricos à melanina, presente em grande quantidade no epitélio pigmentado retiniano. Acumulando-se nessas células, alteram o pH lisossomal, o que resulta em degeneração dos fotorreceptores[30]. Na maioria dos casos, a retinopatia é irreversível, e não há tratamento atual[20]. A *American Academy of Ophthalmology* recomenda que todos os pacientes devam ser avisados dos possíveis efeitos tóxicos dos antimaláricos. Deve-se fazer exame de avaliação inicial, e não se recomenda mais o exame anual antes de cinco anos de uso da medicação, já que a toxicidade é dependente da dose acumulada. Após cinco anos de uso, o exame anual deve ser iniciado[29].

Outros efeitos adversos raros, mas importantes, são a neuromiotoxicidade e a cardiotoxicidade[15].

BENEFÍCIOS NA NEFRITE LÚPICA

Nos últimos anos, tem-se considerado a existência de possíveis benefícios dos antimaláricos como terapia adjuvante na nefrite lúpica.

Um dos primeiros estudos que avaliou separadamente o efeito dos antimaláricos na atividade renal foi realizado em 1998 pelo *The Canadian Hydroxychloroquine Study Group*. Foi um estudo duplo-cego randomizado que avaliou a retirada ou continuidade do tratamento com hidroxicloroquina em um grupo de 47 pacientes com doença estável, e tentou relacionar a retirada com o aparecimento de *flares*. Apesar de o resultado mostrar redução da ocorrência de *flare* nefrítico de 74% com o uso do antimalárico, esse resultado não foi estatisticamente significante[31].

Após esse primeiro estudo, outros com melhores resultados e mais promissores surgiram.

Estudo derivado da *Hopkins Lupus Cohort* em 2006, em 39 pacientes com nefrite lúpica classe V associada a classes proliferativas, todos tratados com micofenolato mofetil, demonstrou que pacientes que usaram hidroxicloroquina alcançaram de forma estatisticamente significante maior taxa de remissão em 12 meses (p = 0,036), resultado que se manteve no modelo ajustado[32].

Estudo retrospectivo com 206 pacientes, realizado em Barcelona em 2008, encontrou efeito protetor com o uso de antimaláricos para os desfechos de doença renal crônica terminal e aumento de sobrevida. Pacientes que usaram antimaláricos antes do diagnóstico da nefrite lúpica desenvolveram menos doença renal crônica terminal (2% *vs.* 11%; p = 0,044) e tiveram menor mortalidade (2% *vs.* 13%; p = 0,029)[33].

A análise de uma coorte multiétnica dos EUA (*Systemic Lupus Erythematosus in a Multiethnic US Cohort – LUMINA*) é um dos estudos mais citados e de melhor qualidade quando se fala de benefícios dos antimaláricos na nefrite lúpica. Em 2005, em acompanhamento de 518 pacientes, foi demonstrado que o uso de hidroxicloroquina se associou a menor risco de doença renal nos pacientes com LES (p = 0,0001). Dos pacientes que desenvolveram doença renal, os que usaram hidroxicloroquina tiveram menos nefrite lúpica classe IV, menores índices de atividade e usaram menores doses de corticoide[34]. Após, em 2009, eles também avaliaram 203 pacientes com nefrite lúpica que não tinham dano renal constatado pelo SLICC-ACR-DI. O uso de antimaláricos (79,3% dos pacientes usaram hiroxicloroquina e o restante cloroquina) associou-se a maior tempo para ocorrência de dano renal, mesmo no modelo ajustado (*hazard ratio*, HR 0,29, intervalo de confiança 95% 0,13-0,68)[35].

O último grande estudo publicado que obteve em seus resultados desfechos benéficos relacionados aos antimaláricos foi o GLADEL, uma grande coorte observacional que envolveu 34 centros da América Latina, entre eles dois centros brasileiros (UNICAMP e Universidade Federal de Goiás), e avaliou 945 pacientes com LES e sem nefrite lúpica. Desses pacientes acompanhados, 28% desenvolveram doença renal ao longo do tempo, e o uso de antimaláricos foi associado a maior tempo até o aparecimento da doença renal no subgrupo de pacientes mestiços (HR 0,57, 95% intervalo de confiança 0,43-0,77), sendo que esse mesmo subgrupo de mestiços teve risco aumentado para o desenvolvimento de nefrite lúpica quando comparado a outros grupos étnicos[36]. No mesmo estudo GLADEL, os antimaláricos também foram relacionados à redução na mortalidade geral dos pacientes com LES (HR 0,62, 95% intervalo de confiança 0,39-0,99). O maior benefício na mortalidade se relacionou ao uso prolongado do antimalárico[37].

Em nossa experiência no Ambulatório de Nefrites da Universidade Federal de São Paulo (UNIFESP), em levantamento recente de prontuários de 112 pacientes acompanhados por pelo menos um ano, com diagnóstico histológico de nefrite lúpica, 62,5% dos pacientes fizeram uso de antimaláricos em algum momento ao longo do acompanhamento. A classe histológica que menos usou antimaláricos foi a de nefrite lúpica classe IV. Não usar antimaláricos se relacionou, na análise univariada, a maior escore de dano renal no SLICC/ACR-DI (p = 0,003), porém essa relação não se manteve na análise multivariada[38].

CONCLUSÃO

Os antimaláricos são amplamente utilizados para o tratamento do LES, porém são menos utilizados pelos nefrologistas. Devido aos seus efeitos no sistema imune e efeitos anti-inflamatórios, inúmeros benefícios têm sido apontados, favorecendo seu uso no LES, e alguns estudos já demonstraram melhoras na sobrevida e atividade da doença. O uso na nefrite lúpica também ganha suporte com evidências relacionadas à redução da atividade da doença, redução do uso de corticoide, menor índice de dano renal e menos progressão para doença renal crônica em estágio terminal.

Apesar de potenciais efeitos tóxicos, esses são raros e dependentes da dose acumulada. De modo geral, os antimaláricos são bem tolerados e seguros e têm mais benefícios em seu uso do que potenciais riscos. Assim, no manejo da nefrite lúpica, os nefrologistas devem considerar os antimaláricos um recurso adicional em seu arsenal terapêutico.

REFERÊNCIAS BIBLIOGRÁFICAS

1. Almaani S, Meara A, Rovin BH. Update on lupus nephritis. *Clin J Am Soc Nephrol* 2016; **12**: 825-835.
2. Korbet SM, Lewis EJ, Schwartz MM *et al*. Factors predictive of outcome in severe lupus nephritis. *Am J Kidney Dis* 2000; **35**: 904-914.
3. Alarcón GS. Multiethnic lupus cohorts: What have they taught us?. *Reumatol Clin* 2011; 7: 3-6.
4. Vilar MJ, Sato EI. Estimating the incidence of systemic lupus erythematosus in a tropical region (Natal, Brazil). *Lupus* 2002; **11**: 528-532.
5. Cameron JS. Lupus nephritis. *J Am Soc Nephrol* 1999; **10**: 413-424.
6. Costenbader KH, Desai A, Alarcón GS *et al*. Trends in the incidence, demographics, and outcomes of end-stage renal disease due to lupus nephritis in the US from 1995 to 2006. *Arthritis Rheum* 2011; **63**: 1681-1688.
7. Cameron JS. Lupus nephritis: an historical perspective 1968-1998. *J Nephrol* 1999; **2**: S29-S41.

8. Ortega LM, Schultz DR, Lenz O *et al.* Review: Lupus nephritis: pathologic features, epidemiology and a guide to therapeutic decisions. *Lupus* 2010; **19**: 557-574.

9. Kasitanon N, Magder LS, Petri M. Predictors of survival in systemic lupus erythematosus. *Medicine (Baltimore)* 2006; **85**: 147-156.

10. Bono L, Cameron JS, Hicks JA. The very long-term prognosis and complications of lupus nephritis and its treatment. *QJM* 1999; **92**: 211-218.

11. Gladman D, Ginzler E, Goldsmith C *et al.* The development and initial validation of the systemic lupus international collaborating clinics/American college of rheumatology damage index for systemic lupus erythematosus. *Arthritis Rheum* 1996; **39**: 363-369.

12. Bertsias GK, Tektonidou M, Amoura Z *et al.* Joint European League Against Rheumatism and European Renal Association–European Dialysis and Transplant Association (EULAR/ERA-EDTA) recommendations for the management of adult and paediatric lupus nephritis. *Ann Rheum Dis* 2012; **71**: 1771-1782.

13. Hahn BH, McMahon MA, Wilkinson A *et al.* American College of Rheumatology guidelines for screening, treatment, and management of lupus nephritis. *Arthritis Care Res (Hoboken)* 2012; **64**: 797-808.

14. Schmajuk G, Yazdany J, Trupin L *et al.* Hydroxychloroquine use in a community-based cohort of patients with systemic lupus erythematosus. *Arthritis Care Res (Hoboken)* 2010; **62**: 386-392.

15. Lee SJ, Silverman E, Bargman JM. The role of antimalarial agents in the treatment of SLE and lupus nephritis. *Nat Rev Nephol* 2011; **7**: 718-729.

16. Rudnicki RD, Gresham GE, Rothfield NF. The efficacy of antimalarials in systemic lupus erythematosus. *J Reumathol* 1975; **2**: 323-330.

17. Tanaka E, Taniguchi A, Urano W *et al.* Pharmacogenetics of disease-modifying anti-rheumatic drugs.*Best Pract Res Clin Rheumatol* 2004; **18**: 233-247.

18. Furst DE. Pharmacokinetics of hydroxychloroquine and chloroquine during treatment of rheumatic diseases. *Lupus* 1996; 5: S11-S15.

19. Kalia S, Dutz JP. New concepts in antimalarials use and mode of action in dermatology. *Dermatol Ther* 2007; **20**: 160-174.

20. Ponticelli C, Moroni G. Hydroxychloroquine in systemic lupus erythematosus (SLE). *Expert Opin Drug Saf* 2016; **16**: 411-419.

21. Fox R. Anti-malarial drugs: possible mechanisms of action in autoimmune diseaseand prospects for drug development. *Lupus* 1996; **5 Suppl 1**: S4-S10.

22. Wozniacka A, Lesiak A, Boncela J *et al.* The influence of antimalarial treatment on IL-1beta, IL-6 and TNF-alpha mRNA expression on UVB-irradiated skin in systemic lupus erythematosus. *Br J Dermatol* 2008; **159**: 1124-1130.

23. Goldman FD, Gilman AL, Hollenback C *et al.* Hydroxychloroquine inhibits calcium signals in T cells: a new mechanism to explain its immunomodulatory properties. *Blood* 2000; **95**: 3460-3466.

24. Petri M, Lakatta C, Magder L,Goldman D. Effect of prednisone and hydroxychloroquine on coronary artery disease risk factors in systemic lupus erythematosus: a longitudinal data analysis. *Am J Med* 1994; **96**: 254-259.

25. Wallace DJ, Metzger AL, Stecher VJ *et al.* Cholesterol-lowering effect of hydroxychloroquine in patients with rheumatic disease: reversal of deleterious effects of steroids on lipids. *Am J Med* 1990; **89**: 322-326.

26. Tam LS, Gladman DD, Hallett DC *et al.* Effect of antimalarial agents on the fasting lipid profile in systemic lupus erythematosus. *J Rheumatol* 2000; **27**: 2142-2145.

27. Ho KT, Ahn CW, Alarcón GS *et al.* Systemic lupus erythematosus in a multiethnic cohort (LUMINA): XXVIII. Factors predictive of thrombotic events. *Rheumatology* 2005; **44**: 1303-1307.

28. Jover JA, Leon L, Pato E *et al.* Long-term use of antimalarial drugs in rheumatic diseases. *Clin Exp Rheumatol* 2012; **30**: 380-387.

29. Marmor MF, Kellner U, Lai TY *et al.* American Academy of Ophthalmology. Recommendations on Screening for Chloroquine and Hydroxychloroquine Retinopathy (2016 Revision). *Ophthalmology* 2016; **123**: 1386-1394.

30. Sundelin SP, Terman A. Different effects of chloroquine and hydroxychloroquine on lysosomal function in cultured retinal pigment epithelial cells. *APMIS* 2002; **110**: 481-489.

31. Tsakonas E, Joseph E, Esdaile LM *et al.* A long-term study of hydroxychloroquine with drawal on exacerbations in systemic lupus erythematosus. The Canadian Hydroxychloroquine Study Group. *Lupus* 1998; 7: 80-85.

32. Kasitanon N, Fine DM, Haas M *et al.* Hydroxychloroquine use predicts complete renal remission with in 12 months among patients treated with mycophenolate mofetil therapy for membranous lupus nephritis. *Lupus* 2006; **15**: 366-370.

33. Sisó A, Ramos-Casals M, Bové M *et al.* Previous antimalarial therapy in patients diagnosed with lupus nephritis: influence on outcomes and survival. *Lupus* 2008; **17**: 281-288.

34. Fessler BJ, Alarcón GS, McGwin G Jr *et al.* Systemic lupus erythematosus in three ethnic groups: XVI. Association of hydroxychloroquine use with reduced risk of damage accrual. *Arthritis Rheum* 2005; **52**: 1473-1480.

35. Pons-Estel GJ, Alarcón GS, McGwin G Jr *et al.* Protective effect of hydroxychloroquine on renal damage in patients with lupus nephritis: LXV, data from a multiethnic US cohort. *Arthritis Rheum* 2009; **15**: 830-839.

36. Pons-Estel GJ, Alarcón GS, Burgos PI *et al.* Mestizos with systemic lupus erythematosus develop renal disease early while antimalarials retard itsappearance: Data from a Latin American cohort. *Lupus* 2013; **22**: 899-907.

37. Shinjo SK, Bonfá E, Wojdyla D *et al.* Antimalarial treatment may have a time-dependent effect on lupus survival: data from a multinational Latin American inception cohort. *Arthritis Rheum* 2010; **62**: 855-862.

38. Desfechos Renais em Nefrite Lúpica/Sabrina Bonvino Polycarpo. São Paulo, 2017; XVII, 97p. Dissertação apresentada ao Programa de Pós-graduação em Nefrologia da Universidade Federal de São Paulo – Escola Paulista de Medicina para obtenção do Título de Mestre em Ciências.

39

DISLIPIDEMIA EM PACIENTES COM SÍNDROME NEFRÓTICA

Gustavo Ferreira da Mata
Gianna Mastroianni Kirsztajn

◆

INTRODUÇÃO

A dislipidemia é complicação comum em pacientes que apresentam DRC, notadamente, em estágios mais avançados, uma vez que o declínio da filtração glomerular está associado a alterações do metabolismo das lipoproteínas[1,2]. Nos pacientes com síndrome nefrótica, a dislipidemia compõe o conjunto de achados clínicos e laboratoriais que definem o estado nefrótico: proteinúria superior a 3,5g/24h, hipoalbuminemia, hipercolesterolemia e edema[3]. Katrishian *et al* realizaram análise retrospectiva de 100 pacientes com síndrome nefrótica; 87% deles apresentavam colesterol total (CT) > 200mg/dL, 53% > 300mg/dL e 25% tinham níveis superiores a 400mg/dL. Além disso, 77,2% apresentavam lipoproteína de baixa densidade (LDL-colesterol) maior que 130mg/dL, e 64,9%, níveis de LDL-colesterol maior que 160mg/dL[4].

Os lípides são moléculas heterogêneas com ação biológica fundamental em múltiplos processos, como formação de membranas, fornecimento de energia, síntese de ácidos biliares, hormônios esteroides e da vitamina D. Os lípides circulantes são transportados por lipoproteínas, que são hidrossolúveis e constituídas por um núcleo lipídico não polar de triglicérides e colesterol esterificado envolvido por apolipoproteínas, fosfolípides e outros lípides polares. Essas lipoproteínas são divididas em alta densidade (HDL), baixa densidade (LDL), intermediárias (IDL), muito baixa densidade (VLDL) e quilomícrons[5]. Sabe-se que a elevação de LDL-colesterol

implica aterosclerose e, por conseguinte, aumento da mortalidade cardiovascular[5]. A doença cardiovascular aterosclerótica compreende a doença arterial coronariana, a doença arterial periférica e a doença cerebrovascular e constitui a afecção de maior morbimortalidade em todo o mundo[6]. Em pacientes com síndrome nefrótica, o aumento dos eventos cardiovasculares pode estar relacionado às anormalidades do metabolismo lipídico[3].

O risco cardiovascular do paciente com DRC é extremamente elevado. Aproximadamente 50% dos pacientes com doença renal em estágio final morrem de causa cardiovascular. A mortalidade cardiovascular é 30 vezes maior em pacientes em diálise, chegando a ser 500 vezes maior em pacientes dialíticos entre 25 e 34 anos de idade, quando comparados à população geral com as mesmas idade e raça[7].

Entre os fatores de risco cardiovascular – hipertensão arterial, diabetes, tabagismo, dislipidemia, hiper-homocisteinemia, obesidade, aumento de interleucina-6, aumento da proteína C-reativa –, a ocorrência de proteinúria tem sido evidenciada como fator para ocorrência de eventos cardiovasculares[5,8]. O estudo PREVEND, analisando população de 85.421 holandeses, de 28 a 75 anos de idade, por meio de questionário e amostra de urina I, com inclusão de 47,8% da população, média de seguimento de 961 dias, observou relação positiva entre albuminúria e mortalidade cardiovascular[9]. Similarmente, o estudo HOPE evidenciou aumento do risco cardiovascular em 108% em pacientes com microalbuminúria, além de estabelecer a DRC como fator de risco cardiovascular[10]. Leoncini *et al* demonstraram, em metanálise incluindo 105.872 participantes com relação albumina/creatinina em amostra isolada de urina, que a mortalidade cardiovascular aumentou exponencialmente com o aumento da relação albumina/creatinina em amostra isolada de urina[11]. Ademais, sabe-se que a gravidade da hipercolesterolemia é inversamente associada à redução da pressão oncótica no plasma que, por sua vez, tem relação direta com a proteinúria[8]. A dislipidemia nesse contexto de síndrome nefrótica pode ser, em parte, explicada pela estimulação da produção de lipoproteínas pelo hepatócito, secundária à diminuição da pressão oncótica. Os mecanismos envolvidos nesse processo não são completamente conhecidos e essa simples relação não é suficiente para a elucidação das alterações do metabolismo lipídico em pacientes nefróticos. Todavia, outro dado fundamental é que o tratamento bem-sucedido da síndrome nefrótica, com remissão da proteinúria, associa-se à normalização da produção de lipoproteínas e reverte a hiperlipidemia[8].

ALTERAÇÕES NO METABOLISMO DE LÍPIDES – CONSIDERAÇÕES DA FISIOPATOLOGIA

Pacientes com DRC estágios 1 a 4, bem como aqueles que não apresentam síndrome nefrótica, têm, comumente, baixos níveis de HDL-colesterol e altos níveis de triglicérides, associados com colesterol total normal ou baixo. Contudo, um perfil mais aterogênico encontra-se associado a esse espectro de alterações, notadamente com aumento de apolipoproteína B (apoB), lipoproteína A (Lpa), aumento de moléculas lipoproteicas de densidade intermediária (IDL-colesterol) ou muito baixa (VLDL-colesterol)[1]. Vale salientar que o perfil lipídico de pacientes com síndrome nefrótica tem particuaridades, como importante aumento das lipoproteínas de baixa densidade (LDL), triglicérides (TG) e colesterol total (CT), significativa elevação de Lp(a)a, sem alterações significativas nos níveis de lipoproteínas de alta densida-

de (HDL). As alterações do metabolismo lipídico em pacientes com síndrome nefrótica independem da disfunção renal, mas contribuem para a progressão da DRC e para o elevado risco cardiovascular[7]. Os mecanismos fisiopatológicos envolvidos na dislipidemia em nefróticos não são claramente elucidados. Além disso, há duas formas de dislipidemia nesses pacientes – a hipercolesterolemia e a dislipidemia mista –, cujos mecanismos também não são definidos completamente[7]. Porém, tanto a ocorrência de proteinúria quanto a progressão de doença renal são determinantes para a hipertrigliceridemia[7]. Atualmente, sabe-se que o aumento da produção hepática e a secreção de apoB contendo lipoproteínas (VLDL e LDL) são as principais responsáveis pelas alterações lipídicas observadas nesses pacientes, porém não exclusivas[7]. As alterações do metabolismo das lipoproteínas em nefróticos estão descritas no quadro 39.1[12,13].

Além das alterações quantitativas das lipoproteínas em pacientes com síndrome nefrótica, há também alterações na sua composição e função. Há alterações na transformação de colesterol para triglicérides, colesterol livre para colesterol esterificado e fosfolípides para lipoproteínas. Associam-se ainda elevados níveis de apoA-I, apoA-IV, apoB, apoC e apoE e a relação apoC-III a apoC-II. Essas anormalidades são mediadas por alterações na biossíntese, transporte, remodelação e catabolismo de lípides e lipoproteínas. Os distúrbios do metabolismo lipídico na síndrome nefrótica contribuem para o desenvolvimento e a progressão das doenças cardiovascular e renal e redução da entrega de lípides nos músculos para a geração de energia e para os tecidos adiposos para armazenamento de energia. As anormalidades dos lípides e lipoproteínas séricas na síndrome nefrótica são em grande parte devidas à deterioração da depuração e, em menor grau, à sua biossíntese alterada[13].

Recentemente foi estabelecida a ligação entre síndrome nefrótica e hipertrigliceridemia[14]. Existe um grupo de glicoproteínas, as angiopoietinas-*like*, envolvidas em uma série de processos biológicos, como metabolismo lipídico, inflamação, atividade de células-tronco

Quadro 39.1 – Alterações do metabolismo das lipoproteínas em pacientes com síndrome nefrótica. Modificado de Kronenberg[12].

Lipoproteínas	Apolipoproteínas	Enzimas	Receptores
VLDL ↑	ApoB ↑	ACAT ↑	Receptor VLDL ↓
IDL ↑	ApoE ↑	DGTA ↑	Receptor LDL ↓
Lp(a) ↑	ApoA-I ↑	HMG-CoA redutase ↑	Receptor HDL ↓
HDL ↔ ou ↑	ApoA-IV ↑	Colesterol 7 α-hidroxilase ↔	
		LCAT ↓↓	
		LPL ↓↓	
		HTGL ↓	

hematopoiéticas, angiogênese, que se constitui em um fator antiapoptótico para células do endotélio vascular e metástase de neoplasias[15]. Entre essas, a angiopoietina-*like* 4 destaca-se por sua ação no metabolismo lipídico e na angiogênese. A expressão da Angptl4 é determinada pela indução sinérgica de receptores ativados por proliferador de peroxissomo (PPARs) α, β e γ, também suprarregulada pelos níveis de ácidos graxos livres[14]. Sua síntese ocorre no músculo esquelético, no coração, nos adipócitos, na placenta e nos podócitos de pacientes com doença de lesões mínimas, embora a forma circulante de angiopoietina-*like* 4 difira da forma secretada pelos podócitos na vigência de doença de lesões mínimas[14,15]. A angiopoietina-*like* 4 atua como inibidora da proteína lipase que catalisa a transformação de triglicérides em monoglicérides e ácidos graxos livres. A angiopoietina-*like* 4 está aumentada em pacientes com doença de lesões mínimas, glomerulosclerose segmentar e focal e glomerulopatia membranosa, entretanto, esses níveis aumentam apenas após o aparecimento de proteinúria moderada a grave. Níveis plasmáticos elevados de Angptl4 coincidem com o desenvolvimento de hipertrigliceridemia e redução da atividade da lipoproteína lipase. Além disso, Angptl4 é essencial para o desenvolvimento de hipertrigliceridemia em síndrome nefrótica, porque os níveis plasmáticos de triglicérides não aumentam em ratos nefróticos que não possuem Angptl4[14]. Os ácidos graxos livres são ligados à albumina por meio de ligação não covalente. Em nefróticos, há perda urinária substancial de albumina com baixo teor de ácidos graxos ligados, permancendo na circulação albumina com grande quantidade de ácidos graxos. Todavia, a despeito da hipertrigliceridemia, a Angptl4 promove redução da proteinúria ao ligar-se com integrinas do endotélio glomerular[14]. Sinteticamente, Clement *et al*[14] descreveram dois processos de regulação e controle de Angptl4, um sistêmico e um local, restritos a coração, músculo esquelético e tecido adiposo. O primeiro ocorre com o aumento da proteinúria que determina a perda de albumina ligada a ácidos graxos, com conseguinte aumento da proporção de albumina sérica ligada a grande quantidade de ácidos graxos. Esse evento aumentaria a expressão sistêmica de Angtl4, que se ligaria ao endotélio vascular promovendo a redução da proteinúria. O segundo controle decorre do fato de que a presença de maior proporção de albumina sérica ligada a grande quantidade de ácidos graxos também estimula a expressão de Angtl4, levando a redução da lipase, diminuição da hidrólise de triglicérides, diminuindo ácidos graxos livres e aumentando os triglicérides no plasma[14]. A imporância desse mecanismo reside na possibilidade de utilização desses alvos – notadamente Angptl4 – como estratégia de controle e tratamento.

Associado ao aumento de triglicérides séricos, a síndrome nefrótica também se caracteriza pela elevação de colesterol total e LDL-colesterol[13]. Em última instância, isso ocorre por dois fatores: o aumento da produção e o prejuízo do catabolismo/*clearance* de LDL-colesterol e ApoB-100. Na vigência da síndrome nefrótica, há aumento substancial dos níveis da proproteína convertase subtilisina/kexina tipo 9 (PCSK9), que pode chegar a 50-66% em relação ao basal[16,17]. Essa enzima codificada a partir do gene PCSK9 – localizado no cromossomo 1p32.3, contendo 692 aminoácidos – é altamente expressa no fígado, intestino e rins. Sua ação consiste na manutenção da homeostase do colesterol, funcionando como reguladora pós-transcricional do receptor de LDL-colesterol[16]. Além disso, há aumento do degradador indutível do receptor de lipoproteínas de baixa densidade (IDOL), gerando diminuição do receptor de LDL-colesterol com consequente diminuição da absorção hepática de LDL, promovendo o aumento do LDL-colesterol no plasma. De modo paralelo, há ativação e aumento da expressão da acil-CoA colesterol aciltransferase-2 (ACAT-2), enzima responsável pela esterificação do colesterol nos tecidos. Com o aumento de sua atividade, há elevação da esterificação do colesterol e diminuição do colesterol livre intracelular. A redução da absorção de colesterol ocasionada pela deficiência de LDLR e a diminuição do colesterol livre intracelular pela ACAT-2 promovem, em conjunto, a ativação da proteína-2 de ligação ao elemento regulador de esterol (SREBP-2) e SREBP-1. A ativação do SREBP-2 aumenta a produção de colesterol mediado por 3-hidroxi-3-metil-glutaril-CoA (HMG-CoA) redutase e a do SREBP-1 aumenta a produção de ácidos graxos, eventos que contribuem para a hipercolesterolemia e hipertrigliceridemia na síndrome nefrótica[13,16-18].

Kwakernaak *et al*[19] observaram em estudo controlado, randomizado, multicêntrico, abrangendo 39 pacientes com síndrome nefrótica, que os níveis de PCSK9 eram 30% mais elevados do que nos pacientes controle e que havia relação positiva entre proteinúria e aumento do nível de PCSK9, alteração que persistia mesmo após otimização do tratamento antiproteinúrico[19]. Entretanto, Haas *et al*[16], ao avaliarem 50 pacientes com síndrome nefrótica, observaram que os níveis de PCSK9 diminuíram em 14% após remissão da proteinúria nefrótica, com resolução da hiperlipidemia[16]. Esses achados sugerem novo eixo de regulação da PCSK9, podócito-hepático, para a regulação do metabolismo lipídico por meio do nível de PCSK9.

Outra observação importante, com impacto direto nas estratégias de tratamento, refere-se ao papel da Lp(a). Essa lipoproteína assemelha-se à LDL-colesterol e à apolipoproteína (a). Sabe-se que os níveis de Lp(a) estão extremamente elevados na condição de síndrome nefrótica[12]. Além disso, cerca de 45% do colesterol total é composto por Lp(a) e os métodos usuais de dosagem de colesterol e frações não distinguem entre colesterol derivado de LDL e Lp(a)[12], que constituem importante fator de confusão e de não resposta aos tratamentos convencionais com estatina[12].

É MANDATÓRIO TRATAR A DISLIPIDEMIA EM PACIENTES COM SÍNDROME NEFRÓTICA COM ESTATINAS?

Infelizmente, há poucas evidências para guiar o tratamento otimizado da dislipidemia em pacientes nefróticos[20]. Além disso, tratar a dislipidemia em pacientes nefróticos é um desafio, pela complexidade da fisiopatologia, com mecanismos diversos de alterações do metabolismo lipídico. Todavia, a ocorrência de proteinúria parece ser o elo que influencia ou determina os diversos mecanismos. De tal modo, a abordagem da proteinúria, controle do estado nefrótico, deve fundamentar a terapia, a despeito da utilização isolada de agentes hipolipemiantes, uma vez que a própria proteinúria é fator de risco cardiovascular[12]. As recomendações usuais de mudança de estilo de vida e dieta parecem ter pouca influência em pacientes nefróticos e não há evidências consistentes do seu benefício[20]. D´Amico et al[21] evidenciaram, em estudo com 20 pacientes nefróticos, com proteinúria média de 5,9g/24h, que dieta vegetariana à base de soja, com baixo teor de gordura (28% das calorias) e de proteínas (0,71g/kg de peso ideal por dia), porém rica em fibras (40g/dia), mantida durante oito semanas, resultou em diminuição da proteinúria e de colesterol total e apolipoproteína, mas não houve redução dos níveis de triglicérides. O mesmo grupo de estudiosos analisou, em estudo publicado no ano seguinte àquele referido anteriormente, a influência do óleo de peixe no tratamento da dislipidemia em nefróticos[22]. Os autores randomizaram 20 pacientes com proteinúria nefrótica para receber dieta vegetariana à base de soja com as mesmas características daquela mencionada acima e outro grupo para receber dieta associada a 5g/dia de óleo de peixe. Os pacientes foram mantidos no grupo inicial durante dois meses e, em seguida, cruzados para o grupo diferente do inicial. Os resultados mostraram que não houve nenhum benefício no acréscimo de óleo de peixe nas medidas de intervenção, porém a dieta vegetariana à base de soja promoveu melhora do perfil lipídico e redução da proteinúria[22]. Apesar dos resultados promissores de tais ensaios, esses resultados não foram replicados. Não foi estabelecido se o melhor controle lipêmico em pacientes que consumiram a dieta vegetariana à base de soja foi o resultado da redução da oferta de proteínas ou de lípides[20]. Outras mudanças de estilo de vida para combater a hiperlipidemia incluem perda de peso em pacientes com excesso de peso e aumento do exercício aeróbico – medidas não estudadas na população nefrótica – e, portanto, sem evidências para serem recomendadas sistematicamente para essa população[20].

Em pacientes com déficit de função renal, não está bem estabelecido se elevados níveis de LDL-colesterol são marcadores de risco cardiovascular. De fato, em pacientes com valores diminuídos de filtração glomerular, a associação entre maior LDL-colesterol e risco de infarto do miocárdio foi fraca. Além disso, os pacientes em hemodiálise são caracterizados por baixos valores de LDL-colesterol associados a alto risco cardiovascular, refletindo o complexo e multifatorial mecanismo constituído por fatores prognósticos independentes, como inflamação crônica, desnutrição e calcificação vascular[5].

Considerando-se os numerosos fatores de risco cardiovascular aos quais estão expostos os pacientes com síndrome nefrótica, parece racional a necessidade de tratamento da dislipidemia. O perfil lipídico na síndrome nefrótica é aterogênico e predispõe a doença arterial coronariana prematura[23,24]. Palmer et al[25] verificaram em metanálise composta por 25 estudos que, para pacientes em diálise, as estatinas não têm efeito considerável na mortalidade cardiovascular e na incidência de eventos cardiovasculares, mesmo com redução dos níveis de colesterol[25]. A questão que se segue é como tratar a dislipidemia na vigência da síndrome nefrótica.

Em pacientes nefróticos, habitualmente, têm-se utilizado as estatinas (inibidores da 3-hidroxi-3-metil-glutaril redutase coenzima A). Todavia, os estudos clínicos que corroboram o uso de estatinas para retardar a progressão da doença renal em síndrome nefrótica ou a redução de eventos cardiovasculares em nefróticos são limitados por questões metodológicas[26]. A utilização de estatinas no curto prazo e em doses elevadas, inclusive, foi relacionada à indução de proteinúria[24]. A administração de rosuvastatina 80mg, durante três meses, foi associada a uma proteinúria de 2++ em avaliação com fita reagente (dipstick), significamente superior à proteinúria observada em doses menores (40 ou 10mg). Todavia, a maioria dos pacientes teve proteinúria negativa após repetição do teste com fita reagente, mesmo com a continuidade da rosuvastatina – evidenciando efeito proteinúrico transitório[24]. Outra observação importante é que a maioria das proteínas excretadas, analisadas por eletroforese de proteínas urinárias, tinha peso molecular inferior ao peso da albumina, sugerindo que a proteinúria foi induzida por redução da reabsorção tubular e não por alteração da membrana de filtração glomerular[24]. As estatinas que induzem proteinúria são, em geral, aquelas que apresentam maior potência na inibição de HMG-coenzima A redutase, o que ocorre por redução da endocitose mediada por receptor nas células tubulares proximais renais[27]. Contudo, além de a proteinúria não ter origem glomerular, a inibição da HMG-coenzima A redutase bloqueia a síntese de isoprenoides, o que determina os efeitos pleiotrópicos – ação anti-inflamatória e vasculares – independentes da redução do colesterol, que foram considerados responsáveis por um papel protetor dos eventos cardiovasculares[24]. Savarese et al[28], em estudo de metanálise incluindo 23 artigos, demonstraram que a atorvastatina e a rosuvastatina reduzem o declínio do ritmo de filtração glomerular em pacientes com alto risco cardiovascular e em DRC, em um tempo de seguimento médio de 12 meses[28]. Esse mesmo estudo assinala que o efeito proteinúrico, notadamente observado com o uso de rosuvastatina, ocorre com doses altas, acima de 40mg/dia; entretanto, nas doses habituais, de 5 a 20mg/dia, esse efeito não é pronunciado. Além disso, mostrou que, em pacientes com DRC, a atorvastatina exerce efeito renoprotetor, com redução do declínio do ritmo de filtração glomerular[28]. Reforçando as controvérsias sobre o tema, Su *et al*[29], em estudo de metanálise, abrangendo 57 estudos e 67 publicações, com mais de 140.000 participantes, verificaram que as estatinas não tiveram influência na progressão da DRC, a despeito de redução muito discreta da proteinúria e do ritmo de filtração glomerular. Contudo, o risco de eventos cardiovasculares teve redução de 30% nos usuários de estatina, e o efeito de renoproteção pode diferir entre as diferentes estatinas[29]. Os efeitos pleiotrópicos da atorvastatina são conhecidos e, quando comparada a dieta e pravastatina, verificou-se que a atorvastatina exerceu efeito renoprotetor em pacientes com nefropatia diabética, inclusive com redução da proteinúria[30]. Também em pacientes não diabéticos e com DRC, a atorvastatina parece reduzir produtos finais da glicosilação, exercendo efeito renoprotetor e antiproteinúrico. Em indivíduos hipertensos sal-sensíveis, a administração de atorvastatina e a redução do consumo de sal promoveram diminuição das lesões em órgão-alvo, incluindo a proteinúria[31]. Modelos experimentais utilizando ratos hipertensos sal-sensíveis mostraram que a administração de atorvastatina reduziu significativamente a proteinúria e a glomerulosclerose por inúmeros e complexos mecanismos, envolvendo a normalização do estresse oxidativo renal, fator de crescimento transformador-beta (TGF-β), fibronectina, proteína 1 quimioatrativa de monócitos, óxido nítrico sintetase, entre outros[32].

Faz-se necessário salientar que a utilização de agentes antiproteinúricos, como os inibidores da enzima conversora de angiotensina (IECA) e os bloqueadores dos receptores de angiotensina (BRA), reduz os níveis de colesterol em até 20%[3,8]. Caso essa estratégia não seja suficiente para alcançar os níveis de LDL-colesterol, a terapia com estatina constitui-se, geralmente, na primeira opção[8].

QUAIS AS POSSIBILIDADES DE TRATAMENTO DA DISLIPIDEMIA EM NEFRÓTICOS?

Em pacientes com síndrome nefrótica, além dos agentes antiproteinúricos, as classes de fármacos envolvidas no tratamento da dislipidemia são:

1. Estatinas – inibidores da 3-hidroxi-3-metilglutaril coenzima A redutase (HMG-CoA).
2. Fibratos.
3. Resinas ligadoras de ácidos biliares.
4. Ácido nicotínico.
5. Ezetimiba – inibidor da absorção de colesterol.
6. Inibidores da PCSK9.

ESTATINAS

As estatinas são inibidores competitivos da enzima HMG-CoA redutase e os fármacos mais frequentemente utilizados no tratamento das dislipidemias[33]. Têm ação de redução do LDL-colesterol, aumento do HDL-colesterol e podem reduzir os níveis de triglicérides pela redução de VLDL-colesterol, notadamente com níveis de triglicéride > 250mg/dL[33]. Por reduzir a transformação de HMG-CoA em mevalonato, as estatinas reduzem precocemente a biossíntese de colesterol. Ao reduzir a biossíntese hepática de colesterol, há aumento na expressão do gene que determina a expressão do receptor de LDL-colesterol e redução dos níveis plasmáticos. Além desse efeito hipolipemiante direto, há os efeitos pleiotrópicos acima mencionados das estatinas. Não se sabe se esses são efeitos de classe ou diferem entre as estatinas, bem como não se sabe se são biológica ou clinicamente relevantes[33]. Os efeitos secundários na elevação da função endotelial por aumento de substâncias vasodilatadoras, estabilização da placa aterosclerótica, modulação da proliferação das células da parede vascular, redução da inflamação, diminuição da agregação plaquetária são alguns dos possíveis efeitos pleiotrópicos relacionados às estatinas. Entretanto, pela carência de evidências robustas, não se recomenda a prescrição desses fármacos baseada exclusivamente em tais possíveis propriedades. Análise *pos hoc* do estudo GRAECE[34] evidenciou, contudo, que, em pacientes com doença coronariana e DRC, o uso de atorvastatina aumentou em 12% o *clearance* de creatinina, efeito que parece ser dose-dependente e mais pronunciado em fases mais precoces da DRC[34].

As estatinas sofrem importante efeito de primeira passagem hepática e o pico de ação ocorre entre 1 e 4 horas após administração por via oral. São drogas de metabolismo hepático e seus metabólitos são eliminados nas fezes. As diferentes drogas e características estão descritas no quadro 39.2. As doses iniciais são baseadas em redução de 20-30% de LDL-colesterol. Os aumentos das dosagens devem ocorrer em 3-6 semanas. Recomendam-se dosagem de transaminases antes do início da terapia e nova dosagem em 3 meses. Caso normais, repetir de 6-12 meses em situações em que não há aumento da dose.

Os principais efeitos colaterais das estatinas são a hepatotoxicidade, a miopatia e a rabdomiólise. Considera-se hepatotoxicidade a elevação das transaminases hepáticas acima de três vezes o limite superior da referência. Sua incidência chega a 1-3% e é dose-dependente. A miopatia e a rabdomiólise consistem nos mais importantes efeitos indesejáveis e também são efeitos dose-dependentes. Cerca de um terço dos pacientes utilizando sinvastatina 40mg/dia apresentam algum grau de mialgia e 0,17% apresenta elevação de creatina fosfoquinase (CPK) acima de 10 vezes o limite superior da referência. Apresentam aumento do risco de desenvolvimento de mio-

Quadro 39.2 – Complicações associadas à dislipidemia em síndrome nefrótica. Adaptado de Agrawaj *et al*[20].

	DRC	Síndrome nefrótica	Síndrome nefrótica e DRC
Aterosclerose	+	++	+++
Infarto do miocárdio	+	++	+++
Acidente vascular encefálico	+	++	+++
Glomerulosclerose	+	++	+++
Proliferação celular mesangial	±	+	+
Lesão podocitária	+	+	++
Doença tubulointersticial	+	++	+++
Lesão tubular proximal	+	+	++
Tromboembolismo	±	++	++

± = mínimo risco; + = baixo risco; ++ = moderado risco; +++ = alto risco; DRC = doença renal crônica.

Quadro 39.3 – Características das diferentes moléculas de estatinas. Adaptado de Brunton *et al*[33].

Fármaco	Dose inicial (mg/dia)	Dose máxima (mg/dia)	Meia-vida (horas)
Rosuvastatina	5	40	20-30
Atorvastatina	10	80	20
Sinvastatina	20	80	12
Pravastatina	20	40	1-4
Pitavastatina	1	4	1-4
Lovastatina	10	80	1-4
Fluvastatina	20	80	1-4

Quadro 39.4 – Efeitos colaterais das estatinas. Adaptado de Scarpioni *et al*[24].

Hepatotoxicidade
Toxicidade muscular
• Miopatia (termo geral que se refere a qualquer doença muscular)
• Mialgia (dor ou fraqueza muscular, sem aumento de creatina fosfoquinase): 1-3%
• Miosite (sintomas musculares com aumento da creatina fosfoquinase): 0,1%
• Rabdomiólise (sintomas musculares com aumento da creatina fosfoquinase superior 10 vezes o limite superior da normalidade, geralmente associada a urina marrom e mioglobinúria): 0,0005%

patia, rabdomiólise e morte devido ao uso de estatinas os pacientes idosos (idade > 80 anos), com disfunção hepática ou renal, em pós-operatório, com doenças multissistêmicas – especialmente diabetes, hipotireoidismo não tratado e aqueles com tamanho corporal reduzido[33]. Outro importante fator de risco para complicações são as interações entre drogas que diminuem o catabolismo das estatinas, a saber: fibratos (principalmente genfibrosila), ciclosporina, digoxina, warfarina, antibióticos macrolídeos, mibefradila, derivados azólicos de ação antifúngica, amiodarona, inibidores de protease e niacina (raro). Uma estratégia para aumentar a tolerância das estatinas e reduzir a incidência de mialgia é corrigir a deficiência de vitamina D[24,31]. Todavia, essa classe de drogas é considerada bem tolerável e segura para a utilização em nefróticos[20]. Os principais efeitos colaterais relacionados ao uso de estatina estão sumarizados no quadro 39.4.

Vaziri *et al*[13] e Scarpioni *et al*[24] recomendam o uso de estatinas para controle da dislipidemia em nefróticos,

salientando a necessidade de se evitar rosuvastatina em pacientes com disfunção renal. Muso *et al*[35] afirmam que as estatinas parecem ser os mais eficazes entre vários agentes hipolipemiantes e, em algum momento, contribuem para a remissão dos sintomas clínicos da síndrome nefrótica; no entanto, seu efeito é gradual e requer longo período de administração[35]. Tsimihodimos *et al*[7] ressaltam que as estatinas e outros recursos terapêuticos para o controle da dislipidemia em nefróticos têm efeito favorável na hipoalbuminemia e na albuminúria, demonstrando o círculo vicioso existente entre proteinúria e dislipidemia[7].

O KDIGO – *Clinical Practice Guideline for Glomerulonephritis*[36] – orienta que o tratamento da hiperlipidemia em pacientes com doença glomerular deve seguir as diretrizes que se a aplicam a pessoas de alto risco para o desenvolvimento de doença cardiovascular, sendo ainda mais relevante a instituição do tratamento para a dislipidemia no contexto de hipertensão arterial e proteinúria[36]. Nessa mesma diretriz, salienta-se que as medidas dietéticas de forma isolada têm papel modesto sobre a hiperlipidemia na doença glomerular, em particular na síndrome nefrótica. As estatinas são as medicações de escolha, na ausência de contraindicações, e bem toleradas, eficazes na correção do perfil lipídico, embora não comprovadamente tenham reduzido os eventos cardiovasculares na síndrome nefrótica ou tido claro benefício no efeito renoprotetor[36].

Kong et al[37], em estudo de metanálise abrangendo cinco pequenos estudos, com 203 pacientes envolvidos, observaram que o tratamento com estatina, quando comparado com placebo, promoveu aumento do HDL-colesterol e melhora da albumina sérica[37].

FIBRATOS

Os fibratos ou derivados do ácido fíbrico foram sintetizados a partir da década de 1960 e até hoje não têm seu mecanismo de ação completamente elucidado. Alguns estudos sugerem que seu efeito hipolipemiante se deve a sua interação com os receptores ativados por proliferador de peroxissomo (PPARs). Os fibratos se ligam ao PPAR-α que é expresso no fígado e no tecido adiposo marrom, bem como e em menor quantidade nos rins, coração e músculo esquelético. Os fibratos têm ação na redução dos triglicérides, por meio da estimulação mediada por PPAR-α, ao promover oxidação de ácidos graxos livres, aumentando a síntese de lipoproteína lipase (LPL) e reduzindo a expressão de apoC-III – favorecendo o *clearance* de VLDL[33]. Além disso, a ação do PPAR-α no estímulo conjunto de apoA-I e apoA-II favorece o aumento do HDL-colesterol – ação mais pronunciada com o uso de fenofibrato[33,38]. Contudo, possuem ação extremamente modesta na redução do LDL-colesterol, com redução de aproximadamente 10%[20]. Os triglicérides são as drogas de escolha para o tratamento da hipertrigliceridemia[33]. Além da ação hipolipemiante, os fibratos estão implicados no processo de coagulação, com ação fibrinolítica e antitrombótica, fato que poderia representar um benefício para a proteção cardiovascular[38].

São fármacos absorvidos rápida e eficientemente no intestino quando ingeridos com alimentos. O pico de ação ocorre de 1 a 4 horas, com meia-vida bastante variável, de 1,1 hora (gemfibrozil) a 20 horas (fenofibrato), conforme a droga, e a excreção é predominantemente urinária, fato que limita sua utilização em pacientes com insuficiência renal estágios 4 e 5[33].

Os vários fármacos integrantes da classe dos fibratos possuem potência e ação esperada singulares. Os representantes dessa classe e suas posologias usuais estão listados no quadro 39.5[39].

Entre os usuários de fibratos, 5-10% apresentam algum efeito adverso, comumente leve a moderado, e que não requerem interrupção do uso. São comuns a ocorrência de desconforto abdominal, náuseas e flatulência. O aumento da litogenicidade da bile e o aumento da incidência de cálculos estão relacionados ao uso de clo-

Quadro 39.5 – Características dos fibratos. Adaptado de Xavier et al[39] e Brunton et al[33].

Fármaco	Posologia	Δ HDL-colesterol	Δ TG
Clofibrato*	1g 2 vezes/dia	–	–
Genfibrozil	300-600mg 2 vezes/dia	+5-30%	+15-55%
Fenofibrato	200-250mg 1 vez/dia	+5-30%	+10-30%
Ciprofibrato	100mg 1 vez/dia	+5-30%	+15-45%
Etofibrato	500mg 1 vez/dia	+5-20%	+10-30%
Bezafibrato	400-600mg 1 vez/dia	+5-30%	+15-45%

*Não disponível no Brasil.

fibrato, porém não parece ser um efeito de classe. Pode ainda ocorrer aumento de transaminases e creatina fosfoquinase – eventos incomuns quando do uso isolado de fibratos – sem associação com estatinas[38]. A associação entre estatina e fibrato não é proibitiva, mas deve ser extremamente cuidadosa, com redução em 75% da dose de estatina, e reservada para casos de dislipidemia refratária a doses otimizadas em pacientes de alto risco. A preferência por fenofibrato para a associação decorre do fato de os eventos adversos musculares serem menos comuns quando comparados a outros fibratos, uma vez que as enzimas envolvidas na glucuronidação das estatinas são diferentes daquelas envolvidas na glucuronidação do fenofibrato[33]. Podem ainda ocorrer queda de cabelo, mialgia, *rash* cutâneo, fadiga, cefaleia, anemia, urticária e impotência. Clofibrato, bezafibrato e fenofibrato potencializam a ação de anticoagulantes.

SEQUESTRADORES DE ÁCIDOS BILIARES

Os sequestradores de ácidos biliares ou resinas de troca biliares são os mais antigos agentes hipolipemiantes. Os representantes dessa classe são a colestiramina e o colestipol. Não são absorvidos no intestino e, por isso, cursam com muitos efeitos colaterais gastrintestinais quando utilizados em doses otimizadas, com potencial para redução do LDL-colesterol em até 25%. Novo agente da classe é o colessevelam. Estima-se redução em torno de 18% do LDL-colesterol quando utilizado em doses otimizadas, porém tende a ser mais bem tolerado por ser apresentado em forma de tablete, com constituição de gel anidro.

Os sequestradores de ácidos biliares interrompem a circulação êntero-hepática de ácidos billiares. Eles possuem carga altamente positiva e, devido ao tamanho da molécula, não são absorvidos no intestino e se ligam aos ácidos biliares que possuem carga altamente negativa. Na ausência dessa ligação, mais de 95% dos ácidos biliares são absorvidos. Com a interrupção desse processo de reabsorção, os ácidos biliares são eliminados nas fezes e há um estímulo para o aumento da síntese hepática de ácidos biliares. Consequentemente, há diminuição do colesterol hepático e aumento dos receptores de LDL-colesterol, aumentando o *clearance* de LDL-colesterol e sua redução no plasma[20,33,38].

A redução de LDL-colesterol é diretamente relacionada à dose da resina utilizada. Com a utilização de 8-10g de colestiramina e de 10-15g de colestipol, espera-se redução de 12-18% nos níveis de LDL-colesterol. Doses máximas de colestiramina (24g) e de colestipol (30g) são frequentemente não toleradas por efeitos adversos gastrintestinais. A eficácia dessas resinas é maximizada pelo uso concomitante de estatinas.

A despeito de serem seguras por não serem absorvidas no intestino, as resinas apresentam inúmeros efeitos colaterais intestinais que limitam sua utilização. Os mais comuns são distensão abdominal, sensação de plenitude gástrica, dispepsia, constipação intestinal e, mais raramente, acidose hiperclorêmica[33].

Os sequestradores de ácidos biliares são contraindicados em estados de hipertrigliceridemia grave.

Estudo do tipo metanálise que revisou os agentes hipolipemiantes em síndrome nefrótica não identificou estudos elegíveis com o uso de sequestradores de ácidos biliares[37]. Valeri *et al*[40], em pequeno estudo controlado, publicado em 1986, observaram redução em 30% do LDL-colesterol em pacientes nefróticos tratados com colestipol, com boa tolerabilidade[40]. Entretanto, sabe-se que a aderência e a tolerabilidade aos sequestradores de ácidos biliares limitam sua utilização.

ÁCIDO NICOTÍNICO – NIACINA

A niacina ou ácido nicotínico é uma vitamina hidrossolúvel do complexo B utilizada como agente hipolipemiante. Apresenta, quando utilizada em altas doses, propriedades de elevação do HDL-colesterol em 30-40%, redução do triglicérides em 35-45% e redução do LDL-colesterol em 20-30%. Além disso, determina redução significativa da Lp(a). Entretanto, a utilização da niacina com essas propriedades hipolipemiantes é limitada pelos efeitos adversos.

A niacina atua inibindo a lipólise de triglicérides ao inibir a adenilciclase nos adipócitos, reduzindo o transporte de ácidos graxos livres para o fígado, diminuindo a síntese hepática de triglicérides. No fígado, atua também na inibição da enzima diacilglicerol aciltransferase 2, reduzindo a síntese de triglicérides[20]. Ademais, estimula a síntese hepática de apoA-I, promovendo o aumento de HDL-colesterol[20].

A utilização de niacina 2-6g/dia promove redução expressiva de triglicérides, entre 35 e 50%, sendo seu efeito máximo entre 4 e 7 dias. Para redução de LDL-colesterol, doses de 4-6g/dia são necessárias para redução de 25%, tomadas por 3-6 semanas. A niacina é completamente absorvida, com meia-vida de 60 minutos, o que implica a necessidade de duas ou três tomadas diárias. O fármaco possui excreção urinária[33]. A posologia usual é de 1,5-2g/dia; acima dessas doses, a droga é muito pouco tolerada e há risco de hepatotoxicidade. Recomenda-se início de doses de 100-200mg/dia, com elevação progressiva a intervalos de 7 dias, até obtenção da dose de 1,5-2g/dia. Após 2-4 semanas da dose padrão, faz-se necessário monitorizar transaminases, glicemia, ácido úrico e albumina.

Os efeitos adversos limitam sobremaneira a utilização da niacina. Os principais efeitos colaterais são rubor e dispepsia. Podem ainda ocorrer prurido, *rash* cutâneo, xerodermia e *acantosis nigricans*. Raramente, ambliopia e maculopatia tóxicas, náuseas, vômitos e dor abdominal podem ocorrer. O efeito adverso mais grave é a hepatotoxicidade, que comumente cursa com elevação das transaminases e hiperglicemia.

O uso de niacina está contraindicado para pacientes com antecedente de úlcera péptica e a utilização em pacientes diabéticos deve ser cuidadosa, visto que apresenta efeito hiperglicemiante e indutor de resistência insulínica. Outra contraindicação relativa consiste na presença de gota por efeito hiperuricêmico. A associação de niacina e estatina implica elevado risco de miopatia; recomenda-se, quando utilizada, não ultrapassar 25% da dose padrão de estatina[33].

Tal como verificado para os sequestradores de ácidos biliares, estudo do tipo metanálise que revisou os agentes hipolipemiantes em síndrome nefrótica não identificou estudos elegíveis com o uso de niacina [20,37].

ÔMEGA-3

Os ácidos graxos ômega-3 são ácidos graxos poli-insaturados encontrados em peixes, nozes e sementes oleaginosas[41]. Há mais de 30 anos, tem-se proposto suplementar dieta de pacientes com glomerulonefrites com óleo de peixe. Estes ácidos graxos teriam propriedades de redução dos triglicérides e discreto aumento de HDL-colesterol, podendo, entretanto, aumentar o LDL-colesterol[39]. Os parcos estudos disponíveis têm resultados inconsistentes e considera-se que o ômega-3 não tem nenhuma influência na proteinúria ou efeito renoprotetor na maioria dos relatos[41]. Além disso, metanálises recentes não comprovaram nenhum efeito dos ácidos graxos ômega-3 na redução de eventos cardiovasculares ou a mortalidade geral[39].

A despeito das inconsistências e incertezas nos efeitos esperados, o KDIGO recomenda que altas doses de óleo de peixe (acima de 3,3g/dia) podem ser testadas em pacientes com nefropatia por IgA com alto risco de progressão da DRC que permanecem com proteinúra acima de 1g/24h após 3-6 meses de tratamento otimizado (uso de IECA ou BRA, adequado controle pressórico)[36,41].

Os ácidos graxos ômega-3 possuem raros efeitos colaterais, sendo o principal deles relacionado ao trato gastrintestinal: eructações, flatulência e paladar de peixe.

Atualmente, não existem evidências suficientes para sugerir que a suplementação com ácidos graxos ômega-3 seja clinicamente eficaz em pacientes com síndrome nefrótica de um modo geral. O benefício desta intervenção como terapia autônoma ou adjuvante não está claro[41].

EZETIMIBA

A ezetimiba atua inibindo a absorção do colesterol na borda em escova do intestino delgado[20,33,39]. O fármaco atua seletivamente nos receptores *Niemann-Pick C1-like protein 1*. A inibição da absorção de colesterol leva à diminuição dos níveis de colesterol hepático e ao estímulo à síntese de LDL-receptor, com consequente redução dos níveis plasmáticos de LDL-colesterol em 10-25%[39].

A ezetimiba, quando associada às estatinas, promoveu redução de eventos cardiovasculares em pacientes com DRC[39]. Todavia, não há estudos da utilização de ezetimiba na população de nefróticos[20].

A posologia usual é de 10mg/dia. Os efeitos colaterais são raros e quando ocorrem são relacionados a reações alérgicas. Não foram observados efeitos colaterais específicos dessa medicação.

INIBIDORES DA PCSK9 – *PROPROTEIN CONVERTASE SUBTILISIN/KEXIN TYPE 9*

A PCSK9 é uma enzima codificada a partir do gene PCSK9 – localizada no cromossomo 1p32.3, com 12 éxons e 692 aminoácidos. É altamente expressa no fígado, intestino e rins, e encarrega-se da homeostase do colesterol. Atua como uma protease que favorece a internalização e degradação nos lisossomos dos receptores de LDL-colesterol nas células hepáticas, funcionando como um regulador pós-transcricional do receptor de LDL[16].

Os níveis de PCSK9 estão demasiadamente elevados em pacientes com síndrome nefrótica e tais níveis são diretamente relacionados com o grau de proteinúria[20]. Outro dado interessante reside no fato de que a remissão da síndrome nefrótica cursa com redução dos níveis de PCSK9 e colesterol no plasma[16,20]. Estudo caso-controle envolvendo 39 pacientes com proteinúria > 1g/24h, multicêntrico, randomizado, controlado, evidenciou que níveis de PCSK9 nestes pacientes eram 30% superiores àqueles encontrados nos controles e tais níveis se correlacionaram positivamente com a proteinúria[19]. Depreende-se, então, que surge um novo eixo podócito-hepático regulador da lipemia em que as anormalidades na via da PCSK9 pode contribuir para a patogênese das alterações glomerulares[19].

Atualmente, dois anticorpos monoclonais que se ligam à PCSK9 estão disponíveis no mercado brasileiro. O evolocumabe (Repatha®) está indicado para o tratamento da hipercolesterolemia primária, dislipidemia mista, incapacidade de atingir os alvos do perfil lipídico com estatinas ou que apresentam contraindicação a este grupo de agentes hipolipemiantes. Sua administração é injetável, via subcutânea, na dose de 140mg de 15/15 dias ou 420mg/mês. Com as mesmas indicações, há disponibilidade do alirocumabe (Praluent®), também administrado por via subcutânea, nas doses de 75-150mg de 15/15 dias.

Ainda com atuação na PCSK9, foi sintetizada uma pequena molécula que interfere no RNA, alterando sua tradução no RNA mensageiro. Esta molécula, a inclisiran, apresenta efeitos promissores na redução de LDL-colesterol em pacientes de alto risco cardiovascular[42].

Dada a sua eficácia no controle lipêmico e a possível ligação entre deficiência adquirida do receptor de LDL e a patogênese da síndrome nefrótica, estudos com esta população específica são necessários[13,20]. Além disso, faz-se necessário determinar se alterarão a mortalidade ou se exercerão algum efeito protetor renal em nefróticos. Na população geral, alguns estudos têm sinalizado significativo efeito na redução de eventos cardiovasculares. Sabatine *et al*[43] demonstraram que evolocumabe e estatina propiciaram importante redução do risco de eventos cardiovasculares, com redução de 15% em desfecho primário composto (morte cardiovascular, infarto agudo do miocárdico, acidente vascular cerebral, hospitalização por angina, revascularização coronariana) e de 20% em desfechos secundários clinicamente mais graves (morte cardiovascular, infarto agudo do miocárdico e acidente vascular cerebral)[43]. Durante 26 meses de seguimento, os únicos efeitos colaterais observados, ainda que raros, foram reações no local da aplicação da medicação, sem necessidade de descontinuidade[43].

Atualmente, a grande limitação para o uso de inibidores da PCSK9 é o custo. Estima-se um custo anual superior a U$14.500, cerca de 100 vezes o custo para utilização de estatinas genéricas[44].

AFÉRESE

A aférese de LDL consiste em terapia de purificação do sangue que remove seletivamente as lipoproteínas contendo a apoproteína B, tais como LDL do sangue circulante, com redução drástica do nível de colesterol plasmático[35]. Desde o final da década de 1980, a aférese tem sido utilizada para tratar pacientes nefróticos com dislipidemia grave e refratária, inclusive com melhora da proteinúria e hipoproteinemia[35].

O estudo POLARIS foi implementado para avaliar a efetividade da aférese de LDL. Esta coorte observacional, multicêntrica, analisou 44 pacientes nefróticos, submetidos a 9,6 sessões de aférese, em média. A despeito das limitações – tamanho da amostra, estudo observacional não controlado – foi evidenciada alta eficácia da aférese de LDL para tratamento de pacientes nefróticos resistentes às medicações[35].

O mecanismo envolvido na remissão da síndrome nefrótica em pacientes submetidos a aférese de lípides ainda não está elucidado. Contudo, acredita-se que decorra da melhora da dislipidemia, remoção de fatores de permeabilidade vasculares patogênicos e aprimoramento da resposta aos imunossupressores[20]. Outra consideração hipotética e que necessita ser investigada reside na possibilidade de que, ao diminuir o nível de ácidos graxos livres, a aférese lipídica poderia reduzir ou prevenir a lesão podocitária e diminuir a proteinúria[20].

INIBIDORES DE ACIL COENZIMA A: COLESTEROL ACILTRANSFERASE (ACAT)

A acil coenzima A: colesterol aciltransferase atua catalisando a conversão de colesterol livre em ésteres de colesterol para incorporação de VLDL no fígado e a formação de quilomicrons no intestino, além de modular o nível de colesterol livre intracelular[13]. Dessa forma, ACAT regula a biossíntese do colesterol e ácidos graxos e constitui-se em um potencial alvo terapêutico para a dislipidemia em nefróticos[13]. Ainda que resultados experimentais sejam promissores, os estudos iniciais em humanos foram interrompidos, paradoxalmente, por aumento de eventos cardiocasculares[13,20].

No que diz respeito à experiência do nosso Serviço, vale destacar estudo desenvolvido para avaliar o efeito da dieta com proteína da soja sobre dislipidemia em pacientes com glomerulopatias proteinúricas. Os pacientes foram divididos em três grupos: o grupo controle recebeu dieta com 0,8 g/kg/dia de proteína animal; o grupo de estudo 1 recebeu dieta com 0,8 g/kg/dia de proteína da soja e o grupo 2, dieta com 0,8 g/kg/dia de proteína da soja mais fibras. O período de estudo foi de oito semanas. Durante o período basal e no final do estudo, os pacientes foram submetidos à avaliação laboratorial e antropométrica. Não foram observadas diferenças estatisticamente significativas entre os períodos pré e pós-intervenção em nenhum dos grupos estudados, nos parâmetros antropométricos ou na composição corporal entre os três grupos, nem nos níveis de proteinúria. No entanto, observou-se discreta diminuição nos níveis triglicérides (244,8 ± 275,9 versus 200,5 ± 34,0), colesterol total (234,0 ± 59,4 versus 181,2 ± 110,3) e LDL (136,0 ± 59,1 versus 104,1 ± 39,4) no Grupo 1, embora sem atingir significância estatística. Constatou-se que a dieta de proteína da soja não causou alterações deletérias na composição corporal, mantendo um estado nutricional adequado[45].

Por fim, a dislipidemia em pacientes com síndrome nefrótica é condição complexa e que ainda exige bastante estudo, assim como seu tratamento.

REFERÊNCIAS BIBLIOGRÁFICAS

1. Mikolasevic I, Žutelija M, Mavrinac V, Orlic L. Dyslipidemia in patients with chronic kidney disease: etiology and management. Int J Nephrol Renovasc Dis 2017; 10: 35-45.

2. Harper CR, Jacobson TA. Managing dyslipidemia in chronic kidney disease. J Am Coll Cardiol 2008; 51: 2375-2384.

3. Hull RP, Goldsmith DJ. Nephrotic syndrome in adults. BMJ 2008; 336(7654): 1185-1189.

4. Radhakrishnan J, Appel AS, Valeri A, Appel GB. The nephrotic syndrome, lipids, and risk factors for cardiovascular disease. Am J Kidney Dis 1993; 22: 135-142.

5. Visconti L, Benvenga S, Lacquaniti A et al. Lipid disorders in patients with renal failure: role in cardiovascular events and progression of chronic kidney disease. J Clin Transl Endocrinol 2016; 6: 8-14.

6. Wójcik C. Incorporation of PCSK9 inhibitors into prevention of atherosclerotic cardiovascular disease. Postgrad Med 2017; 129: 801-810.

7. Tsimihodimos V, Dounousi E, Siamopoulos KC. Dyslipidemia in chronic kidney disease: an approach to pathogenesis and treatment. Am J Nephrol 2008; 28: 958-973.

8. Burst V, Benzing T. Dyslipidemia treatment and cardiovascular disease in the renal patient. Curr Pharm Des 2011; 17: 894-907.

9. Hillege HL, Fidler V, Diercks GF et al. Urinary albumin excretion predicts cardiovascular and noncardiovascular mortality in general population. Circulation 2002; 106: 1777-1782.

10. Mann JF, Gerstein HC, Pogue J et al. Renal insufficiency as a predictor of cardiovascular outcomes and the impact of ramipril: the HOPE randomized trial. Ann Intern Med 2001; 134: 629-636.

11. Leoncini G, Viazzi F, Pontremoli R. Overall health assessment: a renal perspective. Lancet 2010; 375(9731): 2053-2054.

12. Kronenberg F. Dyslipidemia and nephrotic syndrome: recent advances. J Ren Nutr 2005; 15: 195-203.

13. Vaziri ND. Disorders of lipid metabolism in nephrotic syndrome: mechanisms and consequences. Kidney Int 2016; 90: 41-52.

14. Clement LC, Macé C, Del Nogal Avila M et al. The proteinuria-hypertriglyceridemia connection as a basis for novel therapeutics for nephrotic syndrome. Transl Res 2015; 165: 499-504.

15. Santulli G. Angiopoietin-like proteins: a comprehensive look. Front Endocrinol (Lausanne) 2014; 5: 4.

16. Haas ME, Levenson AE, Sun X et al. The Role of Proprotein Convertase Subtilisin/Kexin Type 9 in Nephrotic Syndrome-Associated Hypercholesterolemia. Circulation 2016; 134: 61-72.

17. Pavlakou P, Liberopoulos E, Dounousi E, Elisaf M. PCSK9 in chronic kidney disease. Int Urol Nephrol 2017; 49: 1015-1024.

18. Moradi H, Vaziri ND. Molecular mechanisms of disorders of lipid metabolism in chronic kidney disease. Front Biosci (Landmark Ed) 2018; 23: 146-161.

19. Kwakernaak AJ, Lambert G, Slagman MC et al. Proprotein convertase subtilisin-kexin type 9 is elevated in proteinuric subjects: relationship with lipoprotein response to antiproteinuric treatment. Atherosclerosis 2013; 226: 459-465.

20. Agrawal S, Zaritsky JJ, Fornoni A, Smoyer WE. Dyslipidaemia in nephrotic syndrome: mechanisms and treatment. Nat Rev Nephrol 2017 (Epud ahead of print).

21. D'Amico G, Gentile MG, Manna G et al. Effect of vegetarian soy diet on hyperlipidaemia in nephrotic syndrome. Lancet 1992; 339(8802): 1131-1134.

22. Gentile MG, Fellin G, Cofano F et al. Treatment of proteinuric patients with a vegetarian soy diet and fish oil. Clin Nephrol 1993; 40: 315-320.

23. Patil VP, Patil AB, Patil VS, Ingleshwar DG. Paraoxonase Activity and Lipid Profile in Paediatric Nephrotic Syndrome: A Cross-sectional Study. J Clin Diagn Res 2016; 10: BC17-BC20.

24. Scarpioni R, Ricardi M, Albertazzi V, Melfa L. Treatment of dyslipidemia in chronic kidney disease: Effectiveness and safety of statins. World J Nephrol 2012; 1: 184-194.

25. Palmer SC, Navaneethan SD, Craig JC et al. HMG CoA reductase inhibitors (statins) for dialysis patients. Cochrane Database Syst Rev 2014; 9: CD004289.

26. Tonelli M, Wanner C, Members KDIGOLGDWG. Lipid management in chronic kidney disease: synopsis of the Kidney Disease: Improving Global Outcomes 2013 clinical practice guideline. *Ann Intern Med* 2014; **160**: 182.

27. Verhulst A, D'Haese PC, De Broe ME. Inhibitors of HMG-CoA reductase reduce receptor-mediated endocytosis in human kidney proximal tubular cells. *J Am Soc Nephrol* 2004; **15**: 2249-2257.

28. Savarese G, Musella F, Volpe M *et al*. Effects of atorvastatin and rosuvastatin on renal function: a meta-analysis. *Int J Cardiol* 2013; **167**: 2482-2489.

29. Su X, Zhang L, Lv J *et al*. Effect of Statins on Kidney Disease Outcomes: A Systematic Review and Meta-analysis. Am J Kidney Dis. 2016;67(6):881-92.

30. Takazakura A, Sakurai M, Bando Y *et al*. Renoprotective effects of atorvastatin compared with pravastatin on progression of early diabetic nephropathy. *J Diabetes Investig* 2015; **6**: 346-353.

31. Athyros VG, Katsiki N, Karagiannis A, Mikhailidis DP. Statins can improve proteinuria and glomerular filtration rate loss in chronic kidney disease patients, further reducing cardiovascular risk. Fact or fiction? *Expert Opin Pharmacother* 2015; **16**: 1449-1461.

32. Zhou MS, Schuman IH, Jaimes EA, Raij L. Renoprotection by statins is linked to a decrease in renal oxidative stress, TGF-beta, and fibronectin with concomitant increase in nitric oxide bioavailability. *Am J Physiol Renal Physiol* 2008; **295**: F53-F59.

33. Brunton L, Chabner B, Knollman B. Goodman e Gilman´s (eds). *The Pharmacological Basis of Therapeutic*, 12th ed. McGraw Hill: New York, 2011, 2084 p.

34. Athyros VG, Mikhailidis DP, Papageorgiou AA *et al*. Relationship between LDL-C and non-HDL-C levels and clinical outcome in the GREek Atorvastatin and Coronary-heart-disease Evaluation (GREACE) Study. *Curr Med Res Opin* 2004; **20**: 1385-1392.

35. Muso E, Mune M, Hirano T *et al*. Immediate therapeutic efficacy of low-density lipoprotein apheresis for drug-resistant nephrotic syndrome: evidence from the short-term results from the PO-LARIS Study. *Clin Exp Nephrol* 2015; **19**: 379-386.

36. Radhakrishnan J, Cattran DC. The KDIGO practice guideline on glomerulonephritis: reading between the (guide)lines--application to the individual patient. *Kidney Int* 2012; **82**: 840-856.

37. Kong X, Yuan H, Fan J *et al*. Lipid-lowering agents for nephrotic syndrome. *Cochrane Database Syst Rev* 2013; **12**: CD005425.

38. Farmer JA, Gotto AM. Currently available hypolipidaemic drugs and future therapeutic developments. *Baillieres Clin Endocrinol Metab* 1995; **9**: 825-847.

39. Xavier HT, Izar MC, Faria Neto Jr *et al*. [V Brazilian Guidelines on Dyslipidemias and Prevention of Atherosclerosis]. *Arq Bras Cardiol* 2013; **101(4 Suppl 1)**: 1-20.

40. Valeri A, Gelfand J, Blum C, Appel GB. Treatment of the hyperlipidemia of the nephrotic syndrome: a controlled trial. *Am J Kidney Dis* 1986; **8**: 388-396.

41. Omega-3 Fatty Acids for Proteinuria due to Nephrotic Syndrome: A Review ofClinical Effectiveness and Cost-Effectiveness, (2016). *Disponível em*: https://www.ncbi.nlm.nih.gov/pubmedhealth/PMH0086284/pdf/PubMedHealth_PMH0086284.pdf.

42. Ray KK, Landmesser U, Leiter LA *et al*. Inclisiran in Patients at High Cardiovascular Risk with Elevated LDL Cholesterol. *N Engl J Med* 2017; **376**: 1430-1440.

43. Sabatine MS, Giugliano RP, Keech AC *et al*. Evolocumab and clinical outcomes in patients with cardiovascular disease. *N Engl J Med* 2017; **376**: 1713-1722.

44. Hlatky MA, Kazi DS. PCSK9 inhibitors: economics and policy. *J Am Coll Cardiol* 2017; **70**: 2677-2687.

45. Ahmed MS, Calabria AC, Kirsztajn GM. Short-term effects of soy protein diet in patients with proteinuric glomerulopathies. *Braz J Nephrol* 2011; **33**:150-159.

40

O RIM NA HEMOGLOBINÚRIA PAROXÍSTICA NOTURNA

Sérgio Luiz Arruda Parente Filho
Elizabeth De Francesco Daher

◆

INTRODUÇÃO

O termo hemoglobinúria paroxística noturna (HPN) foi utilizado pela primeira vez na década de 1920 por Enneking para descrever pacientes com hemoglobinúria recorrente[1]. Hoje sabemos que essa doença corresponde a um raro distúrbio genético do sistema complemento originado de uma mutação somática adquirida que leva à anemia hemolítica intravascular crônica e graus variáveis de citopenias no sangue periférico, além dos clássicos episódios recorrentes de hemoglobinúria, podendo cursar com lesão renal tanto crônica como aguda[2-4]. A principal complicação dessa doença são os eventos trombóticos, que permanecem como a primeira causa de morte desses pacientes no Ocidente (Quadro 40.1)[5].

EPIDEMIOLOGIA

Estima-se que, no mundo todo, a incidência de HPN seja cerca de 1 a 1,5 caso para cada milhão de pessoas, com maior prevalência em países asiáticos[6]. Nos Estados Unidos e na Europa, observa-se discreta predominância no sexo feminino, com a proporção de 1 homem para 1,2 mulher, enquanto em países asiáticos essa proporção entre os sexos se inverte[7]. No Brasil, estudo com 103 portadores de HPN não mostrou diferença significativa entre os sexos[8].

A HPN geralmente se manifesta entre a 3ª e a 5ª década de vida, sendo bastante rara em crianças[6]. A

Quadro 40.1 – Conceitos fundamentais sobre hemoglobinúria paroxística noturna.

Raro distúrbio genético somático e adquirido que cursa com:
• Hemólise intravascular crônica mediada pelo sistema do complemento
• Eventos trombóticos
• Graus variáveis de citopenias ou insuficiência medular
• Hemoglobinúria recorrente, podendo haver lesão renal aguda ou crônica

média de idade ao diagnóstico é em torno de 37 anos na população adulta e 16 anos dentro da faixa pediátrica[9-11]. Desde 2003, foi criado um registro internacional de pacientes com HPN para reunir dados epidemiológicos mais robustos sobre tais pacientes. No entanto, os dados reunidos até o momento muito provavelmente não representam a população geral, uma vez que cerca de 90% dos pacientes registrados são de etnia caucasoide e procedentes dos Estados Unidos ou da Europa[6].

A real frequência do acometimento renal nesses pacientes ainda não foi claramente determinada, devido às variadas nuances de envolvimento renal na HPN, à falta de especificação sobre os critérios diagnósticos de lesão renal utilizados nos estudos e ao fato de muitas vezes a lesão renal não ser clinicamente aparente. No entanto, estudos recentes têm mostrado prevalência de 17% para lesão renal aguda ou doença renal crônica, sendo que cerca de 9-13% cursam com insuficiência renal[7,9].

O acometimento renal agudo ou crônico aumenta a mortalidade dos pacientes com HPN em cerca de 3 vezes após 40 anos de seguimento e em cerca de 6 vezes se comparados a indivíduos saudáveis da mesma idade e sexo. Outros fatores de risco para mortalidade na HPN incluem eventos tromboembólicos (sendo este o principal) e a presença de citopenias[9].

APRESENTAÇÃO CLÍNICA

As manifestações clínicas da HPN, como hemoglobinúria, anemia e trombose tendem a ocorrer na adolescência, embora os pacientes sejam diagnosticados em média no final da 3ª década de vida, o que reflete o diagnóstico tardio dessa condição[6,9,10].

Podem ser identificados três subtipos de HPN, de acordo com sua apresentação clínica. Essa divisão guiará o tratamento dos pacientes[12].

- HPN subclínica
  Corresponde aos indivíduos que apresentam células mutantes no sangue periférico em um número pequeno, incapaz de causar manifestações clínicas.
- HPN clássica.
- HPN associado à aplasia medular.
  Acompanhada de pancitopenia refratária ao tratamento com inibidor do complemento.

FISIOPATOLOGIA

Muitos avanços têm sido feitos na elucidação dos mecanismos imunológicos e moleculares da patogênese da HPN, de modo que existe extensa literatura a esse respeito. Análise detalhada de tais mecanismos ultrapassa o escopo deste capítulo. No entanto, uma visão geral da etiopatogenia da HPN se faz necessária para melhor compreender o tratamento e a lesão renal, que serão discutidos mais adiante.

Primeiramente, deve destacar que a mutação que dá origem à HPN é adquirida por células- tronco hematopoiéticas e, diferente do que ocorre nas leucemias, essa mutação não impede que essas células concluam seu processo de diferenciação. Desse modo, o precursor hematopoiético que sofreu essa mutação na medula óssea dará origem a células maduras no sangue periférico que também carregam a mesma alteração genética[6].

Como consequência, devemos notar que, no sangue periférico de pacientes com HPN, as células maduras mutantes coexistirão com células maduras normais, uma vez que os outros precursores hematopoiéticos que não adquiram a mutação podem permanecer funcionais. Desse modo, muitos autores defendem que, para haver manifestações clínicas da HPN, a célula-tronco hematopoiética mutante deve sofrer alterações genéticas ou epigenéticas adicionais que induzam uma vantagem proliferativa e/ou que as células-tronco hematopoiéticas

normais sofram destruição autoimune ainda na medula óssea[13]. Este último mecanismo também está envolvido na patogênese da aplasia medular, o que poderia explicar a associação entre as duas condições e as citopenias encontradas na HPN[14]. De uma das duas maneiras deverá haver um percentual relevante de células maduras no sangue periférico carregando a mutação inicial para que a HPN seja clinicamente aparente.

Apesar do nome hemoglobinúria, a linhagem eritrocítica não é a única a ser afetada, uma vez que a célula-tronco hematopoiética que sofreu a mutação também dá origem a células de outras linhagens, como os granulócitos e os megacariócitos, o que também pode explicar os graus variáveis de citopenias que podem estar presentes. No entanto, os eritrócitos são mais suscetíveis à lise celular pelo fato de não possuírem um núcleo[6].

Quais seriam então os genes envolvidos nessa mutação inicial e qual seria sua repercussão? Notavelmente, o gene mais envolvido é o PIG-A (do inglês, *phosphatidylinositol glycan class A*), que dá origem a uma enzima envolvida na síntese de uma estrutura que, por sua vez, serve de âncora para outras moléculas de superfície que ficam expostas na membrana celular das células sanguíneas de indivíduos normais. Quando ocorre uma mutação do tipo *loss-of-function* do gene PIG-A, algumas moléculas de superfície não terão mais onde se fixar, de modo que não serão mais expostas na membrana celular[15].

Entre tais moléculas que não estarão mais presentes na superfície das células sanguíneas, encontram-se o CD55 e o CD59, que inibem a ação lítica do sistema complemento sobre essas células. Na HPN, a ausência dessas duas moléculas de superfície possibilita a ativação do sistema complemento pela via alternativa, formando o complexo de ataque à membrana (*MAC*, do inglês *membrane attack complex*) com consequente lise das células mutantes das três linhagens hematopoiéticas na circulação periférica, o que dá origem ao quadro clinicolaboratorial de hemólise intravascular e citopenias (Figura 40.1)[4].

O estado trombofílico encontrado na HPN é atribuído principalmente à ativação plaquetária, que se dá por múltiplos mecanismos que ainda são objeto de muito debate no meio científico. Alguns estudos sugerem que o *MAC*, além de ser capaz de destruir as plaquetas, também pode causar alterações morfológicas que levam à ativação plaquetária. Desse modo, a HPN é causa de eventos trombóticos mesmo em pacientes que apresentam trombocitopenia[14]. Além disso, a presença de hemoglobina livre na circulação pode inibir a enzima ADAMTS 13, que seria responsável por degradar o fator de von Willebrand[5].

LESÃO RENAL

A disfunção renal na HPN pode variar desde leves defeitos da concentração tubular, passando pela doença renal crônica (DRC) subclínica ou manifesta, até lesões renais

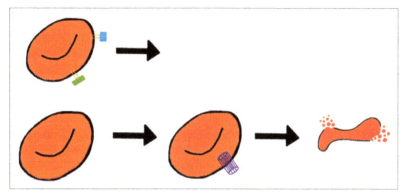

Figura 40.1 – A hemólise na HPN. Os eritrócitos mutantes não apresentam os inibidores do complemento CD55 (em azul) e CD59 (em verde) em sua superfície, devido à falta de sua molécula âncora, o GPI (glicosilfosfatidilinositol, em amarelo), deixando-as suscetíveis à ação do MAC (em roxo), levando à hemólise intravascular, com liberação de hemoglobina livre na circulação.

agudas graves com necessidade de terapia dialítica[16]. Pacientes com HPN apresentam risco de desenvolver DRC seis vezes maior d que a população em geral[4].

O primeiro relato de envolvimento renal na HPN foi publicado em 1971 por Rubin *et al*[17], que descreveu a lesão renal aguda durante um período de exacerbação da hemólise em um paciente com HPN que não possuía nenhuma doença renal subjacente. Desde então, muitos casos foram relatados. Chow *et al*[3] publicaram sete casos de lesão renal aguda associada à HPN, dos quais cinco necessitaram de terapia dialítica, com média de creatinina sérica de 14 ± 5mg/dL e tempo médio de recuperação da função renal de 16 ± 11 dias. Nair *et al*[18] relataram três casos de portadores de HPN com disfunção renal, dos quais dois apresentaram lesão renal aguda que apresentaram recuperação mais lenta, de 3-4 semanas.

Praticamente todos os casos de lesão renal aguda na HPN relatados na literatura são graves e classificados como estágio 3 na classificação KDIGO, com níveis de creatinina sérica podendo atingir 20mg/dL em alguns casos, especialmente nos casos em que a HPN não havia sido diagnosticada previamente, sendo a gravidade da lesão renal relacionada ao grau de hemólise[18,19-24].

Estudo antigo que avaliou a função renal de 21 portadores de HPN durante 20 anos encontrou associação entre as crises hemolíticas e o desenvolvimento de lesão renal aguda, além de associação da HPN com DRC e distúrbios de reabsorção tubular. A análise *post-mortem* de indivíduos incluídos no estudo sugeriu a hemossiderose renal, fibrose intersticial e infartos microvasculares como mecanismos fisiopatológicos plausíveis[25].

MECANISMOS DE LESÃO RENAL

A lesão renal na HPN possui etiologia multifatorial e difere de acordo com a apresentação aguda ou crônica. Seus mecanismos estão resumidos no quadro 40.2.

Quadro 40.2 – Mecanismos de lesão renal na hemoglobinúria paroxística noturna.

| Vasoespasmos secundários ao sequestro de NO |
| Toxicidade direta |
| **Doença renal crônica** |
| Trombose microvascular |
| Fibrose intersticial |
| Depósitos tubulares de hemossiderina |

HPN = hemoglobinúria paroxística noturna; NO = óxido nítrico (do inglês *nitric oxide*).

A lesão renal aguda está comumente associada a episódios de exacerbação da hemólise, que podem ser precipitados por infecções, consumo de álcool, estresse ou exercício físico intenso. Existem relatos recentes de crises hemolíticas com consequente lesão renal aguda em pacientes com quadro de febre viral aguda, como o dengue, exercício físico com uso de anti-inflamatórios não esteroides (AINEs) e gastroenterite aguda[19]. Seu principal mecanismo parece ser a toxicidade direta sobre as células tubulares[26].

À medida que a hemólise se estabelece, há aumento na quantidade de hemoglobina plasmática livre que será filtrada pelos glomérulos. A hemoglobina e outras moléculas que contêm o grupamento heme são causas bem estabelecidas de lesão renal[27]. A hemoglobina filtrada promove efeito tóxico direto sobre os túbulos renais, especialmente nos contorcidos proximais, por meio da produção de espécies reativas de oxigênio. Um provável mecanismo que pode exacerbar o dano nos túbulos proximais é a conversão de hemoglobina em meta-hemoglobina na presença do pH ácido nos túbulos contorcidos distais. A meta-hemoglobina, por sua vez, precipita nos túbulos distais, levando a estase urinária, aumento da pressão intraluminal e da absorção de hemoglobina nos túbulos proximais com consequente exacerbação do dano tubular mediado por espécies reativas de oxigênio. Além disso, a isquemia também pode contribuir com a lesão tubular no contexto de uma crise hemolítica grave. Todos os mecanismos citados, em última instância, podem causar necrose tubular aguda[16,18].

Existem mecanismos de defesa contra a toxicidade renal direta da hemoglobina, que estão resumidos no quadro 40.3. No entanto, a magnitude da crise hemolítica pode ultrapassar a capacidade desses mecanismos de conter a agressão ao parênquima renal e a lesão renal pode então se instalar[26].

Quadro 40.3 – Mecanismos naturais de defesa contra a toxicidade renal da hemoglobina[26].

Haptoglobina
Liga-se de forma irreversível à hemoglobina na circulação sistêmica e impede sua filtração pelos glomérulos
CD163
Receptor presente na superfície de monócitos que se liga ao complexo haptoglobina-hemoglobina ou à hemoglobina livre, contribuindo para a depuração da hemoglobina livre circulante
Transferrina
Liga-se ao ferro livre na circulação, impedindo que ele exerça seu efeito tóxico oxidante nos tecidos. Sua síntese é aumentada em resposta à sobrecarga renal de ferro
Ferritina
Atua como reservatório de ferro presente nos tecidos e na circulação sistêmica
Hemopexina
Proteína plasmática que se liga ao grupamento heme circulante, facilitando sua captação, metabolização e excreção pelos hepatócitos
Hemoxigenase
Enzima que degrada o grupamento heme em biliverdina. Está presente em diversos tecidos, inclusive no renal
Melatonina, glutationa, catalase, vitaminas C e E
Apresentam efeito antioxidante, reduzindo a lesão mediada por EROs

Os mecanismos responsáveis pelo desenvolvimento de DRC geralmente diferem daqueles envolvidos na lesão renal aguda. A hemólise crônica na HPN com consequente filtração de hemoglobina livre leva à hemossiderose renal importante. Existem controvérsias acerca do papel direto do acúmulo de hemossiderina no desenvolvimento da DRC, uma vez que análises *post-mortem* falharam em estabelecer associação entre o grau de hemossiderose no rim e a função renal durante a vida[28]. Desse modo, a doença renal crônica na HPN é atribuída principalmente a microinfartos decorrentes de eventos trombóticos microvasculares e fibrose intersticial[18]. No entanto, a hemossiderose está relacionada com defeitos tubulares devido à lesão mediada por espécies reativas de

oxigênio e também funciona como importante marcador de hemólise crônica, que pode ser observado radiologicamente em exames de ressonância nuclear magnética pela inversão da intensidade do sinal cortical e medular, com redução do sinal no córtex renal[29,30]. Histologicamente, os depósitos de hemossiderina são corados pelo azul da prússia[16,18]. Estudo recente associou a reversão ou melhora dos achados em exames de ressonância magnética, isto é, a recuperação do sinal do córtex renal, com a melhora da proteinúria nesses pacientes (Figura 40.2)[31].

Apesar de ocorrerem muito raramente, existem relatos de acometimento glomerular na HPN, como nefropatia por IgA, glomerulosclerose segmentar e focal e nefropatia membranosa[32-34].

Existe pouca experiência com transplante renal na DRC em estágio avançado causada por HPN. Há relatos de recidiva de hemossiderose em pacientes com HPN que foram transplantados. No entanto, mais estudos são necessários para determinar se há benefício real de morbimortalidade com o emprego do transplante renal nesses pacientes[35,36].

DIAGNÓSTICO E TRATAMENTO

Atualmente, a citometria de fluxo é o exame padrão-ouro para o diagnóstico de HPN. Métodos diagnósticos utilizados no passado incluem o teste Ham e o da sucrose. Tais testes baseavam-se na ativação *in vitro* do sistema complemento pelo aumento da acidez ou da osmolaridade, respectivamente, porém foram abandonados, uma vez que apresentam alto risco de falso-negativos, especialmente após transfusões de concentrados de hemácias ou crises hemolíticas[12,37].

A citometria de fluxo baseia-se na identificação de células sanguíneas com expressão deficiente de CD55 e CD59 com alta sensibilidade e especificidade[38]. Muito raramente, pode haver casos de falso-positivos em pacientes que apresentam deficiência congênita de CD55 e CD59. Para evitar falso-negativos no contexto de transfusões ou crises hemolíticas, a citometria de fluxo deve ser aplicada em células de pelo menos duas linhagens hematológicas diferentes, uma vez que pode ser difícil identificar eritrócitos mutantes nessas situações[12].

Tendo em vista a fisiopatologia da HPN, o transplante de células-tronco hematopoiéticas (TCTH) é o único tratamento curativo capaz de eliminar as células-tronco mutantes da medula óssea dos pacientes. No entanto, o TCTH é acompanhado de elevada morbimortalidade, não justificando seu uso na maior parte dos pacientes, especialmente após o advento do anticorpo monoclonal com função de inibir o sistema complemento[12]. O tratamento deve ser guiado pela forma clínica da HPN, como mostra o quadro 40.4.

O eculizumabe é um anticorpo monoclonal humanizado que inibe o componente 5 (C5) da cascata do

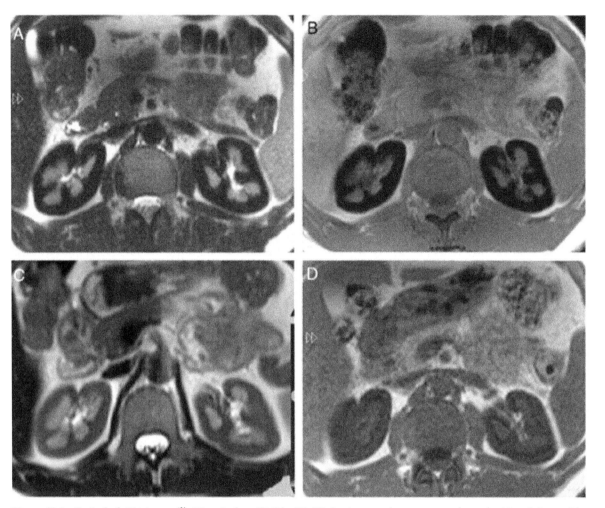

Figura 40.2 – Retirada de Piñeiro *et al*[31]. Hipossinal em T2 (**A**) e T1 (**B**) do córtex renal que corresponde aos depósitos de hemossiderina. Mesmo paciente após 14 meses de terapia com eculizumabe. Notar a recuperação do sinal no córtex renal tanto em T2 (**C**), como em T1 (**D**).

Quadro 40.4 – Tratamento da HPN de acordo com sua apresentação clínica[12,37].

HPN subclínica Não requer nenhum tratamento específico, porém deve ser feito acompanhamento a cada 6-12 meses devido ao risco de progressão para doença sintomática
HPN clássica Eculizumabe por via intravenosa • Indução: 1 dose semanal de 600mg durante 4 semanas • Manutenção: 900mg a cada 14 dias, iniciando na 5ª semana
HPN com aplasia medular Requer terapia específica para aplasia medular de preferência com o TCTH, pois o uso de imunossupressores pode precipitar a piora da hemólise e de eventos trombóticos. No entanto, pode-se realizar a terapia imunossupressora a depender da idade do paciente e da disponibilidade de um doador aparentado

sistema complemento. Dessa forma, o C5 não pode ser ativado nem haverá formação do *MAC*, que é composto dos componentes 5b-9. Portanto, o eculizumabe impede que haja hemólise intravascular, porém não possui efeito sobre a aplasia medular e a hemólise extravascular presente em alguns pacientes[39]. Nos casos em que ainda haja hemólise a despeito do tratamento com eculizumabe, deve-se considerar que esses pacientes apresentem hemólise extravascular. Geralmente essa hemólise residual é de baixa magnitude e não possui impacto na sobrevida, de modo que a corticoterapia e a esplenectomia não são recomendadas de rotina[6].

Os efeitos adversos do eculizumabe incluem nasofaringite e outras infecções de vias aéreas superiores, cefaleia, diarreia, náuseas e vômitos. No entanto, o eculizumabe é considerado uma droga segura com bom risco-benefício, sendo raramente necessária sua suspensão devido a efeitos adversos[40,41]. Todos os pacientes que serão tratados com eculizumabe devem ser vacinados para *Neisseria meningitides* e revacinados a cada 3-5 anos, uma vez que sepse por esse microrganismo é a complicação mais preocupante da terapia com o eculizumabe[37].

Outro efeito benéfico do eculizumabe é a redução da incidência de eventos trombóticos em cerca de 80%

dos casos. No manejo agudo da trombose em pacientes com HPN, o eculizumabe deve ser iniciado precocemente em conjunto com a anticoagulação[5,41,42].

Em relação à função renal, o tratamento com eculizumabe também apresenta benefícios bem documentados, especialmente em estágios mais precoces da DRC. Cerca de um quarto dos pacientes apresenta melhora da função renal após 6 meses de terapia com eculizumabe. Após 3 anos de tratamento, esse número sobe para cerca de 45%. Mesmo os pacientes que não apresentam melhora da função renal geralmente não progridem para estágios mais avançados de DRC em cerca de 48% dos casos após 3 anos de uso do eculizumabe. Desse modo, apenas 7% dos pacientes apresentam piora da função renal refratária ao uso prolongado do eculizumabe[40,41].

A melhora do acometimento renal também pode ser acompanhada por exames de ressonância magnética dos rins, em que ocorre reversão da perda de sinal do córtex renal, correspondendo à depuração dos depósitos de hemossiderina nos rins, como mostra a figura 40.2[31].

Com a redução do risco de eventos trombóticos e a melhora da função renal dos pacientes, a terapia com eculizumabe foi capaz de alavancar a qualidade de vida e a sobrevida em 5 anos dos portadores de HPN de 65% para cerca de 96,5%, revolucionando a perspectiva que médicos e pacientes possuíam sobre a doença[40,41].

CONCLUSÕES

A HPN é um raro distúrbio genético adquirido capaz de acometer secundariamente os rins tanto no contexto agudo como no crônico. Os casos de lesão renal aguda geralmente são graves e relacionados principalmente à toxicidade direta da hemoglobina nas crises hemolíticas, sendo a maioria dos casos relatados classificada como estágio 3 AKIN. Nesses pacientes, a terapia de suporte é fundamental. Já no contexto da DRC, ocasionada por depósitos tubulares de hemossiderina, fibrose intersticial e trombose microvascular, o eculizumabe é capaz de melhorar ou estabilizar a função renal dos pacientes, e apenas cerca de 7% dos casos apresentam progressão da DRC apesar da terapia com o anticorpo monoclonal. O excelente controle da doença e a redução da mortalidade obtida com o uso do eculizumabe garantiram que esse fosse adotado como a primeira linha do tratamento de portadores de HPN clássica. No entanto, a única terapia curativa permanece sendo o TCTH.

REFERÊNCIAS BIBLIOGRÁFICAS

1. Enneking J. Eine neue form intermittierender haemoglobinurie (haemoglobinuria paroxysmalis nocturia). *Klin Wochenschr* 1928; **7**: 2045-2047.
2. Baines AC, Brodsky RA. Complementopathies. *Blood Rev* 2017; **31**: 213-223.
3. Chow KM, Lai FM, Wang AY *et al*. Reversible renal failure in paroxysmal nocturnal hemoglobinuria. *Am J Kidney Dis* 2001; **37**: E17.

4. Brodsky RA. Paroxysmal nocturnal hemoglobinuria. *Blood* 2014; **124**: 2804-2811.
5. Hill A, Kelly RJ, Hillmen P. Thrombosis in paroxysmal nocturnal hemoglobinuria. *Blood*. 2013; **121**: 4985-4996.
6. Hill A, De Zern AE, Kinoshita T *et al*. Paroxysmal nocturnal haemoglobinuria. *Nat Rev Dis Primers* 2017; **3**: 17028.
7. Yu F, Du Y, Han B. A comparative analysis of clinical characteristics of patients with paroxysmal nocturnal hemoglobinuria between Asia and Europe/America. *Int J Hematol* 2016; **103**; 649-654.
8. de Azambuja AP, Malvezzi M, Bitencourt MA *et al*. Paroxysmal nocturnal hemoglobinuria clone in 103 Brazilian patients: diagnosis and classification. *Rev Bras Hematol Hemoter* 2015; **37**: 90-997.
9. Jang JH, Kim JS, Yoon SS *et al*. Predictive Factors of Mortality in Population of Patients with Paroxysmal Nocturnal Hemoglobinuria (PNH): Results from a Korean PNH Registry. *J Korean Med Sci* 2016; **31**: 214-2221.
10. Ge ML, Li XX, Shao YQ *et al*. Clinical Analysis of 70 Adult Patients with Paroxysmal Nocturnal Hemoglobinuria. *Zhongguo Shi Yan Xue Ye Xue Za Zhi* 2015; **233**: 774-778.
11. Mercuri A, Farruggia P, Timeus F *et al*. A retrospective study of paroxysmal nocturnal hemoglobinuria in pediatric and adolescent patients. *Blood Cells Mol Dis* 2017; **64**: 45-50.
12. Devalet B, Mullier F, Chatelain B *et al*. Pathophysiology, diagnosis, and treatment of paroxysmal nocturnal hemoglobinuria: a review. *Eur J Haematol* 2015; **95**: 190-198.
13. Murakami Y, Kosaka H, Maeda Y *et al*. Inefficient response of T lymphocytes to GPI-anchor-negative cells: implications for paroxysmal nocturnal hemoglobinuria. *Blood* 2002; **100**: 4116-4122.
14. Luzzatto L. Recent advances in the pathogenesis and treatment of paroxysmal nocturnal hemoglobinuria. *F1000 Res* 2016; **5**: pii:F1000 Faculty Rev-209.
15. Hillmen P, Bessler M, Mason PJ *et al*. Specific defect in *N*-acetylglucosamine incorporation in the bios*ynthesis o*f the glycosylphosphatidylinositol anchor in cloned cell lines from pa*tient*s with paroxysmal nocturnal hemoglobinuria. *Proc Natl Acad Sci USA* 1993; **90**: 5272-5276.
16. Hussain S, Qureshi A, Kazi J. Renal involvement in paroxysmal nocturnal hemoglobinuria. *Nephron Clin Pract* 2013; **123**: 28-35.
17. Rubin H. Paroxysmal nocturnal hemoglobinuria with renal failure. *JAMA* 1971; **215**: 433-436.
18. Nair RK, Khaira A, Sharma A *et al*. Spectrum of renal involvement in paroxysmal nocturnal hemoglobinuria: report of three cases and a brief review of the literature. *Int Urol Nephrol* 2008; **40**: 471-475.
19. Ram R, Adiraju KP, Gudithi S *et al*. Renal Manifestations in Paroxysmal Nocturnal Hemoglobinuria. *Indian J Nephrol* 2017; **27**: 289-293.
20. Botelho RJ, Ebrahim SBJ, Sainsbury R *et al*. Paroxysmal nocturnal haemoglobinuria with renal, infective and immunological abnormalities. *Postgrad Med J* 1981; **57**: 736-738.
21. Sechi LA, Marigliano A, Tedde R. Venous thrombosis and acute renal failure in paroxysmal nocturnal haemoglobinuria. *Nephrol Dial Transplant* 1988; **3**: 708-709.
22. Jackson GH, Noble RS, Maung ZT *et al*. Severe haemolysis and renal failure in a patient with paroxysmal nocturnal haemoglobinuria. *J Clin Pathol* 1992; **45**: 176-177.
23. Zeidman A, Chagnac A, Wisnovitz M *et al*. Hemolysis-induced acute renal failure in paroxysmal nocturnal hemoglobinuria. *Nephron* 1994; **66**: 112.
24. Mooraki A, Boroumand B, Mohammad ZF *et al*. Acute reversible renal failure in a patient with paroxysmal nocturnal hemoglobinuria. *Clin Nephrol* 1998; **50**: 255-257.
25. Clark DA, Butler SA, Braren V *et al*. The kidneys in paroxysmal nocturnal hemoglobinuria. *Blood* 1981; **57**: 83-89.
26. Guerrero-Hue M, Rubio-Navarro A, Sevillano A *et al*. Adverse effects of the renal accumulation of haem proteins. Novel therapeutic approaches. *Nefrologia* 2017; pii: S0211-6995: 30132-30137.

27. Zager RA, Gamelin LM. Pathogenetic mechanisms in experimental hemoglobinuric acute renal failure. *Am J Physiol* 1989; **256 (3 Pt 2)**: F446-455.
28. Crosby WH. Paroxysmal nocturnal hemoglobinuria: Relation of the clinical manifestations to underlying pathogenic mechanisms. *Blood* 1953; **8**: 769-812.
29. Hsiao PJ, Wang SC, Wen MC *et al.* Fanconi syndrome and CKD in a patient with paroxysmal nocturnal hemoglobinuria and hemosiderosis. *Am J Kidney Dis* 2010; **55**: e1-e5.
30. Riley AL, Ryan LM, Roth DA. Renal proximal tubular dysfunction and paroxysmal nocturnal hemoglobinuria. *Am J Med* 1977; **62**: 125-129.
31. Piñeiro GJ, Nicolau C, Gaya A *et al.* Role of kidney MRI to monitoring clearance of hemosiderin deposits in paroxysmal nocturnal hemoglobinuria. *Nefrologia* 2017; **37**: 225-227.
32. Kato K, Shibata T, Mukai K *et al.* Case of paroxysmal nocturnal hemoglobinuria complicated with IgA nephropathy who developed acute renal failure induced by hemolytic crisis. *Nihon Jinzo Gakkai Shi* 2005; **47**: 540-546.
33. Takahashi K, Yoshimura A, Inoue Y *et al.* A case of paroxysmal nocturnal hemoglobinuria combined with focal segmental glomerular sclerosis. *Nihon Jinzo Gakkai Shi* 2001; **43**: 39-43.
34. Lee GW, Lee JH, Kim SB *et al.* Membranous glomerulopathy as a manifestation of chronic graft-versus-host-disease after non-myeloablative stem cell transplantation in a patient with paroxysmal nocturnal hemoglobinuria. *J Korean Med Sci* 2003; **18**: 901-904.
35. Verswijvel G, Vanbeckevoort D, Maes B *et al.*. Paroxysmal nocturnal haemoglobinuria. MRI of renal cortical haemosiderosis in two patients, including one renal transplant. *Nephrol Dial Transplant* 1999; **14**: 1586-1589.
36. Vanwalleghem J, Zachée P, Kuypers D *et al.* Renal transplantation for end-stage renal disease due to paroxysmal nocturnal haemoglobinuria. *Nephrol Dial Transplant* 1998; **13**: 3250-3252.
37. Brodsky RA. How I treat paroxysmal nocturnal hemoglobinuria. *Blood* 2009; **113**: 6522-6527.
38. Villegas A, Arrizabalaga B, Bonanad S *et al.* Spanish consensus statement for diagnosis and treatment of paroxysmal nocturnal haemoglobinuria. *Med Clin (Barc)* 2016; **146**: 278.e1-7.
39. Hillmen P, Young NS, Schubert J *et al.* The complement inhibitor eculizumab in paroxysmal nocturnal hemoglobinuria. *N Engl J Med* 2006; **355**: 1233-1243.
40. Kanakura Y, Ohyashiki K, Shichishima T. Long-term efficacy and safety of eculizumab in Japanese patients with PNH: AEGIS trial. *Int J Hematol* 2013; **98**: 406-416.
41. Hillmen P, Muus P, Röth A *et al.* Long-term safety and efficacy of sustained eculizumab treatment in patients with paroxysmal nocturnal haemoglobinuria. *Br J Haematol* 2013; **162**: 62-73.
42. Al-Ani F, Chin-Yee I, Lazo-Langner A. Eculizumab in the management of paroxysmal nocturnal hemoglobinuria: patient selection and special considerations. *Ther Clin Risk Manag* 2016; **12**: 1161-1170.

41

DOENÇAS RARAS HEREDITÁRIAS EM NEFROLOGIA

Fellype de Carvalho Barreto
Gabriela Sevignani

◆

INTRODUÇÃO

A definição de doença rara é baseada em sua prevalência. Todavia, não há um consenso sobre essa definição. Nos Estados Unidos, uma doença é definida como rara quando afeta menos de 200.000 pessoas no país, enquanto na Europa e no Japão quando afetam < 1 em 2.000 e < 1 em 2.500 indivíduos, respectivamente[1]. No Brasil, seguimos a definição da Organização Mundial da Saúde (OMS), segundo a qual uma doença é considerada rara quando afeta até 65 pessoas em cada 100 mil indivíduos, ou seja, 1,3 para cada 2 mil pessoas. Segundo dados da INTERFARMA – Associação da Indústria Farmacêutica de Pesquisa –, estima-se que há no Brasil cerca de 13 milhões de indivíduos portadores de alguma doença rara. As doenças raras são também chamadas de doenças órfãs por terem sido negligenciadas durante anos, o que levou à falta de interesse em relação ao seu conhecimento, destinação de poucos recursos e condições adversas para o desenvolvimento de terapias específicas[2]. Cerca de 80% das doenças raras são genéticas em sua origem e 50% delas afetam crianças[3].

Diferentes fatores tornam as doenças raras peculiares e merecedoras de maior interesse da comunidade médica, inclusive a nefrológica. Do ponto de vista do paciente, as doenças raras geralmente determinam incapacidades graves, reduzindo substancialmente as capacidades física e mental e a expectativa de vida dos pacientes, além de impor um estresse emocional familiar extra devido à sua característica hereditária[1]. Um outro fator, reflexo da pouca familiaridade dos médicos com essas doenças, é o atraso do diagnóstico. Segundo estudo europeu, em 25% dos pacientes o tempo entre o início dos sintomas e o diagnóstico correto de uma doença rara foi de até 30 anos, sendo que, antes do diagnóstico final, 40% dos pacientes foram diagnosticados incorretamente, enquanto os demais ficaram sem diagnóstico. O diagnóstico incorreto levou, por sua vez, a intervenções médicas desnecessárias, como cirurgia e encaminhamento para tratamento psiquiátrico. Outro aspecto importante evidenciado por esse estudo foi que cerca de 1/3 dos pacientes relatou que o modo de comunicar o diagnóstico foi insatisfatório[4]. Além disso, ao longo das últimas décadas temos vivenciado aumento no acesso a exames de rastreamento, teste molecular (genotipagem) e o advento de novas terapêuticas. Incertezas diagnósticas, dúvidas sobre as indicações de tratamento, dilemas sobre o direito ao acesso ao tratamento de alto custo em razão do impacto extra no sistema de saúde, seja público seja privado, passaram a, cada vez mais, fazer parte do dia a dia das discussões e da prática médicas. Dessa forma, as doenças raras devem ser consideradas uma questão importante de saúde pública e seu melhor entendimento uma necessidade e crescente desafio.

No campo da Nefrologia, as doenças genéticas hereditárias são em sua maioria raras. Estima-se que as doenças renais raras compreendam pelo menos 150 tipos diferentes de desordens, com prevalência de 60 a 80 casos por 100.000 na Europa e nos Estados Unidos[5]. Estudos recentes reportaram que uma causa monogênica pode ser identificada em cerca de 20% dos pacientes com doença renal crônica (DRC) de início recente, definida como manifestação de DRC antes dos 25 anos de idade, e de 10% dos adultos que requerem terapia renal substitutiva (TRS). As desordens renais hereditárias podem ser agrupadas de acordo com seus principais achados diagnósticos em: 1. desordens do crescimento e estrutura renal compreendem as ciliopatias (por exemplo, doença renal policística, síndrome de Bardet-Biedl etc.) e as anormalidades congênitas do rim e do trato urinário, sigla do inglês *CAKUT – congenital abnormalities of the kidneys and urinary tract* (por exemplo, agenesia renal, refluxo vesicoureteral etc.); e 2. desordens da função renal, que compreendem as doenças glomerulares (por exemplo, glomerulosclerose segmentar e focal – GESF – familiar, síndrome de Alport etc.) e as tubulares e metabólicas (por exemplo, cistinose, síndrome de Bartter, de Gitelman, doença de Fabry etc.) e a nefrolitíase (por exemplo, cistinúria, hiperoxalúria primária)[6]. Diante de tantas possibilidades, escolhemos abordar as principais manifestações clínicas, aspectos diagnósticos, genéticos e possiblidades terapêuticas de cinco dessas doenças renais hereditárias raras em função da experiência do serviço de Nefrologia da Universidade Federal do Paraná. A doença renal policística do adulto, embora seja uma doença hereditária monogênica, possui prevalência relativamente alta (1/1.000) que não a classifica entre as doenças raras e, por isso, não será abordada neste capítulo.

GESF FAMILIAR

Glomerulosclerose segmentar e focal (GESF) é atualmente considerada um grupo de síndromes clinicopatológicas que compartilham o mesmo padrão histológico de lesão glomerular[7]. A GESF pode ser classificada em primária (idiopática) ou secundária a diversas etiologias, incluindo alterações genéticas. Apesar de raras, as formas famili-

liares de GESF podem representar uma proporção significativa dos pacientes com doença corticorresistente (Quadro 41.1)[8].

Diversas mutações genéticas associadas à GESF foram descritas e a maioria delas envolve genes que codificam proteínas relacionadas à função ou diferenciação dos podócitos. A maioria das mutações segue um padrão de herança autossômico recessivo e se manifesta no primeiro ano de vida, sendo a mutação do gene da nefrina (*NPHS1*) e da podocina (*NPHS2*) as mais comuns. A nefrina e a podocina são proteínas transmembrana dos podócitos que participam da estrutura da fenda diafragmática, e a alteração na barreira de filtração glomerular resulta em síndrome nefrótica de início precoce e evolução para DRC avançada. As formas autossômicas dominantes geralmente se apresentam durante a adolescência ou idade adulta[9].

Mutações do gene da nefrina (*NPHS1*) causam síndrome nefrótica do tipo finlandês. Mais de 50 mutações na nefrina foram descritas, no entanto cerca de 90% dos casos são secundários a mutações Fin-*major* e Fin-*minor*. Os pacientes apresentam proteinúria intensa e síndrome nefrótica congênita que se iniciam ao nascimento ou durante os primeiros 3 meses de vida. A taxa de complicações e mortalidade é alta. Não há tratamento específico e o principal objetivo é o transplante renal, eventualmente com necessidade de nefrectomia bilateral para o controle da síndrome nefrótica.

Pacientes com mutações no gene da podocina (*NPHS2*) apresentam síndrome nefrótica precocemente, geralmente com início antes de 6 anos de idade. A idade de manifestação da doença parece depender da mutação específica e alguns pacientes apresentam doença mais leve e mais tardia, com início na adolescência ou na idade adulta jovem. A maioria dos casos não apresenta resposta ao tratamento com corticoide, a taxa de complicações extrarrenais da síndrome nefrótica é alta e a evolução para DRC avançada costuma ser rápida[8].

Quadro 41.1 – GESF familiar: características clínicas conforme genes envolvidos.

Gene	Proteína	Padrão de herança	Apresentação clínica	Faixa etária
NPHS1	Nefrina	Autossômica recessiva	Síndrome nefrótica congênita	Até 3 meses de idade
NPHS2	Podocina	Autossômica recessiva	Síndrome nefrótica corticorresistente	Geralmente até 6 anos de idade, pode iniciar na adolescência ou fase adulta
MYO1E	MYO1E	Autossômica recessiva	Síndrome nefrótica ou proteinúria nefrótica corticorresistente	Entre 1 e 9 anos de idade
ACTN4	α-actinina-4	Autossômica dominante	Proteinúria com progressão lenta para DRC terminal	Adultos
TRPC6	TRPC6	Autossômica dominante	Proteinúria com evolução para DRC terminal	Adultos
INF2	INF2	Autossômica dominante	Proteinúria moderada, pode haver hipertensão ou hematúria microscópica	Adolescentes e adultos

Recentemente, mutações do gene da proteína *MYO1E*, uma miosina não muscular classe I que participa da regulação do citoesqueleto podocitário, foram identificadas como causas de GESF autossômica recessiva[7]. A doença se apresenta entre 1 e 9 anos de idade com proteinúria nefrótica ou síndrome nefrótica e hematúria microscópica, com DRC de início precoce. Pode haver remissão parcial com tratamento com corticoides, inibidores de ECA e ciclosporina.

Mutações no gene da α-actinina-4 (*ACTN4*) causam uma forma autossômica dominante da doença. A α-actinina-4 está envolvida na formação do citoesqueleto do podócito e sua alteração resulta em anormalidade estrutural dos processos podocitários. Os pacientes geralmente apresentam proteinúria na idade adulta com progressão lenta para DRC avançada.

Várias mutações no gene *TRPC6* também foram identificadas como causa de GESF autossômica dominante. O gene codifica canais de cátions e a mutação leva a aumento de influxo de cálcio, resultando em disfunção glomerular[10]. A doença se manifesta na terceira e quarta décadas de vida. Até 60% dos indivíduos evoluem com DRC terminal em 10 anos.

Mutações no gene *INF2* também foram relacionadas à GESF autossômica dominante. A *INF2* é uma proteína que regula a polimerização da actina. Os pacientes se manifestam com proteinúria moderada na adolescência ou idade adulta, podendo ocorrer hematúria microscópica e hipertensão associadas, com progressão para DRC terminal. Mutações *INF2* parecem ainda estar relacionadas à GESF associada à neuropatia de Charcot-Marie-Tooth, uma das mais frequentes neuropatias sensitiva e motora e a mais comum afecção neuromuscular hereditária[11].

Outras mutações, como no gene *ARHGAP24*, *PTPRO* e *CD2AP*, também têm sido implicadas na etiologia da GESF familiar. Além disso, mutações hereditárias em dois genes do cromossomo 22 (*MYH9* e *APOL1*) estão relacionadas a maior risco de GESF em negros.

A pesquisa genética não é recomendada de rotina em pacientes adultos com GESF, mesmo em casos de resistência ao corticoide. Em pacientes sem história familiar de GESF, as mutações específicas são detectadas em menos de 15% dos casos[12] e geralmente o resultado da análise genética não altera a escolha do tratamento (KDIGO). A decisão de realizar investigação genética deve ser baseada na idade da apresentação da doença e na presença de história familiar de nefropatia. Há indicação de mapeamento genético em pacientes adultos ou pediátricos com história familiar de DRC ou síndrome nefrótica ou em crianças com GESF resistente ao tratamento imunossupressor convencional. No entanto, o aumento da disponibilidade e a redução dos custos dos testes genéticos podem ampliar a investigação no futuro.

Não há tratamento específico conhecido e o uso de inibidores da enzima conversora de angiotensina (ECA) ou bloqueadores do receptor da angiotensina é recomendado para crianças e adultos com síndrome nefrótica. Os resultados com a terapia imunossupressora não foram avaliados em estudos clínicos, mas alguns dados sugerem que esses agentes podem retardar a progressão da doença renal em pacientes com GESF familiar. A doença geralmente não recorre após o transplante renal. Apesar de existirem relatos de recorrência, a avaliação da taxa de recorrência é difícil, considerando que a nefropatia crônica do enxerto pode apresentar padrão histológico de GESF[13]. Portanto, o transplante renal é considerado uma boa opção terapêutica para pacientes com GESF familiar.

SÍNDROME DE ALPORT

A síndrome de Alport é uma doença genética heterogênea que ocorre devido a mutações que alteram a produção, o depósito ou a função do colágeno IV α345, o principal constituinte colagenoso da membrana basal glomerular (MBG), cóclea, córnea, cristalino e retina[14]. O modo de herança genética da síndrome de Alport pode ser: 1. ligado ao X, que responde pela maioria dos casos (80 a 85%) e decorre de mutações no gene *COL4A5* localizado no cromossomo X; 2. autossômico recessivo, que responde por cerca de 15% dos casos e decorre de mutações nos genes *COL4A3* e *COL4A4*; 3. autossômico dominante, estudos recentes usando *next-generation sequencing* (NGS) indicam que parece ser responsável por uma proporção significativamente maior, isto é, a 20-30%, dos casos de síndrome de Alport do que o previamente pensado (5%), decorre de mutações heterozigóticas nos genes *COL4A3* e *COL4A4*[15-17]. A herança ligada ao X é suspeitada clinicamente quando os homens da família são afetados mais severamente e a doença parece "pular" uma geração. A herança autossômica recessiva deve ser considerada quando a doença afeta somente uma geração, há consanguinidade ou uma mulher jovem desenvolve DRC terminal (DRCT) associada a perda auditiva e/ou lenticone. Recentemente, foram descritos casos de algumas famílias com mutações em dois dos três genes, a chamada herança digênica, cuja transmissão não obedece ao modelo mendeliano[18].

Em geral, as mutações na síndrome de Alport são diferentes entra cada família, são *missense* (40%) ou *nonsense* (40%), mais frequentemente com a glicina (Gly) sendo substituída por outro aminoácido ou um códon de parada, respectivamente[19]. Já foram descritas mais de 2.000 mutações no gene *COL4A5* e mais de 1.000 no *COL4A3* e *COL4A4*[20]. A síndrome de Alport tem ampla distribuição geográfica ao redor do mundo sem preponderância de uma região ou etnia específica. A prevalência das formas ligada ao X e autossômica recessiva é estimada em torno de 1:5.000 e de 1:40.000, respectivamente.

As manifestações clínicas da síndrome de Alport compreendem hematúria, proteinúria, perda progressiva da função renal, surdez e anormalidades oculares, como catarata subcapsular, lentecone (considerada patognomônica), miopia, arco senil e alterações retinianas[14]. Os achados clínicos em mulheres dependem do tipo de mutação, assim como da "lionização" ou inativação randômica do X. Isso leva a uma grande variabilidade de apresentação clínica nas mulheres com síndrome de Alport ligada ao X, que pode variar de um fenótipo clínico normal (carreadora) a formas tão graves quanto às observadas em homens, fato esse que dificulta ainda mais seu reconhecimento diagnóstico entra as mulheres[21]. De modo geral, as manifestações são idênticas em homens e mulheres com a forma autossômica recessiva e costumam ser mais graves em homens na doença ligada ao X.

A DRCT usualmente ocorre entre 16 e 35 anos de idade em pacientes com a doença ligada ao X e na forma autossômica recessiva. Pacientes com a forma autossômica dominante geralmente progridem mais lentamente para DRCT, em geral entre 45 e 60 anos de idade, e apresentam menor chance de desenvolver manifestações extrarrenais. O tempo de progressão da disfunção renal depende ainda, pelo menos em parte, do tipo de mutação subjacente. Pacientes afetados por deleções e mutações *nonsense* apresentam doença mais grave, tanto renal quanto extrarrenal, do que os com mutações *missense*[22]. A presença de MBG lamelada à microscopia eletrônica é achado característico da síndrome de Alport. O quadro 41.2 sumariza as principais manifestações de acordo com o tipo de herança.

Não há até o momento tratamento específico disponível para a síndrome de Alport. A recomendação atual é iniciar o uso de um inibidor da ECA, ou de um bloqueador de receptor da angiotensina (BRA) como segunda escolha, nos indivíduos com proteinúria franca, definida como relação proteína:creatinina urinária > 0,2mg/

mg. O tratamento deve ser iniciado mais cedo, na presença de microalbuminúria, em homens com síndrome de Alport ligada ao X com alto risco de desenvolver DRCT, isto é, naqueles com mutações *nonsense, frameshift* ou deleções do gene *COL4A5*, ou com história familiar de DRCT antes dos 30 anos de idade, e em homens e mulheres com herança autossômica recessiva[23-25]. Estudos retrospectivos demonstraram que o uso do iECA está associado com retardo na progressão da DRC e maior sobrevida[26]. O estudo clínico (EARLY PRO-TECT), em andamento na Europa, tem como um dos objetivos avaliar se a introdução precoce dessa terapia, por exemplo, antes do desenvolvimento de albuminúria, pode trazer benefício adicional aos pacientes com síndrome de Alport[27,28]. É ainda sugerido que o bloqueio precoce do sistema renina-angiotensina poderia ser suficiente para prevenir a DRCT em homens com Alport devido a mutações *missense* no *COL4A5*, assim como nos pacientes com Alport devido a mutações heterozigóticas *COL4A3, COL4A4* e *COL4A5*[29]. Estudos clínicos fase II para avaliar novas terapias para retardar a progressão da DRC na síndrome de Alport por meio de um antimicroRNA-21 (ClinicalTrials.gov – NCT02855268) e do bardoxolone (ainda sem registro no ClinicalTrials.gov) são aguardados.

Os pacientes com síndrome de Alport parecem ter sobrevida em tratamento dialítico semelhante e melhor sobrevida do enxerto e do paciente com o transplante renal quando comparados com pacientes em TRS por outras causas[30]. Todavia, esses pacientes, quando submetidos a transplante renal, estão expostos ao risco de desenvolver doença antimembrana basal glomerular devido à formação de autoanticorpos[30]. Todavia, sua incidência (0,4%) parece ser menor do que a previamente reportada[31].

Quadro 41.2 – Características gerais da síndrome de Alport de acordo com o padrão de mutação.

Características	Ligada ao X	Autossômica recessiva
Prevalência	1:5.000; 1H/2M	1/40.000; 1H/1M
Evolução	Menos grave em mulheres	Semelhantes em homens e mulheres
Padrão de herança	Várias gerações acometidas, parece pular uma geração (mulher não diagnosticada)	Uma única geração
Mutação	Gene *COL4A5*	Gene *COL4A3* ou *COL4A4*
MBG lamelada	Sim	Sim
Hematúria	Bastante comum	Bastante comum
Proteinúria	Comum, em geral surge em adultos jovens	Comum, em geral surge na adolescência
Perda de função renal	A partir da adolescência	A partir da infância ou adultos jovens
DRC 5D	Meia-idade em homens; 15-30% das mulheres por volta dos 60 anos de idade	Meia-idade em ambos os sexos
Perda auditiva	Comum, meia-idade	Comum, costuma aparecer mais cedo
Lenticone	Incomum, especialmente na mulheres	Comum

MYH9

As doenças relacionadas ao gene *MYH9* são de ocorrência rara e caracterizam-se por macrotrombocitopenia congênita. Outras manifestações clínicas incluem glomerulonefrite, perda auditiva neurossensorial e catarata. As doenças relacionadas ao gene *MYH9* envolvem quatro distúrbios que foram previamente descritos como doenças distintas: síndrome de Fechtner, síndrome de Epstein, anomalia de May-Hegglin e síndrome de Sebastian[32,33]. A doença é causada por mutações no gene *MYH9*, que codifica a cadeia pesada da miosina 9, componente da miosina não muscular IIA, no cromossomo 22. A miosina não muscular IIA participa da regulação do citoesqueleto e vias de sinalização, e sua mutação afeta o processo de liberação das plaquetas a partir dos megacariócitos e pode alterar a estrutura dos podócitos e de células epiteliais cocleares[34]. Mais de 40 mutações já foram descritas e o modo de herança genética é autossômico dominante, no entanto cerca de 30% dos casos podem resultar de mutações *de novo*[35].

Na maioria dos casos, a trombocitopenia geralmente é leve e resulta em episódios de sangramento leve a moderado em 25-50% dos pacientes. Também é comum haver corpúsculos de inclusão citoplasmática em leucócitos, os chamados corpúsculos de Döhle, que correspondem a agregados citoplasmáticos da miosina não muscular IIA. A glomerulonefrite ocorre em 30-70% dos indivíduos e apresenta-se com proteinúria, eventualmente causando síndrome nefrótica, associada ou não a hematúria microscópica. A proteinúria é o sinal mais precoce de envolvimento glomerular e na maioria dos casos em que há acometimento renal a evolução para DRCT costuma ser rápida, com necessidade de diálise ou transplante renal antes da quarta década de vida. A perda auditiva é a alteração extra-hematológica mais frequente, sendo relatada em 60% dos casos. A surdez é neurossensorial, bilateral, progressiva e pode iniciar-se em qualquer faixa etária, com pior progressão nos casos de início precoce. A catarata ocorre em 16% dos pacientes, com idade média de apresentação aos 23 anos de idade[32-35]. Por muito tempo, devido à superposição de manifestações clínicas, essa doença foi considerada uma variante da síndrome de Alport, e a presença de macrotrombocitopenia e identificação de mutações no gene *MYH9* permitiram o reconhecimento dessas duas doenças distintas.

O diagnóstico pode ser confirmado por imunofluorescência para miosina não muscular IIA nos neutrófilos, apresentando distribuição em agregados citoplasmáticos nos pacientes com a mutação[36]. Apesar do elevado poder diagnóstico da imunofluorescência, a identificação da mutação é importante em termos de perspectivas prognósticas. A evolução clínica parece estar associada ao genótipo e várias correlações genótipo-fenótipo têm sido identificadas[37]. A biópsia renal geralmente não é indicada devido ao risco de sangramento e características histopatológicas inespecíficas, sendo reservada aos casos em que é necessário o diagnóstico diferencial com outras glomerulopatias. Os achados histopatológicos incluem expansão e proliferação mesangial e glomerulosclerose segmentar. A microscopia eletrônica geralmente mostra espessamento da membrana basal glomerular e apagamento dos processos podocitários[35].

A transfusão de concentrado de plaquetas é um tratamento altamente eficaz mas com risco de aloimunização e reações transfusionais, estando indicada em pacientes plaquetopênicos com sangramento ativo refratário a medidas locais e como profilaxia pré-operatória. O eltrombopag, um agonista do receptor de trombopoietina, tem sido estudado para tratamento da trombocitopenia, induzindo melhora na contagem de plaquetas e no risco de sangramento na maioria dos pacientes[38]. Não há informações disponíveis até o momento sobre a segurança da sua administração em longo prazo. A administração de desmopressina foi relatada em poucos pacientes e não há dados sobre outros tratamentos utilizados para trombocitopenias em pacientes com doença relacionada ao *MYH9*. Em pacientes com acometimento renal, o bloqueio do sistema renina-angiotensina parece ser eficaz na redução da proteinúria e diminuição da progressão da disfunção renal[39]. Os pacientes podem necessitar de cirurgia para catara e de implante coclear.

Recentemente, descrevemos o primeiro caso no Brasil de nefropatia associada à *MYH9* em um jovem de 20 anos de idade devido a uma mutação *missense* que apresenta todas as características fenotípicas. Do ponto de vista renal, o paciente apresenta proteinúria nefrótica e perda acelerada de função renal, com taxa de declínio anual do ritmo de filtração glomerular (RFG) de cerca de 20mL/min/ano nos últimos 5 anos. Infelizmente, o paciente não foi aderente ao uso de inibidor da ECA no início da doença, o que pode ter minimizado o potencial efeito benéfico dessa medicação no curso da doença[40]. Embora a doença relacionada ao gene *MYH9* seja rara e sem tratamento específico comprovadamente eficaz, reconhecer seu diagnóstico precocemente é necessário para o manejo adequado, evitando o tratamento inapropriado da plaquetopenia e da glomerulonefrite com imunossupressores.

DOENÇA DE FABRY

A doença de Fabry é uma doença rara de depósito lisossomal ligada ao cromossomo X causada por mutações no gene GLA (posição Xq22), o qual é responsável por codificar a enzima α-galactosidase A (α-GAL). Já foram descritas mais de 800 mutações patogênicas, segundo dados do *Human Genome Mutation Database*. Cada mutação tende a ser específica de uma única família, o que ajuda a explicar a variabilidade da atividade enzimática residual e, consequentemente, a diferença do curso clínico da doença[41]. Vale ressaltar que, atualmente, está bem estabelecido que as mulheres heterozigóticas podem desenvolver a doença devido à inativação randômica do X ou "lionização", porém com espectro de manifestações variável, inclusive com formas tão graves quanto às observadas em homens[42].

A prevalência da doença de Fabry varia de 1:40.000 a 1:117.000[43,44]. Todavia, se levarmos em consideração que essa doença ainda é pouco conhecida e que suas manifestações clínicas podem ser sutis, sobretudo nos fenótipos de início tardio, podemos considerar que sua prevalência tem, possivelmente, sido subestimada. Entre as populações consideradas de alto risco para doença Fabry, como portadores de hipertrofia ventricular esquerda idiopática e de DRC em terapia renal substitutiva, a prevalência é maior[45]. Estudos recentes de rastreamento em recém-nascidos do sexo masculino na Itália reportou incidência de 1:3.100[46]. Não há dados de incidência nem de prevalência da doença de Fabry no Brasil. Todavia, pode-se especular que não devam diferir das reportadas por estudos internacionais em função do caráter pan-étnico da doença. Em relação à prevalência da doença de Fabry entre portadores de DRC, sabe-se que entre pacientes do gênero masculino em terapia dialítica a prevalência da doença de Fabry varia de 0,16 a 0,36% em nosso meio[47,48] e de 0,04 a 1,16% segundo estudos internacionais[49,50].

Do ponto de vista fisiopatológico, a deficiência da α-GAL leva à incapacidade total ou parcial de catabolizar lípides com resíduos terminais de α-galactosil, principalmente globotriaosilceramida (GB3). Esses, por sua vez, acumulam-se na forma de depósitos lisossomais que acarretam disfunção em diferentes tipos celulares, como células endoteliais, neurônios, cardiomiócitos e células renais, e levam, em última instância, a processos degenerativos (fibrose) e perda de função em diferentes órgãos-alvo[51]. Pode-se então concluir, com base nesses aspectos fisiopatológicos, que a doença de Fabry tem caráter sistêmico com amplo espectro de manifestações.

Atualmente, são reconhecidas três apresentações fenotípicas da doença da Fabry. Na forma clássica, as manifestações clínicas aparecem desde a infância, compreendem dor neuropática, "crises de Fabry", angioqueratomas, hipo ou hiperidrose, distúrbios cocleovestibulares e gastrintestinais. Complicações renais, cardíacas e cerebrovasculares costumam aparecer após a segunda década de vida[52]. As manifestações cardíacas incluem miocardiopatia hipertrófica, predominantemente do ventrículo esquerdo, e hipertrofia septal e distúrbios de condução que podem levar à maior suscetibilidade a arritmias[53]. O acometimento renal caracteriza-se pelo desenvolvimento de proteinúria, em geral não nefrótica, e perda progressiva da função renal. Outras manifestações renais compreendem defeito de concentração urinária (isostenúria), acidose tubular renal distal e cistos parapiélicos. A evolução para DRCT com necessidade de TRS costuma ocorrer por volta da quarta a quinta décadas de

vida[54,55]. Os pacientes podem ainda apresentar perda auditiva, intolerância ao frio, intolerância à atividade física e doença pulmonar obstrutiva. Finalmente, as outras duas apresentações fenotípicas são a variante cardíaca e a renal que se caracterizam pelo predomínio das alterações nesses respectivos órgãos, enquanto os sintomas clássicos costumam estar ausentes[50,56]. As complicações cerebrovasculares e cardiovasculares são as principais causas de óbito nesses pacientes, o qual caracteristicamente ocorre por volta da quinta a sexta décadas de vida. A doença de Fabry compromete significativamente a qualidade de vida e a produtividade do indivíduo, estando associada a maior morbidade e menor sobrevida.

O diagnóstico da doença de Fabry baseia-se, inicialmente, na dosagem da atividade da enzima α-GAL no plasma ou leucócito. A realização da genotipagem deve sempre ser realizada para identificar a mutação do gene GLA nos pacientes com que apresentarem baixa atividade enzimática[57,58]. Essa prática é especialmente importante diante do fato de algumas mutações consideradas não patogênicas, como a D313Y e a R118C, poderem levar a resultados falso-positivos do teste enzimático devido a uma pseudodeficência enzimática e, consequentemente, ao diagnóstico errôneo se baseado apenas na atividade enzimática[59,60]. Nos casos suspeitos do gênero feminino, deve-se realizar diretamente a genotipagem nos casos suspeitos devido à grande variabilidade da atividade enzimática, que pode inclusive estar dentro do valor de normalidade do exame, mesmo entre as mulheres portadoras de doença de Fabry. Na presença de incerteza diagnóstica, é necessário realizar a biópsia de algum órgão acometido para comprovar a presença dos depósitos lisossômicos[57,58].

A biópsia renal possui grande valor dentro e além desse contexto de incerteza diagnóstica, pois, além de importante ferramenta diagnóstica, ela tem sido utilizada para a avaliação da eficácia terapêutica[61]. Os principais achados histológicos renais na doença de Fabry são: 1. à microscopia óptica, a vacuolização das células renais, sobretudo, mas não restrita, dos podócitos devido à remoção dos glicoesfingolípides durante o processo de preparação do tecido; e 2. à microscopia eletrônica, a presença de inclusões eletrodensas multilameras de glicoesfingolípides, chamadas de corpos zebroides, em diferentes tipos celulares; o apagamento dos processos podocitários é também achado comum, porém inespecífico. O uso de cortes semifinos corados com azul de toluidina permite a visualização dessas mesmas inclusões através da microscopia óptica. É importante lembrar que algumas medicações, como amiodarona e cloroquinina, podem levar à formação de depósitos lipídicos que mimetizam os da doença de Fabry, inclusive no tecido renal[62].

A dosagem dos níveis séricos e/ou urinários de GB3 e de liso-GB3 tem sido utilizada para auxiliar no rastreamento, diagnóstico e acompanhamento da resposta terapêutica da doença de Fabry, parecendo haver superioridade do último em relação ao primeiro[63]. Estudos recentes reportaram que a podocitúria parece ser um marcador precoce de dano renal na doença de Fabry[64].

Antes do advento da terapia de reposição enzimática (TRE), o tratamento da doença de Fabry era apenas de suporte e sintomático. A TRE foi o primeiro tratamento específico para a doença de Fabry. Diferentes estudos sugerem que a TRE é segura e eficaz, sendo capaz de modificar a história natural da doença[65-67]. Há duas preparações diferentes de enzimas recombinantes para o tratamento da doença de Fabry: a) agalsidase alfa (Replagal®, dose 0,2mg/kg); e b) agalsidase beta (Fabrazyme®, dose 1mg/kg). Ambas são administradas por via intravenosa a cada 15 dias. De modo geral, as diretrizes atuais recomendam a TRE para todos os homens acima dos 16 anos e quando houver sinais ou sintomas da doença nos menores de 16 anos; e em mulheres com sintomas ou com acometimento de um órgão nobre. Mais recentemente, foi aprovado o uso de uma chaperona farmacológica (Migalastat®) como monoterapia para o tratamento da doença de Fabry. Diferentemente das preparações enzimáticas disponíveis até o momento, o Migalastat® é administrado por via oral, 1 comprimido de 123mg, em dias alternados, estando indicado apenas para portadores de mutações *missenses* ditas suscetíveis, ou no termo na língua inglesa *amenable*, com RFG > 30mL/min/1,73m^2 [68]. É aguardado o início de um estudo clínico fase III (*NCT03180840*) com nova enzima de reposição, pegunigalsidase alfa, que irá avaliar sua superioridade em relação às outras duas formulações enzimáticas atualmente disponíveis. Estudos em modelo animal de doença de Fabry têm reportado resultados promissores com o uso da terapia de redução de substrato (Genz-682452) em associação com TER[69].

Finalmente, vale ressaltar que o nefrologista tem importante papel na doença de Fabry. Por serem os pacientes renais crônicos em TRS considerados uma população de alto risco, tem sido realizado grande esforço de investigação diagnóstica dessa doença nos centros de diálise e de transplante. Essa estratégia de rastreamento leva à identificação não só de casos índices, como também de familiares portadores da doença em estágio mais precoce e que acabam ficando, rotineiramente, sob os cuidados do nefrologista. Não por acaso, a nefrologia é uma das especialidades que concentra o maior número de casos diagnosticados e em acompanhamento da doença de Fabry.

ESCLEROSE TUBEROSA

A esclerose tuberosa (ET) é uma doença genética rara caracterizada pelo desenvolvimento de tumores benignos em múltiplos sistemas, incluindo rins, cérebro, coração, pulmões, olhos e pele. A doença é causada por mutações nos genes *TSC1* (cromossomo 9) ou *TSC2* (cromossomo 16) que codificam as proteínas hamartina e tuberina. O complexo tuberina-hamartina regula a proliferação e diferenciação celular por meio da inibição da via do alvo mamífero da rapamicina (mTOR). A mutação permite a ativação da mTOR, resultando em alteração na diferenciação celular e desenvolvimento de hamartomas em múltiplos órgãos[70].

O padrão de herança genética é autossômico dominante. Mutações *de novo* representam 80% dos casos de ET, sendo as mutações *TSC2* quatro vezes mais frequentes que *TSC1* entre os casos *de novo*, enquanto nos casos familiares a prevalência das duas mutações é semelhante[71]. A incidência é estimada em aproximadamente 1:5.000 a 10.000[72,73].

A ET é muito variável em sua expressão, com diversas apresentações em relação a manifestações clínicas, idade de início e gravidade da doença. A variação fenotípica parece depender do tipo específico de mutação e da presença de mosaicismo somático. Apesar de ter sido descrita inicialmente como uma tríade (angiofibromas faciais, retardo mental e epilepsia intratável), menos de 40% dos pacientes apresentam a associação das três manifestações. O acometimento neurológico, cutâneo e renal são os mais frequentes, todavia a doença também afeta coração, pulmões e olhos. Além disso, tanto crianças quanto adultos com ET apresentam risco aumentado de tumores malignos, principalmente nos rins, cérebro e tecidos moles.

As lesões neurológicas são as mais frequentes e incluem hamartomas e tumores de células gigantes subependimais, causando convulsões em cerca de 90% dos indivíduos, e déficit cognitivo, autismo ou outras alterações de comportamento em metade dos casos[72]. As lesões cutâneas ocorrem em aproximadamente 90% dos indivíduos, sendo as lesões mais comuns as máculas hipopigmentadas, placas em couro (*shagreen patches*), placas fibrosas na testa e angiofibromas (também chamados fibroadenomas), que tipicamente envolvem a região malar do rosto. Rabdomiomas cardíacos e linfangioleiomiomatose pulmonar também podem ocorrer.

As manifestações renais são frequentes e aumentam com a idade, acometendo até 80% dos pacientes, com idade média de apresentação de 10 anos de idade[74,75]. Angiomiolipomas são as lesões renais mais comuns. Os angiomiolipomas são lesões benignas que costumam ser múltiplas, bilaterais e apresentam aumento na prevalência, quantidade e tamanho das lesões com a idade, atingindo cerca de 80% dos pacientes. Os sintomas são decorrentes de hemorragia e de efeito massa, com dor ou massa abdominal, hipertensão e disfunção renal. A doença cística renal ocorre em 50% dos pacientes, apresentando-se com cistos únicos, múltiplos ou doença renal policística, resultando em hipertensão e disfunção renal. A doença policística se desenvolve em pacientes com deleção da linha germinativa, afetando tanto o gene *TSC2* quanto o *PKD1*, gene contíguo ao *TSC2* que é associado à doença renal policística autossômica dominante. A incidência de carcinoma de células renais é de 2-3%, com diagnóstico em idade mais jovem nos indivíduos com ET que na população geral. A DRC pode decorrer de vários mecanismos diferentes, incluindo destruição parenquimatosa relacionada ao angiomiolipoma, doença cística renal progressiva, fibrose intersticial e GESF. A DRCT ocorre em 1 a cada 100 pacientes com ET. As complicações renais são a principal causa de óbito nos pacientes com ET.

O diagnóstico é clínico e se baseia em critérios diagnósticos (Quadro 41.3), sendo necessário dois maiores ou um maior associado a dois menores. O teste genético geralmente não é necessário para o diagnóstico, mas é particularmente útil para pacientes com suspeita de ET que não apresentam os critérios diagnósticos e também para a definição de riscos reprodutivos para familiares. O diagnóstico das lesões renais é realizado principalmente por meio de exames de imagem, assim como o diagnóstico diferencial entre angiomiolipomas e carcinoma de células renais, sendo eventualmente necessário realizar biópsia da lesão. Recomendam-se exames de imagem abdominal e cerebral a cada um a três anos para acompanhamento das lesões.

O manejo da ET é direcionado para as manifestações clínicas. Não há tratamento específico comprovadamente efetivo até o momento, apesar de estudos com o inibidor de mTOR sirolimus sugerirem benefício em relação à regressão tumoral[76]. Os angiomiolipomas renais geralmente não necessitam de nenhum tratamento. No entanto, pode ser necessário intervenções terapêuticas para prevenir hemorragia em alguns pacientes com angiomiolipomas grandes (> 4cm), muito vascularizados ou com aneurismas, além das lesões com características suspeitas de malignidade ou com sintomas refratários ao manejo conservador. Nesses casos, pode ser indicado tratamento cirúrgico ou embolização.

Em pacientes que evoluem com necessidade de terapia renal substitutiva, tanto a diálise quando o transplante renal são modalidades terapêuticas adequadas. Contudo, deve-se considerar o risco de sangramento relacionado aos angiolipomas e de degeneração maligna. Portanto, devem-se avaliar os benefícios de realizar nefrectomia bilateral antes de iniciar a terapia renal substitutiva.

CONCLUSÕES

As doenças raras hereditárias são um desafio frequentemente presente na prática nefrológica, porém ainda pouco reconhecido. O maior acesso aos testes genéticos e a crescente possiblidade de intervenções terapêuticas têm impulsionado o interesse por essa área da Nefrologia. Faz-se necessária voltarmos nosso olhar para essas doenças a fim de podermos evitar a peregrinação do paciente por várias consultas médicas antes do diagnóstico correto, que leva muitas vezes ao de recursos diagnósticos desnecessários e à instituição de medidas terapêuticas ineficientes, gerando grande estresse emocional nos pacientes e onerando o sistema de saúde. Finalmente, temos um papel fundamental na avaliação dos pacientes com doenças raras para que o tratamento de alto custo disponível para algumas dessas doenças seja feito de forma racional e com indicação precisa.

REFERÊNCIAS BIBLIOGRÁFICAS

1. Schieppati A, Henter JI, Daina E, Aperia A. Why rare diseases are an important medical and social issue. *Lancet* 2008; **371**: 2039-2041.
2. Devuyst O, Knoers NV, Remuzzi G *et al.* Rare inherited kidney diseases: challenges, opportunities, and perspectives. *Lancet* 2014; **383**: 1844-1859.
3. Vivante A, Hildebrandt F. Exploring the genetic basis of early-onset chronic kidney disease. *Nat Rev Nephrol* 2016; **12**: 133-146.
4. Eurordis.EurordisCare2:surveyofdiagnosticdelays,8diseases,Europe.http://www.eurordis.org/big_article.php3?id_article=454
5. Soliman NA. Orphan kidney diseases. *Nephron Clin Pract* 2012; **120**: c194-c199.
6. Hildebrandt F. Genetic kidney diseases. *Lancet* 2010; 375: 1287-1295.
7. D'Agati VD, Kaskel FJ, Falk RJ. Focal segmental glomerulosclerosis. *New Engl J Med* 2011; **365**: 2398-2411.
8. Ruf RG, Lichtenberger A, Karle SM *et al.* Patients with mutations in NPHS2 (podocin) do not respond to standard steroid treatment of nephrotic syndrome. *J Am Soc Nephrol* 2004; **15**: 722-732.
9. Sethi S, Glassock RJ, Fervenza FC. Focal segmental glomerulosclerosis: towards a better understanding for the practicing nephrologist. *Nephrol Dial Transplant* 2015; **30**: 375-384.
10. Tryggvason K, Patrakka J, Wartiovaara J. Hereditary proteinuria syndromes and mechanisms of proteinuria. *N Engl J Med* 2006; **354**: 1387-1401.
11. Boyer O, Nevo F, Plaisier E *et al.* INF2 mutations in Charcot-Marie-Tooth disease with glomerulopathy. *N Engl J Med* 2011; **365**: 2377-2388.

Quadro 41.3 – Esclerose tuberosa: critérios diagnósticos.

Critérios maiores
Angiofibroma facial
Fibroma ungueal ou periungueal (não traumático)
Manchas hipocrômicas
Placas em couro (*shagreen patch*)
Hamartomas de retina
Tubérculo cortical
Nódulo subependimário
Tumor de células gigantes subependimal
Angiolipoma renal*
Rabdomioma cardíaco
Linfangioleiomiomatose*

Critérios menores
Pits em esmalte dentário
Fibromas gengivais
Cistos ósseos
Pólipos hamartomatosos gastrintestinais ou retais
Mancha acrômica retiniana
Múltiplos cistos renais
Lesões de pele "em confete" (pequenas e pigmentadas)
Linhas de migração radial da substância branca

*Quando angiolipomas renais e linfangioleiomiomatose estão presentes, é necessário outro critério para o diagnóstico de esclerose tuberosa.

12. Santín S, Bullich G, Tazón-Vega B *et al.* Clinical utility of genetic testing in children and adults with steroid-resistant nephrotic syndrome. *Clin J Am Soc Nephrol* 2011; **6**: 1139-1148.

13. Hildebrandt F, Heeringa SF. Specific podocin mutations determine age of onset of nephrotic syndrome all the way into adult life. *Kidney Int* 2009; **75**: 669-671.

14. Habib R, Gubler MC, Hinglais N *et al.* Alport's syndrome: experience at Hôpital Necker Kidney Int Suppl 1982; **11**: S20-S28.

15. Feingold J, Bois E, Chompret A *et al.* Genetic heterogeneity of Alport syndrome. *Kidney Int* 1985; **27**: 672-677.

16. Fallerini C, Dosa L, Tita R *et al.* Unbiased next generation sequencing analysis confirms the existence of autosomal dominant Alport syndrome in a relevant fraction of cases. *Clin Genet* 2014; **86**: 252-257.

17. Morinière V, Dahan K, Hilbert P *et al.* Improving mutation screening in familial hematuric nephropathies through next generation sequencing. *J Am Soc Nephrol* 2014; **25**: 2740-2751.

18. Mencarelli MA, Heidet L, Storey H *et al.* Evidence of digenic inheritance in Alport syndrome. *J Med Genet* 2015; **52**: 163-174.

19. Hertz JM, Thomassen M, Storey H, Flinter F. Clinical utility gene card for: Alport syndrome – update 2014. *Eur J Hum Genet* 2015; **23**.

20. http://www.lovd.nl.

21. Savige J, Colville D, Rheault M *et al.* Alport syndrome in women and girls. *Clin J Am Soc Nephrol* 2016; **11**: 1713-1720.

22. Jais JP, Knebelmann B, Giatras I *et al.* X-linked Alport syndrome: natural history in 195 families and genotype- phenotype correlations in males. *J Am Soc Nephrol* 2000; **11**: 649-657.

23. Savige J, Gregory M, Gross O *et al.* Expert guidelines for the management of Alport syndrome and thin basement membrane nephropathy. *J Am Soc Nephrol* 2013; **24**: 364-375.

24. Gross O, Kashtan CE, Rheault MN *et al.* Advances and unmet needs in genetic, basic and clinical science in Alport syndrome: report from the 2015 International Workshop on Alport Syndrome. *Nephrol Dial Transplant* 2017; **32**: 916-924.

25. Kashtan CE, Ding J, Gregory M *et al.* Clinical practice recommendations for the treatment of Alport syndrome: a statement of the Alport Syndrome Research Collaborative. *Pediatr Nephrol* 2013; **28**: 5-11.

26. Gross O, Licht C, Anders HJ *et al.* Early angiotensin-converting enzyme inhibition in Alport syndrome delays renal failure and improves life expectancy. *Kidney Int* 2012; **81**: 494-501.

27. Temme J, Peters F, Lange K *et al.* Incidence of renal failure and nephroprotection by RAAS inhibition in heterozygous carriers of X-chromosomal and autosomal recessive Alport mutations. *Kidney Int* 2012; **81**: 779-783.

28. Gross O, Friede T, Hilgers R *et al.* Safety and Efficacy of the ACE-Inhibitor Ramipril in Alport Syndrome: The Double-Blind, Randomized, Placebo-Controlled, Multicenter Phase III EARLY PRO-TECT Alport Trial in Pediatric Patients. *ISRN Pediatr* 2012; **2012**.

29. Kashtan C. Alport syndrome: facts and opinions. *F1000Res* 2017; **6**: 50.

30. Temme J, Kramer A, Jager KJ *et al.* Outcomes of male patients with Alport syndrome undergoing renal replacement therapy. *Clin J Am Soc Nephrol* 2012; **7**: 1969-1976.

31. Mallett A, Tang W, Clayton PA *et al.* End-stage kidney disease due to Alport syndrome: outcomes in 296 consecutive Australia and New Zealand Dialysis and Transplant Registry cases. *Nephrol Dial Transplant* 2014; **29**: 2277-2286.

32. Seri M, Pecci A, Di Bari F *et al.* MYH9-related disease: May Hegglin anomaly, Sebastian syndrome, Fechtner syndrome, and Epstein syndrome are not distinct entities but represent a variable expression of a single illness. *Medicine (Baltimore)* 2003; **82**: 203-215.

33. Arrondel C, Vodovar N, Knebelmann B *et al.* Expression of the nonmuscle myosin heavy chain IIA in the human kidney and

screening for MYH9 mutations in Epstein and Fechtner syndromes. *J Am Soc Nephrol* 2002; **13**: 65-74.

34. Balduini CL, Pecci A, Savoia A. Recent advances in the understanding and management of *MYH9*-related inherited thrombocytopenias. *Br J Haematol* 2011; **154**: 161-174.

35. Singh N, Nainani N, Arora P *et al.* CKD in MYH9 related disorders. *Am J Kidney Dis* 2009; **54**: 732-740.

36. Pecci A, Noris P, Invernizzi R *et al.* Immunocytochemistry for the heavy chain of the nonmuscle myosin IIA as a diagnostic tool for MYH9-related disorders. *Br J Haematol* 2002; **117**: 164-167.

37. Pecci A, Klersy C, Gresele P *et al.* MYH9-related disease: a novel prognostic model to predict the clinical evolution of the disease based on genotype-phenotype correlations. *Hum Mutat* 2014; **35**: 236-247.

38. Pecci A, Gresele P, Klersy C *et al.* Eltrombopag for the treatment of the inherited thrombocytopenia deriving from MYH9 mutations. *Blood* 2010; **116**: 5832-5837.

39. Pecci A, Granata A, Fiore CE *et al.* Renin-angiotensin system blockade is effective in reducing proteinuria of patients with progressive nephropathy caused by MYH9 mutations (Fechtner-Epstein syndrome). *Nephrol Dial Transplant* 2008; **23**: 2690-2692.

40. Sevignani G, Milano SS, Memari G *et al.* Rapid loss of kidney function due to *MYH9*-associated Nephropathy: A case report. *J Bras Nefrol in press.*

41. Germain DP. Fabry disease. *Orphanet J Rare Dis* 2010; **5**: 30.

42. Veloso VSP, Ataídes TL, Canziani MEF *et al.* A novel missense GLA mutation (p.G35V) detected in hemodialysis screening leads to severe systemic manifestations of Fabry disease in men and women. *Nephron* 2017 *in press.*

43. Meikle PJ, Hopwood JJ, Clague AE *et al.* Prevalence of lysosomal storage disorder. *JAMA* 1999; **281**: 249-254.

44. Poorthuis BJ, Wevers RA, Kleijer WJ *et al.* The frequency of lysosomal storage diseases in The Netherlands. *Hum Genet* 1999; **105**: 151-156.

45. Oqvist B, Brenner BM, Oliveira JP *et al.* Nephropathy in Fabry disease: the importance of early diagnosis and testing in high-risk populations. *Nephrol Dial Transplant* 2009; **24**: 1736-1743.

46. Spada M, Pagliardini S, Yasuda M *et al.* High incidence of later-onset fabry disease revealed by newborn screening. *Am J Hum Genet* 2006; **79**: 31-40.

47. Vale NFD, Silva ABR, Veras AB *et al.* Diagnóstico de doença de Fabry em indivíduos submetidos à hemodiálise no estado do Piauí: o papel do exame de triagem e estudo de casos. *J Bras Nefrol* 2008; **30**: 259-263.

48. Silva CA, Barreto FC, Dos Reis MA *et al.* Targeted screening of Fabry disease in male hemodialysis patients in Brazil highlights importance of family screening. *Nephron* 2016; **134**: 221-230.

49. Kotanko P, Kramar R, Devrnja D *et al.* Results of a nationwide screening for Anderson-Fabry disease among dialysis patients. *J Am Soc Nephrol* 2004; **15**: 1323-1329.

50. Nakao S, Kodama C, Takenaka T *et al.* Fabry disease: detection of undiagnosed hemodialysis patients and identification of a "renal variant" phenotype. *Kidney Int* 2003; **64**: 801-807.

51. Desnick R, Ioannou Y. α-*Galactosidase A deficiency: Fabry disease. The Metabolic and Molecular Bases of Inherited Disease*, 8th ed. 2001, pp 3733-3734.

52. Mehta A, Clarke JT, Giugliani R *et al.* Natural course of Fabry disease: changing pattern of causes of death in FOS – Fabry Outcome Survey. *J Med Genet* 2009; **46**: 548-552.

53. Linhart A, Kampmann C, Zamorano JL *et al.* Cardiac manifestations of Anderson-Fabry disease: results from the international Fabry outcome survey. *Eur Heart J* 2007; **28**: 1228-1235.

54. Ortiz A, Oliveira JP, Waldek S *et al.* Nephropathy in males and females with Fabry disease: cross-sectional description of patients before treatment with enzyme replacement therapy. *Nephrol Dial Transplant* 2008; **23**: 1600-1607.

55. Abensur H, Reis MA. Renal involvement in Fabry disease. *J Bras Nefrol* 2016; **38**: 245-54.

56. Nakao S, Takenaka T, Maeda M *et al.* An atypical variant of Fabry's disease in men with left ventricular hypertrophy. *N Engl J Med* 1995; **333**: 288-293.

57. Schiffmann R, Hughes DA, Linthorst GE *et al.* Screening, diagnosis, and management of patients with Fabry disease: conclusions from a "Kidney Disease: Improving Global Outcomes" (KDIGO) Controversies Conference. *Kidney Int* 2017; **91**: 284-293.

58. Van der Tol L, Cassiman D, Houge G. Uncertain diagnosis of fabry disease in patients with neuropathic pain, angiokeratoma or cornea verticillata: consensus on the approach to diagnosis and follow-up. *JIMD Rep* 2014; **17**: 83-90.

59. Yasuda M, Shabbeer J, Benson SD *et al.* Fabry disease: characterization of alpha-galactosidase A double mutations and the D313Y plasma enzyme pseudodeficiency allele. *Hum Mutat* 2003; **22**: 486-92.

60. Biagini G, Almeida ACSF, Almeida TVR et al. Diagnosis challenge after screening of Fabry disease in male hemodialysis patients: is low α-Gal enzyme activity sufficient to establish the diagnosis? *J Bras Nefrol* 2017; **39**: 33-336.

61. Skrunes R, Tøndel C, Leh S *et al.* Long-Term Dose-Dependent Agalsidase Effects on Kidney Histology in Fabry Disease. *Clin J Am Soc Nephrol* 2017; **12**: 1470-1479.

62. Weerakkody RM, Patrick JA, Sheriff MH. Dengue fever in renal transplant patients: a systematic review of literature. *BMC Nephrol* 2017; **18**: 15.

63. Maruyama H, Takata T, Tsubata Y *et al.* Screening of male dialysis patients for fabry disease by plasma globotriaosylsphingosine. *Clin J Am Soc Nephrol* 2013; **8**: 629-636.

64. Trimarchi H, Canzonieri R, Schiel A *et al.* Podocyturia is significantly elevated in untreated vs treated Fabry adult patients. *J Nephrol* 2016; **29**: 791-797.

65. Schiffmann R, Kopp JB, Austin HA 3rd *et al.* Enzyme replacement therapy in Fabry disease: a randomized controlled trial. *JAMA* 2001; **285**: 2743-2749.

66. Eng CM, Guffon N, Wilcox WR *et al.* Safety and efficacy of recombinant human alpha-galactosidase A replacement therapy in Fabry's disease. *N Engl J Med* 2001; **345**: 9-16.

67. El Dib R, Gomaa H, Ortiz A *et al.* Enzyme replacement therapy for Anderson-Fabry disease: A complementary overview of a Cochrane publication through a linear regression and a pooled analysis of proportions from cohort studies. *PLoS One* 2017; **12**: e0173358.

68. Germain DP, Hughes DA, Nicholls K *et al.* Treatment of Fabry's disease with the pharmacologic chaperone migalastat. *N Engl J Med* 2016; **375**: 545-555.

69. Ashe KM, Budman E, Bangari DS *et al.* Efficacy of enzyme and substrate reduction therapy with a novel antagonist of glucosylceramide synthase for Fabry disease. *Mol Med* 2015; **21**: 389-399.

70. Crino PB, Nathanson KL, Henske EP. The tuberous sclerosis complex. *N Engl J Med* 2006; **355**: 1345-1356.

71. Au KS, Williams AT, Roach ES *et al.* Genotype/phenotype correlation in 325 individuals referred for a diagnosis of tuberous sclerosis complex in the United States. *Genet Med* 2007; **9**: 88-100.

72. Curatolo P, Bombardieri R, Jozwiak S. Tuberous sclerosis. *Lancet* 2008; **372**: 657-668.

73. Hong CH, Tu HP, Lin JR, Lee CH. An estimation of the incidence of tuberous sclerosis complex in a nationwide retrospective cohort study (1997-2010). *Br J Dermatol* 2016; **174**: 1282-1289.

74. Rakowski SK, Winterkorn EB, Paul E *et al.* Renal manifestations of tuberous sclerosis complex: Incidence, prognosis, and predictive factors. *Kidney Int* 2006; **70**: 1777-1782.

75. Casper KA, Donnelly LF, Chen B, Bissler JJ. Tuberous sclerosis complex: renal imaging findings. *Radiology* 2002; **225**: 451-456.

76. Franz DN, Leonard J, Tudor C *et al.* Rapamycin causes regression of astrocytomas in tuberous sclerosis complex. *Ann Neurol* 2006; **59**: 490-498.

42

FEBRE CHIKUNGUNYA E ALTERAÇÕES RENAIS: ASSOCIAÇÃO OU COINCIDÊNCIA?

Denise Maria do Nascimento Costa
Lucila Maria Valente

◆

INTRODUÇÃO

A febre chikungunya (FC) é uma doença recentemente introduzida no Brasil e, apesar de ser ter sido descrita há mais de 50 anos, seu espectro de manifestações clínicas ainda não é completamente conhecido. Após o surto de FC no Recife, em 2015 e 2016, algumas manifestações atípicas foram descritas e, percebeu-se, em diversos centros de referência em nefrologia, piora de função renal e de proteinúria em portadores de doenças renais crônicas diversas, bem como surgimento de glomerulopatias em indivíduos previamente hígidos que apresentaram queixas compatíveis com essa infecção. Entretanto, pouco se conhece a respeito da possível associação entre lesão renal e o vírus chikungunya (CHIKV). Assim, este capítulo se propõe a realizar uma revisão da literatura vigente quanto a este aspecto e relatar dois dos casos que nos levaram a considerar essa hipótese de associação.

BREVE HISTÓRICO DA FEBRE CHIKUNGUNYA

A FC é causada pelo CHIKV, pertencente à família Togaviridae, do gênero *Alphavirus*. Trata-se de um arbovírus, ou seja, vírus que tem sua replicação e transmissão veiculada através de artrópodes (***Arthropod-borne virus***)[1]. A transmissão do CHIKV ocorre pela picada de fêmeas dos mosquitos *Aedes aegypti* e *Aedes albopictus* infectadas pelo vírus. Enquanto o *A. aegypti* é encontrado nos trópicos e subtrópicos, o *A. albopictus* tem distribuição mais ampla e é encontrado inclusive em regiões temperadas[1]. Outras formas de transmissão do CHIKV são por via neonatal e transfusional[2].

O CHIKV foi isolado inicialmente na Tanzânia em 1952 e seu nome, derivado de uma palavra da língua Makonde, significa "aqueles que se dobram", em referência à aparência encurvada das pessoas que são acometidas pela artralgia intensa, característica da doença[3]. Por muitos anos permaneceu esquecida, quando surtos da doença na Índia e em algumas localidades da Ásia, em 2005 e 2007, reacenderam o interesse pelo estudo dessa doença. Na mesma época, na França e no norte da Itália, mais de 250 casos autóctones foram registrados[4]. Em 2013, foi relatado o primeiro caso de transmissão local nas Américas, na ilha de San Martin, Caribe[5].

No Brasil, os primeiros casos confirmados de FC ocorreram no Amapá e na Bahia, em setembro de 2014[6]. Dois anos após, em 2016, mais de 270.000 casos prováveis foram notificados no País, com 196 óbitos confirmados, a maioria (58) em Pernambuco[7]. Em 2017, até a semana epidemiológica 19, foram registrados cerca de 81.000 casos prováveis de FC no País, sendo 34,9% desses confirmados. Enquanto a taxa de incidência no Brasil foi 39,3 casos/100 mil habitantes, no Nordeste essa taxa chegou a 93,3 casos/100 mil habitantes[8].

É possível que esses dados reflitam apenas uma parte do problema, já que muitos casos não são notificados, bem como alguns casos podem ser notificados como infecções por dengue ou vírus zika erroneamente, devido à semelhança dos sintomas[7]. Uma característica marcante das recentes epidemias é a elevada taxa de ataque do CHIKV, variando de 38 a 63%, tendo porém baixa letalidade. Entretanto, a FC pode estar relacionada à significativa morbidade, já que, diferente das outras arboviroses citadas, alguns sintomas dessa infecção podem tornar-se crônicos com consequente redução da produtividade e da qualidade de vida[2].

MANIFESTAÇÕES CLÍNICAS

A FC tem período de incubação que varia de 1 a 12 dias e, em seguida, surgem febre elevada e dor articular severa, podendo ser acompanhada por mialgia, cefaleia, fotofobia e *rash* cutâneo. Raramente, a doença pode ser assintomática, em cerca de 3-5% dos indivíduos com sorologia positiva[9]. A dor articular, sintoma mais característico e debilitante da doença, tende a ser simétrica e a afetar mais de uma articulação. Os sinais e sintomas da fase aguda tendem a se resolver em 1 a 2 semanas. Em alguns indivíduos, entretanto, os sintomas podem persistir por meses a anos, caracterizando as fases subagudas e crônicas da doença[10].

A fase subaguda, cuja duração varia de 15 dias a 3 meses, caracteriza-se principalmente pelo desaparecimento da febre, porém há persistência ou até exacerbação das dores articulares após a fase aguda. Já a fase crônica é definida quando a duração dos sintomas persiste além de 3 meses. Nessas fases, outras manifestações clínicas podem eventualmente estar presentes e variam de acordo com o sexo e a idade. Exantema, vômitos, sangramento e úlceras orais parecem estar mais associados ao sexo feminino e manifestações como dor articular, edema e maior duração da febre são tão mais prevalentes quanto maior a idade do paciente[2].

Os motivos pelos quais alguns pacientes evoluem para a fase crônica, com persistência de sintomas existentes na fase aguda ou surgimento de novas queixas, não estão esclarecidos. Por ser a mais prevalente, presente em até 57% dos pacientes após 15 meses da infecção inicial, a artrite é a manifestação mais estudada[11]. Características como a cronicidade e a capacidade destrutiva da artrite causada pelo CHIKV têm levado à hipótese de que haja persistência da viremia nesses pacientes. Alguns estudos demonstraram a persistência de anticorpos séricos vírus específicos do tipo IgM[12,13], porém não detectaram a persistência de viremia. Outros autores, entretanto, relataram a capacidade de persistência do vírus em tecidos. Labadie *et al*[14] demonstraram a existência de RNA viral em tecidos linfoides, músculos, fígado e baço de primatas não humanos acometidos por FC. Já Hoarau *et al*[15] detectaram a presença de RNA viral no tecido sinovial de um paciente com artralgia crônica, infectado pelo CHIKV 18 meses antes. Entretanto, se a persistência de CHIKV se relaciona à doença crônica não está bem estabelecido, podendo estar relacionada à alta replicação viral em tecidos, levando a recrutamento de células inflamatórias, principalmente monócitos, macrófagos e células *natural killer*[14].

MANIFESTAÇÕES ATÍPICAS NA FC

Apesar de, em geral, não ser uma doença considerada grave, diversos casos de manifestações atípicas leves a graves foram descritos, especialmente durante períodos de epidemia. Durante a epidemia nas ilhas Reunion, onde 34% dos habitantes foram acometidos pela FC, há descrição de 610 casos com manifestações atípicas (0,3% dos pacientes), sendo fatais em 10,7% desses casos e em 29% daqueles com manifestações atípicas graves[16].

Das principais manifestações atípicas descritas, as mais comuns parecem ser as cardiovasculares (37%) e neurológicas (25%). Insuficiência cardíaca, arritmias, miocardite e pericardite são algumas das manifestações cardiovasculares mais frequentes. Interessante notar que frequentemente, em cerca de 50% dos casos, os pacientes com manifestações cardíacas apresentam cardiopatias prévias, hipertensão arterial sistêmica ou *diabetes mellitus*[16]. Já dos indivíduos com envolvimento do sistema nervoso, cerca de 17% deles apresentam doenças neurológicas subjacentes, como passado de acidente vascular cerebral e epilepsia ou outras doenças como hipertensão arterial sistêmica e *diabetes mellitus*[16,17].deles Entre os tipos de acometimento neurológico mais comuns estão a encefalite e a meningoencefalite. Outros acometimentos descritos são encefalopatia, paralisia aguda flácida, síndrome de Guillain-Barré[18].

Apresentações cutâneas graves também foram descritas, incluindo úlceras aftosas, lesões vesicobolhosas com descamação, linfedema e lesões vasculíticas, com relatos de lesões equimóticas confluentes e disseminadas e necrose de nariz[19,20]. Outros estudos corroboram com o caráter multissistêmico que o acometimento pelo CHIKV pode apresentar, havendo descrição ainda de acometimentos hepático, pulmonar, oftalmológico e renal, discutido em tópico posterior[16,21,22].

Apesar de também acometer indivíduos jovens e hígidos, as apresentações graves e letais são mais comuns naqueles com outras comorbidades e nos extremos de idades[16,23]. Doenças respiratórias e cardíacas subjacentes, uso de anti-inflamatórios não esteroides (AINEs) antes da hospitalização e hipertensão arterial sistêmica podem aumentar em até três vezes o risco de uma apresentação grave da FC. Por outro lado, o uso de álcool (RR 1,4; IC95% 4,9-26,5) e idade acima de 85 anos (RR 3,5; IC95% 1,6-7,8) estiveram associados à maior probabilidade de óbito[16]. Entretanto, é preciso lembrar ainda que, em muitos casos, não foi possível estabelecer a relação causal dos eventos com a infecção viral.

Os mecanismos pelos quais ocorrem apresentações atípicas também são pouco esclarecidos. Alguns autores demonstraram *up-regulation* das citocinas pró-inflamatórias interleucina-1 e interleucina-6 em pacientes com manifestações graves induzidas por CHIKV, sugerindo que a gravidade da doença pode estar relacionada à desregulação da resposta imune[24]. Cerny *et al*[25], em revisão sistemática de pacientes com complicações neurológicas decorrentes do CHIKV, sugerem que, além da lesão causada pela resposta autoimune desencadeada pelo vírus, há ainda a possibilidade de lesão direta viral no sistema nervoso.

ALTERAÇÕES RENAIS NA FC

Desde a introdução do CHIKV em Pernambuco, houve percepção de aumento de proteinúria e piora de função renal em alguns portadores de nefropatias diversas que relatavam queixas compatíveis com FC atendidos no Recife. Apesar de transitória na maioria dos pacientes, houve ainda pacientes com piora progressiva de função renal, com necessidade de hemodiálise. Outros casos chamaram a atenção pelo surgimento de glomerulopatias em pacientes previamente hígidos. Entretanto, em revisão de literatura, observamos a escassez de dados a respeito da possível associação entre lesão renal e o CHIKV.

O estudo com a maior casuística foi realizado nas Ilhas Reunion, onde, dos 610 pacientes infectados pelo CHIKV em fase aguda e com manifestações atípicas, 20% apresentavam falência pré-renal. Cerca de um terço desses indivíduos tinham doenças renais preexistentes[16]. Outros autores encontraram manifestações renais variando entre 0,6% e 69% dos pacientes hospitalizados na fase aguda da FC[11,22]. Tandale *et al*[22] demonstraram que, entre 65 pacientes hospitalizados com síndromes sistêmicas não neurológicas decorrentes de FC, 45 apresentaram alteração de função renal, sendo idade $\geq$ 60 anos o único fator de risco na análise multivariada para o surgimento de manifestações sistêmicas. Entretanto, nestes trabalhos, não há nenhuma menção a quais parâmetros foram utilizados como definição de lesão renal, bem como não há relato de quais foram os achados laboratoriais encontrados nos pacientes acometidos.

Apenas relatos de casos em fase aguda descrevem de forma um pouco mais detalhada o tipo de acometimento renal encontrado em pacientes com FC. Bentacur *et al*[26] descreveram o caso de uma paciente, com diagnóstico prévio de lúpus eritematoso sistêmico, que desenvolveu síndrome do anticorpo antifosfolípide catastrófica após infecção por CHIKV. Apesar de não fornecer os dados clínicos e laboratoriais, foi realizada necropsia renal que demonstrou necrose tubular aguda. Em outro caso de FC, um garoto de 16 anos apresentou síndrome nefrítica com proteinúria subnefrótica. Esse paciente evoluiu com remissão espontânea e não foi submetido à biópsia renal[27].

Como visto anteriormente, além da fase aguda, a FC pode evoluir para fases subaguda e crônica, provavelmente pela capacidade de persistência do CHIKV em alguns tecidos[14,15], levando à hipótese de que também o tecido renal possa ser alvo desse vírus. Além da lesão direta causada pelo CHIKV, outro possível mecanismo implicado na cronificação da doença pode ser a formação de anticorpos. Oliver *et al*[28], por exemplo, demonstraram que mais de 90% dos pacientes com dor articular crônica por FC tinham elevação de crioglobulinas séricas, anticorpos com reconhecida capacidade de causar lesão renal[29]. Até o momento, entretanto, não há evidências de acometimento renal nas fases subaguda e crônica da FC, seja por lesão direta ou indireta pelo CHIKV.

TRANSPLANTE RENAL E FC

Diante do conhecimento de que o CHIKV pode persistir em alguns tecidos, houve crescente preocupação com o impacto dessa infecção no transplante de órgãos sólidos. Couderc *et al*[30], por exemplo, demonstraram persistência de CHIKV em córneas, esclera, íris, corpos ciliares e músculos oculomotores de 4 de 12 doadores virêmicos e/ou com sorologias IgM e/ou IgG positivas. Pelo risco de transmissão, os autores sugerem que a doação de córneas não deve ser realizada em áreas de circulação do CHIKV se não houver *screening* sistemático para essa infecção. A Sociedade Americana de Transplante estende a recomendação para doação de outros órgãos sólidos, preconizando que doadores com teste positivo para o ácido nucleico de CHIKV devem ser excluídos da doação de órgãos[31]. Por outro lado, em doadores com infecção recente, porém com resolução dos sintomas e negativação das sorologias, o transplante parece ser seguro para o receptor[32].

Os efeitos do CHIKV em pacientes transplantados renais também são pouco relatados na literatura. Dalla Gasperina *et al*[33] descreveram paciente transplantada por nefropatia associada ao HIV, com manifestações típicas iniciais, porém com artralgia e dificuldade de deambulação persistente após 30 dias da infecção. Já Pierrotti *et al*[34] não encontraram manifestações atípicas, persistentes ou graves em quatro casos relatados em São Paulo. Dados de um hospital quaternário do Recife mostram que, apesar de não haver persistência de manifestações em 17 pacientes transplantados acometidos por FC, houve piora de função renal transitória em quase 50% deles[35]. Especula-se que o uso da imunossupressão nos pacientes transplantados possa influenciar no curso da infecção, favorecendo evolução mais benigna, visto que prednisona por via oral tem sido recomendada para o manejo da dor articular persistente da FC com sucesso[36,37].

EXPERIÊNCIA DO SERVIÇO

Em razão da escassez de estudos na literatura, a possível associação entre lesão renal e CHIKV será avaliada em tese de doutorado. Aqui descrevemos dois casos de pacientes previamente hígidos que apresentaram glomerulopatias após relatos de quadro clínico compatível com FC e estão em acompanhamento nos ambulatórios de glomerulopatias locais.

Caso 1: R.D.S., 33 anos, sexo feminino

A paciente apresentou episódio compatível com arbovirose, com febre e dor articular difusa, principalmente em punhos e cotovelos, dois meses antes de seu atendimento no Serviço de Nefrologia. Estava há dois meses com edema periférico, sem febre ou outras queixas, exceto pela persistência de dor articular, sem sinais de artrite.

Exames laboratoriais iniciais (sangue): creatinina 1,3mg/dL, ureia 24mg/dL, hemoglobina 17g/dL, leucócitos 10.500/mm³, plaquetas 251.000/mm³, glicemia de jejum 91mg/dL, albumina 2,9g/L, potássio 4,1mEq/L, colesterol total 417mg/dL, triglicérides 345mg/dL, vitamina D 10U/dL.

Exames de urina: sumário de urina – proteína 3+, raras hemácias, numerosos leucócitos, com proteinúria 5,8g/dia (volume: 2,2 litros).

Pesquisa de causas secundárias: sorologias para hepatite C, hepatite B, HIV resultaram negativas. Sorologia para citomegalovírus teve IgG positiva e IgM negativa. VDRL e FAN foram negativos.

Imagem: ultrassonografia apenas com aumento da ecogenicidade cortical, sem outras alterações.

Realizada biópsia renal que demonstrou 24 glomérulos, sendo 11 com áreas segmentares de esclerose dos capilares, sinais de colapso, circundados por podócitos hipertróficos, com alterações degenerativas. Os demais glomérulos sem alterações. Túbulos com focos de atrofia circundados por fibrose intersticial discreta. Arteríolas dentro dos limites da normalidade. À imunofluorescência, apenas traços de IgM em glomérulos.

Foi iniciada prednisona 1mg/kg/dia, enalapril 10mg/dia, furosemida 80mg/dia e sinvastatina 40mg/dia. Atualmente, a paciente encontra-se no terceiro mês de uso de imunossupressão, mantendo a função renal inicial, com proteinúria 3+ no sumário, porém não quantificada, colesterol total 451mg/dL. Persiste com dor articular difusa.

Caso 2: M.A.S., 43 anos, sexo masculino

História de dor articular e febre em dezembro de 2015. Evoluiu com oligoanúria e necessidade de hemodiálise de janeiro a fevereiro de 2016. Não há disponibilidade de exames iniciais, porém foi iniciada prednisona 1mg/kg/dia empiricamente. Nos antecedentes, não havia comorbidades, negava *diabetes mellitus*. Relatou irmã com GESF (biópsia não disponível para avaliação) aos 16 anos.

O paciente iniciou acompanhamento no ambulatório da Nefrologia após 4 meses, já com os seguintes exames:

Exames laboratoriais (sangue): creatinina 1,9mg/dL, ureia 79mg/dL, hemoglobina 12,8g/dL, leucócitos 9.600/mm³, plaquetas 257.000/mm³, glicemia de jejum 465mg/dL, albumina 3,4g/L, potássio 3,7mEq/L, vitamina D 14,9U/dL.

Exames de urina: sumário de urina – proteína 3+, 6 hemácias por campo, 1 leucócito por campo. Proteinúria 2,2g/dia.

Pesquisa de causas secundárias: sorologias para hepatite C, hepatite B, HIV resultaram negativas. FAN negativo. C3 e C4 normais.

Imagem: ultrassonografia – rim direito 10,8 × 4,6 e rim esquerdo 10,9 × 4,9 cm, aumento de ecogenicidade cortical e redução de relação corticomedular, bexiga normal.

Realizada biópsia renal que demonstrou 12 glomérulos, 2 com esclerose global; demais com focos de expansão e aumento de celularidade mesangial, esclerose segmentar e hipertrofia de podócitos, ocasionais colapsos segmentares a globais e coroa podocitária. Fibrose intersticial e atrofia tubular leves. Áreas de necrose tubular aguda. Arteriolosclerose hialina leve. Imunofluorescência com traços de IgM focais em mesângio.

Iniciou prednisona 1mg/kg/dia em janeiro 2016 e seguiu desmame lento até dezembro 2016. Os últimos exames, realizados seis meses após a retirada de corticoide, demonstraram proteinúria 610mg/dia, 1 hemácia por campo no exame de urina e creatinina sérica 1,5mg/dL.

CONSIDERAÇÕES FINAIS

A FC é uma realidade no Brasil e a associação com surgimento e/ou piora de nefropatias deve se considerada até que novas pesquisas possam esclarecer essa lacuna.

REFERÊNCIAS BIBLIOGRÁFICAS

1. Rust RS. Human Arboviral Encephalitis. *Semin Ped Neurol* 2012; **19**: 130-151.
2. Brasil. Ministério da Saúde. Secretaria de Vigilância em Saúde. Departamento de Vigilância das Doenças Transmissíveis. Febre de chikungunya: manejo clínico/Ministério da Saúde, Secretaria de Vigilância em Saúde, Secretaria de Atenção Básica. Brasília: Ministério da Saúde, 2015.
3. Lumsden WH. An epidemic of virus disease in Southern Province, Tanganyika Territory, in 1952-53. II. General description and epidemiology. *Trans R Soc Trop Med Hyg* 1955; **49**: 33-57.
4. Kucharz EJ, Cebula-Byrska I. Chikungunya fever. *Eur J Intern Med* 2012; **23**: 325-329.
5. Leparc-Goffart I, Nougairede A, Cassadou S *et al.* Chikungunya in the Americas. *Lancet* 2014; **383(9916)**: 514.
6. Kraemer MUG, Sinka ME, Duda KA *et al.* The global distribution of the arbovirus vectors Aedes aegypti and Ae. Albopictus. *Elife* 2015; **4**: e08347.
7. Brasil. Ministério da Saúde do Brasil. Monitoramento dos casos de dengue, febre de chikungunya e febre pelo vírus Zika até a Semana Epidemiológica 37, 2016. *Boletim Epidemiológico* 2016; **47**: 1-10.
8. Brasil. Ministério da Saúde do Brasil. Monitoramento dos casos de dengue, febre de chikungunya e febre pelo vírus Zika até a Semana Epidemiológica 19, 2017. *Boletim Epidemiológico* 2017; **48**: 1-10.
9. Queyriaux B, Simon F, Grandadam M *et al.* Clinical burden of chikungunya virus infection. *Lancet Infect Dis* 2008; **8**: 2-3.

10. Vijayan V, Sukumaran S. Chikungunya Virus Disease: An Emerging Challenge for the Rheumatologist. *J Clin Rheumatol* 2016; **22**: 203-211.

11. Sissoko D, Malvy D, Ezzedine K *et al*. Post-epidemic Chikungunya disease on Reunion Island: course of rheumatic manifestations and associated factors over a 15-month period. *PLoS Negl Trop Dis* 2009; **3**: e389.

12. Borgherini G, Poubeau P, Jossaume A *et al*. Persistent arthralgia associated with chikungunya virus: a study of 88 adult patients on Reunion island. *Clin Infect Dis* 2008; **47**: 469-475.

13. Malvy D, Ezzedine K,Mamani-Matsuda M *et al*. Destructive arthritis in a patient with persistent specific IgM antibodies. *BMC Infect Dis* 2009; **9**: 200.

14. Labadie K, Larcher T, Joubert C *et al*. Chikungunya disease in nonhuman primates involves long-term viral persistence in macrophages. *J Clin Invest* 2010; **120**: 894-906.

15. Hoarau JJ, Jaffar Bandjee MC, Krejbich Trotot P *et al*. Persistent chronic inflamation and infection by Chikungunya arthritogenic alphavirus in spite of a robust host immune response. *J Immunol* 2010; **184**: 5914-5927.

16. Economopoulou A, Dominguez M, Helynck B *et al*. Atypical Chikungunya virus infections: clinical manifestations, mortality and risk factors for severe disease during the 2005-2006 outbreak on Reunion. *Epidemiol Infect* 2009; **137**: 534-541.

17. Arpino CP, Curatolo P, Rezza G. Chikungunya and thenervous system: what we do and do not know. *Rev Med Virol* 2009; **19**: 121-129.

18. Burt FJ, Rolph MS, Rulli NE *et al*. Chikungunya: a re-emerging virus. *Lancet* 2012; **379(9816)**: 662-71.

19. Inamadar AC, Palit A, Sampagavi VV *et al*. Cutaneous manifestations of chikungunya fever: observations made during are a recent outbreak in south India. *Int J Dermatol* 2008; **47**: 154-159.

20. Torres JR, Leopoldo Códova G, Castro JS *et al*. Chikungunya fever: Atypical and lethal cases in the Western hemisphere: A Venezuelan experience. *IDCases* 2014; **2**: 6-10.

21. Mahendradas P, Ranganna SK, Shetty R *et al*. Ocular manifestations associated with chikungunya. *Ophthalmology* 2008; **115**: 287-291.

22. Tandale BV, Sathe PS, Arankalle VA *et al*. Systemic involvements and fatalities during Chikungunya epidemic in India, 2006. *J Clin Virol* 2009; **46**: 145-159.

23. Lemant J, Boisson V, Winer A *et al*. Serious acute chikungunya virus infection requiring intensive care during the Reunion Island outbreak in 2005-2006. *Crit Care Med* 2008; **36**: 2536-2541.

24. Ng LF, Chow A, Sun YJ *et al*. IL-1beta, IL-6, and RANTES as biomarkers of Chikungunya severity. *PLoS One* 2009; **4**: e4261.

25. Cerny T, Schwarz M, Schwarz U *et al*. The range of neurological complications in Chikungunya fever. *Neurocrit Care* 2017; **27**: 447-457.

26. Betancur JF,Navarro EP,Bravo Bonilla JH *et al*. Catastrophic Antiphospholipid Syndrome Triggered by Fulminant Chikungunya Infection in a Patient With Systemic Lupus Erythematosus. *Arthr Rheum* 2016; **68**: 1044.

27. Solanki BS, Arya SC, Maheshwari P. Chikungunya disease with nephritic presentation. *Int J Clin Pract* 2007; **61**: 1941.

28. Oliver M, Grandadam M, Marimoutou C *et al*. Persisting mixed cryoglobulinemia in Chikungunya infection. *PLoS Neglected Trop Dis* 2009; 3: e374.

29. Ramos-Casals M, Stone JH, Cid MC, Bosch X. The cryoglobulinaemias. *Lancet* 2012; **379**: 348-360.

30. Couderc T, Gangneux N, Chretien F *et al*. Chikungunya virus infection of corneal grafts. *J Infect Dis* 2012; **206**: 851-859.

31. Grossi PA, Fishman JA, the AST Infectious Disease Community of Practice. Donor-derived infections in solid organ transplant recipients. *Am J Transpl* 2009; **9(Suppl 4)**: S19-S26.

32. Moura Neto JA, Moura AFdS, Souza E *et al*. Successful Live Kidney Transplantation After Chikungunya Disease in the Donor. *Kid Int Reports* 2017; **2**: 1250-1253.

33. Dalla Gasperina D, Balsamo ML, Garavaglia SD *et al*. Chikungunya infection in a human immunodeficiency virus-infected kidney transplant recipient returning to Italy from the Dominican Republic. *Transplant Infect Dis* 2015; **17**: 876-879.

34. Pierrotti LC, Lopes MIBF, Nascimento APD *et al*. Chikungunya in kidney transplant recipients: A series of cases. *Int J Infect Dis* 2017; **64**: 96-99.

35. Amorim WM, Prazeres BSL, Ferraz TLL *et al*. Arboviroses em transplantados renais: impacto da imunossupressão na apresentação, prevalência e desfecho clínico em centro único do nordeste brasileiro. Tema livre, XV Congresso Brasileiro de Transplantes, 2017.

36. Marques CDL, Duarte ALBP, Ranzolin A*et al*. Recommendations of theBrazilianSociety of Rheumatology for the diagnosis and treatment of chikungunya fever. Part 2 – Treatment. *Rev Bras Reumatol* (Engl Ed) 2017; **57(Suppl 2)**: 438-451.

37. Brito CA, Sohsten AK, Leitão CC *et al*. Pharmacologic management of pain in patients with Chikungunya: a guideline. *Rev Soc Bras Med Trop* 2016; **49**: 668-679.

SEÇÃO 10

Doença Renal Crônica

◆

43

GASTOS COM DOENÇA RENAL CRÔNICA NO BRASIL

Paulo Roberto Alcalde

Gianna Mastroianni Kirsztajn

◆

INTRODUÇÃO

A partir da promulgação da Constituição Federal em 1988 foi criado o Sistema Único de Saúde – SUS, tornando gratuito o acesso ao tratamento de saúde para toda a população brasileira. Sua implantação se deu definitivamente em 1990 através da Lei 8.080, por meio da qual se unificou o sistema de saúde no Brasil, descentralizando-se sua gestão que deixou de ser realizada exclusivamente pela União e passou a ser feita também pelos Estados e Municípios[1].

Tendo como objetivo disponibilizar a informação para a democratização da saúde e o aprimoramento de sua gestão, em 2011, foi criado o DATASUS, que é o Departamento de Informática do SUS, essencial para a descentralização das atividades de saúde e viabilização do controle social sobre a utilização dos recursos disponíveis[2].

Por meio do *site* do DATASUS é possível ter acesso a diversas informações relacionadas à saúde, disponíveis no Sistema de Informações Ambulatoriais do SUS (SIA/SUS) e no Sistema de Informações Hospitalares do SUS (SIH/SUS).

O SUS tem papel importante no atendimento ao paciente com doença renal crônica (DRC) e, hoje, é o responsável pelo financiamento de 90% dos tratamentos de pacientes que se encontram em terapia renal substitutiva (TRS), a qual compreende tanto a diálise (hemodiálise e diálise peritoneal) como o transplante renal.

O SUS possui informações relevantes sobre as mais diversas doenças que acometem os pacientes atendidos no sistema, entre as quais a DRC e as condições a ela relacionadas. Esses dados podem ser utilizados para a melhor compreensão do volume de atendimento, volume de internações e custos envolvidos com hospitalização, tratamentos, complicações, entre outros parâmetros.

É preciso lembrar que, atualmente, a DRC é definida como a presença de lesão renal e/ou de redução do ritmo de filtração glomerular (RFG) inferior a 60mL/min/$1,73m^2$ de superfície corporal, por três meses ou mais, independente da causa[3].

AUMENTO DA PREVALÊNCIA DE DRC

Considerando-se o crescimento da prevalência da DRC nos dias atuais, um dos motivos de maior preocupação é que ele não é decorrente do aumento do número de doenças intrinsecamente renais, mas determinado, na verdade, por doenças sistêmicas que secundariamente lesam os rins, como a doença aterosclerótica e o *diabetes mellitus* (DM), com destaque para essa última[4], condições mórbidas extremamente comuns.

Outro fator considerado relevante para o aumento da DRC em estágio avançado em todo o mundo, além do crescimento exponencial do DM tipo 2, é o envelhecimento da população nos países desenvolvidos. A incidência da doença em idosos (aqui considerados os indivíduos com mais de 65 anos de idade) no Reino Unido é superior a 350 por milhão de habitantes (pmh)[5], e nos Estados Unidos, a 1.200pmh[6].

A prevalência da DRC na comunidade foi amplamente subestimada no passado; mas pesquisas recentes e estudos populacionais têm revelado aumento da prevalência da DRC na população geral. Nos Estados Unidos, estima-se que aproximadamente 11% da população padeça de DRC em algum estágio de evolução, segundo os resultados do *Third National Health and Nutrition Examination Survey*. Cerca de 73% desses indivíduos têm RTFG inferior a 60mL/min[7]. A **prevalência** da DRC terminal vem crescendo na maioria dos países, sendo maior do que 2.000pmh no Japão, em torno de 1.500pmh nos Estados Unidos e cerca de 800pmh na União Europeia. Nos países em desenvolvimento, os números variam de menos de 100pmh em algumas regiões da África e Índia acerca de 400pmh na América Latina. Acredita-se que a prevalência é em grande parte o reflexo da sobrevivência alcançada com a TRS, que está relacionada aos gastos com saúde e com o poder econômico[8].

Sabidamente, as doenças cardiovasculares estão aumentando no Brasil, como causa de internação e de morbimortalidade, perfil que se aproxima mais daquele dos países industrializados e não dos subdesenvolvidos, nos quais predominam as doenças infectocontagiosas. O padrão observado em nosso estudo reflete justamente a mudança que nosso país em desenvolvimento está sofrendo, com um aumento importante no número de pacientes com doenças crônicas, com destaque para as doenças cardiovasculares e o DM. Surgiu mais recentemente como grande preocupação em saúde pública, a DRC, como anteriormente comentado.

GASTOS COM DRC E TRATAMENTO

Segundo estudos prévios, doenças crônicas custam caro para o SUS. Se não forem prevenidas e gerenciadas adequadamente, demandarão uma assistência médica com custos sempre crescentes, entre outros motivos, pela necessidade de incorporação tecnológica constante[9].

Realizamos um estudo descritivo (submetido para publicação), que utilizou informações do Sistema de Dados do Ministério da Saúde – DATASUS (www.datasus.saude.gov.br), por meio do acesso à informação no TABNET, Assistência à Saúde nos grupos: Produção Hospitalar, SIH/SUS e SIA/SUS e do SIGTAP. Nele, foram avaliados os valores pagos pelo SUS no triênio 2013-2015 como base para se estimarem os gastos anuais com o tratamento da DRC no Brasil e internações por DRC e doenças associadas da DRC, assim como exames relacionados a sua detecção e tratamento.

Em tal estudo, pudemos verificar uma tendência crescente nas internações e gastos por todas as causas ocorridas no Brasil ao longo de um triênio (2013 a 2015). Observamos também aumento nas internações por insuficiência renal, mas redução em relação às demais doenças renais "sem insuficiência renal" (doenças glomerulares, como síndromes nefrítica aguda e rapidamente progressiva, "outras doenças glomerulares" e doenças renais tubulointersticiais), como exemplificado na tTabela 43.1. Ao longo do triênio, o infarto agudo do miocárdio e o acidente vascular cerebral não especificado (hemorrágico ou isquêmico) tiveram aumento nas internações e gastos, e o DM teve aumento somente nos gastos; as demais morbidades associadas à DRC apresentaram queda nas internações e gastos.

Com base em informações do DATASUS, as doenças renais (doença renal crônica, doenças glomerulares e tubulointersticiais) e algumas das principais doenças a elas associadas (DM, hipertensão arterial sistêmica e outras doenças hipertensivas, acidente vascular cerebral e doenças correlatas) representaram 7,61% das internações e 12,97% dos gastos do total de internações e gastos no Brasil por todas as causas. Esses valores representam um percentual importante dos gastos nacionais com saúde e só tendem a aumentar, mesmo que só sejam levados em consideração aspectos pontuais, como a mudança do perfil de desenvolvimento do País e o envelhecimento da população[10]. Chama a atenção por ser um gasto expressivo com apenas quatro doenças. Mas deve-

Tabela 43.1 – Número de internações e gastos por algumas doenças renais especificadas e "insuficiência renal" ao longo do triênio 2013-2015 com base no DATASUS.

Causas/Ano		2013	2014	2015	Total
SNA e GNRP	N	5.714	5.712	5.395	16.821
	R$	2.738.641,26	2.897.907,90	2.741.600,02	8.378.149,18
Outras doenças glomerulares	N	12.779	12.004	11.203	35.986,00
	R$	6.912.120,44	6.898.722,23	7.154.407,01	20.965.249,68
Insuficiência renal	N	95.186	98.220	102.110	295.516
	R$	305.589.824,67	343.252.964,84	357.376.199,04	1.006.218.988,55
Doenças renais tubulointersticiais	N	92.629	90.069	86.450	269.148
	R$	34.943.288,81	36.530.932,07	36.491.157,79	107.965.378,67
Total	R$	12.698.359.917,70	13.370.407.625,66	13.785.610.945,46	39.854.378.488,82

SNA = síndrome nefrítica aguda; GNRP = glomerulonefrite rapidamente progressiva.

-se ressaltar que são elas as doenças crônicas que se destacam em importância por sua frequência dos dias de hoje. É preciso ter em mente também que parte dos pacientes internados devido a DM, hipertensão arterial sistêmica primária e outras doenças hipertensivas, infarto agudo do miocárdio e doenças correlatas, acidente vascular cerebral e doenças correlatas, entre outras, pode também ter DRC em diferentes estágios de evolução, mas esse diagnóstico não foi descrito como responsável pela internação.

No que se refere à terapia renal substitutiva, observamos que o transplante de rim com órgão de doador vivo e o transplante simultâneo de pâncreas e rim tiveram queda nas internações e gastos ao longo do triênio 2013-2015, avaliado por nós; por outro lado, o transplante de rim com órgão de doador falecido apresentou aumento contínuo nos dois quesitos. Esse achado não surpreende; a tendência a aumento de transplantes com doadores falecidos já vem delineando-se há alguns anos e, atualmente, é uma realidade em nosso país. A doação vem sendo incentivada no Brasil por meio de campanhas, que prezam pela orientação das famílias e incentivo a que cada pessoa revele em vida aos familiares seu desejo de ser ou não doador de órgão.

De fato, segundo o Registro Brasileiro de Transplantes (Associação Brasileira de Transplante de Órgãos, ABTO), 78,9% dos transplantes renais em 2015, no Brasil, foi realizado com doadores falecidos; assim só uma pequena parcela dependeu de doadores vivos. Dados da ABTO demonstram ainda que nos últimos dez anos, os transplantes de rim com órgão de doador falecido tiveram aumento de 188% e houve queda no transplante de rim com doador vivo de 33% e simultâneo de pâncreas e rim de 22%[11].

Também, segundo a ABTO, o Brasil é o segundo País que mais realiza transplantes de rim no mundo. Entre janeiro e setembro de 2016, a lista de espera para a realização de transplante renal em adultos era de 19.279 e em crianças de 331 pacientes cadastrados. Dos pacientes que ingressaram nesse período na lista de espera, 8.621 adultos e 771 pediátricos, faleceram 299 e 14, respectivamente[11].

A diálise peritoneal intermitente, 1 e 2 sessões por semana, teve queda nos procedimentos e gastos; os demais procedimentos dialíticos tiveram crescimento, com destaque para o crescimento dos procedimentos e gastos com hemodiálise em paciente com sorologia positiva para HIV e/ou hepatites B e C.

Vale destacar também que no Brasil, em julho de 2014, 91,4% dos pacientes em diálise crônica faziam tratamento por hemodiálise e 8,6% por diálise peritoneal, sendo que, dessa, a diálise peritoneal automatizada era a modalidade predominante. O percentual de pacientes em hemodiálise de manutenção tem-se mantido estável e há tendência a aumento global do número de pacientes em diálise, das taxas de incidência e prevalência de tratamento, particularmente considerando os últimos

quatro anos. É importante dizer que o pagamento desses procedimentos no Brasil é feito predominantemente pelo SUS[12].

Considerando o que foi divulgado em 2015 como total dos gastos do SUS com os atendimentos de média e alta complexidade à saúde da população brasileira (40 bilhões de reais), destacamos que os gastos com a TRS (diálise ou transplante renal) representaram mais de 2 bilhões de reais, ou seja, mais a 5% dos gastos do SUS com média e alta complexidade foram consumidos com parte do manejo de uma só doença, cuja incidência está aumentando.

Diversos estudos sobre custos vêm sendo realizados utilizando o número e os gastos com internações motivadas por diagnósticos selecionados, e têm boa confiabilidade com para avaliar o impacto econômico de algumas causas de internações hospitalares para o País[13].

Em publicação de 2003, Nascimento *et al* discorrem sobre a contribuição de levartamos de custos com hospitalizações e explicam a importância de utilizar tal recurso em estudos como o nosso[14]. Segundo os autores, é grande a dificuldade para determinar os custos da atenção a um agravo à saúde, dada a complexidade e diversidade dos fatores envolvidos no processo.

A determinação dos custos não médicos diretos (como os gastos relacionados com deslocamentos para tratamento e reabilitação e despesas com acompanhantes), dos custos indiretos (como a perda de produtividade dos pacientes, dos familiares e de outras pessoas envolvidas) e daqueles relacionados aos fatores psicossociais, de difícil aferição, também constitui alguns dos entraves encontrados quando se busca quantificar as despesas com os agravos à saúde. No Brasil, embora os registros da morbidade de demanda sejam estruturados a partir de uma lógica voltada para o pagamento de produção, as estatísticas hospitalares encontram-se mais bem sistematizadas que as ambulatoriais. Isso, de algum modo, possibilita seu emprego como marcadores de ações preventivas em determinado segmento populacional, ou mesmo na avaliação de problemas que exigem maior investimento hospitalar. Sob essa perspectiva, destacam-se entre os custos médicos diretos, que correspondem às despesas com prescrições e orientações médicas e são de mais fácil levantamento, os gastos decorrentes de hospitalizações, cuja avaliação constitui uma forma de obter a estimativa do impacto econômico de um agravo à saúde[14].

Não há dúvida que as informações acerca do impacto econômico representado pelos problemas de saúde mais prevalentes na população vêm sendo cada vez mais necessárias, para orientar a aplicação de recursos, tanto na área assistencial, como na programação das ações de prevenção de doenças[14].

Por fim, alguns consideram que o custo de tratar os pacientes com DRC terminal é muito alto, e poucos países parecem capazes de arcar com o ônus desse tratamento quando se consideram as tendências atuais de crescimento da prevalência da DRC. Até para os países industrializados, a TRS provavelmente será de difícil manutenção em um tempo não muito distante[15]. Daí a importância de estudar custos, buscando melhores alternativas de diagnóstico e tratamento da DRC, tendo em mente que essa é uma população doente que aumenta progressivamente e que tem uma doença que, com frequência, não apresenta sinais ou sintomas de alerta e que pode manifestar-se muitas vezes já em estágio avançado.

REFERÊNCIAS BIBLIOGRÁFICAS

1. Portal Brasil – SUS democratiza acesso do cidadão aos serviços de saúde. [http://www.brasil.gov.br/saude/2009/11/sus-democratiza-o-acesso-do-cidadaoaos-servicos-de-saude; acessado 11/05/2016].

2. Portal da Saúde – O DATASUS. [http://www2.datasus.gov.br/DATASUS/index.php?area=01; acessado em 17/06/2016].

3. Romão Jr. JE. Doença renal crônica: conceituação, classificação e epidemiologia. In Canziani ME, Kirsztajn GM. *Doença Renal Crônica: Manual Prático*, Balieiro: São Paulo, 2016, pp 1-26.

4. Zimmet P, Alberti KG, Shaw J. Global and societal implications of the diabetes epidemic. *Nature* 2001; **414**: 782-787.

5. Hamer RA, El Nahas AM. The burden of chronic kidney disease. *Br Med J* 2006; **332**: 563-564.

6. Collins AJ, Kasiske B, Herzog C *et al.* Excerpts from the United States Renal Data System 2004 annual data report: atlas of end-stage renal disease in the United States. *Am J Kidney Dis* 2005; **45 (Suppl 1)**: S1-S280.

7. Dirks JH, de Zeeuw D, Agarwal SK *et al.* On Behalf of the International Society of Nephrology Commission for the Global Advancement of Nephrology Study Group 2004. Prevention of chronic kidney and vascular disease: Toward global health equity – the Bellagio 2004 Declaration. *Kidney Int* 2005; **68**: S1-S6.

8. Barsoum RS. End-stage renal disease in the developing world. *Artif Organs* 2002; **26**: 735-736.

9. Malta DC, Cezário AC, Moura L *et al.* A construção da vigilância e prevenção das doenças crônicas não transmissíveis no contexto do Sistema Único de Saúde. *Epidemiol Serv Saúde* 2006; **15**: 47-65.

10. Censo demográfico 2010, IBGE. http://www.ibge.gov.br/home/estatistica/população/censo2010/default.shtm; acessada em acesso em 15/11/2016.

11. Registro Brasileiro de Transplantes Ano XXII, No. 3 Jan/Set 2016. Associação Brasileira de Transplante de Órgãos, ABTO; http://www.abto.org.br; acessada em 15/11/2016.

12. Sesso RC, Lopes AA, Thomé FS *et al.* Brazilian Chronic Dialysis Census 2014. *J Bras Nefrol* 2016; **38**: 54-61.

13. Peixoto SV, Giatti L, Afradique E, Lima-Costa MF. Custo das internações hospitalares entre idosos brasileiros no âmbito do Sistema Único de Saúde. *Epidemiol Serv Saúde* 2004; **13**: 239-246.

14. do Nascimento EMR, Mota E, Costa MCN. Custos das internações de adolescentes em unidades da rede hospitalar integrada ao SUS em Salvador, Bahia. *Epidemiol Serv Saúde* 2003; **12**: 137-145.

15. Lysaght MJ. Maintenance dialysis population dynamics: Current trends and long term implications. *J Am Soc Nephrol* 2002; **13**: S37-S40.

44

CONTEXTO ATUAL DA ANOREXIA NA DOENÇA RENAL CRÔNICA EM DIÁLISE

Mariana Clementoni Costa Borges Ribeiro
Jacqueline Costa Teixeira Caramori

◆

INTRODUÇÃO

Desnutrição é uma condição prevalente na doença renal crônica (DRC), com taxas que variam entre 18 e 75% da população[1,2]. Caracteriza-se pela depleção progressiva de reservas corporais de proteínas e/ou energia e está especialmente presente entre portadores da fase 5 da DRC[3,4].

Definida como perda do desejo para se alimentar, a anorexia está frequentemente presente entre pacientes desnutridos, como complicação da síndrome urêmica, e contribui de forma significativa para a piora da desnutrição, redução da qualidade de vida, aumento de morbidades e taxas de mortalidade[5,6].

Segundo Kalantar et al, o risco de morte em pacientes anoréxicos foi quatro vezes maior quando comparado com aqueles que referiram apetite normal, além de maior frequência de hospitalização, elevadas concentrações de marcadores inflamatórios e pior qualidade de vida[5].

Diversos fatores são atribuídos como causas da anorexia na DRC, sendo a toxicidade urêmica a condição mais relacionada, uma vez que após o início da terapia renal substitutiva (TRS) o sintoma melhora, indicando elevada concentração de compostos urêmicos na circulação sanguínea como possível causa[7,8]. Entretanto, uremia não é o único fator causal associado à perda de apetite dos pacientes em diálise, estando envolvidos inflamação sistêmica, infecções recorrentes, desequilíbrios bioquímicos, hormonais e neuronais, deficiência de micronutrientes e depressão[6,7,9,10].

Este capítulo aborda aspectos associados à anorexia na DRC e a experiência em investigar essa condição em uma amostra de pacientes submetidos à hemodiálise.

PREVALÊNCIA E AVALIAÇÃO DA ANOREXIA NA DRC

Anorexia é um sintoma comumente observado na população com DRC, com taxas que variam de 30 a 58% nos indivíduos em tratamento conservador, e 6 a 50% entre aqueles em tratamento dialítico[7,11-13]. Tais dados sugerem a imprecisão em mostrar a prevalência de anorexia, já que não há ferramenta padrão para avaliação. Os resultados obtidos diferem de acordo com a percepção do avaliador e do paciente, assim como do momento da avaliação. Segundo Molfino et al, a prevalência de anorexia oscila entre 6 e 26%, mesmo quando avaliada por um único entrevistador, com diferentes ferramentas. Outros autores mostram que um em cada três pacientes, aponta esse sintoma independentemente do tamanho das populações analisadas[5,14].

Percebe-se ainda que os pacientes relatam melhor apetite e ingestão alimentar, proteica e energética nos dias sem tratamento dialítico. Segundo Burrowes et al, a prevalência de anorexia nos dias em que o indivíduo não faz diálise foi de 24%, enquanto em dias de tratamento dialítico atingiu 37%[14].

Até o momento, poucas ferramentas foram validadas para avaliação do apetite, visto o caráter subjetivo desse marcador nutricional, que dificulta a avaliação sub ou superestimando a prevalência de anorexia. Na década de 1990, no ensaio clínico controlado e randomizado intitulado *HEMO Study*, Burrowes *et al* desenvolveram o questionário *Appetite and Diet Assessment Tool* – ADAT, para oavaliar apetite e fatores associados à ingestão dietética[15]. O ADAT foi posteriormente validado e modificado por outros pesquisadores, que o tornaram uma ferramenta compacta, prática e de fácil aplicação, que tem sido utilizada em pesquisas e na prática clínica[5,14,16]. O questionário é composto por três perguntas, sendo a primeira e a terceira de múltipla escolha, e visa avaliar e classificar o apetite no momento da aplicação e em relação à semana anterior. O quadro 44.1 resume a simplicidade do instrumento.

Quadro 44.1 – Perguntas do questionário para avaliação do apetite. Adaptado de Burrowes *et al*[15].

1. Durante a semana passada (7 dias), como você classificaria seu apetite?
   1 = muito bom
   2 = bom
   3 = regular
   4 = ruim
   5 = muito ruim
2. Você apresentou mudança no seu apetite na semana passada (7 dias):
   0 = não
   1 = sim
3. Se você respondeu sim na questão 2, como foi a mudança do apetite?
   1 = aumentou
   2 = manteve o mesmo
   3 = diminuiu

Outras ferramentas estão disponíveis para avaliar o apetite nos pacientes em diálise. Zabel *et al* utilizaram a escala visual denominada *Visual Analog Scale* (VAS) que consiste em uma linha horizontal de 100mm, onde extremos indicam "não fome" (0mm) e "fome" (100mm); a proposta é observar a imagem e indicar com uma linha vertical na escala VAS o local que representa o apetite atual; essa ferramenta permite a indicação da "medida" do apetite, mas sem valor de corte definido para o diagnóstico de anorexia; os autores mostraram que a pontuação média do VAS encontrada entre pacientes com apetite "ruim" foi inferior a 50mm, enquanto a média relatada daqueles que referiram apetite "bom" foi superior a 50mm[17].

Encontram-se ainda instrumentos que avaliam a presença de anorexia em populações inespecíficas, como, por exemplo, o escore *Functional Assessment of Anorexia/Cachexia Therapy* (FAACT), desenvolvido pela Sociedade Europeia de Nutrição Clínica e Metabolismo[18]. Trata-se de questionário de avaliação qualitativa e quantitativa, dividido em cinco partes, com um total de 39 questões, sendo 12 itens diretamente relacionados a questões nutricionais, incluindo o apetite[18]. Recente-

mente, Molfino *et al* compararam diferentes instrumentos, incluindo os citados anteriormente, avaliando apetite de pacientes em hemodiálise, e concluíram que diferentes ferramentas, apesar de aplicadas na mesma amostra, apresentaram prevalências distintas de anorexia e diferentes associações com marcadores de ingestão alimentar e inflamação. Ressaltaram a importância da avaliação composta por diversas ferramentas, onde cada uma foi aplicada na tentativa de reunir o maior número de dados e informações sobre apetite e estado nutricional, e assim capacitar e facilitar o diagnóstico precoce de desnutrição, minimizando o caráter subjetivo do apetite e dificuldades de os pacientes exteriorizarem essa condição clínica[13].

Na Hemodiálise do Hospital das Clínicas da Faculdade de Medicina de Botucatu, avaliou-se a associação entre "apetite prejudicado" com marcadores nutricionais, inflamatórios, hormonais e ingestão alimentar em pesquisa analítica e transversal[19]. O apetite foi caracterizado com o questionário de Burrowes, aplicado por um único pesquisador durante entrevista isolada; posteriormente, a amostra foi dicotomizada, sendo os pacientes que referiram apetite "muito bom" ou "bom" foram considerados com "apetite normal", e aqueles que relataram apetite "regular", "ruim" ou "muito ruim", com "apetite prejudicado"[15]. O estudo foi realizado em 125 pacientes com idade de 60,6 ± 14,1 anos, 56,8% do sexo masculino, com tempo em diálise de 35,5 meses (mínimo de 7 e máximo de 266 meses). Em relação ao apetite, houve maior prevalência da classificação do apetite "bom" (63,2%), e após dicotomização da amostra observou-se prevalência de 21,6% de "apetite prejudicado". A tabela 44.1 mostra os dados da classificação do apetite e se ocorreram modificações de seu padrão nos 125 pacientes[19].

ASPECTOS FISIOPATOLÓGICOS DA ANOREXIA DA DRC

O prejuízo progressivo do apetite é frequentemente associado à uremia na DRC; logo após o início da terapia dialítica é amenizado e os pacientes voltam a apresentar melhor ingestão alimentar. Entretanto, a anorexia representa quadro clínico complexo, que envolve diversos aspectos e mecanismos fisiopatológicos inerentes ao processo dialítico ou não (Figura 44.1).

TOXICIDADE URÊMICA

Tanto o tamanho das moléculas urêmicas, como o pico de suas concentrações séricas estão relacionados à redução do apetite dos pacientes em diálise. Moléculas médias são em sua maioria proteínas, como, por exemplo, a leptina, o paratormônio intacto e citocinas, consideradas toxinas urêmicas, não derivadas diretamente da ingestão alimentar[20]. A hipótese de que o aumento da concentração sérica de moléculas médias causaria inibição do

Tabela 44.1 – Classificação do "apetite atual" de 125 pacientes em hemodiálise.

Categorização	Apetite normal (N = 98)		Apetite prejudicado (N = 27)		
	Muito bom	Bom	Regular	Ruim	Muito ruim
Alteração do apetite* – n (%)	19 (15)	79 (63)	15 (12)	9 (7,2)	3 (2)
Mantido – 86 (68,8)	16 (12,8)	56 (44,8)	8 (6,4)	3 (2,4)	3 (2,4)
Aumentado – 25 (20)	2 (1,6)	18 (14,4)	3 (2,4)	2 (1,6)	–
Diminuído – 14 (11,2)	1 (0,8)	5 (4,0)	4 (3,2)	4 (3,2)	–

*Em relação à semana anterior à aplicação.

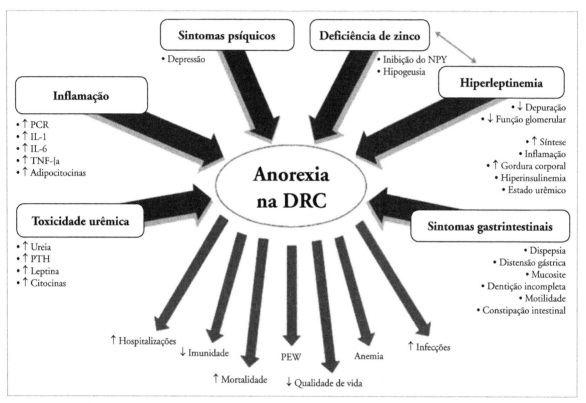

Figura 44.1 – Etiologia e implicações da anorexia nos pacientes com DRC. PTH = paratormônio intacto; *PEW = protein energy wasting*; PCR = proteína C-reativa; IL-1 = interleucina-1; IL-6 = interleucina-6; TNF-α = fator de necrose tumoral-alfa; NPY = neuropeptídeo Y.

apetite foi descrita em 1996, por Anderstam *et al*, quando observaram que, após injeção por via intraperitoneal de ultrafiltrado urêmico em ratos, havia inibição do apetite, sem ocorrer o mesmo com a injeção de ultrafiltrado não urêmico[21].

O hiperparatireoidismo secundário, complicação frequente em pacientes com DRC, é caracterizado por hiperplasia das glândulas paratireoides, levando à hipersecreção de hormônio, o PTH, que em elevadas concentrações é responsável por efeitos deletérios metabólicos e estruturais, como anorexia, hiperlipidemia, intolerância aos carboidratos, disfunção imunológica, hipertrofia cardíaca e alto *turnover* ósseo, liberando marcadores ósseos como a fosfatase alcalina[22,23-25]. Jiang *et al* apontaram que pacientes submetidos à paratireoidectomia apresentaram melhora do estado nutricional, com elevação dos níveis séricos de albumina e do índice de massa corporal (IMC)[25]. Além disso, estudos experimentais indicaram o PTH como responsável por distúrbios no metabolismo proteico, com consequente aumento da proteólise no músculo esquelético dos pacientes em hemodiálise, levando a astenia, atrofia muscular, perda de peso e desnutrição[22,24,26,27].

As razões pelas quais moléculas médias inibem o apetite dos pacientes em diálise e seus efeitos cerebrais ainda não estão bem elucidadas, porém é bem reconhecido que essas moléculas apresentam variabilidade de concentração, atingindo picos em pacientes tratados com hemodiálise, ao contrário do que ocorre em pacientes em diálise peritoneal, onde os níveis basais apresentam menor variação[6,28]. Assim, são propostos métodos para avaliar a eficiência da diálise na remoção adequada de tais moléculas, por exemplo, o uso do *Kt/V* ou do *Kt/V standard,* sugerindo aumento da frequência das sessões de diálise e uso de dialisadores com desempenho de alto fluxo, para melhor depuração dessas moléculas[29,30].

HIPERLEPTINEMIA

A leptina, hormônio que é produto do gene *ob*, sintetizado por adipócitos, apresenta importante ação na homeostase energética, função imune, hematopoiese, formação óssea e neuroendócrina[6,31-33]; encontra-se significativamente aumentada na DRC[34,35] pelo fato de esse hormônio ser principalmente depurado da circulação pelos rins, por meio de filtração glomerular e degradação nos túbulos renais[32,35-37]. Pioneiros no assunto, Cumin *et al* observaram a importância da filtração glomerular na depuração da leptina, realizando nefrectomia em estudo experimental[38]. Além da reduzida depuração, inflamação, aumento da gordura corporal e hiperinsulinemia são apontados como causas de maior síntese de leptina[32,39]. O estado urêmico dos pacientes com DRC parece exercer efeito na concentração sérica de leptina, induzindo superprodução do hormônio leptina pelos adipócitos[40].

A leptina exerce efeitos pleitotrópicos, sendo um dos seus principais papéis a regulação do metabolismo energético, por meio da sua ação na ingestão de alimentos e no gasto energético[41]. A homeostase de energia ocorre por meio da transdução de sinal no hipotálamo, inibindo o neuropeptídeo Y (NPY) e o peptídeo agouti-relacionado (AgRP), ambos de ação orexígena, e estimulando a produção de melanocortinas que, por sua vez, apresentam ação anorexígena[6,42,43]. Com base nessas informações, estudos especulam que a hiperleptinemia seria mediadora da anorexia dos pacientes com DRC[25,33,44]. Além dessas hipóteses, alguns autores acreditam ainda na possibilidade da resistência à leptina na DRC, ou seja, a hiperleptinemia ocorreria devido a alterações no receptor, fazendo com que não houvesse ligação entre a leptina e seu receptor, que permaneceria livre na corrente sanguínea[45]. Pecoits-Filho *et al*[46] avaliaram a leptina sérica e seu receptor circulante em pacientes renais crônicos e apontaram que, apesar de os níveis de leptina mostrarem-se marcadamente elevados, a expressão de receptores, que atuam como inibidores competitivos, não diferiu dos controles, suscitando a necessidade de evidenciar consequências consistentes da hiperleptinemia livre e sua relação com a leptina total.

Recentemente, Friedman[45] fez uma revisão sobre resistência à leptina e, entre possíveis causas, associou-a a mutações genéticas na via de transdução do sinal de leptina. As mutações na leptina ou em seu receptor causam obesidade maciça em camundongos e seres humanos, e a leptina pode, efetivamente, tratar a obesidade em pacientes com deficiência de leptina. A leptina atua nos neurônios no hipotálamo e em outros lugares para provocar seus efeitos, e as mutações que afetam a função desse circuito neural causam formas de obesidade genéticas. A maioria dos pacientes obesos possui níveis endógenos elevados de leptina, em alguns casos como resultado de mutações no circuito neural em que a leptina atua, embora na maioria dos casos não seja conhecida a patogênese da resistência à leptina. Pacientes obesos com resistência à leptina mostram resposta variável, mas eficaz à leptina exógena. Em geral, a identificação da leptina forneceu estrutura para estudar a patogênese da obesidade na população geral, clarificou a natureza da resposta biológica à fome e ajudou a avançar na compreensão dos mecanismos neurais que controlam a alimentação. Finalmente, refere que suas pesquisas mostraram evidência de que a leptina reduz a massa gorda, ativando eferentes simpáticos ao tecido adiposo, embora os elementos do circuito neuronal que regulam essa via não tenham sido totalmente elucidados. Apesar das evidências citadas, os mecanismos da leptina na anorexia nos pacientes com DRC não estão bem esclarecidos, visto que as questões sobre seusos efeitos metabólicos sobre gordura, fígado e outros tecidos permanecem sem respostas: Como a leptina controla o metabolismo? Qual o papel da sinalização de leptina em tecidos periféricos, ou são quase todos efeitos mediados pelo sistema nervoso central? Quais os mecanismos fisiológicos e celulares que levam a leptina a reduzir os depósitos de gordura e melhorar o metabolismo da glicose?

DEFICIÊNCIA DE ZINCO

O zinco, micronutriente essencial para a vida humana, está relacionado a diversas funções metabólicas e processos bioquímicos, e sua deficiência tem sido apontada como possível mediadora da anorexia e perda de peso. Pesquisas mostraram elevada prevalência de deficiência de zinco entre pacientes em diálise, com taxas entre 40 e 89%[47-50]. Sugere-se que baixa ingestão de alimentos que são fontes de zinco, hipoproteinemia (em especial hipoalbuminemia), função renal reduzida, processo dialítico *per se*, proteinúria e absorção intestinal diminuída são possíveis causas para essa deficiência[9,10].

Estudos revelam associação entre deficiência de zinco e controle do apetite por meio de ação hipotalâmica[51,52]. Deficiência de zinco causa inibição da liberação de NPY, um dos neuropeptídeos reguladores do apetite mais potentes, com ação orexígena, causando assim anorexia[53,54]. Experimentalmente, elevados níveis de RNAm do NPY, mas não dos níveis de NPY no hipotálamo de ratos com deficiência de zinco, sugerem possível resistência ao NPY diante dessa redução[55,56]. Complementando, Goto *et al* mostraram alterações hipotalâmicas promovidas pela deficiência de zinco, causando hipogeusia e alterações no paladar, devido à presença desse mineral na estrutura da gustina, proteína envolvida com esse sentido, com consequente agravamento do quadro de anorexia[57].

A relação entre zinco e leptina em pacientes com DRC vem sendo mostrada nas últimas duas décadas, apontando correlação inversamente proporcional. Pacientes em hemodiálise, com baixas concentrações séricas de zinco e hiperleptinemia, após suplementação do mineral, apresentaram aumento da concentração de zinco e redução dos níveis de leptina, com consequente melhora do apetite[9,10,58].

INFLAMAÇÃO SISTÊMICA

Pacientes em diálise apresentam níveis circulantes de citocinas pró-inflamatórios mais elevados que a população geral. Tem-se mostrado associação entre o aumento sérico de marcadores inflamatórios com piora do estado nutricional e redução do apetite[5,53-55].

Kalantar-Zadeh et al apresentaram forte associação entre redução de apetite e altos níveis de marcadores inflamatórios – como interleucina-6, fator de necrose tumoral alfa (TNF-α) e proteína C-reativa – mostrando que a concentração de tais citocinas estava três vezes maior entre pacientes que relataram apetite reduzido do que o limite superior indicado para a população geral[5]. Aguilera et al encontraram associação entre TNF-α e anorexia em pacientes submetidos à diálise peritoneal, observando que 97,6% dos pacientes apresentaram altos níveis da citocina[59]. Citocinas inflamatórias induzem anorexia tanto em pessoas saudáveis, como em outras condições crônicas (câncer, doenças pulmonares e cardiovasculares), agindo diretamente no tamanho e frequência das refeições, por meio de ações periféricas ou hipotalâmicas, que refletirão na ingestão alimentar[5,60,61]. Devido à sua forte influência no apetite, a inflamação tem sido implicada como exercendo um papel central no desenvolvimento do *protein energy wasting* (*PEW*), quadro de desnutrição específico de pacientes com DRC, devido aos fatores inerentes à própria doença renal, e relacionada a piores desfechos, como aumento na frequência e duração das hospitalizações, pior qualidade de vida e maior mortalidade[6,62].

Portanto, inflamação na DRC é multifatorial e está associada a redução da filtração glomerular, processo dialítico *per se*, toxicidade urêmica, infecções crônicas e recorrentes, acidose metabólica e hipercatabolismo, e relacionada à anorexia e à *PEW*, contribuindo com o catabolismo proteico, com consequente redução da massa e função muscular, e assim fragilidade e incapacidade muscular[63].

CONDIÇÕES GASTRINTESTINAIS

A perda de apetite observada na DRC está relacionada a condições gastrintestinais comumente apresentadas pelos pacientes em diálise, entre elas, distensão gástrica, dispepsia, problemas de motilidade, retardo no esvaziamento gástrico e constipação, que geram saciedade precoce e até aversão alimentar, com consequente deterioração do estado nutricional[7,64]. Alguns pacientes apresentam alterações bucais que dificultam a mastigação e a deglutição de alimentos, como ausência de dentição completa, boca seca, lesões inflamatórias (mucosite e periodontite) e úlceras bucais[7,60]. Além disso, Santos et al mostraram que sintomas de dispepsia estiveram associados ao estado hipervolêmico em pacientes em diálise[65]. Somados a esses fatores, o volume e o conteúdo da refeição consumida, associados à distensão gástrica, podem afetar intensamente o controle de saciedade do paciente[60]. Diversos moduladores do apetite (exemplo, colecistoquinina, peptídeo liberador de gastrina, barorreceptores, glucagon, entre outros) são secretados no trato gastrintestinal quando se inicia uma refeição, gerando redução da motilidade gástrica, e por meio de sinais enviados para o sistema nervoso central induzem a saciedade[7]. Saciedade precoce parece ser mais comum em pacientes submetidos à diálise peritoneal, devido à maior absorção de glicose e consequente distensão abdominal[66].

O uso de quelantes de fosfato, como sevelamer, causa efeitos gastrintestinais adversos (náuseas, distensão e dor abdominal, dispepsia) e assim reduz o consumo alimentar dos pacientes[67]. Além disso, a polifarmácia, relacionada aos diversos medicamentos para o tratamento das comorbidades, causa desconforto e sintomas gastrintestinais. Condições digestivas podem ocorrer simultaneamente, gerando dificuldade em consumir certos alimentos com alterações na palatabilidade da refeição e causando aversões alimentares, fazendo com que o ato de se alimentar se torne um momento desconfortável, gerando pior qualidade de vida, que cursa com agravamento da anorexia e piora do estado nutricional[68].

ASPECTOS PSÍQUICOS

Depressão tem forte influência no consumo alimentar, qualidade de vida, taxas de hospitalizações e mortalidade prematura e apresenta prevalência entre 7 e 45% nos pacientes com DRC[69]. Entre os sintomas mais relatados pelos pacientes com depressão, está a anorexia, segundo as escalas diagnósticas[70]. Nota-se, na prática clínica, dificuldade em estabelecer relação causal entre depressão e anorexia, apesar de haver forte associação. Escalas de avaliação para depressão sugerem que a anorexia superestima a depressão, já que muitas vezes ela é mais relacionada ao estado urêmico do paciente com DRC do que à depressão propriamente dita[71].

Garcia et al, em estudo clínico controlado, mostraram que níveis plasmáticos e afinidade do NPY por imunoglobulinas foram associados com humor, apetite e peso corporal em pacientes com distúrbios depressivos[72]. Kaynar et al apontaram correlação entre a concentração sérica de adipocitocinas, com ações sobre o metabolismo energético, saciedade, imunidade, e transtornos depressivos, sugerindo influência nos centros emocionais de pacientes com DRC[73].

DISTÚRBIOS CENTRAIS DO COMPORTAMENTO ALIMENTAR

O estado urêmico da DRC é capaz de induzir alterações nos níveis séricos de aminoácidos (AA); detectam-se menores níveis de aminoácidos essenciais e de cadeia ramificada, conhecidos como *branch chain amino acids* (*BCAA*), nesses pacientes quando comparados com pessoas saudáveis[6,7,74]. A concentração diminuída de *BCAA* e AA essenciais no plasma e no líquido cefalorraquidiano permite o transporte aumentado de triptofano através da barreira hematoencefálica, provocando aumento na síntese de serotonina, que por sua vez é responsável pela inibição do apetite[75]. Baseados nessa hipótese, Hiroshige *et al,* em estudo controlado e duplo-cego com suplementação de *BCAA,* mostraram normalização dos níveis plasmáticos de *BCAA* por suplementação oral, melhorando a anorexia e o estado nutricional em pacientes com DRC idosos com desnutrição[76].

Diante de tantos aspectos fisiopatológicos da anorexia, ressalta-se a importância da equipe multiprofissional, que relacione as necessidades de suporte clínico individualizado nas diversas abordagens, desde familiar, social, psicológica até a nutricional nos pacientes com DRC.

Em nossa experiência, ao investigar clinicamente a anorexia em pacientes em hemodiálise do Hospital das Clínicas de Botucatu (aproximadamente 63% dos pacientes do Serviço), conseguimos sugerir aspectos preditores do "apetite prejudicado". Diversas características clínicas, variáveis laboratoriais, nutricionais e da ingestão alimentar foram comparadas entre pacientes com apetite "normal" e "prejudicado", e essa comparação preliminar permitiu construir uma regressão logística múltipla para pacientes com "apetite prejudicado". Foram incluídas variáveis como ureia, saturação de transferrina, ingestão de zinco, PTH, *log* de PCR e ingestão de proteína-PTN/kg/peso; e, como ajustes do modelo, foram incluídos sexo, idade, tempo em hemodiálise, *log* de leptina e IMC[20]. Assim, na tabela 44.2 mostramos associações independentes com apetite prejudicado: baixa ingestão de zinco (p = 0,03), menor concentração sérica de ureia (p = 0,04) e elevado PTH sérico (p = 0,03), não se desconsiderando o provável (p = 0,06) envolvimento da inflamação, avaliado pelo aumento da concentração sérica de PCR[19].

Variáveis incluídas: ureia, saturação de transferrina, ingestão de zinco, PTH, *log* de PCR e PTN/kg/peso. Como ajustes: sexo, idade, tempo em hemodiálise, *log* de leptina e IMC.

Esses resultados contribuíram com o serviço, mostrando que, por meio da aplicação de uma ferramenta simples e de baixo custo, encontraram-se associações da alteração do apetite com condições clínicas de pacientes em diálise. Curiosamente, detectamos que a ingestão alimentar de macro e micronutrientes está insuficiente na população estudada, mesmo entre aqueles com "apetite normal". "Apetite prejudicado" foi associado independentemente com baixa ingestão de zinco, hiperparatireoidismo e possivelmente com inflamação, apesar de reconhecermos que a pesquisa tem limitações no caráter subjetivo, sua interpretação foi desafiadora[19].

A figura 44.2 exemplifica na nuvem de palavras as diversas variáveis estudadas, com destaque para aquelas que foram independentemente associadas com anorexia nos pacientes em hemodiálise.

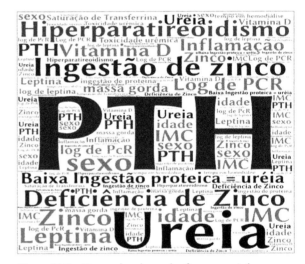

Figura 44.2 – Nuvem de palavras dos fatores associados na anorexia dos pacientes em hemodiálise.

Tabela 44.2 – Regressão logística múltipla para "apetite prejudicado".

Variáveis	Odds ratio (intervalo de confiança 95%)	p
Ureia	0,982 (0,965; 0,999)	0,04
PTH	1,001 (1,000; 1,002)	0,03
Ingestão de zinco	0,860 (0,746; 0,991)	0,03
Log de PCR	2,955 (0,924; 9,447)	0,06

PROPOSTAS TERAPÊUTICAS PARA ANOREXIA NA DRC

Falta de apetite somada às restrições dietéticas recomendadas para pacientes com DRC – reduzir consumo de potássio, fósforo e sódio, e moderado consumo de proteína – podem causar deficiências nutricionais e consequentemente agravamento do *PEW*, inflamação e anemia. Associações do apetite com inflamação, estado nutricional, anemia e desfechos (mortalidade e hospitalizações) mostram correlação entre apetite reduzido, anemia e aumento da necessidade de administração de eritropoietina, sugerindo a importância da avaliação do apetite direcionada para a predição do grau de responsividade à eritropoietina[5]. Na prática clínica, sugere-se investigar a estreita relação entre inflamação, *PEW* e anemia refratária[77]. Anorexia influencia diretamente o estado nutricional piorando a qualidade de vida, causando maior incidência de comorbidades e hospitalizações, suscetibilidade às infecções recorrentes e mortalidade.

Em relação a medidas sugeridas para o tratamento da anorexia na DRC, Molfino *et al* mostraram que o aconselhamento nutricional foi capaz de evitar ou reduzir a baixa ingestão alimentar de pacientes anoréxicos em diálise, associado à melhora da albumina, forte preditor de mortalidade[78]. Aconselhamento nutricional para tratamento da anorexia é fortemente indicado para condições em que a ingestão alimentar e o apetite estão comprometidos[79]. Com isso, é possível perceber a importância da equipe multiprofissional, com atuação de nutricionistas, no tratamento de pacientes com doenças crônicas, especialmente a DRC, na qual o estado nutricional e a ingestão alimentar adequada, com equilibrado consumo de macro e micronutrientes, estão associados com aquisição de conhecimentos e adesão à terapia medicamentosa.

Outro importante objeto de atenção no tratamento de pacientes em diálise crônica é a adequação da dose de diálise; esse controle mensal permite especular sobre a concentração adequada de substâncias, reduzindo a concentração daquelas anorexígenas, influenciando apetite, além de depurar adequadamente substâncias e melhorar outros sintomas, como fadiga, indisposição, alterações de humor, que pioram o quadro clínico geral[20].

Estudos têm apontado o uso de drogas que auxiliam no tratamento da anorexia[80,81], tais como megestrol acetato (MA), progesterona sintética, referenciado por melhorar o apetite de pacientes com DRC e outras doenças crônicas, porém de mecanismo não completamente elucidado[82]. Segundo Hobbs *et al*, a administração do MA, durante até oito meses, mostrou efeito positivo no ganho de peso e aumento do IMC em pacientes pediátricos que apresentavam ganho de peso insatisfatório seis meses antes da intervenção[80]. Gołebiewska *et al* apontaram que o uso de MA durante dois meses levou ao aumento dos níveis de albumina plasmática e melhorou medidas antropométricas, entretanto pacientes submetidos ao tratamento apresentaram efeitos adversos, como diarreia, hiper-hidratação e hiperglicemia[82]. Assim, o uso de MA no tratamento da anorexia deve ser mais estudado, a fim de determinar sua importância, eficácia e segurança em pacientes em diálise[81]. Além do MA, outras substâncias farmacológicas estimulantes do apetite já foram citados (exemplo, dronabinol, cipro-heptadina, melatonina, talidomida e grelina), porém a falta de estudos comprovando eficácia tem impossibilitado o uso clínico generalizado[83].

A literatura inclui outras medidas terapêuticas alternativas para melhorar o apetite de pacientes em diálise, como aplicação de hormônios específicos, esteroides anabolizantes e atividade física[83]. A prática de exercício físico desempenha papel importante na redução dos níveis de citocinas pró-inflamatórias, que atuam no sistema nervoso central na redução do apetite e desenvolvimento do *PEW*[84]. Segundo Moraes *et al*, seis meses de exercício de resistência para pacientes em hemodiálise foi eficaz na modulação dos níveis de hormônios relacionados ao apetite (obestatina e acilgrelina)[85]. Treinamento físico foi capaz de aumentar tamanho, capacidade e força muscular, melhorando o perfil nutricional do paciente com DRC[83]. O uso de hormônios anabolizantes é mencionado no tratamento do *PEW* devido a suas ações na sarcopenia, atuando no perfil muscular e proteico desses pacientes, com melhora no estado nutricional e nos sintomas de anorexia; mas, são escassos os estudos que testaram os efeitos adversos e comprovaram a segurança na administração[86].

Concluindo, a anorexia representa uma desordem complexa e multifatorial, com prevalência variável na população com DRC, com aparecimento precoce devido à redução da função renal, e progressivamente com complicações inerentes ao próprio tratamento da doença. Como a prevalência de 21,6% de anorexia nos pacientes do nosso serviço esteve na faixa de valores encontrados na literatura, sugerimos que a prevalência encontrada tem sido modificada pelo intenso cuidado e tratamento multidisciplinar oferecido, tentando prevenir as consequências do quadro anorético e, nos casos diagnosticados, o paciente foi investigado e aconselhado para preservar seu estado nutricional.

O reconhecimento dos aspectos fisiopatológicos proporciona entender as repercussões clínicas da anorexia associadas ao aumento das taxas de hospitalizações, morbidades e mortalidade, além dos prejuízos na qualidade de vida e no bem-estar. Assim, nota-se a importância de estudos que visem avaliar com eficácia e segurança medidas preventivas e terapêuticas da anorexia, para promover melhora do estado geral dos pacientes submetidos à TRS.

REFERÊNCIAS BIBLIOGRÁFICAS

1. Guarnieri G, Antonione R, Biolo G. Mechanisms of malnutrition in uremia. *J Ren Nutr* 2003; **13**: 153-157.
2. Muscaritoli M, Molfino A, Bollea MR *et al*. Malnutrition and wasting in renal disease. *Curr Opin Clin Nutr Metab Care* 2009; **12**: 378-383.
3. Sabatino A, Regolisti G, Karupaiah *et al*. Protein-energy wasting and nutritional supplementation in patients with end-stage renal disease on hemodialysis. *Clin Nutr* 2017; **36**: 663-671.
4. Gracia-Iguacel C, González-Parra E, Barril-Cuadrado G *et al*. Defining protein-energy wasting syndrome in chronic kidney disease: prevalence and clinical implications. *Nefrologia* 2014; **34**: 507-519.

5. Kalantar-Zadeh K, Block G, McAllister CJ *et al.* Appetite and inflammation, nutrition, anemia, and clinical outcome in hemodialysis patients. *Am J Clin Nutr* 2004; **80**: 299-307.

6. Bossola M, Tazza L, Giungi S *et al.* Anorexia in hemodialysis patients: an update. *Kidney Int* 2006; **70**: 417-422.

7. Carrero JJ. Mechanisms of altered regulation of food intake in chronic kidney disease. *J Ren Nutr* 2011; **21**: 7-11.

8. Bonanni A, Mannucci I, Verzola D *et al.* Protein-energy wasting and mortality in chronic kidney disease. *Int J Environ Res Public Health* 2011; **8**: 1631-1654.

9. El-Shazly AN, Ibrahim SAE-H, El-Mashad GM *et al.* Effect of zinc supplementation on body mass index and serum levels of zinc and leptin in pediatric hemodialysis patients. *Int J Nephrol Renov Dis* 2015; **8**: 159-163.

10. Aranha LN, Lobo JC, Stockler-Pinto MB *et al.* Relationship between zinc levels and plasma leptin in hemodialysis patients. *J Trace Elem Med Biol* 2012; **26**: 238-242.

11. Murphy EL, Murtagh FEM, Carey I *et al.* Understanding symptoms in patients with advanced chronic kidney disease managed without dialysis: use of a short patient-completed assessment tool. *Nephron Clin Pract* 2009; **111**: c74-c80.

12. Chan M, Kelly J, Batterham M *et al.* A high prevalence of abnormal nutrition parameters found in predialysis end-stage kidney disease: is it a result of uremia or poor eating habits? *J Ren Nutr* 2014; **24**: 292-302.

13. Molfino A, Kaysen GA, Chertow GM *et al.* Validating appetite assessment Tools among patients receiving hemodialysis. *J Ren Nutr* 2016; **26**: 103-310.

14. Burrowes JD, Larive B, Chertow GM *et al.* Self-reported appetite, hospitalization and death in haemodialysis patients: findings from the Hemodialysis (HEMO) Study. *Nephrol Dial Transplant* 2005; **20**: 2765-2774.

15. Burrowes JD, Powers SN, Cockram DB *et al.* Use of an appetite and diet assessment tool in the pilot phase of a hemodialysis clinical trial: Mortality and morbidity in hemodialysis study. *J Ren Nutr* 1996; **6**: 229-232.

16. Huang B, Zhou Z, Xu H *et al.* Diminished appetite predicts mortality of Chinese peritoneal dialysis patients. *Biol Res Nurs* 2014; **16**: 241-249.

17. Zabel R, Ash S, King N *et al.* The relationship between subjective appetite sensations, markers of inflammation and appetite in dialysis patients. *J Hum Nutr Diet* 2009; **22**: 343-350.

18. Muscaritoli M, Anker SD, Argilés J *et al.* Consensus definition of sarcopenia, cachexia and pre-cachexia: joint document elaborated by Special Interest Groups (SIG) "cachexia-anorexia in chronic wasting diseases" and "nutrition in geriatrics". *Clin Nutr* 2010; **29**: 154-159.

19. Borges MCC [UNESP]. Condições associadas com alterações do apetite em pacientes em hemodiálise. Conditions associated with changes of appetite in patients in hemodialysis [Internet]. 23 de fevereiro de 2017; Disponível em: https://repositorio.unesp.br/handle/11449/150458

20. Leypoldt JK, Meijers BKI. Effect of treatment duration and frequency on uremic solute kinetics, clearances and concentrations. *Semin Dial* 2016; **29**: 463-470.

21. Anderstam B, Mamoun AH, Södersten P *et al.* Middle-sized molecule fractions isolated from uremic ultrafiltrate and normal urine inhibit ingestive behavior in the rat. *J Am Soc Nephrol* 1996; **7**: 2453-2460.

22. Campos SR, Gusmão MHL, Almeida AF *et al.* Estado nutricional e ingestão alimentar de pacientes em diálise peritoneal contínua com e sem hiperparatireoidismo secundário. *J Bras Nefrol* 2012; **34**: 170-177.

23. Rezende LT, Cuppari L, Carvalho AB, Canziani ME *et al.* Nutritional status of hemodialysis patients with secondary hyperparathyroidism. *Braz J Med Biol* 2000; **33**: 1305-1311.

24. Khajehdehi P, Ali M, Al-Gebory F *et al.* The effects of parathyroidectomy on nutritional and biochemical status of hemodialysis patients with severe secondary hyperparathyroidism. *J Ren Nutr* 1999; **9**: 186-191.

25. Jiang Y, Zhang J, Yuan Y *et al.* Association of increased serum leptin with ameliorated anemia and malnutrition in stage 5 chronic kidney disease patients after parathyroidectomy. *Sci Rep* 2016; **6**: 27918.

26. Smogorzewski M, Piskorska G, Borum PR *et al.* Chronic renal failure, parathyroid hormone and fatty acids oxidation in skeletal muscle. *Kidney Int* 1988; **33**: 555-560.

27. Chen C, Wu H, Zhong L *et al.* Impacts of parathyroidectomy on renal anemia and nutritional status of hemodialysis patients with secondary hyperparathyroidism. *Int J Clin Exp Med* 2015; **8**: 9830-9838.

28. Carrero JJ, Aguilera A, Stenvinkel P *et al.* Appetite disorders in uremia. *J Ren Nutr* 2008; **18**: 107-113.

29. Daugirdas JT. Dialysis dosing for chronic hemodialysis: beyond Kt/V. *Semin Dial* 2014; **27**: 98-107.

30. Wong J, Vilar E, Davenport A, Farrington K. Incremental haemodialysis. *Nephrol Dial Transplant* 2015; **30**: 1639-1648.

31. Mak RH, Cheung WW, Gertler A. Exploiting the therapeutic potential of leptin signaling in cachexia. *Curr Opin Support Palliat Care* 2014; **8**: 352-357.

32. Alix PM, Guebre-Egziabher F, Soulage CO. Leptin as an uremic toxin: Deleterious role of leptin in chronic kidney disease. *Biochimie* 2014; **105**: 12-21.

33. Zhang J, Wang N. Leptin in chronic kidney disease: a link between hematopoiesis, bone metabolism, and nutrition. *Int Urol Nephrol* 2014; **46**: 1169-1174.

34. Briley LP, Szczech LA. Leptin and renal disease. *Semin Dial* 2006; **19**: 54-59.

35. Cao L, Mou S, Fang W *et al.* Hyperleptinaemia, insulin resistance and survival in peritoneal dialysis patients. *Nephrol Carlton Vic* 2015; **20**: 617-624.

36. Jensen MD, Møller N, Nair KS *et al.* Regional leptin kinetics in humans. *Am J Clin Nutr* 1999; **69**: 18-21.

37. Shankar A, Syamala S, Xiao J *et al.* Relationship between plasma leptin level and chronic kidney disease. *Int J Nephrol* 2012; **2012**: 269532.

38. Cumin F, Baum HP, Levens N. Leptin is cleared from the circulation primarily by the kidney. *Int J Obes Relat Metab Disord* 1996; **20**: 1120-1126.

39. Stenvinkel P. Leptin and its clinical implications in chronic renal failure. *Miner Electrolyte Metab* 1999; **25**: 298-302.

40. Kalbacher E, Koppe L, Zarrouki B *et al.* Human uremic plasma and not urea induces exuberant secretion of leptin in 3T3-L1 adipocytes. *J Ren Nutr* 2011; **21**: 72-75.

41. Suneja M, Murry DJ, Stokes JB *et al.* Hormonal regulation of energy-protein homeostasis in hemodialysis patients: an anorexigenic profile that may predispose to adverse cardiovascular outcomes. *Am J Physiol Endocrinol Metab* 2011; **300**: E55-E64.

42. Sahu A. Minireview: a hypothalamic role in energy balance with special emphasis on leptin. *Endocrinology* 2004; **145**: 2613-2620.

43. Mitch WE. Cachexia in chronic kidney disease: a link to defective central nervous system control of appetite. *J Clin Invest* 2005; **115**: 1476-1478.

44. Jiang S, Song K, Feng S *et al.* Association between serum leptin levels and peritoneal dialysis: A meta-analysis. *Exp Ther Med* 2015; **10**: 300-308.

45. Friedman J. The long road to leptin. *J Clin Invest* 2016; **126**: 4727-4734.

46. Pecoits-Filho R, Nordfors L, Heimbürger O *et al.* Soluble leptin receptors and serum leptin in end-stage renal disease: relationship with inflammation and body composition. *Eur J Clin Invest* 2002; **32**: 811-817.

47. Dashti-Khavidaki S, Khalili H, Vahedi S-M *et al*. Serum zinc concentrations in patients on maintenance hemodialysis and its relationship with anemia, parathyroid hormone concentrations and pruritus severity. *Saudi J Kidney Dis Transplant* 2010; **21**: 641-645.

48. Castro AVB, Caramori J, Barretti P *et al*. Prolactin and zinc in dialysis patients. *Biol Trace Elem Res* 2002; **88**: 1-7.

49. Bozalio lu S, Ozkan Y, Turan M *et al*. Prevalence of zinc deficiency and immune response in short-term hemodialysis. *J Trace Elem Med Biol* 2005; **18**: 243-249.

50. Erten Y, Kayata M, Sezer S *et al*. Zinc deficiency: prevalence and causes in hemodialysis patients and effect on cellular immune response. *Transplant Proc* 1998; **30**: 850-851.

51. Mafra D, Cozzolino SMF. The importance of zinc in human nutrition. Rev Nutr 2004; **17**: 79-87.

52. Birmingham CL, Gritzner S. How does zinc supplementation benefit anorexia nervosa? *Eat Weight Disord* 2006; **11**: e109-e111.

53. Lobo JC, Aranha LN, Moraes C *et al*. Linking zinc and leptin in chronic kidney disease: future directions. *Biol Trace Elem Res* 2012; **146**: 1-5.

54. Levenson CW. Zinc regulation of food intake: new insights on the role of neuropeptide Y. *Nutr Rev* 2003; **61**: 247-249.

55. Lee RG, Rains TM, Tovar-Palacio C *et al*. Zinc deficiency increases hypothalamic neuropeptide Y and neuropeptide Y mRNA levels and does not block neuropeptide Y-induced feeding in rats. *J Nutr* 1998; **128**: 1218-1223.

56. Shay NF, Mangian HF. Neurobiology of zinc-influenced eating behavior. *J Nutr* 2000; **130(5S Suppl)**: 1493S-1499S.

57. Goto T, Komai M, Suzuki H *et al*. Long-term zinc deficiency decreases taste sensitivity in rats. *J Nutr* 2001; **131**: 305-310.

58. Argani H, Mahdavi R, Ghorbani-haghjo A *et al*. Effects of zinc supplementation on serum zinc and leptin levels, BMI, and body composition in hemodialysis patients. *J Trace Elem Med Biol* 2014; **28**: 35-38.

59. Aguilera A, Codoceo R, Selgas R *et al*. Anorexigen (TNF-alpha, cholecystokinin) and orexigen (neuropeptide Y) plasma levels in peritoneal dialysis (PD) patients: their relationship with nutritional parameters. *Nephrol Dial Transplant* 1998; **13**: 1476-1483.

60. Carrero JJ. Identification of patients with eating disorders: clinical and biochemical signs of appetite loss in dialysis patients. J Ren Nutr 2009; **19**: 10-15.

61. Bossola M, Di Stasio E, Rosa F *et al*. Appetite course over time and the risk of death in patients on chronic hemodialysis. *Int Urol Nephrol* 2013; **45**: 1091-1096.

62. Carrero JJ, Qureshi AR, Axelsson J *et al*. Comparison of nutritional and inflammatory markers in dialysis patients with reduced appetite. *Am J Clin Nutr* 2007; **85**: 695-701.

63. Tu J, Cheung WW, Mak RH. Inflammation and nutrition in children with chronic kidney disease. *World J Nephrol* 2016; **5**: 274-282.

64. Dong R, Guo Z-Y, Ding J-R et al. Gastrointestinal symptoms: a comparison between patients undergoing peritoneal dialysis and hemodialysis. *World J Gastroenterol* 2014; **20**: 11370-11375.

65. Santos PR, Monteiro DLS, de Paula PHA, et al. Volaemic status and dyspepsia in end-stage renal disease patients. *Nephrol Carlton Vic* 2015; **20**: 519-522.

66. Chung SH, Carrero JJ, Lindholm B. Causes of poor appetite in patients on peritoneal dialysis. *J Ren Nutr* 2011; **21**: 12-15.

67. Cernaro V, Santoro D, Lacquaniti A *et al*. Phosphate binders for the treatment of chronic kidney disease: role of iron oxyhydroxide. *Int J Nephrol Renov Dis* 2016; **9**: 11-19.

68. Zadak Z, Hyspler R, Ticha A *et al*. Polypharmacy and malnutrition. *Curr Opin Clin Nutr Metab Care* 2013; **16**: 50-55.

69. Palmer SC, Vecchio M, Craig JC *et al*. Association between depression and death in people with CKD: a meta-analysis of cohort studies. *Am J Kidney Dis* 2013; **62**: 493-505.

70. Hedayati SS, Minhajuddin AT, Toto RD *et al*. Validation of depression screening scales in patients with CKD. *Am J Kidney Dis* 2009; **54**: 433-439.

71. Palmer S, Vecchio M, Craig JC *et al*. Prevalence of depression in chronic kidney disease: systematic review and meta-analysis of observational studies. *Kidney Int* 2013; **84**: 179-191.

72. Garcia FD, Coquerel Q, do Rego J-C, Cravezic A *et al*. Anti-neuropeptide Y plasma immunoglobulins in relation to mood and appetite in depressive disorder. *Psychoneuroendocrinology* 2012; **37**: 1457-1467.

73. Kaynar K, Ozkorumak E, Kural BV *et al*. The role of adipocytokines on depressive symptoms of patients with chronic kidney disease. *Ren Fail* 2013; **35**: 1094-1100.

74. Kumar MA, Bitla ARR, Raju KVN *et al*. Branched chain amino acid profile in early chronic kidney disease. *Saudi J Kidney Dis Transplant* 2012; **23**: 1202-1207.

75. Aguilera A, Sánchez-Tomero JA, Selgas R. Brain activation in uremic anorexia. *J Ren Nutr* 2007; **17**: 57-61.

76. Hiroshige K, Sonta T, Suda T *et al*. Oral supplementation of branched-chain amino acid improves nutritional status in elderly patients on chronic haemodialysis. *Nephrol Dial Transplant* 2001; **16**: 1856-1862.

77. Kalantar-Zadeh K, Ikizler TA, Block G *et al*. Malnutrition-inflammation complex syndrome in dialysis patients: causes and consequences. *Am J Kidney Dis* 2003; **42**: 864-881.

78. Molfino A, Chiappini MG, Laviano A *et al*. Effect of intensive nutritional counseling and support on clinical outcomes of hemodialysis patients. *Nutrition* 2012; **28**: 1012-1015.

79. Arends J, Bachmann P, Baracos V *et al*. ESPEN guidelines on nutrition in cancer patients. *Clin Nutr* 2017; **36**: 11-48.

80. Hobbs DJ, Bunchman TE, Weismantel DP *et al*. Megestrol acetate improves weight gain in pediatric patients with chronic kidney disease. *J Ren Nutr* 2010; **20**: 408-413.

81. Wazny LD, Nadurak S, Orsulak C *et al*. The efficacy and safety of megestrol acetate in protein-energy wasting due to chronic kidney disease: a systematic review. *J Ren Nutr* 2016; **26**: 168-176.

82. Gołebiewska J, Lichodziejewska-Niemierko M, Aleksandrowicz E *et al*. Influence of megestrol acetate on nutrition and inflammation in dialysis patients – preliminary results. *Acta Biochim Pol* 2009; **56**: 733-737.

83. Ikizler TA, Cano NJ, Franch H *et al*. Prevention and treatment of protein energy wasting in chronic kidney disease patients: a consensus statement by the International Society of Renal Nutrition and Metabolism. *Kidney Int* 2013; **84**: 1096-1107.

84. Viana JL, Kosmadakis GC, Watson EL *et al*. Evidence for anti-inflammatory effects of exercise in CKD. *J Am Soc Nephrol* 2014; **25**: 2121-2130.

85. Moraes C, Marinho S, Lobo JC *et al*. Effects of resistance exercise training on acyl-ghrelin and obestatin levels in hemodialysis patients. *Ren Fail* 2015; **37**: 851-857.

86. Smith CS, Logomarsino JV. Using megestrol acetate to ameliorate protein-energy wasting in chronic kidney disease. *J Ren Care* 2016; **42**: 53-59.

45

EMBOLIZAÇÃO, ALCOOLIZAÇÃO E PARATIREOIDECTOMIA CIRÚRGICA PARA O CONTROLE DO HIPERPARATIREOIDISMO SECUNDÁRIO À DOENÇA RENAL CRÔNICA

Adriano Souza Lima Neto

Leandro Junior Lucca

◆

INTRODUÇÃO

O hiperparatireoidismo secundário (HPTS) é consequência de uma condição complexa crônica secundária a hipocalcemia, deficiência de vitamina D e hiperfosfatemia geradas pela doença renal crônica (DRC). Isso leva ao estímulo contínuo da síntese e secreção do hormônio da paratireoide (PTH), resultando em hiperplasia das glândulas paratireoides[1].

A constante manutenção dos estímulos metabólicos, resistência óssea à ação do PTH e redução progressiva de receptores de cálcio (RCa), vitamina D (RVD), *fibroblast grown factor-23* (RFGF-23) e Klotho (Rklotho) nas células paratireoides, que se desenvolve ao longo da DRC, é fator fundamental para o surgimento e agravamento do HPTS[2,3-5].

Nesse contexto metabólico pode surgir a hiperplasia e/ou a nodularidade das glândulas paratireoides, classificando-se em quatro categorias: hiperplasia difusa, nodularidade precoce em hiperplasia difusa, hiperplasia nodular e glândula nodular única (proliferação para células monoclonais)[6].

O HPTS pode ser controlado com diálise otimizada ou transplante renal, associado ao uso de restrição dietética e quelantes de fósforo, suplementação de cálcio e vitamina D, análogos da vitamina D ativa e calcimiméticos[7]. No entanto, é frequente, uma vez não havendo controle mineral adequado, que as glândulas paratireoides progridam para hiperplasia nodular. Na ultrassonografia-*Doppler* (USD), o tamanho das paratireoides maior que 1 cm de diâmetro ou 330 mm^3 de volume conota 85% o risco de nodularidade e, portanto, grande possibilidade de HPTS refratário ao tratamento clínico, resultando na necessidade de tratamento cirúrgico[6].

Ressalta-se que o surgimento de novas estratégias terapêuticas, como os calcimiméticos, podem vir a reduzir a necessidade de paratireoidectomia (PTX)[8]. Entretanto, a PTX cirúrgica permanece ainda como a terapia de escolha para o HPTS grave refratário ao manejo clínico[9].

O uso de terapia não medicamentosa como a PTX é necessário em cerca de 15% dos pacientes em 10 anos e 38% dos pacientes após 20 anos de diálise[10].

Devido à falta de estudos randomizados e controlados avaliando tratamento clínico *vs.* cirúrgico do HPTS grave, torna-se difícil comparar seus benefícios em longo prazo[9].

Goldestein *et al*[11], em estudo retrospectivo de centro único especializado em DMO-DRC, utilizando uma coorte de 251 pacientes dialíticos portadores de HPTS grave encaminhados para PTX, observaram benefício da PTX na mortalidade.

Vários são os desafios para a melhor conduta diante do HPTS refratário ao tratamento clínico, entre eles listamos: a) poucos centros e profissionais capacitados para a PTX, alongando a fila de espera e consequentemente aumentando a morbidade e mortalidade; b) falta de estímulo e de políticas públicas e privadas de saúde para a PTX; c) condição clínica dos pacientes restringindo a intervenção cirúrgica; d) baixo acesso aos métodos diagnósticos de imagem como cintilografia de paratireoides e em alguns casos tomografia computadorizada ou ressonância magnética.

Os métodos de imagem para a localização das glândulas paratireoides antes da PTX nem sempre são suficientemente sensíveis, sendo a USD e a cintilografia de paratireoides consideradas métodos complementares[12-14]. A tomografia computadorizada, SPECT-TC e a ressonância magnética são modalidades de imagem não rotineiramente utilizadas, entretanto, podem ser úteis em casos complexos, como em reoperações e planejamento operatório. Contudo, existem poucas informações disponíveis para pacientes renais crônicos com HPTS[15]. O rastreio glandular facilita a abordagem cirúrgica, apesar de a não visualização de nenhuma glândula paratireoide não contraindicar a PTX.

Ainda não existe consenso da melhor técnica de PTX a ser utilizada (subtotal, total e total com autoimplante de tecido paratireoidiano). A observação de 70% de hipoparatireoidismo pós-PTX total com autoimplante[16] levou a adotarmos como rotina a técnica de PTX subtotal, reduzindo os casos de hipoparatireoidismo.

Em função de todas estas dificuldades, torna-se necessário, primeiramente, facilitar o acesso e a implementação dos métodos clínicos de controle e auxiliares de diagnóstico do HTPS e então, uma vez definida a refratariedade, a utilização de métodos cirúrgicos ou de radiointervenção.

Novos métodos de controle do HPTS são necessários para que cada paciente receba a melhor estratégia de tratamento ao seu caso, dessa forma, individualizando-o.

Em nosso serviço, implantamos protocolos e desenvolvemos a cultura da terapia de injeção de etanol percutânea de paratireoides (PEIT – *percutaneous ethanol injection therapy*) ou a embolização da artéria nutridora da paratireoide (EBPT) como alternativa à PTX.

PARATIREOIDECTOMIA CIRÚRGICA (PTX)

O estímulo crônico do DMO-DRC pode favorecer mutações nas células paratireoides conduzindo à expansão monoclonal ou à transformação adenomatosa, que, por sua vez, acarreta o HPTS refratário, já que essas células não respondem a estímulos supressivos normais como a concentração sérica de cálcio e o calcitriol.

O HPTS refratário é caracterizado pela elevação persistente e progressiva do PTH sérico e que não pode ser reduzido para níveis menores de 300pg/mL, apesar do tratamento com todas as ferramentas disponíveis para seu controle. Assim caracterizado, a PTX tem sua indicação. Entretanto, é discutível se deve ser realizada mesmo em casos assintomáticos.

A prevalência de PTX nos EUA em 2011 foi de 4,9/1.000 pacientes, seguida de diminuição ao longo dos anos 2014 e 2015 (3,3/1.000 pacientes). Provavelmente esse fenômeno foi decorrente da introdução de novas terapias na prática clínica, como os calcimiméticos. A mortalidade associada à PTX nos EUA em 2011 foi significativamente inferior à observada em 2002. Essa observação foi consistente ao ajustar para outras comorbidades, idade e sexo (0,8% *vs.* 1,7%, p < 0,001). Além disso, a mortalidade foi menor nos transplantados renais, no entanto foi maior nos casos de insuficiência cardíaca e doença arterial periférica[17].

Não existe evidência sobre o ideal ponto de corte para se proceder a PTX, entretanto, convencionou-se o limite de PTH > 800pg/mL[18]. Os sinais e sintomas listados no quadro 45.1, juntamente com a elevação do PTH e descartadas outras etiologias, sugerem a PTX.

Quadro 45.1 – Sinais e sintomas indicativos de PTX quando associados à elevação do PTH > 800pg/mL.

Hipercalcemia grave
Doença óssea progressiva e incapacitante secundária ao HPTS
Prurido refratário
Calcificação extraesquelética progressiva ou calcifilaxia
Miopatia de causa inexplicada

A PTX efetivamente trata hipercalcemia, hiperfosfatemia, dor óssea, prurido e miopatia relacionados ao HPTS[19-21], contudo, não tem demonstrado definitivamente seu benefício na calcifilaxia. Além disso, estudos observacionais têm mostrado melhora da sobrevida após ela[11,22-24].

As possíveis razões para melhorar a sobrevivência em longo prazo com a cirurgia incluem redução da doença cardiovascular, diminuição do uso de medicamentos para o HPTS e para a hiperfosfatemia, melhora da densidade óssea e do menor risco de fratura[25], da anemia resistente à eritropoietina[26], do estado nutricional, da imunidade humoral e celular[27] e da pressão arterial[28].

Não há consenso se a PTX, quando indicada, deveria ser realizada em todos os pacientes previamente ao transplante renal. Sabe-se que poucos pacientes com HPTS refratário o resolverão após o transplante renal. A hipercalcemia é característica do hiperparatireoidismo persistente no pós-operatório[29] e está associada à redução da função do enxerto[30]. Em nosso serviço, consideramos que todos os receptores de doadores vivos mal controlados metabolicamente devem submeter-se à PTX e, nos receptores de doadores falecidos, as indicações são as mesmas do paciente renal crônico em diálise, entretanto, é sempre prudente que o paciente esteja o mais controlado possível previamente ao transplante renal.

Em todos os pacientes que são submetidos à PTX, fazemos o rastreamento da intoxicação por alumínio. Em nossa casuística, 70,23% dos pacientes submetidos à biópsia óssea para rastreio do metal apresentam algum nível desse metal depositado no osso e 60,31% níveis de intoxicação, ou seja, 25% ou mais das traves ósseas recobertas pelo alumínio[31]. O teste da desferoxamina pode ser utilizado como ferramenta diagnóstica da intoxicação pelo alumínio, evitando-se assim a biópsia óssea. Sua baixa sensibilidade e o teste cruzado com estoque de ferro podem resultar em falso-negativos, o que nos leva, nesses casos, a optar pela biópsia, uma vez observado alto risco de intoxicação pelo metal.

Rotineiramente, realizamos a USD antes da PTX visando definir o tamanho, a localização e o número das glândulas, bem como a cintilografia de paratireoides, para descartar possíveis glândulas ectópicas mediastinais. Não há indicação de outros exames de imagens, como a tomografia, SPECT-TC e ressonância magnética, exceto em casos específicos.

A técnica cirúrgica escolhida deve levar em consideração a experiência do cirurgião, se a cirurgia é primária ou reoperação, se há transplante renal planejado e se há razões para se evitar possível reabordagem cervical. As técnicas descritas são a PTX total sem autoimplante, a PTX total com autoimplante e a PTX subtotal. Em nosso serviço optamos, atualmente, pela PTX subtotal com timectomia, uma vez que a PTX total é contrindicada na literatura e a total com autoimplante no antebraço mostrou-nos 70% dos pacientes evoluindo com hipoparatireoidismo pós-PTX, apesar das constantes correções para estímulo glandular e do reimplante de novos fragmentos paratireoidianos. Nesses casos, resta corrigir a hipocalcemia com reposição de cálcio e calcitriol por via oral e, quando não se consegue controle, utilizamos teriparatide durante no máximo dois anos.

Poucas informações estão disponíveis sobre os riscos e resultados da PTX. Utilizando-se dados do *United Renal Data System* (*USRDS*), a taxa de mortalidade foi de 2% nos primeiros 30 dias pós-PTX e a morbidade mostrou que 25% requereram internação em unidade de terapia intensiva (UTI) na internação, 24% hospitalizaram-se nos 30 dias após a alta e 29% desses necessitaram de UTI[23].

A hipocalcemia pós-operatória grave e prolongada, apesar dos níveis normais ou elevados do PTH, é a chamada síndrome da "fome óssea" e é a complicação mais comum no pós-operatório. Mais frequentemente ocorre em pacientes que têm doença óssea grave devido à reabsorção óssea crônica secundária aos níveis persistentemente elevados de PTH. Geralmente associada à hipocalcemia, notam-se hipomagnesemia, hipofosfatemia, hiperfosfatasemia e hipercalcemia[32].

Em nosso serviço, Conti (2007) e Iwakura (2007) estudaram a dinâmica de secreção de PTH em pacientes renais crônicos submetidos à paratireoidectomia total com autotransplante, sendo que o primeiro observou anormalidade na função secretora do implante durante o primeiro ano após a cirurgia, pois se observou perda da correlação negativa entre as variações de cálcio iônico e PTH. Além disso, foram observadas incapacidade de supressão glandular no pós-operatório tardio (POT) – 345 dias – e perda da resposta secretora ao estímulo no pós-operatório recente (145 dias), com recuperação parcial no POT[33]. Iwakura demonstrou persistência do comportamento anormal da função secretora 5 anos após a cirurgia[34]. No dia a dia do nosso ambulatório, observa-se que, quando o hipoparatireoidismo ocorre, somente após aproximadamente 8-10 anos a glândula implantada inicia sua recuperação funcional, o que requer longo e trabalhoso controle metabólico, em virtude também de uma doença óssea adinâmica ou aplástica que pode se desenvolver nesses casos.

Uma vez que a indicação de PTX é questionada, o número de glândulas é reduzido ou existe alguma restrição clínica ao procedimento cirúrgico, trabalhamos com mais duas opções de tratamento conforme descrito abaixo.

TERAPIA DE INJEÇÃO DE ETANOL PERCUTÂNEA DE PARATIREOIDES (*PEIT – PERCUTANEOUS ETHANOL INJECTION THERAPY*)

A PEIT foi introduzida para o tratamento da hiperplasia de paratireoides por pioneiros italianos no início dos anos 1980, como uma alternativa à cirurgia, sendo extremamente difundida no Japão com excelentes resultados[35]. No Brasil, observa-se apenas um registro de tentativa de sua utilização, empregando etanol e calcitriol para injeção, os quais se mostraram ineficazes no controle do HPTS refratário ao tratamento clínico[36].

O etanol injetado induz a necrose de coagulação na glândula, bem como trombose local de pequenos vasos, alcançando taxa de sucesso de 50 a 80%[37,38].

No HPTS mais grave, a PEIT demonstra ser menos eficaz, com falha terapêutica em alguns casos e necessidade de cirurgia. Yamamoto *et al* citam que a PEIT pode causar fibrose intensa e aderências locais, prejudicando o acesso cirúrgico à glândula e maior dificuldade técnica[39]. Porém, centros médicos com experiência no método relatam poucas dificuldades cirúrgicas após PEIT e, portanto, a possível necessidade de PTX no futuro não seria contraindicação de PEIT como terapia primária[40].

A PEIT apresenta menor custo que a PTX, é menos invasiva e requer preparação menos extensa, além de evitar os riscos habituais de uma cirurgia de grande porte.

No Brasil, a realização cirúrgica ainda esbarra em filas intermináveis, podendo ser a PEIT uma alternativa factível em nossa realidade.

A diminuição do PTH é consideravelmente mais lento quando se compara à PTX e comumente mais de uma aplicação é necessária, podendo chegar a 5.

As complicações mais citadas do procedimento são rouquidão transitória em cerca de 10-20% dos casos, com recuperação em dias ou semanas, hematoma, hipocalcemia sintomática e paralisia do nervo laríngeo recorrente[40].

As indicações e as contraindicações da PEIT estão listadas nos quadros 45.2 e 45.3, respectivamente.

Quadro 45.2 – Indicações da PEIT como terapia primária para tratamento de HPTS.

Hiperparatireoidismo com PTH intacto > 400pg/mL
Osteíte fibrosa cística provável como histologia óssea*
Glândulas paratireoides detectáveis pela ultrassonografia
Resistência ao tratamento clínico

*Avaliar marcadores ósseos como fosfatase alcalina total ou óssea e ausência de indícios de intoxicação por alumínio.

Quadro 45.3 – Contraindicação da PEIT como terapia primária para tratamento de HPTS.

Ausência de glândula paratireoide aumentada pela ultrassonografia*
Localização anatômica da paratireoide em sítios não puncionáveis
Paralisia do nervo laríngeo recorrente do lado oposto
Indicação de cirurgia cervical como tireoidectomia

*Glândulas maiores que 1cm de diâmetro ou volume estimado maior que 0,5cm³.

A PEIT deve ser individualizada como observado nos quadros 45.2 e 45.3. Nos casos em que a abordagem cervical for indicada por outras doenças, como exemplo nódulos tireoidianos, a PEIT deve ser contraindicada para evitar alterações do sítio cirúrgico e deve ser realizada no mesmo tempo operatório. Ainda se a paralisia de nervo laríngeo recorrente do lado contralateral for detectada, a PEIT não deve ser realizada pelo risco de paralisia do nervo laríngeo recorrente sadio e disfunção bilateral das pregas vocais, podendo levar a complicações mais graves.

Em nosso serviço, o protocolo de PEIT na forma de fluxograma pode ser evidenciado na figura 45.1.

O seguimento após a PEIT, de acordo com o protocolo do nosso serviço, é feito da seguinte forma: 1. dosagem de cálcio de 6-12 horas após procedimento e semanalmente ou se sintomas, visando ao controle de possível hipocalcemia; 2. dosagem de PTH após 2-4 semanas, comumente na terceira semana e novo procedimento na sétima semana se necessário. Com a persistência do HPTS, novo procedimento deve ser realizado em áreas da glândula onde há fluxo ao *Doppler* pela USD. Após no máximo 5 aplicações, caso ainda se mantenham os níveis elevados de PTH, glândulas ectópicas devem ser rastreadas[41]. Pacientes com risco cirúrgico elevado podem apresentar benefícios submetendo-se à PEIT. Em contrapartida, duas ou mais glândulas paratireoides aumentadas ou a presença de glândula ectópica torácica hiperfuncionante têm maior probabilidade de falha terapêutica[38].

Mesmo em pacientes dialíticos e traqueostomizados, o procedimento foi seguro e eficaz[42]. Há também relatos de eficácia em casos com persistência de HPTS grave após PTX subtotal, demonstrando melhor controle metabólico e clínico desses doentes[43]. Em nosso serviço, foi realizado PEIT em um paciente com HPTS grave e refratário após PTX subtotal, com glândula residual >1cm de diâmetro. O resultado foi satisfatório e duradouro após a segunda sessão de alcoolização.

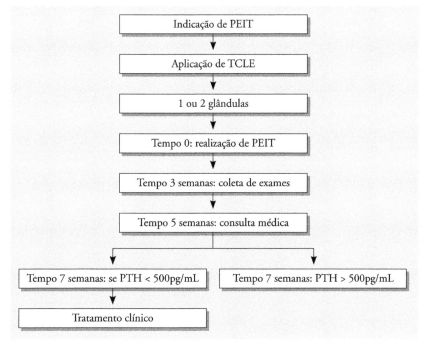

Figura 45.1 – Protocolo de PEIT.

A PEIT demonstrou-se segura e eficaz quando bem indicada, principalmente em pacientes com aumento de paratireoide isolada, naqueles com contraindicações cirúrgicas e em situações específicas, como citadas anteriormente. A técnica vem sendo aplicada há vários anos pela medicina japonesa, onde há protocolos bem definidos. Em nossa experiência, a PEIT mostrou-se uma técnica alternativa à PTX, com resultados satisfatórios em casos selecionados, com baixo risco de complicações se realizada por radiologistas intervencionistas experientes (Figura 45.2)[41].

EMBOLIZAÇÃO DE ARTÉRIAS NUTRIDORAS DE GLÂNDULAS PARATIREOIDES (EBPT)

A EBPT de um adenoma de difícil acesso cirúrgico tem sido descrita desde os anos 1970 e 1980, principalmente por equipes médicas na França[44,45] e nos EUA[46], com resultados satisfatórios em longo prazo.

Os adenomas ectópicos da paratireoide são raros, sendo os mediastinais mais frequentemente localizados no mediastino anterior na região do timo. O HPTS persistente após PTX, que ocorre em 3-5% dos casos, pode ser secundário a outras localizações de adenoma como na janela aortopulmonar. Os adenomas ectópicos de paratireoides na janela aortopulmonar são raros, constituindo apenas 1% dos adenomas ectópicos do mediastino e 0,24% de todos os adenomas paratireoidianos[47,48], porém de difícil acesso cirúrgico. Existem vário relatos na literatura demonstrando segurança e eficácia da EBPT nesses casos, evitando procedimento de cirurgia aberta.

Atualmente, com o progresso do equipamento para cateterismo (cateteres específicos, microcateteres e guias), de aquisição de imagens (angiografia digital com detector de tela plana e aquisição de rotação tridimensional) e para embolização (microespiras e microesferas calibradas), a EBPT tem-se mostrado mais segura e mais confiável. Além disso, a qualidade das investigações pré-operatórias com cintilografia com ^{99}Tc-MIBI, com tomografia computadorizada utilizando-se protocolos específicos, angiografia de tórax e pescoço e USD, torna o procedimento mais factível[49].

A arteriografia permite visualizar os vasos que fornecem sangue para o adenoma, que nem sempre são visíveis à tomografia computadorizada, para que a embolização possa ser realizada.

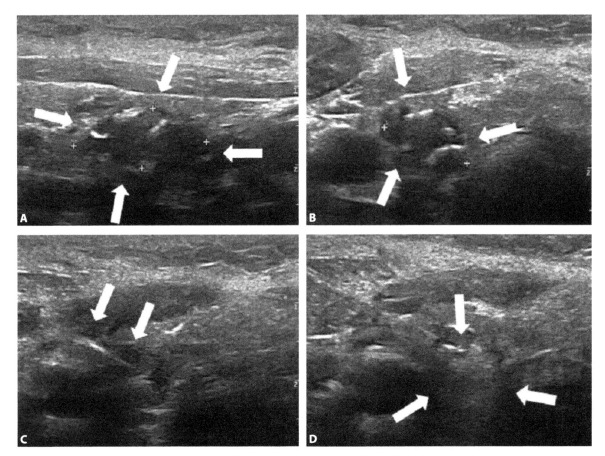

Figura 45.2 – Procedimento de alcoolização de glândula paratireoide no serviço de Radiointervenção do HCFMRP-USP. **A e B**) Localização e delimitação com medida do volume (setas). **C**) Inserção e posicionamento da agulha na glândula para injeção de álcool (setas). **D**) Injeção de álcool absoluto com formação de halo hiperecogênico (seta).

Nas figuras 45.3 e 45.4, visualizam-se, em arteriografia, a glândula paratireoide com cateter canalizando a artéria nutridora e o desaparecimento da perfusão glandular após injeção de microesferas, respectivamente.

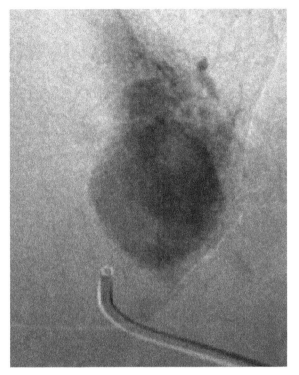

Figura 45.3 – Arteriografia de glândula paratireoide com cateter canalizando a artéria nutridora. Fonte: HCFMRP-USP.

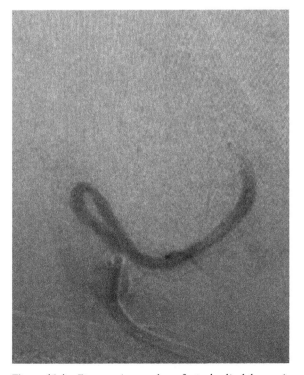

Figura 45.4 – Desaparecimento da perfusão da glândula paratireoide após a injeção de microesferas. Fonte HCFMRP-USP.

Os riscos são os mesmos que o de uma punção arterial (com um introdutor de cateter 5F colocado *in situ*) e do embolismo para outros sítios, contudo, esses casos ainda permanecem excepcionais.

A verificação da eficácia do procedimento é feita imediatamente, com imagens de controle, enquanto exames clínicos e laboratoriais são realizados após, com dosagens de cálcio, fósforo, fosfatase alcalina total e PTH.

A embolização de adenomas paratireoidianos pode ser uma alternativa à cirurgia. A EBPT pode ser a modalidade de escolha em pacientes que apresentem contraindicação a PTX pelo elevado risco cirúrgico ou por glândulas ectópicas torácicas de difícil acesso.

Com os progressos realizados na radiologia intervencionista, uma vez que o paciente foi submetido a investigações específicas pré-tratamento, o procedimento é confiável e apresenta bons resultados na literatura, principalmente em casos de adenomas ectópicos mediastinais. Já a experiência com adenomas tópicos é escassa devido a PTX e PEIT serem terapias consideradas primárias do HPTS refratário.

CONCLUSÃO

Acreditamos que a PTX, a PEIT e a EBPT têm indicações específicas. De acordo com a condição clínica do paciente, a metodologia deve ser individualizada. Em função do deficitário sistema de saúde brasileiro, a oferta da PTX tem sido muito limitada. Assim, técnicas alternativas, quando bem indicadas, podem ser de extrema valia para a resolução dos casos. Acreditamos ainda que resultados extremamente favoráveis, como os dos japoneses, virão com a curva de aprendizado e o desenvolvimento de protocolos adaptados a nossa realidade.

Agradecimentos

Ao Professor Dr. Luis Carlos Conti de Freitas – Cirurgia de Cabeça e Pescoço – HCFMRP-USP; Dr. Lucas Moretti Monsignore e Dr. Daniel Giasante Abud – Radiointervenção do HCFMRP-USP; Prof. Dr. Murilo Bicudo Cintra – Radiologista do HCFRMP-USP; Dr. Daniel Borges Drumond – Pós-graduando em DMO-DRC do Transplante Renal HCFMRP-USP.

REFERÊNCIAS BIBLIOGRÁFICAS

1. Fraser WD. Hyperparathyroidism. *Lancet* 2009; **374(9684):** 145-158.
2. Tominaga Y, Tanaka Y. Histopathology, pathophysiology, and indications for surgical treatment of renal hyperparathyroidism. *Semin Surg Oncol* 1997; **13:** 78-86.
3. Hruska KA, Teitelbaum SL. Renal osteodystrophy. *N Engl J Med* 1995; **333:** 166-174.
4. Martin KJ, González EA. Metabolic bone disease in chronic kidney disease. *J Am Soc Nephrol* 2007; **18:** 875-885.

5. Silver J, Kilav R, Naveh-Many T. Mechanisms of secondary hyperparathyroidism. *Am J Physiol Renal Physiol* 2002; **283**: F367-F376.

6. Tominaga Y, Sato K, Tanaka Y *et al*. Histopathology and pathophysiology of secondary hyperparathyroidism due to chronic renal failure. *Clin Nephrol* 1995; **44(Suppl 1)**: 542-547.

7. Felsenfeld AJ. Considerations for the treatment of secondary hyperparathyroidism in renal failure. J *Am Soc Nephrol* 1997; **8**: 993-1004.

8. Cunningham J, Danese M, Olson K *et al*. Effects of the calcimimetic HCl on cardiovascular disease, fracture, and health-related quality of life in secondary hyperparathyroidism. *Kidney Int* 2005; **68**:1793-1800.

9. Kidney Disease. Improving Global Outcomes (KDIGO) CKD-MBD Work Group. KDIGO clinical practice guideline for the diagnosis, evaluation, and treatment of chronic clinical disease-mineral and bone disorder (CKD-MBD). Chapter 4.2: Treatment of abnormal PTH levels in CKD-MBD. *Kidney Int* 2009; **76**: S50-S99.

10. Schneider R, Slater EP, Karakas E et al (2012) Initial parathyroid surgery in 606 patients with renal hyperparathyroidism. World J Surg 2012; **36**: 318-326.

11. Goldenstein PT, Elias RM, Pires de Freitas do Carmo L *et al*. Parathyroidetomy improves survival in patients with severe hyperparathyroidism: a comparative study. *PLoS One* 2013; **8**: e68870.

12. Tomic Brzac H, Pavlovic D, Halbauer M, Pasini J. Parathyroid sonography in secondary hyperparathyroidism: correlation with clinical findings. *Nephrol Dial Transplant* 1989; **4**:45-50.

13. Takebayashi S, Matsui K, Onohara Y, Hidai H. Sonography for early diagnosis of enlarged parathyroid glands in patients with secondary hyperparathyroidism. *Am J Roentgenol* 1987; **148**: 911-914.

14. Olaizola I, Zingraff J, Heuguerot C *et al*. [(99m)Tc]- sestamibi parathyroid scintigraphy in chronic haemodialysis patients: static and dynamic explorations. *Nephrol Dial Transplant* 2000; **15**: 1201-1206.

15. Warren Frunzac R, Richards M. Computed tomography and magnetic ressonance imaging of the thyroid and parathyroid glands. *Front Horm Res* 2016; **45**: 16-23.

16. Proye C, Carnaille B, Sautier M. Hyperparathyroidism in patients with chronic renal failure: subtotal parathyroidectomy or total parathyroidectomy with autotransplantation? Experience with 121 cases. *J Chir (Paris)* 1990; **127**: 136-140.

17. Kim SM, Long J, Montez-Rath ME *et al*. Rates and outcomes of parathyroidectomy for secondary hyperparathyroidism in the United States. *Clin J Am Soc Nephrol* 2016; **11**: 1260-1267.

18. National Kidney Foundation. K/DOQI clinical practice guidelines for bone metabolism and disease in chronic kidney disease. *Am J Kidney Dis* 2003; **42**: S1.

19. Punch JD, Thompson NW, Merion RM. Subtotal parathyroidectomy in dialysis-dependent and post-renal transplant patients. A 25-year single-center experience. *Arch Surg* 1995; **130**: 538-542.

20. Tominaga Y, Uchida K, Haba T *et al*. More than 1,000 cases of total parathyroidectomy with forearm autograft for renal hyperparathyroidism. *Am J Kidney Dis* 2001; **38(4 Suppl 1)**: S162-S171.

21. Sato T, Tominaga Y, Ueki T *et al*. Total parathyroidectomy reduces elevated circulating fibroblast growth factor 23 in advanced secondary hyperparathyroidism. *Am J Kidney Dis* 2004; **44**: 481-487.

22. Hafner J, Keusch G, Wahl C *et al*. Uremic small-artery disease with medial calcification and intimal hyperplasia (so-called calciphylaxis): a complication of chronic renal failure and benefit from parathyroidectomy. *J Am Acad Dermatol* 1995; **33**: 954-962.

23. Kestenbaum B, Andress DL, Schwartz SM *et al*. Survival following parathyroidectomy among United States dialysis patients. *Kidney Int* 2004; **66**: 2010-2016.

24. Sharma J, Raggi P, Kutner N *et al*. Improved long-term survival of dialysis patients after near-total parathyroidectomy. *J Am Coll Surg* 2012; **214**: 400-407.

25. Abdelhadi M, Nordenström J. Bone mineral recovery after parathyroidectomy in patients with primary and renal hyperparathyroidism. *J Clin Endocrinol Metab* 1998; **83**: 3845-3851.

27. Tzanno-Martins C, Futata E, Jorgetti V, Duart AJ. Restoration of impaired T-cell proliferation after parathyroidectomy in hemodialysis patients. Nephron 2000; **84**: 224-229.

28. Ifudu O, Matthew JJ, Macey LJ *et al*. Parathyroidectomy does not correct hypertension in patients on maintenance hemodialysis. *Am J Nephrol* 1998; **18**: 28-34.

29. Evenepoel P, Sprangers B, Lerut E *et al*. Mineral metabolism in renal transplant recipients discontinuing cinacalcet at the time of transplantation: a prospective observational study. *Clin Transplant* 2012; **26**: 393-402.

30. Rostaing L, Moreau-Gaudry X, Baron E *et al*. Changes in blood pressure and renal function following subtotal parathyroidectomy in renal transplant patients presenting with persistent hypercalcemic hyperparathyroidism. *Clin Nephrol* 1997; **47**: 248-255.

31. Lucca LJ, Coelho EB, Costa JAC, Dantas M. Why has de aluminum bone intoxication been keeping on the CKD? Bone, Kidney and Stones – Sattelite Symposium – World Congress Nephrology, 2007.

32. Brasier AR, Nussbaum SR. Hungry bone syndrome: clinical and biochemical predictors of its occurrence after parathyroid surgery. *Am J Med* 1988; **84**: 654-660.

33. Freitas LCC. Dinâmica da secreção de paratormônio após paratireoidectomia total e autotransplante. Tese de Doutorado. Faculdade de Medicina de Ribeirão Preto – Universidade de São Paulo, 2007.

34. Iwakura R. Dinâmica da secreção de paratormônio após paratireoidectomia total e autotransplante – 5 anos de avaliação. Dissertação de Mestrado. Faculdade de Medicina de Ribeirão Preto – Universidade de São Paulo, 2013.

35. Solbiati L, Giangrande A, Pra LD *et al*. Ultrasound guided percutaneous fine needle ethanol injection into parathyroid glands in secondary hyperparathyroidism. *Radiology* 1985; **155**: 607-610.

36. Barros Gueiros JE, Chammas MC, Gerhard R *et al*. Percutaneous Ethanol (PEIT) and Calcitriol (PCIT) Injection Therapy are innefective in treating severe sedondary hyperparathyroidism. *Nephrol Dial Transplant* 2004; **19**: 657-663.

37. Fletcher S, Kanagasundaram NS, Rayner HC *et al*. Assessment of ultrasound guided percutaneous ethanol injection and parathyroidectomy in patients with tertiary hyperparathyroidism. *Nephrol Dial Transplant* 1998; **13**: 1311-1317.

38. Kakuta T, Fukagawa M, Fujisaki T *et al*. Prognosis of parathyroid function after successful percutaneous ethanol injection therapy guided by color Doppler flow mapping in chronic dialysis patients. *Am J Kidney Dis* 1999; **33**: 109-119.

39. Yamamoto H, Katoh N, Takeyama H *et al*. Surgical verification of percutaneous maxacalcitol injection therapy on enlarged parathyroid glands in chronic dialysis patients. *Nephrol Dial Transplant* 2003; **18(Suppl 3)**: iii50-iii52.

40. Chen HH, Hsu MT, Wu CJ *et al*. Effects of percutaneous ethanol injection therapy on subsequent parathyroidectomy. *Am J Surg* 2008; **196**: 155-159.

41. Fukagawa M, Kitaoka M, Tominaga Y *et al*. Guidelines for percutaneous ethanol injection therapy of the parathyroid glands in chronic dialysis patients. *Nephrol Dial Transplant* 2003; **18(Suppl 3)**: iii31-iii33.

42. Lai CT, Chen YW, Wu CJ *et al*. Percutaneous ethanol injection therapy for secondary hyperparathyroidism in an elderly tracheostomized hemodialysis patient. *Acta Nephrologica* 2012; **26**: 37-40.

43. Douthat WG, Cardozo G, Garay G *et al*. Use of percutaneous ethanol injection therapy for recurrent secondary hyperparathyroidism after subtotal parathyroidectomy. *Int J Nephrol* 2011; **2011**: 246734

44. Conn JM, Goncalves MA, Mansour KA, McGarity WC. The mediastinal parathyroid. *Am Surg* 1991; **57**: 62-66.

45. Krudy AG, Doppman JL, Brennan MF. The significance of the thyroidea ima artery in arteriographic localization of parathyroid adenomas. *Radiology* 1980; **136**: 51-55.

46. Miller DL, Doppman JL, Chang R *et al*. Angiographic ablation of parathyroid adenomas: lessons from a 10-year experience. *Radiology* 1987; **165**: 601-607.

47. Udelsman R. Six hundred fifty-six consecutive explorations for primary hyperparathyroidism (discussion 670-672). *Ann Surg* 2002; **235**: 665-670.

48. Zarebczan B, Chen H. Influence of surgical volume on operative failures for hyperparathyroidism. *Adv Surg* 2011; **45**: 237-248.

49. Tselikas L, Pagny JY, Joskin J *et al*. Microsphere and coil embolisation of a mediastinal parathyroid adenoma. *Diag Interv Imaging* 2012; **93**: 401-405.

46

OBESIDADE NA DOENÇA RENAL CRÔNICA: NOVA TENDÊNCIA NOS PACIENTES EM TRATAMENTO CONSERVADOR

Ana Carla Novaes Sobral Bentes
Geraldo Bezerra da Silva Junior

◆

INTRODUÇÃO

A obesidade tornou-se uma epidemia mundial, e sua prevalência crescerá 40% na próxima década. Em 2014, mais de 600 milhões de adultos no mundo inteiro, acima de 18 anos, eram obesos. No Brasil, a obesidade cresceu 60% em dez anos, ou seja, de 11,8% em 2006 para 18,9% em 2016. A prevalência da obesidade duplica a partir dos 25 anos de idade e é maior entre as pessoas com menor escolaridade[1].

A obesidade aumenta o risco de desenvolver os principais fatores de risco para doença renal crônica (DRC), como diabetes e hipertensão arterial, além de impactar diretamente no desenvolvimento de DRC. Nos indivíduos afetados pela obesidade, um mecanismo compensatório de hiperfiltração acontece para atender às altas demandas metabólicas do grande aumento de peso. A elevação na pressão intraglomerular pode danificar a estrutura do rim e aumentar o risco de desenvolver DRC[2].

Nas últimas três décadas, a prevalência de sobrepeso e obesidade em adultos (índice de massa corporal – IMC – acima de 25kg/m^2) aumentou substancialmente no mundo todo[3]. Países de baixa e média renda estão mostrando evidência da transição do peso normal para sobrepeso e obesidade, como partes da Europa e dos Estados Unidos fizeram em décadas passadas[4]. Essa prevalência elevada da obesidade gera implicações para a doença cardiovascular (DCV) e também para a DRC. Aumento no IMC é um dos mais fortes fatores de risco para o início de DRC[5,6].

Muitos estudos de base populacional mostraram associação entre as medidas de obesidade e o desenvolvimento e a progressão da DRC. O IMC elevado está ligado com a presença e desenvolvimento[7-10] de proteinúria nos indivíduos sem histórico de doença renal. Além disso, alto IMC parece estar associado com o desenvolvimento de baixo ritmo de filtração glomerular (RFG)[7-9,11,12], com maior perda do RFG estimado ao longo do tempo[13], e com maior incidência de DRC em estágio final[14-18].

DEFINIÇÃO DE OBESIDADE

As definições de obesidade são mais baseadas no IMC (peso em quilogramas dividido pelo quadrado da altura em metros). O IMC entre 18,5 e 25kg/m^2 é considerado, pela Organização Mundial da Saúde (OMS), peso normal; entre 25 e 30kg/m^2, sobrepeso; e maior de 30kg/m^2, obeso. Embora o IMC seja fácil de calcular, possui baixa estimativa da distribuição de massa, como em indivíduos musculosos ou naqueles com mais gordura subcutânea. Indivíduos com mais gordura intra-abdominal (visceral) e IMC elevado têm maior risco de desenvolver doenças metabólicas e cardiovasculares. Parâmetros alternativos para capturar a gordura visceral incluem circunferência da cintura (CC) e relação cintura-quadril > 102cm e 0,9, respectivamente, para homens e > 88cm e 0,8, respectivamente, para mulheres. A relação cintura-quadril mostrou ser superior ao IMC para a classificação correta da obesidade na DRC[2].

Segundo a Associação Brasileira para Estudo da Obesidade (ABESO), quando a medida de circunferência abdominal é igual ou superior a 94cm em homens e 80cm em mulheres, o risco cardiovascular encontra-se elevado. No que diz respeito à relação entre circunferência abdominal e gordura corporal, essas são diferenciadas pelo fator idade e diferentes grupos étnicos. Logo, os pontos de corte para asiáticos e indianos, para o mesmo nível de risco, encontram-se menores por se associarem a aumento de risco para complicações metabólicas. De acordo com o *National Cholesterol Education Program* (NCEP) – *Adult Treatment Panel III* (ATP-III), o ponto de corte deve ser de 102cm para homens e 88cm para mulheres[19].

O IMC não reflete a distribuição da gordura corporal. Logo, a medida da distribuição de gordura é essencial na avaliação de sobrepeso e obesidade, porque a gordura visceral (intra-abdominal) é um fator de risco potencial para a doença, independentemente da gordura corporal total. Pessoas com IMC idênticos podem ter diferentes níveis de massa gordurosa visceral. O gênero influencia a distribuição de gordura abdominal: para o acúmulo de gordura corporal, o gênero masculino possui, em média, o dobro da quantidade de gordura abdominal em relação à mulher antes da menopausa. Além de tudo, devido às diferentes proporções corporais, esse indicador não é o mais apropriado para o mesmo grau de gordura em populações diversas[19].

De acordo com o Ministério da Saúde, o IMC normal do idoso (definido no Brasil como com 60 anos ou mais) varia de > 22 a < 27kg/m^2, devido à diminuição de massa magra e risco elevado para sarcopenia (diminuição de massa, de força e desempenho muscular e de incapacidade física)[19].

A medida mais comum para avaliação da obesidade central é a relação circunferência abdominal/quadril (RCQ), mas há quase 20 anos se reconheceu que pode ser menos válida como medida relativa. Entretanto, na população brasileira, a RCQ demonstrou estar ligada a risco de comorbidades. A medida da circunferência abdominal indica melhor o conteúdo de gordura visceral que a RCQ e, além disso, associa-se muito à gordura corporal total. Muitas sugestões foram apontadas para vários locais e padrões a fim de avaliar a circunferência abdominal. É solicitado ao paciente em posição supina que inspire profundamente e, ao final da expiração, deve ser realizada a medida. Segundo recomendações da OMS, pode-se realizar a medida no maior perímetro abdominal entre a última costela e a crista ilíaca. A I Diretriz Brasileira de Diagnóstico e Tratamento da Síndrome Metabólica recomenda medir a circunferência abdominal no ponto médio entre o rebordo costal inferior e a crista ilíaca. A medida do quadril se faz, no seu maior diâmetro, com a fita métrica, passando sobre os trocanteres maiores[19].

ESTILO DE VIDA E DOENÇA RENAL

O ambiente moderno possui grande influência para a obesidade. A diminuição dos níveis de atividade física e o aumento da ingestão calórica são fatores determinantes ambientais mais fortes. Em diversas populações do mundo, incluindo o Brasil, observa-se aumento significativo da prevalência da obesidade[19].

A obesidade tem sua maior prevalência em populações com maior grau de pobreza e menor nível educacional. A maior palatabilidade e o baixo custo de alimentos de grande densidade energética, também associados à insegurança alimentar, explicam essa associação. Nos últimos anos, a população vem aumentando o consumo de alimentos com alta densidade calórica, alta palatabilidade, baixo poder sacietógeno e de fácil absorção e digestão. Logo, essas propriedades favorecem o aumento da ingestão alimentar contribuindo para o desequilíbrio energético[19].

O aumento da ingestão alimentar levando ao aparecimento da obesidade está relacionado a mudanças sociocomportamentais da população. A presença de fatores como a diminuição do número de refeições realizadas em casa, o aumento compensatório da alimentação em redes de *fast food* e o aumento do tamanho das porções "normais" levam ao aumento do conteúdo calórico de cada refeição. O estilo de vida moderno contribui para o ganho de peso por vários aspectos que interferem na ingestão alimentar: a necessidade de se fazer refeições em curto espaço de tempo atrapalha os mecanismos de saciação, e atividades de lazer podem resultar em alterações comportamentais relacionadas ao hábito alimentar em que o sistema de prazer e recompensa (não homeostático) sobrepõe-se ao sistema regulador homeostático. É importante ressaltar que várias fases da vida podem influenciar o ganho de peso, como a fase intrauterina, o peso de nascimento, a amamentação, a fase de rebote do peso no período de aumento do peso que ocorre entre os 5 e 7 anos de idade e a fase puberal. Evidências científicas indicam que, a cada parto sucessivo, há aumento de cerca de 1 quilo acima do peso que normalmente aumenta com o incremento da idade. Ganho ponderal excessivo durante a gestação e falta de perda de peso após o parto são importantes preditores de obesidade no longo prazo[19].

FISIOPATOLOGIA DA OBESIDADE CAUSANDO A DOENÇA RENAL

Sobrepeso e obesidade estão associados com alterações hemodinâmicas, estruturais e histopatológicas nos rins[20,21]. O tecido adiposo não é somente uma reserva de gordura, mas um tecido dinâmico envolvido na produção de "adipocinas", como a leptina, adiponectina, fator de necrose tumoral, proteína quimiotática de monócitos-1 (MCP-1), fator de crescimento transformador-beta (TGF-β) e angiotensina II[21].

A obesidade leva a aumento na reabsorção de sódio no túbulo renal, afetando a natriurese e causando aumento do volume circulante devido à ativação do sistema nervoso simpático (SNS) e do sistema renina-angiotensina-aldosterona (SRAA). Também ocorre compressão dos rins, especialmente quando a gordura visceral está presente[20-23]. A hiperfiltração glomerular, associada ao aumento da pressão sanguínea e outras alterações metabólicas, como a resistência a insulina e *diabetes mellitus* (DM), resultam em lesão renal e consequente redução do RFG[20-23].

A obesidade é um fator de risco para todos os componentes da síndrome metabólica: tolerância à glicose reduzida, hipertensão e dislipidemia. Cada componente pode induzir lesão renal e exacerbar a doença renal preexistente[24-27]. A combinação de componentes pode aumentar o risco de DRC e o risco de progressão da DRC preexistente[28]. A incidência de DRC em sujeitos obesos metabolicamente anormais é maior do que nos sujeitos não obesos metabolicamente anormais. Por essa razão, é possível que a obesidade aumente o risco da lesão renal em combinação com essas anormalidades metabólicas[29,30].

A etiologia do número reduzido de néfrons, na ausência de anormalidades morfológicas, permanece por ser investigada. A nefrogênese em humanos começa na nona semana de gestação, e o número final de néfrons é determinado entre a 34ª e a 36ª semana, não aumentando depois do nascimento. Estudos recentes de necropsia têm demonstrado grande variabilidade no número total de néfrons na população normal, como se suspeitava previamente[31,32]. O número total de néfrons tem correlação com o peso ao nascer, sugerindo vínculos entre peso ao nascer, número de néfrons e suscetibilidade para a doença renal[33,34].

O impacto da obesidade na função renal é conhecido há muito tempo[35]. Muitos estudos confirmaram que a obesidade confere risco aumentado para DRC, evidenciando que pacientes com IMC > 30kg/m² sofriam de insuficiência renal com mais frequência e proporcionalmente com a magnitude do IMC[36]. Alterações estruturais e funcionais no rim podem ser observadas já nos indivíduos com IMC um pouco acima de 25kg/m² e na ausência de diabetes[37]. Com o aumento na prevalência da obesidade, essas mudanças tornaram-se o foco de atenção e foram designadas como glomerulopatia relacionada à obesidade (GRO)[38,39]. Com a epidemia mundial da obesidade, o aumento das complicações relacionadas a ela está tornando-se grave problema de saúde pública[40-44]. A GRO é a mais bem conhecida doença renal secundária à obesidade. Por meio da observação do estado dessa doença, muito conhecimento foi acumulado no que diz respeito às características clinicopatológicas da lesão renal na obesidade[45-48].

Resultados de metanálise mostram que o risco de doença renal para pessoas obesas é pelo menos 40% maior do que para pessoas com peso normal[49]. Esse efeito é independente de obesidade clássica associada a fatores de risco, como dislipidemia, diabetes e hipertensão arterial. Além disso, é caracterizada por ser uma relação dose-resposta, o que significa que o risco de doença renal aumenta paralelamente com o incremento no IMC. Interessantemente, o risco de doença renal no obeso é diferente entre os gêneros, sendo maior para mulheres obesas. A razão para esse fenômeno não está clara, mas proporcionalmente a maior quantidade de gordura corporeal em mulheres parece exercer esse papel[49].

Estudos observacionais em sujeitos obesos metabolicamente saudáveis mostram que esse fenótipo obeso não associado com anormalidades metabólicas, por si só, prevê maior risco para DRC[50], sugerindo que a obesidade pode levar à disfunção renal e ao dano renal mesmo sem diabetes ou hipertensão arterial. Em pacientes diabéticos com sobrepeso ou obesidade, intervenção no estilo de vida, incluindo restrição calórica e aumento na atividade física, comparado com um padrão baseado na educação e suporte no tratamento de diabetes reduziu o risco para ocorrência de DRC, embora não tenha afetado a incidência de eventos cardiovasculares[51]. Um efeito protetor está ligado à redução de peso, dos níveis de hemoglobina glicada (HbA1c) e pressão sistólica[2].

TERAPIA NUTRICIONAL

Alguns aspectos de GRO podem ser melhorados com a restrição dietética e redução na massa corporal[52,53]. Dieta com baixa caloria melhorou as alterações histológicas nos rins dos animais com obesidade experimental e diabetes[54]. Entretanto, não está claro se efeito similar ocorre em humanos. No entanto, já foi visto que algumas semanas de regime dietético reduzem a albuminúria[55]. Já foi estimado que a diminuição de peso de 1kg reduz a albuminúria em aproximadamente 4%[67]. Por outro lado, modesta perda ponderal não parece produzir efeito significante na alteração do RFG[55,56]. Contudo, perda de peso importante como resultado da cirurgia bariátrica pode normalizar o RFG e acentuadamente reduzir a albuminúria[57]. A proteção renal induzida pela perda ponderal é provavelmente relacionada a vários fatores, incluindo a diminuição da inflamação crônica sistêmica[58] e a normalização do perfil das adipocitocinas[52]. Nesse aspecto, evolução significante nos níveis de adipocitocinas pode ser alcançada com restrição dietética moderada[59], enquanto perda maior no IMC após cirurgia bariátrica leva à diminuição maior nos níveis séricos de proteína C-reativa (PCR) e à melhoria na função da célula endotelial[60].

No que diz respeito às recomendações de energia para pacientes com DRC, essas são semelhantes às de indivíduos saudáveis. O guia NKF/DOQI orienta pacientes com DRC e idade inferior a 60 anos a ingerir 35kcal/kg/dia, e aqueles com idade superior devem ingerir 30kcal/kg/dia, em razão do menor nível de atividade física[61].

Observação importante encontrada nos pacientes em tratamento conservador é a dificuldade de alcançar ingestão de 30 a 35kcal/kg/dia, em razão da restrição de proteína. A fim de manter balanço nitrogenado, é necessário orientar dietas com, no mínimo, 25kcal/kg/dia[61].

Em pacientes com dislipidemias é essencial que a terapia dietética inclua a redução de gordura saturada, o consumo de cortes magros de carne, de leite e derivados desnatados e de, no máximo, dois ovos/semana. Já no tratamento conservador, a própria dieta hipoproteica favorece a diminuição da ingestão de gordura saturada. No que diz respeito aos óleos, deve-se dar preferência aos ricos em ácidos graxos mono e poli-insaturados, em especial o óleo de canola, por apresentar uma mistura de ácidos graxos monoinsaturados e ômega-3. A necessidade do aumento no consumo de fibras alimentares deve ser incentivado por meio de produtos integrais, de frutas e hortaliças frescas[61].

O nível da função renal indica a quantidade de proteína recomendada no tratamento conservador. Logo, pacientes com RFG acima de 70mL/min devem ser orientados com dieta contendo 0,8 a 1g/kg/dia, a mesma para indivíduos saudáveis proposta pela RDA (*Recommended Dietary Allowances*)[61].

Entretanto, quando o RFG estiver entre 70 e 30mL/min, recomenda-se restrição proteica de 0,6g/kg/dia, podendo chegar até 0,75g/kg/dia caso se observe muita dificuldade em aderir à restrição proteica. Ressalta-se que o NKF/DOQI recomenda que a ingestão proteica nessa fase da DRC seja de 0,8g/kg/dia. No entanto, se o RFG estiver abaixo de 30mL/min, recomenda-se 0,6g de proteína/kg/dia, com ao menos 50% das proteínas provenientes de proteínas de alto valor biológico[61].

Em relação aos eletrólitos, a recomendação dietética para pacientes com hiperpotassemia inclui a restrição de alimentos ricos em potássio, sendo que a oferta total de potássio da dieta seja de 50 a 70mEq/dia. A recomendação de sódio para pacientes com DRC é de 2.000 a 2.300mg por dia ou 5 a 6g de cloreto de sódio (sal de cozinha) por dia. Por conter cloreto de potássio na sua composição, o uso de sal dietético é contraindicado para pacientes com DRC[61]. Pacientes em tratamento conservador raramente necessitam de restrição hídrica, pois, na maioria dos casos, são capazes de manter o balanço hídrico. A restrição proteica empregada na fase de tratamento conservador leva à diminuição na quantidade de fósforo da dieta, visto que os alimentos fontes de fósforo são, em sua maioria, aqueles que contêm proteína[61].

AVALIAÇÃO DO ESTADO NUTRICIONAL E CONSUMO ALIMENTAR DE PORTADORES DE DOENÇA RENAL CRÔNICA EM TRATAMENTO CONSERVADOR

Estudo realizado pelo nosso grupo de pesquisa, no período de agosto de 2016 a agosto 2017, com amostra de conveniência, incluiu pacientes com diagnóstico confirmado de DRC avaliados apor meio do RFG, em tratamento conservador, com idade maior ou igual a 18 anos, atendidos no Núcleo de Atenção Médica Integrada da Universidade de Fortaleza. O objetivo foi avaliar o estado nutricional e o consumo alimentar dos portadores de DRC em tratamento conservador.

Para a avaliação do estado nutricional, foram utilizadas variáveis antropométricas: peso, altura, IMC, circunferência da cintura, circunferência do quadril e circunferência do braço. No que diz respeito ao consumo alimentar, foi utilizado o recordatório de 24 horas. Para as variáveis laboratoriais foram avaliadas creatinina sérica e RFG.

As avaliações dos pacientes foram realizadas em quatro momentos. Na primeira entrevista, foi realizada a anamnese nutricional juntamente com a avaliação nutricional e o recordatório de 24 horas. A segunda entrevista foi realizada 3 meses após a primeira, repetindo a avaliação nutricional e o recordatório de 24 horas. A terceira entrevista foi realizada 6 meses após a primeira, repetindo a avaliação nutricional e o recordatório de 24 horas. A última entrevista foi realizada um ano após a primeira, repetindo a avaliação nutricional e o recordatório de 24 horas.

A análise dos dados da linha de base do estudo identificou a média de idade de 68 anos, sendo 53% do gênero feminino. Doenças de base, como diabetes e hipertensão, estavam presentes em 52% e 89% dos casos, respectivamente. Em relação aos estágios da DRC, 32% dos entrevistados encontravam-se no estágio 2, e 47%, no estágio 3. Um dado importante nas características sociodemográficas foi o grande número de participantes sedentários (67%).

Ao observar o estado nutricional dos participantes adultos na primeira avaliação, 37,5% deles eram obesos, enquanto na quarta avaliação 45,5% estavam com sobrepeso. Já no que diz respeito aos participantes idosos na primeira e quarta avaliação, 56,8% e 55,9% respectivamente, estavam com excesso de peso nos dois momentos. Ao investigar o consumo alimentar desses pacientes, identificamos, em quase todos os momentos, dieta hipocalórica, hipoproteica, hipolipídica, normoglicídica e pobre em fibras.

Intervenções realizadas para controlar a obesidade na população poderão ter efeitos benéficos na prevenção ou retardo do desenvolvimento da DRC[2]. Os participantes do estudo estavam com excesso de peso apesar de utilizarem alimentação fora dos padrões de normalidade para uma terapêutica adequada que controle a evolução da doença.

Evidencia-se, portanto, tendência de maior prevalência de sobrepeso e obesidade entre os portadores de DRC em tratamento conservador, o que pode estar implicado na progressão mais rápida para os estágios mais avançados da DRC e, consequentemente, necessidade de diálise. Esse fato pode ter importante influência nos números crescentes de DRC em estágio dialítico que se observam no mundo todo. A orientação nutricional e o controle adequado do peso desses pacientes são de fundamental importância no acompanhamento desse grupo de pacientes.

REFERÊNCIAS BIBLIOGRÁFICAS

1. Brasil, Ministério da Saúde. *Vigitel Brasil 2016: Vigilância de fatores de risco e proteção para doenças crônicas por inquérito telefônico: estimativas sobre frequência e distribuição sociodemográfica de fatores de risco e proteção para doenças crônicas nas capitais dos 26 estados brasileiros e no Distrito Federal em 2016.* Ministério da Saúde: Brasília, 2017. http://portalarquivos.saude.gov.br/images/pdf/2017/junho/07/vigitel_2016_jun17.pdf (accessed September 2017).

2. Kovesdy CP, Furth SL, Zoccali C. Obesity and kidney disease: hidden consequences of the epidemic. *Clin Kidney J* 2017; **10**: 1-8.

3. Forouzanfar MH, Alexander L, Anderson HR *et al.* Global, regional, and national comparative risk assessment of 79 behavioral, environmental and occupational, and metabolic risks or clusters of risks in 188 countries, 1990-2013: a systematic analysis for the Global Burden of Disease Study 2013. *Lancet* 2015; **386**: 2287-2323.

4. Subramanian SV, Perkins JM, Ozaltin E *et al.* Weight of nations: a socioeconomic analysis of women in low- to middle income countries. *Am J Clin Nutr* 2011; **93**: 413-421.

5. TsujimotoT, Sairenchi T, Iso H *et al.* The dose–response relationship between body mass index and the risk of incident stage3 chronic kidney disease in a general Japanese population: the Ibaraki prefectural health study (IPHS). *J Epidemiol* 2014; **24**: 444-451.

6. Elsayed EF, Sarnak MJ, Tighiouart H *et al.* Waist-to-hip ratio, body mass index, and subsequent kidney disease and death. *Am J Kidney Dis* 2008; **52**: 29-38.

7. Pinto-Sietsma SJ, Navis G, Janssen WM *et al.* A central body fat distribution is related to renal function impairment,even in lean subjects. *Am J Kidney Dis* 2003; **41**: 733-741.

8. Foster MC, Hwang SJ, Larson MG *et al.* Overweight, obesity, and the development of stage 3 CKD: the Framingham Heart Study. *Am J Kidney Dis* 2008; **52**: 39-48.

9. Kramer H, Luke A, Bidani A *et al.* Obesity and prevalent and incident CKD: the Hypertension Detection and Follow-Up Program. *Am J Kidney Dis* 2005; **46**: 587-594.

10. Chang A, Van HL, Jacobs DR Jr *et al.* Lifestyle-related factors, obesity, and incident microalbuminuria: the CARDIA (Coronary Artery Risk Development in Young Adults) study. *Am J Kidney Dis* 2013; **62**: 267-275.

11. Ejerblad E, Fored CM, Lindblad P *et al.* Obesity and risk for chronic renal failure. *J Am Soc Nephrol* 2006; **17**: 1695-1702.

12. Gelber RP, KurthT, Kausz AT *et al.* Association between body mass index and CKD in apparently healthy men. *Am J Kidney Dis* 2005; **46**: 871-880.

13. Lu JL, Molnar MZ, Naseer A *et al.* Association of age and BMI with kidney function and mortality: a cohort study. *Lancet Diabetes Endocrinol* 2015; **3**: 704-714.

14. Munkhaugen J, Lydersen S, Wideroe TE *et al.* Prehypertension, obesity, and risk of kidney disease: 20-year follow-up of the HUNTI study in Norway. *Am J Kidney Dis* 2009; **54**: 638-646.

15. Iseki K, Ikemiya Y, Kinjo K *et al.* Body mass index and the risk of development of end-stage renal disease in a screened cohort. *Kidney Int* 2004; **65**: 1870-1876.

16. Vivante A, Golan E, Tzur D *et al.* Body mass index in 1.2 million adolescents and risk for end-stage renal disease. *Arch Intern Med* 2012; **172**: 1644-1650.

17. Hsu C, McCulloch C, Iribarren C et al. Body mass in dexandrisk for end-stage renal disease. *Ann Intern Med* 2006; **144**: 21-28.

18. Lu JL, Kalantar-Zadeh K, Ma JZ *et al.* Association of body mass index with outcomes in patients with CKD. *J Am Soc Nephrol* 2014; **25**: 2088-2096.

19. Associação Brasileira para o Estudo da Obesidade e da Síndrome Metabólica. *Diretrizes brasileiras de obesidade 2016*, 4ª ed. Associação Brasileira para o Estudo da Obesidade e da Síndrome Metabólica: São Paulo, 2016. http://www.abeso.org.br/uploads/downloads/92/57fccc403e5da.pdf (accessed September 2017).

20. Kopple JD, Feroze U. The effect of obesity on chronic kidney disease. *J Ren Nutr* 2011; **21**: 66-71.

21. Declèves AE, Sharma K. Obesity and kidney disease: differential effects of obesity on adipose tissue and kidney inflammation and fibrosis. *Curr Opin Nephrol Hypertens* 2015; **24**: 28-36.

22. Kopple JD. Obesity and chronic kidney disease. *J Ren Nutr* 2010; **20**: S29-S30.

23. Hall JE, Henegar JR, Dwyer TM *et al.* Is obesity a major cause of chronic kidney disease? *Adv Ren Replace Ther* 2004; **11**: 41-54.

24. Fox CS, Massaro JM, Hoffmann U *et al.* Abdominal visceral and subcutaneous adipose tissue compartments: association with metabolic risk factors in the Framingham Heart Study. *Circulation* 2007; **116**: 39-48.

25. Kaess BM, Pedley A, Massaro JM *et al.* The ratio of visceral to subcutaneous fat, a metric of body fat distribution, is a unique correlate of cardiometabolic risk. *Diabetologia* 2012; **55**: 2622-2630.

26. Young JA, Hwang SJ, Sarnak MJ *et al.* Association of visceral and subcutaneous adiposity with kidney function. *Clin J Am Soc Nephrol* 2008; **3**: 1786-1791.

27. Wahba IM, Mak RH. Obesity and obesity-initiated metabolic syndrome: mechanistic links to chronic kidney disease. *Clin J Am Soc Nephrol* 2007; **2**: 550-562.

28. Tanaka H, Shiohira Y, Uezu Y *et al.* Metabolic syndrome and chronic kidney disease in Okinawa, Japan. *Kidney Int* 2006; **69**: 369-374.

29. Hashimoto Y, Tanaka M, Okada H *et al.* Metabolically healthy obesity and risk of incident CKD. *Clin J Am Soc Nephrol* 2015; **10**: 578-583

30. Tsuboi N, Okabayashi Y, Shimizu A, Yokoo T. The Renal Pathology of Obesity. *Kidney Int Rep* 2017; **2**: 251-260.

31. Nyengaard JR, Bendtsen TF. Glomerular number and size in relation to age, kidney weight, and body surface in normal man. *Anat Rec* 1992; **232**: 194-201.

32. Hoy WE, Bertram JF, Denton RD *et al.* Nephron number, glomerular volume, renal disease and hypertension. *Curr Opin Nephrol Hypertens* 2008; **17**: 258-265.

33. Hughson M, Farris AB, Douglas-Denton R *et al.* Glomerular number and size in autopsy kidneys: the relationship to birth weight. *Kidney Int* 2003; **83**: S32-S37.

34. Silverwood RJ, Pierce M, Hardy R *et al.* Low birth weight, later renal function, and the roles of adulthood blood pressure, diabetes, and obesity in a British birth cohort. *Kidney Int* 2013; **84**: 1262-1270.

35. Weisinger JR, Kempson RL, Eldridge FL, Swenson RS. The nephrotic syndrome: a complication of massive obesity. *Ann Intern Med* 1974; **81**: 440-447.

36. Hsu CY, McCulloch CE, Iribarren C *et al.* Body mass index and risk for end-stage renal disease. *Ann Intern Med* 2006; **144**: 21-28.

37. Okabayashi Y, Tsuboi N, Sasaki T *et al.* Glomerulopathy associated with moderate obesity. *Kidney Int Rep* 2016; **1**: 250-255.

38. D'Agati VD, Chagnac A, de Vries AP *et al.* Obesity-related glomerulopathy: clinical and pathologic characteristics and pathogenesis. *Nat Rev Nephrol* 2016; **12**: 453-471.

39. Kambham N, Markowitz GS, Valeri AM *et al.* Obesity-related glomerulopathy: an emerging epidemic. *Kidney Int* 2001; **59**: 1498-1509.

40. Ogden CL, Carroll MD, Kit BK, Flegal KM. Prevalence of childhood and adult obesity in the United States, 2011-2012. *JAMA* 2014; **26**: 806-814.

41. Prospective Studies Collaboration, Whitlock G, Lewington S *et al.* Body-mass index and cause-specific mortality in 900 000 adults: collaborative analyses of 57 prospective studies. *Lancet* 2009; **28**: 1083-1096.

42. Wang Y, Beydoun MA, Liang L *et al.* Will all Americans become overweight or obese? Estimating the progression and cost of the US obesity epidemic. *Obesity (Silver Spring)* 2008; **16**: 2323-2330.

43. Wang Y, Chen X, Song Y *et al.* Association between obesity and kidney disease: a systematic review and meta-analysis. *Kidney Int* 2008; **73**: 19-33.

44. Fox CS, Larson MG, Leip EP *et al.* Predictors of new-onset kidney disease in a community-based population. *JAMA* 2004; **291**: 844-850.

45. Kambham N, Markowiz GS, Valeri AM *et al.* Obesity-related glomerulopathy: an emerging epidemic. *Kidney Int* 2001; **59**: 1498-1509.

46. Praga M, Hernandez E, Morales E *et al.* Clinical features and long term outcome of obesity-associated focal segmental glomerulosclerosis. *Nephrol Dial Transplant* 2001; **16**: 1790-1798.

47. Chen HM, Li SJ, Chen HP *et al.* Obesity-related glomerulopathy in China: a case series of 90 patients. *Am J Kidney Dis* 2008; **52**: 58-65.

48. Tsuboi N, Koike K, Hirano K *et al.* Clinical features and long term renal outcomes of Japanese patients with obesity related glomerulopathy. *Clin Exp Nephrol* 2013; **17**: 379-385.

49. Wang Y, Chen X, Song Y *et al.* Association between obesity and kidney disease: a systematic review and meta-analysis. *Kidney Int* 2008; **73**: 19-33.

50. Chang Y, Ryu S, Choi Y *et al.* Metabolically healthy obesity and development of chronic kidney disease: a cohort study. *Ann Intern Med* 2016; **164**: 305-312.

51. Wing RR, Bolin P, Brancati FL *et al.* Cardiovascular effects of intensive lifestyle intervention in type 2 diabetes. *N Engl J Med* 2013; **369**: 145-154.

52. D'Agati VD, Chagnac A, de Vries AP *et al.* Obesity-related glomerulopathy: clinical and pathologic characteristics and pathogenesis. *Nat Rev Nephrol* 2016; **12**: 453-471.

53. Kanda E, Muneyuki T, Suwa K, Nakajima K. Effects of weight loss speed on kidney function differs depending on body mass index in nondiabetic healthy people: a prospective cohort. *PLoS One* 2015; **10**: e0143434.

54. Neff KJ, Elliott JA, Corteville C *et al.* Effect of Roux-en-Y gastric bypass and diet-induced weight loss on diabetic kidney disease in the Zucker diabetic fatty rat. *Surg Obes Relat Dis* 2016; **13**: 21-27.

55. Navaneethan SD, Yehnert H, Moustarah F *et al.* Weight loss interventions in chronic kidney disease: a systematic review and meta-analysis. *Clin J Am Soc Nephrol* 2009; **4**: 1565-1574.

56. Afshinnia F, Wilt TJ, Duval S *et al.* Weight loss and proteinuria: systematic review of clinical trials and comparative cohorts. *Nephrol Dial Transplant* 2010; **25**: 1173-1183.

57. Navarro-Diaz M, Serra A, Romero R *et al.* Effect of drastic weight loss after bariatric surgery on renal parameters in extremely obese patients: long-term follow-up. *J Am Soc Nephrol* 2006; **17**: S213-S217.

58. Holdstock C, Lind L, Engstrom BE *et al.* CRP reduction following gastric bypass surgery is most pronounced in insulin-sensitive subjects. *Int J Obes (London)* 2005; **29**: 1275-1280.

59. Korybalska K, Swora-Cwynar E, Luczak J *et al.* Association of endothelial proliferation with the magnitude of weight loss during calorie restriction. *Angiogenesis* 2016; **19**: 407-419.

60. Habib P, Scrocco JD, Terek M *et al.* Effects of bariatric surgery on inflammatory, functional and structural markers of coronary atherosclerosis. *Am J Cardiol* 2009; **104**: 1251-1255.

61. Cuppari L, Avesani CM, Kamimura MA (eds). *Nutrição na Doença Renal Crônica*. Manole: Barueri-SP, 2013.

47

DOENÇA RENAL CRÔNICA E HEPATITE C. DO DIAGNÓSTICO AOS NOVOS TRATAMENTOS. ABORDAGEM INTEGRADA: NEFROLOGIA E HEPATOLOGIA. EXPERIÊNCIAS DE UM HOSPITAL UNIVERSITÁRIO

Nathalia da Fonseca Pestana
Claudia Maria de Andrade Equi

◆

EPIDEMIOLOGIA

A Organização Mundial da Saúde (OMS), segundo seu último relatório sobre hepatites publicado em 2017, estima que a prevalência global da infecção pelo vírus da hepatite C (HCV), nesse momento, seja de aproximadamente 1%. Cerca de 71 milhões de pessoas estão infectadas por esse vírus e 15-30% desses irão desenvolver doença hepática crônica[1,2]. No mundo, existe grande variação demográfica dessa prevalência[3], que no Brasil é considerada intermediária[4].

A prevalência de HCV na população de renais crônicos em hemodiálise (HD) é bastante variável ao redor do mundo, atingindo números próximos a 4% em países como Áustria, Reino Unido e Nova Zelândia e até 76% em Cuba[5]. A hepatite C é a doença hepática mais comum e mais grave nos pacientes renais crônicos[6].

Os fatores de risco para HCV descritos na literatura, nessa população, incluem tempo em diálise, número de transfusões antes do rastreio eficaz, uso de drogas intravenosas e modalidade de diálise[5].

O último censo de diálise organizado pela Sociedade Brasileira de Nefrologia (SBN) em 2016 evidenciou prevalência de 3,7% de sorologia positiva para HCV entre os pacientes que são submetidos à diálise no País. Esse número vem caindo ao longo dos últimos anos.

HEPATITE C – CAUSA E CONSEQUÊNCIA DE DOENÇA RENAL

A hepatite viral C é importante causa e consequência de doença renal crônica (DRC). Está relacionada a diversas formas de manifestações renais, tanto glomerulares quanto tubulares e vasculares. A associação hepatite C e doença renal mais conhecida e estudada é a glomerulonefrite membranoproliferativa, com ou sem crioglobulinemia. O quadro 47.1, adaptado de Fabrizi et al[7], descreve a patogênese e as manifestações clínicas das doenças renais associadas ao HCV. Os estudos que avaliam a associação entre HCV e disfunção renal são heterogêneos e controversos[7]. Alguns deles sugerem a associação entre HCV e marcadores de DRC como albuminúria e proteinúria[8,9]. Entretanto, outros falharam em confirmar a associação entre HCV e redução do ritmo de filtração glomerular[10,11]. Em geral, os pacientes infectados pelo HCV parecem ter alto risco de doença renal e, portanto, devem receber avaliação renal[5,12].

Por outro lado, pacientes em diálise apresentam maior prevalência de infecção por HCV em virtude da transmissão nosocomial em unidades de HD e de hemotransfusões frequentes, especialmente antes do rastreio nos bancos de sangue determinado pelo Ministério da Saúde Brasileiro em 1993 e da instituição do uso rotineiro de eritropoietina[5,13]. Diversos estudos epidemiológicos e filogenéticos confirmam que a principal forma dessa disseminação é a transmissão nosocomial[14-17].

TRANSMISSÃO NOSOCOMIAL

Análises de surtos de transmissão de HCV tentam determinar qual o meio efetivo de disseminação de cada um deles[5,18]. Essas concluem que o principal mecanismo envolvido é a inadequação das práticas de controle de

Quadro 47.1 – Doenças renais associadas a HCV.

Doença renal	Patogênese	Manifestações clínicas
GNMP crioglobulinêmica	Depósitos mesangiais de imunocomplexos (antígenos virais – HCV, Ig e frações de complemento); depósitos de crioglobulina nos capilares glomerulares, mesângio e espaço urinário	Síndrome nefrítica, síndrome nefrótica
GNMP não crioglobulinêmica	Depósitos mesangiais de imunocomplexos (antígenos virais – HCV, Ig e frações de complemento)	Síndrome nefrítica, síndrome nefrótica
Glomerulopatia membranosa não crioglobulinêmica	Depósitos subepiteliais de imunocomplexos (antígenos virais – HCV, Ig e frações de complemento)	Síndrome nefrótica
Glomerulopatia por IgA não crioglobulinêmica	Depósitos mesangiais de imunocomplexos (antígenos virais – HCV, Ig e frações de complemento)	Proteinúria isolada e/ou hematúria
GESF não criobulinêmica	Lesão direta pelo HCV aos podócitos e às células epiteliais	Síndrome nefrótica, proteinúria isolada
Glomerulopatia imunotactoide e glomerulonefrite fibrilar	Depósitos mesangiais e na parede capilar de imunocomplexos (antígenos virais – HCV, Ig e frações de complemento)	Síndrome nefrótica, proteinúria isolada
Nefrite por proliferação mesangial	Efeito direto do HCV no mesângio por TLR-3 ou MMP-2	Proteinúria isolada e/ou hematúria
Nefrite tubulointersticial	Depósito de HCV no epitélio tubular e nas células de filtração (citotoxicidade direta e/ou imunomediada)	Proteinúria
Microangiopatia trombótica	Lesão endotelial por atividade direta do HCV	Síndrome nefrótica, proteinúria isolada e/ou hematúria
Poliartrite nodosa não crioglobulinêmica	Vasculite necrotizante de artérias médias	Insuficiência renal, hipertensão arterial

HCV, = vírus da hepatite C; Ig = imunoglobulina; MMP-2 = metaloproteinase de matriz 2; TLR-3 = receptor *Toll-like* 3. Adaptado de Fabrizi *et al*[7].

infecção e precaução universal[15,19]. O quadro 47.2 descreve os principais lapsos no controle de infecção associados à transmissão nosocomial de hepatite C em clínicas de HD.

Quadro 47.2 – Lapsos no controle de infecção associados à transmissão do HCV. Adaptado de KDIGO – HCV e CDC *Recommendations and Reports*.

Contaminação de recipientes usados para desprezar o *priming*
Extravasamento de sangue que não é limpo imediatamente
Preparo de injeções em ambientes contaminados
Contaminação de medicamentos multidoses
Uso de carrinhos de medicação que circulam entre os pacientes
Inadequação na desinfecção de superfícies compartilhadas (cadeiras, máquinas, esfigmomanômetro)
Erro na separação de áreas contaminadas e limpas
Falha na troca de luvas e lavagem de mãos entre pacientes
Baixa relação da equipe de enfermagem-paciente

PREVENÇÃO DE TRANSMISSÃO – MÁQUINA DE HD

Alguns estudos observacionais descrevem a associação entre receber HD imediatamente após o paciente com hepatite viral crônica C e soroconversão para esse vírus[18,20,21]. Contudo, a transmissão do HCV pela contaminação interna das máquinas de HD utilizadas atualmente (*simple-pass*) é improvável[5,15]. O vírus é incapaz de passar pelo capilar intacto, tendo em vista que possui cerca de 35nm, sendo bem maior do que os poros das membranas mais permeáveis[22]. Além disso, a transmissão exigiria que o vírus cruzasse a membrana do dialisador intacto, migrasse do tubo de drenagem para o circuito de dialisado fresco e passasse novamente através da membrana dialisadora de um segundo paciente; tal fato é pouco plausível[5]. Desse modo, as superfícies externas das máquinas de HD sem a desinfecção correta parecem ser veículos de contaminação cruzada mais provável e frequente.

PREVENÇÃO DE TRANSMISSÃO – ISOLAMENTO

A partir dessas observações descritas nos últimos parágrafos, alguns centros de diálises adotaram o isolamento de portadores de HCV para a redução da transmissão nosocomial, incluindo máquinas, técnicos e turnos de diálises dedicados exclusivamente a esses. Ao longo da última década, vários estudos tentaram comprovar o impacto dessa medida[23,24]. Contudo, esses se limitam a trabalhos observacionais. Nenhum ensaio controlado randomizado conseguiu comprovar que o isolamento dos pacientes infectados pelo HCV reduz o risco de transmissão[25].

Em 2004, foram analisados dados a respeito da transmissão e infecção por HCV do grande estudo DOPPS (*Dialysis Outcomes and Practice Patterns Study*), um estudo prospectivo e observacional que incluiu 8.615 pacientes adultos em HD de 308 instalações na França, Alemanha, Itália, Japão, Espanha, Reino Unido e Estados Unidos. Esse concluiu que a soroconversão está associada à maior prevalência de HCV na unidade de HD (RR = 1,36, p < 0,0001), porém não está associada ao isolamento dos pacientes infectados por esse vírus (RR = 1,01, p = 0,99)[26].

Recentemente, Zuñiga *et al*[27] realizaram revisão sistemática para avaliar o isolamento dos pacientes infectados por HCV como estratégia para o controle da transmissão desse vírus em unidades de HD[27]. Foram procurados estudos randomizados que avaliassem o isolamento de máquina e/ou salas de diálise e/ou equipe de saúde. Apenas um ensaio clínico randomizado controlado foi selecionado; esse avaliou o uso de máquinas dedicadas a pacientes soropositivos para HCV[28]. Embora o artigo original relate redução significativa (p < 0,05) na incidência de infecção por HCV nas unidades de HD que realizavam o isolamento de máquinas, a revisão demonstrou que o intervalo de confiança (IC) 95% para risco relativo desse estudo incluía o número 1, sugerindo que essa diferença não é estatisticamente significativa.

O CDC (*Central for Disease Control and Prevention*) publicou, em 2001, recomendações para a prevenção de transmissão de infecções entre pacientes em HD[15]. Segundo as recomendações desse órgãos dos EUA, os pacientes infectados não precisam ser isolados dos outros pacientes em HD ou serem dialisados separadamente ou usarem máquinas dedicadas a esses. Além disso, podem participar de reusos. A transmissão do HCV dentro do ambiente de diálise pode ser prevenida pela aderência estrita às precauções de controle de infecção recomendadas para todos os pacientes em HD. Os pacientes com sorologias negativas para HCV devem ser monitorizados com dosagem sérica de ALT (alanina aminotransferase) e anti-HCV de forma rotineira para a detecção precoce da transmissão nosocomial.

Em 2008, a ISN (*Internacional Society of Nephrology*) publicou orientações quanto ao manejo dos pacientes renais crônicos infectados pelo vírus da hepatite C por meio do KDIGO[5] (*Kidney Disease Improving Global Outcomes*), que está sendo atualizado em 2017. Nas duas edições, assim como nas orientações do CDC, o uso de máquinas dedicadas e o isolamento dos pacientes infectados pelo HCV não são recomendados. Porém ambas têm grau de avaliação e recomendação fracos. O uso de máquinas dedicadas é classificado como 1D, ou seja, essa prática não é recomendada, pois tem grau de evidência

muito baixo. O isolamento desses pacientes recebe a classificação 2C, e não é recomendada porque tem grau de evidência fraco. A Associação Renal do Reino Unido (*The UK Renal Association*) segue as orientações do KIDIGO, porém recomenda a utilização de equipe de saúde com maior experiência no cuidado desses pacientes e orienta que, se apesar do reforço e de auditorias das precauções universais houver transmissão nosocomial, uma política de segregação local pode ser considerada necessária[29].

PREVENÇÃO DE TRANSMISSÃO – REÚSO

O reúso está associado a surtos de infecções bacterianas[15] e o principal risco de transmissão do HCV parece ser para a equipe de saúde[5]; não parece estar associado à transmissão viral de hepatites[15]. O rígido controle das precauções universais de higiene parece eliminar esse risco[30]. Tanto as orientações do CDC quanto as do KDIGO, em suas duas edições, sugerem que o reuso de dialisadores de pacientes infectados pelo HCV pode ser realizado desde que as práticas universais de controle de infecção sejam realizadas. Contudo, o nível de evidência para essas orientações é fraco; apenas estudos observacionais de prevalência e incidência foram descritos[13,21,31,32].

PREVENÇÃO DE TRANSMISSÃO – MINISTÉRIO DA SAÚDE BRASILEIRO

A agência Nacional de Vigilância Sanitária (ANVISA) brasileira é responsável pela regulamentação de Boas Práticas para o funcionamento dos serviços de diálise. O órgão publicou sua última Resolução de Diretoria Colegiada (RDC) de nº 11 em março de 2014, definindo nova regulamentação. Ela define o isolamento dos portadores de hepatite B (HBV) em sala diferenciada e com profisional dedicado a esses, porém não há menção sobre isolamento de pacientes com sorologia positiva para hepatite C. Além disso, instituiu, a partir de março de 2015, o uso único de capilares de pacientes com hepatite C (tratados ou não), como já era realizado com portadores de HBV e HIV.

De acordo com as tendências das diretrizes internacionais, a legislação brasileira prioriza a manutenção das precauções universais de controle de infecção, no artigo 14 da RDC nº 11 estabelece a obrigação de limpeza e desinfecção da máquina e das superfícies que entram em contato com o paciente, ao final de cada sessão de diálise e, através do artigo 39, estabelece que as tomadas de pressão (manômetros) arterial e venosa do equipamento de HD devem estar isoladas dos fluidos corporais do paciente mediante utilização de isolador de pressão descartável de uso único.

Os cuidados com os pacientes renais crônicos foram normatizados pelas Diretrizes Clínicas para o Cuidado ao Paciente com Doença Renal Crônica – DRC no Sistema Único de Saúde publicada em 2014[33]. Esse documento orienta a realização semestral de anti-HCV nos pacientes suscetíveis e dosagem de ALT mensalmente. Quando há elevação dessa, é necessária, de imediato, a realização de novas sorologias para hepatites B e C. Além disso, orienta o encaminhamento dos pacientes que têm sorologia positiva para serviço especializado em hepatologia.

PROBLEMAS ASSOCIADOS À PRÁTICA DO ISOLAMENTO

O isolamento de máquinas, equipe de saúde e turnos de diálise de pacientes com sorologia positiva para HCV vem sendo praticado por muitos centros de diálise no Brasil, apesar de não haver obrigatoriedade pela nossa legislação. Até março de 2015, os capilares desses pacientes eram reutilizados e deveriam ser processados em sala dedicada a esses. Após essa data, foi extinto o reuso dos infectados por HCV, tratados ou não. Nesse mesmo ano, o Ministério da Saúde iniciou distribuição de Antivirais de Ação Direta (DAA – *direct antiviral agent*) contra a hepatite C que proporcionam cura em mais de 90% dos pacientes tratados[34]. Dessa forma, o número de pacientes tratados e curados está em crescimento, as dúvidas quanto às medidas de prevenção de transmissão voltam à tona e novas questões surgem. Alguns pacientes curados desejam ser tratados como os não infectados.

Que pacientes serão selecionados para o isolamento? Serão isolados apenas os portadores de carga viral positiva? Como conduzir os pacientes curados? Vale lembrar que alguns pacientes podem ter carga viral oscilatória e apresentar carga viral falsamente negativa[15] e que o uso de DAA em renais crônicos em HD tem início recente e sua resposta no longo prazo ainda não foi avaliada.

A divisão dos pacientes com sorologia positiva para HCV entre curados espontaneamente (PCR negativo sem tratamento), curados após tratamento e portadores do vírus pode gerar um problema logístico para o manejo de todos esses diversos grupos no mesmo serviço de diálise, podendo gerar uma falsa sensação de segurança e aumentar o risco de contaminação por um segundo genótipo ou reinfecção de pacientes tratados[35].

Dessa forma, o manejo dos portadores de sorologia positiva para HCV deve ser individualizado em cada serviço de diálise, considerando também os custos. Cabe ressaltar que não existe legislação brasileira que determine nenhum tipo de isolamento, ela apenas proíbe o reuso de capilares de portadores de hepatite C, tratados ou não. As diretrizes do CDC[15] e o KDIGO[5] não recomendam o isolamento, porém as orientações foram baseadas em evidências científicas fracas realizadas em populações muito diferentes da nossa, com percentual variado de prevalência de HCV. Pontos pacíficos entre todas as diretrizes e a legislação brasileira são que a melhor maneira de evitar a transmissão nosocomial é a vigilância contínua das medidas universais de higiene e a monitorização frequente da situação viral dos pacientes.

AVALIAÇÃO HEPÁTICA E ACOMPANHAMENTO CLÍNICO

Segundo as Diretrizes Clínicas Para o Cuidado ao Paciente Com DRC no SUS: "a complementação diagnóstica e terapêutica nos casos de diagnóstico de hepatite viral deve ser assegurada aos pacientes e realizada nos serviços especializados"[33]. O Hospital Universitário Clementino Fraga Filho possui serviço especializado e recebe pacientes renais crônicos portadores de HCV de todo o Estado do Rio de Janeiro. Nosso serviço conta com hepatologistas, nefrologistas e farmacêuticos que trabalham de forma integrada na assistência desses pacientes.

É de suma importância que as sorologias de hepatite B e HIV estejam atualizadas; se necessário, o paciente deve ser vacinado para hepatites A e B. Esses devem ser informados a respeito dos meios de transmissão, orientados a usar preservativos e não compartilhar instrumentos perfurocortantes e objetos de higiene pessoal, como escovas de dente, alicates de unha e lâminas de barbear ou depilar. O consumo de álcool deve ser evitado.

O próximo passo é o estadiamento da doença hepática e a quantificação da fibrose, esses são essenciais para o manejo do portador de HCV, tanto para estabelecer prognóstico quanto para estabelecer o melhor esquema terapêutico antiviral[2]. Algumas drogas são contraindicadas em cirróticos descompensados e o tempo de tratamento deve ser prolongado nesses. Os pacientes cirróticos requerem rastreio para carcinoma hepatocelular e varizes de esôfago[36]. Além disso, o estadiamento do grau de fibrose hepática é essencial na avaliação pré-transplante renal. Cirrose hepática descompensada é indicação para transplante duplo fígado e rim.

ESTADIAMENTO HISTOLÓGICO

O estadiamento histológico da fibrose hepática é uma avaliação combinada da quantidade de fibrose e da desorganização da arquitetura hepática, usando a pontuação de METAVIR (Quadro 47.3).

Os pontos de corte clinicamente relevantes são a detecção de fibrose significativa (METAVIR, F ≥ 2) e a detecção de cirrose (METAVIR, F4).

Quadro 47.3 – Classificação de METAVIR[37].

Estágio de METAVIR	F0	F1	F2	F3	F4
Definição	Sem fibrose	Fibrose portal sem septos	Fibrose portal com septos	Numerosos septos sem cirrose	Cirrose

369

A biópsia hepática tradicionalmente é considerada padrão-ouro para avaliar o grau de lesão hepática e fibrose. Porém, trata-se de um procedimento invasivo e caro, cuja complicação mais grave é o sangramento, podendo levar ao óbito do paciente. Nos pacientes hemodialisados, a disfunção plaquetária associada à uremia pode provocar maior risco de sangramento. Atualmente, esse procedimento está restrito a dúvidas quanto à etiologia da doença hepática ou quando os testes não invasivos são divergentes[36].

TESTES NÃO INVASIVOS PARA ESTADIAMENTO DA DOENÇA HEPÁTICA

Diversos testes não invasivos foram desenvolvidos para avaliar o grau de fibrose hepática. Esses podem ser métodos biológicos que utilizam biomarcadores séricos ou métodos físicos que medem a rigidez hepática. Essas duas abordagens são complementares.

APRI e FIB4

Dois desses biomarcadores são os mais utilizados por sua simplicidade e baixo custo: **APRI** (*AST to Platelet Ratio Index*) e **FIB4** (*Fibrosis-4*). Eles foram priorizados tanto no *guideline* da Organização Mundial ae Saúde (OMS)[2] quanto no Protocolo Clínico e Diretrizes Terapêuticas (PCDT/2017) para Hepatite C do Ministério da Saúde Brasileiro[38]. O APRI pode ser calculado utilizando uma calculadora convencional e valores de AST e plaquetas. Já o FIB4 utiliza dados de AST, ALT (alanino aminotransferase), plaquetas e a idade do paciente. Essas fórmulas são facilmente encontradas na *internet* e em aplicativos médicos (Quadro 47.4):

Cálculo de APRI:

$$APRI = \frac{\dfrac{\text{Valor de AST (UI/L)}}{\text{Limite superior normal de AST (UI/L)}}}{\text{Contagem de plaquetas } (10^9)} \times 100$$

Cálculo de FIB4:

$$FIB4 = \frac{\text{Idade (anos)} \times \text{AST (UI/L)}}{\text{Contagem de plaquetas } (10^9) \times \sqrt{\text{ALT (UI/L)}}} \times 100$$

Contudo, esses testes laboratoriais baseiam-se em valores de aminotransferases, AST e ALT, que usualmente estão reduzidas nos pacientes renais crônicos em HD. Os valores considerados normais, nessa população, podem representar a metade dos valores de referência do método[39-41]. Portanto, pontos de corte estabelecidos para a população geral não podem ser utilizados em renais crônicos em HD (Quadro 47.4).

Um grupo brasileiro, em 2007, Schiavon *et al*[42], estabeleceu pontos de corte de APRI para pacientes hemodialisados. Valores de APRI < 0,40 identificam pacientes sem fibrose significativa ($\geq$ F2) com valor preditivo negativo de 93% e valores de APRI $\geq$ 0,95, aqueles com fibrose. Contudo, quando os valores encontrados estão entre 0,40 e 0,95, apresentam baixa sensibilidade e especificidade para o diagnóstico de fibrose significativa e outro método de estadiamento precisa ser associado. Não há pontos de corte de APRI estabelecidos na literatura para diagnóstico de cirrose (F4) em pacientes hemodialisados. Quanto ao FIB4, nunca foi estudado em renais crônicos.

Elastografia hepática

Outro método não invasivo para a identificação do estágio de fibrose hepática nos portadores de HCV é a elastografia hepática. Estudos já demonstraram que esse método é eficiente para predizer complicações (varizes de esôfago e hepatocarcinoma) e mortalidade. Está presente em substituição à biópsia hepática na maioria das diretrizes: brasileira (PCDT)[38], europeia (EASL)[36], norte-americana (AASLD/IDSA)[43] e da OMS[2]. Pode ser realizada por diferentes métodos que utilizam ondas ultrassonográficas ou ressonância magnética. Contudo, a disponibilidade desse exame ainda está limitada a alguns centros no Brasil.

Em nosso serviço, costumamos utilizar a elastografia hepática transitória (FibroScan®). Esse dispositivo utiliza tanto ondas ultrassonográficas (5MHz), quanto ondas elásticas de baixa frequência (50Hz). O aparelho é composto por uma sonda, com um sistema de ultrassom acoplado e uma central de processamento de dados. A sonda produz vibrações de leve amplitude e baixa frequência que são transmitidas pelo transdutor ao tecido hepático, através do qual elas se propagam. A velocidade de propagação está diretamente relacionada à elasticidade (rigidez) hepática. Quanto mais endurecido o tecido, mais rápida é a propagação das vibrações. Logo, quanto maior o resultado em quilo Pascal (kPa), maior o grau de fibrose do parênquima hepático. Utilizamos os pontos de corte estabelecidos por Castera *et al*[44]: F2 = 7,1kPa; F3 $\geq$ 9,5 kPa; F4 $\geq$ 12,5kPa.

Dessa forma, portadores de HCV com resultados menores que 7,1kPa não têm fibrose significativa e maiores ou igual a 12,5kPa têm maior risco de ter cirrose. Segundo o consenso de Baveno VI[45] sobre hipertensão portal, elastografia hepática com resultados menores que

Quadro 47.4 – Pontos de corte para fibrose moderada e cirrose[2].

METAVIR	APRI (corte baixo)	APRI (corte alto)	FIB4 (corte baixo)	FIB4 (corte alto)
METAVIR F2 (fibrose moderada)	0,5	1,5	1,45	3,25
METAVIR F4 (cirrose)	1,0	2,0		

10kPa, na ausência de outros sinais clínicos, exclui doença hepática crônica avançada e valores maiores que 20-25kPa sinalizam maior risco para hipertensão portal clinicamente significativa com maior probabilidade de complicações, como varizes de esôfago e gastropatia portal hipertensiva[45].

Os pacientes renais crônicos em HD possuem características peculiares que podem interferir na avaliação da dureza hepática medida pela elastografia hepática. A vascularização desse órgão influi diretamente na medida da dureza avaliada por esse método. Dessa forma, a volemia do paciente e a congestão hepática gerada pela insuficiência cardíaca poderiam influir nas medidas obtidas pela elastografia hepática. Entretanto, os estudos divergem quanto ao impacto da influência da variação do volume de água corporal total nas medidas da elastografia[46-48].

A avaliação hepática nos pacientes renais crônicos, em especial nos hemodialisados, ainda é um desafio, tanto para hepatologistas, quanto para nefrologistas e transplantadores. A maioria dos grandes estudos que avalia novos métodos não invasivos exclui essa população. A rotina de nossa instituição é a conjugação dos métodos. Na primeira avaliação, os pacientes são submetidos à elastografia hepática transitória, ultrassonografia com *Doppler* e endoscopia digestiva alta, além de exames sorológicos para mensuração de transaminases, bilirrubinas, coagulograma e plaquetometria. *A priori*, tanto a hipervolemia como a congestão hepática levariam a resultados falso-positivos na elastografia hepática; portanto, resultados com valores baixos têm maior significância clínica. Varizes de esôfago ou gastropatia hipertensiva à endoscopia e colaterais portossistêmicas à ultrassonografia com *Doppler* fecham o diagnóstico de hipertensão portal. Além disso, plaquetopenia sugere hipertensão portal, porém não se pode esquecer a entidade "plaquetopenia induzida por heparina" e que o próprio vírus C pode causar púrpura trombocitopênica.

Em nosso grupo, está em desenvolvimento pesquisa clínica com esse grupo de pacientes. Encontramos boa correlação entre APRI/FIB4 e elastografia hepática, o que sugere que esses marcadores não invasivos, simples e práticos poderiam substituir a elastografia. Contudo, ainda precisamos definir os melhores pontos de corte em nossa população (hemodialisados e portadores de HCV).

TRATAMENTO

O tratamento da hepatite viral C vem sofrendo grande revolução nos últimos anos com o desenvolvimento de DAAs. O antigo tratamento era baseado no interferon, droga de uso subcutâneo com diversos efeitos colaterais graves, como anemia, granulocitopenia, plaquetopenia, sintomas psiquiátricos, doenças dermatológicas, disfunção tireoidiana e doenças autoimunes[38]. Além disso, tem importante limitação: induz rejeição em transplantados renais. Esse medicamento tem baixa taxa de cura e necessita da associação com ribavirina para aumentar seu poder de ataque. No entanto, esse esquema terapêutico,

de duração de 1 ano, cura apenas 40-65% dos casos. A ribavirina causa anemia hemolítica, dificultando seu uso em pacientes renais crônicos.

Nossa equipe, entre os anos de 2011 e 2014, avaliou 87 pacientes renais crônicos em diálise portadores de HCV para iniciar tratamento com interferon peguilado e ribavirina. Houve diversas perdas de seguimento e apenas 20 desses iniciaram o tratamento. Desses, 9 (45%) pacientes completaram o tratamento e apenas 5 (25%) atingiram resposta virológica sustentada (RVS), carga viral negativa após 12 semanas de tratamento.

Os chamados DAAs são drogas orais, com poucos efeitos colaterais, têm tempo de tratamento mais curto, geralmente de apenas 12 semanas e ainda alcançam taxas de RVS (cura) que superam 90%.

INDICAÇÃO DE TRATAMENTO – QUEM DEVE SER TRATADO?

Os benefícios do tratamento para HCV são inúmeros: redução de progressão da doença hepática para cirrose, evitando suas complicações como varizes de esôfago, ascite e síndrome hepatorrenal, redução do risco de carcinoma hepatocelular e evitar complicações extra-hepáticas. O tratamento de doenças glomerulares, principalmente a crioglobulinemia, envolve a erradicação do vírus. Dessa forma, todo paciente com infecção por HCV teria o benefício do tratamento, a menos que sua expectativa de vida seja muito curta[2,36,43].

Contudo, os custos com o tratamento ainda são muito elevados nos países de média e baixa renda, especialmente no Brasil[2]. Dessa forma, o Ministério da Saúde Brasileiro estabeleceu prioridades para fornecimento do tratamento através do PCDT para hepatite C e coinfecções[38]. Segundo esse, a terapia da hepatite C crônica está indicada, prioritariamente, para os pacientes que apresentem sinais de doença hepática moderada a avançada. Inicialmente, na versão publicada em 2015[34], apenas os pacientes que apresentavam sinais clínicos de cirrose ou estadiamento F3 e F4 (biópsia ou métodos não invasivos) foram selecionados para o tratamento. Já na versão de 2017, os critérios foram expandidos e portadores do grau de fibrose F2 também foram incluídos.

Além desses pacientes, alguns outros grupos também foram priorizados. Entre eles estão aqueles com manifestações extra-hepáticas graves decorrentes do vírus C, incluindo os portadores de glomerulopatias, os pacientes com insuficiência renal crônica avançada (RFG < 30mL/min) e os transplantados de órgãos sólidos.

COMO TRATAR HCV – PRINCÍPIOS GERAIS

O esquema terapêutico deve ser individualizado para cada paciente, depende de uma série de fatores como genótipo, presença de comorbidades, estágio da doença hepática e medicamentos usados. Além disso, é condicionado ao arsenal terapêutico disponível em cada região. No quadro 47.5, são citadas algumas combinações terapêuticas possíveis. O tempo de tratamento em geral é de 12 semanas. As combinações disponíveis no Brasil em setembro de 2017 estão destacadas em negrito na tabela 47.5 e os medicamentos disponíveis são: alfapeguinterferona 2A ou 2B, daclatasvir; simeprevir, sofosbuvir, ribavirina e combinação de veruprevir (ou paritaprevir) + ritonavir com ombitasvir e dasabuvir (Viekira Pak®), também chamado de 3D.

- **Genótipo e subgenótipo virais** – o genótipo 1 é o mais frequente no Brasil. Na era do interferon representava um dos genótipos mais difíceis de se tratar, necessitando de maior tempo de tratamento; no entanto, apresenta excelente resposta a diferentes esquemas de DAAs. Os subgenótipos 1a e 1b diferem quanto à resposta terapêutica, dessa forma 1a necessita da associação com ribavirina ou aumento do tempo de tratamento. Já o genótipo 3 tem pior resposta aos fármacos disponíveis atualmente.

- **Cirrose descompensada (Child-pugh B e C)** – os fármacos da classe inibidores de protease, veruprevir (3D), simeprevir ou grazoprevir não podem ser usados nesse grupo de pacientes. Além disso, esses têm pior resposta e necessitam de maior tempo de tratamento, 24 semanas[38], ou associação com ribavirina.

- **Tratamento viral prévio** – a exposição a tratamentos prévios para HCV, especialmente com antivirais diretos, pode levar à resistência viral e, portanto, a escolha do novo tratamento deve ser realizada à luz dessa informação.

- **Custo-efetividade** – os diferentes esquemas terapêuticos possuem preços e eficácias diferentes; o Ministério da Saúde, em seu protocolo de tratamento (PCDT), priorizou drogas com maior custo-efetividade.

- **Interação medicamentosa** – em comparação com a terapia baseada em interferon, os DAAs estão associados a risco aumentado de interações medicamentosas (por exemplo, antiácidos, hipolipemiantes orais, anticonvulsivantes, antirretrovirais e imunossupressores)[43]. Assim,

especial atenção deve ser dada a fármacos usados habitualmente pelos pacientes, os quais devem ser orientados a não iniciar nenhum medicamento ou erva fitoterápica sem orientação médica especializada. Além disso, sofosbuvir pode causar bradicardia se usado concomitantemente com amiodarona; o uso dessa deve ser interrompido 3 meses antes do início do tratamento. Interações medicamentosas podem ser verificadas em: http://www.hep-druginteractions.org

- **Insuficiência renal** – em pacientes com ritmo de filtração glomerular (RFG) ≥ 30mL/min, não há limitação ao uso de nenhuma dessas drogas citadas acima e não há necessidade de ajuste de dose[2,36,38,43]. Porém, aqueles com RGF < 30mL/min apresentam algumas limitações, em especial ao uso de sofosbuvir e ribavirina, drogas com metabolização renal. Ribavirina apresenta como efeito colateral anemia hemolítica, que pode tornar-se importante limitador ao seu uso em renais crônicos. A função renal dos pacientes em tratamento conservador deve ser monitorizada durante todo o tratamento[36].

TRATAMENTO EM PACIENTES COM INSUFICIÊNCIA RENAL GRAVE (RGF < 30ML/MIN)

Sofosbuvir é a principal droga de diversos esquemas terapêuticos, tem alta barreira de resistência, pouca interação medicamentosa, poucos efeitos colaterais (principais são fadiga e dor de cabeça) e já foi amplamente estudado, portanto está incluído no esquema terapêutico preferencial de muitos pacientes. Entretanto, sua via preferencial de eliminação é a renal. Seu principal metabólito, GS-331007, atinge concentrações séricas em renais crônicos em estágio terminal cerca de 20 vezes maiores que em indivíduos com função renal preservada[36].

Relatos e séries de casos utilizando regimes variados contendo sofosbuvir em pacientes com insuficiência renal foram descritos. Os resultados desses foram satisfatórios: mínimos efeitos adversos e taxas de resposta

Tabela 47.5 – Esquemas terapêuticos disponíveis por genótipos[36].

Regime terapêutico	Genótipos HCV				
	1	2	3	4	5 e 6
Sofosbuvir + rbv	Não	Subótimo	Subótimo	Não	Não
Sofosbuvir/ledipasvir ± rbv	Sim	Não	Não	Sim	Sim
Sofosbuvir/velpatasvir ± rbv	Sim	Sim	Sim	Sim	Sim
Ombitasvir/paritaprevir/ritonavir + dasabuvir ± rbv	Sim	Não	Não	Não	Não
Grazoprevir/elbasvir ± rbv	Sim	Não	Não	Sim	Não
Sofosbuvir + daclatasvir ± rbv	Sim	Sim	Sim	Sim	Sim
Sofosbuvir + simeprevir ± rbv	Subótimo	Não	Não	Sim	Não
Glecaprevir/pibrentasvir	Sim	Sim	Sim	Sim	Sim

Em negrito estão destacados os esquemas terapêuticos disponíveis no Brasil em setembro de 2017.

rvb = ribavirina.

superiores às alcançadas com interferon[49-51]. Contudo, nenhum grande estudo de segurança foi publicado até agora utilizando sofosbuvir para tratamento de pacientes com RFG < 30mL/min. Além disso, a dose adequada desse fármaco em pacientes com disfunção renal crônica avançada ainda não foi estabelecida.

Saxena *et al*[52] fizeram análise de uma grande base de dados multicêntrica com registro de dados sobre o tratamento de HCV na "vida real". Dividiram os pacientes em dois grupos: RFG > 45mL/min e ≤ 45mL/min. Todos estavam em uso de esquemas com sofosbuvir. O estudo concluiu que o grupo com RFG ≤ 45mL/min apresentou maiores taxas de anemia, piora da função renal e maior número de efeitos adversos sérios, independentemente do uso de ribavirina.

A recomendação atual das diretrizes europeias[36] e norte-americanas é o uso com cautela, ponderando risco-benefício, caso não estejam disponíveis outros fármacos mais seguros.

No Brasil, em julho de 2015, o Ministério da Saúde divulgou protocolo (PCDT) que disponibilizou esquemas terapêuticos sem interferon, contudo, todos apresentavam sofosbuvir como pilar principal. Em julho de 2017, novas possibilidades foram oferecidas.

Entre julho de 2015 e julho de 2017, nossa equipe optou por utilizar esquemas contendo sofosbuvir apenas em casos selecionados. Quinze pacientes receberam esse fármaco em associação a simeprevir (2 pacientes) ou a daclatasvir (13 pacientes), 2 transplantados renais e 13 em HD. Oito deles eram cirróticos, todos Child-Pugh A. Apenas um deles usou ribavirina e não apresentou efeitos colaterais significativos. Quatro deles apresentavam algum sinal de mau prognóstico em relação à resposta terapêutica e o tempo de tratamento foi estendido por 24 semanas. Dois pacientes abandonaram o tratamento na quinta semana, um por cefaleia associada a quadro depressivo com perda de seguimento pela equipe, o outro referiu inapetência e náuseas, evoluindo com sintomas associados à hipervolemia. Esse atingiu RVS após 12 semanas da interrupção do tratamento. Entre os pacientes que concluíram o tratamento, todos apresentavam carga viral negativa ao final. Desses, 4 já alcançaram a 12ª semana pós-tratamento e apresentaram carga viral negativa, atingindo critério de cura. O restante aguarda o resultado da quantificação viral após 12 semanas do fim do tratamento.

Um dos transplantados apresentava RFG > 30mL/min, portanto sem contraindicações ao uso do fármaco, e outro, RFG < 30mL/min e evidências clínicas de cirrose. O primeiro paciente não apresentou piora da função renal e o segundo apresentou redução da creatinina sérica.

Diversas novas drogas estão sendo desenvolvidas e estudadas, várias delas sem metabolização renal. O novo protocolo para tratamento de hepatite C (PCDT) divulgado em julho de 2017 pelo Ministério da Saúde inclui esquema terapêutico com uma combinação de drogas com metabolização prioritariamente hepática e recomenda seu uso em pacientes com RFG < 30mL/min. Essa associação, apelidada de 3D, é composta por três drogas ativas (veruprevir, ombitasvir, dasabuvir e ritonavir) que ampliam o efeito da primeira. Essa combinação de drogas já foi avaliada em pacientes com disfunção renal moderada e grave, incluindo os hemodialisados. A taxa de resposta ao tratamento (RVS) em todos eles foi superior a 90%, com pequena taxa de abandono de tratamento e poucos efeitos adversos[53-55]. Entretanto, algumas dúvidas ainda persistem.

Estudos prévios, em população sem disfunção renal, evidenciaram pior resposta a esse esquema terapêutico em paciente com genótipo 1A e em cirróticos, sendo necessária a associação com ribavirina, o que dificulta seu uso em renais crônicos. O prolongamento do tratamento nesses grupos com pior resposta também é questionável. Um trabalho científico recente avaliou a eficácia desse regime terapêutico em renais crônicos sem o uso de ribavirina, obtendo bons resultados, contudo ainda são necessários novos estudos[56].

Existem ainda limitações importantes ao uso do esquema 3D. Está implicado em diversas interações medicamentosas como bloqueadores do receptor de angiotensina II e de canal de cálcio, anticoncepcionais orais, inibidor de enzima conversora de angiotensina, furosemida, doxazocina e diversos imunossupressores. Seu espectro de ação não abrange os genótipos 2 e 3. Além disso, não pode ser usado em cirróticos descompensados (Child-Pugh B e C).

Dessa forma, pacientes renais crônicos em estágio avançado (RFG < 30mL/min), genótipos 2 e 3, cirróticos e transplantados renais com disfunção renal não apresentam esquema terapêutico ideal contemplado pelo PCDT brasileiro e cada caso deve ser avaliado com cautela; esquemas com sofosbuvir devem ser cogitados.

Alguns outros fármacos já foram testados e estudados em renais crônicos e fazem parte de protocolos internacionais, norte-americanos e europeus. A combinação de elbasvir e grazoprevir em um único comprimido foi testada em estudo randomizado de segurança e eficácia, chamado C-SURFER. Nesse, 122 pacientes renais crônicos estágios 4 e 5, incluindo 73% em HD, todos genótipos 1 foram tratados com essa combinação durante 12 semanas sem uso de ribavirina. A taxa de SVR foi de 94% (115/122), com apenas uma falha virológica. Os eventos adversos mais comuns foram dor de cabeça, náuseas e fadiga, ocorrendo com frequência semelhante no grupo placebo[57]. Esses fármacos fazem parte do esquema preferencial para renais crônicos genótipos 1, 4 e 6 preconizados pela AASLD/IDSA e EASL. Porém essa combinação também não pode ser usada em cirróticos descompensados e não contempla os genótipos 2 e 3.

Nova combinação pangenômica já foi aprovada nos Estados Unidos, glecaprevir e pibrentasvir. Esse esquema terapêutico foi testado em pacientes com doença renal

373

crônica avançada e seus resultados apresentados no encontro anual da AASDL em novembro de 2016. Cento e quatro pacientes com DRC estágios 4 e 5 foram incluídos, desses 82% dependentes de HD. O SVR geral foi de 98% com boa tolerância. Essa parece ser uma nova possibilidade para os portadores de genótipos 2 e 3 e doença renal crônica avançada, contudo ainda precisa ser aprovada e disponibilizada no Brasil[58].

DESAFIOS FUTUROS

Ainda hoje, no Brasil, a transmissão nosocomial tem papel fundamental na disseminação da hepatite C entre portadores de DRC e é frequente a subnotificação desses casos. Como descrito anteriormente, medidas simples de higiene podem bloquear a cadeia de transmissão, e devemos investir na educação continuada da equipe de saúde. O tratamento com os novos DAAs promete a cura em mais de 90% dos tratados. O Ministério da Saúde está expandindo o acesso da população brasileira a esses novos medicamentos, contudo os custos desses ainda são elevadíssimos e preocupantes diante do atual cenário econômico brasileiro. Vale lembrar que basta um paciente infectado para que ocorra a transmissão; precisamos manter a vigilância.

Agradecimentos

Prof. Dr. Alvimar Golçalves Delgado, Vice-Chefe do Departamento de Nefrologia HUCFF/UFRJ. Prof. Dr. Henrique Sergio Morais Coelho, Chefe do Departamento de Hepatologia HUCFF/UFRJ. Prof. Dr Maurilo de Nazare de Lima Leite Junior, Chefe do Departamento de Nefrologia HUCFF/UFRJ.

REFERÊNCIAS BIBLIOGRÁFICAS

1. WHO (World Health Organization). Global Hepatitis Report 2017. Geneva: World Health Organization; 2017. Disponível em: <http://www.who.int/hepatitis/en>
2. WHO (World Health Organization). Guidelines for the Screening Care and Treatment of Persons with Chronic Hepatitis C Infection: Updated Version April 2016. Geneva: World Health Organization; 2016. Disponível em: <http://www.who.int/hepatitis/en>
3. Mohd Hanafiah K, Groeger J, Flaxman AD, Wiersma ST. Global epidemiology of hepatitis C virus infection: new estimates of age-specific antibody to HCV seroprevalence. *Hepatology* 2013; **57**: 1333-1342.
4. Martins T, Narciso-Schiavon JL, Schiavon L de L. [Epidemiology of hepatitis C virus infection]. *Rev Assoc Med Bras (1992)*. 2011; **57**: 107-112.
5. Kidney Disease: Improving Global Outcomes. KDIGO clinical practice guidelines for the prevention, diagnosis, evaluation, and treatment of Hepatitis C in chronic kidney disease. . In. Vol 73. Kidney International 2008.
6. Fabrizi F, Messa P, Basile C, Martin P. Hepatic disorders in chronic kidney disease. *Nat Rev Nephrol* 2010; **6**: 395-403.
7. Fabrizi F, Plaisier E, Saadoun D *et al*. Hepatitis C virus infection, mixed cryoglobulinemia, and kidney disease. *Am J Kidney Dis* 2013; **61**: 623-637.

8. Huang JF, Chuang WL, Dai CY *et al*. Viral hepatitis and proteinuria in an area endemic for hepatitis B and C infections: another chain of link? *J Intern Med* 2006; **260**: 255-262.
9. Tsui JI, Vittinghoff E, Shlipak MG, O'Hare AM. Relationship between hepatitis C and chronic kidney disease: results from the Third National Health and Nutrition Examination Survey. *J Am Soc Nephrol* 2006; **17**: 1168-1174.
10. Rogal SS, Yan P, Rimland D *et al*. Incidence and progression of chronic kidney disease after hepatitis C seroconversion: results from ERCHIVES. *Dig Dis Sci* 2016; **61**: 930-936.
11. Kurbanova N, Qayyum R. Association of hepatitis C virus infection with proteinuria and glomerular filtration rate. *Clin Transl Sci* 2015; **8**: 421-424.
12. Cacoub P, Desbois AC, Isnard-Bagnis C *et al*. Hepatitis C virus infection and chronic kidney disease: time for reappraisal. *J Hepatol* 2016; **65(1 Suppl)**: S82-S94.
13. Finelli L, Miller JT, Tokars JI *et al*. National surveillance of dialysis-associated diseases in the United States, 2002. *Semin Dial* 2005; **18**: 52-61.
14. Nguyen DB, Gutowski J, Ghiselli M *et al*. A large outbreak of hepatitis C virus infections in a hemodialysis clinic. *Infect Control Hosp Epidemiol* 2016; **37**: 125-133.
15. Centers for Disease Control and Prevention. Recommendations for preventing transmission of infections among chronic hemodialysis patients. MMWR. 2001; **50**(RR-5).
16. Hmaied F, Ben Mamou M, Dubois M *et al*. Determining the source of nosocomial transmission in hemodialysis units in Tunisia by sequencing NS5B and E2 sequences of HCV. *J Med Virol* 2007; **79**: 1089-1094.
17. Izopet J, Pasquier C, Sandres K *et al*. Molecular evidence for nosocomial transmission of hepatitis C virus in a French hemodialysis unit. *J Med Virol* 1999; **58**: 139-144.
18. Centers for Disease Control and Prevention. Healthcare-Associated Hepatitis B and C Outbreaks (≥ 2 cases) Reported to the Centers for Disease Control and Prevention (CDC) 2008-2016. Disponível em: <https://www.cdc.gov/hepatitis/outbreaks/healthcarehepoutbreaktable.htm>
19. Fabrizi F, Messa P. Transmission of hepatitis C virus in dialysis units: a systematic review of reports on outbreaks. *Int J Artif Organs* 2015; **38**: 471-480.
20. Brugnano R, Gaburri M, Francisci D *et al*. Quintaliani G, Buoncristiani U. HCV Infection:'Six years after' in a dialysis unit. *Nephron* 1999; **81**: 244-245.
21. dos Santos JP, Loureiro A, Cendoroglo Neto M, Pereira BJ. Impact of dialysis room and reuse strategies on the incidence of hepatitis C virus infection in haemodialysis units. *Nephrol Dial Transplant* 1996; **11**: 2017-2022.
22. Hubmann R, Zazgornik J, Gabriel C *et al*. Hepatitis C virus--does it penetrate the haemodialysis membrane? PCR analysis of haemodialysis ultrafiltrate and whole blood. *Nephrol Dial Transplant* 1995; **10**: 541-542.
23. Saxena AK, Panhotra BR, Sundaram DS *et al*. Impact of dedicated space, dialysis equipment, and nursing staff on the transmission of hepatitis C virus in a hemodialysis unit of the middle east. *Am J Infect Control* 2003; **31**: 26-33.
24. Vagelli G, Calabrese G, Guaschino R, Gonella M. Effect of HCV+ patients isolation on HCV infection incidence in a dialysis unit. *Nephrol Dial Transplant* 1992; **7**:1070.
25. Fabrizi F, Messa P, Martin P. Transmission of hepatitis C virus infection in hemodialysis: current concepts. *Int J Artif Organs* 2008; **31**: 1004-1016.
26. Fissell RB, Bragg-Gresham JL, Woods JD **et al**. Patterns of hepatitis C prevalence and seroconversion in hemodialysis units from three continents: the DOPPS. *Kidney Int* 2004; **65**: 2335-2342.
27. Bravo Zuniga JI, Loza Munarriz C, Lopez-Alcalde J. Isolation as a strategy for controlling the transmission of hepatitis C virus

(HCV) infection in haemodialysis units. *Cochrane Database Syst Rev* 2016; **8**: Cd006420.

28. Shamshirsaz AA, Kamgar M, Bekheirnia MR *et al*. The role of hemodialysis machines dedication in reducing Hepatitis C transmission in the dialysis setting in Iran: a multicenter prospective interventional study. *BMC Nephrol* 2004; **5**: 13.

29. Geddes C, Lindley E, Duncan N. Renal Association Clinical Practice Guideline on prevention of blood borne virus infection in the renal unit. *Nephron Clin Pract* 2011; **118 Suppl 1**: c165-c188.

30. Jadoul M, Cornu C, van Ypersele de Strihou C. Universal precautions prevent hepatitis C virus transmission: a 54 month follow-up of the Belgian Multicenter Study. The Universitaires Cliniques St-Luc (UCL) Collaborative Group. *Kidney Int* 1998; **53**: 1022-1025.

31. Taal MW, van Zyl-Smit R. Hepatitis C virus infection in chronic haemodialysis patients--relationship to blood transfusions and dialyser re-use. *S Afr Med J* 2000; **90**: 621-625.

32. Jadoul M, Cornu C, van Ypersele de Strihou C. Incidence and risk factors for hepatitis C seroconversion in hemodialysis: a prospective study. The UCL Collaborative Group. *Kidney Int* 1993; **44**: 1322-1326.

33. Brasil. Ministério da Saúde. Secretaria de Atenção à Saúde. Departamento de Atenção Especializada e Temática. Diretrizes Clínicas para o Cuidado ao paciente com Doença Renal Crônica – DRC no Sistema Único de Saúde. In Brasília: Ministério da Saúde, 2014.

34. Brasil. Ministério da Saúde. Secretaria de Vigilância em Saúde. Departamento de Vigilância, Prevenção e Controle das Infecções Sexualmente Transmissíveis, do HIV/Aids e das Hepatites Virais. Protocolo Clínico e Diretrizes Terapêuticas para Hepatite C e Coinfecções. In Brasília: Ministério da Saúde, 2015.

35. Midgard H, Weir A, Palmateer N *et al*. HCV epidemiology in high-risk groups and the risk of reinfection. *J Hepatol* 2016; **65(1 Suppl)**: S33-S45.

36. EASL Recommendations on Treatment of Hepatitis C 2016. *J Hepatol* 2017; 66: 153-194.

37. Intraobserver and interobserver variations in liver biopsy interpretation in patients with chronic hepatitis C. The French METAVIR Cooperative Study Group. *Hepatology* 1994; **20(1 Pt 1)**: 15-20.

38. Brasil. Ministério da Saúde. Secretaria de Vigilância em Saúde. Departamento de Vigilância, Prevenção e Controle das Infecções Sexualmente Transmissíveis, do HIV/Aids e das Hepatites Virais. Protocolo Clínico e Diretrizes Terapêuticas para Hepatite C e Coinfecções. In Brasília: Ministério da Saúde, 2017.

39. Wolf PL, Williams D, Coplon N, Coulson AS. Low aspartate transaminase activity in serum of patients undergoing chronic hemodialysis. *Clin Chem* 1972; **18**: 567-568.

40. Warnock LG, Stone WJ, Wagner C. Decreased aspartate aminotransferase ("SGOT") activity in serum of uremic patients. *Clin Chem* 1974; **20**: 1213-1216.

41. Cohen GA, Goffinet JA, Donabedian RK, Conn HO. Observations on decreased serum glutamic oxalacetic transaminase (SGOT) activity in azotemic patients. *Ann Intern Med* 1976; **84**: 275-280.

42. Schiavon LL, Schiavon JL, Filho RJ *et al*. Simple blood tests as noninvasive markers of liver fibrosis in hemodialysis patients with chronic hepatitis C virus infection. *Hepatology* 2007; **46**: 307-314.

43. American Association for the Study of Liver Diseases and the Infectious Diseases Society of America. Recommendations for Testing, Managing, and Treating Hepatitis C, 2017. Last Updated: September 21, 2017. Disponível em: <www.hcvguidelines.org>

44. Castéra L, Vergniol J, Foucher J *et al*. Prospective comparison of transient elastography, Fibrotest, APRI, and liver biopsy for the assessment of fibrosis in chronic hepatitis C. *Gastroenterology* 2005; **128**: 343-350.

45. de Franchis R. Expanding consensus in portal hypertension: Report of the Baveno VI Consensus Workshop: Stratifying risk and individualizing care for portal hypertension. *J Hepatol* 2015; **63**: 743-752.

46. Millonig G, Friedrich S, Adolf S *et al*. Liver stiffness is directly influenced by central venous pressure. *J Hepatol* 2010; **52**: 206-210.

47. Colli A, Pozzoni P, Berzuini A *et al*. Decompensated chronic heart failure: increased liver stiffness measured by means of transient elastography. *Radiology* 2010; **257**: 872-878.

48. Hopper I, Kemp W, Porapakkham P *et al*. Impact of heart failure and changes to volume status on liver stiffness: non-invasive assessment using transient elastography. *Eur J Heart Fail* 2012; **14**: 621-627.

49. Bhamidimarri KR, Czul F, Peyton A *et al*. Safety, efficacy and tolerability of half-dose sofosbuvir plus simeprevir in treatment of Hepatitis C in patients with end stage renal disease. *J Hepatol* 2015; **63**: 763-765.

50. Nazario HE, Ndungu M, Modi AA. Sofosbuvir and simeprevir in hepatitis C genotype 1-patients with end-stage renal disease on haemodialysis or GFR < 30 ml/min. *Liver Int* 2016; **36**: 798-801.

51. Singh T, Guirguis J, Anthony S *et al*. Sofosbuvir-based treatment is safe and effective in patients with chronic hepatitis C infection and end stage renal disease: a case series. *Liver Int* 2016; **36**: 802-806.

52. Saxena V, Koraishy FM, Sise ME *et al*. Safety and efficacy of sofosbuvir-containing regimens in hepatitis C-infected patients with impaired renal function. *Liver Int* 2016; **36**: 807-816.

53. Munoz-Gomez R, Rincon D, Ahumada A *et al*. Therapy with ombitasvir/paritaprevir/ritonavir plus dasabuvir is effective and safe for the treatment of genotypes 1 and 4 hepatitis C virus (HCV) infection in patients with severe renal impairment: A multicentre experience. *J Viral Hepatol* 2017; **24**: 464-471.

54. Pockros PJ, Reddy KR, Mantry PS *et al*. Efficacy of direct-acting antiviral combination for patients with hepatitis C virus genotype 1 infection and severe renal impairment or end-stage renal disease. *Gastroenterology* 2016; **150**: 1590-1598.

55. Abad S, Vega A, Hernandez E *et al*. Universal Sustained Viral Response to the Combination of Ombitasvir/Paritaprevir/Ritonavir and Dasabuvir with/without Ribavirin in Patients on Hemodialysis Infected with Hepatitis C Virus Genotypes 1 and 4. *Am J Nephrol* 2017; **45**: 267-272.

56. Gane E, Cohen E, Roberts S K *et al*. RUBY II: Efficacy and Safety of a Ribavirin-Free Ombitasvir/Paritaprevir/Ritonavir +-Dasabuvir Regimen in Patients With Severe Renal Impairment or End-Stage Renal Disease and HCV Genotype 1a or 4 Infection. In Presented at the 67th Annual Meeting of the American Association for the Study of Liver Diseases, November 11-15, 2016, Boston, Massachusetts, 2016.

57. Roth D, Nelson DR, Bruchfeld A *et al*. Grazoprevir plus elbasvir in treatment-naive and treatment-experienced patients with hepatitis C virus genotype 1 infection and stage 4-5 chronic kidney disease (the C-SURFER study): a combination phase 3 study. *Lancet* 2015; **386(10003)**: 1537-1545.

58. Gane E, Pugatch D, Papatheodoridis G *et al*. EXPEDITION-4: efficacy and safety of glecaprevir/pibrentasvir (ABT-493/ABT-530) in patients with renal impairment and chronic hepatitis C virus genotype 1-6 infection [Abstract #LB-11]. *Hepatology* 2016; **64**: 1125a.

48

TOXICIDADE PELO ALUMÍNIO EM PACIENTES COM DOENÇA RENAL CRÔNICA AINDA É UM PROBLEMA?

Cinthia Esbrile Moraes Carbonara
Rodrigo Bueno de Oliveira

◆

INTRODUÇÃO

O alumínio (Al) é um metal abundante na crosta terrestre e parece não possuir funções biológicas conhecidas até o momento. No entanto, é utilizado pelos homens nas mais diversas aplicações. Atualmente, estima-se que cada indivíduo necessite de 11kg de Al por ano[1]. Este Al extraído da crosta terrestre tem potencial para exercer impacto em diversos sistemas biológicos, incluindo os seres humanos, com potencial para causar diversos efeitos tóxicos[2].

No organismo humano, 95% do Al ingerido é eliminado através das fezes e os 5% restantes são absorvidos. Da quantidade absorvida, cerca de 83% será excretada pelos rins (Figura 48.1)[3]. No sangue, o metal facilmente se liga a outras moléculas, como nucleotídeos, aminoácidos, ácidos orgânicos e fosfatos, formando complexos, que podem se acumular em tecidos, como pulmões, fígado, baço osso, coração, músculo, cérebro e glândulas paratireoides. O tecido ósseo é um dos preferenciais sítios de acúmulo, principalmente em suas áreas metabolicamente ativas[4-6].

No sangue, aproximadamente 10% do Al encontra-se nos eritrócitos. Os níveis normais de Al no plasma são aproximadamente de 1-3µg/L. Aqui, cerca de 90% do Al encontra-se ligado à transferrina, isto é, partilha com o ferro (Fe) a sua proteína transportadora.[4].

Esse metal assume, portanto, especial preocupação em renais crônicos dialíticos que não possuem função

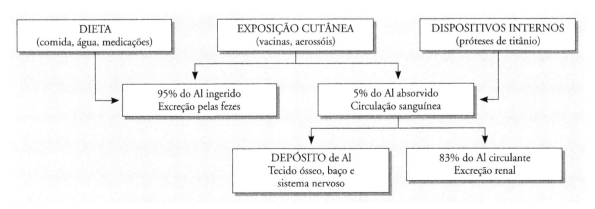

Figura 48.1 – Metabolismo do alumínio em humanos. Al = alumínio. Baseadao em Chappard *et al*[3].

renal suficiente para eliminá-lo. Digno de nota, a intoxicação por Al já foi descrita na doença renal crônica (DRC) não dialítica grave (ritmo de filtração glomerular – RFG – abaixo de 30mL/min/1,73m²) e em transplantados renais[7,8].

A contaminação da água utilizada em hemodiálise (HD) sempre foi apontada como a principal fonte de intoxicação por Al para pacientes em tratamento nessa modalidade. A água funciona como a principal via de contaminação porque os doentes em HD não estão apenas expostos à água de consumo, mas sim a uma elevada quantidade de água usada na preparação das soluções dialisantes (entre 360 e 540 litros por semana). Enquanto a água ingerida atinge a corrente sanguínea apenas após a passagem pela mucosa gastrintestinal, que é altamente seletiva e impede quase totalmente a absorção de Al, a solução dialisante é separada do sangue apenas por uma membrana artificial semipermeável, sensível aos processos de difusão[4].

Na década de 1970 começou a se relacionar quadros demenciais com o acúmulo de Al proveniente da água usada no tratamento de HD e dos quelantes de fósforo (Pi) à base desse Al[4,9-11]. Observou-se que as manifestações de toxicidade aguda pelo metal resultavam de exposição a elevadas concentrações de Al plasmático (400 a 1.000µg/L), decorrente da contaminação do dialisado contendo níveis de 150 a 1.000µg/L[12]. Os pacientes com neurotoxicidade aguda por Al desenvolviam agitação, confusão, mioclonias e convulsões, com predomínio motor, seguidos por coma e morte.

A síndrome também foi descrita em pacientes com DRC estágios 3 e 4 quando receberam quelantes de Pi à base de Al e citrato de sódio para a correção da acidose metabólica, aumentando acentuadamente a absorção intestinal do alumínio. Em 1986, Bakir *et al* relataram o desenvolvimento de encefalopatia rapidamente progressiva marcada por confusão mental, mioclonia, convulsões, coma e morte em duas mulheres com DRC avançada que receberam solução por via oral de citrato e gel de hidróxido de alumínio simultaneamente, sendo a toxicidade atribuída pela maior absorção gastrintestinal de Al quando complexado com citrato[13]. A neurotoxicidade aguda por Al também pode aparecer em pacientes com grande carga corporal de Al logo após o início do tratamento com desferoxamina (DFO) em doses de 20 a 40mg/kg[13].

A resposta clínica à intoxicação aguda pode diferir entre os pacientes. Em uma epidemia de intoxicação aguda por Al na unidade de diálise na ilha de Curaçao, dos 27 pacientes que tiveram uma exposição semelhante, aproximadamente de 60 horas, ao dialisado contaminado, 10 morreram por encefalopatia aguda de Al, enquanto 17 pacientes apresentaram somente sintomas menores ou sobreviveram[14]. Os não sobreviventes eram mais velhos (64 ± 3 anos *vs.* 52 ± 2 anos) e tinham menor peso corporal (57,5 ± 5,9kg *vs.* 86,5 ± 4,1kg) e menores concen-

trações de albumina sérica (33 ± 1 *vs.* 36 ± 1g/L). A anúria tendia a ser mais comum nos não sobreviventes. As concentrações séricas de Al, disponíveis em sete não sobreviventes, foram significativamente maiores do que nos sobreviventes (808 ± 127 *vs.* 255 ± 25µg/L).

A introdução de osmose reversa foi um passo fundamental para a obtenção de água apropriada para a preparação da solução dialisante, já que até então os processos de purificação da água eram inexistentes ou bastante rudimentares. Assim, ao contrário do que aconteceu até a década de 1970, em que se acreditava que a água potável servia para a HD, nos anos 1980 já era claro que a causa mais importante da toxicidade epidêmica do Al era a contaminação por esse metal da água utilizada para a preparação da solução dialisante[4,9].

Os sistemas mais sofisticados de tratamento da água para a HD diminuíram significativamente a possiblidade de intoxicação por meio dessa via, assim como a posterior contraindicação de quelantes de Pi à base de Al nessa população e avaliação periódica das concentrações de Al na água para HD e no sangue desses pacientes.

Apesar da queda das consequências clínicas relacionadas à intoxicação por Al associada à manutenção dos níveis séricos de Al entre as faixas recomendadas, o depósito desse metal ainda é detectado em tecidos em prevalência significativa. Há estudos que abordam essa temática. Foi demonstrado que nos anos 1980, cerca de metade dos pacientes em HD possuíam depósito desse metal no osso, sendo que, entre 1985 e 1995, mais de dois terços dos pacientes apresentavam acima de 30% da superfície trabecular recoberta pelo Al[15-17]. Araújo *et al* avaliaram 2.507 biópsias pelo período de 1985 a 2001, sendo dectado depósito de Al de 61,3% no período inicial do estudo (1985-1990), demosntrando queda para 42,5% no último período estudado (1997-2001)[18]. Em levantamento realizado pelo *Laboratório para Estudo do Distúrbio Mineral e Ósseo em Nefrologia (LEMON)* na UNICAMP, foram analisadas biópsias de 2015 a 2017, sendo detectada prevalência de 36% de depósito de Al, acima de 30%, na superfície trabecular total[19].

Em nosso serviço acompanhamos o caso de um paciente com doença renal crônica que estava pouco tempo em HD, no qual foi diagnosticado depósito ósseo de Al. Ele havia realizado diálise peritoneal durante 2 anos e estava em HD há 12 meses quando convidado a participar de um estudo que envolvia a realização de biópsia óssea. O paciente apresentava-se estável, sem sintomas relacionados ao distúrbio mineral e ósseo (DMO), com exames laboratoriais, incluindo os níveis séricos de Al, dentro do recomendado. Diante da detecção de depósito de Al na superfície trabecular de 50%, procedeu-se a extensa investigação de possíveis fontes de exposição ao metal por meio de espectrometria de massa, analisando-se amostras do dialisato, concentrados polieletrolíticos e água para HD. Nenhuma fonte pôde ser categoricamente identificada[20].

Este capítulo propõe uma revisão do assunto ressaltando que o depósito de Al ainda parece ser um problema clínico atual no Brasil, e talvez em outras partes do mundo. Discutiremos potenciais consequências do depósito de Al no tecido ósseo osso.

EPIDEMIOLOGIA

ESTADOS UNIDOS DA AMÉRICA

Nenhum caso de intoxicação por Al é reportado nos Estados Unidos da América (EUA) desde 1992. Em coorte retrospectiva realizada na Filadélfia – EUA, que analisou 1.410 medidas séricas de Al em 207 pacientes em HD e diálise peritoneal (PD) de janeiro de 2000 a abril de 2003, foram encontradas somente 30 medidas alteradas nesse período (2,1%), aparentemente sem nenhuma consequência clínica[21].

Outra análise retrospectiva das concentrações séricas de Al foi realizada em grande centro de diálise na cidade de Nova York entre janeiro de 2002 e dezembro de 2009, no total de 5.674 amostras de 589 pacientes[22]. Apenas 0,5% dessas amostras evidenciaram níveis maiores ou iguais a 20µg/L. O número médio de concentrações de Al obtidas por paciente foi de 10 (intervalo, 2-28). Como a maioria das concentrações era menor que o limite de detecção do ensaio (< 5µg/L), a concentração média exata de Al não pode ser estabelecida. Embora 4,2 % dos pacientes (25 de 589) tenham aumentado as concentrações de Al, a maioria apresentou apenas um aumento isolado. Concentração anormal foi sustentada por duas medidas consecutivas em 4 pacientes, e por três medidas em 1 paciente. Após a revisão dos registros médicos desses 25 pacientes, foi identificada uma causa em apenas 2 (antiácidos contendo Al).

Monier-Faugere *et al* realizaram estudo que avaliou depósito de Al no osso por meio de biópsia óssea nas últimas décadas, onde foi demonstrada queda importante desse acúmulo. No melhor do nosso conhecimento, esse foi o único estudo americano que comparou a incidência de intoxicação por Al com análises de biópsias ósseas[17].

EUROPA

Um caso de intoxicação grave por Al ocorreu em Portugal, em 1993, na Unidade de Hemodiálise do Hospital Distrital de Évora. O mau funcionamento das membranas, juntamente com o elevado teor de Al na água devido à seca verificada nessa altura no Alentejo e à consequente maior necessidade de adicionar sais de Al para seu tratamento, foram as causas apontadas[4].

Estudo que avaliou 1.209 biópsias ósseas de 5 países (Brasil, Argentina, Uruguai, Portugal e Espanha) durante 12 anos em 4 centros de biópsia óssea avaliou, entre outros dados, a presença de Al nas biópsias pela coloração de solocromo azurine, de acordo com os distúrbios mineral e ósseo (DMO) encontrados[23]. A presença de Al foi maior em doenças de baixa remodelação, como osteomalacia (OM) e doença óssea adinâmica (DOA). Usando a coloração de solocromo, dois terços dos pacientes de Portugal e Espanha com DOA apresentavam mais de 25% da superfície óssea coberta de Al.

Estudo espanhol de 1998 avaliou as mudanças no teor de Al na solução de diálise e seu efeito no sangue durante 8 anos[9]. Para tal, analisou-se o teor de Al em amostras de fluidos de diálise e soro de pacientes (N = 5.609) em 17 centros de diálise. Nesse período de tempo, a porcentagem de amostras de fluidos de diálise com concentrações aceitáveis de alumínio (< 2mcg/L) aumentou de 0% em 1988 para 80% em 1996. A porcentagem de amostras de fluidos de diálise com altos níveis de Al (> 6mcg/L) variou de 37,5% em 1988 para 2,3% em 1996. A melhora na qualidade do fluido de diálise resultou em menores valores de Al sérico. A porcentagem de amostras de soro com baixo teor de Al (< 20mcg/L) aumentou de 16,5% em 1988 para 54,2% em 1966. O Al sérico médio correlacionou-se com o Al do fluido de diálise médio (r = 0,55; p < 0,001). Correlação mais forte foi encontrada quando o Al no fluido de diálise variou entre 4 e 10mcg/L (r = 0,802; p < 0,001) e nenhuma correlação foi encontrada quando o Al no fluido de diálise foi < 4mcg/L. O estudo enfatiza a necessidade de controlar o teor de Al no fluido de diálise com mais frequência do que era feito na época.

BRASIL E AMÉRICA LATINA

Há escassos dados na literatura. Estudo retrospectivo avaliou 2.507 biópsias do Brasil e do Uruguai de 1985 a 2001 de pacientes em diálise e com presença de sintomas de DMO[18]. Foram 2.340 biópsias brasileiras e 167 do Uruguai, sendo 93,1% e 6,9% das amostras brasileiras oriundas de pacientes em HD e PD, respectivamente, e as do Uruguai de pacientes somente em HD. Foi encontrada alta porcentagem de depósito de Al na frente de mineralização, pela coloração de solocromo azurine, no decorrer desse período (Figura 48.2). O gráfico foi complementado por análise das biópsias ósseas realizadas no Brasil no período de 2015 a 2017[19]. Pode-se observar que houve redução progressiva desses níveis ao longo das décadas analisadas, porém permanece em número elevado.

REFLEXÃO SOBRE OS DADOS APRESENTADOS

Os dados epidemiológicos mais recentes provêm de estudos americanos, onde a intoxicação por Al parece ser evento incomum de acordo com a avaliação dos níveis séricos de Al. O único estudo americano que avaliou a prevalência de intoxicação por Al ao longo das décadas e por meio da análise de biópsias ósseas foi publicado em 1996 por Monier-Faugere, concluindo que o acúmulo de Al nos ossos passou a ser um problema em minoria

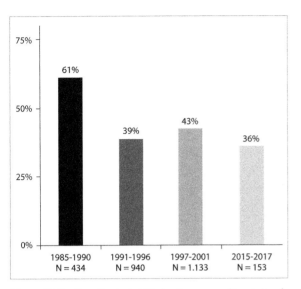

Figura 48.2 – Prevalência de biópsias ósseas com diagnóstico de intoxicação por alumínio (superfície óssea recoberta por Al ≥ 30%) pela coloração de solocromo azurine de acordo com período de tempo. N = correponde ao número total de biópsias analisadas por período. Dados de 1985 a 2001[18].

de pacientes[17]. Os trabalhos europeus e latinos americanos são mais antigos, baseados principalmente em achados de biópsia óssea, estimando maior prevalência.

Apesar de os trabalhos terem sido publicados na década de 1990 e início dos anos 2000, muitas biópsias ósseas foram realizadas anteriormente a 1990, quando muitos países instituíram melhores técnicas de purificação da água nas unidades de diálise, podendo esse dado ter contribuído para o aumento da incidência. Outro ponto a ser hipotetizado é que a maior prevalência pode ser devida ao método que avaliou a presença de Al na população (biópsia óssea) e não necessariamente pela pior qualidade da água e por exposição maior ao Al nessa população. Logo, embora a dosagem de Al sérico possa ser útil para revelar exposição aguda a esse metal, seu significado real e eficácia são questionáveis por não refletir a carga tecidual desse metal com maior precisão[24].

POTENCIAIS FONTES DE ALUMÍNIO NA DOENÇA RENAL CRÔNICA

ÁGUA POTÁVEL TRATADA PARA HEMODIÁLISE

Os suprimentos municipais de água possuem uma concentração relativamente alta de Al, considerada segura para a população geral, mas potencialmente tóxica para os pacientes em HD. O valor máximo permitido de Al na água potável é de 0,2mg/L[25].

O reconhecimento na década de 1970 de que o Al na água usada para HD poderia causar consequências negativas levou ao desenvolvimento de métodos eficazes de purificação de água[4]. Além disso, quando a toxicidade foi reconhecida foram estabelecidas diretrizes internacionais rigorosas que recomendavam concentração máxima de Al na água de dialisado, além da restrição do uso de quelantes de Pi à base de Al.

Em nosso país, os requisitos de boas práticas de funcionamento para os serviços de diálise são dispostos pela Resolução da Diretoria Colegiada (RDC) número 11, de 13 de março de 2014, organizada pelo Ministério da Saúde por meio da Agência Nacional de Vigilância Sanitária[26]. De acordo com a RDC, a qualidade da água deve ser monitorada diariamente em análises coletadas na entrada do reservatório de água potável e do subsistema de água para HD. Nessa monitoração diária não está incluída a medida do conteúdo de Al na água, impossibilitando o conhecimento de seus níveis de maneira a garantir que a água sempre esteja livre desse metal.

A qualidade diária e em tempo real da osmose reversa (OR) é analisada por meio da condutividade, que é diretamente influenciada pelo sódio, não tendo o Al influência significativa sobre esse aspecto. A condutividade da água para HD deve ser monitorada continuamente por instrumento que apresente compensação para variações de temperatura e tenha dispositivo de alarme visual e auditivo, sendo que deve ser igual ou menor que 10µS/cm, referenciada a 25°C[26].

A recomendação é de que os níveis de Al sejam medidos semestralmente na água tratada para HD e seu valor deve ser menor que 0,01mg/L. No entanto, uma única medida a cada 6 meses não seria suficiente para garantir que a água sempre esteja livre desse metal.

SOLUÇÕES DE DIÁLISE PERITONEAL E CONCENTRADOS ELETROLÍTICOS PARA HEMODIÁLISE

Desconhecemos estudos consistentes que avaliem a presença do metal nas bolsas de DP ou nos concentrados eletrolíticos de HD, permanecendo, portanto, como uma fonte possível de contaminação. Em relato de caso de intoxicação por Al em nosso serviço de diálise, foram coletadas amostras de solução para DP e das marcas de concentrados polieletrolíticos de HD utilizados no serviço, sem, contudo, encontrar a presença de Al[20].

QUELANTES DE FOSFATO À BASE DE ALUMÍNIO

Atualmente, tanto as diretrizes clínicas da *Kidney Disease Outcomes Quality Initiative (KDOQI)* e do *Kidney Disease: Improving Global Outcomes (KDIGO) clinical practice guidelines* sugerem evitar quelantes contendo Al[12,27].

Os quelantes de Pi contendo Al são agora raramente prescritos em todo o mundo, mas ainda estão sendo usados na Austrália e na Rússia, bem como em alguns outros países. Estudo recente que avaliou 481 pacientes de 20 centros de HD da Rússia mostrou o uso de quelantes de Pi à base de Al em 17,6% desses[28]. Alguns centros também ainda utilizam esses quelantes por curto espaço de tempo devido à sua grande eficácia[29].

Ainda há relatos ocasionais de altas concentrações de Al que se supõe serem devidas a quelantes de Pi. Em relatório entre 136 pacientes em HD, 16% apresentava níveis séricos de Al superiores a 30mcg/L e, em três casos, os níveis de Al eram superiores a 60mcg/L. Níveis de Al superiores a 20mcg/L são considerados anormais. Acreditou-se que as concentrações elevadas de Al se deveram principalmente ao uso de quelantes contendo Al porque a água de diálise mostrou estar dentro do limite máximo permitido para o metal[30].

USO DE CITRATO E SUA RELAÇÃO COM ABSORÇÃO INTESTINAL DE ALUMÍNIO

O citrato aumenta marcadamente a absorção intestinal de Al, sendo um fator propiciante de intoxicação por Al importante em doentes com DRC[31]. Estudo que avaliou a absorção de Al sozinho, Al com acetato de sódio e Al com citrato de sódio observou aumento do nível plasmático de Al e de sua excreção urinária quando foi ingerido junto com o citrato[32].

OUTRAS MEDICAÇÕES

Bohrer *et al* analisaram por espectrometria de absorção atômica diversas medicações de uso comum entre renais crônicos no que tange sua concentração de Al[33]. Como contaminante, ele foi encontrado em todas as formulações comerciais testadas, assim como em suas formulações brutas. Entre todos os produtos investigados, as formulações de ferro e cálcio apresentaram contaminação significativa por Al. Como as fórmulas comerciais apresentavam maiores níveis de Al, esse fator pode ser atribuído ao processo de fabricação da formulação[33].

Deve ser dada grande atenção à presença de Al em drogas injetáveis. O alto nível de Al encontrado nessas formulações entra diretamente na corrente sanguínea dos pacientes, sem enfrentar barreiras. O trabalho ainda sugere que a composição dos produtos destinados a doentes renais crônicos deve ser reavaliada de forma com que se reduza a contaminação por Al[33].

ABSORÇÃO INTESTINAL DE ALUMÍNIO

A proporção do Al ingerido diariamente que é absorvido no trato intestinal permaneceu uma questão de debate por muitos anos, porque nenhum método de medida confiável estava disponível. Estudos com técnicas analíticas anteriores relataram a absorção fracionada de Al variando entre 0,001 e 27%, após sobrecarga oral. A medição de Al por espectrometria de massas de alta energia permitiu análise mais acurada, encontrando absorção intestinal que variou entre 0,06 e 0,1%[34].

A absorção intestinal de Al está sujeita a muitos fatores sistêmicos e locais. Esses últimos incluem vários compostos com os quais o Al é complexado no lúmen

intestinal, como, por exemplo, a transferrina, que aumenta a absorção do Al em até três vezes, e a acidez gástrica. A influência da comida é controversa; no entanto, a absorção parece maior no estado de jejum do que o pós-prandial. A concentração de fosfato luminal diminui a absorção de Al[34].

A síndrome urêmica aumenta a absorção e o depósito tecidual de Al[35]. Existe a suspeita de que o *diabetes mellitus* também aumente a absorção de Al, já que doença óssea por Al foi mais prevalente em pacientes que dialisavam por nefropatia diabética[36]. A administração exógena de paratormônio (PTH) em ratos aumentou a absorção de Al, enquanto o hiperparatireoidismo secundário associado com baixa ingestão de cálcio levou à diminuição na absorção de Al[37]. A paratireoidectomia, contudo, não aparentou exercer nenhum efeito. O *status* de vitamina D também pareceu exercer efeitos sobre a absorção intestinal de Al. Em ratos com função renal normal, a absorção de Al pareceu ser vitamina D dependente[37].

Como a absorção de ferro (Fe) e Al compartilham mecanismos semelhantes, a absorção de Al parece estar diminuída em estados de sobrecarga de Fe, enquanto a depleção de Fe aumenta marcadamente sua absorção[38].

MANIFESTAÇÕES CLÍNICAS NA INTOXICAÇÃO CRÔNICA POR ALUMÍNIO

DORES MUSCULARES E ARTRALGIA

O Al atravessa a barreira sinovial, acumulando-se em estruturas articulares (cartilagem articular e membrana sinovial), podendo ser causa de artralgias[39]. Os pacientes também costumam queixar-se de dores musculares, cujo papel do Al não está esclarecido.

ANEMIA MICROCÍTICA RESISTENTE A FERRO

A intoxicação por Al pode causar anemia microcítica, apesar da suplementação por vai oral de Fe, possivelmente interferindo diretamente com a síntese normal de hemoglobina, sendo sua microcitose reversível após a desionização da água de diálise[40].

Mladenovic *et al* demonstraram que era necessária a presença de transferrina para que a toxicidade do Al se manifestasse, já que esse isoladamente, mesmo em grandes quantidades, não afeta a maturação da célula eritroide[41]. O mecanismo exato pelo qual o Al causa anemia ainda não é claro, mas pode envolver o descolamento de Fe da transferrina[42].

HIPERCALCEMIA

Os pacientes com doença óssea relacionada ao Al geralmente apresentam níveis séricos de hipercalcemia e PTH variáveis. Alguns desses pacientes apresentaram erosões em periósteo à radiografia. As biópsias ósseas revelaram doença óssea típica relacionada ao Al e o termo pseudo-

-hiperparatireoidismo foi aplicado a esses pacientes[27]. Outras observações documentaram a aparência ou piora dos sintomas esqueléticos quando os pacientes com doença óssea relacionada com o Al tiveram níveis de PTH reduzidos por qualquer cirurgia paratireoide ou por tratamento com vitamina D ativa[27].

A toxicidade do Al deve ser suspeita entre os pacientes com DRC que apresentam hipercalcemia sem elevações marcadas no PTH intacta no soro (por exemplo, < 500pg/mL) e não estão tomando vitamina D ou suplementos de cálcio[27].

DEMÊNCIA

A encefalopatia da diálise ou demência da diálise é uma doença subaguda, progressiva e, muitas vezes, fatal. Os sintomas incluem mudanças de personalidade, desorientação direcional, convulsões, alucinações auditivas, disartria, disfagia, apraxia, asterixis, mioclonias, convulsões e demência. O mecanismo pelo qual o Al conduz a mudanças neurodegenerativas no cérebro são desconhecidos[43].

A desferoxamina (DFO) tem efeito terapêutico definitivo nas manifestações clínicas e eletroencefalográficas da encefalopatia da diálise, quando usada em conjunto com água para HD tratada por osmose reversa[44].

DISTÚRBIO MINERAL E ÓSSEO

O Al em tecido ósseo perturba a mineralização, o crescimento e a atividade das células ósseas. Sua toxicidade resulta em diversas formas de osteodistrofia renal, principalmente doença óssea adinâmica e osteomalacia. Como o Al é sequestrado no osso por longos períodos, seus efeitos tóxicos são cumulativos. Como resultado, mesmo o uso intermitente ou de baixa dose de quelantes de Pi à base de Al aumenta a carga total desse metal no osso e, assim, seu uso é desaconselhável. Os níveis séricos de Al não são um marcador confiável de absorção de Al ou a carga em órgãos. Apenas a presença de Al na frente de mineralização reflete as alterações histopatológicas observadas no osso. Portanto, a biópsia óssea permanece a única abordagem para o diagnóstico definitivo da doença óssea relacionada ao Al. Mais importante ainda, a falta de correlação entre as concentrações globais de órgãos de uma toxina, como o Al, e as alterações patológicas não descartam a toxicidade. Assim, a localização específica da toxina é mais importante do que a concentração geral[15].

Na análise histomorfométrica do tecido com depósito de Al observam-se menores massa óssea, volume e superfície de tecido osteoide, índices osteoblásticos e osteoclásticos, taxa de mineralização e formação óssea e maior volume e superfície do osteoide laminar.

DIAGNÓSTICO

Os sintomas relacionados à intoxicação crônica por Al são inespecíficos e podem manifestar-se em diversas doenças que frequentemente acometem portadores de DRC. Como os níveis séricos de Al não traduzem o depósito tecidual, o diagnóstico dessa doença fica bastante comprometido se levado apenas em consideração esse dado e pode ser subestimado.

As diretrizes do *Kidney Foundation Kidney Disease Outcome Quality Iniciative (KDOQI)* recomendam a dosagem sérica de Al em todo doente em HD pelo menos anual e trimestralmente nos pacientes que estejam recebendo medicações que contenham Al[12]. Seus níveis devem estar abaixo de 20mcg/L, e o teste com DFO deve ser realizado se as dosagens de Al estiverem acima do recomendado, ou pacientes que apresentarem sinais ou sintomas de intoxicação por Al, ou antes de paratireoidectomia em doentes previamente expostos ao metal.

O teste com DFO é considerado positivo se o incremento no Al sérico for maior ou igual a 50mcg/L. Ele não deve ser realizado se os níveis de Al forem superiores a 200mcg/L para evitar neurotoxicidade aguda induzida por DFO[12].

Contudo, devido à baixa incidência de intoxicação por Al relatada atualmente, alguns autores advogam a não realização da dosagem sérica periódica do metal pela baixa custo-efetividade do método, reservando a dosagem para localidades em que a purificação da água possa não ser a ideal, e mantendo a indicação em doentes com DRC dialítica que estejam recebendo medicações à base de Al e para pacientes pré-paratireoidectomia com exposição prévia.

A biópsia óssea ainda é o método padrão-ouro para o diagnóstico de depósito de Al em tecido ósseo. Por ser um método invasivo e pouco disponível, a prevalência pode estar subestimada.

A frequência e o método de rastreio ideais não são conhecidos e, provavelmente, devem ser adaptados às condições de saúde e infraestrutura de cada localidade, quando medidas do Al sérico e da água de HD devem ser consideradas com maior periodicidade a depender desses fatores.

CONCLUSÕES

A intoxicação por Al pode ser um diagnóstico prevalente subestimado, talvez em várias regiões do mundo. Acredita-se que o nível sérico de Al não é um indicador adequado para medir a absorção ou o depósito desse metal no organismo.

O depósito do metal na frente de mineralização óssea é que determina, pelo menos parcialmente, as alterações histopatológicas da ostedistrofia renal. Portanto, a necessidade de estudos clínicos com biópsia óssea nesse campo é decisiva para melhor compreensão deste assunto.

Considerando que a dosagem de Al sérico tem valor diagnóstico limitado e a biópsia óssea é um procedimento invasivo e restrito a alguns centros, estudos são necessários para que outras técnicas sejam utilizadas para facilitar o diagnóstico e identificação das fontes de contaminação.

A intoxicação sistêmica é um evento raro atualmente. Em contraste, o depósito de Al no osso pode ser um evento frequente e que pode ter impacto em desfechos importantes, como anemia, fratura óssea e óbito.

REFERÊNCIAS BIBLIOGRÁFICAS

1. Cullen JM, Allwood JM. Mapping the global flow of aluminum: from liquid aluminum to end-use goods. *Environ Sci Technol* 2013; **47**: 3057-3064.
2. Alfrey AC, Hegg A, Craswell P. Metabolism and toxicity of aluminum in renal failure. *Am J Clin Nutr* 1980; **33**: 1509-1516.
3. Chappard D, Bizot P, Mabilleau G, Hubert L. Aluminum and bone: Review of new clinical circumstances associated with Al (+3) deposition in the clacified matrix of bone. *Morphologie* 2016; **100**: 95-105.
4. Rodrigues AIM, Almeida A. Intoxicação por alumínio nos doentes em hemodiálise – uma perspectiva histórica. Monografia do 2º Ciclo de Estudos Conducente ao Grau de Mestre em Análises Clínicas. Faculdade de Farmácia da Universidade do Porto, 2012. https://repositorio-aberto.up.pt/bitstream/10216/73814/2/27693. pdf. Acessado em 21 de Novembro de 2017.
5. Barreto FC, Araújo SM. Aluminium intoxication in chronic kidney disease. *J Bras Nefrol* 2011; **33**: 211-215.
6. Toxicological Profile for aluminum. Department of Health and Human Services, Public Health Service. Agency for Toxic Substances and Disease Registry (ATSDR); 2008. https://www.atsdr. cdc.gov/toxprofiles/tp22.pdf. Acessado em 21 de Novembro de 2017.
7. Nicholas JC, Dawes PT, Davies SJ, Freemont AJ. Persisting aluminium-related bone disease after cadaveric renal transplantation. *Nephrol Dial Transplant* 1999; **14**: 202-204.
8. Alfrey AC. Aluminum metabolism in uremia. *Neurotoxicology* 1980; **1**: 43-53.
9. Fernandez-Martin JL, Canteros A, Serrano M *et al.* Prevention of aluminium exposure through dialysis fluids. Analysis of changes in the last 8 years. *Nephrol Dial Transplant* 1998; **13**: 78-81.
10. Platts MM, Goode GC, Hislop JS. Composition of the domestic water supply and the incidence of fractures and encephalopathy in patients on home dialysis. *Br Med J* 1977; **2**: 657-660.
11. Pierides AM, Edwards WG Jr, Cullum UX Jr *et al.* Hemodialysis encephalopathy with osteomalacic fractures and muscle weakness. *Kidney Int* 1980; **18**: 115-124.
12. National Kidney Foundation. K/DOQI clinical practice guidelines for bone metabolism and disease in chronic kidney disease. *Am J Kidney Dis* 2003; **42**: 1-201.
13. Bakir AA, Hryhorczuk DO, Berman E, Dunea G. Acute fatal hyperaluminemic encephalopathy in undialyzed and recently dialyzed uremic patients. *ASAIO Trans* 1986; **32**: 171-176.
14. Berend K, van Der Voet G, Boer WH. Acute aluminum encephalopathy in a dialysis center caused by a cement mortar water distribution pipe. *Kidney Int* 2001; **59**: 746-753.
15. Malluche HH. Aluminum and bone disease in chronic renal failure. *Nephrol Dial Transplant* 2002; **17**: 21-24.
16. Smith AJ, Faugere MC, Abreo K *et al.* Aluminum-related bone disease in mild and advanced renal failure: evidence of high prevalence and morbidity and studies on etiology and diagnosis. *Am J Nephrol* 1986; **6**: 275-283.
17. Monier-Faugere MC, Malluche HH. Trends in renal osteodystrophy: a survey from 1983 to 1995 in a total of 2248 patient. *Nephrol Dial Transplant* 1996; **11**: 111-120.

18. Araújo SM, Ambrosoni P, Lobão RR *et al.* The renal osteodystrophy pattern in Brazil and Uruguay: an overview. *Kidney Int Suppl* 2003; **85**: S54-S56.
19. Carbonara CEM, dos Reis LM, França RA *et al.* A deposição óssea de alumínio continua sendo um problema de elevada prevalência em nosso meio: dados do regidtro brasileiro de biópsias ósseas (REBRABO). XIX Congresso Paulista de Nefrologia, Atibaia, 2017.
20. de Meira RD, Carbonara CEM, Quadros KRS *et al.* The enigma of aluminum deposition in bone tissue from a patient with chronic kidney disease: a case report. *Braz J Nephrol* 2017, *in press*.
21. Jaffe JA, Liftman C, Glickman JD. Frequency of elevated serum aluminum levels in adult dialysis patients. *Am J Kidney Dis* 2005; **46**: 316-319.
22. Sandhu G, Djebali D, Bansal A *et al.* Serum concentrations of aluminum in hemodialysis patients. *Am J Kidney Dis* 2011; **57**: 523-525.
23. Lopez JB, Jorgetti V, Caorsi H *et al.* Epidemiology of renal osteodystrophy in Iberoamerica. *Nephrol Dial Transplant* 1998; **13**: 41-45.
24. van Landeghem GF, D'Haese PC, Lamberts L *et al.* Low serum aluminum values in dialysis patients with increased bone aluminum levels. *Clin Nephrol* 1998; **50**: 69-76.
25. Rebouças AC. Águas doces no Brasil: capital ecológico, uso e conservação, organização e coordenação científica. São Paulo: Escritura, 1999; 6-8, 117,135.
26. Resolução da Diretoria Colegiada (RDC) número 11, de 13 de março de 2014. Ministério da Saúde – Agência Nacional de Vigilância Sanitária. http://portal.anvisa.gov.br/documents/1018 1/2867923/%282%29RDC_11_2014_COMP.pdf/01829942- 8ae4-4ddf-badf-b3356b003adc. Acessado em 21 de Novembro de 2017.
27. Kidney Disease: Improving Global Outcomes (KDIGO) CKD-MBD Work Group. KDIGO clinical practice guideline for the diagnosis, evaluation, prevention, and treatment of Chronic Kidney Disease-Mineral and Bone Disorder (CKD-MBD). *Kidney Int* 2009; **113**: S1-S130.
28. Bikbov B, Bieber B, Andrusev A *et al.* Hemodialysis practice patterns in the Russia Dialysis Outcomes and Practice Patterns Study (DOPPS), with international comparisons. *Hemodial Int* 2017; **21**: 393-408.
29. Salusky IB, Foley J, Nelson P, Goodman WG. Aluminum accumulation during treatment with aluminum hydroxide and dialysis in children and young adults with chronic renal disease. *N Engl J Med* 1991; **324**: 527-531.
30. Edalat-nejad M, Ghasemikhah R, Delavar M. Aluminum overload: Still as a source of concern in hemodialysis patients. *Saudi J Kidney Dis Transpl* 2014; **25**:412-414.
31. Molitoris BA, Froment DH, Mackenzie TA *et al.* Citrate: a major factor in the toxicity of orally administered aluminum compounds. *Kidney Int* 1989; **36**: 949-953.
32. Nolan CR, Califano JR, Butzin CA. Influence of calcium acetate or calcium citrate on intestinal aluminum absorption. *Kidney Int* 1990; **38**: 937-941.
33. Bohrer D, Bertagnolli DC, de Oliveira SM *et al.* Drugs as a hidden source of aluminium for chronic renal patients. *Nephrol Dial Transplant* 2007; **22**: 605-611.
34. Drüeke TB. Intestinal absorption of aluminium in renal failure. *Nephrol Dial Transplant* 2002; **17**: 13-16.
35. Ittel TH, Steinhausen C, Kislinger G *et al.* Ultrasensitive analysis of the intestinal absorption and compartmentalization of aluminium in uraemic rats: a 26Al tracer study employing accelerator mass spectrometry. *Nephrol Dial Transplant* 1997; **12**: 1369-1375.
36. Andress DL, Kopp JB, Maloney NA *et al.* Early deposition of aluminum in bone in diabetic patients on hemodialysis. *N Engl J Med* 1987; **316**: 292-296.

37. Drüeke T, Lacour B, Touam M *et al*. Oral aluminum administration to uremic, hyperparathyroid, or vitamin D-supplemented rats. *Nephron* 1985; **39**: 10-17.

38. Ittel TH, Kluge R, Sieberth HG. Enhanced gastrointestinal absorption of aluminium in uraemia: time course and effect of vitamin D. *Nephrol Dial Transplant* 1988; **3**: 617-623.

39. Netter P, Kessler M, Burnel D *et al*. Aluminum in the joint tissues of chronic renal failure patients treated with regular hemodialysis and aluminum compounds. *J Rheumatol* 1984; **11**: 66-70.

40. Touam M, Martinez F, Lacour B *et al*. Aluminium-induced, reversible microcytic anemia in chronic renal failure: clinical and experimental studies. *Clin Nephrol* 1983; **19**: 295-298.

41. Mladenovic J. Aluminum inhibits erythropoiesis in vitro. *J Clin Invest* 1988; **81**: 1661-1665.

42. Oshiro S. A new effect of aluminum on iron metabolism in mammalian cells. In Roesky HW, Atwood DA (eds). *Group 13 Chemistry II: Biological Aspects of Albuminum,* Springer: New York, 2002, vol 104, pp 60-77.

43. Bansal VK, Bansal S. Nervous system disorders in dialysis patients. *Handb Clin Neurol* 2014; **119**: 395-404.

44. Milne FJ, Sharf B, Bell P, Meyers AM. The effect of low aluminum water and desferrioxamine on the outcome of dialysis encephalopathy. *Clin Nephrol* 1983; **20**: 202-207.

49

CUIDADOS PALIATIVOS EM NEFROLOGIA

Luiza Pinto Simões
Carolina Nunes de Oliveira

◆

A Organização Mundial da Saúde (OMS) define cuidados paliativos como "uma abordagem que promove a qualidade de vida de pacientes e seus familiares, que enfrentam doenças que ameaçam a continuidade da vida, por meio da prevenção e do alívio do sofrimento"[1]. O conceito de que esses cuidados seriam importantes apenas nas ultimas semanas de vida, quando nenhum outro tratamento trará benefício, está ultrapassado. Hoje sabemos que devem ser oferecidos desde o momento do diagnóstico, em paralelo a um tratamento potencialmente curativo, durante a progressão da doença até o fim da vida, melhorando a qualidade de atendimento, facilitando as decisões e englobando problemas de natureza física, psicossocial e espiritual[1-3].

Para a Sociedade Internacional de Nefrologia, a doença renal crônica (DRC) consiste na alteração renal estrutural ou funcional, persistente por pelo menos três meses, com ou sem declínio do ritmo de filtração glomerular[4]. Se levarmos em consideração que a progressão da doença do estágio 1 (RFG ≥ a 90mL/min/1,73m^2) ao 5 (RFG ≤ 15mL/min/1,73m^2) pode levar anos, devemos oferecer também ao paciente renal um plano de cuidado paliativo, para conviver com a doença de forma digna e com qualidade de vida[4].

O envelhecimento da população e o aumento da prevalência de comorbidades, como hipertensão arterial e *diabetes mellitus*, contribuem para o crescimento da população renal. O censo de 2016 da Sociedade Brasileira de Nefrologia (SBN) mostrou que no Brasil atualmente temos 122.825 pacientes em tratamento dialítico, dos quais aproximadamente 39.714 são casos novos do último ano. Quase metade da população em diálise tem idade entre 45 e 65 anos, e 11,2% ,mais de 75 anos. Infelizmente, a taxa de mortalidade anual de pacientes dialíticos em nosso país é de 18,2%[5].

Com a evolução da disfunção renal, surgem os sintomas de anemia, uremia, neuropatia e doença óssea. A terapia dialítica crônica aumenta o risco de doença cardiovascular, de sangramento do trato gastrinstestinal, de infecções de acessos vasculares ou peritoneais, de trombose de acesso venoso, entre outras complicações, tornando a nefrologia uma especialidade com alta demanda assistencial, durante todas as fases da doença[4].

CANDIDATOS A CUIDADOS PALIATIVOS

A avaliação funcional é essencial para a monitorização da curva evolutiva da doença, além de ser uma ferramenta útil na tomada de decisões, previsão de prognóstico e diagnóstico da terminalidade[1]. Os cuidados paliativos assumem grande importância com a progressão da doença renal, ocupando papel fundamental no controle de sintomas.

A escala de Karnofsky e a *Palliative Performance Scale* (PPS) são muito utilizadas em cuidados paliativos e auxiliam no estabelecimento do plano terapêutico[1]. Karnofsky avalia a capacidade (desempenho) do indivíduo em realizar determinadas atividades básicas de 10% (moribundo, morte iminente) a 100% (sem evidência de doença, sem sinais ou queixas). Aqueles com uma escala de Karnofsky inferior a 70% têm indicação precoce de assistência paliativa[1,6]. O PPS (Quadro 49.1) tem valor prognóstico quando associado a dispneia, edema, *delirium* e baixa ingestão alimentar, estimando a sobre-

Quadro 49.1 – *Palliative Performance Scale* – PPS[7].

%	Deambulação	Atividade e evidência da doença	Autocuidado	Ingestão	Nível de consciência
100	Completa	Normal; sem evidência de doença	Completo	Normal	Completo
90	Completa	Normal; alguma evidência de doença	Completo	Normal	Completo
80	Completa	Normal; alguma evidência de doença	Completo	Normal ou reduzida	Completo
70	Reduzida	Incapaz para trabalho; doença significativa	Completo	Normal ou reduzida	Completo
60	Reduzida	Incapaz para *hobbies*/ trabalho doméstico; doença significativa	Assistência ocasional	Normal ou reduzida	Completo ou períodos de confusão
50	Maior parte do tempo sentado ou deitado	Incapacitado para qualquer trabalho; doença extensa	Assistência considerável	Normal ou reduzida	Completo ou períodos de confusão
40	Maior parte do tempo acamado	Incapaz para a maioria das atividades; doença extensa	Assistência quase completa	Normal ou reduzida	Completo ou sonolência, ± confusão
30	Totalmente acamado	Incapaz para qualquer atividade; doença extensa	Dependência completa	Normal ou reduzida	Completo ou sonolência, ± confusão
20	Totalmente acamado	Incapaz para qualquer atividade; doença extensa	Dependência completa	Mínima a pequenos goles	Completo ou sonolência, ± confusão
10	Totalmente acamado	Incapaz para qualquer atividade; doença extensa	Dependência completa	Cuidados com a boca	Completo ou sonolência, ±confusão
0	Morte	–	–	–	–

vida do paciente em mais de seis semanas ou menos de três semanas (PPI – *Palliative Prognostic Index*), e deve ser aplicado diariamente para os pacientes internados ou em todas as consultas[1,7].

Para a nefrologia, existem índices específicos que auxiliam a condução dos casos clínicos e servem de aliados na comunicação sobre o declínio da saúde do doente. Popular, o índice de comorbidade de Charlson (CCI) foi desenvolvido em 1987 e validado para pacientes em diálise, sua sobrevida em um e dois anos[8,9]. Desde então, novas ferramentas foram produzidas para avaliar qualidade de vida, carga sintomática, progressão da doença e nível de gravidade, como as listadas a seguir.

Índice de gravidade da doença renal terminal (*End Stage Renal Disease Severity Index* – ESRDSI) – variando entre 0 (ausência de sinais da doença) e 94 pontos (grave condição), avalia a influência dos fatores psicossociais na morbidade e mortalidade dos pacientes com DRC estágio 5[10,11].

Kidney Disease QOL-36 (KDQOL) – com valores de 0 a 100, onde as pontuações mais altas refletem melhor qualidade de vida, analisa a condição de saúde atual do indivíduo, sua limitação para atividades, sua capacidade de executar as tarefas desejadas, seu nível de energia e de atividade social. Inclui sintomas (câimbras, dores, prurido, fadiga etc.) e o quanto eles afetam o dia a dia e o humor do paciente, além de abordar sinais de ansiedade e depressão[10,12,13].

EQ-5D – método para medir os efeitos da saúde na economia, também é uma ferramenta para mensurar a condição clínica do paciente renal[10,14].

POS-S renal – desenvolvido em 2011, é capaz de monitorar a progressão de sintomas individualmente[10,15].

6 Item ***Cognitive Impairment Test* (6CIT)** – identifica o prejuízo cognitivo ao longo do tempo de pacientes com ou sem doença renal[10,16].

***Decisional Conflict Scale* (DCS)** – explora a satisfação do paciente em relação à decisão compartilhada. Leva em consideração as incertezas e dificuldades de deliberação do paciente, o desamparo no momento da decisão, a sensação de estar bem informado e se a decisão está de acordo com seus valores pessoais[10,17].

RPA SDM *Toolkit* – disponibilizada gratuitamente pela *Renal Physicians Association*, é um manual de decisão compartilhada concebido para orientar o nefrologista a conduzir os casos de pacientes agudos, de crônicos em manejo conservador ou iniciando diálise, e até nos casos de suspensão de terapia renal substitutiva. Inclui informações éticas e fornece calculadoras para a avaliação da carga sintomática do doente[10,18].

Integrated Prognostic Model (6 Month Survival on Hemodialysis) – identifica pacientes que têm risco aumentado de mortalidade em curto prazo (6 meses). Na prática clínica, fornece informação prognóstica ao paciente e seus familiares, proporcionando espaço para discussões de diretivas antecipadas de vontade[19].

A fase terminal da doença renal crônica traz um fardo de sintomas semelhante ao de pacientes com câncer avançado[20]. Se bem controlados, podem permanecer estáveis até um ou dois meses antes do óbito, quando o manejo da uremia e da dispneia provocada pela sobrecarga de fluidos e pela acidose se torna um desafio. A identificação e amenização dos sintomas é prioridade para os pacientes e seus familiares. Por isso, é crucial aliar os conhecimentos da nefrologia aos cuidados paliativos. O manual da Academia Nacional de Cuidados Paliativos (ANCP)[1] determina critérios de terminalidade (Quadro 49.2) para auxiliar no plano de cuidados.

Quadro 49.2 – Indicações de cuidados paliativos segundo as condições do paciente[1].

Paciente não é candidato à terapia curativa
Paciente tem doença grave e prefere não ser submetido a tratamento de prolongamento de vida
Nível inaceitável de dor por mais de 24 horas
Sintomas não controlados (náuseas, dispneia, vômitos etc.)
Sofrimento psicossocial e/ou espiritual não controlado
Visitas frequentes ao atendimento de emergência (mais de uma vez no mês pelo mesmo diagnóstico)
Mais do que uma admissão hospitalar pelo mesmo diagnóstico nos últimos 30 dias
Internação prolongada sem evidência de melhora
Internação prolongada em UTI
Prognóstico reservado documentado pela equipe médica

ESTABELECENDO UM PLANO DE CUIDADOS PALIATIVOS: ESTAMOS PRONTOS?

Em 2001, um questionário aplicado a estudantes do quarto ano de medicina nos Estados Unidos mostrou que 35% dos alunos nunca tinham visto um paciente receber comunicação de terminalidade[21]. Análise publicada em 2010 evidenciou que, independente do método de ensino das faculdades norte-americanas, os alunos de medicina têm deficiência de compreensão e preparação para instituir cuidados de fim de vida, mas realçou o impacto positivo no uso de conteúdo didático e experiências à beira do leito na formação dos futuros médicos[22]. Quando falamos de especialistas, os dados não são muito diferentes: em 2006, apenas 39% de 360 nefrologistas canadenses e norte-americanos se consideraram muito

bem preparados para decisões de fim de vida (suspensão de diálise, *trials* de terapia renal substitutiva, encaminhamento para instituições de cuidados de fim de vida), principalmente em casos de insuficiência renal em pacientes com demência[23]. Em 2013, 95% dos 204 residentes do segundo ano de nefrologia que responderam a um questionário *online* julgaram muito ou moderadamente importante aprender a proporcionar cuidados de fim de vida e sugeriram um ciclo em cuidados paliativos durante a especialização[24]. Já no artigo publicado em 2012, que reflete os resultados de perguntas a plantonistas de onze UTIs de hospitais-escola sobre condutas no fim de vida, os médicos formados há menos tempo (14 ± 7 anos) que participaram de aulas/discussões sobre o tema teriam maior tendência a escrever em prontuário ordens de não reanimação e a incluir as enfermeiras no processo de decisão de conduta[25]. Porém, a suspensão de terapias de suporte de vida (ventilação mecânica, drogas vasoativas, entre outras) ainda gera desconforto à equipe médica por preocupações legais e sociais em nosso país[25].

ESTABELECENDO UM PLANO DE CUIDADOS PALIATIVOS: COMO FAZER?

A comunicação clara é um determinante da satisfação familiar em cuidados de fim de vida[26]. Situações críticas de doença podem desencadear questões existenciais sobre o sentido da vida, relações e destino. Perguntar ao paciente e/ou seus familiares sobre seus valores e sua religião, por exemplo, é demonstração de empatia e sensibilidade que pode auxiliar no processo de decisão compartilhada do plano de cuidados[27]. É importante lembrar que a retirada e a limitação de terapias devem ser cautelosamente consideradas e explicadas à equipe multiprofissional, ao paciente e à família. A participação de um capelão pode ser indispensável nessa etapa[27]. De acordo com Franklin S. Santos, "(...) o paciente precisa sentir que por pior que seja sua situação, ali se encontra alguém que não irá abandoná-lo à própria sorte (...)"[28]. Devemos utilizar técnicas de linguagem verbal e não verbal ao transmitir informações médicas e, ao recolher dados do doente e seus familiares, induzir sua colaboração no plano de tratamento. Instrumentos de comunicação não verbal como contato visual, expressão facial e toque no momento adequado podem ser de grande valia.

Conforme o ritmo de filtração glomerular decresce, as manifestações da doença se acentuam até um ponto em que é necessário definir se o paciente iniciará o tratamento dialítico ou se permanecerá em manejo conservador[10]. O mesmo acontece nos casos de lesão renal aguda. O médico deve sempre informar o paciente ou seu representante legal sobre os riscos e benefícios dos tratamentos propostos e, em contrapartida, o paciente deve expressar suas expectativas, preferências e valores. É conveniente que o doente nomeie uma pessoa como seu representante legal para deliberar, quando não estiver apto para tal. A decisão deve sempre ser feita em conjunto: médico e paciente e, se possível, com o apoio de uma equipe multiprofissional e familiares, se o doente assim permitir[18].

Para doentes com DRC estágios 4 e 5, a decisão compartilhada deve abordar: modalidades de diálise disponíveis, possibilidade ou não de transplante, manejo conservador da doença, *trial* de diálise (por tempo definido) e suspensão da diálise com cuidados de fim de vida. Apesar das ferramentas disponíveis atualmente, ainda é difícil precisar quem terá evolução favorável ou não[10,18,19].

O manual da *Renal Physician Association* (RPA) considera como prognóstico desvantajoso o paciente com duas ou mais das seguintes características: 75 anos de idade ou mais, índices elevados de comorbidade (por exemplo, CCI maior que 8), funcionalidade prejudicada (por exemplo, PPS < 40) e desnutrição acentuada com albumina sérica < 2,5g/dL. Os indivíduos que se encaixam nesses indicadores devem ser informados que a diálise pode não aumentar sua sobrevida ou melhorar seu desempenho e, inclusive, aumentar a carga sintomática, piorando a qualidade de vida. Em casos de doentes em estágio 5 da DRC que ainda não iniciaram diálise e se encaixam nos critérios de pior prognóstico, a construção de um plano terapêutico pode ser facilitada pela resposta à pergunta surpresa: "eu ficaria surpreso se este paciente morresse no próximo ano?"[18,19,29]. É fundamental um consenso entre o médico, o paciente e seus familiares sobre um tratamento individualizado e seus objetivos, com ou sem diálise[10,18].

Pacientes em terapia renal substitutiva (TRS) com complicações que afetam sua qualidade de vida podem repensar seus objetivos e optar por abandonar a diálise. Estudos prospectivos demonstram que a presença de sintomas nessa população, particularmente a dor intensa, tem papel importante na tomada de decisão de descontinuidade do tratamento, uma vez que exercem grande impacto na sua saúde física e mental[30-33]. Idade, gênero, parâmetros culturais, éticos e religiosos também influenciam essa escolha; exemplo disso é a população japonesa cuja incidência de abandono de tratamento dialítico é bem menor, uma vez que, tradicionalmente, o idoso desempenha papel importante na estrutura de tomada de decisões familiares[34]. É preciso considerar o papel de familiares e cuidadores no processo da diálise intermitente. Parlevliet *et al* mostraram que 84% dos cuidadores se sentiam exaustos e muitas vezes eram obrigados a mudar suas rotinas e horários de trabalho para dar assistência ao seu ente querido[35,36]. Elementos essenciais também devem receber suporte, incluindo apoio para lidar com o luto.

A retirada da diálise também deve ser cogitada naqueles em que a terapia pode ser um procedimento de risco, como, por exemplo, doentes com demência avançada que podem soltar as agulhas da diálise ou pacientes críticos e hemodinamicamente instáveis. Em casos de idosos com mais de 75 anos de idade e dois ou mais critérios de pior prognóstico, a resposta negativa à pergunta "surpresa" facilita a decisão de interromper a terapia dialítica. A descontinuação da TRS é uma decisão complexa e envolve fatores éticos, psicossociais, legais e financeiros e pode ser tomada pelo paciente ou por seus familiares e, em ocasiões, pelo nefrologista com o consentimento dos envolvidos. Abandonar a diálise é clínica e eticamente aceitável quando cumpridos os princípios de beneficência (obrigação de maximizar o benefício e minimizar o prejuízo), não maleficência (obrigação de não causar dano intencionalmente), autonomia (indivíduos capacitados devem deliberar sobre suas escolhas pessoais e ser tratados com respeito pela sua capacidade de decisão) e justiça (obrigação de tratar cada indivíduo conforme o que é moralmente correto e adequado)[18,37-41]. A resolução do Conselho Federal de Medicina (CFM) nº 1.805/2006 trata da terminalidade e deixa claro que o médico pode suspender ou limitar tratamentos ou procedimentos que prolonguem a vida do doente terminal, contudo a vontade do paciente e/ou do seu representante legal deve ser respeitada[42].

Na decisão compartilhada, podem surgir algumas situações de conflito: falha de comunicação ou equívocos na compreensão do prognóstico, problemas interpessoais e divergência de valores. Quando houver dúvidas ou incompatibilidade de opiniões impedindo um consenso, há espaço para um *trial* de diálise, que funciona como teste. Antes de iniciar, é importante definir o tempo e quais parâmetros serão avaliados para determinar se a terapia renal trouxe benefício ou não para o doente e se deverá ser mantida. Em um cenário de desacordo e emergência dialítica, a terapia renal deve ser instalada enquanto tentamos solucionar e alinhar as diferenças. A documentação em prontuário médico, relatando as tomadas de decisões em conjunto, é obrigatória. Uma consulta do Comitê de Ética pode ser útil nos casos de discordância sobre as intervenções[18,43].

Indivíduos em diálise ou em manejo conservador que sofrem com a sobrecarga de sintomas devem receber cuidados paliativos. Uma equipe profissional deve conduzir os aspectos físicos, sociais e espirituais do tratamento, incluindo os cuidados de fim de vida. Os pacientes valorizam uma comunicação empática sem termos médicos, que proporciona o entendimento sobre sua condição clínica, e os permite equilibrar a realidade com a esperança. Em 2010, Davison[4] avaliou as preferências de cuidados de indivíduos com doença renal crônica avançada, em que 51,9% dos pacientes iniciaram o tratamento dialítico por orientação do seu médico e 13,9% por desejo de seus familiares, mas 60,7% deles se arrependiam de ter escolhido a diálise em vez do manejo conservador. Nesse mesmo grupo, 85% considerou importante saber sobre as opções de tratamentos, incluindo o adiamento ou a retirada da diálise, sobre o aparecimento de sintomas físicos e também como se programariam para a morte. Estabelecer um plano antecipado de cuidados, onde o paciente manifesta suas expectativas e desejos em relação à evolução da doença, evita situações conflituosas. O paciente pode escrever um documento chamado "diretivas antecipadas de vontade", informando suas escolhas em relação a medidas de suporte de vida no período de terminalidade. É seu direito escolher onde quer morrer: em casa, no hospital ou, quando disponível, em um *hospice*[18,40,43] (unidade de cuidados cujo objetivo é o cuidado clínico exclusivo que envolve controle de sintomas, conforto e auxílio de toda a equipe interdisciplinar).

Nos Estados Unidos da América, análise de dois anos mostrou que 41,9% dos 115.239 pacientes avaliados foram encaminhados para *hospices* após a suspensão da diálise, reduzindo custos para o sistema de saúde pública[36,44]. Infelizmente, de acordo com a publicação da *Worldwide Palliative Care Alliance* em 2006, no Brasil para cada 13.313.000 pessoas oferecíamos um serviço de cuidados paliativos[36]. Em 2011, essa mesma organização classificou o Brasil na categoria dos países que fornecem cuidados paliativos de maneira isolada, com atividade ainda desorganizada, sem boa estrutura de capital, frequentemente dependente de doações, e reduzida para a população do País[45].

Em 2011, Chandna constatou que pacientes com DRC em diálise têm sobrevida maior (67,1 meses, p < 0,001) do que aqueles em manejo conservador (21,2 meses), porém essa diferença não ocorreu em pacientes acima de 75 anos de idade com outras comorbidades[46]. A terapia dialítica também está associada ao aumento de internações. Quando questionados sobre a escolha do tratamento, pacientes com DRC estágio 5 demonstraram desejo de trocar uma expectativa de vida maior por uma vida com menos sintomas associados à diálise e menos internações. A escolha do tratamento deve ser individual[46,47].

Indiscutivelmente, a diálise prolonga a vida de muitos pacientes e por isso a decisão de abandoná-la pode ser difícil[4]. Em 2002, estudo mostrou que cerca de 12% dos pacientes acreditavam que desistir da diálise seria igual a cometer suicídio[48]. Quando há melhora no controle de sintomas com a TRS, há melhora da qualidade de vida e, por isso, podemos considerar o conceito de "diálise paliativa", para aliviar sintomas de dispneia por hipervolemia ou acidose, por exemplo, em pacientes em fim de vida[4,36].

Conversar antecipadamente com o doente sobre o processo de morte permitirá tratamento individualizado e adequado. Pacientes em terapia dialítica têm sobrecarga de sintomas nas últimas 24 horas de vida. Cohen *et al* revelaram que 40% dos pacientes apresentaram dor, 30% ficaram agitados e 25% dispneicos[49]. Os cuidados paliativos podem melhorar consideravelmente o desconforto, permitindo uma morte digna. Quando não há função renal residual, após a suspensão da diálise a sobrevida é de 8 a 10 dias, podendo variar de 1 a 46 dias[50].

SINTOMAS COMUNS: COMO RECONHECER E TRATAR

PRURIDO

Localizado ou generalizado, geralmente se acentua durante a noite e piora em situações de repouso, calor e pele seca. Tem relação com altos níveis de ureia, cálcio e fósforo e/ou baixa ferritina e albumina.

Além das medidas gerais conhecidas, como diálise eficaz, uso de quelantes, banhos mornos e hidratação da pele, podemos recorrer a tratamentos específicos como fototerapia com luz ultravioleta, uso de gabapentina (100 a 300mg após diálise ou 100mg a cada dois dias para os pacientes em manejo conservador), ondansetrona (4mg 12/12h) e naltrexona (50mg/dia). Os anti-histamínicos são pouco eficazes e nas últimas revisões já não são recomendados[51,52].

DISTÚRBIOS DO SONO

Em torno de 49% dos pacientes em diálise apresentam alteração do sono[53]. Queixam-se de sono não restaurador, sonolência durante o dia e dificuldade para iniciar o sono. A oscilação de melatonina que regula o ritmo circadiano não ocorre nos dialíticos[52]. Os doentes devem evitar sestas durante o dia e o uso de cigarro e café após o jantar. Para o tratamento farmacológico da insônia, a melhor escolha disponível no Brasil é o zolpidem, na dose de 5mg ao deitar[51]. É importante lembrar que os benzodiazepínicos têm ação prolongada nos pacientes renais e podem levar à sonolência no dia seguinte. Em estudo randomizado de 2013, a reposição por via oral de melatonina não melhorou a qualidade do sono dos indivíduos em diálise, quando comparada ao uso de placebo[52,54].

APNEIA DO SONO

Manifesta-se com roncopatia e hipersonolência. É fator de risco isolado para insuficiência renal e está associado a maior risco cardiovascular. O tratamento com equipamentos de pressão positiva (CPAP) é efetivo e acessível. Em 2008, Pierratos e Hanly mostraram que a hemodiálise noturna durante 8 horas também melhora significativamente os períodos de apneia[52,55].

SÍNDROME DAS PERNAS INQUIETAS

Prevalente em 12 a 25% dos doentes dialíticos, é um transtorno neurológico caracterizado pela sensação de desconforto nas pernas quando o paciente está em repouso, provocando necessidade incontrolável de movimentá-las. Mais frequente na diálise peritoneal, desaparece algumas semanas após transplante renal. É agravada pelo uso de cigarro, cafeína, antidepressivos e neurolépticos. Na literatura há relatos de associação dessa síndrome em dialíticos à hemoglobina baixa, saturação de transferrina < 20% e resposta reduzida à eritropoietina[52,56]. Dois estudos duplo-cegos mostraram que a administração de levodopa diminui os movimentos dos membros durante a noite, mas não melhora a qualidade do sono[57,58]. O uso de agonistas dopaminérgicos como pramipexol (0,125mg a 0,5mg ao dia) ou ropinirol (0,25mg à noite) parece promissor[52].

CÂIMBRAS

Associadas a desequilíbrios hidroeletrolíticos, podem ocorrer durante a diálise ou logo após. É importante o controle do peso seco e das concentrações de sódio e potássio dos banhos de diálise. O alongamento muscular e a aplicação de calor local muitas vezes são suficientes para o alívio dos sintomas. Pequenos estudos mostraram benefício do uso de vitamina E (400UI/dia) antes das sessões de terapia renal substitutiva[59].

CONSTIPAÇÃO

O uso de quelantes e sais de ferro, a menor mobilidade de alguns pacientes com multiplas comorbidades e a prescrição de dieta com restrição hídrica e de fibras vegetais ricas em potássio contribuem para a redução do trânsito intestinal. O uso de laxantes como lactulona, sena, bisacodil, dantron ou supositórios de glicerina é permitido. Vale ressaltar que a lactulona tem início de ação em 48 horas, e comprimidos como o dantron, bisacodil e sena vão agir em 6 a 12 horas. Em caso de impactação fecal é preferível optar pelo supositório de bisacodil (ação em 20 a 60 minutos) e enema salino[1].

NÁUSEAS

Podem estar relacionadas à uremia, mas também se associam à gastroparesia diabética, ao uso de antibióticos e de alguns opioides. A ondansetrona (4mg de 8/8h) é segura para os pacientes renais e apresenta boa resposta. Em caso de persistência dos sintomas, podemos associar metoclopramida (5mg de 12/12h) e haloperidol (0,5mg de 8/8h)[51].

DOR

A dor aguda ou crônica é uma das queixas mais comuns entre os pacientes com doença renal terminal. De caráter multifatorial, associa-se a: neuropatia periférica (secundária a uremia, diabetes, vasculites), mononeuropatia (síndrome do túnel do carpo), neuropatia isquêmica, infecções crônicas (osteomielite, discite, infecção de cateter), hemodiálise (punção de fístula arteriovenosa, câimbras, angina por contração de volume), doença óssea (osteíte fibrosa, osteomalacia, doença adinâmica, hiperparatireoidismo secundário), osteoartrite (amiloidose, depósito de fosfato de cálcio), calcifilaxia, fibrose nefrogênica sistêmica, doença renal primária (nefrolitíase, doença renal policística, pielonefrite) e diálise peritoneal (infusão do dialisato, peritonite)[51,60].

A dor persistente tem consequências físicas e sociais, influenciando o sono e a concentração do indivíduo, com repercussões na vida sexual e na atividade física, exacerbando sintomas de ansiedade, depressão e, por vezes, desejo de abandonar o tratamento dialítico. O sofrimento não controlado reduz a qualidade de vida e contribui para o aumento de internações e mortalidade[60-62].

Para a população renal, foi ajustada a escala de dor estabelecida pela Organização Mundial da Saúde. No primeiro degrau de dor leve (1 a 3 na escala analógica), recomenda-se o uso de paracetamol e dipirona. O uso de anti-inflamatórios não esteroides e de inibidores da COX-2 deve ser evitado pelo risco de sangramento gastrintestinal, desenvolvimento de hipertensão e redução da função renal residual. No segundo degrau de dor moderada (4 a 6 na escala), é seguro o uso de tramadol e permitida a oxicodona, com monitorização da função hepática. Já no terceiro degrau de dor intensa, estão indicados fentanil (cem vezes mais potente que a morfina, pode ser administrado por via transdérmica), metadona, oxicodona e hidromorfona[51,60,63-65]. O ajuste de doses está explicado no quadro 49.3.

É importante evitar a morfina por tratar-se de um metabólito ativo de excreção renal, com maior risco de intoxicação e múltiplos efeitos colaterais como constipação, hipotensão postural, náuseas, mioclonias e depressão respiratória. Para alguns autores, a codeína é contraindicada pelo risco de acúmulo de metabólitos ativos, já que seu *clearance* é reduzido na insuficiência renal, além de provocar náuseas, hipotensão e depressão respiratória. Outros opioides como a meperidina e a hidrocodona são proscritos na DRC[51,60,64,65].

Quadro 49.3 – Opioides na DRC[60,65].

	Via	Dose usual	Dose sugerida na DRC	Tempo de ação (horas)
Tramadol	Oral	50mg q6h	Iniciar com 25mg q6-12h. Se RFG < 10, a dose máxima é de 100mg/dia	4-6
Metadona	Oral	5mg q8-12h	Iniciar com 2,5-5mg q12h ou 50% da dose se RFG < 10	8-12
Oxicodona	Oral	5mg q6h	Iniciar com 75% da dose se RFG < 50%	3-4
Hidromorfona	Oral	8mg q24h	Iniciar com dose reduzida	24
Fentanil	Transdérmica	25mcg 72h	Utilizar 75% da dose em 10 < RFG < 50, e 50% da dose em RFG < 10	72

A terapia para a dor neuropática na doença renal crônica consiste na prescrição de antidepressivos tricíclicos, inibidores seletivos da recaptação de serotonina ou bloqueadores do canal de cálcio alfa-2-delta (gabapentina e pregabalina).

FADIGA

Difícil de definir, a fadiga se manifesta como cansaço, exaustão e fraqueza. A prevalência varia de 45 a 80% nos pacientes em hemodiálise e 30 a 70% naqueles em diálise peritoneal. É decorrente de anemia, depressão, sedentarismo, desnutrição e sobrecarga de sintomas de múltiplas comorbidades. Está associada à piora da qualidade de vida, ao aumento de risco cardiovascular e de mortalidade. Pequenos estudos com L-carnitina, hormônio de crescimento e nandrolona não foram suficientes para a comunidade nefrológica adotá-los no tratamento. Tratar as causas e incentivar a atividade física associada a uma diálise eficaz parece ser a melhor terapia[66,67].

DEPRESSÃO

O manual diagnóstico e estatístico de transtornos mentais, 4ª edição, exige a presença de cinco a nove critérios, por pelo menos duas semanas, para reconhecer a doença. São critérios: desânimo na maioria dos dias e na maior parte do dia, falta de interesse ou prazer nas atividades diárias, perda de apetite ou de peso não intencional (> 5% do peso em um mês), distúrbio do sono, sensação de agitação ou languidez intensa, fadiga ou perda de energia, sentimento de culpa constante, dificuldade de concentração, ideias recorrentes de suicídio ou morte[68].

Diante da alta carga sintomática dos pacientes renais, a diferenciação de sintomas e o diagnóstico precoce da depressão nem sempre são fáceis. O transtorno psiquiátrico de humor pode ser validado por três questionários desenvolvidos para a população renal: inventário de depressão de Beck (BDI), escala do *Center for Epidemiologic Studies Depression* (CESD) e *Patient Health Questionnaire-9* (PHQ-9)[69].

O tratamento consiste no acompanhamento da psicologia, da psiquiatria e do próprio nefrologista. Entre as drogas disponíveis, os inibidores seletivos da recaptação de serotonina são a opção mais segura, lembrando que a sertralina não precisa ser ajustada para a função renal, enquanto a fluoxetina tem sua meia-vida aumentada em vigência de menor ritmo de filtração glomerular[70,71].

LESÃO RENAL AGUDA: HÁ ESPAÇO PARA FALAR DE CUIDADOS PALIATIVOS?

Vários estudos já demonstraram que a lesão renal aguda (LRA) em pacientes críticos está associada à maior taxa de mortalidade em curto prazo[72-74]. Com o avanço tecnológico e o surgimento das modalidades contínuas de terapia renal substitutiva (CRRT), pacientes graves com LRA, antes condenados à morte, participam das estatísticas de sobrevivência. Nas unidades de terapia intensiva (UTIs), o declíneo agudo da função renal acontece em 10 a 56% dos pacientes como consequência de outras doenças (trauma, choque cardiogênico, sepse, entre outras) e seu tratamento deve levar em consideração o prognóstico global do doente[75]. A extensão das disfunções de órgãos é fator determinante de mortalidade em curto prazo[76]. Mesmo com o auxílio de ferramentas como SOFA (*Sequential Organ Failure Assessment*), APACHE II (*Acute Physiology And Chronic Health Evaluation*) e SAPS III (*Simplified Acute Physiology Score*), a decisão de iniciar TRS em pacientes críticos é complexa e acompanhada de incertezas sobre a evolução do caso. O nefrologista vivencia a insegurança de privar o indivíduo de uma terapia renal com potencial de reversão, simultaneamente ao receio de submetê-lo a maior sofrimento. Nesse momento, é pertinente propor um *trial* de diálise de tempo definido[75].

Doentes de UTI apresentam sintomas físicos e afetivos que provocam sofrimento pessoal e de seus familiares. Manifestações de ansiedade, depressão e estresse podem dificultar o entendimento de informações médicas[77]. Para alguns, uma chance de 5% de sobrevivência independente do *status* funcional é suficiente para continuar qualquer tratamento, enquanto para outros a hipótese de ter sua funcionalidade deteriorada os faz desistir de qualquer *trial* proposto[58]. Devemos lembrar que a doença grave pode desencadear questões existenciais sobre os sentidos da vida, da morte e da dor, dúvidas a respeito de relacionamentos atuais ou anteriores, e sobre o destino[27]. Conhecer os valores do paciente, entender suas expectativas e de seus familiares em relação à doença, esclarecer sobre diagnósticos e prognósticos, oferecendo empatia e apoio emocional, facilitarão a construção de um plano terapêutico de decisão compartilhada e evitarão conflitos[75,76,80]. Com certa frequência, antes da avaliação da nefrologia, o paciente já foi alertado sobre o risco de diálise, então, é importante que especialistas discutam o caso e alinhem o discurso antes de apresentar ao doente e à família os possíveis riscos e benefícios da TRS[75]. Se disponível, a integração da equipe de cuidados paliativos será de grande valia.

O *trial* de diálise por tempo determinado deve ter objetivos predefinidos que serão avaliados em intervalos programados[43,75,78]. Esse período permite ao paciente e à família vivenciar a diálise, enquanto o nefrologista analisa a resposta clínica. A duração varia conforme a etiologia da LRA e o prognóstico geral do doente e pode ser alterada de acordo com a evolução do caso. Os intervalos de reavaliação são necessários para contrabalançarmos os prós e contras da terapia dialítica e para conversarmos sobre prognóstico, objetivos em curto e longo prazo e expor os próximos passos em situações de resposta favorável ou insucesso. Na constatação de falha terapêutica e compreensão dos familiares, a suspensão da diálise poderá ocorrer. Perante sinais de melhora e a possibilidade de sobrevivência de curto prazo, a terapia será mantida e novas metas serão estabelecidas[18,75,76,78]. Nesse contexto, cabe ao médico orientar sobre o provável prejuízo funcional do paciente e eventual necessidade de suporte multiprofissional (fisioterapia, hemodiálise, nutrição, entre outros) por um período indefinido[76].

Na UTI, quando a evolução do paciente crítico desafia os tratamentos, quando os objetivos propostos não são alcançados ou quando as medidas de suporte artificial podem gerar consequências incongruentes com os valores do indivíduo, a equipe médica deve garantir que o paciente morra com dignidade[27]. Independente de como cada religião enfrenta a morte, devemos ter consciência da influência da fé e das crenças nos cuidados de fim de vida. Quando o plano de tratamento é alterado, buscando o conforto e não mais a cura, devemos individualizar as necessidades e valores do paciente, e ao mesmo tempo amenizar o estresse emocional dos familiares, orientando sobre o processo físico da morte (por exemplo, piora do edema, mudança do padrão respiratório e da coloração da pele)[27]. É difícil estimar o tempo de sobrevida após a suspensão da diálise em pacientes críticos pela interferência de diferentes comorbidades e também pela influência da provável suspensão ou redução de outros suportes artificiais de vida[43].

Agradecimentos

Aos queridos professores Daniel Rinaldi dos Santos, Ronaldo Roberto Bergamo, Thiago Gomes Romano e Daniel Neves Forte.

REFERÊNCIAS BIBLIOGRÁFICAS

1. Carvalho R, Parsons H. *Manual de Cuidados Paliativos ANCP*, 2ª ed. Academia Nacional de Cuidados Paliativos. Rio de Janeiro, 2012.
2. Hall S, Petkova H, Tosuros AD, Costantini M *et al* (eds). *Palliative Care for Older People: Better Practices*, 1ᵗʰ ed. Who Regional Office for Europe: Copenhagen, Denmark, 2011, pp 1-59.
3. Quill TE, Abernethy AP. Generalist plus specialist care – creating a more sustainable model. *N Engl J Med* 2013; **368**: 1173-1175
4. Trivedi DD. Palliative dialysis in end stage renal disease. *Am J Hosp Palliat Med* 2011; **28**: 539-542.
5. Censo da Sociedade Brasileira de Nefrologia 2016. http://censo-sbn.org.br/censosAnteriores.
6. Schag CC, Heinrich RL, Ganz PA. Karnofsky performance status revisited: Reliability, validity, and guidelines. *J Clin Oncol* 1984; **2**: 187-193.
7. Victoria Hospice Society. *J Pall Care* **9**: 26-32. Tradução oficial, com referência no em http:www.victoriahospice.org/sites/default/files/pps_portuguese.pd.pdf
8. Hemmelgarn BR, Manns BJ, Quan H *et al*. Adapting the Charlson Comorbidity Index for Use in Patients with ESRD. *Am J Kidney Dis* 2003; **42**: 125-132.
9. http://touchcalc.com/calculators/cci_js
10. Noble IR, Agus A, Brazil K *et al*. Palliative Care in chronic Kidney Disease: the PACKS study – quality of life, decision making, costs and impact on carers in people managed without dialysis. *BMC Nephrol* 2015; **16**: 104.
11. Craven J, Littlefield C, Rodin G, Murray M. The End Stage Renal Disease Severity Index (ESRD-SI). *Psychol Med* 1991; **21**: 237-243.

12. Saad MM, El Douaihy Y, Boumitri C *et al*. Predictors of quality of life in patients with end-stage renal disease on hemodialysis. *Int J Nephrol Renovasc Dis* 2015; 8: 119-123.
13. Hays RD, Kallich JD, Mapes DL *et al*. Development of the kidney disease quality of life (KDQOL) instrument. *Qual Life Res* 1994; 3: 329-338.
14. Herdman M, Gudex C, Lloyd A *et al*. Development and preliminary testing of the new five level version of EQ-5D (EQ-5D-SL). *Qual of life Res* 2011; 20: 1727-1736.
15. https://pos-pal.org
16. Brooke P, Bullock R. Validation of a 6 item cognitive impairment test with a view to primary care usage. *Int J Geriatr Psychiatry* 1999: 14:936-940.
17. O'Connor A. Decisional Conflict Scale – User Manual. 2010; https://decisionaid.ohri.ca/docs/develop/User_Manuals/UM_decisional_conflict.pdf
18. Renal Physicians Association. *Shared Decision-Making in the Appropriate Initiation of and Withdrawal From Dialysis. Clinical Practice Guideline*, 2ⁿᵈ ed. Rockville, MD: Renal Physicians Association, 2010, pp 39-92.
19. Cohen L, Ruthazer R, ᴹᵒˢˢ AH *et al*. Predicting Six-Month Mortality for Patients Who Are on Maintenance Hemodialysis. *Clin J Am Soc Nephrol* 2010; 5: 72-79.
20. Kane PM, Vinen K, Murtagh FE. Palliative care for advanced renal disease: a summary of the evidence and future direction. *Palliat Med* 2013; 27: 817-821.
21. Fraser HC, Kutner JS, Pfeifer MP. Senior medical students' perception of the adequacy of education on end of life issues. *J Palliat Med* 2001; 4: 337-343.
22. Billings ME, Engelberg R, Curtis R *et al*. Determinants of medical students perceived preparation to perform end-of-life care, quality of end-of-life care education, and attitudes toward end-of-life care. *J Palliat Med* 2010; 13: 319-326.
23. Davison SN, Jhangri GS, Holley JL *et al*. Nephrologists' reported preparedness for end-of-life decision-making. *Clin J Am Soc Nephrol* 2006; 1: 1256-1262.
24. Combs SA, Culp S, Matlock DD *et al*. Update on end-of-life care training during nephrology fellowship: a cross-sectional national survey of fellows. *Am J Kidney Dis* 2014; http://dx.doi.org/10.1053/j.ajkd.2014.07.018
25. Forte DN, Vincent JL, Velasco IT, Park M. Association between education in EOL care and variability in EOL practice: a survey of ICU physicians. *Intensive Care Med* 2012; 38: 404-412.
26. Heyland DK, Rocker GM, Dodek PM *et al*. Family satisfaction with care in the intensive care unit: results of a multiple center study. *Crit Care Med* 2007; 30: 1413-1418.
27. Cook D, Rocker G. Dying with dignity in the intensive care unit. *N Engl J Med* 2014; 370: 2506-2514.
28. Santos FJ (eds). *Cuidados Paliativos: Discutindo a Vida, a Morte e o Morrer*. Atheneu, São Paulo/SP/Brasil, 2009, 447p.
29. Downa J, Goldman R, Pinto R *et al*. The "surprise question" for predicting death in seriously ill patients: a systematic review and meta-analysis. *CMAJ* 2017; **189**: E484-E493.
30. Davison SN, Jhangri GS. The impact of chronic pain on depression, sleep, and the desire to withdraw from dialysis in hemodialysis patients. *J Pain Sympt Manage* 2005; 5: 465-473.
31. Davison SN. Chronic pain in end stage renal disease. *Adv Chronic Kidney Dis* 2005; 12: 326-334.
32. Murtagh FEM, Addington-Hall J, Higginson IJ. The prevalence of symptoms in end-stage renal disease: a systematic review. *Adv Chronic Kidney Dis* 2007; 14: 82-99.
33. Weisbord SD, Fried LF, Arnold RM *et al*. Prevalence, severity, and importance of physical and emotional symptoms in chronic hemodialysis patients. *J Am Soc Nephrol* 2005; 16: 2487-2494.
34. Searight HR, Gafford J. Cultural diversity at the end of life: issues and guidelines for family physicians. *Am Fam Physician* 2005; 71: 515-522.

35. Parlevliet JL, Buurman BM, Pannekeet MM *et al.* Systematic comprehensive geriatric assessment in elderly patients on chronic dialysis: a cross-sectional comparative and feasibility study. *BMC Nephrol* 2012; **13**: 30.

36. Romano TG, Palomba H. Palliative dialysis: a change of perspective. *J Clin Med Res* 2014; 6: 234-238.

37. Murphy E, Germain MJ, Cairns H et al. International variation in classification of dialysis withdrawal: a sistematic review. *Nephrol Dial Transpl* 2014; **29**: 625-635.

38. Davison SN, Levin A, Moss AH *et al.* Executive summary of the KDIGO Controversies Conference on Supportive Care in Chronic Kidney Disease: developing a roadmap to improving quality care. *Kidney Int* 2015; **88**: 47-59.

39. Brown MA, Collet GK, Josland EA *et al.* CKD in elderly pacients managed without dialysis: survival, symptoms, and quality of life. *Clinic J Am Soc Nephrol* 2015; **10**: 260-268.

40. O'Connor NR, Dougherty M, Harris PS *et al.* Survival after dialysis discontinuation and hospice enrollment for ESRD. *Clin J Am Soc Nephrol* 2015; **8**: 2117-2122.

41. Resolução CFM número 1931. Conselho Federal de Medicina. *Código de Ética Médica.* 17 de setembro 2009.

42. Resolução CFM número 1805. Conselho Federal de Medicina. *Código de Ética Médica.* 28 de novembro 2006, Seção I, p. 169.

43. Patel SS, Holley JL. Withholding and Withdrawing Dialysis in the Intensive Care Unit: Benefits Derived from Consulting the Renal Physicians Association/American Society of Nephrology Clinical Practice Guideline, Shared Decision-Making in the Appropriate Initiation of and Withdrawal from Dialysis. *Clin J Am Nephrol* 2008; 3: 587-593.

44. Murray AM, Arko C, Chen SC *et al.* Use of hospice in the United States dialysis population. *Clin J Am Soc Nephrol* 2006;1: 1248-1255.

45. Lynch T, Connor S, Clark D. Mapping levels of palliative care development: a global update. *J Pain Symptom Manage* 2013; 45: 1094-1106.

46. Chandna SM, Da Silva-Gane M, Marshall C *et al.* Survival of elderly patients with stage 5 CKD: comparison of conservative management and renal replacement therapy. *Nephrol Dial Transplant* 2011; 26: 1608-1614.

47. Tam-Tham H, Thomas CM. Does the evidence support conservative management as an alternative to dialysis for older patients with advance kidney disease? *Clin J Am Soc Nephrol* 2016; 11: 552-554.

48. Cohen LM, Dobscha SK, Hails KC *et al.* Depression and suicidal ideation in patients who discontinue the life-support treatment of dialysis. *Psychosom Med* 2002; **64**: 889-896.

49. Cohen LM, Germain M, Poppel D *et al.* Dialysis discontinuation and palliative care. *Am. J. Kidney Dis* 2000; 36: 140-144.

50. Kane PM, Vinen K, Murtagh FEM. Palliative care for advanced renal disease: a summary of the evidence and future direction. *Palliat Med* 2013; **27**: 817-821.

51. O'Connor NR, Corcoran AM. End-stage renal disease: symptom management and advance care plannin. *Am Fam Physician* 2012; **85**: 705-710.

52. Scherer JS, Combs SA, Brennan F. Sleep disorders, restless legs syndrome, and uremic pruritus: diagnosis and treatment of common symptoms in dialysis. *Am J Kidney Dis* 2017; **69**: 117-128.

53. Elder SJ, Pisoni RL, Akizawa T *et al.* Sleep quality predicts quality of life and mortality risk in haemodialysis patients: results from the Dialysis Outcomes and Practice Patterns Study (DOPPS). *Nephrol Dial Transplant* 2008; **23**: 998-1004.

54. Russcher M, Koch BC, Naglegaal JE *et al.* Long-term effects of melatonim on quality of life and sleep in hemodialysis patients (Melody study): a randomized controlled trial. *Br J Clin Pharmacol* 2013; **76**: 668-679.

55. Beecroft JM, Duffin J, Pierratos A *et al.* Decreased chemosensitivity and improvement of sleep apnea by nocturnal hemodialysis. *Sleep Med* 2009; 10: 47-54.

56. Novak M, Winkelman JW, Unruh M. Restless legs syndrome in patients with chronic kidney disease. *Semin Nephrol* 2015; **35**: 347-358.

57. Walker SL, Fine A Kryger MH. L-DOPA/carbidopa for nocturnal movement disorders in uremia. *Sleep* 1996; **19**: 214-218.

58. Trenkwalder C, Stiasny K, Pollmacher T *et al.* L-Dopa therapy of uremic and idiopatic legs syndrome: a double-blind, crossover trial. *Sleep* 1995; **18**: 681-688.

59. Moledina DG, Wilson FP. Pharmacologic Treatment of Common Symptoms in Dialysis Patients: a narrative review. *Semin Dial* 2015; **4**:377-383.

60. Santoro D, Satta E, Messina S *et al.* Pain in end-stage renal disease: a frequent and neglected clinical problem. *Clin Nephrol* 2013;**79 Suppl 1**: S2-S11.

61. Davison SN, Jhangri GS. The impact of chronic pain on depression, sleep, and the desire to withdraw from dialysis in hemodialysis patients. *J Pain Symptom Manage* 2005; **5**: 465-473.

62. Davison SN. Chronic pain in end stage renal disease. *Adv Chronic Kidney Dis* 2005; **12**: 326-334.

63. Barakzoy AS, Moss AH. Efficacy of the world health organization analgesic ladder to treat pain in end stage renal disease. *J Am Soc Nephrol* 2006; **17**: 3198-3203.

64. Koncicki HM, Brennan F, Vinen K, Davison SN. An approach to pain management in end stage renal disease: considerations for general management and intradialytic symptoms. *Semin Dial* 2015; **28**: 384-391.

65. Salisbury EM, Game DS, Al-Shakarchi I *et al.* Changing practice to improve pain control for renal patients. *Postgrad Med J* 2009; **85**: 30-33.

66. Bossola M, Vulpio C, Tazza L. Fatigue in chronic dialysis patients. *Semin Dial* 2011; **24**: 550-555.

67. Moledina D, Wilson F. Pharmacologic treatment of common symptoms in dialysis patients: a narrative review. *Semin Dial* 2015; **28**: 377-383.

68. Diagnostic and Statistical Manual of Mental Disorders, 4th ed. Washington, DC: American Psychiatric Association, 2000, pp 349-381.

69. Watnick S, Wang PL, Demadura T *et al.* Validates of depression screening tools in dialysis patients. *Am J Kidney Dis* 2005; **46**: 919-924.

70. https://clinicaltrials.gov/ct2/show/NCT00946998

71. Blumenfeld M, Levy NB, Spinowitz B. Fluoxetine in depressed patients on dialysis. *Int J Psychiatry Med* 1997; **27**: 71-80.

72. Thakar CV, Christianson A, Freyberg R *et al.* Incidence and outcomes of acute kidney injury in intensive care units: A Veterans Administration study. *Crit Care Med* 2009; 37: 2552-2558.

73. Hoste EA, Clermont G, Kersten A *et al.* RIFLE criteria for acute kidney injury are associated with hospital mortality in critically ill patients: a cohort analysis. *Crit Care* 2006; 10: R73.

74. Libório A, Leite TT, Neves F *et al.* AKI Complications in Critically Ill Patients: Association with Mortality Rates and RRT. *Clin J Am Soc Nephrol* 2015; 10: 21-28.

75. Scherer JS, Holley JL. The Role of Time-Limited Trials in Dialysis Decision Making in Critically Ill Patients. *Clin J Am Soc Nephrol.* 2016; 11: 344-353.

76. Johnson RF Jr, Gustin J. Acute renal failure requiring renal replacement therapy in the intensive care unit: impact and prognostic assessment for shared decision making. *J Palliat Med* 2011; **14**: 883-889.

77. Azoulay E, Chaize M, Kentish-Barnes N. Involvement of ICU families in decisions: fine-tuning the partnership. *Ann Intensive Care* 2014; **4**: 37.

78. Quill TE, Holloway R. Time-limited trials near the end of life. *JAMA* 2011; **306**: 1483-1484.

80. Kaplan M. SPIKES: a framework for breaking bad news to patients with cancer. *Clin J Oncol Nurs* 2010; **14**: 514-516.

50

INGESTÃO DE SÓDIO E SELETIVIDADE DA PROTEINÚRIA NA DOENÇA RENAL CRÔNICA NÃO DIALÍTICA

Marila Gaste Martinez
Luis Cuadrado Martin

◆

INTRODUÇÃO

A doença renal crônica tem prevalência elevada. Causa, além, é claro, de aumento da probabilidade da evolução para doença renal com necessidade de tratamento por diálise, diminuição acentuada da expectativa de vida[1]. A presença de proteinúria é marcador prognóstico importantíssimo e considerada, por muitos autores, fator de risco modificável da evolução para diálise ou óbito[2].

A proteinúria é a perda anormal de proteínas pela urina, ou seja, acima de 150mg/dia[3]. É um marcador clássico de comprometimento glomerular e tem sido apontada como uma alteração que se correlaciona com o ritmo da progressão da insuficiência renal. Existem três tipos básicos de proteinúria: a tubular, a causada por hiperfluxo e a glomerular.

PROTEINÚRIA TUBULAR

Normalmente, grande quantidade de proteínas, conhecidas como de baixo peso molecular (beta-2-microglobulina, entre outras), é livremente filtrada nos capilares glomerulares. A grande maioria é reabsorvida no túbulo proximal. Qualquer situação que interfira com essa reabsorção poderá ocasionar proteinúria de origem tubular. Esse tipo de proteinúria, de baixo peso molecular, ao contrário da glomerular, não é identificado pelo uso de fitas reagentes.

PROTEINÚRIA POR HIPERFLUXO

Situações que cursam com produção excessiva de proteínas de baixo peso molecular, aumentando a quantidade de proteína filtrada, poderiam suplantar a capacidade de reabsorção do túbulo proximal e originar proteinúria de hiperfluxo. Esse fenômeno explica a proteinúria presente em alguns tipos de mieloma múltiplo[4].

PROTEINÚRIA GLOMERULAR

A proteinúria de origem glomerular ocorre principalmente por lesões estruturais nas células glomerulares que cursam com modificações nas propriedades de filtro da barreira capilar glomerular, permitindo a passagem anômala de proteínas. A proteinúria pode ser seletiva ou não seletiva, a depender do tipo de lesão observada e do tamanho dos poros do filtro glomerular ou de alterações na carga elétrica da barreira[4]. A proteinúria de origem glomerular ocorre na síndrome nefrótica e nas glomerulopatias de maneira geral.

As alterações podocitárias e falhas em possível via de reabsorção tubular de proteínas também são imputadas como responsáveis pela albuminúria[5,6]. Considera-se que a albumina é retida na membrana basal glomerular (MBG) ou no podócito por propriedades de seletividade de carga e moléculas maiores, como a IgG, por propriedade de seletividade de tamanho[4].

PROTEINÚRIA SELETIVA

A lesão glomerular que acarreta a perda das cargas negativas fisiológicas na membrana basal dos capilares glomerulares permite que as proteínas, particularmente a albumina, que antes eram repelidas por serem proteínas carregadas negativamente, atravessem a membrana glomerular com facilidade[7]. Quando a proteinúria decorre exclusivamente desse mecanismo de perda de cargas negativas, a proteinúria é seletiva.

Aumento moderado da permeabilidade da parede capilar glomerular é caracteristicamente encontrado na nefropatia de lesões mínimas e em alguns estágios iniciais de outras doenças glomerulares (glomerulosclerose segmentar e focal, nefropatia membranosa, nefropatia diabética). A passagem transglomerular aumentada de proteínas de peso molecular intermediário, principalmente a albumina, não é acompanhada por passagem similar de proteínas de alto peso molecular, tais como IgG, α_2-macroglobulina ou imunoglobulina do tipo M (IgM). Apesar da sua reabsorção parcial pelas células tubulares, uma fração de proteínas de peso molecular intermediário e albumina escapam ou sobrecarregam o processo reabsortivo e aparecem na urina. A proteinúria resultante é indicada como "proteinúria seletiva".

PROTEINÚRIA NÃO SELETIVA

Os mecanismos pelos quais a parede glomerular capilar normal restringe a passagem de proteínas de grande porte do plasma têm sido bastante explorados, mas não há ainda uma teoria universalmente aceita. Existe um consenso que a parede glomerular contém três barreiras em série: a primeira é constituída por poros do endotélio glomerular; a segunda, por uma "rede" altamente hidratada e colagenosa de membrana basal glomerular; e a terceira, por diafragmas formados entre pedicelos dos podócitos[8-13].

Admite-se que, em condições fisiológicas, as proteínas do tamanho da imunoglobulina G (IgG) (raio molecular = 55Å) são completamente (ou quase completamente) retidas na filtração porque seu raio é maior do que o raio de todos os pequenos poros. Ao contrário, a baixa permeabilidade da parede capilar glomerular à albumina (raio molecular = 36Å) não pode ser explicada em termos de restrição mecânica por tamanho dos poros. A maioria dos investigadores refere-se à restrição de movimento dessa proteína para o espaço de Bowman como causada pela sua carga negativa que interage com a carga negativa da parede capilar glomerular[14,15].

Em condições normais, apenas uma fração de proteínas de peso molecular intermediário, em particular a albumina, e quase nenhuma das proteínas com alto peso molecular chegam ao lúmen tubular. Pelo contrário, ocorre a passagem, através do filtro glomerular, de todas as proteínas de peso molecular inferior a 40.000D e raios inferiores a 30Å, assim chamadas de proteínas de baixo peso molecular, que são quase completamente absorvidas pelos túbulos proximais nos indivíduos normais. Todas essas proteínas que chegam ao lúmen tubular são excretadas em quantidades negligenciáveis nas urinas em condições fisiológicas por causa de um mecanismo muito eficiente de reabsorção total pelas células epiteliais dos túbulos proximais[16,17].

Com a gravidade progressiva das lesões glomerulares, quantidades crescentes de proteínas de alto peso molecular atravessam a parede capilar glomerular, e a quantidade de IgG (peso molecular = 150kD; raio molecular 55Å) no lúmen tubular aumenta progressivamente. Um dano mais grave aumenta a permeabilidade da barreira glomerular a proteínas de tamanho progressivamente maior e, devido à saturação dos mecanismos reabsortivos das células tubulares, maior porcentagem de proteínas de alto peso molecular é excretada na urina (proteinúria não seletiva)[17].

AVALIAÇÃO CLÍNICA DA SELETIVIDADE DA PROTEINÚRIA

O índice de seletividade (IS) é utilizado para descrever alterações de permeabilidade glomerular para as macromoléculas e, quando utilizados como complementar ao exame histológico da biópsia renal representada por pequeno número de glomérulos, tem a vantagem de refletir a permeabilidade total dos néfrons ativos[18]. A determinação desse índice é de utilidade na caracterização, prognóstico e monitoramento da eficiência terapêutica nos casos de proteinúria glomerular[19].

O índice de seletividade pode ser calculado por intermédio de uma relação entre as depurações de duas proteínas de pesos moleculares diferentes. Um índice de seletividade (IS) a partir da comparação do *clearance* de IgG, como marcador de proteínas de alto peso molecular (PM) (PM 154.000 dáltons) e de transferrina (PM 90.000 dáltons), como um marcador de proteínas de tamanho intermediário, já tinha sido elaborado em 1964[20]. Outros trabalhos também adotaram esse índice de seletividade[21,22], que é determinado pela seguinte fórmula:

$$ SI = \frac{uIgG}{sIgG} \times \frac{sTf}{uTf} $$

Onde:

SI = índice de seletividade
uIgG = IgG urinária (mg/dL)
sIgG = IgG sérica (mg/dL)
sTf = transferrina sérica (mg/dL)
uTf = transferrina urinária (mg/dL)

Um IS de IgG de 0,2 ou superior é indicativo de proteinúria não seletiva, enquanto o IS com uma relação inferior a 0,2 é indicativo de proteinúria seletiva[20].

Outro índice de seletividade elaborado em 2011 a partir da excreção de IgG urinária (IgGu) e IgG sérica (IgGs) como marcador de proteínas de alto peso molecular e de albumina urinária (Albu) e albumina sérica (Albs) como proteína de peso molecular intermediário[23] é representado pela seguinte fórmula:

$$SI = \frac{IgGu}{IgGs} \times \frac{Albs}{Albu}$$

Onde:

SI = índice de seletividade
uIgG IgG urinária (mg/dL)
sIgG IgG sérica (mg/dL)
Albs = albumina sérica (mg/dL)
Albu = albumina urinária (mg/dL)

Este trabalho também calculou a fração de excreção de IgG urinária e sérica pela creatinina sérica e urinária, assim como a fração de excreção de albumina urinária e sérica pela creatinina sérica (Creats) e urinária (Creatu) de acordo com as seguintes fórmulas:

Fração de excreção de albumina (Fealb)

$$Fealb = \frac{Albu}{Albs} \times \frac{Creats}{Creatu} \times 100$$

Onde:

Fealb = fração de excreção de albumina
Albu = albumina urinária (mg/24h)
Albs = albumina sérica (g/dL)
Creats = creatinina sérica (mg/dL)
Creatu = creatinina urinária (mg/dL)

Fração de excreção de IgG (FeIgG):

$$FeIgG = \frac{IgGu}{IgGs} \times \frac{Creats}{Creatu} \times 100$$

Onde:

FeIgG = fração de excreção de IgG
IgGu = IgG urinária (mg/L)
IgGs = IgG sérica (mg/dL)
Creats = creatinina sérica (mg/dL)
Creatu = creatinina urinária (mg/dL)

A excreção fracionada de proteínas individuais são os indicadores de perda de permeabilidade seletiva glomerular mais precisos[24] para os tamanhos moleculares das moléculas em questão. Trabalho observacional e retrospectivo, também relacionado às glomerulopatias, analisou a fração de excreção de IgG urinária em 140 pacientes, sendo 73 não tratados e 67 tratados com inibidores da enzima conversora da angiotensina (IECA) com nefropatia por IgA[25]. A fração de excreção de IgG foi um preditor de resposta aos inibidores da ECA, além de ser o melhor preditor de renoproteção por ser um marcador de rompimento de barreira glomerular de proteínas.

Esses dados revestem-se de importância, uma vez que a fração de excreção de albumina e a fração de ex-creção de IgG são preditores de progressão de DRC. Estudo com 97 pacientes com glomerulonefrite primária concluiu que a fração de excreção de IgG e a rração de excreção de albumina são biomarcadores superiores às medidas convencionais de proteinúria na predição de desfecho em pacientes com glomerulonefrite primária, possivelmente por serem indicadores mais precisos de comprometimento da permeabilidade da seletividade glomerular e sugeriu que a fração de excreção de albumina deva ser usada, em conjunto com outras medidas de proteinúria, em estudos futuros de predição de progressão da DRC[23]. Assim, McQuarrie *et al* concluíram que esses cálculos em conjunto com outras medidas de proteinúria puderam prever a progressão da doença renal crônica e deveriam ser utilizados em estudos futuros.

ASSOCIAÇÃO ENTRE INGESTÃO DE SÓDIO, LESÃO RENAL E SELETIVIDADE DA PROTEINÚRIA

ESTUDOS EXPERIMENTAIS

Estudo experimental em ratos Sprague-Dawley machos com nefroses induzidas por adriamicina observou que a doença renal proteinúrica poderia ser melhorada restringindo o sal dietético e concluiu que a restrição de sal na dieta pode melhorar a insuficiência renal e a fibrose intersticial. Esses efeitos benéficos foram acompanhados por redução na resposta inflamatória renal e estresse oxidativo, sugerindo que mecanismos não hemodinâmicos estão em jogo[26]. Por outro lado, outro estudo experimental observou que a carga de sal pode diminuir o risco de filtração glomerular, aumentar a proteinúria e causar alterações hemodinâmicas renais independentemente da pressão sanguínea em ratos espontaneamente hipertensos[27].

ESTUDOS CLÍNICOS

De maneira geral, os estudos que avaliam a ingestão de sódio o fazem levando em consideração que mais de 95% do sódio ingerido é excretado na urina e que a avaliação dietética apresenta muitos problemas operacionais. Portanto, utilizam a excreção de sódio urinário de 24 horas e o consideram o melhor marcador do consumo diário de sódio, apesar da grande variabilidade intraindividual[28].

Estudo que avaliou a ingestão de cloreto de sódio verificou que a menor na excreção de proteínas na urina se associou à menor excreção de cloreto de sódio nesses pacientes[29]. Outro estudo com um número maior de indivíduos mostrou que mesmo pequena redução no consumo de cloreto de sódio (9,7g para 6,5g/dia) reduziu a excreção urinária de albumina[30].

Fan *et al*[31] fizeram uma reavaliação do estudo *Modification of Diet in Renal Disease* (MDRD) em 840 participantes, na qual avaliaram a associação de excreção de sódio em urina de 24 horas com a insuficiência renal e um desfecho composto de insuficiência renal e mortalidade por todas as causas e concluíram que não houve associação da excreção de sódio na urina com a progressão da insuficiência renal, recomendando assim a realização de estudos adicionais.

O'Donnel et al[32] realizaram estudo sobre a excreção urinária de sódio e potássio, mortalidade e eventos cardiovasculares em 101.945 participantes de 17 países e verificaram que um consumo de sódio estimado entre 3 e 6g/dia foi associado com menor risco de morte e eventos cardiovasculares do que maior ou menor consumo. Em comparação com a excreção de potássio inferior a 1,50g/dia, verificaram que maior excreção de potássio foi associada a menor risco de morte e eventos cardiovasculares.

A seletividade glomerular em 19 pacientes com diabetes tipo 2 foi avaliada por intermédio de alterações no clearance fracional de proteínas com diferentes tamanhos e cargas quando os pacientes foram colocados em duas dietas com teor de sódio diferente[33]. Em pacientes normoalbuminúricos, a dieta rica em sódio aumentou a depuração fracionada de IgG, que é eletricamente neutra, mas a depuração fracionada de albumina, que é aniônica, manteve-se inalterada, sugerindo que a carga do poro da barreira glomerular não foi afetada. No entanto, em pacientes com albuminúria, a dieta rica em sódio aumentou a depuração fracionada de IgG e albumina de igual modo, indicando alguma neutralização na carga dos poros da barreira glomerular. Nenhum outro estudo avaliou a associação entre ingestão de sódio e seletividade da proteinúria em seres humanos não diabéticos.

EXPERIÊNCIA DE NOSSO GRUPO

Trabalho de nosso grupo[34] observacional prospectivo realizado com 84 pacientes com doença renal crônica de várias etiologias teve como objetivo avaliar a associação entre a variação da ingestão de sódio e o clearance fracional da excreção de albumina e de IgG na doença renal crônica não dialítica e verificou que o clearance fracional de albumina e o clearance fracional de IgG foram ambos associados à variação do sódio urinário. Os pacientes que reduziram a ingestão estimada de sódio apresentaram melhora nesses parâmetros e os pacientes que aumentaram a ingestão estimada de sódio apresentaram piora. Essas relações podem ser os indicadores mais precisos de comprometimento da permeabilidade glomerular (Figuras 50.1 e 50.2: dados próprios, não publicados).

Observou-se que a variação do sódio urinário em 24 horas (estimativa da variação da ingestão de sódio) foi associada ao clearance fracional de albumina mesmo após o ajuste das variáveis de confundimento e também mostrou associação com a variação da pressão arterial sistólica (PAS). Isso mostra que a variação do sódio urinário teve associação direta com o clearance fracional de albumina, independentemente da pressão arterial, e as demais variáveis de confusão avaliadas (Tabela 50.1: dados próprios, não publicados). O mesmo aconteceu com a variação de sódio urinário em 24 horas e o clearance fracional de IgG mesmo após o ajuste das variáveis de confundimento que também mostrou associação com a variação da PAS. Isso mostra que a variação do sódio urinário teve associação direta com o clearance fracional de IgG, independentemente da PAS, e as demais variáveis de confusão (Tabela 50.2: dados próprios, não publicados).

A figura 50.1 representa a regressão linear não ajustada entre a excreção de sódio e o clearance fracional de albumina.

A figura 50.2 representa a regressão linear não ajustada entre a excreção de sódio e o clearance fracional de IgG.

Deve-se ressaltar que não apenas as lesões estruturais, mas também alterações glomerulares hemodinâmicas afetam a permeabilidade da parede capilar glomerular a macromoléculas. A filtração de proteínas é influenciada não apenas pelas propriedades intrínsecas da membrana da parede capilar glomerular, mas também pelos outros determinantes do ritmo de filtração glomerular por néfron isolado: a taxa de fluxo capilar glomerular plasmático (Q_A), a diferença de pressão glomerular transcapilar hidráulica (ΔP) e a concentração plasmática de proteína na arteríola aferente (C_A)[35]. A hemodinâmica glomerular

Tabela 50.1 – Modelo linear generalizado múltiplo para avaliar a associação entre a variação da excreção urinária de sódio (mEq/24h) e o clearance fracional de albumina ajustado para variáveis de confundimento em portadores de DRC não dialítica.

	Beta	p
Idade (anos)	– 0,081	0,399
Variação da PAS (mmHg)	0,243	0,037
Variação do sódio urinário (mEq/24h)	0,367	0,004
Variação do potássio urinário (mEq/24h)	0,078	0,469
Variação do PNA (g/kg/dia)	– 0,072	0,500
Variação da glicemia (mg/dL)	0,129	0,173

PAS = pressão arterial sistólica; PNA = estimativa de ingestão proteica.

Tabela 50.2 – Modelo linear generalizado múltiplo para avaliar a associação entre a variação da excreção urinária de sódio (mEq/24h) e o clearance fracional de IgG ajustado para variáveis de confundimento em portadores de DRC não dialítica.

	Estimativa	p
Idade (anos)	– 0,114	0,216
Variação da PAS (mmHg)	0,353	0,002
Variação do sódio urinário (mEq/24h)	0,329	0,007
Variação do potássio urinário (mEq/24h)	0,095	0,364
Variação do PNA (g/kg/dia)	– 0,062	0,547
Variação da glicemia (mg/dL)	0,047	0,612

PAS = pressão arterial sistólica; PNA = estimativa de ingestão proteica.

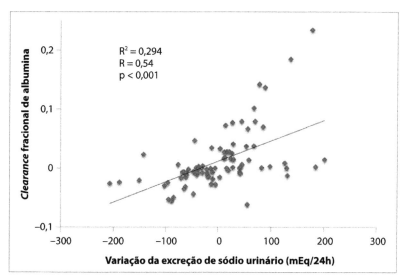

Figura 50.1 – Regressão linear entre a variação da excreção do sódio urinário e o *clearance* fracional de albumina em pacientes renais crônicos não dialíticos.

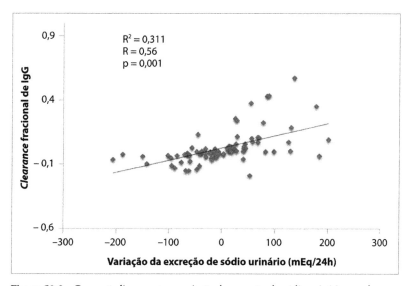

Figura 50.2 – Regressão linear entre a variação da excreção do sódio urinário e o *clearance* fracional de IgG em pacientes renais crônicos não dialíticos.

e, consequentemente, o ΔP são influenciados, entre outros fatores, pela ingestão proteica. Assim, para avaliar fatores com influência na proteinúria é necessário também quantificar a ingestão proteica.

Marcadores bioquímicos vêm sendo utilizados para estimar a ingestão proteica nos portadores de doença renal crônica. O equivalente proteico do aparecimento de nitrogênio (*protein equivalent of nitrogen appearance* – PNA) é um método baseado na geração de ureia, já que, na vigência de balanço nitrogenado neutro, a geração ou aparecimento de ureia é equivalente à ingestão proteica[36,37]. O PNA é um método simples, sendo considerado uma medida válida e útil para estimar a ingestão proteica na prática clínica e de pesquisa.

Em nosso trabalho[34], para dissociar os efeitos de sódio e de ingestão proteica, foi ajustado um modelo linear generalizado múltiplo em que a ingestão proteica perdeu significância estatística em relação à variação da proteinúria. Tendo em vista que a ingestão de sódio manteve essa associação independentemente da variação do PNA, evidencia-se que o sódio está lesando diretamente o rim.

AUMENTO DA PRESSÃO ARTERIAL COMO MEDIADOR DA ASSOCIAÇÃO ENTRE VARIAÇÃO DA INGESTÃO DE SÓDIO E DA SELETIVIDADE DA PROTEINÚRIA

Em trabalho de nosso grupo[34], a pressão arterial (tanto PAS como PAD) dos pacientes participantes do estudo acompanhou a excreção urinária de sódio, ou seja, os pacientes que diminuíram a ingestão estimada de sódio reduziram estatisticamente tanto a PAS como a PAD. Os grupos que aumentaram a ingestão estimada de sódio apresentaram aelevação estatisticamente significante na PAS, porém aumento apenas numérico da PAD. Esses resultados levam a crer que os pacientes do corrente estudo apresentavam hipertensão sódio-dependente e que a restrição dietética de sódio represente papel preponderante no controle da hipertensão nesse grupo de pacientes, que notoriamente apresentam elevada frequência de hipertensão resistente. É importante frisar que o aumento da sensibilidade ao sal da pressão arterial foi correlacionado com maior albuminúria[38].

Estudo realizado no Brasil observou correlação linear positiva entre a excreção urinária de sódio e a pressão arterial sistólica e diastólica. Indivíduos hipertensos apresentaram maior excreção urinária de sódio e relação sódio/potássio quando comparados com os normotensos. Verificou-se também que a ingestão de sódio foi fortemente influenciada pelo nível socioeconômico, o que pode, ainda que parcialmente, explicar a alta prevalência de hipertensão arterial nas classes socioeconômicas mais baixas[39].

Diante aumento de ingestão de sódio, alguns indivíduos excretam maiores quantidades de sódio sem elevação na pressão arterial (sódio resistentes) e outros não (sódio-sensíveis)[40]. A resposta fisiológica ao aumento na ingestão de sódio resultaria na redução da atividade do sistema renina-angiotensina-aldosterona e incremento na liberação do peptídeo natriurético atrial, sendo que cada um desses sistemas interage com outros sistemas e entre si, além de atuarem, também, na redução da atividade simpática direcionada para os rins. As diferenças genéticas responsáveis por essas diferentes respostas do organismo (sódio-sensíveis e sódio-resistentes) ainda não são bem conhecidas em humanos. É difícil diferenciar, *a priori*, quem é sódio-sensível ou resistente, principalmente quando se estuda uma amostra heterogênea do ponto de vista racial. Quanto a essa questão, alguns estudos já evidenciaram que indivíduos negros apresentam maior sensibilidade ao sódio quando comparados a indivíduos brancos[41]. No entanto, a resposta da pressão arterial às mudanças na ingestão de sal varia consideravelmente de um indivíduo para outro, o que é um fenômeno conhecido como "sensibilidade ao sal". Estudo epidemiológico[41] indicou que 51% dos pacientes hipertensos e 26% dos normotensos mostram sensibilidade ao sal.

A presença de DRC é um marcador de sensibilidade ao sal; nesses doentes, o número de néfrons funcionantes cai muito antes da diminuição da filtração glomerular diminuir, reduzindo a capacidade dos rins para excretar sódio e a sensibilidade salina da pressão arterial aumenta com o declínio da função renal[42]. A ativação do sistema renina-angiotensina, o aumento da atividade do sistema nervoso simpático, a elevação da síntese de endotelina, a diminuição da medulipina, que é uma substância vasodilatadora secretada pelo rim, e a anormalidade da renalase podem também estar envolvidos na patogênese da hipertensão renal. Porém, o mecanismo principal parece ser a expansão no volume de fluido extracelular[43,44].

A ingestão de sal e a expansão no volume de fluido extracelular estão mais relacionadas com hipertensão na DRC. Mesmo que o ritmo de filtração glomerular diminua em certo grau, o rim ainda pode compensar a excreção de sódio. A progressão da perda de filtração glomerular compromete ainda mais a capacidade dos rins para excretar o excesso de sódio até que a expansão no volume de fluido extracelular seja causada, a curva de natriurese pressórica deslocada e a PA significativamente aumentada[42].

Embora a hipertensão esteja associada a aumento do consumo de sódio em pacientes diabéticos, poucos estudos têm abordado o papel da ingestão de sódio sobre a pressão arterial e hemodinâmica renal no diabetes tipo 2. Recentemente foi mostrado que, em pacientes diabéticos tipos 1 e 2 com a excreção de albumina aumentada, a sensibilidade da pressão arterial ao consumo de sódio é maior do que em pacientes com normoalbuminúria[38,45,46].

É provável que uma dieta rica em sódio afete a hemodinâmica intrarrenal, com aumento da pressão capilar glomerular[35]. Esse tipo de dieta altera o equilíbrio desse íon em rins que tenham a função reduzida e consequentemente menor capacidade de excreção. Isso resulta em aumento da pressão arterial, o que eleva a pressão sobre os rins e pode levar à progressão acelerada da insuficiência renal[47].

Assim, a ingestão excessiva de sódio é uma das principais causas da pressão arterial elevada e fator de risco para lesão renal. Em estudos clínicos e experimentais, elevada ingestão de sódio está associada com hipertensão arterial, hipertrofia ventricular esquerda[48], albuminúria, hipertrofia renal e fibrose, independentemente de seu efeito sobre a pressão arterial. Além disso, estudos observacionais mostraram relação positiva entre a ingestão de sódio, excreção de proteína na urina[49], elevação do ácido úrico, disfunção endotelial, dano vascular[47] e a progressão da doença renal[50]. Por outro lado, grande estudo observacional não observou associação entre ingestão de sódio e desenvolvimento de nefropatia diabética em coorte de mais de 6.000 pacientes[51].

Nossos achados corroboram diversos estudos que demonstram que a menor ingestão de sódio está associada à diminuição da pressão arterial (PA) na DRC, à redução da proteinúria, da hiperfiltração glomerular[52], e afeta favoravelmente o desfecho renal[53].

Meng *et al*[42], em estudo transversal que avaliou 130 portadores de DRC que tinham como principais causas glomerulonefrite crônica e nefropatia diabética (80%), verificaram que a ingestão de sal apresentou relação linear com a PAS, ou seja, aqueles pacientes com maior ingestão de sódio apresentaram maior PAS, o que concorda com os achados desse trabalho, mas esse tipo de relação não foi demonstrado na PAD, o que difere dos nossos dados onde a ingestão estimada de sódio influenciou tanto a PAS quanto a PAD.

Diminuir a ingestão de sal não só reduz a pressão arterial, mas também diminui a albuminúria. Dieta com baixa ingestão de sal (5g/dia) reduziu significativamente a excreção urinária em 24 horas de proteínas em 19% e diminuiu PA sistólica (PAS) e diastólica (PAD) em 8mmHg e 3mmHg, respectivamente[30].

O estudo LowSALT – estudo cruzado randomizado em 20 pacientes com DRC em estádios hipertensivos – demonstrou que, com a redução na excreção urinária de sódio em 24 horas de 168 para 75mmol/dia, a pressão arterial ambulatorial diminuiu 10/4mmHg[54]. Em outro estudo randomizado controlado, realizado em pacientes com DRC com ingestão de sódio muito alta no início do estudo, a excreção urinária de sódio caiu de 260 para 103mmol/dia e resultou em reduções médias de PAS/PAD de 8/2mmHg[55]. Estudo de intervenção com 20 participantes chineses com DRC mostrou que a diminuição de PA de 4/11mmHg foi obtida quando ocorreu uma na excreção urinária de sódio em 24 horas de 134-96mmol/dia[56], corroborando as observações anteriores.

Além desses achados muitos outros estudos relacionaram à excreção urinária de sódio a diminuição da pressão arterial em pacientes com DRC. Metanálises de estudos randomizados e controlados têm mostrado que a redução moderada do consumo de sal diminui de forma segura a pressão arterial em ambos os indivíduos hipertensos e normotensos[57], recomendando a restrição de sódio para tratar a HA e prevenir a progressão da DRC[58-70].

Portanto, nosso trabalho[34] faz especular que, provavelmente, o sódio urinário não só causou deterioração hemodinâmica no rim desses pacientes, mas possivelmente piora das estruturas responsáveis pela seletividade da filtração, uma vez que os parâmetros utilizados para a avaliação são indexados para filtração glomerular, além de que, como já mencionado, essas associações foram ajustadas para variações na pressão sanguínea. É importante ressaltar que esses valores podem ser facilmente calculados a partir de medidas laboratoriais de rotina, ajudando a prever a progressão da doença renal crônica.

Outra evidência a favor de que o excesso de ingestão de sódio possa causar dano estrutural à barreira de filtração, independentemente do aumento da pressão arterial, provém de estudos realizados em ratos espontaneamente hipertensos[71]. Esse trabalho observou que o aumento da ingestão de sódio diminuiu a expressão da nefrina[71], que é uma das proteínas da fenda de filtração e corresponsável pela barreira de filtração. Esse efeito poderia ser mediado pela modulação do equilíbrio intrarrenal ACE/ACE2 e aumento da expressão da cubilina induzidos pela elevação do sódio dietético.

Outro mecanismo pelo qual o sódio pode causar dano podocitário pode ser mediado pelo aumento de endotelina-1 induzido pelo excesso de sódio. Sabe-se que a endotelina causa dano podocitário por lesar o citoes-queleto dessa célula[72], bem como sabe-se também que o aumento de endotelina pode ser induzido pelo excesso de sódio na dieta[73].

SUMÁRIO

As premissas já expostas: as doenças renais têm assumido papel cada vez mais relevante na carga de sofrimento humano nos dias de hoje, a seletividade da proteinúria é importante marcador de evolução dessas doenças e tornar a proteinúria mais seletiva poderia constituir objetivo a ser almejado para atenuar o crescimento da prevalência de insuficiência renal. Por outro lado, a ingestão de sódio associa-se, por mecanismos hemodinâmicos e não hemodinâmicos, a aumento da quantidade de proteinúria, o que prevê pior evolução. Se a ingestão de sódio é capaz de influenciar não só a quantidade, mas também a seletividade da proteinúria é um assunto ainda em debate. Apenas um estudo realizado em portadores de nefropatia diabética e o nosso estudo que avaliou pacientes com nefropatias de várias etiologias abordaram essa questão. Ambos corroboram a ideia de que o sódio possa causar piora da seletividade da proteinúria.

CONCLUSÃO

Diante desses resultados, podemos concluir que a redução da ingestão estimada de sódio teve associação com a diminuição da proteinúria, da albuminúria e da perda urinária de IgG, que são marcadores de progressão de DRC. Esses resultados foram obtidos ao estudar não apenas pacientes com doença renal do diabetes, porém também com portadores de nefropatia não relacionada ao diabetes. Essa associação foi independente do melhor controle da pressão arterial. Seriam importantes mais estudos em seres humanos para confirmar a associação entre a diminuição da ingestão de sódio e a seletividade da proteinúria, tendo em vista os resultados dos poucos estudos clínicos e experimentais realizados a esse respeito.

Assim, em portadores de doença renal crônica, a variação da ingestão estimada de sódio apresentou associação com a seletividade da proteinúria, que é forte marcador prognóstico. Essa ingestão associou-se com a quantidade da proteinúria, que também é importante preditor de sobrevida renal. Esses dados nos levam a crer que a ingestão de sódio nesses pacientes deva ser mais bem monitorada para diminuir a progressão da doença renal crônica e melhorar a expectativa de vida desses pacientes.

REFERÊNCIAS BIBLIOGRÁFICAS

1. Stevens PE, Levin A. Kidney Disease: Improving Global Outcomes Chronic Kidney Disease Guideline Development Work Group Members. Evaluation and management ofchronic kidney disease: synopsis of the kidney disease: improving global outcomes 2012 clinical practice guideline. *Ann Intern Med* 2013; **158**: 825-830.

2. Schievink B, Mol PG, Lambers Heerspink HJ. Surrogate endpoints in clinical trials of chronic kidney disease progression: moving from single to multiple risk marker response scores. *Curr Opin Nephrol Hypertens* 2015; **6**: 492-497.

3. Alves MAR. Diagnóstico de doença renal crônica: avaliação de proteinúria e sedimento urinário. *J Bras Nefrol* 2004; **26**: 6-8.

4. Rose DR, Rennke HG (eds). *Renal Pathophysiology-The Essentials*, 1th ed. Lippincott Williams & Wilkins: Baltimore, Maryland, 1984, pp 211-234.

5. Eppel G, Osicka TM, Pratt LM *et al*. The return of glomerular-filtred albumin to the rat renal vein. *Kidney Int* 1999; **55**: 1861-1870.

6. Macconi D, Ghilardi M, Bonassi ME *et al*. Effect of angiotensin-converting enzyme inhibition on glomerular basement membrane permeability and distribuition of zonula occludens-1 in MWF rats. *J Am Soc Nephrol* 2000; **11**: 477-489.

7. Guyton AC, Hall JE (eds). *Tratado de fisiologia Médica*, 11th ed. Guanabara Koogan: Rio de Janeiro, Rio de Janeiro, 2002, pp 154-187.

8. Rennke HG, Olson JL, Venkatachalam MA. Glomerular filtration of macromolecules: normal mechanisms and the pathogenesis of proteinuria. *Contrib Nephrol* 1981; **24**: 30-41.

9. Kanwar YS, Liu ZZ, Kashihara N, Wallner EI. Current status of the structural and functional basis of the glomerular filtration and proteinuria. *Semin Nephrol* 1991; **11**: 390-413.

10. Kanwar YS. Biology of disease: biophysiology of glomerular filtration and proteinuria. *Lab Invest* 1984; **51**: 7-21.

11. Farguhar MG. The primary glomerular filtration barrier: basement membrane or epithelial slits? Editorial review. *Kidney Int* 1995; **8**: 197-211.

12. Timpl R. Macromolecular organization of basement membranes. *Curr Opin Cell Biol* 1996; **8**: 618-624.

13. Miner JH. Renal basement membrane components. *Kidney Int* 1999; **56**: 2016-2024.

14. Comper WD, Glasgow EF. Charge selectivity in ultrafiltration. *Kidney Int* 1995; **47**: 1242-1251.

15. Blouch K, Deen WM, Fauvel JP *et al*. Molecular configuration and glomerular size selectivity in healthy and nephrotic humans. *Am J Physiol* 1997; **273**: 430-437.

16. Myers BD, Guasch A. Mechanisms of massive proteinuria. *J Nephrol* 1994; **7**: 254-260.

17. D'amico G, Bazzi C. Pathophysiology of proteinuria. *Kidney Int* 2003; **63**: 809-825.

18. Tencer J, Bakoush O, Torfuit O. Diagnostic and prognostic significance of proteinuria selectivity index in glomerular disease. *Clin Chim Acta* 2000; **297**: 73-83.

19. Laurent J, Philippon C, Lagrue G *et al*. Proteinuria selectivity index--prognostic value in lipoid nephrosis and related diseases. *Nephron* 1993; **65**: 185-189.

20. Joachim GR, Cameron JS, Schwartz M, Becker EL. Selectivity of protein excretion in patients with the nephrotic syndrome. *J Clin Invest* 1964; **43**: 2332-2346.

21. Cameron JS, White RH. Selectivity of proteinuria in children with the nephrotic syndrome. *Lancet* 1965; **1**: 463-465.

22. Cameron JS, Blandford G. The simple assessment of selectivity in heavy proteinuria. *Lancet*. 1966; **2**: 242-247.

23. McQuarrie EP, Shakerdi L, Jardine AG *et al*. Fractional excretions of albumin and IgG are the best predictors of progression in primary glomerulonephritis. *Nephrol Dial Transplant* 2011; **26**: 1563-1569.

24. Guasch A, Deen WM, Myers BD. Charge selectivity of the glomerular filtration barrier in healthy and nephrotic humans. *J Clin Invest* 1993; **92**: 2274-2282.

25. Bazzi C, Rizza V, Raimondi S *et al*. In crescentic IgA nephropathy, fractional excretion of IgG in combination with nephron loss is the best predictor of progression and responsiveness to immunosuppression. *Clin J Am Soc Nephrol* 2009; **4**: 929-935.

26. Park JS, Kim S, Jo CH *et al*. Effects of dietary salt restriction on renal progression and interstitial fibrosis in adriamycin nephrosis. *Kidney Blood Press Res* 2014; **39**:86-96.

27. Matavelli LC, Zhou X, Varagic J *et al*. Salt loading produces severe renal hemodynamic dysfunction independent of arterial pressure in spontaneously hypertensive rats. *Am J Physiol Heart Circ Physiol* 2007; **292**: 814-819.

28. Frost CD, Law MR, Wald NJ. By how much does dietary sódium reduction lower blood pressure? II- Analysis of observacional data within populations. *BMJ* 1991; **302**: 815-818.

29. Cianciaruso B, Bellizzi V, Minutolo R *et al*. Salt intake and renal outcome in patients with progressive renal disease. *Miner Electrolyte Metab* 1998; **24**:296-301.

30. Swift PA, Markandu ND, Sagnella GA *et al*. Modest salt reduction reduced blood pressure and urine protein excretion in black hypertensives: a randomized control trial. *Hypertension* 2005; **46**: 308-312.

31. Fan L, Tighiouart H, Levey AS *et al*. Urinary sodium excretion and kidney failure in nondiabetic chronic kidney disease. *Kidney Int* 2014; **86**: 1-7.

32. O'donnell MB, Mente A, Rangarajan S *et al*. Urinary sodium and potassium excretion, mortality, and cardiovascular events. *N Engl J Med* 2014; **371**: 612-623.

33. Yoshioka K, Imanishi M, Konishi Y *et al*. Glomerular charge and size selectivity assessed by changes in salt intake in type 2 diabetic patients. *Diabetes Care* 1998; **24**: 482-486.

34. Martinez MG. Análise do sódio urinário e seletividade da proteinúria na doença renal crônica não dialítica. Tese de Doutorado. Botucatu FMB/ UNESP, 2017.

35. Brenner B, Bohrer MP, Baylis C, Deen WM. Determinants of glomerular permselectivity: Insights derived from observations in vivo. *Kidney Int* 1977; **12**: 229-237.

36. Nfk-Doq. Clinical practice guidelines for nutrition in chronic renal failure. *Am J Kidney Dis* 2000; **35**: 571-574.

37. Sargent JA, Gotch FA. Mass balance: a quantitative guide to clinical nutritional therapy. I. The predialysis patient with renal disease. *J Am Diet Assoc* 1979; **75**: 547-551.

38. Imanishi M, Yoshioka K, Okumura M *et al*. Sodium sensitivity related to albuminuria appearing before hypertension in type 2 diabetic patients. *Diabetes Care* 2001; 24: 111-116.

39. Bisi Molina MDC, Cunha RDS, Herkenhoff LF, Mill JG. Hypertension and sodium intake in an urban population. *Rev Saúde Pública* 2003; **37**: 743-750.

40. Cowley AW. Genetic and nongenetic determinants of sódiot sensibility and blood pressure. *Am J Clin Nutr* 1997; **6**: 587-593.

41. Weinberger MH, Miller JZ, Luft FC *et al*. Definitions and characteristics of sodium sensitivity and blood pressure resistance. *Hypertension* 1986; **8**: 127-134.

42. Meng L, Fu B, Zhang T *et al*. Salt sensivity of blood pressure in non-dialysis patients with chronic kidney disease *Ren Fail* 2014; **36**: 345-350.

43. Mailloux LU. Hypertension in chronic renal failure and ESRD: prevalence pathophysiology, and outcomes. *Semin Nephrol* 2001; **21**: 146-156.

44. Johnson RJ, Herrera-Acosta J, Schreiner GF, Rodriguez-Iturbe B. Subtle acquired renal injury as a mechanism of salt-sensitive hypertension. *N Engl J Med* 2002; **346**: 913-923.

45. Trevisan R, Bruttomesso D, Vedovato M *et al*. Enhanced responsiveness of blood pressure to sodium intake and to angiotensin II is associated with insulin resistance in IDDM patients with microalbuminuria. *Diabetes* 1998; **47**: 1347-1353.

46. Vedovato M, Lepore G, Coracina A *et al*. Effect of sodium intake on blood pressure and albuminuria in type 2 diabetic patients: the role of insulin resistance. *Diabetologia* 2004; **47**: 300-303.

47. Forman JP, Scheven L, De Jong PE *et al*. Association between sodium intake and change in uric acid, urine albumin excretion,

and the risk of developing hipertension. *Circulation* 2012; **125**: 3108-3116.

48. Martin LC, Franco RJS, Gavras I *et al.* Association between hypervolemia and ventricular hypertrophy in hemodialysis patientes. *Am J Hypertens* 2004; **17**: 1163-1169.

49. Deen WM, Satvat B. Determinants of the glomerular filtration of proteins. *Am Physiol* 1981; **241**: 162-170.

50. Vegter S, Perna A, Postma MJ *et al.* Sodium intake, ACE inhibition, and progression to ESRD. *J Am Soc Nephrol* 2012; **23**: 165-173.

51. Dunkler D, Dehghan M, Teo KK *et al.* Diet and kidney disease in high-risk individuals with type 2 diabetes mellitus. *JAMA Intern Med* 2013; **173**: 1682-1692.

52. Weir MR, Dengel DR, Behrens M, Goldberg AP. Salt-induced increases in systolic blood pressure affect renal hemodynamics and proteinuria. *Hypertension* 1995; **25**: 1339-1344.

53. Jones-Burton C, Mishra SI, Fink JC *et al.* An in-depth review of the evidence linking dietary salt intake and progression of chronic kidney disease. *Am J Nephrol* 2006; **26**: 268-275.

54. Mcmahon EJ, Bauer JD, Hawley CM *et al.* A randomized trial of dietary sodium restriction in CKD. *J Am Soc Nephrol* 2013; **24**: 2096-2103.

55. De Brito-Ashurst I, Perry L, Sanders TA *et al.* The role of salt intake and salt sensitivity in the management of hypertension in South Asian people with chronic kidney disease: a randomised controlled trial. *Heart* 2013; **99**: 1256-1260.

56. Yu W, Luying S, Haiyan W, XiaomeI L. Importance and benefits of dietary sodium restriction in the management of chronic kidney disease patients: experience from a single Chinese center. *Int Urol Nephrol* 2012; **44**: 549-556.

57. He FJ, Li J, Macgregor GA. Effect of longer term modest salt reduction on blood pressure: Cochrane systematic review and meta-analysis of randomised trials. *BMJ* 2013; **346**: 1-15.

58. Morgan T, Adam W, Gillies A *et al.* Hypertension treated by salt restriction. *Lancet* 1978; **1(8098)**: 227-230.

59. Intersalt Cooperative Research Group. Intersalt: an international study of electrolyte excretion and blood pressure. Results for 24 hour urinary sodium and potassium excretion. *BMJ* 1988; **297**: 319-328.

60. Whelton PK, Appel LJ, Espeland MA *et al.* Sodium reduction and weight loss in the treatment of hypertension in older persons: a randomized controlled trial of nonpharmacologic interventions in the elderly (TONE). TONE Collaborative Research Group. *JAMA* 1998; **279**: 839-846.

61. Sacks FM, Svetkey LP, Vollmer WM *et al.* Sodium Collaborative Research Group. Effects on blood pressure of reduced dietary sodium and the Dietary Approaches to Stop Hypertension (DASH) diet. DASH-Sodium Collaborative Research Group. *N Engl J Med* 2001; **344**: 3-10.

62. Strazzullo P, D'elia L, Kandala NB, Cappuccio FP. Salt intake, stroke, and cardiovascular disease: Meta-analysis of prospective studies. *BMJ* 2009; **339**: b4567.

63. Titze J, Ritz E. Salt and its effect on blood pressure and target organ damage: new pieces in an old puzzle. *J Nephrol* 2009; **22**: 177-189.

64. Suckling RJ, He FJ, Macgregor GA. Altered dietary salt intake for preventing and treating diabetic kidney disease. *Cochrane Database Syst Rev* 2010; **12**: CD006763.

65. Graudal NA, Hubeck-Graudal T, Jurgens G. Effects of low sodium diet versus high sodium diet on blood pressure, renin, aldosterone, catecholamines, cholesterol, and triglyceride. *Cochrane Database Syst Rev* 2017; **4**: CD004022.

66. Strazzullo P. Reducing sodium and increasing potassium intake. *BMJ* 2013; **346**: f9195.

67. Aburto NJ, Ziolkovska A, Hooper L *et al.* Effect of lower sodium intake on health: Systematic review and meta-analyses. *BMJ* 2013; **346**: f1326.

68. Koo HS, Kim YC, Ahn SY *et al.* Analysis of correlation between 24-hour urinary sodium and the degree of blood pressure control in patients with chronic kidney disease and non-chronic kidney disease. *J Korean Med Sci* 2014; **2**: 117-122.

69. Mcmahon EJ, Campbell KL, Bauer JD, Mudge DW. Altered dietary salt intake for people with chronic kidney disease. *Cochrane Database Syst Rev* 2015; **18**: 2.

70. Nerbass FB, Pecoits-Filho R, Mcintyre NJ *et al.* Reduction in sodium intake is independently associated with improved blood pressure control in people with chronic kidney disease in primary care. *Br J Nutr* 2015; **114**: 936-942.

71. Berger RC, Vassallo PF, Crajoinas Rde O *et al.* Renal Effects and Underlying Molecular Mechanisms of Long-Term Salt Content Diets in Spontaneously Hypertensive Rats. *PLoS One* 2015; **10**: e0141288.

72. Saleh MA, Boesen EI, Pollock JS *et al.* Endothelin-1 increases glomerular permeability and inflammation independent of blood pressure in the rat. *Hypertension* 2010; **56**: 942-949.

73. Herrera M, Garvin JL. A high-salt diet stimulates thick ascending limb eNOS expression by raising medullary osmolality and increasing release of endothelin-1. *Am J Physiol Renal Physiol* 2005; **288**: 58-64.

51

USO DE DIETA COM MUITO BAIXO TEOR DE PROTEÍNAS SUPLEMENTADA COM CETOANÁLOGOS NA DOENÇA RENAL CRÔNICA AVANÇADA

Miguel Ernandes Neto
Hugo Abensur

◆

CASO CLÍNICO

Paciente do sexo feminino, 79 anos de idade, oriental, lúcida, portadora de *diabetes mellitus* tipo 2 e hipertensão arterial há 15 anos, evoluiu para doença renal crônica estágio 5 (KDIGO). Como comorbidades apresenta hipotireoidismo, deficiência auditiva, dislipidemia e teve implante de marca-passo definitivo em 2009 por bloqueio atrioventricular total. A paciente recusou iniciar terapia dialítica e foi encaminhada para o ambulatório de ceto-dieta do Hospital das Clínicas da Faculdade de Medicina da Universidade de São Paulo – FMUSP. No dia 15/02/2017, a paciente iniciou dieta com muito baixo teor de proteína (0,3g/kg de peso corporal, suplementa-da com comprimidos constituídos por mistura de ceto-análogos e aminoácidos essenciais, na dose de 1 compri-mido para cada 5kg de peso corporal, divididos em 3 tomadas diária, às refeições. Como seu peso era 50kg, a paciente recebeu 10 comprimidos por dia, sendo 3 no café, 4 no almoço e 3 no jantar. Ela vem em cetodieta até a presente data (dezembro/2017), mantendo peso estável e albumina em torno de 4mg/dL.

Medicações concomitantes: ácido acetilsalicílico 100mg, anlodipina 0,5mg de 12/12h, clonidina 0,1mg de 12/12h, ezetimibe 10mg 1 vez/dia, ciprofibrato 100mg 1 vez/dia, atorvastatina 40 mg 1 vez/dia, clorta-

lidona 12,5mg 1 vez/dia, levotiroxina 25mcg 1 vez/dia, calcitriol 1/dia, colecalciferol 25.000UI de 15/15 dias, furosemida 4 cp/dia, eritropoietina 4.000UI 2 vezes/semana, bicarbonato 1 colher das de café 3 vezes/dia e omeprazol 20mg/dia.

A evolução dos níveis séricos de ureia e creatinina bem como dos exames relativos ao metabolismo mineral e ósseo e equilíbrio acidobásico pode ser obervada no quadro 51.1.

Portanto, com essa dieta estamos atendendo a von-tade da paciente e mantendo ela viva, com boa qualida-de e com parâmetros bioquímicos adequados.

ALTERAÇÕES NUTRICIONAIS NO PACIENTE COM DOENÇA RENAL

Durante a progressão da doença renal crônica (DRC), o acúmulo de produtos contendo nitrogênio oriundos da dieta ou do catabolismo de proteínas leva à redução significativa do apetite, devido a uma distorção de chei-ro e paladar. A uremia leva ao desbalanço do microbioma gastrintestinal e lesão epitelial, afetando também a ab-sorção de nutrientes.

Por esses motivos, somados a inflamação sistêmica, complicações da DRC (acidose metabólica, anemia, distúrbio do metabolismo ósseo e mineral, hipogonadis-

Quadro 51.1 – Evolução de exames laboratoriais.

Data	Cr	Ureia	CaT	Cai	P	Falc	PTH	25VitD	Bic
05/12/17	4,9	123	9,9	5,1	3,1	109	–	–	24
27/10/17	5,0	124	9,9	5,1	3,5	123	136	29,8	27
13/09/17	4,2	95	9,9	5,0	3,6	–	–	–	28
02/08/17	3,8	93	9,2	4,9	3,8	–	122	–	26
22/06/17	4,1	96	9,9	5,3	2,8	–	–	–	27
16/05/17	5,6	159	10	5,1	4,1	99	106	22,1	23
04/04/17	4,4	67	9,3	5,3	3,1	–	–	–	21
06/03/17	5,7	79	8,0	4,6	2,7	–	–	–	–
14/02/17	6,4	222	9,6	5,2	3,7	–	124	–	14
12/01/17	6	162	9,8	5,2	4,6	–	60	20,4	20

Cr = creatinina; Ca = cálcio; T = total; i = iônico; P = fosfato; PTH = paratormônio; 25VitD = 25-hidroxivitamina D; Bic = bicarbonato.

mo), comorbidades (*diabetes mellitus*, doença cardiovascular, depressão), o próprio efeito catabólico promovido pela terapia dialítica, o paciente com DRC apresenta grave quadro de desnutrição proteico-energética (DPE). As principais consequências desse comprometimento nutricional grave são maior incidência de infecções, doença cardiovascular, fragilidade e depressão, expondo o paciente a um risco aumentado de hospitalizações e morte[1-4].

Várias são as estratégias em terapia nutricional apresentadas na literatura. Discutiremos aqui aspectos em relação à ingestão de proteínas no paciente com DRC avançada, em especial estágio 5 em tratamento conservador, assim como novas evidências científicas para o uso de dieta com muito baixo teor de proteínas suplementadas com cetoanálogos.

ESTRATÉGIA DE PROLONGAR A TERAPIA CONSERVADORA

Muito se questionou na literatura qual o melhor momento de se iniciar diálise em pacientes com DRC, quando eles alcançavam ritmo de filtração glomerular menor que $15mL/min/1,73 m^2$.

Em 2010, foi publicado no *New England Journal of Medicine* um estudo multicêntrico, randomizado, que comparava um grupo de pacientes que iniciaram diálise mais "precocemente" com outro que iniciava mais "tardiamente". Esse estudo foi chamado de *IDEAL Study*. Participaram 32 centros na Austrália e Nova Zelândia. Contou-se, inicialmente, com 2.982 pacientes e, após submetidos aos critérios de exclusão e processo de randomização, 404 iniciaram diálise como uma estratégia "precoce" e 424 como estratégia "tardia". Os pacientes no grupo de início "precoce" de diálise tinham ritmo de filtração glomerular entre 10 e $14mL/min/1,73m^2$, e o grupo de início "tardio", entre 5 e $7mL/min/1,73m^2$. Os pacientes foram incluídos no estudo no período de 2000 e 2008, e o estudo foi encerrado em 2009, um ano após o término da inclusão de pacientes. Não houve diferença entre os grupos para o desfecho mortalidade[5].

Posteriormente ao *IDEAL STUDY*, Clark *et al* estudaram o registro canadense de diálise e concluíram que pacientes que iniciaram diálise "precoce" (ritmo de filtração glomerular de $15,5 \pm 7,7mL/min/1,73m^2$) tiveram maior taxa de mortalidade do que aqueles que iniciaram "tardiamente" ($7,1 \pm 2mL/min/1,73 m^2$). A principal crítica a esse estudo retrospectivo foi que os níveis séricos de creatinina não haviam sido ajustados para o estado nutricional dos pacientes, assim alguns pacientes desnutridos poderiam apresentar ritmo de filtração glomerular mais alto[6,7].

Um questão que justificaria esses resultados é o risco de morte ser maior nos primeiros meses de início da terapia renal substitutiva dialítica, provavelmente por experimentar complicações da terapia dialítica, como infecções de acesso vascular ou peritonite, complicações cirúrgicas na confecção do acesso vascular ou peritoneal, e ainda a situação de maior catabolismo ocasionada pela terapia dialítica[8,9].

Em 2014, foram publicadas as diretrizes canadenses para o início de diálise no paciente com DRC. Uma das ideias centrais do texto é a estratégia chamada de "intenção de postergar" (*intent-to-defer*), sugerindo aos médicos que só devem recomendar início de diálise para aqueles pacientes com indicações inequívocas e/ou ritmo de filtração glomerular menor que $6 mL/min/1,73 m^2$ (número baseado no estudo *IDEAL*)[10].

São consideradas condições clínicas para iniciar diálise: coagulopatia, pericardite, anorexia ou perda de peso não explicada, encefalopatia urêmica, gastroenteropatia acompanhada de náuseas e/ou vômitos, hipercalemia refratária, hipervolemia ou hipertensão resistente a diuréticos[7,11].

PROCESSO DE GERAÇÃO DE UREIA

A carga de nitrogênio excedente do metabolismo de aminoácidos será substrato para o ciclo da ureia. Aminoácidos essenciais são aqueles que podem ser obtidos somente pela dieta, ou seja, não somos capazes de produzi-los.

Quatro aminoácidos têm papel importante na reciclagem do nitrogênio: glutamina, glutamato, alanina e aspartato. Esses aminoácidos sofrem desaminação liberando o nitrogênio na forma de amônia (NH_4^+), dentro das mitocôndrias dos hepatócitos, assim como cetoácidos (aminoácidos que perderam radical amina). Cetoácidos também podem reincorporar radical amina para a formação de outros aminoácidos (não essenciais), por meio da reação conhecida como transaminação. O fígado também recebe amônia oriunda da fermentação bacteriana do intestino, pela veia porta. A amônia, por ser muito tóxica, dá entrada no ciclo da ureia.

Os cetoácidos podem servir de substrato para a formação de acetil-CoA, produto da oxidação de glicose, aminoácidos e ácidos graxos, que é o combustível para início do ciclo do ácido cítrico (também conhecido como ciclo do ácido tricarboxílico ou ciclo de Krebs), segunda fase do catabolismo aeróbio conhecido como respiração celular.

Em qualquer condição catabólica, onde há degradação de aminoácidos, os aminoácidos que perdem seu grupo amino para formar alfacetoácidos (o "esqueleto de carbono" dos aminoácidos) podem servir de combustível para processos celulares.

Um grupo amino entra no ciclo da ureia como carbamoil fosfato, formado na matriz mitocondrial, ou como aspartato, reconstituído durante a transaminação, entre glutamato e oxaloacetato (produto da deaminação do aspartato).

O ciclo da ureia se completa em quatro passos: 1. formação de citrulina a partir de ornitina e carbamoil fosfato; a citrulina passa para o citosol; 2. produção de argininossuccinato; 3. formação de arginina a partir de argininossuccinato, com liberação de fumarato, que entra no ciclo do ácido cítrico; 4. formação de ureia, com regeneração de ornitina[12].

RESTRIÇÃO PROTEICA NO TRATAMENTO CONSERVADOR DA DRC

A alta ingestão de proteínas (maior que 1,5g de proteína por quilo de peso por dia) foi associada, em estudos experimentais, à hiperfiltração glomerular e ao aumento de expressão gênica de mediadores pró-inflamatórios. Tal hiperfiltração ocorreu devido à dilatação da arteríola aferente, dilatação da arteríola eferente e efeito modulador na via da angiotensina. A dieta com baixo teor de proteínas, ainda em animais, foi associada com maior constrição da arteríola aferente e consequente redução da pressão intraglomerular[2,13-15]. A ingestão proteica em paciente com DRC, devido a hipertensão arterial e *diabetes mellitus*, esteve associada a aumento dos níveis de proteinúria, o principal fator de risco para a progressão de DRC[2,16,17].

A restrição proteica nos pacientes com DRC avançada em tratamento conservador vem sendo debatido na literatura há muitos anos. A baixa ingestão proteica já foi associada à redução dos níveis séricos de ureia, melhora no controle do metabolismo de cálcio e fósforo, melhora na resistência à insulina e redução de proteinúria. Efeitos no retardo da progressão da DRC foram observados em estudos experimentais e ainda são controversos em humanos[17].

A restrição proteica está associada com redução significativa da carga de ureia urinária e consequente redução na sobrecarga renal causada pelos compostos nitrogenados. A carga de nitrogênio excretado pelos rins é de 0,031mg de nitrogênio por quilo de peso por dia, independente da ingestão proteica. Essa excreção é responsável, juntamente com perdas por outras vias (fezes, unhas, cabelos, transpiração), por um balanço nitrogenado equilibrado. Assim, na DRC ou situações de elevado catabolismo, acidose metabólica ou sangramento de trato gastrintestinal haverá acúmulo de nitrogênio no sangue[17,18].

A restrição dietética de proteínas resulta na redução proporcional da geração de ureia. Como já discutimos anteriormente, depois da degradação de proteínas, aminoácidos passam por processo de desaminação, com remoção do grupo alfa-amino, restando apenas esqueletos de carbono desprovidos de nitrogênio (cetoácidos) que podem ser reciclados para formar novos aminoácidos e proteínas, ou ainda ser usados na geração de energia através do ciclo do ácido tricarboxílico. Enquanto isso, a ureia é gerada através do ciclo da ureia. A persistência de níveis séricos aumentados de ureia (azotemia) pode intensificar a carbamilação proteica, processo que leva à geração de espécies reativas de oxigênio, agravando estresse oxidativo, inflamação, disfunção endotelial e, finalmente, doença cardiovascular.

A melhora da azotemia, poir meio da redução dietética de proteínas, resulta em diminuição paralela de outros compostos nitrogenados, também considerados toxinas urêmicas. O uso de dieta com muito baixo teor de proteínas foi associado à redução da carbamilação proteica na DRC, com diminuição de níveis de ureia, em estudo que avaliou dosagem de homocitrulina (metabólico da lisina, que eleva estresse oxidativo) e homocitrulina/lisina, em pacientes utilizando dieta livre, dieta mediterrânea e dieta com muito baixo teor de proteínas suplementada com cetoanálogos[2,19].

ESTATÉGIAS DE RESTIÇÃO PROTEICA NA DRC

Muito se discute a eficácia e a segurança do uso de dietas mais restritivas em proteínas em paciente com DRC conservador, embora a restrição proteica seja recomendada por diretrizes para tratamento de DRC em seguimento conservador[20].

Em 2017, Rhee *et al* publicaram revisão sistemática com 9 ensaios clínicos controlados, todos com mais de 30 participantes, que utilizaram dietas com baixo teor de proteínas (< 0,8g/kg/dia), comparando com pacientes que não utilizaram restrição proteica (> 0,8g/kg/dia). Os pacientes que utilizaram dietas restritivas tiveram maiores níveis séricos de bicarbonato e menor nível de fósforo, ureia sérica, menor taxa de progressão para diálise e tendência à menor taxa de mortalidade. Além disso, pacientes que utilizavam dieta com muito baixo teor de proteínas (< 0,4g/kg/dia) associado a cetoanálogos apresentaram menor taxa de progressão de DRC. Não houve diferença em relação a adesão e segurança, ou presença de desnutrição energético-proteica entre os grupos de dietas restritivas ou dieta convencional[21].

Garneata *et al* publicaram resultados de um ensaio clínico que compara dieta com baixo teor de proteína à dieta com muito baixo teor de proteínas suplementada com cetoanálogos. Foram avaliados 207 pacientes com DRC avançada (ritmo de filtração glomerular inferior a 20mL/min/1,73m²), adultos, não diabéticos e sem proteinúria maior que 1g/g de creatinina. O desfecho primário avaliado era progressão da doença renal, sendo considerados início de terapia renal substitutiva ou redução maior que 50% da ritmo de filtração glomerular. Entre os pacientes, 103 receberam dieta com 0,6g/kg/dia de proteína (grupo com dieta com baixo teor de proteínas), enquanto 104 receberam dieta com 0,3g/kg/dia de proteína e suplementação com cetoanálogos (grupo com dieta com muito baixo teor de proteínas suplementada com cetoanálogos). No primeiro grupo, 41 pacientes alcançaram os desfechos primários em um ano após a fase de randomização, enquanto no segundo grupo 14 pacientes o fizeram[22].

Muitas críticas podem ser feitas a esse estudo, uma vez que não houve grupo controle, ou ainda pelo fato de, mais uma vez, o ritmo de filtração glomerular ter sido estimado a partir da creatinina sérica, podendo esconder possíveis casos de perda de massa muscular. Mesmo assim, trata-se de um trabalho importante por comparar duas dietas com restrição de proteínas.

DIETA COM MUITO BAIXO TEOR DE PROTEÍNAS SUPLEMENTADA COM CETOANÁLOGOS: UMA ESTRATÉGIA TERAPÊUTICA

Bellizzi *et al* avaliaram 184 pacientes que tiveram terapia conservadora com dieta com teor muito baixo de proteí-
nas suplementada com cetoanálogos, 334 pacientes que tiveram terapia conservadora, em seguimento com nefrologista sem tal estratégia, e 9.092 pacientes que não tiveram nenhuma orientação dietética por não realizar seguimento com nefrologista. Em até 36 meses após o início de diálise, o grupo com que utilizou dieta com muito baixo teor de proteínas suplementada com cetoanálogos não apresentou maior mortalidade que os outros pacientes[23].

Brunori *et al* randomizaram 112 pacientes idosos (mais de 70 anos de idade), não diabéticos, com ritmo de filtração glomerular de 5 a 7mL/min/1,73m². Desses, 56 pacientes ficaram em uso de dieta com muito baixo teor de proteínas suplementada com cetoanálogos e outros 56 pacientes iniciaram diálise. Após um ano de seguimento, não houve diferença entre mortalidade dos dois grupos e o grupo conservador apresentou menor taxa de hospitalização[24].

Fouque *et al* discutiram ainda o uso dessa estratégia de terapia nutricional para situações específicas, sendo um campo de pesquisa ainda a ser explorado. A suplementação de cetoanálogos poderia ser utilizada na gestação como ponte para terapia renal substitutiva (período para maturação de fístula arteriovenosa), durante hemodiálise incremental e ainda durante a própria terapia dialítica[25].

GESTAÇÃO

Embora existam poucas evidências, gestação não é indicação de bula do comprimido composto por complexo de cetoanálogos comercializado no Brasil e no mundo.

Attini *et al* demonstraram em coorte constituída de 36 gestantes, durante 15 anos, que a estratégia de uso de dieta vegetariana suplementada com cetoanálogos também pode ser utilizada na gestação. A diferença foi que nesse estudo houve restrição mais sutil de proteínas (0,6-0,8g/kg/dia). As pacientes gestantes em uso de dieta vegetariana suplementada apresentaram baixa incidência de recém-nascido de baixo peso para a idade gestacional e recém-nascidos de extremo pré-termo (menos que 28 semanas)[26].

MATURAÇÃO DE FÍSTULA ARTERIOVENOSA

David *et al* seguiram um grupo de 67 pacientes não diabéticos, portadores de DRC estágio 5, após confecção de fístula arteriovenosa (FAV). Foram 28 pacientes em uso de dieta com muito baixo teor de proteínas (0,3g/kg/dia) suplementada com cetoanálogos e 39 com dieta com baixo teor de proteínas (0,6-0,8g/kg/dia). Foram realizadas ultrassonografia com *Doppler* colorido e aferição de velocidade de onda de pulso em 4, 6, 8 e 12 semanas após confecção, avaliando a rigidez vascular e a maturação da FAV. A maturação foi mais rápida e a rigidez menor no grupo com dieta com muito baixo teor de proteínas suplementada com cetoanálogos, associado a menores níveis de fósforo sérico e proteína C-reativa nos estágios iniciais de observação (em 4 semanas)[27].

HEMODIÁLISE INCREMENTAL

Esse método consiste em sessões de terapia dialítica realizadas apenas para controle de sintomas, após otimização da terapia conservadora. Mathew *et al* demonstraram que não houve aumento de mortalidade em pacientes com índice de comorbidades baixo (Charlson < 5) em tal terapia[28]. Hemodiálise incremental pode ser utilizada como estratégia em pacientes no final da vida ou idosos, associada ao uso de dieta com muito baixo teor de proteínas suplementada com cetoanálogos, porém não há maiores evidências sobre isso na literatura.

USO DE CETOANÁLOGOS EM TERAPIA DIALÍTICA

Dong *et al* utilizaram cetoanálogos em 100 pacientes prevalentes em diálise peritoneal, associada a uma dieta sem restrição proteica (0,8-1,2g/kg/dia de proteínas). Após 6 meses de seguimento, nenhum efeito foi visto em relação à resistência insulínica, porém os pacientes que utilizaram cetoanálogos tiveram redução da inflamação sistêmica evidenciada por redução de proteína C-reativa ultrassensível e relação leptina/adiponectina, quando comparados aos pacientes que não utilizaram cetoanálogos[29].

CETOANÁLOGOS

No Brasil, os cetoanálogos são comercializados na forma de comprimidos, contendo cetoácidos e aminoácidos (cetoisoleucina, cetoleucina, cetovalina, cetofenilalanina, alfa-hidroximetionina, lisina, treonina, triptofano, histidina e tirosina). Nessa formulação, a dose preconizada é de 1 comprimido a cada 5kg de peso do paciente, associada a uma dieta com muito baixo teor de proteínas, naqueles com DRC avançada.

CONSIDERAÇÕES FINAIS

Acreditamos que a terapia conservadora deve ser incentivada em pacientes com DRC avançada e a diálise deveria ser postergada na ausência de indicação inequívoca para seu início. Durante a terapia conservadora, a restrição dietética de proteínas pode ser recomendada.

O uso de terapia nutricional com muito baixo teor de proteínas suplementada com cetoanálogos pode ser uma opção terapêutica viável na tentativa de postergar o início da terapia dialítica, especialmente em pacientes idosos. A decisão deve ser individualizada para cada paciente, respeitando a opinião do paciente e da família. Seguimento multidisciplinar torna-se fundamental nessa fase da doença, tendo o nutricionista um papel fundamental para o sucesso da terapia. Ainda há muito a se aprender sobre este assunto.

CONFLITOS DE INTERESSES

Ambos autores já receberam suporte da empresa Fresenius Kabi, porém sempre se sentiram respeitados em relação à liberdade de se expressarem sobre suas práticas clínicas em relação ao tema em questão.

REFERÊNCIAS BIBLIOGRÁFICAS

1. Carrero JJ. Identification of patients with eating disorders: clinical and biochemical signs of appetite loss in dialysis patients. *J Ren Nutr* 2009; **19**: 10-15.
2. Kalantar-Zadeh K, Fouque D. Nutritional management of chronic kidney disease. *N Engl J Med* 2017; **377**: 1765-1776.
3. Ikizler TA, Cano NJ, Franch H *et al*. Prevention and treatment of protein energy wasting in chronic kidney disease patients: a consensus statement by the International Society of Renal Nutrition and Metabolism. *Kidney Int* 2013; **84**: 1096-1107.
4. Pérez-Torres A, Garcia MEG, José-Valiente BS *et al*. Síndrome de desgaste proteico energético en la enfermedad renal crónica avanzada: prevalência y características clínicas específicas. Nefrología 2017; **6995**: 30141-30148.
5. Cooper BA, Branley P, Bulfone L *et al*. A Randomized, Controlled Trial of Early versus Late Initiation of Dialysis. *N Engl J Med* 2010; **363**: 609-619.
6. Clark WF, Na Y, Rosansky SJ *et al*. Association between estimated glomerular filtration rate at initiation of dialysis and mortality. *CMAJ* 2011; **183**: 47-53.
7. Cabrera VJ, Hansson J, Kliger AS, Finkelstein FO. Symptom management of the patient with CKD: the role of dialysis. *Clin J Am Soc Nephrol* 2017; **12**: 687-693.
8. Lukowsky LR, Kheifets L, Arah OA *et al*. Patterns and predictors of early mortality in incident hemodialysis patients: new Insights. *Am J Nephrol* 2012; **35**: 548-558.
9. Eckardt KU, Gillespie IA, Kronenberg F *et al*. High cardiovascular event rates occur within the first weeks of starting hemodialysis. *Kidney Int* 2015; **88**: 1117-1125.
10. Nesrallah GE, Mustafa RA, Clark WF *et al*. Canadian Society of Nephrology 2014 clinical practice guideline for timing the initiation of chronic dialysis. *CMAJ* 2014; **186**: 112-117.
11. Rosansky S, Glassock RJ, Clark WF. Early start of dialysis: a critical review. *Clin J Am Soc Nephrol* 2011; **6**: 1222-1228.
12. Nelson DL, Cox MM. *Princípios de Bioquímica de Lehninger*, 6ª ed. 2014; Artmed: São Paulo, 2014, p 1328.
13. Sällström J, Carlström M, Olerud J *et al*. High-protein-induced glomerular hyperfiltration is independent of the tubuloglomerular feedback mechanism and nitric oxide synthases. *Am J Physiol Regul Integr Comp Physiol* 2010; **299**: R1263- R1268.
14. Cirillo M, Lombardi C, Chiricone D *et al*. Protein intake and kidney function in the middle-age population: contrast between cross-sectional and longitudinal data. *Nephrol Dial Transplant* 2014; **29**: 1733-1740.
15. Ruilope LM, Casal MC, Praga M *et al*. Additive antiproteinuric effect of converting enzyme inhibition and a low protein intake. *J Am Soc Nephrol* 1992; **3**: 1307-1311.
16. Wrone EM, Carnethon MR, Palaniappan L *et al*. Association of dietary protein intake and microalbuminuria in healthy adults: Third National Health and Nutrition Examination Survey. *Am J Kidney Dis* 2003; **41**: 580-587.
17. Fouque D, Aparicio M. Eleven reasons to control the protein intake of patients with chronic kidney disease. *Nat Clin Pract Nephrol* 2007; **3**: 383-392.
18. Mandayam S, Mitch WE. Necessidade de proteínas, calorias e lipídios em pacientes pré-diálise. *In* Mitch WE, Klahr S. *Manual de Nutrologia, Dietologia e Doenças Renais*, 5ª ed. Tecmedd: São Paulo, 2002, pp 116-139.

19. Di Iorio BR, Marzocco S, Bellasi A *et al*. Nutritional therapy reduces protein carbamylation through urea lowering in chronic kidney disease. *Nephrol Dial Transplant* 2018; **33**: 804-813.

20. Kidney Disease: Improving Global Outcomes (KDIGO) CKD Work Group. KDIGO 2012 Clinical Practice Guideline for the Evaluation and Management of Chronic Kidney Disease. *Kidney Int Suppl* 2013; **3**: 1-150.

21. Rhee MC, Ahmadi SF, Kovesdy CP, Kalantar-Zadeh K. Low-protein diet for conservative management of chronic kidney disease: a systematic review and meta-analysis of controlled trials. *J Cachexia Sarcopenia Muscle* 2018; **9**: 235-245.

22. Garneata L, Stancu A, Dragomir D *et al*. Ketoanalogue-supplemented vegetarian very low-protein diet and CKD progression. *J Am Soc Nephrol* 2016; **27**: 2164-2176.

23. Bellizzi V, Chiodini P, Cupisti A *et al*. Very low-protein diet plus ketoacids in chronic kidney disease and risk of death during end-stage renal disease: a historical cohort controlled study. *Nephrol Dial Transplant* 2015; **30**: 71-77.

24. Brunori G, Viola BF, Parrinello G *et al*. Efficacy and safety of a very-low-protein diet when postponing dialysis in the elderly: a prospective randomizes multicenter controlled study. *Am J Kidney Dis* 2007; **49**: 569-580.

25. Fouque D, Chen J, Chen W *et al*. Adherence to ketoacids/essencial amino acids-supplemented low protein diets and new indications for patients with chronic kidney disease. *BMC Nephrol* 2016; **17**: 1-5.

26. Attini R, Leone F, Parisi S *et al*. Vegan-vegetarian low-protein supplemented diets in pregnant CKD patients: fifteen years of experience. *BMC Nephrol* 2016; **17**: 1-23.

27. David C, Peride I, Niculae A *et al*. Very low protein diets supplemented with keto-analogues in ESRD predialysis patients and its effect on vascular stiffness and AVF Maturation. *BMC Nephrology* 2016; **17**: 1-10.

28. Mathew A, Obi Y, Rhee MC *et al*. Treatment and frequency and mortality among incident hemodialysis patients in the United States comparing incremental with standard and more frequent dialysis. *Kidney Int* 2016; **90**: 1071-1079.

29. Dong J, Li YJ, Xu R *et al*. Ketoacid supplementation partially improves metabolic parameters in patients on peritoneal dialysis. *Perit Dial Int* 2015; **35**: 736-742.

SEÇÃO 11

Métodos Dialíticos

◆

52

ATUALIDADES EM DIÁLISE PERITONEAL

Maria Clara Piraciaba
Rosilene Motta Elias

◆

INTRODUÇÃO

A diálise peritoneal (DP) é uma alternativa atrativa de terapia renal substitutiva (TRS) para pacientes que desejam flexibilidade e autonomia. Apesar das vantagens potenciais, o uso da modalidade é altamente variável em todos os países e, de fato, a proporção de pacientes em diálise tratados em DP reduziu em 5,3% (de 20,6% para 15,3%) entre os países desenvolvidos entre 1997 e 2008[1]. A DP é a modalidade de TRS empregada para 11% da população prevalente em diálise no mundo[1]. No Brasil, segundo dados do inquérito de diálise crônica em 2014, 8,7% dos pacientes em TRS estavam em DP, sendo que a modalidade predominante era a DP automatizada[2].

Uma das razões para a subutilização do método é a pouca exposição do médico nefrologista brasileiro à DP. Como o paciente é visto apenas uma vez ao mês e a diálise é realizada em sua casa, os médicos não acompanham a terapia e, assim, tornam-se menos confiantes em cuidar desses pacientes. O intuito deste capítulo é trazer à comunidade nefrológica as atualizações da modalidade nos últimos anos, e com isso, salientar a acessibilidade e a importância do método.

QUAL TÉCNICA UTILIZAR: CAPD (DP AMBULATORIAL CONTÍNUA) × DPA (DP AUTOMATIZADA)

Muito já foi discutido entre as diferenças das técnicas e suas vantagens. Resultados clínicos tais como taxa de peritonite, falência de técnica e sobrevida são assuntos controversos.

Estudo brasileiro publicado em 2015[3] é o primeiro grande estudo de coorte para comparar os resultados clínicos entre as modalidades de DP usando um desenho do tipo *propensed matched score* para minimizar o efeito de covariáveis desequilibradas e ter em conta a presença de riscos concorrentes. Os principais achados do estudo, como falha técnica e tempo para a primeira peritonite, foram semelhantes entre as modalidades, enquanto a sobrevivência do paciente foi melhor para os pacientes que permaneceram o tempo todo em DPA em comparação com aqueles tratados apenas com CAPD. Este foi um estudo prospectivo de coorte que incluiu todos os pacientes em DP incidentes com pelo menos 90 dias de modalidade e foram recrutados no estudo BRAZPD. Foram incluídos 2.890 pacientes (1.445 em cada grupo).

Segundo os dados do trabalho, os pacientes em CAPD permaneceram em alto risco de mortalidade por todas as causas (risco relativo 1,38; IC95% 1,16-1,64) e para mortalidade cardiovascular (risco relativo 1,31; IC95% 1,01-1,69). Além disso, não foram observadas alterações para falha técnica (risco relativo 0,82; IC95% 0,66-1,02) e tempo para primeira peritonite (risco relativo 0,96; IC95% 0,83-1,10) em relação à modalidade DPA.

Esta foi a primeira vez que se demostrou redução da mortalidade favorecendo DPA e esses dados podem influenciar decisões futuras sobre a modalidade de escolha e estimular ainda mais o uso da DPA, uma modalidade que favorece a aderência, e é considerada mais aceita pelo paciente, podendo ainda ser monitorizada dependendo da cicladora em uso. Porém, deve-se levar em consideração que a DPA favorece principalmente pacientes com característica de transporte de membrana classificados como alto transportadores, uma vez que permite maior número de ciclos e menor tempo de permanência da solução na cavidade abdominal. Em pacientes anúricos, pode ser necessário o aumento do tempo total de uso da cicladora e até mesmo mudança de método, mantendo-se a cavidade abdominal úmida durante o dia, visando manter a dose de diálise prescrita.

ANORMALIDADES DO POTÁSSIO

As anormalidades de potássio são muito comuns nos pacientes em diálise e tanto a hipercalemia como a hipocalemia são associadas à mortalidade. A hipocalemia é encontrada em aproximadamente 35% dos pacientes em DP. A contribuição da hipocalemia para o risco de mortalidade em pacientes com DP é consideravelmente maior que a observada na hipercalemia[4].

Dados obtidos do BRAZPD publicados em 2015 alertam para a questão. A hipocalemia foi associada a risco aumentado de 49% para mortalidade cardiovascular (risco relativo 1,49; IC95% 1,01-2,21), já com níveis de K < 4,0meq/L outros fatores de risco independentes foram: idade maior que 65 anos, diabetes, modalidade de DP e doença arterial coronariana[5].

O baixo nível de potássio também aumentou o risco de morte por causas infecciosas com risco relativo de 1,93 (IC95% 1,38-2,70). Outros fatores de risco independentes foram ausência de tratamento pré-diálise e índice de massa corporal < 18,5kg/m². Para as causas específicas das infecções não relacionadas à DP, o risco relativo foi de 2,19 (IC95% 1,52-3,14), enquanto para peritonite o risco relativo foi de 1,09 (IC95% 0,47-2,49). A hipocalemia foi associada à ocorrência do primeiro episódio de peritonite em menor período de tempo, mas não influenciou na mortalidade. Hipocalemia foi mais frequente em pacientes do sexo feminino, idosos, baixo nível educacional e naqueles com elevada prevalência de comorbidades. O artigo concluiu que a hipocalemia é frequentemente associada a comorbidades que são fatores de risco conhecidos para desfechos ruins, como desnutrição e inflamação e, assim, uma questão importante permanece sem resposta: apesar da boa qualidade dos estudos anteriores, não sabemos se a hipocalemia tem ou não efeito direto nas taxas de mortalidade ou se é apenas um marcador de comorbidades.

MANEJO DE DOENÇA CARDIOVASCULAR

A mortalidade por causa cardiovascular é a principal causa de óbito entre pacientes em diálise, incluindo os pacientes em DP. Alguns fatores contribuem para o aumento dos fatores de risco nessa população: a perda da função renal residual, o uso de soluções com glicose que podem incrementar efeitos adversos metabólicos e o controle volêmico, que é importante fator preditor de desfecho nestes pacientes. Pensando no manejo desses pacientes, foi publicada em 2015 uma diretriz sobre doença cardiovascular em pacientes em DP.

O *ISPD Cardiovascular and Metabolic Clinical Practice Guidelines*[6,7] foi dividido em duas publicações. A primeira abrange a avaliação e o gerenciamento de vários fatores de risco cardiovascular e inclui seções sobre modificação do estilo de vida, função renal residual, controle de volume, controle glicêmico, hipertensão, inflamação, doença mineral e óssea da doença renal crônica (DMO-DRC), hipocalemia, obesidade, dislipidemia e anemia. O segundo documento abrange a avaliação e o gerenciamento de várias complicações cardiovasculares, incluindo doença arterial coronariana, hipertrofia ventricular esquerda, insuficiência cardíaca, acidente vascular cerebral, doença arterial periférica, arritmia (especificamente fibrilação atrial) e morte súbita.

As principais recomendações dessa diretriz foram:

- Pacientes em DP devem realizar atividades físicas compatíveis com a saúde cardiovascular e tolerância (mínimo 30 minutos, 5 vezes por semana) (1D).
- Restrição de sal (< 2g de sódio ou 5g de cloreto de sódio por dia) para todos os pacientes, a menos que haja contraindicações (1C).
- Recomenda-se que pacientes que fumem cigarros ou que usem outras formas de tabaco sejam aconselhados a parar de fumar (1C).
- Recomenda-se monitorar a função renal residual (FRR) pelo menos uma vez a cada 6 meses em pacientes com diurese preservada (1C).
- Recomenda-se o monitoramento regular da ultrafiltração peritoneal a cada 6 meses e, mais frequentemente, se clinicamente indicado (1C).
- Recomenda-se que a icodextrina, uma vez por dia, seja considerada uma alternativa às soluções de DP com glicose hipertônica para longos períodos de permanência em pacientes com dificuldades em manter a euvolemia devido à ultrafiltração peritoneal insuficiente, levando em consideração o estado de transporte peritoneal individual do paciente (1B).
- Recomenda-se que a hemoglobina glicosilada seja medida pelo menos uma vez a cada 3 meses em pacientes diabéticos (1C).
- Recomenda-se que a pressão arterial (PA) seja avaliada pela medição da pressão arterial no domicílio pelo menos uma vez por semana e em cada visita à clínica (1C).
- Recomenda-se que os pacientes cuja PA seja consistentemente > 140/90mmHg sejam tratados para manter a pressão arterial < 140mmHg sistólica e < 90mmHg diastólica (1D).
- Recomenda-se que os pacientes com hipertensão tenham a volemia otimizada antes de iniciar ou aumentar os medicamentos anti-hipertensivos (1C).

- Recomenda-se que todos os pacientes realizem um eletrocardiograma de 12 derivações no início da diálise e, em seguida, repita pelo menos anualmente para detectar qualquer atividade elétrica anormal do coração, incluindo a fibrilação atrial (1C).
- Recomenda-se que as medidas em série das troponinas cardíacas sejam usadas para avaliar infarto agudo do miocárdio e síndrome coronariana aguda em pacientes com sintomas agudos (dor torácica), juntamente com alterações eletrocardiográficas ou outras evidências clínicas sugestivas de isquemia miocárdica aguda.(1B). Aumento no nível de troponina > 20% dentro de 4 a 6 horas deve ser diagnosticado como infarto agudo do miocárdio ou síndrome coronariana aguda.

No contexto de tratamento de doença cardiovascular, artigo publicado em 2014[8] avaliou os efeitos da adição de espironolactona aos inibidores da enzima conversora de angiotensina ou bloqueadores do receptor de angiotensina em pacientes submetidos à DP e concluiu que o índice de massa do ventrículo esquerdo foi significativamente suprimido no grupo que recebeu espironolactona. Os efeitos da medicação foram mais significativos em pacientes do sexo masculino e naqueles com redução da FRR. Hipercalemia que seria efeito adverso teoricamente esperado quando há uso de vários bloqueadores do sistema renina-angiotensina-aldosterona não foi estatisticamente significante. Embora o estudo tenha limitações, já é uma possibilidade o uso de espironolactona para prevenir hipertrofia cardíaca e disfunção em pacientes submetidos à DP sem efeitos adversos significativos.

PERITONITE EM DIÁLISE PERITONEAL

A peritonite é uma das complicações mais comuns e sérias da DP. Sua forma grave e prolongada pode levar a alterações estruturais e funcionais da membrana peritoneal, levando eventualmente à insuficiência da membrana. Ela é uma das principais causas de falha na técnica de DP e conversão para hemodiálise em longo prazo.

Devido à alta morbidade, sua profilaxia torna-se fundamental e com isso, no ano de 2016, foi publicada uma atualização da Sociedade Internacional de Diálise Peritoneal sobre prevenção e tratamento da peritonite[9]. Iremos listar aqui as principais recomendações desta diretriz:

- Recomenda-se que os antibióticos profiláticos sejam administrados imediatamente antes da inserção do cateter de Tenckhoff (1A).
- Recomenda-se que os sistemas de desconexão com um design *flush before fill* sejam usados para a CAPD (1A).
- Recomenda-se que o treinamento de DP seja conduzido por equipe de enfermagem com qualificações e experiência adequadas (1C).
- Recomenda-se a aplicação tópica diária de creme ou pomada de antibiótico (mupirocina ou gentamicina) no local de saída do cateter (1B).
- Recomenda-se o tratamento imediato da infecção no túnel do local de saída ou do cateter para reduzir o risco subsequente de peritonite (1C).
- Recomenda-se profilaxia antifúngica quando os pacientes recebem cursos de antibióticos para a prevenção de peritonite fúngica (1B).
- Recomenda-se que a peritonite sempre seja diagnosticada quando pelo menos dois dos seguintes estão presentes: 1. características clínicas consistentes com peritonite, isto é, dor abdominal e/ou efluente de diálise turvo; 2. contagem de células brancas de efluente de diálise > 100/µL ou > 0,1 × 10⁹/L (após um tempo de permanência de pelo menos 2 horas), com > 50% de polimorfonuclear; e 3. cultura de efluente de diálise positiva (1C).
- Recomenda-se que pacientes com efluente turvo sejam presumidos como portadores de peritonite e tratados como tal até o diagnóstico ser confirmado ou excluído (1C).
- Recomenda-se que o efluente seja testado quanto à contagem de células, diferencial, coloração pelo método de Gram e cultura sempre que houver suspeita de peritonite (1C).
- Recomenda-se que o material que será analisado para cultura seja preferencialmente inoculado diretamente em *kits* rápidos de garrafas de cultura de sangue (1C).
- Recomenda-se que a antibioticoterapia empírica seja iniciada logo que possível após a obtenção de espécimes microbiológicos adequados (1C).
- Recomenda-se que os regimes antibióticos empíricos sejam específicos do centro e cubram os organismos gram-positivos e gram-negativos (1C) e que os organismos gram-positivos sejam cobertos por vancomicina ou cefalosporina de primeira geração e os gram-negativos por cefalosporina de terceira geração ou um aminoglicosídeo (1B).
- Recomenda-se que os antibióticos sejam administrados preferencialmente por via intraperitoneal (IP), a menos que o paciente tenha características de sepse sistêmica (1B).
- Sugere-se que o aminoglicosídeo via IP seja administrado como dose diária intermitente (2B) e evitar cursos prolongados de aminoglicosídeo (1C).
- Sugere-se que a vancomicina IP seja administrada de forma intermitente e o nível sérico de vancomicina seja mantido acima de 15µg/mL (2C).
- Sugere-se que a cefalosporina IP seja administrada de forma contínua (em cada troca) ou em base diária intermitente (2C).
- Recomenda-se que a terapia antibiótica seja ajustada de acordo com os resultados da cultura (1C).
- Recomenda-se que o cateter de DP seja removido prontamente em episódios de peritonite refratária, definido como líquido turvo após cinco dias de antibióticos apropriados (1C), e removidos oportunamente em episódios de peritonite recidivante, recorrente ou repetição (1C).

SOLUÇÕES DE DP ALTERNATIVAS À GLICOSE

Entre as principais falhas técnicas relacionadas ao sucesso em longo prazo da DP está a composição das soluções atualmente disponíveis. A solução ideal deve promover uma depuração de solutos eficiente e com mínima absorção do agente osmótico, repor eletrólitos e nutrientes deficientes no organismo, corrigir distúrbios eletrolíticos e ser estéril e inerte à membrana peritoneal. O agente osmótico mais amplamente utilizado no mundo é a dextrose presente nas concentrações de 1,5%, 2,5% e 4,25%. A habilidade de manter a depuração de soluto e ultrafiltração (UF) ao longo do tempo é desafiada por vários eventos deletérios como perda progressiva de FRR e mudanças que ocorrem na própria membrana. De fato, a fibrose progressiva e a neovascularização da membrana peritoneal contribuem para a redução da condutância osmótica e necessidade de aumento das concentrações de glicose ao longo do tempo, utilizando cada vez mais soluções hipertônicas e que acabam por lesar a membrana peritoneal. Nesse contexto estão sendo desenvolvidas e já são utilizados novos agentes osmóticos em substituição à glicose.

A icodextrina (ICO) é um polímero de glicose que surgiu na Europa na década de 1990. Sua eficácia como agente osmótico foi demonstrada porque o gradiente de UF é mantido em valores adequados de 8 a 12 horas. Ensaio clínico multicêntrico, prospectivo, randomizado, controlado realizado nos Estados Unidos e publicado em 2011 avaliou a evolução de pacientes com nefropatia diabética em uso de ICO e glicose[10]. Os resultados mostraram que a taxa de sobrevivência técnica foi de 71,4% na ICO e 45% com glicose, com a maior parte da falha técnica devido à sobrecarga de volume, porém não houve efeitos benéficos de melhora de Hba1c, glicoalbumina e perfil lipídico aos 24 meses com a icodextrina. O volume de urina e a FRR diminuíram mais rapidamente no grupo da ICO, mas não houve diferenças significativas entre os dois grupos. Os autores concluíram que a terapia de DP para nefropatia diabética com o uso de soluções contendo icodextrina teve um benefício sobre a sobrevivência da técnica, mas sem benefícios aparentes ou desvantagens sobre a FRR e a função peritoneal comparadas com DP convencional com solução de glicose.

Outra nova solução produzida contém pH mais neutro e concentração mais baixa dos produtos de degradação da glicose (PDG) e sistema multicompartimental e são referências como "soluções biocompatíveis"[11]. O sistema separa o tampão de base (ou bicarbonato, lactato ou uma combinação dos dois) da solução restante baseada em dextrose, permitindo esterilização por calor para prosseguir a um pH muito baixo e, assim, minimizando a formação do PDG durante a produção e armazenamento. Imediatamente antes da instilação no peritônio, o *multichamber* é quebrado e há mistura do conteúdo formando a solução com pH mais neutro.

A DP leva à perda de proteínas e aminoácidos através do efluente, o que pode contribuir para o desenvolvimento de desnutrição proteico-calórica nesses pacientes. As soluções de DP baseadas em aminoácidos (AA) foram desenvolvidas para induzir uma resposta anabólica nos pacientes, se há ingestão insuficiente de calorias simultaneamente. Comercialmente disponível com base em AA, as soluções são osmoticamente equivalentes à solução de 1,5% de dextrose. São tradicionalmente usados uma vez por dia, sendo os AA após um período de 4 a 6 horas. Existe pequeno risco de piorar a acidose sistêmica ou o nível de ureia plasmática e alguns pacientes podem repor o bicarbonato por via oral ou recorrer à diálise mais frequente.

Grande estudo multicêntrico, randomizado e controlado publicado no JASN em 2013 investigou o efeito das soluções de baixo teor de glicose no controle metabólico em pacientes diabéticos que realizam diálise peritoneal[12]. Dados de 251 pacientes divididos em grupo controle e intervenção foram analisados. A conclusão foi que a prescrição de solução poupadora de glicose em pacientes diabéticos em DP melhora o controle metabólico, como evidenciado por reduções na Hba1c, VLDL, triglicérides e apolipoproteína B. Esse benefício foi contrabalançado por uma redução significativa na albumina sérica e aumento de eventos adversos que na sua origem foram eventos gastrintestinais, endócrinos ou neurológicos/musculoesqueléticos. O uso de regimes de poupança de glicose nesses pacientes deve ser acompanhado por monitoramento próximo do *status* da volemia do paciente.

DP E ÁCIDO ÚRICO

Uma concentração elevada de ácido úrico sérico (AU), que é um produto de degradação das purinas, é frequentemente encontrada em pacientes que são diagnosticados com doença renal crônica (DRC). Estudos epidemiológicos têm identificado associação entre hiperuricemia e risco cardiovascular na população em geral e em pacientes com DRC[13-16]. Em pacientes em hemodiálise, estudos prévios revelaram relação em curva J entre os níveis de AU e a mortalidade[17-18]. Alguns estudos foram publicados nos últimos anos na tentativa de se estudar melhor seus efeitos na população que faz DP.

Estudo observacional, longitudinal e retrospectivo, que incluiu 156 pacientes, avaliou a relação entre ácido úrico e mortalidade[19]. Os pacientes foram divididos em três grupos de acordo com suas concentrações séricas de AU sendo grupo (1, o quartil mais baixo, e o grupo 3, o quartil mais alto). Os resultados demonstraram que níveis mais altos de ácido úrico foram um fator de risco independente para a mortalidade por todas as causas nos pacientes em DP. O nível mais baixo de AU sérico foi associado à mortalidade elevada nos pacientes com DP e esse efeito desapareceu após ajuste para situações concorrentes, como desnutrição e DM.

Vários mecanismos, que ainda precisam ser esclarecidos, podem ser responsáveis pela relação entre maior nível de AU e mortalidade na DP. Diferentes estudos apoiaram a hipótese de que o AU é uma toxina endotelial e que a hiperuricemia causa doença vascular por meio da disfunção endotelial. Ela está associada à diminuição da produção de óxido nítrico, que ativa o sistema renina-angiotensina e induz a disfunção endotelial. Além disso, níveis de AU apresentam correlação positiva com a resistência à insulina, dislipidemia, hipertensão e aterosclerose[14]. Os motivos mencionados acima podem relacionar-se com eventos cardiovasculares e mortalidade em pacientes com DP.

Também foi demonstrado que as concentrações elevadas de AU causam declínio acelerado na função renal residual, que é forte preditor de pacientes e técnica de sobrevivência em pacientes com DP[20]. A realização de DP reduziu seus níveis, mas não teve influência nas associações de mortalidade.

Estudo publicado em 2013 envolvendo 985 pacientes avaliou a associação do nível básico de AU específico por sexo com todas as causas de mortalidade, incluindo a cardiovascular[21]. Os resultados indicaram que a hiperuricemia está associada à mortalidade cardiovascular somente em pacientes do sexo masculino tratados em DP, independente de vários fatores de confusão potenciais.

Portanto, mais estudos são necessários para se confirmar a associação entre AU e mortalidade. Além disso, ainda não está definido se o tratamento com alopurinol muda tal associação.

NOSSA EXPERIÊNCIA NO HOSPITAL DAS CLÍNICAS DA USP

No serviço de DP do Hospital das Clínicas contamos com uma equipe muldisciplinar para atendimento dos pacientes, da qual participam médico, enfermeiro, nutricionista, farmacêutico e psicólogo. A atuação ocorre de forma integrada para o melhor cuidado ao paciente.

O pré-atendimento é realizado pelo enfermeiro, que avalia as condições do óstio, o curativo, verifica as anotações de volume de ultrafiltração, realiza exame de bioimpedância e esclarece as dúvidas práticas do paciente. Em seguida, o paciente é atendido pelo médico, que realiza o exame físico, revisa história clínica e possíveis queixas e ajusta as medicações de acordo com os achados clínicos e laboratoriais. A nutricionista é acionada para um atendimento específico de acordo com o que se julgar necessário naquele momento, ou seja, com foco em controle do diabetes, peso ou hiperfosfatemia, por exemplo. Aqueles pacientes que estiverem ansiosos ou deprimidos são encaminhados para atendimento com a psicóloga. Em toda consulta mensal, após o paciente receber a receita em mãos, ele passa pelo atendimento farmacêutico, que adequa horários, avalia interação medicamentosa e faz esquemas visuais que facilitam melhor aderência e maior biodisponibilidade de drogas prescritas.

Por se tratar de um hospital-escola, a participação de residentes e pós-graduandos na área de nefrologia incentiva o aprendizado e a melhor segurança em se tratar um paciente com DP. Esses profissionais terão, dessa forma, maior experiência e segurança ao prescreverem a técnica ao terminarem seus estágios.

REFERÊNCIAS BIBLIOGRÁFICAS

1. Perl J, Davies SJ, Lambie M *et al.* The Peritoneal Dialysis Outcomes and Practice Patterns Study (PDOPPS): Unifying Efforts to Inform Practice and Improve Global Outcomes in Peritoneal Dialysis. *Perit Dial Int* 2016; **36**: 297-307.
2. Sesso RC, Lopes AA, Thomé FS *et al.* Inquérito Brasileiro de Diálise Crônica 2014. *J Bras Nefrol* 2016; **38**: 54-61.
3. Beduschi GC, Figueiredo AE, Olandoski M *et al.* Automated peritoneal dialysis is associated with better survival rates compared to continuous ambulatory peritoneal dialysis: a propensity score matching analysis. *PLoS One* 2015; **10**: e0134047.
4. Kim HJ. Pathogenesis and treatment of dyskalemia in maintenance hemodialysis and CAPD. *Electrolyte Blood Press* 2006; **4**: 47-52.
5. Ribeiro SC, Figueiredo AE, Barretti P *et al.* Low Serum Potassium Levels Increase the Infectious-Caused Mortality in Peritoneal Dialysis Patients: A Propensity-Matched Score Study. *PLoS One* 2015; **10**: e0127453.
6. Wang AYM, Brimble KS, Brunier G *et al.* ISPD Cardiovascular and Metabolic Guidelines in Adult Peritoneal Dialysis Patients Part I – Assessment and Management of Various Cardiovascular Risk Factors. *Perit Dial Int* 2015; **35**: 379-387.
7. Wang AYM, Brimble KS, Brunier G *et al.* ISPD Cardiovascular and Metabolic Guidelines in Adult Peritoneal Dialysis Patients Part II – Management of Various Cardiovascular Complications. *Perit Dial Int* 2015; **35**: 388-396.
8. Ito Y, Mizuno M, Suzuki Y *et al.* Long-term effects of spironolactone in peritoneal dialysis patients. *J Am Soc Nephrol* 2014; **25**: 1094-1102.
9. Li PK, Szeto CC, Piraino B *et al.* ISPD Peritonitis Recommendations: 2016 Update on Prevention and Treatment. *Perit Dial Int* 2016; **36**: 481-508.
10. Takatori Y, Akagi S, Sugiyama H *et al.* Icodextrin Increases Technique Survival Rate in Peritoneal Dialysis Patients with Diabetic Nephropathy by Improving Body Fluid Management: A Randomized Controlled Trial. *Clin J Am Soc Nephrol* 2011; **6**: 1337-1344.
11. Misra PS, Nessim SJ, Perl J. "Biocompatible" Neutral pH Low-GDP Peritoneal Dialysis Solutions: Much to do about nothing? *Semin Dial* 2017; **30**: 164-173.
12. Li PKT, Culleton BF, Ariza A *et al.* Randomized, controlled trial of glucose-sparing peritoneal dialysis in diabetic patients. *J Am Soc Nephrol* 2013; **24**: 1889-1900.
13. Niskanen LK, Laaksonen DE, Nyyssonen K *et al.* Uric acid level as a risk factor for cardiovascular and all-cause mortality in middle-aged men: a prospective cohort study. *Arch Intern Med* 2004; **164**: 1546-1551.
14. Iwashima Y, Horio T, Kamide K *et al.* Uric acid, left ventricular mass index, and risk of cardiovascular disease in essential hypertension. *Hypertension* 2006; **47**: 195-202.
15. Chen JH, Chuang SY, Chen HJ *et al.* Serum uric acid level as an independent risk factor for all-cause, cardiovascular, and ischemic stroke mortality: a Chinese cohort study. *Arthritis Rheum* 2009; **61**: 225-232.
16. Madero M, Sarnak MJ, Wang X *et al.* Uric acid and long-term outcomes in CKD. *Am J Kidney Dis* 2009; **53**: 796-803.

17. Hsu SP, Pai MF, Peng YS *et al.* Serum uric acid levels show a 'j-shaped' association with all-cause mortality in haemodialysis patients. *Nephrol Dial Transplant* 2004; **19**: 457-462.

18. Suliman ME, Johnson RJ, Garcia-Lopez E *et al.* J-shaped mortality relationship for uric acid in CKD. *Am J Kidney Dis* 2006; **48**: 761-771.

19. Feng S, Jiang L, Shi Y *et al.* Uric acid levels and all-cause mortality, in peritoneal dialysis patients. *Kidney Blood Press Res* 2013; **37**: 181-189.

20. Termorshuizen F, Korevaar JC, Dekker FW *et al.* The relative importance of residual renal function compared with peritoneal clearance for patient survival and quality of life: an analysis of the Netherlands Cooperative Study on the adequacy of dialysis (Necosad)-2. *Am J Kidney Dis* 2003; **41**: 1293-1302.

21. Xia X, He F, Wu X *et al.* Relationship between serum uric acid and all-cause and cardiovascular mortality in patients treated with peritoneal dialysis article in press. *Am J Kidney Dis* 2014; **62**: 257-264.

SEÇÃO 12

Transplante Renal

◆

53

TRANSPLANTE RENAL COM DOADORES ABO INCOMPATÍVEIS – EXPERIÊNCIA DE UM CENTRO BRASILEIRO

Maria Cristina Ribeiro de Castro

◆

INTRODUÇÃO

Dados oficiais mostram que, em 2016, estavam em diálise no Brasil cerca de 123.000 pacientes e que somente 5.492 transplantes renais foram realizados neste mesmo ano. Essa disparidade causa um aumento progressivo das listas de espera para transplante renal no Brasil, assim como em todo o mundo.

A incompatibilidade do grupo sanguíneo ABO (ABOi) não é mais considerada contraindicação absoluta ao transplante de rim (Tx renal)[1], o que tem permitido aumentar o *pool* de doadores vivos para pacientes sem outro doador disponível[2]. Excelentes resultados de transplante renal ABOi no longo prazo foram publicados pelos japoneses[3], que têm experiência mais antiga (Figura 53.1), pelos programas norte-americanos (Figura 53.2)[4] e em outros países[5].

Relatamos aqui nossa experiência inicial com transplante renal ABOi com doadores vivos usando um protocolo de dessensibilização pré-transplante, baseado em rituximabe, plasmaférese (PF), tacrolimo e micofenolato de sódio, seguido de indução com timoglobulina e esteroides. De outubro de 2012 a maio de 2016, dez pacientes foram submetidos a transplante ABOi com um doador vivo. Antes de iniciar as sessões de plasmaférese diária, os pacientes receberam dose única de rituximabe (1g).

O número de sessões de PF necessárias (mediana = 40, variando de 11-73 sessões) dependeu dos títulos iniciais de isoaglutininas anti-ABO, que variaram de 1/32 a 1/512. Os transplantes foram liberados quando os títulos de isoaglutinina IgG e IgM alcançaram níveis inferiores a 1:16.

A solução utilizada como reposição nas sessões de aférese foi albumina, exceto durante a última sessão antes da cirurgia, quando plasma fresco foi usado para garantir a reposição de fatores sanguíneos pró-coagulação. Crioprecipitado foi administrado somente quando os níveis de fibrinogênio foram inferiores a 150mg/dL, o que ocorreu em poucos casos.

Tacrolimo foi usado na dose de 0,1mg/kg/dia, mantendo-se níveis iniciais de 8-10ng/mL). Micofenolato de sódio foi usado na dose diária de 1.080mg dividida em 2 tomadas. Esses imunossupressores foram iniciados no momento do primeiro tratamento de PF, mantidos após o transplante e ajustados de acordo com os efeitos colaterais para o micofenolato e com os níveis sanguíneos para tacrolimo (níveis visados entre 8 e 10ng/mL durante os três primeiros meses e 6-8ng/mL no longo prazo). No dia da cirurgia, foram utilizados como terapia de indução: 500mg de metilprednisolona e timoglobulina (1,5mg/kg, dose total de 6mg/kg dividida entre 5 e 7 dias). Os pacientes receberam valganciclovir durante 3 meses para profilaxia de citomegalia e sulfametoxazol-trimetoprima por 6 meses para profilaxia de infecções urinárias e por *Pneumocystis carinii*.

Cinco pacientes apresentavam também, além dos anticorpos anti-ABO, antes do início das aféreses, anti-

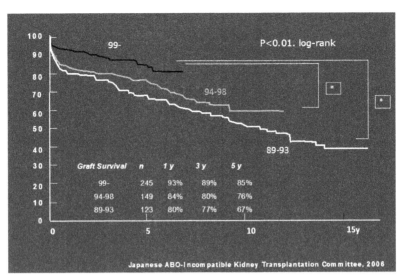

Figura 53.1 – Resultados progressivamente melhores de sobrevida de pacientes que receberam transplantes ABOi ao longo dos anos no Japão. Modificado de Aikawa[3].

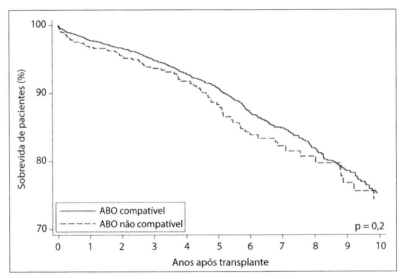

Figura 53.2 – Ausência de diferença na sobrevida de transplantes ABO compatíveis (n = 77.455) e de ABO incompatíveis (n = 738) realizados nos Estados Unidos entre 1995 e 2010. Modificado de Montgomery *et al*[4].

corpos anti-HLA específicos contra o doador (ADE), sendo que, em três deles, a prova cruzada por citometria de fluxo contra linfócitos T e B eram positivas. Nesses cinco casos, imunoglobulina polivalente humana (IVIG) foi usada na dose de 2g/kg nos pós-operatório (PO) 1/2, PO 21/22 e PO 41/42 para evitar depósito dos anticorpos específicos contra o doador (ADEs). Os níveis de ADE-MFI e de isoaglutininas foram monitorados após o transplante nos PO 7º, 30º e 90º.

Após o transplante, plasmaférese foi indicada apenas quando houve aumento nos títulos de anticorpos anti--ABO ou anti-HLA. Biópsia renal percutânea foi realizada por disfunção renal. A marcação positiva isolada para a fração C4d do complemento não foi considerada critério isolado para o diagnóstico de rejeição mediada por anticorpos nesses pacientes.

Todas as amostras de biópsia de aloenxerto renal foram avaliadas e classificadas de acordo com a classificação de Banff 2009. Os critérios histológicos para a rejeição aguda mediada por anticorpos (RAMA) incluíram a presença de depósito de C4d nos capilares peritubulares, em associação com a marginação de leucócitos polinucleares em capilares peritubulares, trombos de fibrina glomerular e/ou arteriolar e/ou arterite necrosante transmural.

Os receptores eram principalmente mulheres (70%), com idade entre 29 e 62 anos. Os dados demográficos detalhados são apresentados na tabela 53.1. Sete pacientes (70%) receberam um segundo transplante e 7 (70%) foram considerados altamente sensibilizados (cPRA superior a 50%). O tempo médio de diálise foi de 56 meses, variando de 24 a 120 meses.

Nove receptores eram do grupo sanguíneo O e um do tipo B. Os doadores foram sempre parentes, 7 do tipo sanguíneo A1 e 3, do tipo sanguíneo B. Os títulos de isoaglutinina anti-ABO AGH-IgG antes do tratamento foram: 1/32 (1 caso) 1/64 (2 casos), 1/128 (2 casos), 1/256 (1 caso) e 1/512 (4 casos). Cinco receptores também apresentaram ADE contra seus doadores (Tabela 53.2). Os transplantes foram liberados quando os títulos de isoaglutinina IgG e IgM se tornaram inferiores a 1/16 e o teste de citometria de fluxo para linfócitos T e B tornou-se negativo (Tabela 53.2).

Cinco pacientes precisaram de plasmaférese após a cirurgia devido à elevação dos títulos de anticorpos anti-HLA e/ou isoaglutininas. Um desses pacientes, que também apresentava disfunção renal, foi submetido à biópsia renal que revelou RAMA associada aos anticorpos anti-HLA. Dois pacientes apresentaram episódios de rejeição mediada por células, confirmadas por biópsia. As três rejeições foram revertidas com tratamento habitual específico. O tempo atual de seguimento desses pacientes é de 30 meses, variando de 15 a 56 meses.

Todos os pacientes estão vivos. Uma perda de enxerto ocorreu após 36 meses, devido à rejeição mediada por células, ocorrida após a conversão da imunossupressão de tacrolimo para sirolimo, em uma paciente que apresentou câncer vulvar invasivo grau III associado ao HPV. Não ocorreu elevação das taxas de anticorpos pós-transplante nesse caso.

A creatinina sérica média do grupo, após 30 meses de transplante, é de 1,4 ± 0,4mg/dL e os títulos de isoaglutinina variam de 1/2 a 1/8. Nos cinco pacientes que apresentavam ADE pré-transplante, os títulos de anticorpos foram reduzidos significativamente ao longo do tempo. Proteinúria apareceu apenas em um paciente devido à recorrência de glomerulonefrite membranoproliferativa pós-transplante.

Algumas complicações após o transplante foram consideradas relacionadas ao procedimento de dessensibilização: dois sangramentos após a cirurgia que precisaram de reabordagem cirúrgica, uma infecção de cateter central e 1 caso de neutropenia. Alguns episódios infecciosos também ocorreram após o transplante: infecção do trato urinário em 4 pacientes, uma infecção pulmonar, uma toxoplasmose ocular (em paciente soronegativa para toxoplasmose), uma recorrência de papiloma vírus humano associada a câncer vulvar invasivo. Não foram observadas infecções por CMV ou poliomavírus.

Os transplantes incompatíveis no sistema ABO foram realizados em muitos países com excelentes resultados em longo prazo e têm ajudado a superar a falta de doadores. Começamos nosso programa ABOi em 2012.

Desde então, 10 transplantes renais ABOi foram realizados. Em nosso grupo, almejamos títulos inferiores a 1:16 para liberar o transplante, como feito por outros centros, embora alguns autores, como Chung et al[6], liberem títulos inferiores a 1:32.

Utilizamos o título de anticorpos IgG antiglobulina como crítico ao avaliar os pacientes antes e após o transplante, mas outros autores levam também em consideração os títulos de anticorpos IgM[7] e existe certa controvérsia sobre qual desses anticorpos seriam mais prejudiciais ao enxerto[8]. Como muitos centros, usamos uma combinação pré-transplante de plasmaférese, com rituximabe e tacrolimo/micofenolato, e indução no momento da cirurgia de timoglobulina[9,10] e esteroides. Metanálise recente e extensa não foi capaz de determinar o melhor tratamento pré-transplante para o preparo do transplante de rim ABOi[11].

Após o transplante, o monitoramento frequente do título de anticorpos anti-ABO foi realizado em nosso estudo, o que também é indicado por outros autores[12]. Realizamos trocas de plasma adicionais em pacientes que aumentaram seus títulos anti-ABO ou anti-HLA doador-específicos após o transplante, uma vez que alguns autores já demonstraram que títulos elevados de anticorpos pós-transplante se correlacionam com maior frequência de perda de enxerto[13]. Gloor et al[14] demonstraram, por exemplo, que no transplante ABOi a rejeição foi rara em pacientes com títulos menores do que 1:8 na primeira semana e 1:16 na segunda semana após o transplante.

O diagnóstico de rejeição humoral no transplante ABOi pode ser difícil, uma vez que a detecção de depósito da fração C4d do complemento nos capilares peritubulares é quase universal e não está relacionada à ocorrência de RAMA. Haas et al[15,16] observaram depósito de C4d em 80% dos espécimes de biópsia de protocolo na ausência de disfunção de aloenxerto ou outras anormalidades histológicas sugestivas de rejeição aguda. Racusen e Haas[17] relataram que, nesses casos, a coloração positiva de C4d significava somente acomodação do enxerto aos anticorpos.

Sabemos há muito tempo que quanto menor o tempo que o paciente passa em diálise, melhores são os resultados de sobrevida do transplante renal, tanto com doadores vivos quanto falecidos[18]. Nossos pacientes eram na sua maioria sensibilizados e com longo tempo de diálise, o que justificou a realização de um transplante de maior risco, e o benefício se confirmou na sobrevida dos pacientes pós-transplante, de 100% em 30 meses, enquanto a mortalidade em lista em nosso estado é de 6-8% ao ano, segundo dados da Secretaria Estadual de Saúde de São Paulo. Montgomery et al[19] compararam, em uma grande série americana, a sobrevida de pacientes que permaneceram em diálise com aqueles que ficaram em lista e transplantaram posteriormente com doador falecido e com aqueles que após um procedimento de dessensibilização foram transplantados com doadores

Tabela 53.1 – Dados demográficos.

Paciente	Doença renal	Num. Tx	cPRA classe I (%)	cPRA 2 classe II (%)	Tipo sanguíneo receptor	Idade doador (anos)	Tipo sanguíneo 3 doador	Tipo de doador	Compatibilidade HLA	Incompatibilidades
1	GNC	2	77	41	O	37	A1	Irmã	Haplo idêntico	ABO e HLA
2	GNC (IgA)	2	31	13	O	39	A1	Irmã	Idêntico	ABO
3	DM	2	97	28	A	57	B	Pai	Haplo idêntico	ABO e HLA
4	GNC (IgA)	1	84	94	O	35	B	Irmã	Idêntico	ABO
5	GNC (LES)	2	19	86	O	55	A1	Mãe	Haplo idêntico	ABO e HLA
6	GNMP	2	98	74	O	34	A1	Filha	Haplo idêntico	ABO e HLA
7	PNC	2	95	98	O	44	A1	Irmã	Idêntico	ABO
8	GNC	2	48	29	O	47	B	Irmã	Haplo idêntico	ABO e HLA
9	DESC.	1	92	0	O	45	A1	Irmã	Idêntico	ABO
10	GNC	1	5	0	O	52	A1	Irmã	Haplo idêntico	ABO

Tabela 53.2 – Dados imunológicos e evolutivos.

Paciente	ADE e PC por CF T e B	Isoaglutinina pré-tratamento	PF Pré-Tx	Isoaglutinina no Tx	PF pós-Tx	Rejeição clínica	TS (m)	Biópsia renal/data	Proteinúria última	Creatinina atual (mg/dL)	ADE atual	Isoaglutinina atual
1	A11 = 9.957, B39 = 9.104 (PC por CF pos. T e B)	Anti-A1 = 1/32	24	1/16	0	Não	30	NR	Não	1,3	Redução	1/4
2	Sem ADE	Anti-A1 = 1/128	47	1/16	14	Não	39	Nefrite neutrofílica (3 meses)	Não	1,7	NR	1/4
3	A24 =12.000, B50 = 3.600, DR11 = 8.500 (PC por CF pos. T e B	Anti-B = 1/68	38	1/8	6	Sim	15	RAMA (12 meses)	Não	1,4	Aumento/ redução	1/2
4	Sem ADE	Anti-B = 1/512	73	1/8	1	Não	33	NR	Não	1,0	NR	1/2
5	DR = 2.431 (PC por CF neg. T e B)	Anti-A1 = 1/64	11	1/8	2	Não	56	NTA, C4d pos (6 meses)	Não	Diálise	Desaparecimento	1/2
6	A3 = 13.199, DR13 = 5.251 (PC por CF pos. T e B)	Anti-A1 = 1/256	31	1/8	0	Não	18	GNMP, recorrência (6 meses)	Sim	0,8	Redução	1/2
7	Sem ADE	Anti-A1 = 1/128	62	1/8	0	Não	33	RAMC IA (12 meses)	Não	1,7	NR	1/2
8	B35 = 2.367, DR16 = 1.919 (PC por CF neg. T e B)	Anti-B = 1/512	41	1/16	0	Não	26	Normal, C4D neg. (7 meses)	Não	1,3	Desaparecimento	1/4
9	Sem ADE	Anti-A1 = 1/512	55	1/4	5	Não	18	NR	Não	1,4	NR	1/2
10	Sem ADE	Anti-A1 = 1/512	40	1/16	0	Sim	31	RAMC IB (11 meses)	Não	2,8	NR	1/4

ADE = anticorpo doador-específico; NR = não realizado; PC por CF = prova cruzada por citometria de fluxo; PF após Tx foi realizada se aumento de anticorpos anti-ABO ou ADE; rituximabe (1g) foi administrado antes da 1ª sessão de PF.

vivos. Eles mostraram enorme benefício em relação à sobrevida dos pacientes da última modalidade em relação às outras duas formas de substituição de função renal.

Nossa experiência inicial confirma a viabilidade do transplante ABO incompatível em pacientes brasileiros, mesmo naqueles com títulos elevados de isoaglutininas e com presença de anticorpos anti-HLA específicos contra o doador associados. O uso de um tratamento de plasmaférese mais intenso nesses casos não afetou a mortalidade do paciente em nossa experiência.

Agradecimentos

Esse trabalho foi realizado pelo Núcleo de Transplante Renal e pela Unidade de Aférese e Banco de Sangue do Hospital Samaritano, São Paulo-SP, com o patrocínio do programa PROADI-SUS e com a colaboração dos seguintes colegas: Patricia Malafronte, Erica Francisco da Silva, Miriam Fatima Moraes Cunha, Raquel Siqueira, José Carlos Costa Baptista-Silva, José Roberto Luzzi e Maria Fernanda Carvalho Camargo.

REFERÊNCIAS BIBLIOGRÁFICAS

1. Shin M, Kim SJ. ABO incompatible kidney transplantation: status and uncertainties. *J Transplant* 2011; **2011**: 970421.
2. Barnett AN, Manook M, Nagendran M *et al.* Tailored desensitization strategies in abo blood group antibody incompatible renal transplantation. *Transpl Int* 2014; **27**: 187-196.
3. Aikawa A, Saito K, Takahashi K. Trends in ABO-incompatible kidney transplantation. *Exp Clin Transplant* 2015; **13 Suppl 1**: 18-22.
4. Montgomery JR, Berger JC, Warren DS *et al.* Outcomes of ABO-incompatible kidney transplantation in the United States. *Transplantation* 2012; **93**: 603-609.
5. Morath C, Zeier M, Döhler B *et al.* ABO-Incompatible kidney transplantation. *Front Immunol* 2017; **8**: 234.
6. Chung BH, Lee JY, Kang SH *et al.* Comparison of clinical outcome between high and low baseline anti-ABO antibody titers in ABO-incompatible kidney transplantation. *Ren Fail* 2011; **33**: 150-158.
7. Tobian AA, Shirey RS, Montgomery RA *et al.* The critical role of plasmapheresis in ABO incompatible renal transplantation. *Transfusion* 2008; **48**: 2453-2460.
8. Toki D, Ishida H, Horita S *et al.* Blood group O recipients associated with early graft deterioration in living ABO-incompatible kidney transplantation. *Transplantation* 2009; **88**: 1186-1193.
9. Magee CC. Transplantation across previously incompatible immunological barriers. *Transplant Int* 2006; **19**: 87-97.
10. Gloor JM, Stegall MD. ABO incompatible kidney transplantation. *Curr Opin Nephrol Hyperten* 2007; **16**: 529-34.
11. Lo P, Sharma A, Craig JC *et al.* Preconditioning therapy in ABO-incompatible living kidney transplantation – a systematic review and meta-analysis. *Transplantation* 2016; **100**: 933-942.
12. Montgomery RA. Renal transplantation across HLA and ABO antibody barriers: integrating paired donation into desensitization protocols. *Am J Transplant* 2010; **10**: 449-457.
13. Tydén G, Kumlien G, Genberg H *et al.* ABO incompatible kidney transplantations without splenectomy, using antigen-specific immunoadsorption and rituximab. *Am J Transplant* 2005; **5**: 145-148.
14. Gloor JM, Lager DJ, Fidler ME *et al.* A comparison of splenectomy versus intensive post-transplant anti-donor blood group antibody monitoring without splenectomy in ABO-incompatible kidney transplantation. *Transplantation* 2005; **80**: 1572-1577.
15. Haas M, Rahman MH, Racusen LC *et al.* C4d and C3d staining in biopsies of ABO- and HLA-Incompatible renal allografts: correlation with histologic findings. *Am J Transplant* 2006; **6**: 1829-1840.
16. Haas M, Segev DL, Racusen LC *et al.* C4d deposition without rejection correlates with reduced early scarring in ABO- incompatible renal allografts. *J Am Soc Nephrol* 2009; **20**: 197-204.
17. Racusen LC, Haas M. Antibody-mediated rejection in renal allografts: lessons from pathology. *Clin J Am Soc Nephrol* 2006; **1**: 415-420.
18. Meier-Kriesche HU, Kaplan B. Waiting time on dialysis as the strongest modifiable risk factor for renal transplant outcomes: a paired donor kidney analysis. *Transplantation* 2002; **74**: 1377-1381.
19. Montgomery RA, Lonze BE, King KE *et al.* Desensitization in HLA-incompatible kidney recipients and survival. *N Engl J Med* 2011; **365**: 318-326.

54

TRANSPLANTE RENAL E ARBOVIROSES NO BRASIL: UM DESAFIO EMERGENTE

José Andrade Moura Neto
José Hermógenes Rocco Suassuna

◆

INTRODUÇÃO

Os arbovírus compreendem um grande grupo de vírus que são disseminados por artrópodes, em geral, insetos e carrapatos hematófagos. Arbovírus são endêmicos em quase todos os continentes, com exceção da Antártica[1]. No Brasil, causam diversas viroses, algumas emergentes, disseminadas primariamente por mosquitos. O vírus é transmitido ao mosquito durante a picada, onde se aloja e multiplica em suas glândulas salivares, sendo transmitido em picadas subsequentes. O ciclo natural envolve a alimentação de sangue pelo mosquito, que permanece infectante e sadio por toda sua vida, e uma população de vertebrados.

A importância atual das arboviroses decorre da elevação do número global de casos, especialmente em áreas tropicais e em países emergentes. O fenômeno da urbanização crescente e a destruição de *habitats* naturais promoveram a aproximação de grandes grupos populacionais com vetores e seus hospedeiros intermediários[1].

Existem cerca de 500 espécies, sendo que, aproximadamente, 150 são capazes de causar doenças em humanos[2,3]. São cinco as famílias de arbovírus: Togaviridae, Reoviridae, Bunyaviridae, Rhaboviridae e Flaviviridae[1]. Essa última é responsável pela febre amarela, dengue, zika e febre do Nilo Ocidental. A febre chikungunya, assim como os vírus mayaro e o da encefalite equina do leste, pertencem à família Togaviridae[3,4].

As arboviroses, muitas vezes, apresentam sintomas similares, o que pode, ocasionalmente, confundir o diagnóstico, tornando necessária a avaliação laboratorial complementar, seja sorológica seja molecular. As doenças produzem ampla variedade de manifestações clínicas, desde síndrome hemorrágica, neurológica, artralgia e artrite, até síndrome febril leve[3,5].

Como mais de 30% da população mundial vive em áreas de risco, a disseminação global das arboviroses é uma preocupação crescente[4,6,7]. Além das numerosas barreiras ao controle vetorial efetivo, há o desafio adicional de lidar com entidades patológicas que ainda não são totalmente compreendidas. A população de transplantados, em especial, desperta cuidados adicionais, decorrentes da imunossupressão. Além disso, o risco potencial de transmissão durante a doação é outra fonte de incertezas e gera debate em centros transplantadores.

DENGUE

Entre as arboviroses, a dengue é, provavelmente, a mais estudada, causando cerca de 25 mil óbitos por ano. É endêmica em mais de cem países no mundo. A incidência da forma clássica da doença é estimada em cem milhões de casos por ano[8].

No Brasil, a história da dengue não é recente. Evidências apontam para provável surto no Rio de Janeiro em 1846, quando surgiram casos de febre, mialgia e dores articulares. Ainda nesse período, há referências de casos em outras regiões brasileiras, como o Sul e o Nordeste. Alguns anos mais tarde, em 1922, um surto com maiores proporções ocorreu no estado fluminense, seguindo-se um longo período livre da doença. Apenas na década de 1980 do século passado, o vírus da doença foi reintroduzido no País. Desde então, epidemias ocorrem de forma esporádica[5,9,10]. Atualmente, o Brasil concentra o maior número de casos das Américas[11]. Preocupações de saúde pública incluem a dificuldade de controle dos vetores, ajudada pelo clima tropical, o crescente número de infectados e a potencial letalidade.

A dengue é causada por um flavivírus, vírus RNA da família Flaviviridae, que é transmitido, primariamente, pelos mosquitos *Aedes albopitctus* e *Aedes aegypti*[12]. Formas alternativas de transmissão, mais raras, também são descritas, incluindo as vias percutânea, nosocomial e vertical[13-15]. Também foram relatadas infecções transmitidas por meio de hemotransfusão[16] e via transplante de órgãos e tecidos, especificamente de medulas óssea[17] e renal[18].

Características clínicas parecem acentuar o risco de casos como os descritos acima. Na dengue adquirida naturalmente, o tempo médio da viremia varia de dois a 12 dias, sendo de cinco a seis dias na maioria dos pacientes[19]. Essa fase de viremia pode anteceder o aparecimento dos sintomas clínicos clássicos. Assim, derivados de sangue coletados nesse período podem transmitir o patógeno para receptores suscetíveis[20]. Por outro lado, para cada caso de dengue clássica, calcula-se haver ao menos mais três de infectados assintomáticos[21]. A associação do longo tempo de viremia e do alto percentual de carreadores virais assintomáticos conferem risco potencial de transmissão em transplante de órgãos e tecidos. Por isso, existem, na literatura médica, diversos relatos de doadores de sangue sem sintomas, porém com viremia positiva, em períodos de surto[22-24].

Mesmo sendo uma via de transmissão conhecida, a infecção pelo vírus da dengue não é considerada risco efetivo à segurança das hemotransfusões[25]. No transplante renal, apesar dos casos documentados por meio da doação[18,26], o rastreio para o vírus da dengue durante a avaliação de doadores é considerado controverso[26].

Curiosamente, contrastando com as elevadas taxas de viremia, a incidência de infecção pela dengue pós-transplante não parece ser alta, mesmo em períodos de surto. Algumas razões podem justificar esse achado. Em regiões endêmicas, com longo histórico de dengue, é provável que muitos indivíduos já tenham adquirido anticorpos, possuindo imunoglobulina protetora (IgG). No Brasil, a prevalência de sorologia positiva na população ultrapassa 90% em algumas cidades, por exemplo, no Rio de Janeiro[27]. Outra razão é a patogenicidade do vírus, que aparenta ser menor através da transmissão sanguínea em transplante de órgãos e tecidos do que via inoculação direta pelo mosquito do gênero *Aedes*. É possível que isso ocorra devido à forte resposta inflamatória desencadeada pela saliva do vetor[28].

Diante do exposto, acreditamos não haver racional teórico que justifique a busca ativa de infecção pelo vírus da dengue durante a avaliação de potenciais doadores. Apesar de existir potencial de transmissão, com relatos prévios na literatura, o risco estimado pode ser considerado baixo. O custo-efetividade de medidas de rastreamento laboratorial e sorológico em doadores não se justifica e a boa avaliação da história clínica é suficiente.

Outra preocupação dos centros transplantadores é o curso clínico da dengue em pacientes transplantados, em situação de risco por viverem em regiões endêmicas ou durante viagens. A teoria principal para justificar a maior frequência de formas graves da dengue nas infecções secundárias é o fenômeno do aumento de patogenicidade dependente de anticorpo (*ADE* ou *antibody-dependent enhancement*). Postula-se que anticorpos neutralizantes de infecção prévia pelo vírus da dengue seriam capazes de ligar-se ao sorotipo da infecção secundária, mas com baixa capacidade de neutralização. Partículas virais intactas seriam fagocitadas via interação desses anticorpos com receptores para o fragmento Fc da IgG (FcyR), expresso em monócitos e macrófagos, onde se multiplicariam e desencadeariam uma liberação maciça de mediadores, com efeitos sobre a hemostasia e a permeabilidade vascular[29]. Sendo a dengue uma doença imunomediada, é possível que a existam diferenças em sua expressão clínica em pacientes imunocomprometidos, incluindo transplantados.

A definição dessa questão tem-se mostrado difícil. Alguns relatos destacam um curso relativamente benigno, não diferente da população normal[30,31], e outros apresentam situações opostas[18,32,33].

Em relação ao Brasil, a principal informação emanou de análise retrospectiva de 2007 que inclui 27 pacientes transplantados renais identificados a partir de um questionário enviado a 182 centros associados à Associação Brasileira de Transplante de Órgãos (ABTO)[34]. O quadro clínico, assim como o desfecho, foi similar ao da população geral. Todos os pacientes apresentaram febre, seguida por dores musculares (90%), mal-estar (75%) e cefaleia (68%). Artralgias foram descritas em apenas 18% dos pacientes. Foram relatadas oito hospitalizações, sendo um caso de febre hemorrágica da dengue e um óbito. A creatinina sérica média, que era de 1,4mg/dL antes da dengue, elevou-se para 1,9mg/dL durante o episódio mas retornou a valores de base na recuperação. A infecção pelo vírus da dengue não se relacionou a danos em longo prazo na função do enxerto renal[34]. Mais recentemente, houve relato de uma série de 10 casos no Ceará, com cinco internações e 4 casos de febre hemorrágica[35]. Três pacientes necessitaram de diálise e somente um deles recuperou a função do enxerto. Os outros pacientes apresentaram aumentos "discretos", não detalhados, da creatinina. Não ocorreram óbitos.

Revisão sistemática de 2017 conseguiu identificar 168 casos[36]. Em relação à população normal, observou-se menor frequência de sintomas clássicos (febre, mialgia, cefaleia e artralgias), mas maior frequência de serosite. O aumento médio da creatinina de base foi de 67%, e 6,5% dos pacientes perderam o enxerto. Também em relação à população normal, os autores relataram maior mortalidade (8,9% *vs.* 0,06%), provavelmente porque 16% dos pacientes apresentaram dengue hemorrágica ou síndrome de choque da dengue. É importante ressaltar o grande risco de viés relatado pelos autores, particularmente o de seleção dos casos mais graves, já que casos leves escapam da detecção, são tratados como viroses inespecíficas e nem sempre são submetidos a exames confirmatórios[36].

Estudos conflitantes relacionaram os imunossupressores com o desfecho clínico. Na maior casuística relatada[30], doses maiores de corticosteroides tiveram relação com doença mais grave em casos de infecção primária e o uso de tacrolimo associou-se a maior risco de complicações hemorrágica e de letalidade. Mesmo incluindo esse estudo, a revisão sistemática mencionada acima não confirmou essas observações[36]. Assim os dados disponíveis não permitem maiores conclusões acerca da relação das drogas imunossupressoras com o desfecho clínico.

FEBRE AMARELA

A febre amarela é uma infecção causada também por um vírus da família Flaviviridae, de alta letalidade e com espectro clínico bastante variável. Existem duas formas da doença; a rural e a urbana. A última foi erradicada das Américas há alguns anos. A forma silvestre é transmitida por mosquitos dos gêneros *Sabethes* e *Haemagogus* e é uma zoonose que atinge, primariamente, macacos. Humanos podem se infectar de forma acidental, ao penetrarem ou viverem em áreas rurais sob risco[37-39].

Até recentemente, essa arbovirose apresentava comportamento endêmico no Brasil, especialmente na região amazônica. Desde meados de 2014, entretanto, houve aumento no número de casos de infecção em humanos em regiões não endêmicas, como Mato Grosso do Sul e Goiás. Nesse período, em São Paulo, Tocantins, Goiás e no Distrito Federal, foram registrados 49 casos em primatas não humanos[40].

A situação se agravou no final de 2016 e início de 2017, com a eclosão de um surto com mais de 200 casos rurais confirmados, predominantemente em Minas Gerais, com letalidade de cerca de 35%[40]. Com a chegada do inverno, a situação foi controlada, mas há preocupação com novos casos nos meses quentes do verão.

Em pacientes transplantados, a vacinação contra a febre amarela é contraindicada[40,41]. Apesar de não existirem relatos de infecção por febre amarela em transplantados, o recente aumento do número de casos levantou algum questionamento em relação à proibição da vacinação nesse grupo de pacientes[42]. Afinal, o que seria pior? Expor o indivíduo ao risco de uma reação adversa da vacina ou de adquirir febre amarela?

Em pacientes imunocompetentes, a vacina contra a febre amarela é efetiva e relativamente segura. O risco de efeitos colaterais aumenta com a idade, particularmente após a sexta década de vida[43]. Reações graves, como síndrome de Guillain-Barré e encefalite, são raras e acometem um indivíduo a cada 125.000 vacinações. Apesar de mais rara, a doença aguda viscerotrópica possui quadro clínico semelhante à própria febre amarela e pode ser letal. Na estimativa mais recente, a incidência dessa reação foi de 0,3 por 100.000 doses aplicadas[43].

Em áreas de elevada incidência, em partes da América do Sul e na África subsaariana, o peso da relação entre risco e benefício pesa claramente em favor da vacinação[44]. Por outro lado, por não ser inócua, a vacinação somente deve ser aplicada em pessoas comprovadamente sob risco ou cumprindo exigência de migração. Nos indivíduos claramente sob risco, principalmente idosos, paraefeitos potenciais devem ser criteriosamente sopesados. Quando a imunização for julgada arriscada, atestados de dispensa de vacinação podem ser fornecidos[44].

Em transplantados, a incidência de reações adversas é desconhecida. A contraindicação da vacina nessa população existe por ser derivada de um vírus vivo atenuado e possui maior risco teórico de causar doença em pacientes com comprometimento imunológico[41].

Ocasionalmente, alguns pacientes transplantados são vacinados inadvertidamente. Estudo baseado em questionário, distribuído entre os associados da ABTO, buscou compreender o comportamento da vacinação nessa população. Foram identificados 19 casos de vacinação para febre amarela em transplantados imunossuprimidos, sendo 14 em transplantados renais. Somente um paciente apresentou reação leve no sítio de aplicação da injeção. Não foram relatados eventos adversos graves[42].

Apesar de resultado promissor, algumas ponderações devem ser feitas. Trata-se de estudo retrospectivo e de pequeno tamanho amostral, onde apenas 12 médicos responderam ao questionário, de um total de 798 associados à ABTO na ocasião[42]. Pode haver vários vieses, principalmente de seleção; casos com eventos adversos mínimos ou, opostamente, com paraefeitos muito mais graves podem ter escapado ao conhecimento da equipe de transplante.

Existem outras evidências na literatura que corroboram essas observações e sugerem relativa segurança da vacinação contra febre amarela em pacientes imunodeprimidos. Não foram descritos eventos adversos sérios em portadores de doença reumatológicas[45,46], em transplantados de medula óssea[47,48] e soropositivos para HIV[49-53]. Apenas reações leves foram identificadas em poucos pacientes. Novamente, a possível existência de vieses, já que uma complicação que afeta menos de 1 indivíduo em cada 100.000 vacinados, claramente, necessita de uma base de observação muito superior à dos poucos casos compilados.

Estudos adicionais são necessários para atestar a segurança da vacinação contra a febre amarela em pacientes transplantados. Por outro lado, é necessário também ressaltar a inexistência de dados que indiquem o contrário e sustentem a contraindicação. Como já citado, a recomendação baseia-se na possibilidade teórica de desenvolvimento de doença após a vacina, causada pela ativação do vírus vivo atenuado.

Em situações de grandes epidemias, é provável que os benefícios da vacinação superem os malefícios, mesmo em transplantados. Por isso, é possível considerar a vacina contra febre amarela em pacientes transplantados contraindicação relativa, não sendo absoluta. Apesar das recomendações das diretrizes atuais, elas podem ser consideradas em raras situações. Potenciais riscos sobre seu emprego devem ser avaliados e discutidos de forma compartilhada com o paciente e familiares.

FEBRE DO NILO OCIDENTAL

No Brasil, até meados de 2014, não havia relatos da infecção pelo vírus da febre do Nilo Ocidental em humanos[5,54]. Em agosto do mesmo ano, um agricultor do Piauí apresentou-se com encefalite aguda e paralisia flácida, tendo sido diagnosticada a primeira infecção por esse arbovírus no País[55].

Em países como os Estados Unidos da América (EUA), no entanto, essa doença figura como a principal arbovirose. Além de elevada incidência naquele país, com mais de 2.500 casos notificados em 2013, é causa importante de morbidade, ensejando alto impacto econômico e social. No mesmo ano, por exemplo, foi a principal arbovirose neuroinvasiva, responsável por 1.267 eventos em solo estadunidense[56].

A febre do Nilo Ocidental é uma zoonose que infecta, primariamente, mosquitos e pássaros. Cavalos e humanos são considerados hospedeiros acidentais. A infecção em humanos tem um período de incubação de 3 a 5 dias, podendo variar de 2 a 14 dias, sendo, em geral, subclínica. Algumas comorbidades, como *diabetes mellitus* e idade avançada, elevam o risco de apresentação mais grave, com fraqueza muscular e encefalite[57,58]. Somente 20% dos pacientes imunocompetentes infectados pelo vírus da febre do Nilo Ocidental apresentam manifestações clínicas. Desses, uma parcela ainda menor desenvolve complicações neurológicas graves da doença; encefalite e meningite[59,60]. A apresentação usual da doença é uma síndrome febril, linfonodomegalia, dor ocular e cefaleia[61]. No Brasil, apenas um caso foi relatado[55].

As características de longo tempo de incubação e elevado percentual de casos assintomáticos aumentam o risco de transmissão por transfusão ou por transplante durante uma epidemia. Na epidemia dos anos 1990, no distrito de Queens em Nova Iorque, calculou-se estatisticamente que os riscos máximo e médio de transmissão transfusional de uma única unidade de sangue doado por moradores da região seria de 2,7 e 1,8 por 10.000 transfusões, respectivamente[62].

O primeiro relato de transmissão do vírus da febre do Nilo Ocidental ocorreu em 2002. Quatro pacientes que receberam órgãos de um mesmo doador desenvolveram febre e alterações do estado mental, entre sete e 14 dias após o transplante, e foram diagnosticados como portadores da febre do Nilo Ocidental[63]. Eram receptores de coração, fígado e dois de rim, e três deles desenvolveram encefalite. Um receptor teve doença breve e recebeu alta em poucos dias, dois sofreram longa enfermidade, mas sobreviveram, e um receptor de rim faleceu. A doadora, vítima de traumatismo, havia recebido hemoderivados de 63 doadores diferentes e, em revisão, comprovou-se que um deles apresentava viremia positiva na data da doação[63].

O quadro clínico da febre do Nilo em pacientes transplantados parece ser diferente e mais grave do que na população em geral[64]. Em 2014, foi descrita mais uma série de 4 receptores infectados a partir de um doador assintomático[64]. A revisão da literatura compilou 23 receptores expostos, a partir de oito doadores contaminados[64]. Desses, 3 permaneceram assintomáticos e 20 desenvolveram doença. A média de tempo para os sintomas foi de 13 dias (5 a 37) e a apresentação mais comum foi febre não responsiva a antibióticos, seguida pela rápida instalação de sintomas neurológicos (disartria, paralisia flácida, convulsões e coma). Observou-se alta incidência de manifestações neuroinvasivas (70%) e do desfecho morte ou coma permanente (30%).

Não existe tratamento antiviral específico. O tratamento usual consiste em redução da imunossupressão, associada com imunoglobulinas policlonais ou específicas, e interferon[64]. Como o número de casos é pequeno e alguns pacientes recuperam-se sem nenhuma intervenção, não é possível emitir recomendações terapêuticas.

A febre do Nilo Ocidental é considerada uma arbovirose com risco real e iminente de emergência no País[5]. Diante das epidemias recentes de zika, chikungunya, dengue e febre amarela, teme-se que a febre do Nilo Ocidental possa ser a próxima. Na ausência de terapias eficazes, o tratamento é a prevenção. Isso passa por barreiras que aumentem a segurança da doação de sangue e de órgãos e, em áreas consideradas de atividade para a febre do Nilo, a não aceitação de doadores com febre e sintomas neurológicos de rápida instalação[64].

ZIKA

Esse arbovírus permaneceu despercebido por longo período, apesar do seu isolamento a partir da amostra de um macaco, ainda em 1947, na ilha Zika, Uganda. As atenções se voltaram para essa arbovirose apenas após epidemias na Micronésia, em Gabão e nas Polinésias Francesas, respectivamente, em 2007, 2010 e 2013[65-67]. No Ocidente, a infecção pelo vírus da zika ocorreu, inicialmente, em 2014. Somente em maio do ano seguinte, essa arbovirose foi detectada no Brasil[68].

Tanto a infecção pelo vírus da zika, quanto pelo da chikungunya, tornaram-se motivo de grande preocupação em anos recentes. Por serem fenômenos relativamente novos, ainda não são conhecidas todas as implicações, no caso em particular, no que tange o comportamento dessas doenças na população transplantada e o risco de transmissão através da doação.

Formas de transmissão do vírus zika incluem a via natural, pela picada do mosquito, a vertical, a via da amamentação e o contato sexual[69,70]. Dados oriundos do Brasil demonstraram transmissão por derivados de sangue[71,72] e por transplantados[73].

A apresentação típica da febre zika é de uma síndrome febril associada a artralgias, cefaleia, mialgia e conjuntivite exsudativa[74]. Exantema eritematoso maculopapular, iniciado no tronco ou face, também é característico[75]. A infecção ainda se relaciona a complicações neurológicas, como síndrome de Guillain-Barré[76], meningoencefalite[77] e microcefalia e diversas outras anormalidades cerebrais em recém-nascidos[78,79].

Pouco se sabe sobre a história natural da infecção pelo vírus da zika em receptores de órgão ou em portadores de outras deficiências do sistema imunológico. Toda informação disponível até o momento aparenta ser oriunda do Brasil. Um relato descreve quatro receptores de órgãos sólidos, dois de rim e dois de fígado, que foram estudados após quadro febril com suspeita de infecção pelo vírus da dengue[73]. Dos quatro, nenhum paciente apresentou manifestações cutâneas, conjuntivite ou acometimento neurológico. Em dois pacientes, a síndrome febril associava-se a adinamia e mialgia. Todos os pacientes apresentavam trombocitopenia, sendo anemia observada em três deles. Houve piora aguda da função renal ou hepática em todos os pacientes. Embora o curso clínico tenha sido mais grave que o habitual em pacientes imunocompetentes, não houve óbitos ou sequelas clínicas duradouras[73].

O segundo relato é de um receptor de coração, que desenvolveu febre, adinamia, cefaleia e convulsões, sem lesões cutâneas, oito meses após o transplante[80]. Seus familiares apresentavam febre, adinamia e *rash* maculopapular. O paciente apresentou evolução catastrófica, com deterioração neurológica aguda, instabilidade hemodinâmica e coma seguido de morte. A necropsia mostrou uma forma pesudotumoral de meningoencefalite pelo vírus da zika, confirmada por técnicas moleculares.

Felizmente, os relatos sobre transmissão do vírus zika através de hemoderivados e órgãos transplantados são raros. Sobressai a maior gravidade da apresentação clínica, mas isso pode ser apenas reflexo de um viés de seleção. Infecções subclínicas e casos oligossintomáticos muito provavelmente não chegam à atenção médica especializada.

As recomendações existentes, na realidade opiniões de especialistas, repousam sobre evidências frágeis de relatos ou pequenas séries de casos. Todavia, a recomendação de contraindicar o transplante com doador falecido, em áreas de risco da doença, caso sintomas sugestivos de infecção no doador tenham ocorrido nos últimos seis meses e de adiar a doação por, pelo menos, seis meses após o início dos sintomas, em doadores vivos com passado da arbovirose[81], parecem razoáveis e coerentes, embora diminuam o *pool* potencial de doadores. Observações adicionais são necessárias para melhor compreensão do risco real.

CHIKUNGUNYA

A febre chikungunya, assim como a zika, é uma doença recente e muito pouco estudada. Sabe-se que, atualmente, existem em circulação três genótipos distintos do vírus chikungunya (CHIKV). Seu período de incubação varia de 2 a 4 dias e a viremia dura, em média, de 5 a 7 dias. A infecção pode ser transmitida através da picada do mosquito, por transmissão vertical, intraparto e sanguínea. O quadro clínico é similar às demais arboviroses, porém com importante poliartralgia e, muitas vezes, artrite[4,6,7].

A maioria dos casos de infecção por CHIKV é assintomática ou de curso benigno e autolimitado[4,82]. Entretanto, risco aumentado de doença foi descrito em pacientes com condições médicas subjacentes, incluindo indivíduos imunossuprimidos[82].

Três casos de infecção por chikungunya em receptores de transplante de longa data foram relatados. Um deles, em receptor de rim, complicou por provável encefalite viral branda, mas evoluiu de forma favorável[83]. Outro foi o de um receptor de rim, soropositivo para o HIV, que desenvolveu doença viral aguda enquanto viajava em área endêmica, que cursou com sintomas articulares persistentes, por mais de um mês[84]. O terceiro paciente viajou para área endêmica no Nordeste do Brasil e apresentou artralgia por três semanas, embora sem relato de sintomas agudos[85]. Os três pacientes testaram negativo para o RNA viral, foram diagnosticados com base em sorologia e tornaram-se assintomáticos durante o seguimento.

Apesar de esses relatos apontarem para um curso benigno da doença em transplantados, há carência de informações sólidas. Também, não se pode descartar um comportamento mais agressivo na eventualidade da infecção transmitida pelo enxerto, quando o vírus faz contato com um receptor cujo sistema imune está sendo modificado pela imunossupressão de indução após o transplante. Esse parece ser o caso, por exemplo, da infecção pelo vírus da febre do Nilo Ocidental[63].

Uma característica do CHIKV é o fenômeno da persistência tecidual, após a fase virêmica aguda da infecção[86]. Em modelo experimental em macacos cinomolgos, persistência de CHIKV viável foi observada em articulações, músculos, órgãos linfoides e fígado, sendo os macrófagos identificados como o principal reservatório celular[87]. Recentemente, foi demonstrada em camundongos a manutenção de RNA viral em tecidos articulares durante, no mínimo, 16 semanas[88]. Em seres humanos, durante a epidemia de 2005-2006 na ilha da Reunião, o vírus chikungunya com capacidade infecciosa foi isolado em córneas de doadores falecidos[89]. Sugeriu-

429

-se, assim, a possibilidade de infecção do receptor, mesmo com viremia negativa no doador. Embora, aparentemente, no estudo em primatas citado acima os rins tenham sido poupados de abrigar o vírus de forma persistente[87], a manutenção de vírions ativos em "santuários" teciduais é uma preocupação em relação a todos os transplantes com órgãos sólidos que abriguem macrófagos, incluindo o rim. Essas preocupações levaram à recomendação de pesquisar potenciais doadores falecidos retornando das áreas de infecção endêmica de CHIKV para a exclusão da doação de órgãos[84,90].

A despeito da disseminação global dessa arbovirose e da presença de CHIKV em até 2% dos doadores de sangue durante epidemias[91], não existem casos documentados de transmissão do vírus via transfusão ou transplante de órgãos[92]. O rastreio clínico, a fase virêmica relativamente curta, assim como proibições ocasionais de doadores potenciais de áreas de risco podem ter contribuído para alcançar esse resultado favorável.

Na doação de rim com doador vivo, o transplante poderia ser teoricamente adiado e realizado em data posterior, após a imunidade protetora ter se desenvolvido. Todavia, em virtude do fenômeno da persistência tecidual, desconhece-se qual seria a janela de tempo segura para permitir a realização do transplante sem exposição do receptor ao risco de uma doença transmitida pelo enxerto.

Em meados de 2016, os autores se depararam com esse dilema diante de um transplante renal de doador vivo. No dia da internação, a doadora apresentou-se com febre, mal-estar generalizado e dores articulares, sendo a cirurgia suspensa. Na investigação laboratorial, diagnosticou-se infecção pelo vírus chikungunya, por meio da detecção de positividade para IgM, assim como no teste molecular para o RNA viral (NAT)[93]. A candidata à doação evoluiu de forma satisfatória, com resolução completa da sintomatologia em menos de duas semanas. Após 6 semanas, observou-se conversão sorológica para IgG e negativação do NAT. Para maior segurança, o teste foi repetido em 12 semanas, com o mesmo resultado. A equipe discutiu os riscos com a paciente e familiares e o pioneirismo do procedimento. Após quatro meses da data original, o transplante foi realizado com sucesso e boa evolução posterior[93]. Com base nessa experiência, elaboramos um fluxograma que pode ser de auxílio em casos semelhantes, envolvendo decisões compartilhadas relacionadas à transplantação com doadores vivos que apresentaram quadros recentes de infecção pelo vírus chikungunya, mas que pode ser aplicado para o caso de outras arboviroses graves, com risco de transmissão pelo enxerto (Figura 54.1).

CONSIDERAÇÕES FINAIS

Apesar da disseminação mundial e crescente das arboviroses, o nível de evidência para a tomada de decisões envolvendo vários aspectos da transplantação ainda é incipiente. A maioria das recomendações de sociedades médicas, comissões ou grupos de *experts* tem por base apenas relatos de casos ou pequenas séries.

Para maior segurança em um cenário ainda de grande desconhecimento, é necessário atenção aos dados epidemiológicos da região onde o paciente mora ou para onde se deslocou, alto índice de vigilância clínica, investigação cuidadosa de casos de febres sem diagnóstico, principalmente quando houver evolução rápida e desfavorável, e acompanhamento laboratorial de casos suspeitos, usando recursos de instituições de referência, quando necessário.

Agradecimentos

Aos colegas que, em diversas situações, compartilharam das nossas dúvidas diante dos dilemas da transplantação renal e arboviroses e contribuíram para a construção do conhecimento e das ideias presentes neste capítulo. Em especial, Orlando Ferreira Jr, Jorge de Carvalho Henriques Jr, Edison Souza e Ana Flávia Moura.

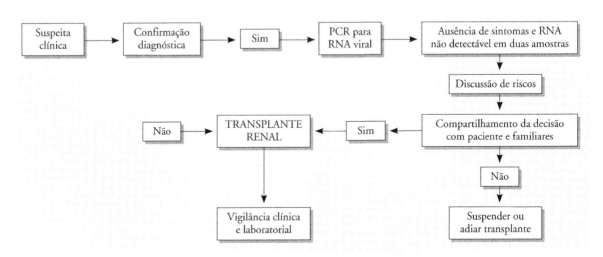

Figura 54.1 – Proposta de fluxograma para decisões envolvendo a aceitação de transplantes de doadores vivos com infecções recentes por arboviroses.

REFERÊNCIAS BIBLIOGRÁFICAS

1. Rust RS. Human arboviral encephalitis. *Semin Pediatr Neurol* 2012; **19**: 130-151.
2. Gubler DJ. Human arbovirus infections worldwide. *Ann N Y Acad Sci* 2001; **951**: 13-24.
3. Cleton N, Koopmans M, Reimerink J *et al.* Come fly with me: review of clinically important arboviruses for global travelers. *J Clin Virol* 2012; **55**: 191-203.
4. Liu LE, Dehning M, Phipps A *et al.* Clinical Update on Dengue, Chikungunya, and Zika: What We Know at the Time of Article Submission. *Disaster Med Public Health Prep* 2017; **11**: 290-299.
5. Lopes N, Nozawa C, Linhares REC. Características gerais e epidemiologia dos arbovírus emergentes no Brasil. *Rev Pan-Amaz Saude* 2014; **5**: 55-64.
6. Handler MZ, Handler NS, Stephany MP *et al.* Chikungunya fever: an emerging viral infection threatening North America and Europe. *Int J Dermatol* 2017; **56**: E19-E25.
7. Schwartz O, Albert ML. Biology and pathogenesis of chikungunya virus. *Nat Rev Microbiol* 2010; **8**: 491-500.
8. Wu X, Hong H, Yue J *et al.* Inhibitory effect of small interfering RNA on dengue virus replication in mosquito cells. *Virol J* 2010; **7**: 270.
9. Figueiredo LT. The Brazilian flaviviruses. *Microbes Infect* 2000; **2**:1643-1649.
10. Mondini A, Bronzoni RV, Cardeal IL *et al.* Simultaneous infection by DENV-3 and SLEV in Brazil. *J Clin Virol* 2007; **40**:84-86.
11. Bhatt S, Gething PW, Brady OJ *et al.* The global distribution and burden of dengue. *Nature* 2013; **496(7446)**: 504-507.
12. Gubler DJ. The global emergence/resurgence of arboviral diseases as public health problems. *Arch Med Res* 2002; **33**: 330-342.
13. Chen LH, Wilson ME. Transmission of dengue virus without a mosquito vector: nosocomial mucocutaneous transmission and other routes of transmission. *Clin Infect Dis* 2004; **39**: e56-e60.
14. Nemes Z, Kiss G, Madarassi EP *et al.* Nosocomial transmission of dengue. *Emerg Infect Dis* 2004; **10**: 1880-1881.
15. Chye JK, Lim CT, Ng KB *et al.* Vertical transmission of dengue. *Clin Infect Dis* 1997; **25**: 1374-1377.
16. Tambyah PA, Koay ES, Poon ML *et al.* Dengue hemorrhagic fever transmitted by blood transfusion. *N Engl J Med* 2008; **359**: 1526-1527.
17. Rigau-Perez JG, Vorndam AV, Clark GG. The dengue and dengue hemorrhagic fever epidemic in Puerto Rico, 1994-1995. *Am J Trop Med Hyg* 2001; **64**: 67-74.
18. Tan FL, Loh DL, Prabhakaran K *et al.* Dengue haemorrhagic fever after living donor renal transplantation. *Nephrol Dial Transplant* 2005; **20**: 447-448.
19. Gubler DJ, Suharyono W, Tan R *et al.* Viraemia in patients with naturally acquired dengue infection. *Bull World Health Organ* 1981; **59**: 623-630.
20. Sudiro TM, Zivny J, Ishiko H *et al.* Analysis of plasma viral RNA levels during acute dengue virus infection using quantitative competitor reverse transcription-polymerase chain reaction. *J Med Virol* 2001; **63**: 29-34.
21. Burke DS, Nisalak A, Johnson DE, Scott RM. A prospective study of dengue infections in Bangkok. *Am J Trop Med Hyg* 1988; **38**: 172-180.
22. Stramer SL, Linnen JM, Carrick JM *et al.* Dengue viremia in blood donors identified by RNA and detection of dengue transfusion transmission during the 2007 dengue outbreak in Puerto Rico. Transfusion. 2012; **52**: 1657-1666.
23. Linnen JM, Vinelli E, Sabino EC *et al.* Dengue viremia in blood donors from Honduras, Brazil, and Australia. *Transfusion* 2008; **48**: 1355-1362.
24. Dias LL, Amarilla AA, Poloni TR *et al.* Detection of dengue virus in sera of Brazilian blood donors. *Transfusion* 2012; **52**: 1667-1671.
25. Wilder-Smith A, Chen LH, Massad E, Wilson ME. Threat of dengue to blood safety in dengue-endemic countries. *Emerg Infect Dis* 2009; **15**: 8-11.
26. Wiwanitkit V. Dengue virus infection in renal allograft recipients. *Transpl Infect Dis* 2012; **14**: 330; author reply 1.
27. Sabino EC, Loureiro P, Lopes ME *et al.* Transfusion-Transmitted Dengue and Associated Clinical Symptoms During the 2012 Epidemic in Brazil. *J Infect Dis* 2016; **213**: 694-702.
28. Cox J, Mota J, Sukupolvi-Petty S *et al.* Mosquito bite delivery of dengue virus enhances immunogenicity and pathogenesis in humanized mice. *J Virol* 2012; **86**: 7637-7649.
29. Costa VV, Fagundes CT, Souza DG, Teixeira MM. Inflammatory and innate immune responses in dengue infection: protection versus disease induction. *Am J Pathol* 2013; **182**: 1950-1961.
30. Nasim A, Anis S, Baqi S *et al.* Clinical presentation and outcome of dengue viral infection in live-related renal transplant recipients in Karachi, Pakistan. *Transpl Infect Dis* 2013; **15**: 516-25.
31. Renaud CJ, Manjit K, Pary S. Dengue has a benign presentation in renal transplant patients: a case series. *Nephrology (Carlton, Vic)* 2007; **12**: 305-307.
32. Chacko B, John GT, Jacob CK, Vijayakumar TS. Dengue shock syndrome in a renal transplant recipient. *Transplantation* 2004; **77**: 634-635.
33. Prasad N, Bhadauria D, Sharma RK *et al.* Dengue virus infection in renal allograft recipients: a case series during 2010 outbreak. *Transpl Infect Dis* 2012; **14**: 163-168.
34. Azevedo LS, Carvalho DB, Matuck T *et al.* Dengue in renal transplant patients: a retrospective analysis. *Transplantation* 2007; **84**: 792-794.
35. Costa SD, da Silva GB Jr, Jacinto CN *et al.* Dengue Fever Among Renal Transplant Recipients: A Series of 10 Cases in a Tropical Country. *Am J Trop Med Hyg* 2015; **93**: 394-396.
36. Weerakkody RM, Patrick JA, Sheriff MH. Dengue fever in renal transplant patients: a systematic review of literature. *BMC Nephrol* 2017; **18**: 15.
37. Barnett ED. Yellow fever: epidemiology and prevention. *Clin Infect Dis* 2007; **44**: 850-856.
38. Monath TP. Yellow fever: an update. *Lancet Infect Dis* 2001; **1**: 11-20.
39. Vasconcelos PFdC. Yellow fever in Brazil: thoughts and hypotheses on the emergence in previously free areas. *Rev Saude Publica* 2010; **44**: 1144-1149.
40. Sociedade Brasileira de Infectologia. Febre amarela – Informativo para profissionais de saúde. https://wwwinfectologiaorgbr/admin/zcloud/125/2017/02/FA_-_Profissionais_13fevpdf [Internet]. 2017 10/October/2017.
41. Duchini A, Goss JA, Karpen S, Pockros PJ. Vaccinations for Adult Solid-Organ Transplant Recipients: Current Recommendations and Protocols. *Clin Microbiol Rev* 2003; **16**: 357-364.
42. Azevedo LS, Lasmar EP, Contieri FL *et al.* Yellow fever vaccination in organ transplanted patients: is it safe? A multicenter study. *Transpl Infect Dis* 2012; **14**: 237-241.
43. Lindsey NP, Rabe IB, Miller ER *et al.* Adverse event reports following yellow fever vaccination, 2007-13. *J Travel Med* 2016; 23.
44. Staples JE, Gershman M, Fischer M, Centers for Disease C, Prevention. Yellow fever vaccine: recommendations of the Advisory Committee on Immunization Practices (ACIP). *MMWR Recomm Rep* 2010; **59(RR-7)**: 1-27.
45. Mota LMHd, Oliveira ACV, Lima RAC *et al.* Vacinação contra febre amarela em pacientes com diagnósticos de doenças reumáticas, em uso de imunossupressores. *Rev Soc Bras Med Trop* 2009; **42**: 23-27.
46. Scheinberg M, Guedes-Barbosa LS, Mangueira C *et al.* Yellow fever revaccination during infliximab therapy. *Arthritis Care Res (Hoboken)* 2010; **62**: 896-898.
47. Gowda R, Cartwright K, Bremner JA, Green ST. Yellow fever vaccine: a successful vaccination of an immunocompromised patient. *Eur J Haematol* 2004; **72**: 299-301.
48. Yax JA, Farnon EC, Cary Engleberg N. Successful immunization of an allogeneic bone marrow transplant recipient with live, attenuated yellow Fever vaccine. *J Travel Med* 2009; **16**: 365-367.

431

49. Ho YL, Enohata T, Lopes MH, De Sousa Dos Santos S. Vaccination in Brazilian HIV-infected adults: a cross-sectional study. *AIDS Patient Care STDS* 2008; **22**: 65-70.

50. Pistone T, Verdiere CH, Receveur MC *et al*. Immunogenicity and tolerability of yellow fever vaccination in 23 French HIV-infected patients. *Curr HIV Res* 2010; **8**: 461-466.

51. Receveur MC, Thiebaut R, Vedy S *et al*. Yellow fever vaccination of human immunodeficiency virus-infected patients: report of 2 cases. *Clin Infect Dis* 2000; **31**: E7-E8.

52. Tattevin P, Depatureaux AG, Chapplain JM *et al*. Yellow fever vaccine is safe and effective in HIV-infected patients. *AIDS* 2004; **18**: 825-827.

53. Veit O, Niedrig M, Chapuis-Taillard C *et al*. Immunogenicity and safety of yellow fever vaccination for 102 HIV-infected patients. *Clin Infect Dis* 2009; **48**: 659-666.

54. Soares CN, Castro MJC, Peralta JM *et al*. Is West Nile virus a potential cause of central nervous system infection in Brazil? *Arq Neuropsiquiatr* 2010; **68**: 761-763.

55. Vieira MA, Romano AP, Borba AS *et al*. West Nile Virus Encephalitis: The First Human Case Recorded in Brazil. *Am J Trop Med Hyg* 2015; **93**: 377-379.

56. Lindsey NP, Lehman JA, Staples JE, Fischer M, Division of Vector-Borne Diseases NCfE, Zoonotic Infectious Diseases CDC. West nile virus and other arboviral diseases - United States, 2013. *MMWR Morb Mortal Wkly Rep* 2014; **63**: 521-526.

57. Goldblum N, Jasinska-Klingberg W, Klingberg MA *et al*. The natural history of West Nile Fever. I. Clinical observations during an epidemic in Israel. *Am J Hyg* 1956; **64**: 259-269.

58. Petersen LR, Marfin AA. West Nile virus: a primer for the clinician. *Ann Intern Med* 2002; **137**: 173-179.

59. Nash D, Mostashari F, Fine A *et al*. The outbreak of West Nile virus infection in the New York City area in 1999. *N Engl J Med* 2001; **344**: 1807-1814.

60. Weiss D, Carr D, Kellachan J *et al*. Clinical findings of West Nile virus infection in hospitalized patients, New York and New Jersey, 2000. *Emerg Infect Dis* 2001; **7**: 654-658.

61. Sejvar JJ. Clinical manifestations and outcomes of West Nile virus infection. *Viruses* 2014; **6**: 606-623.

62. Biggerstaff BJ, Petersen LR. Estimated risk of West Nile virus transmission through blood transfusion during an epidemic in Queens, New York City. *Transfusion* 2002; **42**: 1019-1026.

63. Iwamoto M, Jernigan DB, Guasch A *et al*. Transmission of West Nile virus from an organ donor to four transplant recipients. *N Engl J Med* 2003; **348**: 2196-2203.

64. Winston DJ, Vikram HR, Rabe IB *et al*. Donor-derived West Nile virus infection in solid organ transplant recipients: report of four additional cases and review of clinical, diagnostic, and therapeutic features. *Transplantation* 2014; **97**: 881-889.

65. Duffy MR, Chen TH, Hancock WT *et al*. Zika virus outbreak on Yap Island, Federated States of Micronesia. *N Engl J Med* 2009; **360**: 2536-2543.

66. Grard G, Caron M, Mombo IM *et al*. Zika Virus in Gabon (Central Africa) – 2007: A New Threat from Aedes albopictus? *PLoS Negl Trop Dis* 2014; **8**: e2681.

67. Ioos S, Mallet HP, Leparc Goffart I *et al*. Current Zika virus epidemiology and recent epidemics. *Med Mal Infect* 2014; **44**: 302-307.

68. Gatherer D, Kohl A. Zika virus: a previously slow pandemic spreads rapidly through the Americas. *J Gen Virol* 2016; **97**: 269-273.

69. Brooks JT, Friedman A, Kachur RE *et al*. Update: Interim Guidance for Prevention of Sexual Transmission of Zika Virus – United States, July 2016. *MMWR Morb Mortal Wkly Rep* 2016; **65**: 745-747.

70. Sharma A, Lal SK. Zika Virus: transmission, detection, control, and prevention. *Front Microbiol* 2017; **8**: 110.

71. Barjas-Castro ML, Angerami RN, Cunha MS *et al*. Probable transfusion-transmitted Zika virus in Brazil. *Transfusion* 2016; **56**: 1684-1688.

72. Motta IJF, Spencer BR, Cordeiro da Silva SG *et al*. Evidence for transmission of zika virus by platelet transfusion. *N Engl J Med* 2016; **375**: 1101-1103.

73. Nogueira ML, Estofolete CF, Terzian AC *et al*. Zika Virus Infection and Solid Organ Transplantation: A New Challenge. *Am J Transplant* 2017; **171**: 791-795.

74. Hayes EB. Zika virus outside Africa. *Emerg Infect Dis* 2009; **15**: 1347-1350.

75. Cardoso CW, Paploski IA, Kikuti M *et al*. Outbreak of Exanthematous Illness Associated with Zika, Chikungunya, and Dengue Viruses, Salvador, Brazil. *Emerg Infect Dis* 2015; **21**: 2274-2276.

76. European Centre for Disease Prevention and Control [ECDC]. Rapid risk assessment. Zika virus epidemic in the Americas: Potential association with microcephaly and Guillain-Barre syndrome -- 10 December 2015. Stockholm: ECDC; 2015.

77. Carteaux G, Maquart M, Bedet A *et al*. Zika virus associated with meningoencephalitis. *N Engl J Med* 2016; **374**: 1595-1596.

78. Mlakar J, Korva M, Tul N *et al*. Zika virus associated with microcephaly. *N Engl J Med* 2016; **374**: 951-958.

79. Aragao MdFV, van der Linden V, Brainer-Lima AM *et al*. Clinical features and neuroimaging (CT and MRI) findings in presumed Zika virus related congenital infection and microcephaly: retrospective case series study. *BMJ* 2016; **353**: i3182.

80. Schwartzmann PV, Ramalho LN, Neder L *et al*. Zika virus meningoencephalitis in an immunocompromised patient. *Mayo Clin Proc* 2017; **92**: 460-466.

81. Silveira FP, Campos SV. The Zika epidemics and transplantation. *J Heart Lung Transplant* 2016; **35**: 560-563.

82. Burt FJ, Chen W, Miner JJ *et al*. Chikungunya virus: an update on the biology and pathogenesis of this emerging pathogen. *Lancet Infect Dis* 2017; **17**: e107-e117.

83. Kee AC, Yang S, Tambyah P. Atypical chikungunya virus infections in immunocompromised patients. *Emerg Infect Dis* 2010; **1**: 1038-1040.

84. Dalla Gasperina D, Balsamo ML, Garavaglia SD *et al*. Chikungunya infection in a human immunodeficiency virus-infected kidney transplant recipient returning to Italy from the Dominican Republic. *Transpl Infect Dis* 2015; **17**: 876-879.

85. PIerrotti L, Sejas ONE, Nascimento AP *et al*. Chikungunya infection in a kidney transplant recipiente: a case report. In: Society TT, editor. 26th International Congress of The Transplantation Society; Hong Kong, 2016.

86. Dupuis-Maguiraga L, Noret M, Brun S *et al*. Chikungunya disease: infection-associated markers from the acute to the chronic phase of arbovirus-induced arthralgia. *PLoS Negl Trop Dis* 2012; **6**: e1446.

87. Labadie K, Larcher T, Joubert C *et al*. Chikungunya disease in nonhuman primates involves long-term viral persistence in macrophages. *J Clin Invest* 2010; **120**: 894-906.

88. Hawman DW, Stoermer KA, Montgomery SA *et al*. Chronic joint disease caused by persistent Chikungunya virus infection is controlled by the adaptive immune response. *J Virol* 2013; **87**: 13878-13888.

89. Couderc T, Gangneux N, Chretien F *et al*. Chikungunya virus infection of corneal grafts. *J Infect Dis* 2012; **206**: 851-859.

90. Grossi PA, Fishman JA, Practice ASTIDCo. Donor-derived infections in solid organ transplant recipients. *Am J Transplant* 2009; **9 Suppl 4**: S19-S26.

91. Simmons G, Bres V, Lu K *et al*. High Incidence of Chikungunya Virus and Frequency of Viremic Blood Donations during Epidemic, Puerto Rico, USA, 2014. *Emerg Infect Dis* 2016; **22**: 1221-1228.

92. European Centre for Disease Prevention and Control [ECDC]. Rapid risk assessment. Cluster of autochthonous chikungunya cases in France - 23 August 2017. Stockholm: ECDC; 2017.

93. Moura Neto JA, de Souza Moura AF, Souza E *et al*. Successful live kidney transplantation after chikungunya disease in the donor. *Kidney Int Rep* 2017; **2**: 1250-1253.

55

INFECÇÃO DO TRATO URINÁRIO RECORRENTE NO PÓS-TRANSPLANTE RENAL

Silvia Marçal Botelho

◆

INTRODUÇÃO

O transplante renal (TR) é o melhor e mais econômico tratamento para portadores de doença renal crônica terminal, pois melhora as taxas de sobrevida e de qualidade de vida quando comparado à terapia dialítica[1]. Assim, prevenir as complicações que comprometam a sobrevida do paciente e do enxerto continua sendo um grande desafio no TR.

A infecção do trato urinário (ITU) é a complicação infecciosa mais comum após o TR[2-10]. A morbidade e a mortalidade por ITU podem ser causadas por sepse recorrente e/ou grave[3]. A ITU está associada ao desenvolvimento de rejeição celular aguda, função prejudicada do enxerto, perda do aloenxerto e morte[5,6].

No estudo realizado por Vidal *et al*[4], 4.388 pacientes de transplantes de órgãos sólidos (TOS) foram monitorados para a ocorrência de ITU, foi demonstrado que 192 pacientes (4,4%) apresentaram 249 episódios de ITU, desses 156 eram receptores de TR ou rim-pâncreas, e 36, receptores de transplante de fígado, coração e pulmão. A maior frequência foi observada nos TR (7,3%); sendo a *Escherichia coli* (*E. coli*) (57,8%) o germe mais prevalente e 25,7% dessas eram produtoras de betalactamase de espectro estendido (ESBL).

A avaliação dos dados epidemiológicos relacionados exclusivamente ao TR mostra que as frequências de ITU variam grandemente entre os centros. Abbott *et al*[5] encontraram incidência cumulativa de ITU de 17% em coorte portuguesa, essa frequência foi de 41,7% para ITU e 16,5% para ITU recorrente (ITU-R)[6]. Bodro *et al*[7] encontraram que a ITU esteve presente em 20% dos pacientes e a taxa de reincidência foi de 32%, já no estudo realizado no Kuwait os pesquisadores apresentaram taxa de ITU de 86% e ITU-R de 6,2%[8], Camargo *et al*[9] encontraram incidência de 34,2% de ITU no pós-transplante e taxa de recorrência de 44%.

Tais variações podem ser devidas às rotinas de rastreio infeccioso no pós-transplante, diferentes esquemas de imunossupressão, definições não uniformes usadas para o diagnóstico de ITU e uso de diferentes esquemas profiláticos de antibióticos[10,11].

DEFINIÇÕES

Neste texto foram utilizadas as diretrizes da Sociedade de Doenças Infecciosas da América e da Sociedade Europeia de Microbiologia Clínica e Doenças Infecciosas para o diagnóstico de ITU[12,13]. A **bacteriúria assintomática** foi diagnosticada como cultura de urina, com crescimento significativo de patógenos do trato urinário ($\geq 10^5$UFC/mL) na ausência de sintomas atribuíveis à infecção. Pacientes com disúria, frequência urinária aumentada, urgência urinária, dor suprapúbica, sem febre e cultura de urina positiva ($\geq 10^4$UFC/mL) foram classificados como portadores de **ITU aguda não complicada** que inclui cistite e prostatite. Pacientes com febre (com ou sem dor no flanco ou no aloenxerto) e cultura de urina positiva para germes do trato urinário ($\geq 10^4$UFC/mL) foram diagnosticados como portadores de **ITU complicada** representada pela pielonefrite aguda do enxerto (PAE). A **ITU-R** foi definida como a ocor-

433

rência de pelo menos três episódios de ITU sintomática em um 12 meses ou dois episódios em 6 meses com culturas positivas.

As ITU são geralmente divididas em infecções precoces, aquelas que ocorrem durante os primeiros 6 meses após o transplante, e infecções tardias, ocorrendo após 6 meses[14]. A maioria dos episódios de ITU ocorre nos primeiros 6 meses após o transplante, provavelmente secundária a lesão cirúrgica, cateterismo da bexiga e regimes imunossupressores mais intensivos[15,16]. Os episódios tardios são frequentemente subclínicos, podendo manifestar-se como bacteriúria assintomática detectada apenas pela triagem de urina de rotina. O significado das ITU de manifestação tardia continua a ser uma área de considerável controvérsia[17].

FISIOPATOLOGIA

As estruturas bacterianas que causam virulência, como a fímbria P, são expressas na superfície de bactérias uropatogênicas e facilitam a adesão à superfície uroepitelial. As *E. coli* que expressam a fímbria P estão presentes em mais de 80% dos isolados de pacientes imunocompetentes com pielonefrite e em um número ainda maior de isolados de pielonefrite de pacientes imunossuprimidos[18,19].

O potencial negativo das infecções bacterianas sobre o aloenxerto é exercido por meio de seus mecanismos uropatogênicos[10], sendo que um desses mecanismos – a aderência bacteriana – contribui para a lesão aguda do enxerto renal em pacientes transplantados renais (P-TR) com ITU[20].

Em pesquisa israelense, os P-TR com bacteriúria assintomática entre 1 e 12 meses após o TR foram avaliados em dois grupos (tratados e não tratados para bacteriúria assintomática). O risco de desenvolver ITU sintomática após BA foi quase três vezes maior (p < 0,05) no grupo tratado. A conclusão do estudo foi de que não houve nenhum benefício para o tratamento antibiótico da bacteriútia assintomática no seguimento em curto e longo prazos[21].

Foi observado que P-TR com bacteriúria assintomática apresentavam níveis médios de interleucina-8 (IL-8) mais elevados do que os P-TR sem bacteriúria. Dessa forma, o nível elevado de IL-8 na urina de P-TR com bacteriúria assintomática pode refletir resposta imune iminente à infecção bacteriana e ao processo inflamatório oculto no trato urinário[22].

Os glicosaminoglicanos (GAG), entre eles o sulfato de condroitina (SC), e o ácido hialurônico (AH), representam um componente da matriz extracelular e do tecido conjuntivo, possuem atividade de antiaderência e cooperam com a imunoglobulina A (IgA) secretória nos mecanismos de defesa antibacterianos na ITU[23,24]. Stabellinil *et al*[25] hipotetizaram que a ITU-R nos TR poderia ser consequência de possível doença genética (diminuição da produção de glicosaminoglicanos e IgA secre-

tória), muito mais que as alterações induzidas pela ciclosporina. Os pacientes da pesquisa apresentaram diminuição das concentrações urinárias de GAG, sugerindo possível fator genético induzindo a doença.

INFECÇÃO DO TRATO URINÁRIO RECORRENTE

Como relatado anteriormente neste capítulo, a ITU representa a complicação infecciosa mais comum após TR[2-10], e a ITU-R tem impacto significativo no TR, apresenta algumas características clínicas e microbiológicas diferentes da ITU e sua ocorrência varia nas diferentes coortes estudadas – 2,9% a 44% no pós-TR[6-11,23-26].

Compreender a epidemiologia da ITU-R em P-TR é complicado pelo fato que as definições de ITU e ITU-R não são geralmente uniformes. É importante reafirmar que em alguns estudos a recorrência foi definida como mais de um episódio de ITU em qualquer período após o TR[27,28], enquanto outros estudos incluíram pacientes com bacteriúria assintomática[17,27,29].

FATORES DE RISCO RELACIONADOS À ITU RECORRENTE

A patogênese da ITU-R é multifatorial, sendo que fatores relacionados ao receptor, anormalidades anatômicas e fatores relacionados ao TR desempenham papel importante sobre essa[30] e variam entre os estudos.

A infecção nosocomial e o perfil bacteriano de multirresistência (MDR) foram fatores de risco responsáveis por ITU-R em estudo realizado em Portugal[31]. A MDR também esteve presente em recente trabalho coreano, onde a litíase renal e o *diabetes mellitus* (DM) também foram fatores de risco[32]. O DM e retransplante foram associados à recorrência de ITU em estudo do grupo de Detroit[11]. Na pesquisa de Tawab *et al*[8], a ITU-R foi associada ao uso de timoglobulina, problemas urológicos pré-TR e sexo feminino, sendo este último também significativo em estudo e revisão americanos[27,30].

Em alguns estudos sobre fatores de risco em ITU-R, os problemas urológicos pré-TR e o refluxo vesicoureteral (RVU) no rim transplantado foram relevantes[8,17,27,33,34]. O uso de cateter de duplo J (CDJ) foi fator de significância na série de Ak *et al*[35]. Kamath *et al*[33] observaram associação de PAE recorrente com uso do CDJ (*odds ratio* – OR – 4,6). Em estudo publicado por pesquisadores ingleses, o sexo feminino esteve relacionado ao risco de ITU no grupo do CDJ[36]. A remoção do cateter ureteral ao final de uma semana reduziu o risco de UTI em comparação com a remoção em quatro semanas[37].

A deficiência de vitamina D no pré-TR foi avaliada para verificar sua correlação com o desenvolvimento de ITU no pós-TR. A análise estatística determinou que a deficiência de vitamina D foi associada de forma independente à ITU[38]. Neste trabalho os autores não fizeram uma separação entre os casos recorrentes e não recorrentes.

Na avaliação de coorte de P-TR para a recorrência de ITU, foram fatores de risco: indivíduos de maior idade, raça afro-americana, receptor de rim de doador falecido (DF), receptor de rim de critério expandido (DCE), indivíduos que receberam previamente um transplante, painel de reatividade de anticorpos (PRA) > 20%, portadores de DM e hipertensão combinadas como doença renal de base e que nunca haviam recebido profilaxia com sulfametoxazol-trimetoprima (SMZ-TMP)[39]. Os fatores – indivíduos de maior idade, raça afro-americana e *status* do doador – geralmente foram associados ao desenvolvimento de ITU no pós-TR, no entanto o nível de risco associado a eles diferem entre casos recorrentes e não recorrentes[23,40,41].

Mitra *et al*[30], em sua revisão, apontam como possíveis fatores de risco uma série de condições que podem estar relacionadas com: 1. fatores do receptor; 2. fatores estruturais; 3. fatores relacionados ao TR (Quadro 55.1).

Quadro 55.1 – Possíveis fatores de risco associados com infecção recorrente do trato urinário após o transplante renal. Adaptado de Mitra *et al*[30].

Fatores do receptor
Sexo feminino
Diabetes mellitus
Fatores estruturais
Doença renal primária – malformações urológicas
Cistos renais complexos
Cálculos renais
Hiperplasia prostática benigna com obstrução vesical
Fatores relacionados ao transplante
Presença de cateter urinário
Presença de cateter de duplo J
Refluxo vesicoureteral
Estenose de ureter
Fístula urinária
Doença por citomegalovírus
Primeira infecção por *E. coli*
Retransplante

QUADRO CLÍNICO E MICROBIOLOGIA

A ITU-R pode manifestar-se como cistite, em que predominam os sintomas de aumento da frequência urinária, disúria, urgência miccional, dor suprapúbica, hematúria, hesitação, esvaziamento urinário incompleto e noctúria. Nos casos onde a apresentação é de PAE, os sintomas mais frequentes são: febre, calafrios, disúria, piora da função renal, bacteriemia secundária e menos frequentemente a dor e sensibilidade no enxerto devido à sua denervação.

Em relação ao quadro microbiológico da ITU-R, ocorre variação dos diferentes tipos de patógenos, mas a *E. coli* é geralmente o germe predominante[28]; nessa série

o envolvimento de *E. coli* em um primeiro episódio de pielonefrite foi relacionado a uma recorrência aumentada de PAE.

O *Enterococcus* sp. (47%), *E. coli* (28,5%) e *Micrococcus* sp. (14,28%) foram os patógenos isolados de receptores de TR com ITU-R no México[42]. Recentemente foi feita a identificação em receptores de aloenxertos renais com ITU-R de cepa de *Enterococcus faecium* que apresentava resistência à ampicilina[43], o que deve ser um alerta para os centros de transplantes.

Na análise de Silva *et al*[31], os uropatógenos responsáveis pelos quadros de ITU-R foram espécies de *Klebsiella* (46%), *E. coli* (27,4%), *P. aeruginosa* (14,1%), *Proteus*, *Morganella*, *Enterobacter* e *Serratia* (8%), espécies de *Enterococcus* (3,8%) e espécies de *Acinectobacter* (0,6%).

Em investigação brasileira, Camargo *et al*[9] encontraram como agentes nas ITU-R e não recorrentes espécies de *Klebsiella pneumoniae (K. pneumoniae)*, *E. coli*, *P. aeruginosa*, *Enterobacter cloacae* e *Acinetobacter baumanii*. Lim *et al*[32] identificaram como bactérias responsáveis por ITU-R *E. coli* (64,1%), espécies de *Enterococcus* (20,5%), *K. pneumoniae* (7,7%) e *P. aeruginosa* (3,8%), assim como na série brasileira a distribuição dos microrganismos não diferiu entre os recorrentes e não recorrentes.

Outro aspecto que deve ser avaliado é o padrão de sensibilidade aos antimicrobianos dos diferentes uropatógenos presentes nas ITU-R. O padrão de resistência dos microrganismos deve seguir as seguintes definições: microrganismos resistentes a drogas (MDR) não suscetibilidade adquirida a pelo menos um agente em três ou mais categorias antimicrobianas. A resistência extensiva a medicamentos (XDR) é definida como não suscetibilidade a pelo menos um agente em todas as categorias antimicrobianas, e a pan-resistência (PDR), definida como não suscetibilidade a todos os agentes em todas as categorias de antimicrobianos. Tais definições ajudam na melhor caracterização do perfil de sensibilidade dos germes[44].

De acordo com uma publicação europeia, o padrão microbiológico das ITU-R em sua série foi de infecções por *K. pneumoniae* (31%) ESBL positivas, seguida de *E. coli* (15%) não ESBL, *P. aeruginosa* (14%) MDR e *E. coli* produtora de ESBL (13%)[45]. Uma das variáveis associadas a maior risco de ITU-R foi um primeiro ou segundo episódio de infecção por bactérias MDR (OR 12; IC95% 5-28), e os carbapenêmicos foram os antibióticos mais utilizados nos episódios ITU-R (45%). No Brasil, Pinheiro *et al*[46] registraram alta incidência de ITU relacionada a germes produtores de ESBL (*E. coli* – 57,1% – e *Enterobacter* sp. – 42,9%) entre receptores de TR, e os pacientes com ITU-R eram particularmente de risco para a infecção por esses microrganismos.

O quadro de ITU-R esteve associado a risco aumentado de resistência às cefalosporinas de primeira e terceira gerações, nitrofurantoína, SMZ-TMP, fluoroquinolonas, betalactâmicos de espectro estendido e aminoglicosídeos. Os episódios de ITU pós-TR causadas por germes

435

gram-negativos foram significativamente mais propensos a ser causados por um microrganismo MDR em casos de ITU-R. Entre os casos decorrentes de organismos gram-positivos, houve associação significativa entre ITU-R e as resistências à vancomicina e múltiplos fármacos[39].

INVESTIGAÇÃO

A ITU-R em receptores de TR deve ser investigada prontamente e de maneira criteriosa para excluir a existência de anormalidades anatômicas ou funcionais do trato urinário, como as estenoses, as obstruções, RVU, cálculos renais, bexiga neurogênica ou cistos complexos. As modalidades iniciais de investigação incluem radiografias, ultrassonografia ou tomografia computadorizada dos rins primitivos e o enxerto renal[30].

A suspeita de infecção de cistos renais em pacientes com doença renal policística pode ser investigada usando tomografia computadorizada por emissão de pósitrons (PET-TC). A cistoscopia pode ser necessária para detectar anormalidades da uretra e da bexiga. A uretrocistografia miccional é frequentemente necessária no diagnóstico de suspeita de RVU. As disfunções vesicais e a obstrução do trato urinário baixo podem ser diagnosticadas pelos estudos urodinâmicos e a obstrução no aloenxerto pode ser avaliada por cintilografia com prova diurética[30] (Figura 55.1).

TRATAMENTO MEDICAMENTOSO

A abordagem terapêutica dos P-TR com ITU-R deve ser guiada por microscopia de urina, culturas e testes de suscetibilidade. Quando da necessidade de terapia empírica, devem-se incluir antibióticos dirigidos contra bacilos gram-negativos, como *E. coli*. A adição de um agente contra *Enterococcus* sp., especialmente no período inicial do pós-TR, é significativa[32,42].

O conhecimento da microbiologia das ITU anteriores deve orientar a seleção do regime antibiótico empírico. Obtendo-se o resultado da cultura e do antibiograma, a terapêutica deve ser guiada por esses[30].

Não existem diretrizes específicas ou estudos controlados sobre o tempo exato da terapia para ITU e ITU-R em PT-R. Nos episódios de ITU precoces em TR foi sugerido que o tempo de tratamento seja de 10 a 14 dias e se um CDJ estiver presente, deve ser removido e examinado por cultura. Os casos de PAE devem ser tratados pelo mesmo período de tempo, mas em casos de urossepse o tempo de tratamento deve ser de 14 a 21 dias. Na ITU pós-transplante tardia o tempo de tratamento deve ser de 5-7 dias[47].

Na população geral, o tempo de terapia é de 4-6 semanas para ITU-R[48]. Se a ITU pós-transplante recorre, investigar conforme sugerido na figura 55.1, e se necessário um curso prolongado de antibióticos (até 3

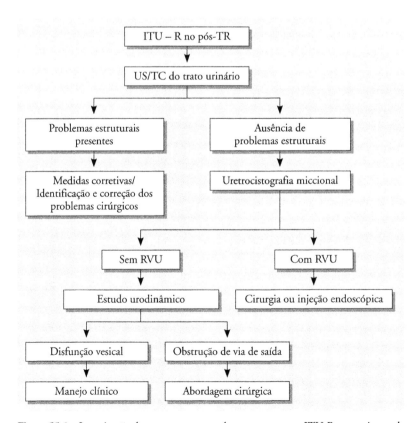

Figura 55.1 – Investigação de causas e proposta de tratamento para ITU-R em pacientes de TR. Adaptada de Mitra *et al*[30].

meses ou mesmo mais) pode ser iniciado e sempre que possível guiado por cultura e antibiograma[47].

A crescente incidência de microrganismos multirresistentes está associada ao aumento da mortalidade[49], falência do enxerto e favorecimento da recorrência de ITU[7]. Um problema crescente é a disseminação atual da *K. pneumoniae* resistente aos carbapenêmicos (KPC). Brizendine *et al*[50] avaliaram ITU por KPC em pacientes de TOS e encontraram que, entre os receptores com ITU por KPC, 64% deles receberam terapia antibiótica combinada com pelo menos duas classes diferentes de drogas, 45% receberam fosfomicina.

Os únicos agentes antibacterianos disponíveis com atividade contra KPC são as polimixinas (colistina e polimixina B), tigeciclina, fosfomicina, gentamicina e amicacina, mas existem limitações para o uso de cada um desses agentes e poucas evidências[51]. Portanto, a terapia de combinação para ITU causadas por enterobactérias resistentes aos carbapenêmicos deve ser considerada[52]. Recentemente, um caso de ITU por germe KPC em um receptor de TR foi tratado com sucesso com ceftazidima-avibactam[53]. O antimicrobiano avibactam é um não betalactâmico, inibidor de betalactamase com atividade contra as carbapenemases de classe A; associado à ceftazidima foi lançado nos EUA com nome comercial de Avycaz®, e na Europa, Zavicefta®.

Estudos apropriados são necessários para avaliar o tempo ideal da terapia antimicrobiana no contexto da recorrência de ITU no TR. Na ausência de estudos, a duração do tratamento deve ser individualizada e orientada pela gravidade da doença, impacto na função do enxerto e resposta à antibioticoterapia apropriada[30].

TRATAMENTO CIRÚRGICO

As intervenções cirúrgicas podem desempenhar papel significativo no tratamento das ITU-R no TR. A maioria dos estudos tem iniciado investigações para identificar possíveis disfunções do TU após dois ou mais episódios de ITU[27,33]. Como exemplos de condições cirurgicamente tratáveis que podem prevenir ITU-R, têm-se a remoção de cálculos, correção da estenose uretérica e drenagem ou mesmo nefrectomia para cistos infectados dos rins nativos[30].

O RVU, importante fator de risco para ITU-R nos P-TR, é uma condição que necessita de diagnóstico e tratamento adequados[8,17,27,33]. O manejo cirúrgico aberto tradicional do RVU envolve o reimplante do ureter transplantado, um procedimento tecnicamente desafiador na configuração do pós-transplante e que pode ser complicado por estenose, formação de fístula e até perda de enxerto[54]. A injeção guiada por endoscopia de agentes de volume (formam um mecanismo de válvula que evita o refluxo), tais como Deflux® ou Nasha/Dx® (dextranômero/ácido hialurônico), Durasphere® (cápsulas revesti-

das de carbono) e PDS (polidimetilsilxano), foi utilizada como alternativa à cirurgia com sucesso razoável em algumas séries de P-TR[26,54,55].

MEDIDAS DE PREVENÇÃO E PROFILAXIA

Como medidas de prevenção para ITU-R na população em geral têm-se: autotratamento da cistite, profilaxia antibiótica contínua, profilaxia antibiótica pós-coital, estrógenos tópicos vaginais, *Lactobacillus*, suco de *cranberry*, administração intravesical de cepas e vacinas não virulentas de *E. coli*, entre outros[56].

No cenário dos P-TR tais medidas ainda são muito discutíveis, assim algumas recomendações de precaução para prevenir não só a ITU como também a recorrência foram sugeridas: 1. tratar todas as infecções do receptor antes do transplante; 2. enviar para cultura amostras de tecido do doador e da solução de perfusão; 3. profilaxia antibiótica perioperatória; 4. SMZ-TMP durante 6 meses em dose baixa; 5. tratamento empírico de infecção manifesta; e 6. remoção de cateter uretral em 24 a 48 horas pós-TR[57].

Em relação à profilaxia antibiótica para ITU, essa tem sido usada em muitos centros transplantadores[58]. O SMZ-TMP é o agente mais custo-efetivo estudado[59,60,61], além da prevenção da ITU bacteriana, a profilaxia com SMZ-TMP tem sido amplamente utilizada após TOS para a prevenção de infecções oportunistas, incluindo *Pneumocystis jirovecii* (*P. jirovecii*). A medicação tem o benefício adicional de prevenir infecções com *Toxoplasma gondii*, *Isospora belli*, *Cyclospora cayetanstrais*, *Nocardia* sp., *Listeria* sp. A maioria dos centros administra a profilaxia com SMZ-TMP após TR durante 3-6 meses[61]. A profilaxia ao longo da vida é recomendada em muitos centros após o transplante de coração, fígado e pulmão[62].

As doses efetivas de SMZ-TMP variam de 400/80mg até 1.600/320mg administrados diariamente[59,60]. No trabalho de Böttiger *et al*[63] ficou demonstrado que o uso de SMZ-TMP não afetou a farmacocinética do sirolimo em P-TR, o que ajuda no perfil de segurança desse medicamento profilático.

Não foram estabelecidas diretrizes gerais de profilaxia antibiótica para P-TR com ITU-R. Por extrapolação da literatura temos que a sensibilidade dos microrganismos isolados deve ser utilizada para guiar a escolha do tratamento antimicrobiano profilático, assegurar que a dose do antibiótico selecionado seja tão ajustada quanto possível, com poucas interações e efeitos colaterais, como exemplo desse tipo de droga têm-se o SMZ-TMP[47,58]. O uso de quinolonas em pacientes alérgicos foi proposto, mas o tratamento empírico provavelmente deve ser desaconselhado devido à alta taxa de resistência desse grupo de antibióticos[64].

A decisão para iniciar a profilaxia secundária é difícil, pois algumas situações necessitam ser consideradas, tais como uso de antibióticos ao longo prazo pode selecionar microrganismos resistentes, interferir nos níveis de imunossupressão e favorecer o crescimento excessivo de fungos devido ao efeito de antibióticos de amplo espectro na flora normal[47,65].

Como não existem recomendações bem definidas sobre profilaxia da ITU-R no pós-TR, devido à falta de ensaios clínicos[64], seria recomendável iniciar a profilaxia secundária para pacientes que possuam outros fatores de risco associados, como nos diabéticos, aqueles com história de ITU antes ou logo após o transplante ou aqueles que receberam terapia imunossupressora em altas doses[59].

O aumento das resistências secundárias por exposição ao longo prazo aos antibióticos (como no caso de profilaxia) é um problema que está se tornando importante no contexto do TR. Estudos mostram como o uso de SMZ-TMP nas duas semanas antes da ITU ou história de exposição prévia prolongada está relacionado com a resistência a esse antibiótico em ITU-R[66,67].

Uma tentativa para controlar essa complicação seria o uso de antibióticos em altas doses pelo menor tempo possível nos casos desse tipo de ITU[68], como feito por Costantini *et al*[69], *que* compararam a fosfomicina dada em uma dose de 3g semanalmente *versus* uma dose semanal de 600mg de prulifloxacino durante 12 semanas para o tratamento de mulheres com ITU-R. Ambos os medicamentos forneceram uma profilaxia adequada e sem diferença na eficácia. Na falta de estudos específicos em TR, talvez tal esquema pudesse ser uma opção para ITU-R, obviamente resguardados todos os aspectos de segurança.

Para os pacientes de TR, o uso de terapias não antibióticas já utilizadas em ITU-R de pacientes não transplantados pode ser de particular interesse[70,71]. Em recente metanálise sobre o uso dos produtos de *cranberry*, a conclusão foi de que o suco de *cranberry* não pode ser recomendado para a prevenção de ITU[72]. No contexto do TR, estudo retrospectivo concluiu que o suco de *cranberry* e a L-metionina reduziram com sucesso a incidência de ITU-R após o transplante[73], mediante tal resultado a utilização de tal terapia pode ser uma opção para esses pacientes.

Os estrógenos tópicos também foram utilizados com sucesso em pacientes pós-menopausa; esses agentes parecem reforçar o trígono vesical nas pacientes que apresentam níveis baixos de estrógeno[47]. Finalmente, também parece que a aplicação tópica de *Lactobacillus* pode reduzir a incidência de ITU ao diminuir o pH vaginal[47,67,72].

Em estudo prospectivo, controlado por placebo, a combinação de AH e SC usada por via intravesical reduziu os episódios de ITU-R em mulheres não transplantadas[74]. Os autores postularam que o AH reduz a aderência bacteriana e a infecção subsequente ao restaurar a camada de glicosaminoglicanos que reveste o epitélio de transição da bexiga. O uso de probióticos reduziu significativamente a incidência de infecções nosocomiais bacterianas (a maioria das quais ITU) após transplante hepático[75].

A vacinação é recomendada para a profilaxia da ITU-R na população não transplantada, mas não existem dados para os pacientes transplantados. No entanto, em comunicação pessoal com diferentes fabricantes, a vacinação com mistura de organismos inativados (*E. coli, Morganella morganii, Proteus, Klebsiella, Enterococcus faecalis*) em esquema de vacinação por via intramuscular (uma vez a cada segunda semana por 3 vezes, Strovac®) não foi desencorajada, enquanto a vacinação por via oral com frações de *E. coli* liofilizadas (Uro-Vaxom®) foi desencorajada devido à falta de estudos[76].

Como grande parte dessas modalidades de tratamento não foi investigada nos pacientes de pós-TR com ITU-R, existe a necessidade de realização de estudos mais robustos para indicar seu uso com segurança na população de TR[30,64].

DESFECHOS DO ENXERTO RENAL APÓS ITU-R

A ITU pós-TR pode afetar a função e a sobrevida do enxerto, bem como a sobrevivência do receptor[76]. O efeito de longa duração da ITU-R na função do enxerto ou sobrevivência não foi respondido de forma conclusiva até o momento. Estudos prospectivos faltam neste aspecto, embora algumas análises retrospectivas tenham encontrado resultados conflitantes da associação entre ITU-R e disfunção do enxerto[8,30,32,39].

O primeiro episódio de PAE ocorrido nos primeiros 3 meses pós-TR foi um fator de risco independente para perda do enxerto em estudo na França[28]; nesse mesmo estudo não houve diferença significativa na incidência de rejeição entre o grupo PAE e o grupo PAE recorrente em comparação com o grupo não ITU. No levantamento de Lee *et al*[77], a ITU não tratada foi associada à rejeição aguda celular subsequente. A PAE representou um fator de risco independente associado com o declínio da função renal e pareceu estar associada com a diminuição persistente da função renal[10].

Em avaliação retrospectiva realizada por Lim *et al*[32], os autores encontraram que o declínio do ritmo estimado de filtração glomerular foi significativamente mais rápido no grupo ITU do que o grupo não ITU, enquanto não diferiu entre o grupo recorrente e não recorrente. Britt *et al*[39] concluíram em sua pesquisa que os pacientes com ITU-R tiveram significativamente pior função e sobrevida do enxerto, em comparação com aqueles que não tiveram ITU ou apresentaram ITU não recorrente (ITU-NR). A ITU-R, mas não a ITU-NR, foi associada à menor sobrevida do paciente em comparação com nenhuma ITU.

A cicatrização de aloenxertos renais foi encontrada em 75% dos pacientes com ITU-R, embora esse achado não tenha sido associado à menor sobrevida do enxerto ao longo de um período de seguimento de 15 anos[17]. No entanto, as ITU-R foram associadas ao aumento do risco de perda de enxerto e morte subsequente entre os receptores de TR do banco de dados do Sistema de Dados Renais dos Estados Unidos (USRDS)[5].

Divergindo dos autores supracitados, Tawab *et al*[8] relataram que em seu centro transplantador as ITU-R não levaram a nenhum aumento dos efeitos adversos em curto ou longo prazo sobre o enxerto renal ou a sobrevivência do paciente, possivelmente devido à política antibiótica daquele centro. Em estudo retrospectivo brasileiro, apesar da maior incidência de rejeição aguda e rins de DCE na série, a ITU não levou a impacto na função de enxerto e na sobrevida de 1 ano[9].

Apesar das divergências entre os dados dos pesquisadores e da falta de estudos sólidos na área de ITU-R no pós-transplante, a observação dos resultados revela que, de uma forma ou de outra, a ITU, sintomática ou não, pode ser potencialmente perigosa para a função e sobrevida do enxerto e até para a sobrevida do paciente, necessitando de vigilância no cenário dos TR.

EXPERIÊNCIA DO SERVIÇO

De janeiro de 2015 a dezembro de 2016, o centro realizou 39 transplantes (12,8% de doador vivo e 87,2% de DF). Desse grupo de pacientes, 28,2% receberam indução com timoglobulina. A profilaxia para *P. jirovecii* e ITU é realizada durante 6 meses com SMZ-TMP. O CDJ é utilizado em todos os receptores de TR, e a retirada é feita quatro semanas após o transplante. O cateter vesical é retirado no quinto pós-operatório.

No período de tempo avaliado, as frequências de ITU e ITU-R foram 36% e 23,1%, respectivamente. A *E. coli* foi responsável por 65,2% das ITU, seguida pela *K. pneumoniae* com 30,4%.

Em nosso serviço pacientes que apresentam ITU-R são submetidos à avaliação com exames de imagem, avaliação ginecológica ou prostática, para a detecção de condições passíveis de tratamento. A correção do RVU do aloenxerto não é realizada pelos riscos já citados anteriormente, o serviço de urologia não indica a abordagem aberta e não se tem disponível a terapia com agentes de volume por via endoscópica para a correção de RVU.

Apesar da carência de ensaios clínicos sobre ITU-R no TR, o serviço realiza as seguintes profilaxias: cápsulas de *cranberry* (600mg/dia) e rodízio de antibiótico profilático (baseado em antibiograma) a cada 3 meses. Os estrógenos tópicos também são utilizados na profilaxia, desde que não exista contraindicação ao seu uso. Como não existe dados científicos seguros sobre vacinas para ITU-R no TR, elas não são utilizadas.

CONSIDERAÇÕES FINAIS

A ITU permanece a complicação infecciosa mais comum após o TR[2-10]. A incidência de ITU-R pós-TR é variável (2,9% a 44%)[6-11,23-26], bem como os fatores de risco associados a ela, que incluem, entre outros, DM e retransplante[11], sexo feminino[8,27], infecção nosocomial e MDR[31], RVU do aloenxerto e os problemas urológicos presentes no pré-TR[8,17,27,33].

A ITU-R deve ser investigada prontamente em pacientes de TR, para excluir a existência de anormalidades anatômicas ou funcionais do trato urinário (estudos de imagem, cistoscopia, cistograma, urofluxometria e outras técnicas urodinâmicas) que sejam potencialmente corrigíveis para evitar novos episódios de recorrência[16,47,58].

A escolha dos antibióticos, para o tratamento de ITU-R, deve ser orientada pelos resultados de testes microbiológicos, dado o surgimento de uropatógenos resistentes a diversas drogas. A duração ideal da antibioticoterapia e o papel da profilaxia antibiótica permanecem obscuros, e pesquisas adicionais são necessárias para ajudar o clínico a gerenciar melhor esse problema desafiador[30,64].

Muitas questões ainda precisam de respostas, como o tratamento antibiótico empírico de escolha, a segurança de regimes curtos de tratamento, o uso de novos fármacos e a prevenção de ITU-R. Um problema que merece atenção nessa população é a disseminação crescente de enterobactérias ESBL e resistentes aos carbapenêmicos, exigindo o uso de terapia combinada e pesquisa de novos medicamentos[30,51].

REFERÊNCIAS BIBLIOGRÁFICAS

1. Rosselli D, Rueda J-D, Diaz C. Cost-effectiveness of kidney transplantation compared with chronic dialysis in end-stage renal disease. *Saudi J Kidney Dis. Transplant* 2015; **26**: 733.
2. Galindo Sacristán P, Pérez Marfil A, Osorio Moratalla JM *et al*. Predictive factors of infection in the first year after kidney transplantation. *Transplant Proc* 2013; **45**: 3620-3623.
3. Wu S-W, Liu K-S, Lin C-K *et al*. Community-acquired urinary tract infection in kidney transplantation: Risk factors for bacteremia and recurrent infection. *J Formos Med Assoc* 2013; **112**: 138-143.
4. Vidal E, Torre-Cisneros J, Blanes M *et al*. Bacterial urinary tract infection after solid organ transplantation in the RESITRA cohort. *Transpl Infect Dis* 2012; **14**: 595-603.
5. Abbott KC, Swanson SJ, Richter ER *et al*. Late urinary tract infection after renal transplantation in the United States. *Am J Kidney Dis* 2004; **44**: 353-362.
6. Bispo A, Fernandes M, Toscano C *et al*. Urinary tract infections in a cohort of kidney transplant recipients. *Acta Med Port* 2014; **27**: 364-371.
7. Bodro M, Sanclemente G, Lipperheide I *et al*. Impact of urinary tract infections on short-term kidney graft outcome. *Clin Microbiol Infect* 2015; **21**: 1104el-1104e8.
8. Tawab KA, Gheith O, Al Otaibi T *et al*. Recurrent urinary tract infection among renal transplant recipients: risk factors and long-term outcome. *Exp Clin Transplant* 2016; **15**: 157-163.
9. Camargo LF, Esteves ABA, Ulisses LRS *et al*. Urinary tract infection in renal transplant recipients: incidence, risk factors, and impact on graft function. *Transplant Proc* 2014; **46**: 1757-1759.
10. Pellé G, Vimont S, Levy PP *et al*. Acute pyelonephritis represents a risk factor impairing long-term kidney graft function. *Am J Transplant* 2007; 7: 899-907.

11. Alangaden GJ, Thyagarajan R, Gruber SA *et al.* Infectious complications after kidney transplantation: current epidemiology and associated risk factors. *Clin Transplant* 2006; **20**: 401-409.

12. Hooton TM, Bradley SF, Cardenas DD *et al.* Diagnosis, Prevention, and Treatment of Catheter-Associated Urinary Tract Infection in Adults: 2009 International Clinical Practice Guidelines from the Infectious Diseases Society of America. *Clin Infect Dis.*2010; **50**: 625-663.

13. Gupta K, Hooton TM, Naber KG *et al.* International clinical practice guidelines for the treatment of acute uncomplicated cystitis and pyelonephritis in women: A 2010 update by the Infectious Diseases Society of America and the European Society for Microbiology and Infectious Diseases. *Clin Infect Dis* 2011; **52**: 103-120.

14. Gozdowska J, Czerwinska M, Chabros L *et al.* Urinary Tract Infections in Kidney Transplant Recipients Hospitalized at a Transplantation and Nephrology Ward: 1-Year Follow-up. *Transplant Proc* 2016; **48**: 1580-1589.

15. Veroux M, Giuffrida G, Corona D *et al.* Infective complications in renal allograft recipients: epidemiology and outcome. *Transplant Proc* 2008; **40**: 1873-1876.

16. Golebiewska JE, Debska-Slizien A, Rutkowski B. Urinary tract infections during the first year after renal transplantation: one center's experience and a review of the literature. *Clin Transplant* 2014; **28**: 1263-1270.

17. Dupont PJ, Psimenou E, Lord R *et al.* Late recurrent urinary tract infections may produce renal allograft scarring even in the absence of symptoms or vesicoureteric reflux. *Transplantation* 2007; **84**: 351-355.

18. Nicolle LE, Bradley S, Colgan R *et al.* Infectious diseases society of America guidelines for the diagnosis and treatment of asymptomatic bacteriuria in adults. *Clin Infect Dis* 2005; **40**: 643-654.

19. Albert X, Huertas I, Pereiro I *et al.* Antibiotics for preventing recurrent urinary tract infection in non-pregnant women (Review). *Cochrane Database Syst Rev* 2004; **(3)**: CD001209.

20. Rice JC, Peng T, Kuo YF *et al.* Renal allograft injury is associated with urinary tract infection caused by Escherichia coli bearing adherence factors. *Am J Transplant* 2006; **6**: 2375-2383.

21. Green H, Rahamimov R, Goldberg E *et al.* Consequences of treated versus untreated asymptomatic bacteriuria in the first year following kidney transplantation: retrospective observational study. *Eur J Clin Microbiol Infect Dis* 2013; **32**: 127-131.

22. Ciszek M, Paczek L, Bartłomiejczyk I *et al.* Urine cytokines profile in renal transplant patients with asymptomatic bacteriuria. *Transplantation* 2006; **81**: 1653-1657.

23. Werb Z, Sympson CJ, Alexander CM *et al.* Extracellular matrix remodeling and the regulation of epithelial-stromal interactions during differentiation and involution. *Kidney Int Suppl* 1996; **54**: 68-74.

24. Marx M, Weber M, Köhler H. Urinary secretory immunoglobulin a in acute renal auograft rejection. *Nephrol Dial Transplant* 1990; **5**: 520-524.

25. Stabellini G, Calastrini C, Gilli R *et al.* Urinary glycosaminoglycans in recurrent urinary tract infections in kidney transplant patients. *Biomed Pharmacother* 1999; **53**: 274-277.

26. Song JC, Hwang HS, Yoon HE *et al.* Endoscopic subureteral polydimethylsiloxane injection and prevention of recurrent acute graft pyelonephritis. *Nephron Clin Pract* 2011; **117**: 385-390.

27. Chuang P, Parikh CR, Langone A. Urinary tract infections after renal transplantation: a retrospective review at two US transplant centers. *Clin Transplant* 2005; **19**: 230-235.

28. Giral M, Pascuariello G, Karam G *et al.* Acute graft pyelonephritis and long-term kidney allograft outcome. *Kidney Int* 2002; **61**: 1880-1886.

29. Memiko lu KO, Keven K, engül S *et al.* Urinary Tract Infections Following Renal Transplantation: A Single-Center Experience. *Transplant Proc* 2007; **39**: 3131-3134.

30. Mitra S, Alangaden GJ. Recurrent urinary tract infections in kidney transplant recipients. *Curr Infect Dis Rep* 2011; **13**: 579-587.

31. Silva C, Afonso N, Macário F *et al.* Recurrent urinary tract infections in kidney transplant recipients. *Transplant Proc* 2013; **45**: 1092-1095.

32. Lim J-H, Cho J-H, Lee J-H *et al.* Risk Factors for Recurrent Urinary Tract Infection in Kidney Transplant Recipients. *Transplant Proc* 2013; **45**: 1584-1589.

33. Kamath NS, John GT, Neelakantan N *et al.* Acute graft pyelonephritis following renal transplantation. *Transpl Infect Dis* 2006; **8**: 140-147.

34. Gołębiewska J, Dębska-Ślizień A, Komarnicka J *et al.* Urinary Tract Infections in Renal Transplant Recipients. *Transplant Proc* 2011; **43**: 2985-2990.

35. Ak O, Yildirim M, Kucuk HF *et al.* Infections in renal transplant patients: risk factors and infectious agents. *Transpl Proc* 2013; **45**: 944-948.

36. Tavakoli A, Surange RS, Pearson RC *et al.* Impact of Stents on Urological Complications and Health Care Expenditure in Renal Transplant Recipients: Results of a Prospective, Randomized Clinical Trial. *J Urol* 2007; **177**: 2260-2264.

37. Liu S, Luo G, Sun B *et al.* Early Removal of Double-J Stents Decreases Urinary Tract Infections in Living Donor Renal Transplantation: A Prospective, Randomized Clinical Trial. *Transplant Proc* 2017; **49**: 297-302.

38. Kwon YE, Kim H, Oh HJ *et al.* Vitamin D deficiency is an independent risk factor for urinary tract infections after renal transplants. *Medicine (Baltimore)* 2015; **94**: e594.

39. Britt NS, Hagopian JC, Brennan DC *et al.* Effects of recurrent urinary tract infections on graft and patient outcomes after kidney transplantation. *Nephrol Dial Transplant* 2017; **32**: 1758-1766.

40. Parasuraman R, Julian K. Urinary tract infections in solid organ transplantation. *Am J Transplant* 2013; **13**: 327-336.

41. Dharnidharka VR, Agodoa LY, Abbott KC. Effects of urinary tract infection on outcomes after renal transplantation in children. *Clin J Am Soc Nephrol* 2007; **2**: 100-106.

42. Rivera-Sanchez R, Delgado-Ochoa D, Flores-Paz RR *et al.* Prospective study of urinary tract infection surveillance after kidney transplantation. *BMC Infect Dis* 2010; **10**: 245.

43. Maillard O, Corvec S, Dantal J *et al.* Emergence of high ampicillin-resistant Enterococcus faecium isolates in a kidney transplant ward: role of antibiotic pressure and cross transmission. *Microb Drug Resist* 2010; **16**: 123-128.

44. Magiorakos AP, Srinivasan A, Carey RB *et al.* Multidrug-resistant, extensively drug-resistant and pandrug-resistant bacteria: An international expert proposal for interim standard definitions for acquired resistance. *Clin Microbiol Infect* 2012; **18**: 268-281.

45. Bodro M, Sanclemente G, Lipperheide I *et al.* Impact of antibiotic resistance on the development of recurrent and relapsing symptomatic urinary tract infection in kidney recipients. *Am J Transplant* 2015; **15**: 1021-1027.

46. Pinheiro HS, Mituiassu AM, Carminatti M *et al.* Urinary tract infection caused by extended-spectrum beta-lactamase–producing bacteria in kidney transplant patients. *Transplant Proc* 2010; **42**: 486-487.

47. Säemann M, Hörl WH. Urinary tract infection in renal transplant recipients. *Eur J Clin Invest* 2008; **38**: 58-65.

48. Sobel JD, Kaye D. Urinary tract infections. In Mandell GL, Bennett JE, Dolin R (eds). *Mandell, Douglas, and Bennett's Principles and Practice of Infectious Diseases.* 7th ed. Churchill Livingstone Elsevier: Philadelphia, 2010.

49. Linares L, Cervera C, Cofán F *et al.* Epidemiology and outcomes of multiple antibiotic-resistant bacterial infection in renal transplantation. *Transplant Pro.* 2007; **39**: 2222-2224.

50. Brizendine KD, Richter SS, Cober ED *et al.* Carbapenem-resistant Klebsiella pneumoniae urinary tract infection following solid organ transplantation. *Antimicrob Agents Chemother* 2015; **59**: 553-557.

51. Chacón-Mora N, Pachón Díaz J, Cordero Matía E. Urinary tract infection in kidney transplant recipients. *Enferm Infecc Microbiol Clin* 2017; **35**: 255-259.

52. Satlin MJ, Jenkins SG, Walsh TJ. The global challenge of carbapenem-resistant enterobacteriaceae in transplant recipients and patients with hematologic malignancies. *Clin Infect Dis* 2014; **58**: 1274-1283.

53. Caravaca-Fontán F, Jiménez-Álvaro S, Marcén-Letosa R *et al.* Ceftazidima-avibactam en el tratamiento de infecciones urinarias por Klebsiella productora de carbapenemasa en trasplante renal. *Nefrología* 2015; **35**: 412-413.

54. Antonopoulos IM, Piovesan AC, Falci Jr R *et al.* Transurethral injection therapy with carbon-coated beads (Durasphere®) for treatment of recurrent pyelonephritis in kidney transplant patients with vesicoureteral reflux to the allograft. *Clin Transplant* 2011; **25**: 329-333.

55. Romero NP, Romo MIG, Vegas AG *et al.* Deflux injections for vesicoureteral reflux in transplanted kidneys. *Transplant Proc* 2010; **42**: 2892-2895.

56. Pigrau-Serrallach C. Infecciones urinarias recurrentes. *Enferm Infecc Microbiol Clin* 2005; **23**: 28-39.

57. Tandogdu Z, Cai T, Koves B *et al.* Urinary tract infections in immunocompromised patients with diabetes, chronic kidney disease, and kidney transplant. *Eur Urol Focus* 2016; **2**: 394-399.

58. Muñoz P. Management of urinary tract infections and lymphocele in renal transplant recipients. *Clin Infect Dis* 2001; **33 Suppl 1**: S53-S57.

59. Fox BC, Sollinger HW, Belzer FO *et al.* A prospective, randomized, double-blind study of trimethoprim-sulfamethoxazole for prophylaxis of infection in renal transplantation: clinical efficacy, absorption of trimethoprim-sulfamethoxazole, effects on the microflora, and the cost-benefit of prophy. *Am J Med* 1990; **89**: 255-274.

60. Khosroshahi HT, Mogaddam AN, Shoja MM. Efficacy of high-dose trimethoprim-sulfamethoxazol prophylaxis on early urinary tract infection after renal transplantation. *Transplant Proc* 2006; **38**: 2062-2064.

61. Fishman JA. Infection in solid-organ transplant recipients. *N Engl J Med* 2007; **357**: 2601-2614.

62. Fishman JA. Prevention of infection caused by Pneumocystis carinii in transplant recipients. *Clin Infect Dis* 2001; **33**: 1397-1405.

63. Böttiger Y, Brattström C, Bäckman L *et al.* Trimethoprim-sulphamethoxazole does not affect the pharmacokinetics of sirolimus in renal transplant recipients. *Br J Clin Pharmacol* 2005; **60**: 566-569.

64. Vidal E, Cervera C, Cordero E *et al.* Management of urinary tract infection in solid organ transplant recipients: Consensus statement of the Group for the Study of Infection in Transplant Recipients (GESITRA) of the Spanish Society of Infectious Diseases and Clinical Microbiology (SEIMC) and the Spanish Network for Research in Infectious Diseas3es (EIPI). *Enferm Infecc Microbiol Clin* 2015; **33**: 679.e1-679.e21.

65. de Souza RM, Olsburgh J. Urinary tract infection in the renal transplant patient. *Nat Clin Pract Nephrol* 2008; **4**: 252-264.

66. Brown PD, Freeman A, Foxman B. Prevalence and predictors of trimethoprim-sulfamethoxazole resistance among uropathogenic Escherichia coli isolates in Michigan. *Clin Infect Dis* 2002; **34**: 1061-1066.

67. Metlay JP, Strom BL, Asch DA. Prior antimicrobial drug exposure: A risk factor for trimethoprim-sulfamethoxazole-resistant urinary tract infections. *J Antimicrob Chemother* 2003; **51**: 963-970.

68. Hillier S, Roberts Z, Dunstan F *et al.* Prior antibiotics and risk of antibiotic-resistant community-acquired urinary tract infection: a case-control study. *J Antimicrob Chemother* 2007; **60**: 92-99.

69. Costantini E, Zucchi A, Salvini E *et al.* Prulifloxacin vs fosfomycin for prophylaxis in female patients with recurrent UTIs: a non-inferiority trial. *Int Urogynecol J* 2014; **25**: 1173-1178.

70. Geerlings SE, Beerepoot MAJ, Prins JM. Prevention of recurrent urinary tract infections in women. Antimicrobial and nonantimicrobial strategies. *Infect Dis Clin North Am* 2014; **28**: 135-147.

71. Castañeda DA, León K, Martín R *et al.* Urinary tract infection and kidney transplantation: a review of diagnosis, causes, and current Clinical approach. *Transplant Proc* 2013; **45**: 1590-1592.

72. Jepson RG, Williams G, Craig JC *et al.* Cranberries for preventing urinary tract infections. *Cochrane Database Syst Rev* 2012; **10**: CD001321.

73. Pagonas N, Hörstrup J, Schmidt D *et al.* Prophylaxis of Recurrent Urinary Tract Infection After Renal Transplantation by Cranberry Juice and L-Methionine. *Transplant Proc* 2012; **44**: 3017-3021.

74. Damiano R, Quarto G, Bava I *et al.* Prevention of recurrent urinary tract infections by intravesical administration of hyaluronic acid and chondroitin sulphate: A placebo-controlled randomised trial. *Eur Urol* 2011; **59**: 645-651.

75. Rayes N, Seehofer D, Theruvath T *et al.* Supply of pre- and probiotics reduces bacterial infection rates after liver transplantation – A randomized, double-blind trial. *Am J Transplant* 2005; **5**: 125-130.

76. Giessing M. Urinary tract infection in renal transplantation. *Arab J Urol* 2012; **10**: 162-168.

77. Lee JR, Bang H, Dadhania D *et al.* Independent risk factors for urinary tract infection and for subsequent bacteremia or acute cellular rejection: a single-center report of 1166 kidney allograft recipients. *Transplantation* 2013; **96**: 732-738.

SEÇÃO 13

Nefrologia Pediátrica

56

DISFUNÇÃO DO TRATO URINÁRIO E REFLUXO VESICOURETERAL EM LACTENTES

Rejane de Paula Bernardes

◆

INTRODUÇÃO

O interesse pela função vesicoesfincteriana (VE) em lactentes surgiu a partir da década de 1990 devido à constatação que crianças com anomalias congênitas, como válvula de uretra posterior e refluxo vesicoureteral (RVU) de alto grau, apresentavam disfunção de trato urinário inferior (DTUI) já nos primeiros meses de vida. Tornou-se então necessário conhecer os parâmetros normais da função VE emrecém-nascidos, a fim de contextualizar os resultados das investigações. A avaliação funcional tornou-se importante nos lactentes com infecção do trato urinário (ITU) e RVU, pois se constatou que as alterações na dinâmica vesical afetam o trato urinário superior com maior risco de cicatrizes renais, hipertensão arterial e doença renal crônica quando extensas e bilaterais.

A avaliação funcional do trato urinário em lactentes que ainda não têm controle das micções e usam fralda é desafiadora, já que não temos nenhuma informação pela anamnese em relação aos hábitos miccionais. As anomalias congênitas do trato urinário são diagnosticadas no primeiro ano de vida por meio de ultrassonografia (US) ou pela ocorrência de ITU. Essas condições são muito comuns e é difícil determinar se a deterioração renal no primeiro ano de vida se deve a DTUI ou história natural da própria condição[1]. A crença histórica de que os problemas urinários aparecem ou se resolvem espontaneamente na retirada de fraldas não é mais aceita. A alta prevalência de associação da DTUI com constipação funcional e disfunção muscular do assoalho pélvico sugere disfunção multiorgânica e traz mais opções para o manejo conservador[2].

ANATOMIA E NEUROFISIOLOGIA DO TRATO URINÁRIO INFERIOR

O trato urinário inferior (TUI) inclui a bexiga e a uretra e tem duas funções principais: o armazenamento de urina com baixa pressão (fase de enchimento) e a expulsão intermitente de urina (fase de micção). A bexiga é um órgão oco formado por três camadas: a serosa externa, o músculo detrusor e a mucosa interna. O detrusor é composto pelo entrelaçamento de feixes de músculo liso cujas fibras se estendem para o colo vesical e formam o esfíncter interno responsável pela continência de repouso. O esfíncter externo é formado por musculatura estriada de controle voluntário. Os músculos do assoalho pélvico, como o levantador do ânus e o coccígeo, apoiam e mantêm a posição dos órgãos pélvicos.

O TUI possui inervação sensorial (aferente) e motora (eferente). A atividade aferente desperta o desejo de urinar, começando pelos receptores de estiramento situados na parede da bexiga e atingem o cérebro através do plexo sacral e sistema espinotalâmico. A inervação eferente inclui nervos colinérgicos parassimpáticos e nervos adrenérgicos simpáticos. Os primeiros são originários do segmento medular S2-S4 e proporcionam a principal inervação ao músculo detrusor e liberam acetilcolina que, ligada aos receptores muscarínicos (M2 ou M3), estimula as contrações do detrusor. As fibras nervosas adrenérgicas simpáticas eferentes são originárias do segmento medular T10-L2 e fornecem o controle motor principal para a musculatura lisa do colo da bexiga e da uretra posterior. A liberação da noradrenalina, que se liga aos adrenorreceptores α, estimula a contração das fibras musculares lisas. A noradrenalina também influencia a atividade do detrusor ligando-se aos adrenorreceptores β e contribui para seu relaxamento. Os nervos parassimpáticos e simpáticos se fundem em um plexo na base da bexiga e interagem constantemente. O esfíncter estriado é inervado por fibras nervosas pudendas somáticas da medula sacral. Seu tônus aumenta durante a fase de armazenamento e diminui durante a micção[3].

FUNÇÃO VESICAL NORMAL

Sabe-se que a micção é governada por três centros: centro espinhal sacral, centro pontino e múltiplas estruturas subconscientes – cerebelo, núcleo estriado, hipotálamo e estruturas conscientes –, córtex límbico, frontal e parietal[4]. Pensava-se que a micção em lactentes era induzida por um reflexo automático sem influência do córtex. Atualmente, acredita-se que existe integração complexa de vias neurais periféricas e centrais que já estariam bem formadas desde o período neonatal, pois constatou-se que a micção se acompanha de despertar cortical[5-7].

A capacidade aumenta progressivamente nos primeiros anos de vida tornando possível uma micção consciente e voluntária, obtida por um processo comportamental de aprendizagem ativa e assim a criança desenvolve continência e controle de micção. Esse processo é o resultado da ação dos sistemas parassimpáticos e simpáticos no detrusor e no esfíncter interno da uretra, associados ao controle voluntário dos músculos estriados do assoalho pélvico e do esfíncter externo da uretra[1].

Durante a fase de enchimento, o músculo detrusor deve permanecer relaxado e durante a fase de esvaziamento se contrai para aumentar a pressão e o esfíncter deve relaxar para permitir uma micção completa. A coordenação perfeita entre detrusor e esfínter externo (assoalho pélvico) é a base para a continência e a micção normal.

CLASSIFICAÇÃO DAS DTUI

A classificação mais utilizada é baseada no estudo urodinâmico que investiga o estado funcional do detrusor durante a fase de enchimento e esvaziamento. A função do detrusor pode ser normal e apresentar hiperatividade ou hipoatividade na cistometria (fase de enchimento). Os transtornos na fase de esvaziamento, denominados disfunção miccional (DM), são mais bem classificados pela fluxometria associada à eletromiografia (EMG) de assoalho pélvico, realizada durante a micção em crianças maiores que já possuem controle do esfíncter. Nos lac-

tentes, a avaliação da eficiência da micção pode ser obtida pelo teste de 4 horas de observação miccional, descrito a seguir.

AVALIAÇÃO DA FUNÇÃO VESICAL EM LACTENTES

Definir uma DTUI é mais fácil após a retirada de fraldas, quando os sintomas tais como incontinência, urgência, frequência e esforço são facilmente reconhecidos como anormais. Reconhecer uma micção anormal em crianças que usam fraldas não é fácil e os meios diagnósticos são mais difíceis de realizar.

TESTE DE 4 HORAS DE OBSERVAÇÃO MICCIONAL (4H-OM)

Esse exame é um método não invasivo e validado em recém-nascidos suecos, cujo objetivo é avaliar a função vesical em crianças que ainda não possuem controle miccional voluntário. É um meio diagnóstico bastante útil no monitoramento das DTUI, focando em especial no esvaziamento vesical[8,9]. As principais limitações se devem ao fato de o exame ser muito laborioso, com duração de 4 horas, e requerer equipe disponível e equipamentos adequados para medir com precisão o resíduo urinário pós-miccional. É a razão pela qual poucos centros do mundo executam esse teste.

Metodologia

O teste consiste em um período de observação de 4 horas do padrão miccional, de preferência com a criança acordada, tentando reproduzir o comportamento real da bexiga. Deve-se prever ingestão de líquidos habitual. As fraldas são inicialmente pesadas. Colocamos um sensor de umidade sem fio na fralda, a fim de detectar cada micção, quando então a fralda é pesada e obtemos o volume urinado. Em seguida, por meio de ultrassonografia convencional ou portátil (*bladder scan*), avalia-se o resíduo urinário. Além de monitorar a função vesical nessa faixa etária, auxilia na identificação das crianças que precisam de tratamento[1].

Informações obtidas com o teste de 4h-OM

FM = frequência das micções.

VU = volume urinado a cada micção.

RUP = resíduo urinário pós-miccional em cada micção e médio.

EM = eficiência da micção (VU/VU+RUP) × 100% – percentual de eliminação de urina (referência normal para a eficiência da micção ≥ 80%)[9].

CVF = capacidade vesical funcional definida como o maior valor de capacidade vesical (VU + RUP) encontrado, expresso em percentual da capacidade vesical estimada para a idade (CVE = idade (meses) × 2,5 + 30mL).

Parâmetros em lactentes normais

O primeiro estudo foi realizado em 43 lactentes com idade de 6,5 ± 3,0 meses em 1996[8]. A seguir, estudo longitudinal com 453 observações prosseguiu a pesquisa descrevendo o desenvolvimento de padrões miccionais e controle vesical em crianças saudáveis durante os primeiros 3 anos de vida realizando o teste a cada 3 meses em 36 meninas e 23 meninos, a fim de obter uma visão mais abrangente do padrão de micção em várias idades[9].

Esses estudos serviram de referência para o diagnóstico precoce das DTUI:

Frequência de micção – em média 1 micção por hora (3-4 micções por 4 horas), tendendo a diminuir de 5 para 2 episódios em 4 horas aos 3 meses e 3 anos. Depende também da oferta de líquido durante o período de observação.

VU e CVF – a capacidade vesical funcional aumenta com a idade, mas o volume urinado médio (% da capacidade vesical) se mantém. O menor volume de urina capaz de provocar a micção aumenta a cada observação durante o primeiro ano de vida. O volume urinado máximo é considerado pequeno ou grande, se for inferior a 65% ou superior a 150% da capacidade vesical estimada (CVE). O aumento da capacidade vesical é um passo crucial no desenvolvimento da função vesical, no entanto as variações interindividuais dificultam o estabelecimento do chamado valor normal nas diversas idades. As crianças com capacidade vesical inicialmente pequena ou grande tendem a manter o mesmo padrão no futuro[10].

Capacidade de esvaziamento – não há consenso quanto ao resíduo urinário normal em lactentes. Nesses estudos, menos de 10% da capacidade vesical permaneceu como urina residual média. A urina residual em 4 horas é mais ou menos constante do período neonatal até 2 anos de idade (mediana 4-5mL) e o esvaziamento é completo em uma ou mais micções. Aos 3 anos, o volume residual diminuiu, indicando a maturação da função vesical[8,11]. Uma característica peculiar no lactente é a incoordenação fisiológica entre detrusor e esfíncter durante a micção, tornando-a interrompida, ou seja, 2 jatos urinários com intervalo de até 10 minutos com esvaziamento quase completo com o segundo jato[12]. Essa característica diminui com a idade e quase não ocorre mais aos 2 anos de idade. Micções durante o sono ocorreram durante os primeiros 7 meses de vida e não mais após os 18 meses de idade[6].

A conclusão dos vários estudos foi que a capacidade de armazenamento e esvaziamento da bexiga aumentam com o tempo e aos 24 meses começam a adquirir o controle vesical. O volume urinado, a capacidade vesical e o despertar nas micções aumentam com a idade. A frequência das micções, a urina residual e os episódios de micção interrompida diminuem com a idade[8,12-14].

Prosseguindo o estudo longitudinal até os 3 anos de idade com o teste de 4h-OM, os mesmos autores descreveram o padrão miccional e a aquisição do controle vesical a cada 6 meses até os 6 anos de idade. A idade média para atingir a continência diurna e noturna foi de 3,5 (1,75 a 5,5) e 4 anos (2,25 a 6), respectivamente. Após 3,5-4 anos, 50% das crianças apresentaram urgência, 20% postergação e 23% escapes de urina na roupa, sinais frequentes de DTUI. Aumento de DTUI foi relatado nos últimos anos, mas ainda não se sabe se essas descobertas são substanciais ou simplesmente o resultado de melhor conscientização nos pais. Grande número de fatores provavelmente afeta o desenvolvimento de DTUI, bem como o tempo em que uma criança adquire controle vesical completo[11].

4h-MO em lactentes com ITU e RVU

A prevalência de ITU febril é de até 5% em crianças com idade entre 2 e 24 meses. Cerca de 30 a 40% das crianças com pielonefrite aguda desenvolvem cicatrizes renais, com consequente potencial para desenvolvimento de doença renal crônica e hipertensão. Identificar e tratar essas crianças é uma questão importante, pois já é bem estabelecido que a DTUI desempenha papel significativo no desenvolvimento de ITU e sua recorrência em crianças maiores. Em lactentes, a associação de ITU e DTUI não tem sido adequadamente estudada, devido à limitação na avaliação do comportamento miccional e disponibilidade de exames.

O primeiro estudo que investigou a DTUI em lactentes com ITU febril constatou maior frequência de micções (3,0 ± 1,2 *vs.* 2,6 ± 0,9, p = 0,04), maior volume de resíduo urinário pós-miccional médio (15,5mL ± 14,2 *vs.* 8,9mL ± 8,8, p < 0,01) e menor eficiência de micção (71,2% ± 20,5 *vs.* 80,2% ± 18,5, p = 0,01)[9]. As crianças com ITU febril apresentaram mais sinais de DTUI do que o grupo controle, principalmente relacionada ao esvaziamento incompleto da bexiga. Nesse estudo, mais de 50% dos pacientes apresentavam RVU, mas não houve diferença no resíduo urinário médio comparando RVU de alto grau com pequenos graus ou mesmo ausência de RVU (16, 5 ± 15,6 *vs.* 12,3 ± 7,8 *vs.* 12,5 ± 10,1, p = 0,90; eficiência de micção 65 ± 27% *vs.* 75 ± 16% *vs.* 74 ± 19, p = 0,58)[9].

Concluiu-se que lactentes com ITU febril têm elevada incidência de DTUI e RVU. Os achados são compatíveis com outro estudo baseado em estudo urodinâmico com eletromiografia, em lactentes que apresentaram pielonefrite aguda, que demonstrou alto índice de incoordenação detrusor-esfíncter (disfunção miccional) e hiperatividade de detrusor em dois terços dos pacientes[9]. A incoordenação pode causar hiperdistensão crônica, elevada capacidade vesical e fraca contração de detrusor (hipoatividade secundária). Considerando a importância do resíduo pós-miccional no prognóstico dos RVUs, o teste 4h-OM é recomendado na presença de ITU recorrente[15].

A fim de investigar a prevalência da DTUI em lactentes com RVU, o teste 4h-OM foi realizado em 203 crianças < 2 anos de idade, no diagnóstico e após 2 anos de evolução, e constatou-se, respectivamente, 20% e 34% de testes compatíveis com disfunção (elevada capacidade vesical e resíduo pós-miccional). Também se observou correlação negativa da presença de DTUI com a resolução do RVU e com a prevalência de lesão renal, correlacionando principalmente com a presença de resíduo pós-miccional significativo[16].

ESTUDO URODINÂMICO (EUD) EM LACTENTES

O EUD é considerado padrão-ouro para avaliação da função vesical, no entanto é menos indicado do que deveria pelo fato de ser considerado um exame invasivo. É possível realizar um exame com qualidade e minimamente traumático com adaptações em relação aos profissionais e ao ambiente. A atuação deve ser gentil, calma e paciente em ambiente caloroso, acolhedor, com opções de distrações e brincadeiras, a fim de transmitir confiança à criança e aos pais. Pais ansiosos podem tornar a criança insegura e não cooperativa.

Quando a sedação é necessária, utilizamos o midazolam por via oral (0,4mg/kg/dose única), pois não altera as variáveis urodinâmicas, 20 minutos antes da introdução da sonda uretral, além do gel anestésico. Para as crianças muito jovens pedimos que venham em jejum e, após a introdução da sonda, a mãe pode alimentar a criança para que permaneça calma. Orientar previamente para que não haja constipação[4].

O EUD é indicado em lactentes com resultado alterado no teste de 4 horas, ITU recorrente, suspeita de obstrução infravesical ou disfunção neurogênica e RVU com dilatação de pelve renal[17].

Metodologia

O EUD é realizado com a criança na posição supina. Após a introdução de sonda uretral duplo lúmen 6F, a urina residual é aspirada. Um lúmen da sonda é usado para o enchimento da bexiga com solução salina (fluxo de 5 a 10% da capacidade vesical estimada em temperatura de 25-37°C) e o outro para medição de pressão intravesical. Uma sonda com balão é colocada no reto para medir a pressão abdominal. Eletrodos de superfície são colados em região perianal para registrar a eletromiografia (EMG) perineal. A fase de enchimento deve cessar quando provoca dor, micção ou pressão de detrusor prolongada > 40cmH₂O. Observam-se as pressões vesical e abdominal durante o enchimento e durante a micção, a atividade do detrusor e EMG nessas condições e o resíduo urinário no final da micção[4,18].

Informações obtidas com o EUD

Cistometria – avalia a função de armazenamento da bexiga e deve ser descrita em termos de atividade do detrusor, complacência e capacidade cistométrica.

– Função normal do detrusor permite o enchimento vesical com pouca alteração na pressão e sem contrações involuntárias do detrusor. Na micção ocorre relaxamento inicial do esfíncter uretral externo/assoalho pélvico seguido por contração contínua do detrusor até o esvaziamento completo da bexiga.

– A hiperatividade do detrusor caracteriza-se por contrações do detrusor involuntárias, espontâneas ou provocadas na fase de enchimento, com aumento da pressão do detrusor >15cmH₂O acima da linha de base.

– A hipoatividade do detrusor caracteriza-se por baixa pressão durante o enchimento e contração ineficiente durante a micção, resultando em capacidade vesical maior (> 150% da capacidade vesical esperada para idade), com fluxo prolongado, interrompido e esforço abdominal para alcançar a micção completa.

– A complacência mede a distensibilidade da parede da bexiga durante o enchimento, resultante do volume/pressão (mL/cmH₂O). Se a pressão do detrusor é muito baixa, a complacência é alta e se a pressão é alta a complacência é baixa. Não há valores de referência validados, mas observamos que boa complacência varia entre 10 e 20mL/cmH₂O).

– A capacidade vesical cistométrica é o volume de urina registrado quando ocorre vazamento de urina ou quando causa desconforto.

Fluxometria – avalia os parâmetros na fase de micção. Havendo atividade de detrusor normal e coordenação com o esfíncter, a micção é contínua e quase completa.

– A pressão do detrusor durante a micção pode ser mais elevada do que em crianças maiores, mas quando muito elevada com baixo fluxo urinário é indicativo de obstruções uretrais, que podem ser funcionais devido à contração do assoalho pélvico, registrada na EMG perineal. Contração eficiente de detrusor deve manter-se durante toda micção a fim de promover esvaziamento completo da bexiga.

– No lactente pode ocorrer algum grau de incoordenação fisiológica, com micção interrompida nos primeiros meses de vida em crianças saudáveis em 20% e em 60% das crianças com RVU e alta pressão vesical.

– A micção disfuncional é caracterizada por relaxamento incompleto dos músculos do assoalho pélvico durante a micção, com altas pressões de vazamento, aumento da atividade abdominal (esforço) e atividade paradoxal do assoalho pélvico. A urina residual está frequentemente presente, mas a ausência de resíduo não exclui a disfunção miccional[13].

Uma híper ou hipoatividade de detrusor associada a micção disfuncional e constipação crônica é uma condição chamada de disfunção intestinal e vesical (*bowell and bladder dysfunction*). A distensão crônica é responsável pela UTI, pois a bexiga de alta capacidade e complacência não consegue obter contração eficiente na micção e deixa um resíduo urinário. Nesse caso, os recém-nascidos permanecem longos períodos com a fralda seca[13].

Durante os primeiros meses de vida, observa-se maior pressão durante a micção e baixa capacidade, mas após 1 ano de idade a capacidade cistométrica mostra-se maior que a obtida no teste 4h-OM. Elevada pressão de detrusor e falta de coordenação entre detrusor e esfíncter são anormais após a idade de 1-2 anos[19,20].

EUD em lactentes com ITU e RVU

A investigação da ITU em lactentes tem sido motivo de muita discussão. De acordo com o estudo mais divulgado, o *guidelines* NICE (*National Institute for Health and Care Excellence*), crianças com idade inferior a 6 meses devem realizar ultrassonografia renal e se normal não precisam prosseguir a investigação. Estudo demonstrou que, entre 90 lactentes que apresentaram US normal, 25 ureteres apresentavam RVU e 22 cicatrizes renais na cintilografia DMSA, que ficariam sem iagnóstico[21].

ITU e RVU estão frequentemente associadas a vários tipos de DTUI. Com a introdução da investigação com o teste de 4h-OM e o EUD na prática clínica, grande progresso foi feito na compreensão da fisiopatologia da função vesical em lactentes.

Estudos realizados em lactentes com ITU com ou sem RVU mostraram resultados semelhantes: baixa capacidade cistométrica, alto índice de hiperatividade do detrusor, resíduo urinário maior do que nos recém-nascido sem ITU e aumento da atividade de EMG no assoalho pélvico durante a micção, na maioria dos casos. Esses achados sugerem que os recém-nascidos com ITU têm baixa eficiência de esvaziamento provavelmente relacionada à falta de relaxamento uretral durante a micção. O aumento da pressão intravesical (hiperatividade do detrusor), associado à micção disfuncional, eleva o potencial de dano renal, facilitando a condução de bactérias e consequente pielonefrite. A DTUI é um fator significativo na iniciação e perpetuação do RVU[22-25]. Além da hiperatividade do detrusor, também encontramos lactentes com grande capacidade vesical ou elevada pressão de detrusor na micção[3,15,20].

A disfunção miccional tem sido associada a ITU, RVU, cicatrizes renais e alterações morfológicas do trato urinário inferior (uretra em pião, trabeculação, divertículo e espessamento de parede). Formas mais graves incluem hidronefrose, bexigas espessadas, de baixa complacência, alta pressão, fluxo obstrutivo, com alto risco de sepse e insuficiência renal, em crianças neurologicamente normais, e requerem condutas mais agressivas[26].

É indiscutível que as DTUI e o RVU estão estreitamente interligados, mas não se sabe qual é a incidência em lactentes. Alguns estudos relatam que 20 a 60% de crianças com RVU após a retirada de fraldas apresentam hiperatividade e disfunção miccional. No entanto, estudos em lactentes mostram que a DTUI se inicia no primeiro ano de vida[27-29].

A ocorrência de ITU parece estar mais relacionada com a alta pressão intravesical e o esvaziamento vesical incompleto do que com a presença do RVU. A recorrência diminui com a melhora da disfunção miccional[30].

CORRELAÇÃO ENTRE TESTE DE 4H-OM/ EUD E ACOMPANHAMENTO URODINÂMICO

Comparando com lactentes saudáveis, o teste de 4h-OM em lactentes portadores de alto grau de RVU resultou em maior frequência urinária e menor capacidade vesical nos meninos e menor frequência com maior capacidade nas meninas. Concluiu-se que nos meninos corresponde ao padrão urodinâmico hiperativo com alta pressão na micção observado na maioria dos pacientes com alto grau de RVU e nas meninas corresponde ao achado urodinâmico de bexigas de baixa pressão, alta capacidade e elevado resíduo pós-miccional. Em ambos, ocorre aumento da atividade do assoalho pélvico. Resíduo urinário elevado tem sido encontrado na maioria das crianças com RVU, portanto o teste de 4h-OM auxilia na indicação do EUD. Ambos os exames têm-se mostrado anormais nas crianças com RVU em relação às crianças saudáveis, indicando DTUI[1,13,31].

Estudos de acompanhamento urodinâmico em lactentes com RVU demonstraram que após o primeiro ano de acompanhamento a maioria modifica o padrão de hiperatividade, baixa capacidade e alta pressão se modifica, e as bexigas tornam-se de alta capacidade, baixa pressão e micção incompleta (hipoatividade de detrusor)[15,32]. Seria uma descompensação do detrusor mais frequentemente associada à persistência do RVU com cicatrizes renais e estaria relacionada à obstrução funcional do fluxo urinário por incoordenação entre detrusor e esfíncter ou falta de relaxamento do assoalho pélvico na micção (disfunção miccional). A obstrução funcional parece ser o mais importante fator relacionado a RVU, ITU e cicatriz renal.

A capacidade funcional apresenta-se sempre maior na cistometria (EUD) que no teste de 4h-OM, assim como também o resíduo pós-miccional[32].

A DTUI tem sido considerada fator prognóstico negativo para a resolução espontânea do RVU. A prevalência das alterações urodinâmicas avaliadas em período de 4 anos foi de 46,3% em crianças com RVU, 35% apresentavam baixa capacidade e 11% elevada capacidade. Os pacientes com alta capacidade tinham RVU de maior grau (IV-V). Concluiu-se sobre a importância do acompanhamento urodinâmico em pacientes com RVU, já que é frequente uma mudança de padrão com o tempo[33].

RELAÇÃO ENTRE CONSTIPAÇÃO E DISFUNÇÃO DO TRATO URINÁRIO

A dilatação retal crônica causa compressão mecânica na bexiga e também pode ser causa ou consequência de uma disfunção do trato urinário com maior risco de ITU e RVU, por isso é importante tratar adequadamente a constipação crônica em lactentes[13].

RESOLUÇÃO DO RVU (FARHAT[34])

A resolução do RVU e recorrência de ITU ocorrem com a melhora da obstrução funcional (disfunção miccional)[30]. Estudos têm demonstrado que a presença de alteração renal, disfunção tipo descompensação vesical com elevada capacidade, elevado resíduo, ITU recorrente e alto grau de RVU foram identificados como fatores preditivos negativos para a resolução do RVU[27]. Alguns referem que a hiperatividade não afeta a resolução, outros relatam resolução com o tratamento da hiperatividade.

A probabilidade de resolução do RVU é menor quanto maior o grau do RVU, presença de DTUI e alteração renal, de 0 a 30%[27,34-37]. Não havendo essas condições, chega a aproximadamente até 80%. DTUI tem impacto negativo em todos os estudos[35,36].

COMPROMETIMENTO RENAL E HTA

O fator obstrutivo funcional associado à ITU são os fatores responsáveis pelo dano renal nos pacientes com RVU. A prevalência de dano renal em lactentes com alto grau de RVU tem sido relatada entre 17 e 60% dos casos[15].

Durante o acompanhamento é importante avaliar o crescimento renal por meio de ultrassonografia e a ocorrência de novas cicatrizes renais por meio da cintilografia ao DMSA. Atrofia renal ou hipoplasia pode ser observada desde o início, de caráter congênito (displasia renal) nos casos de RVU de alto grau (V-IV), com maior frequência (35%) que nos RVU de grau menor (< III) (8%). Pode-se observar queda na função renal por falta de crescimento renal ou por formação de novas cicatrizes (nefropatia de refluxo)[37].

Além da realização periódica de cintilografias renais ao DMSA, também devem ser monitorados o ritmo de filtração glomerular, a presença de microalbuminúria e hipertensão arterial.

A HTA tem sido relatada em torno de 5 a 13% em pacientes com nefropatia de refluxo em crianças maiores[37]. Em nossa casuística, observamos maior frequência de HTA (22%), em geral diastólica, comprovada pela realização da MAPA, muitas vezes transitória. Em pacientes com extensas cicatrizes renais, tem sido relatada HTA em 39% com medidas casuais e 28% com MAPA. Entre 159 pacientes encaminhados por HTA, 21% apresentavam cicatrizes renais[21].

TRATAMENTO

Temos poucas referências sobre o tratamento das DTUI em lactentes com RVU. Há consenso de que o reimplante ureteral em bexiga disfuncional tem alto risco de insucesso. É importante ter informação sobre o resíduo pós-miccional por meio do teste de 4h-OM e sobre a presença de hiperatividade ou hipoatividade de detrusor através do EUD.

A obstrução funcional com resíduo urinário, por falta de coordenação detrusor-esfíncter, parece ser o principal fator na patogênese e persistência do RVU, com ou sem hiperdistensão e/ou hiperatividade, como ocorre na válvula de uretra posterior, bexiga neurogênica[15]. Assim, teoricamente deveríamos indicar cateterismo intermitente em lactentes com ITU recorrente, RVU de alto grau e resíduo pós-miccional, no entanto é de difícil aplicação na prática, pois é um procedimento doloroso.

Discute-se sobre o benefício da retirada de fraldas precoce quando parece haver melhora na coordenação detrusor-esfíncter e do resíduo pós-miccional[3,9,14,38]. O treinamento deve ser realizado de forma controlada com micções frequentes, regulares e ingestão de líquidos adequada, estimulando realizar a micção em posição sentada com apoio nos pés com relaxamento do assoalho pélvico.

A profilaxia antibiótica é sempre indicada para o controle das recorrências de ITU. Muitos estudos concluem que o uso de anticolinérgicos para tratamento da hiperatividade de detrusor, com melhora da pressão intravesical, predispõe a maior índice de resolução do RVU[20,39,41]. O uso de baixa dose de anticolinérgicos é seguro em lactentes. O uso empírico sem indicação pelo EUD não é recomendado, pois pode aumentar o resíduo urinário e eventual constipação, predispondo à ITU. No entanto, na presença de hiperatividade e elevada pressão do detrusor é recomendado seu uso, com monitoramento do resíduo[42].

Não há estudos sobre a neuromodulação transcutânea parassacral em lactentes, mas, considerando o conceito atual de que há conexão da micção com o SNC desde o nascimento, essa opção deve ser discutida. A neuromodulação é um estímulo elétrico que afeta o SNC ativando estruturas neurais relacionadas ao trato urinário. A estimulação sacral ativa os músculos do assoalho pélvico e modula a inervação da bexiga e esfíncter uretral externo, restaurando o equilíbrio e coordenação dos reflexos sacrais. É hoje tratamento de primeira linha nas crianças maiores portadoras de DTUI, com melhora inclusive da constipação. Em crianças acima de 18 meses é possível perceber o limiar sensitivo por meio de movimentos e expressões faciais da criança na aplicação da neuromodulação.

Não havendo melhora da disfunção miccional, após a retirada das fraldas pode-se recorrer ao *biofeedback* de assoalho pélvico logo que a criança apresente condições cognitivas. Também é importante o tratamento da constipação por meio de dieta ou laxantes. Lactentes com grave dano renal apresentam déficit de concentração urinária com poliúria, tornando mais difícil o controle das disfunções.

ESTUDO EM 148 LACTENTES COM ITU NA CLÍNICA NEFROKIDS DE CURITIBA

Foram selecionados 148 lactentes que apresentaram UTI (2,1 ± 1,2 episódios), com idade entre 10,8 ± 6 meses (94 meninas/52 meninos), neurologicamente normais.

No teste de 4h-OM encontramos resultados semelhantes aos descritos nos trabalhos anteriores: alta frequência de micção, 4,6 ± 1,9 e menor eficiência média de micção de 77 ± 16%. A capacidade vesical média era reduzida em 79%, normal em 17% e aumentada em 15%.

A urodinâmica realizada em torno de 10 meses depois (17,1 ± 8,4 meses) mostrou aumento da capacidade cistométrica em 54%, normal em 25% e reduzida em 21%. A complacência era reduzida em 68%, indicando maior pressão vesical no enchimento, normal em 26% e aumentada em 5%. A hiperatividade foi evidenciada em 14%. Todos os pacientes foram submetidos a uretrocistografia miccional e 32 crianças apresentaram VUR (22%), 16 uretra em pião (12%) e 30% apresentaram cicatrizes focais unilaterais ou bilaterais na cintilografia ao DMSA. Comparando os pacientes com (32 crianças) e sem VUR (114 crianças), nenhuma diferença foi encontrada em relação a idade, sexo, constipação, resultados do teste de 4h-OM, complacência, hiperatividade do detrusor e uretra em pião (p > 0,05). Diferença significativa foi encontrada no número de episódios de ITU (p = 0,023) e na capacidade cistométrica (p = 0,05), maiores no grupo com RVU (Tabela 56.1).

Em seguida, avaliamos o resultado do tratamento de 78 lactentes dos pacientes acima, acompanhados por mais de 2 anos (40 ± 13 meses). A idade média na primeira consulta era 10,9 ± 8,1 meses. No início, a ITU tinha ocorrido em 66 pacientes (85%) – 1 a 6 episódios, constipação em 21 (27%), dilatação pielocalicinal em 53 (67%), RVU em 25 (32%), uretra em pião em 7/72 (10%), cicatrizes renais focais em 15/47 (32%) e 2 exclusão unilateral de rim.

No teste de 4h-OM encontramos alta frequência de micções e baixa eficiência de micção (55% pacientes < 80%) ou 63 pacientes (81%) com resíduo pós-miccional >10% da capacidade vesical média, 15(19%) < 10%. A capacidade vesical funcional (em % da CVE) em 16 pacientes (20%) era > 150%, 13 (17%) < 65% e 49 (3%) entre 65 e 150% (Tabela 56.2).

Todas as 78 crianças realizaram urodinâmica no início, 71 durante o tratamento e outras 47 no final do estudo (Tabela 56.3). O diagnóstico urodinâmico foi: hiperatividade de detrusor em 3 crianças (4%), hiperatividade associada à disfunção miccional em 29 (37%), disfunção miccional em 44 (56%) e hipoatividade de detrusor em 2 (3%).

A capacidade cistométrica máxima (em % de CVE) foi < 65% em 3 pacientes (4%), entre 65 e 150% em 36 (46%) e > 150% em 39 (50%). Nenhuma diferença foi observada entre lactentes < 12 meses, 12 a 24 meses e > 24 meses (p > 0,05). Complacência em 58 pacientes (74%) foi < 10mL/cmH$_2$O, 2 (3%) > 20mL/cmH$_2$O,

Tabela 56.1 – Resultados.

	População n = 146	Sem VUR n = 114	Com VUR n = 32	Valor do p
Idade (meses)	10,9 ± 5,9	10,6 ± 5,8	12,1 ± 6,3	0,26
Feminino/masculino	94/52	74/40	20/12	0,84
Episódios ITU	2,2 ± 1,2	2,0 ± 1,1	2,6 ± 1,4	0,02
Constipação	28 (19%)	20 (18%)	7 (22%)	0,84
Dilatação pielocalicinal	94 (64%)	70 (61%)	22 (68%)	0,54
Frequência das micções	5,0 ± 2,0	3,9 ± 1,6	4,6 ± 2,2	0,56
Capacidade vesical (%CVE)	102 ± 48	101 ± 48	107 ± 50	0,56
Volume residual médio (mL)	14 ± 20	14 ± 19	15 ± 22	0,35
Eficiência da micção (%)	77 ± 16	78 ± 16	76 ± 16	0,66
Volume residual (%CV)	23 ± 18	23 ± 17	24 ± 24	0,73
Capacidade cistométrica mL	113 ± 53	109 ± 52	129 ± 54	0,05
Capacidade cistométrica (%CVE)	158 ± 66	152 ± 62	177 ± 76	0,05
Complacência (mL/cmH$_2$O)	7,5 ± 7,4	7,1 ± 7,7	8,9 ± 6,4	0,22
Hiperatividade de detrusor	20 (13,7%)	17 (14,9%)	3 (9,4%)	0,57
Uretra em +pião	14/129 (10,8%)	13/109 (12%)	2/29 (7%)	0,74

Tabela 56.2 – Teste de 4h-OM.

	Média ± DP	Variações
Idade (meses)	16,1 ± 8,3	1,6 a 38
Frequência das micções	4,8 ± 2,2	2 a 9
Capacidade vesical estimada (CVE) mL	70 ± 20	35 a 90
Volume urinado médio (VU) mL	39,8 ± 19,8	13 a 101
Resíduo urinário pós-miccional médio (RUP) mL	16,9 ± 22,7	0 a 132
Capacidade vesical (CV) média (VU + RUP) mL	56,3 ± 37,4	18 a 228
Resíduo urinário pós-miccional (RUP) em %CV	24,4 ± 15,2	0 a 66
Capacidade vesical funcional em mL	78 ± 44	28 a 267
Capacidade vesical funcional em % da CVE	114,6 ± 51,8	43 a 296
Eficiência da micção em %	75 ± 16	13 a 100

Tabela 56.3 – Urodinâmica inicial (n = 78).

	Média ± DP	Variações
Idade (meses)	18 ± 9	4 a 49
Capacidade vesical estimada (CVE) mL	76 ± 23,6	49 a 155
Capacidade cistométrica máxima (CCM) mL	115,3 ± 50,9	35 a 270
CCM em % da CVE (%)	153 ± 52	50 a 274
Complacência (mL/cmH$_2$O)	7 ± 6 (mediana 5)	1 a 35
Contrações não inibidas de detrusor n(%)	10 (13%)	–

18 (23%) entre 10 e 20mL/cmH$_2$O. Comparando a urodinâmica realizada no início, durante o tratamento (71 crianças) e no final do estudo (47 pacientes), encontramos diferença significativa com melhora da capacidade cistométrica máxima e da complacência e aumento da hiperatividade de detrusor (Tabela 56.4), indicando melhora da disfunção miccional.

Urofluxometria foi realizada em 50 crianças após a remoção da fralda. O fluxo em sino, que é normal, foi encontrado em 9 (18%) no início e 26 (52%) no final do estudo e em platô, que representa esvaziamento lento, em 41 (82%) no início e 24 (48%) no final (p < 0,0001), representando também melhora da disfunção miccional.

Entre os 37 ureteres com RVU, a resolução completa ocorreu em 46%, redução no grau do RVU em 32% e o mesmo grau permaneceu em 22%. Em relação ao grau ocorreu resolução completa em 60, 89, 38, 38% dos RVU graus I, II, III, IV e V, e redução do grau em 11, 25, 63, 57% dos RVU graus II, III, IV e V.

Em relação ao tratamento, 29 pacientes receberam cloridrato de oxibutinina a uma dose média de 0,19mg/kg/dia e no final do estudo 26 pacientes ainda recebiam uma dose média de 0,26mg/kg/dia. Durante o seguimento, 65 crianças foram submetidas à neuromodulação parassacral e 51 ao *biofeedback* de assoalho pélvico.

A retirada da fralda diurna ocorreu em 72 pacientes com idade média de 3,3 ± 1,7 anos (1,6 a 5,0) e fralda noturna em 59 pacientes com 3,0 ± 0,6 (2,0 a 5,6).

Comparando todos os parâmetros de acordo com o gênero (43 meninas e 35 meninos), observamos diferença significativa na idade da primeira consulta, sendo os meninos mais jovens, uma tendência para maior número de ITU em meninas e complacência mais baixa em meninos que denotam maior pressão intravesical (Tabela 56.5).

Comparando os grupos com e sem RVU, observamos nos pacientes com RVU: maior idade, maior ocorrência de ITU e remoção de fraldas mais tardia (Tabela 56.6). Ambos usaram oxibutinina (38 e 36%) (p = 1,0). As crianças que removeram a fralda diurna realizaram urofluxometria e as portadoras de RVU apresentaram significativamente mais fluxo em platô, indicando disfunção miccional (p = 0,014).

É importante ressaltar que 22 pacientes entre 78 (28%) apresentaram hipertensão arterial, diagnosticada pela MAPA e necessitaram de prescrição de anti-hipertensores.

CONCLUSÃO

Existem muitos estudos sobre a relação da DTUI, RVU, ITU e dano renal em crianças grandes e poucos nos primeiros anos de vida e, no entanto, é a idade mais vulnerável para a ocorrência de cicatrizes renais, como se observa em lactentes portadores de bexiga neurogênica.

O RVU ainda é uma das causas mais comuns de doença renal crônica na infância. A prevalência de RVU em crianças seria de 1 a 3%, variando de acordo com idade, sexo e raça e não se sabe bem qual é a prevalência de DTUI que tem sido relatada entre 18 e 75%. A maior prevalência tem sido descrita quando a investigação urodinâmica foi realizada (38-75%) e menor quando não realizada (18-52%). DTUI em lactentes ainda é pouco diagnosticada, UTI e dilatação pielocalicinal pode ser o primeiro sintoma.

A prevalência e o impacto significativo da DTUI sobre o RVU sugerem que o diagnóstico com o teste de 4 horas e estudo urodinâmico assim como o acompanhamento das modificações urodinâmicas que ocorrem nos primeiros anos de vida contribuem para a mais rápida melhora dessa condição. A hiper ou hipoatividade de detrusor com micção incompleta, frequentemente asso-

Tabela 56.4 – Seguimento urodinâmico (n = 47).

	EUD 1 Média ± DP	EUD 2 Média ± DP	EUD 3 Média ± DP	Valor do p
Idade (meses)	19 ± 10	32 ± 11	45 ± 12	< 0,05
Capacidade vesical estimada (CVE) mL	77 ± 25	101 ± 23	143 ± 30	< 0,05
Capacidade cistométrica máxima (CCM) mL	108 ± 45	142 ± 54	147 ± 44	< 0,05
CCM em % da CVE (%)	144 ± 55	133 ± 51	106 ± 34	< 0,0001
Complacência (mL/cmH$_2$O)	7 ± 6	10 ± 6	12 ± 5	< 0,0002
Contrações não inibidas de detrusor n(%)	7 (15%)	10 (21%)	16 (34%)	< 0,05

Tabela 56.5 – Comparação de dados de acordo com o sexo.

	Meninas (n = 43)	Meninos (n = 35)	Valor de p
Idade (meses)	13,7 ± 10,6	8,3 ± 6,9	0,009
Tempo de acompanhamento (meses)	41 ± 14	39 ± 12	0,54
ITU (%)	93	77	0,056
Teste de 4h-OM (idade em meses)	17,8 ± 7,8	14,0 ± 8,6	0,02
– Frequência de micções	4,4 ± 2,0	5,3 ± 2,5	0,12
– Capacidade vesical funcional em % da CVE	113 ± 46	120 ± 59	0,82
– Eficiência da micção (%)	75 ± 19	75 ± 14	0,78
Urodinâmica (idade em meses)	20,7 ± 10,5	15,7 ± 7,4	0,018
– Capacidade cistométrica maxima em % da CVE	147 ± 55	160 ± 4 9	0,23
– Complacência (mL/cmH$_2$O)	8,4 ± 7,0	5,8 ± 4,2	0,053
Contrações não inibidas de detrusor (%)	19	6	0,17
Refluxo vesicoureteral (RVU) (%)	32,6	28,6	0,80
Resolução completa do RVU (%)	43	50	1,0
Uretra em pião	15	6	0,28
Cicatrizes focais ao DMSA (%)	38	24	0,34

Tabela 56.6 – Comparativo grupos com e sem RVU.

	Sem RVU (n = 53)	Com RVU (n = 25)	Valor de p
Idade (meses)	8,8 ± 5,8	15,4, ± ,10,1	0,011
ITU	81%	96%	0,09
4h-OM (idade meses)	14,4 ± 7,4	20 ± 9	0,009
– Frequência de micções	4,5 ± 2,0	5,0 ± 1,8	0,27
– Capacidade vesical funcional (% CVE)	111 ± 51	125 ± 53	0,15
– Eficiência da micção (%)	75,7 ± 16,3	73,6 ± 18,5	0,78
Urodinâmica			
– Capacidade cistométrica máxima (% CVE)	156 ± 55	147 ± 48	0,49
– Complacência (mL/cmH$_2$O)	6,3 ± 4,8	9,0 ± 7,8	0,16
– Contrações não inibidas de detrusor	15%	12%	1,0
Uretra em pião	11,5%	9,5%	1,0
Cicatrizes renais ao DMSA	26%	46%	0,35
Remoção de fraldas diurna (anos)	2,6 ± 0,53	2,8 ± 0,64	0,04
Remoção de fraldas noturnas (anos)	3,0 ± 0,64	3,0 ± 0,54	0,84

ciadas a constipação e ITU recorrentes, pioram ou impedem a resolução do RVU com maior risco de dano renal.

Até então RVU no período neonatal era considerado congênito por malformação da junção ureterovesical, no entanto estudos recentes demonstram anomalias urodinâmicas cogitando-se que as disfunções também são de caráter congênito. Um fator hereditário tem sido relatado e é o que observamos na prática clínica. O RVU e a DTUI podem ser hereditários e congênitos, não podendo ser explicado como uma alteração adquirida como descrito em crianças maiores[15].

A maioria dos estudos selecionou pacientes com alto grau de RVU e de dilatação pielocalicinal, na maioria com dano renal instalado. No entanto, acreditamos que a investigação precoce de lactentes com ITU e o menor grau de dilatação devem ser considerados na prevenção ou mesmo resolução daqueles RVU de menor grau, evitando cicatrizes renais secundárias e hipertensão arterial.

Estudos atuais apontam que os dois principais fatores que definem a história natural do RVU são a dinâmica vesicoesfincteriana e a preservação renal, deixa de lado as antigas discussões sobre fatores como lateralidade, grau, comprimento do túnel etc. Se o objetivo principal é a resolução do RVU, devemos utilizar os parâmetros que definem a função vesical e a condição dos rins.

Pouco se fala sobre os tratamentos das DTUI em lactentes; em nossa experiência a maioria permanece sem recorrência de ITU, sem ocorrência ou piora de cicatrizes renais preexistentes, enquanto se espera a resolução do RVU e a retirada de fraldas quando dispomos de mais recursos terapêuticos. Associamos profilaxia, anticolinérgicos conforme indicação urodinâmica, tratamento da constipação e neuromodulação parassacral em pacientes maiores de 18 meses.

Agradecimentos

Sem a colaboração das enfermeiras Mari Estela Garcia e Carla Caldeira este trabalho não seria possível. Agradeço também a toda equipe de fisoterapia da Clínica Nefrokids.

REFERÊNCIAS BIBLIOGRÁFICAS

1. Guerra L, Leonard M, Castagnetti M. Best practice in the assessment of bladder function in infants. *Ther Adv Urol* 2014; **6**: 148-164.
2. Al Mosawi AJ. Identification of nonneurogenic neurogenic bladder in infants. *Urology* 2007; **70**: 355-356.
3. Sillén U. Bladder function in infants. *Scand J Urol Nephrol* 2004; **S215**: 69-74.
4. Wen JG, Lu YT, Cui LG et al. Bladder function development and its urodynamic evaluation in neonates and infants less than 2 years old. *Neurourol Urodyn* 2015; **34**: 554-560.
5. Zotter H, Sauseng W, Kutschera J et al. Bladder voiding in sleeping infants is consistently accompanied by a cortical arousal. *J Sleep Res* 2006; **15**: 75-79.
6. Jansson UB, Hanson M, Hanson E et al. Voiding pattern in healthy children 0 to 3 years old: a longitudinal study. *J Urol* 2000; **164**: 2050-2054.

7. Yeung, CK, Godley MI, Ho CKW et al. Some new insights into bladder function in infancy. *Br J Urol* 1995; **76**: 235-240.
8. Holmdahl G, Hanson E, Hanson M et al. Four-hour voiding observation in healthy infants. *J Urol* 1996; **156**: 1809-1812.
9. Tsai JD, Chang SJ, Lin CC et al. Incomplete bladder emptying is associated with febrile urinary tract infections in infants. *J Pediatr Urol* 2014; **10**: 1222-1226.
10. Chung JM, Kim KS, Kim SO et al. Evaluation of bladder capacity in korean children younger than 24 months: a nationwide multicenter study. *J Urol* 2013; **31**: 225-228.
11. Jansson UB, Hanson M, Sillén U et al. Voiding pattern and acquisition of bladder control from birth to age 6 years–a longitudinal study. *J Urol* 2005; **174**: 289-293.
12. Gladh G, Persson, D, Mattsson S et al. Voiding pattern in healthy newborns. *Neurourol Urod* 2000; **19**: 177-184.
13. Wen J, Wang Q, Zhang X. Normal voiding pattern and bladder dysfunction in infants and children. *Life Sci J* 2007; **4**: 1-9.
14. Chen Y, Wen JG, Li Y at al. Twelve-hour daytime observation of voiding pattern in newborns < 4 weeks of age. *Acta Paediatr* 2012; **101**: 583-586.
15. Nordenström J, Sillén U, Holmdahl G et al. The swedish infant high-grade reflux trial e bladder function. *J Ped Urol* 2017; **13**: 139-145.
16. Sillén U, Brandström P, Jodal U et al. The swedish reflux trial in children: V. Bladder Dysfunction. *J Urol* 2010; **184**: 298-304.
17. Hjälmås K. Urodynamics in normal infants and children. *Scand J Urol Nephrol* 1988; **S114**: 20-27.
18. Demirbag S, Atabek C, Caliskan B et al. Bladder dysfunction in infants with primary vesicoureteric reflux. *J Int Med Res* 2009; **37**: 1877-1881.
19. Sillén U. Bladder function in healthy neonates and its development during infancy. *J Urol* 2004; **166**: 2376-2381.
20. Sjöström S, Bachelard M, Sixt R et al. Change of urodynamic patterns in infants with dilating vesicoureteral reflux: 3-year followup. *J Urol* 2009; **182**: 2446-2453.
21. Tse NKC, Yuen SLK, Chiu MC et al. Imaging studies for first urinary tract infection in infants less than 6 months old: can they be more selective? *Pediatr Nephrol* 2009; **24**: 1699-1703.
22. Bachelard M, Sillén U, Hansson S et al. *J Urol* 1998; **160**: 522-526.
23. Bachelard M, Verkauskas G, Bertilsson M et al. Recognition of bladder instability on voiding cystourethrography in infants with urinary tract infection. *J Urol* 2001; **166**: 1899-1903.
24. Bachelard M, Sillen U, Hansson S et al. Urodynamic pattern in asymptomatic infants: siblings of children with vesicoureteral reflux. *J Urol* 1999; **162**: 1733-1737.
25. Liu JX, Leung VYF, Chu WCW et al. Characteristics of the bladder in infants with urinary tract infections:an ultrasound study. *Pediatr Radiol* 2005; **38**: 1084-1088.
26. Jayanthi VR, Khoury AE, McLorie GA et al. The non neurogenic neurogenic bladder of early infancy. *J Urol* 1997; **158**: 1281-1285.
27. Godley ML, Desai D, Yeung CK et al. The relationship between early renal status, and the resolution of vesico-ureteric reflux and bladder function at 16 months *BJU* 2001; **87**: 457-462.
28. Homayoon K, Chen JJ, Cummings JM et al. Voiding dysfunction: outcome in infants with congenital vesicoureteral reflux. *Urology* 2005; **66**: 1091-1094.
29. Sillén U, Hellstrom L, Hermanson G et al. Comparison of urodynamic and free voiding pattern in infants with dilating reflux. *J Urol* 1999; **161**: 1928-1933.
30. Chandra M, Maddix H, Mcvicar M. Transient urodynamic dysfunction of infancy: Relationship to urinary tract infections and vesicoureteral reflux. *J Urol* 1996; **155**: 673-677.
31. Sillén U. Bladder dysfunction in children with vesico-ureteric reflux. *Acta Paediatr* 1999; **S431**: 40-47.
32. Sillén U, Hellström AL, Holmdahl G et al. The voiding pattern in infants with dilating reflux. *BJU Int* 1999; **83**: 83-87.

33. Holmdahl G, Hanson E, Hanson M *et al.* Four-hour voiding observation in young boys with posterior urethral valves. *J Urol* 1998; **160**: 1477-1481.
34. Farhat W, McLorie G, Geary D *et al.* The natural history of neonatal vesicoureteral reflux associated with antenatal hydronephrosis. *J Urol* 2000; **164**: 1057-1060.
35. Sjöström S, Sillén U, Jodal U *et al.* Predictive factors for resolution of congenital high grade vesicoureteral reflux in infants: results of univariate and multivariate analyses. *J Urol* 2010; **183**: 1177-1184.
36. Yeung CK, Sreedhar B, Sihoe JDY *et al.* Renal and bladder functional status at diagnosis as predictive factors for the outcome of primary vesicoureteral reflux in children. *J Urol* 2006; **176**: 1152-1157.
37. Upadhyay J, Mc Lorie GA, Bolduc S *et al.* Natural history of neonatal reflux associated with prenatal hydronephrosis: long-term results of a prospective study. *J Urol* 2003; **169**: 1837-1841.
38. Duong TH, Jansson UB, Holmdahl G *et al.* Development of bladder control in the first year of life in children who are potty trained early. *J Pediatr Urol* 2010; **6**: 501-505.
39. Sillén U, Holmdahl G, Hellström AL *et al.* Treatment of bladder dysfunction and high grade vesicoureteral reflux does not influence the spontaneous resolution rate. *J Urol* 2007; **177**: 325-329.
40. Sillén U. Vesicoureteral reflux in infants. *Pediatr Nephrol* 1999; **13**: 355-361.
41. Sillén U, Bachelard M, Hermanson *et al.* Gross bilateral reflux in infants: gradual decrease of initial detrusor hypercontractility. *J Urol* 1996; **155**: 668-672.
42. Casey JT, Hagerty JA, Maizels M *et al.* Early administration of oxybutynin improves bladder function and clinical outcomes in newborns with posterior urethral valves. *J Urol* 2012; **188**: 1516-1520.

ÍNDICE REMISSIVO

A

Acesso vascular, 44
Acidente vascular cerebral, 64, 153, 154
ADAMTS 13, 98, 99, 104
Aditivo, 176-181
Aférese, 312
Alcoolismo, 12
Alcoolização, 352, 355, 356
Alport, 22, 324, 325
  Síndrome de, 22, 324, 325
Alumínio, 376-380, 382
Anabolizante, 285, 288-290
Anfotericina, 253, 254, 256
Ânions orgânicos, 52-56
Anorexia, 343-349
Anti-CD20, 134
Antimalárico, 300-302
Arbovirose, 425, 427-430
Arbovírus, 425, 428

B

Bacteriúria, 145-147
Bardoxolone, 28
Biomarcadores, 240, 244, 245, 251, 254-257
Biópsia renal, 43, 117, 226, 227, 229
Bloqueador de receptor de angiotensina, 308, 325

C

CAPD, 411, 413
Carambola, 32
Cateter, 43-46, 226, 227, 229, 434, 436, 439
  de duplo J, 434, 436, 439
  para diálise peritoneal, 46
  venoso, 43-45, 226, 227, 229
Cátions orgânicos, 54
CD2AP, 106-108
Cetoácidos, 404, 406
Cetoanálogos, 402-406
Chagas, 29, 30
  doença de, 29, 30
Chikungunya, 332-334, 428-430
Ciclofosfamida, 265, 282
Cirrose, 372
Cisplatina, 282
Cistatina C, 233, 234
CKD-EPI, 232
Cockcroft-Gault, 20, 40
Colesterol, 304-308, 310-313
Complemento, 99, 102, 110, 111
Contraste, 215-217
Cranberry, 21
Creatinina, 19, 36, 38, 40
Crioglobulinas, 131-134
Crioglobulinemia, 131, 132
Cuidados paliativos, 384, 386-388, 390

D

Dengue, 425-428
Desferoxamina, 377, 381
Diabetes, 11, 12, 21, 30, 74, 79, 84, 116, 133, 148-150, 152, 231, 233, 235, 339-341, 360, 362, 363
Diálise, 43, 46, 279, 293, 343-349, 366-369, 371
  peritoneal, 43, 46, 411-415
Dieta, 12, 176, 179, 185, 193, 402-405
  Dash, 12
Dislipidemia, 11, 12, 304-310, 312, 313
Doação, 21
Doador, 419-424
Doença cardiovascular, 51, 152, 153, 155, 272-275
Doença renal crônica, 25, 40, 51, 52, 63, 64, 68-70, 152, 155, 161-163, 165, 179-181, 184-186, 191, 200-207, 240, 241, 244-249, 272-276, 323, 339-349, 352, 353, 360-364, 366, 368, 369, 374, 376, 377, 380, 381, 384-389, 395, 396, 398, 399, 402-406

E

Eclâmpsia, 159
Eculizumabe, 319, 320

Elastografia, 32, 370, 371
Embolização, 352, 357
Envelhecimento, 60
Esclerose tuberosa, 328, 329
Estatina, 306-311
Estresse oxidativo, 63, 69, 72
Exercício físico, 64-66, 272-276
Ezetimiba, 312

F

Fabry, 21, 326-328
  doença de, 21, 326-328
Febre amarela, 425, 427, 428
Fibrato, 308, 310
Fibrose
  retroperitoneal, 295-299
  sistêmica fibrogênica, 32
Fístula arteriovenosa, 44, 46, 405
Fitoterápicos, 70
Fosfato, 175-182

G

Gadolíneo, 32
Genoma, 37, 60
Gestação, 161-167
Gitelman, 139, 140
  síndrome de, 139, 140
Glomerulosclerose segmentar e focal, 24, 27, 107, 108, 132, 133, 293, 294, 323, 329
Glomerulonefrite
  membranoproliferativa, 116, 117, 132, 367
Glomerulopatia
  membranosa, 109-114, 132
  nodular, 116, 117
Goodpasture, 24
  síndrome de, 24
Gravidez, 143, 147, 152-155
Grupo sanguíneo, 419, 421

H

HCV, 117, 366-374
HELLP, 152, 157-159
  síndrome, 152, 157-159
Hemodiálise, 19, 23, 33, 161-164, 274-276, 367-374, 377-381, 405, 406
Hemoglobinúria, 315-320
Hemólise, 315-319
Henoch-Schönlein, 25
  púrpura de, 25
Hepatite C, 131, 366-374
Hidronefrose, 226
Hiperfluxo, 393

Hiperparatireoidismo, 352, 353, 355
Hipertensão arterial, 6-11, 63, 148, 152, 154
Hipercalcemia, 280, 286
Hiperuricemia, 13, 292-293
Hipocalemia, 280
Hipofosfatemia, 280
Hipomagnesemia,280
Hiponatremia, 280
Hipotensor, 3, 8
Hipotireoidismo, 13
HIV, 20, 240-249

I

Icodextrina, 414
IgG4, 109-113
Imunometabolismo, 191
Incompatibilidade, 419, 422, 424
Indução, 263-269
Infecção urinária, 145-147, 433-439, 445-454
Inibidor de enzima conversora de angiotensina, 27, 71, 308, 325
Intoxicação, 377-382

K

Kim 1, 40
Klotho, 78-81

L

Lactente, 445-452, 454
LCAT, 12
Leishmaniose, 251-257
Lectina, 109-111, 113
Leptina, 51
Lesão renal aguda, 241-243, 245-249, 251, 254-256, 279, 292, 297, 315, 317, 318, 320, 390
Longevidade, 3, 6
Lúpus, 125-128, 169-171, 269, 300-302

M

MDRD, 15, 40, 232
Melanina, 83-85, 90, 92
Metabolismo, 191, 193, 195-198
Metotrexato, 282
Micofenolato, 265, 267
Microangiopatia, 97, 98, 102, 103, 265, 269, 279, 293, 367
Microbiota, 200, 202, 204-207,
Mieloma múltiplo, 25, 279
MYH9, 326

N

Nefrite
  granulomatosa, 119, 120
  intersticial, 119, 120
  lúpica, 122, 123, 125, 127, 128, 169-171, 263-270, 300-302
Nefrologia, 19, 20, 43, 173
  intervencionista, 43
Nefropatia diabética, 78-81, 231, 236
Nefrotoxicidade, 253, 254, 251, 279-283
Neoplasias, 292-295
NGAL, 40, 269
NPHS1, 22, 106, 323
NPHS2, 22, 106, 323, 324
Nutcracker, 35
  síndrome de, 35
Nutrição, 173, 178

O

Obesidade, 12, 63, 148-150, 184, 185, 360-364
Ômega-3, 311, 312
Osteodistrofia, 381
Osteopenia, 13
Osteoporose, 13

P

Paratireoidectomia, 352-354, 357
Paratormônio, 51
PCSK9, 308, 312
  inibidor de, 308, 312
Peritonite, 411-413
Phalaris, 68, 71, 72, 75
Plasmaférese, 101, 419, 423
Podocina, 106, 107
Podócito, 107, 108
Podocitopatia, 127
Próstata, 14
Proteinúria, 281, 393-399
Pulsoterapia, 265
Púrpura trombocitopênica, 97-99

Q

Quebra-nozes, 35
  síndrome de, 35
Quelante de fósforo, 377, 379-381
Quimioterápico, 278-283

R

Radiação, 83-85, 87-90, 92
Refluxo vesicoureteral, 434-437, 439, 445, 447-454
Reuso, 368

Ressonância magnética, 223, 224
Risco cardiovascular, 63, 272-274

S

Sal, 7, 10
Seletividade, 393-398
Síndrome
  cardiorrenal, 68-72
  de Alport, 22, 324-325
  de Bartter, 138, 139
  de Chagas, 29, 30
  de Gitelman, 139, 140
  de Goodpasture, 24
  HELLP, 152, 157-159
  hemolítico-urêmica, 97-104
  metabólica, 63, 149, 150
  nefrótica, 22, 106, 108, 281,
    304-313
    congênita, 22
    tipo finlandês, 22
Quebra-nozes, 35
Shunt, 21
SLICC, 126

T

Tabagismo, 155
Telômero, 60-66
Tenckoff, 43, 46, 47
Terapia
  conservadora, 403-406
  renal substitutiva, 339-342, 387, 388,
    390, 411
Tomografia computadorizada,
  215-217, 223, 224
Toxicidade, 376, 377, 379-381
Toxinas urêmicas, 51-57
Transplante, 24, 25, 27, 30, 32, 116,
  425, 433-439
  cardíaco, 25
  de órgãos, 24, 32
  pâncreas, 27
  Rprenal, 27, 30, 32, 116, 419-422,
    424, 425, 433-439

Sistema renina-angiotensina, 68-71
Suplemento, 285-287, 290

Transportadores, 51, 52, 55-57
Triptofano, 72-74
Tubulopatia, 137, 138, 140, 141

U

Ultrafiltração, 163-165
Ultrassonografia, 43, 44, 46, 47,
  215-224, 226-229
Uremia, 19
Uretrocistografia miccional, 436, 451

V

Vasculite, 134
Vitamina D, 83, 286, 287

X

Xenotransplante, 32

Z

Zika, 428, 429